JN115916

日本食品標準成分表
2020年版（八訂）

STANDARD TABLES
OF
FOOD COMPOSITION IN JAPAN
- 2020 -
(Eighth Revised Edition)

令和2年12月

文部科学省 科学技術・学術審議会
資源調査分科会 報告

Report of the Subdivision on Resources
The Council for Science and Technology
Ministry of Education, Culture, Sports, Science and Technology, Japan

目　　次

第1章　説　明

1　日本食品標準成分表の目的及び性格
　1)　目的
　　　国民が日常摂取する食品の成分を明らかにすることは、国民の健康の維持、増進を図る上で極めて重要であり、また、食料の安定供給を確保するための計画を策定する基礎としても必要不可欠である。
　　　我が国においては、日本食品標準成分表（以下「食品成分表」という）は1950年（昭和25年）に初めて公表されて以降、食品成分に関する基礎データを提供する役割を果たしてきた。すなわち、食品成分表は、学校給食、病院給食等の給食管理、食事制限、治療食等の栄養指導面はもとより、国民の栄養、健康への関心の高まりとともに、一般家庭における日常生活面においても広く利用されている。
　　　また、行政面でも厚生労働省における日本人の食事摂取基準（以下「食事摂取基準」という）の策定、国民健康・栄養調査等の各種調査及び農林水産省における食料需給表の作成等の様々な重要施策の基礎資料として活用されている。さらに、高等教育の栄養学科、食品学科及び中等教育の家庭科、保健体育等の教育分野や、栄養学、食品学、家政学、生活科学、医学、農学等の研究分野においても利用されている。加えて、2020年4月に完全施行された食品表示法に基づく加工食品の栄養成分表示制度においては、表示を行う食品事業者が栄養成分を合理的に推定するための基礎データとして頻繁に利用されている。
　　　このように食品成分表は、国民が日常摂取する食品の成分に関する基礎データとして、関係各方面での幅広い利用に供することを目的としている。

　2)　性格
　　　国民が日常摂取する食品の種類は極めて多岐にわたる。食品成分表は、我が国において常用される食品について標準的な成分値を収載するものである。
　　　原材料的食品は、真核生物の植物界、菌界あるいは動物界に属する生物に由来し、その成分値には、動植物や菌類の品種、成育（生育）環境等種々の要因により、かなり変動のあることが普通である。また、加工品については、原材料の配合割合、加工方法の相違等により製品の成分値に幅があり、さらに、調理食品については、調理方法により成分値に差異が生ずる。
　　　食品成分表においては、これらの数値の変動要因を十分考慮しながら、前述の幅広い利用目的に対応できるよう、分析値、文献値等を基に標準的な成分値を定め、1食品1標準成分値を原則として収載している。
　　　なお、標準成分値とは、国内において年間を通じて普通に摂取する場合の全国的な代表値を表すという概念に基づき求めた値である。

　3)　経緯
　　　食品成分表は、2000（平成12）年以降においては、5年おきに全面改訂を重ねてきている。

食品成分表に収載する食品の成分分析や収載する成分値の追加・変更の検討は、改訂のない中間年においても継続的に実施されており、これらの検討結果が、5年おきの改訂において、収載食品に適用されてきている。

　今回の改訂においては、従来、食品のエネルギーの算出基礎としてきた、エネルギー産生成分のたんぱく質、脂質及び炭水化物を、原則として、それぞれ、アミノ酸組成によるたんぱく質、脂肪酸のトリアシルグリセロール当量で表した脂質、利用可能炭水化物等の組成に基づく成分（以下「組成成分」という）に変更することとした。

　この見直しの基礎となる組成成分の充実については、複数次の改訂において推進してきたものであるので、特にその点を概括するため、近年の改訂内容について以下に記述する。

　2010（平成22）年12月に公表した日本食品標準成分表2010（以下「成分表2010」という）は、ヨウ素、セレン、クロム、モリブデン及びビオチンの成分値を収載して食事摂取基準との整合を図ることと、国際連合食糧農業機関（FAO）が2003年に公表した技術ワークショップ報告書[1]（以下「FAO報告書」という）が推奨する方式に基づき求めたたんぱく質量（アミノ酸組成によるたんぱく質）と脂質量（脂肪酸のトリアシルグリセロール当量で表した脂質）を付加的な情報として収載することを主な改訂内容とするものであった。

　成分表2010の公表前から、科学技術・学術審議会資源調査分科会では、将来の食品成分表の改訂に向け、FAO報告書が推奨する方式に基づき、たんぱく質及び脂質と同様に、炭水化物についても単糖類、二糖類及びでん粉を直接分析し、その組成を明らかにする調査を進めてきた。また、有機酸についても、直接分析し、その組成を明らかにする調査を進めてきた。さらに、同分科会の下に食品成分委員会を設置し、

① 新規の流通食品や品種改良の影響、加熱調理による成分変化等を反映した収載食品の充実
② 炭水化物及び有機酸の組成に関する成分表の新規作成
③ アミノ酸組成及び脂肪酸組成に関する情報の充実

等の課題に対し検討作業を重ねてきた。

　この結果、2015（平成27）年12月に公表した日本食品標準成分表2015年版（七訂）（以下「食品成分表2015年版」という）では、五訂日本食品標準成分表（以下「五訂成分表」という）公表以来、15年ぶりに収載食品数を増加させるとともに、収載した食品の調理方法も天ぷら、から揚げ等にまで拡大した。また、成分表に収載されている原材料から調理加工食品の栄養成分を計算で求める方法を、事例により示した（第3章の「3　そう菜」）。これにより、成分表の利用者が、そう菜等の栄養成分の計算を的確に行えるようになることが期待される。

　また、食品成分表2015年版では、たんぱく質、脂質及び炭水化物の組成について、別冊として、日本食品標準成分表2015年版（七訂）アミノ酸成分表編（以下「アミノ酸成分表2015年版」という）、同脂肪酸成分表編（以下「脂肪酸成分表2015年版」という）及び同炭水化物成分表編（以下「炭水化物成分表2015年版」という）の3冊を同時に作成するとともに、本成分表には、炭水化物成分表2015年版の収載値を基に、利用可能炭水化物（単糖当量）を新規に収載した。これにより、我が国で日常摂取する食品のたんぱく質、脂質及び炭水化物の主要な3種類の一般成分について、組成成分値が利用できるようになった。

　加えて、成分表データの一層の活用や、国際的な情報交換を推進するため、データを電子

化し、和文・英文の両方で提供した。

　なお、食品成分表は、2000（平成12）年の五訂成分表以降は、5年おきに策定されてきたが、2015（平成27）年の食品成分表2015年版の公表後においては、利用者の便宜を考え食品の成分に関する情報を速やかに公開する観点から、2016年以降、次期改訂版公表までの各年に、その時点で食品成分表への収載を決定した食品について、食品成分表2015年版に追加、あるいはそれを補完する食品成分表として、「追補」を公表するとともに、全面改訂を翌年に控えた2019年については、「2019年における日本食品標準成分表2015年版（七訂）のデータ更新」として、成分の詳細な説明を一部省略した報告を公表してきた（以下「七訂追補等」とする）。

　今回、公表する日本食品標準成分表2020年版（八訂）は、食品成分表2015年版以来5年ぶりの全面改訂版であるが、その特徴を述べると、次のとおりとなる。

①　食品成分表2015年版に七訂追補等で新たに収載又は成分値を変更した食品の成分値をすべて反映するとともに、食品成分表2015年版において、他の食品からの計算等により成分値を推計していた食品の成分値について、七訂追補等での原材料となる食品の成分値の変更等を踏まえた変更を行い、全体の整合を図った。

②　食品成分表2015年版以降の主要な一般成分に対する組成に基づく成分値の充実を踏まえ、これまで食品毎に修正Atwater係数等の種々のエネルギー換算係数を乗じて算出していたエネルギーについて、FAO/INFOODSが推奨する組成成分を用いる計算方法を導入して、エネルギー値の科学的推計の改善を図った。

③　このほか、調理後の食品に対する栄養推計の一助とするため、調理の概要と質量変化の記録及び18群に収載する調理済み流通食品の成分値等の情報の充実を図った。

　なお、たんぱく質、脂質及び炭水化物（利用可能炭水化物、糖アルコール、食物繊維、有機酸）の組成については、別冊として、日本食品標準成分表2020年版（八訂）アミノ酸成分表編（以下「アミノ酸成分表2020年版」という）、同脂肪酸成分表編（以下「脂肪酸成分表2020年版」という）及び同炭水化物成分表編（以下「炭水化物成分表2020年版」という）の3冊を同時に作成した。

4

（参考）　食品成分表の沿革

名称	公表年	食品数	成分項目数
日本食品標準成分表	1950（昭和25）年	538	14
改訂日本食品標準成分表	1954（昭和29）年	695	15
三訂日本食品標準成分表	1963（昭和38）年	878	19
四訂日本食品標準成分表	1982（昭和57）年	1,621	19
五訂日本食品標準成分表−新規食品編	1997（平成 9）年	213	36
五訂日本食品標準成分表	2000（平成12）年	1,882	36
五訂増補日本食品標準成分表	2005（平成17）年	1,878	43
日本食品標準成分表2010	2010（平成22）年	1,878	50
日本食品標準成分表2015年版（七訂）	2015（平成27）年	2,191	52
同　　追補2016年	2016（平成28）年	2,222	53
同　　追補2017年	2017（平成29）年	2,236	53
同　　追補2018年	2018（平成30）年	2,294	54
同　　データ更新2019年	2019（令和元）年	2,375	54
日本食品標準成分表2020年版（八訂）	2020（令和 2）年	2,478	54

（注）食品成分表の策定に当たっては、初版から今回改訂に至るまでのそれぞれの時点において最適な分析方法を用いている。したがって、この間の技術の進歩等により、分析方法等に違いがある。また、分析に用いた試料についても、それぞれの時点において一般に入手できるものを選定しているため、同一のものではなく、品種等の違いもある。このため、食品名が同一であっても、各版の間における成分値の比較は適当ではないことがある。

2　日本食品標準成分表2020年版（八訂）

　1）　収載食品

　（1）食品群の分類及び配列

　　　食品群の分類及び配列は食品成分表2015年版を踏襲し、植物性食品、きのこ類、藻類、動物性食品、加工食品の順に並べている。

　　　なお、食品成分表2015年版の「18 調理加食品類」を「調理済み流通食品類」に名称変更した。一般の家庭等で小規模に調理する食品及び原材料の大部分をその食品群の食品が占める調理済み食品は、その原材料食品が属する食品群に収載されている。

　　　1 穀類、2 いも及びでん粉類、3 砂糖及び甘味類、4 豆類、5 種実類、6 野菜類、7 果実類、8 きのこ類、9 藻類、10 魚介類、11 肉類、12 卵類、13 乳類、14 油脂類、15 菓子類、16 し好飲料類、17 調味料及び香辛料類、18　調理済み流通食品類

　（2）収載食品の概要

　　　収載食品については、一部食品名及び分類の変更を行った。名称や分類の変更を行った食品は「第3章　資料」の「1　食品群別留意点」を参照されたい。収載食品数は、食品成分表2015年版より287食品増加し、2,478食品となっている（表1）。

　　　食品の選定、調理に当たっては、次のことを考慮している。

① 原材料的食品：生物の品種、生産条件等の各種の要因により、成分値に変動があることが知られているため、これらの変動要因に留意し選定した。

「生」、「乾」など未調理食品を収載食品の基本とし、摂取の際に調理が必要な食品の一部について、「ゆで」、「焼き」等の基本的な調理食品を収載した。また、刺身、天ぷら等の和食の伝統的な料理、から揚げ、とんかつ等の揚げ物も収載した。これらの調理の概要と、調理による質量及び成分の変化については、摂食時により近い食品の成分値の計算を容易にする観点から、表12 調理方法の概要および重量変化率表及び第3章3の調理による成分変化率区分別一覧等に所要の情報を抽出し整理している。

② 加工食品：原材料の配合割合、加工方法により成分値に幅がみられるので、生産、消費の動向を考慮し、可能な限り代表的な食品を選定した。また、和え物、煮物等の和食の伝統的な調理をした食品について、原材料の配合割合等の参考情報とともに、料理としての成分値を収載した。漬物については、近年の食生活の変化に合わせ、一部の主要な食品について、加工済みの状態で流通するものを新たに調査し、成分値を変更した。

表1　食品群別収載食品数

食品群	食品数
1　穀類	205
2　いも及びでん粉類	70
3　砂糖及び甘味類	30
4　豆類	108
5　種実類	46
6　野菜類	401
7　果実類	183
8　きのこ類	55
9　藻類	57
10　魚介類	453
11　肉類	310
12　卵類	23
13　乳類	59
14　油脂類	34
15　菓子類	185
16　し好飲料類	61
17　調味料及び香辛料類	148
18　調理済み流通食品類	50
合計	2,478

(3) 食品の分類、配列、食品番号及び索引番号

① 食品の分類及び配列

収載食品の分類は食品成分表2015年版と同じく大分類、中分類、小分類及び細分の四段階とした。食品の大分類は原則として生物の名称をあて、五十音順に配列した。

ただし、「いも及びでん粉類」、「魚介類」、「肉類」、「乳類」、「し好飲料類」及び「調味料及び香辛料類」は、大分類の前に副分類（＜　＞で表示）を設けて食品群を区分した。また、食品によっては、大分類の前に類区分（（　）で表示）を五十音順に設けた。

中分類（〔　〕で表示）及び小分類は、原則として原材料的なものから順次加工度の高いものの順に配列した。なお、原材料が複数からなる加工食品は、原則として主原材料の位置に配列した。

② 食品番号

食品番号は5桁とし、初めの2桁は食品群にあて、次の3桁を小分類又は細分にあてた。

なお、食品番号は、五訂成分表（2000年）編集時に収載順に付番したものを基礎としており、その後に新たに追加された食品に対しては、食品群ごとに、下3桁の連番を付している。

〔例〕

食品番号	食品群	区分	大分類	中分類	小分類	細分
	穀類	—	あわ	—	精白粒	—
01002	01	—	—	—	002	—
	穀類	—	こむぎ	〔小麦粉〕	強力粉	1等
01020	01	—	—	—	—	020
	魚介類	（かに類）	がざみ	—	生	—
10332	10	—	—	—	332	—

なお、五訂成分表以降の収載食品の見直しに伴い、次のものが欠番となっている。
（五訂成分表以降五訂増補までの欠番）
01017、01022、01027、01029、01040及び07068
（成分表2010以降食品成分表2015年版までの欠番）
03016、03021、04050、07084、08011、08012、08035、09031及び10302
（食品成分表2015年版以降今回改訂までの欠番）
01059、01166、04107、10259、10285、17129、18013及び18017

（参考）収載食品の見直しに伴い欠番となったもの

食品番号	食品名	見直し時期	見直し理由
01017	小麦粉　薄力粉　学校給食用	五訂増補	全国一元的な供給制度の廃止のため
01022	小麦粉　強力粉　学校給食用	五訂増補	全国一元的な供給制度の廃止のため
01027	パン　食パン　学校給食用	五訂増補	全国一元的な供給制度の廃止のため

01029	パン　コッペパン　学校給食用	五訂増補	全国一元的な供給制度の廃止のため
01040	うどん　学校給食用ゆでめん	五訂増補	全国一元的な供給制度の廃止のため
07068	ココナッツミルク	五訂増補	「ココナッツウォーター」（07157）と「ココナッツミルク」（07158）として新たに収載
03016	水あめ	2015 年	酵素糖化、酸糖化に細分化
03021	異性化液糖	2015 年	ぶどう糖果糖液糖、果糖ぶどう糖液糖、高果糖液糖に細分化
04050	おから旧製法	2015 年	現在製造されていないため。新製法のみ、「おから」（04051）として収載
07084	タンゴール　砂じょう　生	2015 年	きよみ、しらぬひに細分化
08011	しいたけ　生	2015 年	菌床、原木に細分化
08012	しいたけ　ゆで	2015 年	菌床、原木に細分化
08035	まつたけ　水煮缶詰	2015 年	現在流通していないため
09031	ひじき　ほしひじき	2015 年	鉄釜製法、ステンレス釜製法に細分化
10302	トップシェル　味付け缶詰	2015 年	現在流通していないこと及び中身が不明なため
01059	こむぎ　［即席めん類］中華スタイル　即席カップめん　油揚げ	2020 年	しょう油味、塩味に細分化
01166	雑穀　五穀	2020 年	混合物であるため
04107	やぶまめ　生	2020 年	食品群を豆類から野菜類に変更し、「やぶまめ、生」（06401）として収載
10259	めばち　生	2020 年	赤身、脂身に細分化
10285	あわび　生	2020 年	くろあわび、まだかあわび、めがいあわびに細分化
17129	天ぷら用バッター	2020 年	食品群を調味料及び香辛料類から穀類に変更し、「プレミックス粉　天ぷら用　バッター」（01171）として収載
18013	ハンバーグ　冷凍	2020 年	合いびき、チキン、豆腐に細分化
18017	コロッケ　クリームタイプ　フライ済み　冷凍	2020 年	カニクリーム、コーンクリームに細分化

③　索引番号（通し番号）

　本成分表では、各食品に索引番号を付している。これは、五訂成分表以降の新規食品については、五十音順や加工度順など、成分表の収載順とは異なる食品番号が付されていることや、一部の食品について、名称や分類を変更したため、収載順と食品番号とが一致しなくなったことから、食品の検索を容易にするために通し番号を加えたものであ

る。また、本成分表には2,478食品を収載しているが、索引番号の最大は2,481である。これは、アミノ酸成分表2020年版のみに収載されている食品があるためであり、本成分表の索引番号に欠落があるのではない。

(4) 食品名

　　原材料的食品の名称は学術名又は慣用名を採用し、加工食品の名称は一般に用いられている名称や食品規格基準等において公的に定められている名称を勘案して採用した。また、広く用いられている別名を備考欄に記載した。

2)　収載成分項目等
(1) 食品成分表2015年版からの変更点

　　本成分表では、エネルギーは、原則として、組成成分値にエネルギー換算係数を乗じて算出する方法に見直したことに伴い、従来のたんぱく質とアミノ酸組成によるたんぱく質、脂質と脂肪酸のトリアシルグリセロール当量で表した脂質、炭水化物と利用可能炭水化物（単糖当量）の表頭項目の配列を見直し、エネルギー計算の基礎となる成分がより左側になるよう配置するとともに、従来は炭水化物に含まれていた成分のうち、新たにエネルギー産生成分とした糖アルコール、食物繊維総量、有機酸についても表頭項目として配置した。

(2) 項目及びその配列

① 項目の配列は、廃棄率、エネルギー、水分、成分項目群「たんぱく質」に属する成分、成分項目群「脂質」に属する成分、成分項目群「炭水化物」に属する成分、有機酸、灰分、無機質、ビタミン、その他（アルコール及び食塩相当量）、備考の順とした。

② 成分項目群「たんぱく質」に属する成分は、アミノ酸組成によるたんぱく質及びたんぱく質とした。

③ 成分項目群「脂質」に属する成分は、脂肪酸のトリアシルグリセロール当量で表した脂質、コレステロール及び脂質とした。

④ 成分項目群「炭水化物」に属する成分は、利用可能炭水化物（単糖当量）、利用可能炭水化物（質量計）、差引き法による利用可能炭水化物、食物繊維総量、糖アルコール及び炭水化物とした。なお、利用可能炭水化物（単糖当量）、利用可能炭水化物（質量計）差引き法による利用可能炭水化物から構成される成分項目群は、成分項目群「利用可能炭水化物」と呼ぶ。

⑤ 酢酸以外の有機酸は、食品成分表2015年版までは便宜的に炭水化物に含めていたが、全ての有機酸をエネルギー産生成分として扱う観点から、有機酸を独立させて配列した。

⑥ 無機質の成分項目の配列は、各成分の栄養上の関連性を配慮し、ナトリウム、カリウム、カルシウム、マグネシウム、リン、鉄、亜鉛、銅、マンガン、ヨウ素、セレン、クロム、モリブデンの順とした。

⑦ ビタミンは、脂溶性ビタミンと水溶性ビタミンに分けて配列した。脂溶性ビタミンはビタミンA、ビタミンD、ビタミンE、ビタミンKの順に、また、水溶性ビタミンはビタミンB₁、ビタミンB₂、ナイアシン、ナイアシン当量、ビタミンB₆、ビタミンB₁₂、葉酸、

パントテン酸、ビオチン、ビタミンCの順にそれぞれ配列した。このうち、ビタミンAの項目はレチノール、α-及び β-カロテン、β-クリプトキサンチン、β-カロテン当量、レチノール活性当量とした。また、ビタミンEの項目は、α-、β-、γ-及び δ-トコフェロールとした。

⑧　なお、食品成分表2015年版において本表に記載していた脂肪酸のうち飽和・不飽和脂肪酸等の成分項目に係る詳細な成分値については、脂肪酸成分表2020年版に記載することとした。また、食物繊維の分析法別の成分値及び水溶性食物繊維、不溶性食物繊維等の成分項目については、炭水化物成分表2020年版に記載することとした。

⑨　それぞれの成分の測定は、「日本食品標準成分表2020年版（八訂）分析マニュアル」（文部科学省科学技術・学術審議会資源調査分科会食品成分委員会資料（ホームページ公表資料））による方法及びこれと同等以上の性能が確認できる方法とした。

(3) 廃棄率及び可食部

　廃棄率は、原則として、通常の食習慣において廃棄される部分を食品全体あるいは購入形態に対する質量の割合（%）で示し、廃棄部位を備考欄に記載した。可食部は、食品全体あるいは購入形態から廃棄部位を除いたものである。本食品成分表の各成分値は、可食部100 g当たりの数値で示した。

(4) エネルギー

　食品のエネルギー値は、原則として、FAO/INFOODSの推奨する方法[1]に準じて、可食部100 g当たりのアミノ酸組成によるたんぱく質、脂肪酸のトリアシルグリセロール当量、利用可能炭水化物（単糖当量）、糖アルコール、食物繊維総量、有機酸及びアルコールの量（g）に各成分のエネルギー換算係数（表2）を乗じて、100 gあたりの kJ（キロジュール）及び kcal（キロカロリー）を算出し、収載値とした。

　食品成分表2015年版までは、kcal 単位のエネルギーに換算係数 4.184 を乗じて kJ単位のエネルギーを算出していた。しかし、FAO/INFOODSでは、kJ単位あるいはkcal単位のエネルギーの算出は、それぞれに適用されるエネルギー換算係数を用いて行うことを推奨している[2]ことから、その方法を採用した。

　成分表の利用面からみた場合、国内の食品表示においては、kcal単位による記載が求められていること、また、栄養学関係の国際学術誌では、kJ表記を求めるもの、kcal表記を求めるものが一部にあるものの、両者の利用を認めているものが多いことが報告されている[3]。さらに、2016年に改正施行された計量法（平成4年法律第51号）では、熱量の計量単位はジュール又はワット秒、ワット時である。しかし、2019年に改正施行された計量単位令（平成4年政令第357号）では、人若しくは動物が摂取する物の熱量又は人若しくは動物が代謝により消費する熱量の計量のような特殊な計量の場合には計量単位カロリーの使用が認められている。これらの状況を勘案して、kJ単位及びkcal単位のエネルギーを併記した。

　なお、アミノ酸組成によるたんぱく質とたんぱく質の収載値がある食品については、エネルギーの計算には、アミノ酸組成によるたんぱく質の収載値を用いた。脂肪酸のトリア

シルグリセロール当量で表した脂質と脂質の収載値がある食品については、エネルギーの計算には、脂肪酸のトリアシルグリセロール当量で表した脂質の収載値を用いた。そして、成分項目群「利用可能炭水化物」については、成分値の確からしさを評価した結果等に基づき、エネルギーの計算には、利用可能炭水化物（単糖当量）あるいは差引き法による利用可能炭水化物のどちらかを用いた。これについては、エネルギーの計算にどちらの成分項目を用いたかを明示するため、本表において、エネルギーの計算に利用した収載値の右に「*」を付けた。このように、本成分表では、食品によってエネルギー計算に用いる成分項目が一定していないので留意する必要がある。

エネルギーの計算方法の詳細は、資料「エネルギーの計算方法」に示した。

表2 適用したエネルギー換算係数

成分名	換算係数 (kJ/g)	換算係数 (kcal/g)	備考
アミノ酸組成によるたんぱく質／たんぱく質*1	17	4	
脂肪酸のトリアシルグリセロール当量／脂質*1	37	9	
利用可能炭水化物（単糖当量）	16	3.75	
差引き法による利用可能炭水化物*1	17	4	
食物繊維総量	8	2	成分値は AOAC.2011.25 法、プロスキー変法又はプロスキー法による食物繊維総量を用いる。
アルコール	29	7	
糖アルコール*2			
ソルビトール	10.8	2.6	
マンニトール	6.7	1.6	
マルチトール	8.8	2.1	
還元水あめ	12.6	3.0	
その他の糖アルコール	10	2.4	
有機酸*2			
酢酸	14.6	3.5	
乳酸	15.1	3.6	
クエン酸	10.3	2.5	
リンゴ酸	10.0	2.4	
その他の有機酸	13	3	

注：*1　アミノ酸組成によるたんぱく質、脂肪酸のトリアシルグリセロール当量、利用可能炭水化物（単糖当量）の成分値がない食品では、それぞれたんぱく質、脂質、差引き法による利用可能炭水化物の成分値を用いてエネルギー計算を行う。利用可能炭水化物（単糖当量）の成分値がある食品でも、水分を除く一般成分等の合計値と100 gから水分を差引いた乾物値との比が一定の範囲に入らない食品の場合（資料 「エネルギーの計算方法」参照）には、利用可能炭水化物（単糖当量）に代えて、差引き法による利用可能炭水化物を用いてエネルギー計算をする。

　*2　糖アルコール、有機酸のうち、収載値が1 g以上の食品がある化合物で、エネルギー換算係数を定めてある化合

物については、当該化合物に適用するエネルギー換算係数を用いてエネルギー計算を行う。

　また、食品成分表2015年版におけるエネルギー計算法を適用した場合の食品毎のエネルギー値については、第3章において「2　食品成分表2020年版と2015年版の計算方法によるエネルギー値の比較及び2015年版で適用したエネルギー換算係数」として示した。

(5)　一般成分（Proximates）
　一般成分とは水分、成分項目群「たんぱく質」に属する成分、成分項目群「脂質」に属する成分（ただし、コレステロールを除く）、成分項目群「炭水化物」に属する成分、有機酸及び灰分である。一般成分の測定法の概要を表3に示した。
①　水分（Water）
　水分は、食品の性状を表す最も基本的な成分の一つであり、食品の構造の維持に寄与している。人体は、その約60％を水で構成され、1日に約2リットルの水を摂取し、そして排泄している。この収支バランスを保つことにより、体の細胞や組織は正常な機能を営んでいる。通常、ヒトは水分の約2分の1を食品から摂取している。
②　たんぱく質（Proteins）
　たんぱく質はアミノ酸の重合体であり、人体の水分を除いた質量の2分の1以上を占める。たんぱく質は、体組織、酵素、ホルモン等の材料、栄養素運搬物質、エネルギー源等として重要である。
　本成分表には、アミノ酸組成によるたんぱく質（Protein, calculated as the sum of amino acid residues）とともに、基準窒素量に窒素-たんぱく質換算係数を乗じて計算したたんぱく質（Protein, calculated from reference nitrogen）を収載した。なお、基準窒素とは、たんぱく質に由来する窒素量に近づけるために、全窒素量から、野菜類は硝酸態窒素量を、茶類は硝酸態窒素量及びカフェイン由来の窒素量を、コーヒーはカフェイン由来の窒素量を、ココア及びチョコレート類はカフェイン及びテオブロミン由来の窒素量を、それぞれ差し引いて求めたものである。したがって、硝酸態窒素、カフェイン及びテオブロミンを含まない食品では、全窒素量と基準窒素量とは同じ値になる。
　なお、アミノ酸組成によるたんぱく質とたんぱく質の収載値がある食品のエネルギー計算には、アミノ酸組成によるたんぱく質の収載値を用いた。

表3　一般成分の測定法の概要

成分		測定法
水分		常圧加熱乾燥法、減圧加熱乾燥法、カールフィッシャー法又は蒸留法。ただし、アルコール又は酢酸を含む食品は、乾燥減量からアルコール分又は酢酸の質量をそれぞれ差し引いて算出。
たんぱく質	アミノ酸組成によるたんぱく質	アミノ酸成分表2020年版の各アミノ酸量に基づき、アミノ酸の脱水縮合物の量（アミノ酸残基の総量）として算出[*1]。
	たんぱく質	改良ケルダール法、サリチル酸添加改良ケルダール法又は燃焼法（改良デュマ法）によって定量した窒素量からカフェイン、テオブロミン及び/あるいは硝酸態窒素に由来する窒素量を差し引いた基準窒素量に、「窒素-たんぱく質換算係数」（表4）を乗じて算出。 食品とその食品において考慮した窒素含有成分は次のとおり：コーヒー、カフェイン；ココア及びチョコレート類、カフェイン及びテオブロミン；野菜類、硝酸態窒素；茶類、カフェイン及び硝酸態窒素。
脂質	脂肪酸のトリアシルグリセロール当量	脂肪酸成分表2020年版の各脂肪酸量をトリアシルグリセロールに換算した量の総和として算出[*2]。
	コレステロール	けん化後、不けん化物を抽出分離後、水素炎イオン化検出-ガスクロマトグラフ法。
	脂質	溶媒抽出-重量法：ジエチルエーテルによるソックスレー抽出法、酸分解法、液-液抽出法、クロロホルム-メタノール混液抽出法、レーゼ・ゴットリーブ法、酸・アンモニア分解法、ヘキサン-イソプロパノール法又はフォルチ法。
炭水化物	利用可能炭水化物（単糖当量）	炭水化物成分表2020年版の各利用可能炭水化物量（でん粉、単糖類、二糖類、80％エタノールに可溶性のマルトデキストリン及びマルトトリオース等のオリゴ糖類）を単糖に換算した量の総和として算出[*3]。 ただし、魚介類、肉類及び卵類の原材料的食品のうち、炭水化物としてアンスロン-硫酸法による全糖の値が収載されているものは、その値を推定値とする。
	利用可能炭水化物（質量計）	炭水化物成分表2020年版の各利用可能炭水化物量（でん粉、単糖類、二糖類、80％エタノールに可溶性のマルトデキストリン及びマルトトリオース等のオリゴ糖類）の総和として算出。 ただし、魚介類、肉類及び卵類の原材料的食品のうち、炭水化物としてアンスロン-硫酸法による全糖の値が収載されているものは、その値に0.9を乗じた値を推定値とする。
	差引き法による利用可能炭水化物	100 gから、水分、アミノ酸組成によるたんぱく質（この収載値がない場合には、たんぱく質）、脂肪酸のトリアシルグリセロール当量として表した脂質（この収載値がない場合には、脂質）、食物繊維総量、有機酸、灰分、アルコール、硝酸イオン、ポリフェノール（タンニンを含む）、カフェイン、テオブロミン、加熱により発生する二酸化炭素等の合計（g）を差し引いて算出。
	食物繊維総量	酵素-重量法（プロスキー変法又はプロスキー法）、又は、酵素-重量法・液体クロマトグラフ法（AOAC.2011.25法）。
	糖アルコール	高速液体クロマトグラフ法。
	炭水化物	差引き法。100 gから、水分、たんぱく質、脂質及び灰分の合計（g）を差し引く。硝酸イオン、アルコール、酢酸、ポリフェノール（タンニンを含む）、カフェイン又はテオブロミンを多く含む食品や、加熱により二酸化炭素等が多量に発生する食品ではこれらも差し引いて算出。 ただし、魚介類、肉類及び卵類のうち原材料的食品はアンスロン-硫酸法による全糖。
有機酸		5％過塩素酸水で抽出、高速液体クロマトグラフ法、酵素法。

| 灰分 | 直接灰化法（550 ℃）。 |

注：*1　{可食部100 g当たりの各アミノ酸の量×（そのアミノ酸の分子量−18.02）／そのアミノ酸の分子量} の総量。

　　*2　{可食部100 g当たりの各脂肪酸の量×（その脂肪酸の分子量 ＋ 12.6826）／その脂肪酸の分子量} の総量。ただし、未同定脂肪酸は計算に含まない。12.6826 は、脂肪酸をトリアシルグリセロールに換算する際の脂肪酸当たりの式量の増加量〔グリセロールの分子量 × 1/3−（エステル結合時に失われる）水の分子量 〕。

　　*3　単糖当量は、でん粉及び80 ％エタノール可溶性のマルトデキストリンには1.10を、マルトトリオース等のオリゴ糖類には1.07を、二糖類には1.05をそれぞれの成分値に乗じて換算し、それらと単糖類の量を合計したもの。

表4　基準窒素量からの計算に用いた窒素-たんぱく質換算係数

食品群	食品名	換算係数
1　穀類	アマランサス[4]	5.30
	えんばく	
	オートミール[5]	5.83
	おおむぎ[5]	5.83
	こむぎ	
	玄穀、全粒粉[5]	5.83
	小麦粉[6]、フランスパン、うどん・そうめん類、中華めん類、マカロニ・スパゲッティ類[5]、ふ類、小麦たんぱく、ぎょうざの皮、しゅうまいの皮	5.70
	小麦はいが[4]	5.80
	こめ[5]、こめ製品（赤飯を除く）	5.95
	ライ麦[5]	5.83
4　豆類	だいず[5]、だいず製品（豆腐竹輪を除く）	5.71
5　種実類	アーモンド[5]	5.18
	ブラジルナッツ[5]、らっかせい	5.46
	その他のナッツ類[5]	5.30
	あさ、あまに、えごま、かぼちゃ、けし、ごま[5]、すいか、はす、ひし、ひまわり	5.30
6　野菜類	えだまめ、だいずもやし	5.71
	らっかせい（未熟豆）	5.46
10　魚介類	ふかひれ	5.55
11　肉類	ゼラチン[6]、腱（うし）、豚足、軟骨（ぶた、にわとり）	5.55
13　乳類	液状乳類[5]、チーズを含む乳製品、その他（シャーベットを除く）	6.38
14　油脂類	バター類[5]、マーガリン類[6]	6.38
17　調味料及び香辛料類	しょうゆ類、みそ類	5.71
	上記以外の食品	6.25

③　脂質（Lipids）

　脂質は、食品中の有機溶媒に溶ける有機化合物の総称であり、中性脂肪のほかに、リン脂質、ステロイド、ワックスエステル、脂溶性ビタミン等も含んでいる。脂質は生体内ではエネルギー源、細胞構成成分等として重要な物質である。成分値は脂質の総質量で示してある。多くの食品では、脂質の大部分を中性脂肪が占める。

　中性脂肪のうち、自然界に最も多く存在するのは、トリアシルグリセロールである。本表には、各脂肪酸をトリアシルグリセロールに換算して合計した脂肪酸のトリアシルグリセロール当量（Fatty acids, expressed in triacylglycerol equivalents）とともに、コレステロール及び有機溶媒可溶物を分析で求めた脂質（Lipid）を収載した。

　なお、従来、本表に収載していた脂肪酸総量、飽和脂肪酸、一価及び多価酢飽和脂肪酸については、脂肪酸成分表2020年版に収載した。

　また、脂肪酸のトリアシルグリセロール当量で表した脂質と脂質の収載値がある食品のエネルギー計算には、脂肪酸のトリアシルグリセロール当量で表した脂質の収載値を用いた。

④　炭水化物（Carbohydrates）

　　炭水化物は、生体内で主にエネルギー源として利用される重要な成分である。本成分表では、エネルギーとしての利用性に応じて炭水化物を細分化し、それぞれの成分にそれぞれのエネルギー換算係数を乗じてエネルギー計算に利用することとした。このため、従来の成分項目である「炭水化物」（Carbohydrate, calculated by difference）に加え、次の各成分を収載項目とした：

　　a)　利用可能炭水化物（単糖当量）（Carbohydrate, available; expressed in monosaccharide equivalents）

　　エネルギー計算に用いるため、でん粉、ぶどう糖、果糖、ガラクトース、しょ糖、麦芽糖、乳糖、トレハロース、イソマルトース、80％エタノールに可溶性のマルトデキストリン及びマルトトリオース等のオリゴ糖類等を直接分析又は推計した利用可能炭水化物（単糖当量）を収載した。この成分値は、各成分を単純に合計した質量ではなく、でん粉及び80％エタノールに可溶性のマルトデキストリンには1.10の係数を、マルトトリオース等のオリゴ糖類には1.07の係数を、そして二糖類には1.05の係数を乗じて、単糖の質量に換算してから合計した値である。利用可能炭水化物由来のエネルギーは、原則として、この成分値（g）にエネルギー換算係数16 kJ/g（3.75 kcal/g）を乗じて算出する。本成分項目の収載値をエネルギーの計算に用いた食品では、その収載値の右に「*」を記している。しかし、水分を除く一般成分等の合計値が、乾物量に対して一定の範囲にない食品の場合には、c)で述べる差引き法による利用可能炭水化物を用いてエネルギーを計算している（資料「エネルギーの計算方法」参照）。

　　なお、難消化性でん粉はAOAC 2011.25法による食物繊維であるので、その収載値がある場合には、その量（g）をでん粉（g）から差し引いた値（g）をエネルギー計算に用いている。

　　b)　利用可能炭水化物（質量計）（Carbohydrate, available）

　　利用可能炭水化物（単糖当量）と同様に、でん粉、ぶどう糖、果糖、ガラクトース、しょ糖、麦芽糖、乳糖、トレハロース、イソマルトース、80％エタノールに可溶性のマルトデキストリン及びマルトトリオース等のオリゴ糖類等を直接分析又は推計した値で、これらの質量の合計である。この値はでん粉、単糖類、二糖類、80％エタノールに可溶性のマルトデキストリン及びマルトトリオース等のオリゴ糖類の実際の摂取量となる。また、本成分表においては、この成分値を含む組成に基づく一般成分（アミノ酸組成によるたんぱく質の収載値がない場合にはたんぱく質を用いる。脂肪酸のトリアシルグリセロール当量で表した脂質の収載値がない場合には脂質を用いる。）等の合計量から水分量を差引いた値と100 gから水分量を差引いた乾物量との比が一定の範囲に入るかどうかで成分値の確からしさを評価し、エネルギーの計算に用いる計算式の選択に利用している（資料「エネルギーの計算方法」参照）。なお、利用可能炭水化物（質量計）は、利用可能炭水化物の摂取量の算出に用いる。

　　c)　差引き法による利用可能炭水化物（Carbohydrate, available, calculated by difference）

16

100gから、水分、アミノ酸組成によるたんぱく質（この収載値がない場合には、たんぱく質）、脂肪酸のトリアシルグリセロール当量として表した脂質（この収載値がない場合には、脂質）、食物繊維総量、有機酸、灰分、アルコール、硝酸イオン、ポリフェノール（タンニンを含む）、カフェイン、テオブロミン、加熱により発生する二酸化炭素等の合計（g）を差し引いて求める。本成分項目は、利用可能炭水化物（単糖当量、質量計）の収載値がない食品及び水分を除く一般成分等の合計値が乾物量に対して一定の範囲にない食品において、利用可能炭水化物に由来するエネルギーを計算するために用いる（資料「エネルギーの計算方法」参照）。その場合のエネルギー換算係数は17 kJ/g（4 kcal/g）である。本成分項目の収載値をエネルギーの計算に用いた食品では、その収載値の右に「*」を記している。

このように、本成分表では、エネルギーの計算に用いる成分項目群「利用可能炭水化物」の成分項目が一定していない。すなわち、エネルギーの計算には利用可能炭水化物（単糖当量）あるいは差引き法による利用可能炭水化物のいずれかを用いており、本表では、収載値の右に「*」を付けて明示してあるので留意する必要がある。

d) 食物繊維総量 （Dietary fiber, total）
食物繊維総量は、プロスキー変法による高分子量の「水溶性食物繊維（Soluble dietary fiber）」と「不溶性食物繊維（Insoluble dietary fiber）」を合計した「食物繊維総量（Total dietary fiber）」、プロスキー法による食物繊維総量、あるいは、AOAC. 2011.25法による「低分子量水溶性食物繊維（Water:alcohol soluble dietary fiber）」、「高分子量水溶性食物繊維（Water:alcohol insoluble dietary fiber）」及び「不溶性食物繊維」を合計した食物繊維総量である。本表では、エネルギー計算に関する成分として、食物繊維総量のみを成分項目群「炭水化物」に併記した。食物繊維総量由来のエネルギーは、この成分値（g）にエネルギー換算係数8 kJ/g（2 kcal/g）を乗じて算出する。

なお、食品成分表2015年版追補2018年以降、低分子量水溶性食物繊維も測定できるAOAC. 2011.25法による成分値を収載しているが、従来の「プロスキー変法」や「プロスキー法」による成分値及びAOAC. 2011.25法による成分値、更に、水溶性食物繊維、不溶性食物繊維等の食物繊維総量の内訳については、炭水化物成分表2020年版別表1に収載することとした。炭水化物成分表2020年版の別表 1にAOAC. 2011.25法による収載値とプロスキー変法（あるいはプロスキー法）による収載値がある食品の場合には、本表にはAOAC. 2011.25法によるものを収載した。

また、一部の食品は遊離のアラビノースを含む。アラビノースは五炭糖なので、利用可能炭水化物にあげられている六炭糖とは、ヒトにおける利用性が異なると考えられる。文献によると腸管壁から吸収されず、ヒトに静注した場合には、ほとんど利用されないとされる。小腸で消化/吸収されないと、大腸に常在する菌叢によって分解利用されることになるので、食物繊維の挙動と同じと考えられる。従って、アラビノースのエネルギー換算係数は、食物繊維と同じ、8 kJ/g（2 kcal/g）とした。なお、アラビノースは食物繊維の定義からは外れ、利用可能炭水化物とも考えられないことから、その扱いについては今後検討する必要がある。

e) 糖アルコール（Polyols）

新たに、成分項目群「炭水化物」に、エネルギー産生成分として糖アルコールを収載した。糖アルコールについては、食品成分表2015年版の炭水化物に含まれる成分であるが、利用可能炭水化物との関係ではその外数となる。FAO/INFOODSやコーデックス食品委員会では、糖アルコールはPolyol(s)と呼び、Sugar alcohol(s)とは呼ばない。しかし、食品成分委員会では、化学用語としてのポリオール（多価アルコール）が「糖アルコール」以外の化合物を含む名称であり、ポリオールを糖アルコールの意味に用いることは不適切であると考えられることを主な根拠として、「ポリオール」を用いずに、「糖アルコール」を用いることとした。この判断により、炭水化物成分表の日本語表記では「糖アルコール」を用い、英語表記では「Polyol」を用いている。

糖アルコールのうち、ソルビトール、マンニトール、マルチトール及び還元水飴については、米国Federal Register /Vol. 79, No. 41 /Monday, March 3, 2014 / Proposed Rules記載のkcal/g単位のエネルギー換算係数を採用し、それに4.184を乗ずることにより、kJ/g単位のエネルギー換算係数に換算した。その他の糖アルコールについては、FAO/INFOODSが推奨するエネルギー換算係数を採用した。糖アルコール由来のエネルギーは、それぞれ成分値 (g) にそれぞれのエネルギー換算係数を乗じて算出したエネルギーの合計である。

表5　食物繊維の測定法の詳細

成分	試料調製法	測定法
食物繊維	脂質含量が5 %以上のものは脱脂処理	AOAC. 2011.25法（酵素-重量法、液体クロマトグラフ法） ・不溶性（難消化性でん粉を含む）、高分子量水溶性、低分子量水溶性及び総量。 プロスキー変法（酵素-重量法） ・不溶性（難消化性でん粉の一部を含まない）、（高分子量）水溶性及び総量。 プロスキー変法（酵素-重量法） 藻類等の一部では、不溶性と高分子量水溶性を分別せず一括定量。

f) 炭水化物（Carbohydrate, calculated by difference）

炭水化物は、従来同様いわゆる「差引き法による炭水化物」、すなわち、水分、たんぱく質、脂質、灰分等の合計 (g) を 100 g から差し引いた値で示した。ただし、魚介類、肉類及び卵類のうち原材料的食品については、一般的に、炭水化物が微量であり、差引き法で求めることが適当でないことから、原則として全糖の分析値に基づいた成分値とした。なお、炭水化物の算出にあたっては、従来と同様、硝酸イオン、アルコール、酢酸、ポリフェノール（タンニンを含む)、カフェイン及びテオブロミンを比較的多く含む食品や、加熱により二酸化炭素等が多量に発生する食品については、これ

らの含量も差し引いて成分値を求めている。

⑤ 有機酸（Organic Acids）

食品成分表2015年版では、有機酸のうち酢酸についてのみ、エネルギー産生成分と位置づけていたが、本成分表では、既知の有機酸をエネルギー産生成分とすることとした。従来は、酢酸以外の有機酸は、差引き法による炭水化物に含まれていたが、この整理に伴い、本成分表では、炭水化物とは別に、有機酸を収載することとした。なお、この有機酸には、従来の酢酸の成分値も含まれる。

有機酸のうち、酢酸、乳酸、クエン酸及びリンゴ酸については、Merrill and Watt (1955)[6]記載のkcal/g単位のエネルギー換算係数を採用し、それに4.184を乗ずることにより、kJ/g単位のエネルギー換算係数に換算した。その他の有機酸については、FAO/INFOODSが推奨するエネルギー換算係数を採用した。有機酸由来のエネルギーは、それぞれ成分値（g）にそれぞれのエネルギー換算係数を乗じて算出したエネルギーの合計である。

⑥ 灰分（Ash）

灰分は、一定条件下で灰化して得られる残分であり、食品中の無機質の総量を反映していると考えられている。また、水分とともにエネルギー産生に関与しない一般成分として、各成分値の分析の確からしさを検証する際の指標のひとつとなる。

(6) 無機質（Minerals）

収載した無機質は、全てヒトにおいて必須性が認められたものであり、ナトリウム、カリウム、カルシウム、マグネシウム、リン、鉄、亜鉛、銅、マンガン、ヨウ素、セレン、クロム及びモリブデンを収載した。このうち成人の一日の摂取量が概ね100 mg以上となる無機質は、ナトリウム、カリウム、カルシウム、マグネシウム及びリン、100 mgに満たない無機質は、鉄、亜鉛、銅、マンガン、ヨウ素、セレン、クロム及びモリブデンである。無機質の測定法の概要を表6に示した。

① ナトリウム（Sodium）

ナトリウムは、細胞外液の浸透圧維持、糖の吸収、神経や筋肉細胞の活動等に関与するとともに、骨の構成要素として骨格の維持に貢献している。一般に、欠乏により疲労感、低血圧等が起こることが、過剰により浮腫（むくみ）、高血圧等が起こることがそれぞれ知られている。なお、腎機能低下により摂取の制限が必要となる場合がある。

② カリウム（Potassium）

カリウムは、細胞内の浸透圧維持、細胞の活性維持等を担っている。食塩の過剰摂取や老化によりカリウムが失われ、細胞の活性が低下することが知られている。必要以上に摂取したカリウムは、通常迅速に排泄されるが、腎機能低下により、カリウム排泄能力が低下すると、摂取の制限が必要になる。

③　カルシウム（Calcium）

　　カルシウムは、骨の主要構成要素の一つであり、ほとんどが骨歯牙組織に存在している。細胞内には微量しか存在しないが、細胞の多くの働きや活性化に必須の成分である。また、カルシウムは、血液の凝固に関与しており、血漿（けっしょう）中の濃度は一定に保たれている。成長期にカルシウムが不足すると成長が抑制され、成長後不足すると骨がもろくなる。

④　マグネシウム（Magnesium）

　　マグネシウムは、骨の弾性維持、細胞のカリウム濃度調節、細胞核の形態維持に関与するとともに、細胞がエネルギーを蓄積、消費するときに必須の成分である。多くの生活習慣病やアルコール中毒の際に細胞内マグネシウムの低下がみられ、腎機能が低下すると高マグネシウム血症となる場合がある。

⑤　リン（Phosphorus）

　　リンは、カルシウムとともに骨の主要構成要素であり、リン脂質の構成成分としても重要である。また、高エネルギーリン酸化合物として生体のエネルギー代謝にも深く関わっている。腎機能低下により摂取の制限が必要となる場合がある。

⑥　鉄（Iron）

　　鉄は、酸素と二酸化炭素を運搬するヘモグロビンの構成成分として赤血球に偏在している。また、筋肉中のミオグロビン及び細胞のシトクロムの構成要素としても重要である。鉄の不足は貧血や組織の活性低下を起こし、鉄剤の過剰投与により組織に鉄が沈着すること（血色素症、ヘモシデリン沈着症）もある。

⑦　亜鉛（Zinc）

　　亜鉛は、核酸やたんぱく質の合成に関与する酵素をはじめ、多くの酵素の構成成分として、また、血糖調節ホルモンであるインスリンの構成成分等として重要である。欠乏により小児では成長障害、皮膚炎が起こるが、成人でも皮膚、粘膜、血球、肝臓等の再生不良や味覚、嗅覚障害が起こるとともに、免疫たんぱくの合成能が低下する。

⑧　銅（Copper）

　　銅は、アドレナリン等のカテコールアミン代謝酵素の構成要素として重要である。遺伝的に欠乏を起こすメンケス病、過剰障害を起こすウイルソン病が知られている。

⑨　マンガン（Manganese）

　　マンガンは、ピルビン酸カルボキシラーゼ等の構成要素としても重要である。また、マグネシウムが関与する様々な酵素の反応にマンガンも作用する。マンガンは植物には多く存在するが、ヒトや動物に存在する量はわずかである。

⑩　ヨウ素（Iodine）

ヨウ素は、甲状腺ホルモンの構成要素である。欠乏すると甲状腺刺激ホルモンの分泌が亢（こう）進し、甲状腺腫を起こす。

⑪　セレン（Selenium）

セレンは、グルタチオンペルオキシダーゼ、ヨードチロニン脱ヨウ素酵素の構成要素である。土壌中のセレン濃度が極めて低い地域ではセレン欠乏が主因と考えられる症状がみられ、心筋障害（克山病）が起こることが知られている。

⑫　クロム（Chromium）

クロムは、糖代謝、コレステロール代謝、結合組織代謝、たんぱく質代謝に関与している。長期間にわたり完全静脈栄養（中心静脈栄養ともいう）を行った場合に欠乏症がみられ、耐糖能低下、体重減少、末梢神経障害等が起こることが知られている。

⑬　モリブデン（Molybdenum）

モリブデンは、酸化還元酵素の補助因子として働く。長期間にわたり完全静脈栄養を施行した場合に欠乏症がみられ、頻脈、多呼吸、夜盲症等が起こることが知られている。

表6　無機質の測定法

成分	試料調製法	測定法
ナトリウム	希酸抽出法又は乾式灰化法	原子吸光光度法又は誘導結合プラズマ発光分析法
カリウム	希酸抽出法又は乾式灰化法	原子吸光光度法、誘導結合プラズマ発光分析法又は誘導結合プラズマ質量分析法
鉄	乾式灰化法	原子吸光光度法、誘導結合プラズマ発光分析法、誘導結合プラズマ質量分析法又は1, 10-フェナントロリン吸光光度法
亜鉛	乾式灰化法	原子吸光光度法、キレート抽出-原子吸光光度法、誘導結合プラズマ発光分析法又は誘導結合プラズマ質量分析法
マンガン	乾式灰化法	原子吸光光度法、キレート抽出-原子吸光光度法又は誘導結合プラズマ発光分析法
銅	乾式灰化法又は湿式分解法	原子吸光光度法、キレート抽出-原子吸光光度法、誘導結合プラズマ発光分析法又は誘導結合プラズマ質量分析法
カルシウム、マグネシウム	乾式灰化法	原子吸光光度法、誘導結合プラズマ発光分析法又は誘導結合プラズマ質量分析法
リン	乾式灰化法	誘導結合プラズマ発光分析法又はバナドモリブデン酸吸光光度法
ヨウ素	アルカリ抽出法又はアルカリ灰化法 （魚類、≧20 μg/100 g）	誘導結合プラズマ質量分析法
セレン、クロム、モリブデン	マイクロ波による酸分解法	誘導結合プラズマ質量分析法

(7) ビタミン（Vitamins）

　脂溶性ビタミンとして、ビタミンA（レチノール、α-及び β-カロテン、β-クリプトキサンチン、β-カロテン当量及びレチノール活性当量）、ビタミンD、ビタミンE（α-、β-、γ-及び δ-トコフェロール）及びビタミンK、水溶性ビタミンとして、ビタミンB$_1$、ビタミンB$_2$、ナイアシン、ナイアシン当量、ビタミンB$_6$、ビタミンB$_{12}$、葉酸、パントテン酸、ビオチン及びビタミンCを収載した。ビタミンの測定法の概要を表7に示した。

① 　ビタミンA（Vitamin A）

　　ビタミンAは、レチノール、カロテン及びレチノール活性当量で表示した。

　a）　レチノール（Retinol）

　　　レチノールは主として動物性食品に含まれる。生理作用は、視覚の正常化、成長及び生殖作用、感染予防等である。欠乏により生殖不能、免疫力の低下、夜盲症、眼球乾燥症、成長停止等が起こることが、過剰により頭痛、吐き気、骨や皮膚の変化等が起こることがそれぞれ知られている。成分値は、異性体の分離を行わず全トランスレチノール相当量を求め、レチノールとして記載した。

　b）　α-カロテン、β-カロテン及び β-クリプトキサンチン（α-Carotene、β-Carotene and β-Cryptoxanthin）

　　　α-及び β-カロテン並びに β-クリプトキサンチンは、レチノールと同様の活性を有するプロビタミンAである。プロビタミンAは生体内でビタミンAに転換される物質の総称であり、カロテノイド色素群に属する。プロビタミンAは主として植物性食品に含まれる。なお、これらの成分は、プロビタミンAとしての作用の他に、抗酸化作用、抗発癌作用及び免疫賦活作用が知られている。

　　　本成分表においては原則として、β-カロテンとともに、α-カロテン及び β-クリプトキサンチンを測定し、次項目の式に従って β-カロテン当量を求めた。なお、五訂成分表においては、これをカロテンと記載していたが、五訂増補日本食品標準成分表（以下「五訂増補成分表」という）から、そのまま β-カロテン当量と表示するとともに、五訂成分表では収載していなかった α-及び β-カロテン並びに β-クリプトキサンチンの各成分値についても収載している。

　　　なお、一部の食品では四訂成分表の成分値を用いたものがあり、これらについては、α-及び β-カロテン並びに β-クリプトキサンチンを分別定量していないことから、これらの成分項目の成分値は収載していない。

　c）　β-カロテン当量（β-Carotene equivalents）

　　　β-カロテン当量は、次式に従って算出した。

　　　　β-カロテン当量（μg）

$$= \text{β-カロテン}（\mu g）+ \frac{1}{2}\text{α-カロテン}（\mu g）+ \frac{1}{2}\text{β-クリプトキサンチン}（\mu g）$$

d）　レチノール活性当量（Retinol activity equivalents：RAE）
　　レチノール活性当量の算出は、次式に基づいている[7]。

$$\text{レチノール活性当量}（\mu g RAE）= \text{レチノール}（\mu g）+ \frac{1}{12}\text{β-カロテン当量}（\mu g）$$

　なお、β-カロテン当量及びレチノール活性当量は、各成分の分析値の四捨五入前の数値から算出した。したがって、本成分表の収載値から算出した値と一致しない場合がある。

② ビタミンD（Vitamin D）
　　ビタミンD（カルシフェロール）は、カルシウムの吸収・利用、骨の石灰化等に関与し、きのこ類に含まれるビタミンD_2（エルゴカルシフェロール）と動物性食品に含まれるD_3（コレカルシフェロール）がある。両者の分子量はほぼ等しく、またヒトに対してほぼ同等の生理活性を示すとされているが、ビタミンD_3の方がビタミンD_2より生理活性は大きいとの報告もある。ビタミンDの欠乏により、小児のくる病、成人の骨軟化症等が起こることが知られている。なお、プロビタミンD_2（エルゴステロール）とプロビタミンD_3（7－デヒドロコレステロール）は、紫外線照射によりビタミンDに変換されるが、小腸での変換は行われない。

③ ビタミンE（Vitamin E）
　　ビタミンEは、脂質の過酸化の阻止、細胞壁及び生体膜の機能維持に関与している。欠乏により、神経機能低下、筋無力症、不妊等が起こることが知られている。
　　食品に含まれるビタミンEは、主として α-、β-、γ- 及び δ-トコフェロール（α-、β-、γ- and δ-Tocopherol）の4種である。五訂成分表においては、項目名をそれまで用いていたビタミンE効力に代えてビタミンEとし、α-トコフェロール当量（mg）で示していたが、五訂増補成分表からビタミンEとしてトコフェロールの成分値を示すこととし、α-、β-、γ- 及び δ-トコフェロールを収載している[8]。

④ ビタミンK（Vitamin K）
　　ビタミンKには、K_1（フィロキノン）とK_2（メナキノン類）があり、両者の生理活性はほぼ同等である。ビタミンKは、血液凝固促進、骨の形成等に関与している。欠乏により、新生児頭蓋内出血症等が起こることが知られている。成分値は、原則としてビタミンK_1とK_2（メナキノン-4）の合計で示した。ただし、糸引き納豆（食品番号04046）、挽きわり納豆（同04047）、五斗納豆（同04048）、寺納豆（同04049）、金山寺みそ（同04061）及びひしおみそ（同04062）ではメナキノン-7を多量に含むため、メナキノン-7含量に444.7/649.0を乗じ、メナキノン-4換算値とした後、ビタミンK含量に合算した。

⑤　ビタミンB₁（Thiamin）

　ビタミンB₁（チアミン）は、各種酵素の補酵素として糖質及び分岐鎖アミノ酸の代謝に不可欠である。欠乏により、倦怠感、食欲不振、浮腫等を伴う脚気（かっけ）、ウエルニッケ脳症、コルサコフ症候群等が起こることが知られている。成分値は、チアミン塩酸塩相当量で示した。

⑥　ビタミンB₂（Riboflavin）

　ビタミンB₂（リボフラビン）は、フラビン酵素の補酵素の構成成分として、ほとんどの栄養素の代謝に関わっている。欠乏により、口内炎、眼球炎、脂漏性皮膚炎、成長障害等が起こることが知られている。

⑦　ナイアシン（Niacin）

　ナイアシンは、体内で同じ作用を持つニコチン酸、ニコチン酸アミド等の総称であり、酸化還元酵素の補酵素の構成成分として重要である。生体中に最も多量に存在するビタミンである。欠乏により、皮膚炎、下痢、精神神経障害を伴うペラグラ、成長障害等が起こることが知られている。成分値は、ニコチン酸相当量で示した。

⑧　ナイアシン当量（Niacin equivalents）

　ナイアシンは、食品からの摂取以外に、生体内でトリプトファンから一部生合成され、トリプトファンの活性はナイアシンの1/60とされている。このことを表す成分値として、ナイアシン当量を設け、次式により算出している。

　ナイアシン当量（mgNE）＝　ナイアシン(mg)＋1/60 ＊ トリプトファン(mg)

　なお、トリプトファン量が未知の場合のナイアシン当量の算出は、たんぱく質の1％をトリプトファンとみなす次式による。

　ナイアシン当量（mgNE）＝　ナイアシン(mg)＋ たんぱく質(g) ＊ 1000 ＊1/100 ＊ 1/60(mg)

⑨　ビタミンB₆（Vitamin B₆）

　ビタミンB₆は、ピリドキシン、ピリドキサール、ピリドキサミン等、同様の作用を持つ10種以上の化合物の総称で、アミノトランスフェラーゼ、デカルボキシラーゼ等の補酵素として、アミノ酸、脂質の代謝、神経伝達物質の生成等に関与する。欠乏により、皮膚炎、動脈硬化性血管障害、食欲不振等が起こることが知られている。成分値は、ピリドキシン相当量で示した。

⑩　ビタミンB₁₂（Vitamin B₁₂）

　ビタミンB₁₂は、シアノコバラミン、メチルコバラミン、アデノシルコバラミン、ヒドロキソコバラミン等、同様の作用を持つ化合物の総称である。その生理作用は、アミノ酸、奇数鎖脂肪酸、核酸等の代謝に関与する酵素の補酵素として重要であるほか、神経機能の正常化及びヘモグロビン合成にも関与する。欠乏により、悪性貧血、神経障害等が起こることが知られている。成分値は、シアノコバラミン相当量で示した。

⑪　葉酸（Folate）

　　葉酸は補酵素として、プリンヌクレオチドの生合成、ピリジンヌクレオチドの代謝に関与し、また、アミノ酸、たんぱく質の代謝においてビタミンB_{12}とともにメチオニンの生成、セリン－グリシン転換系等にも関与している。特に細胞の分化の盛んな胎児にとっては重要な栄養成分である。欠乏により、巨赤芽球性貧血、舌炎、二分脊柱を含む精神神経異常等が起こることが知られている。

⑫　パントテン酸（Pantothenic acid）

　　パントテン酸は、補酵素であるコエンザイムA及びアシルキャリアータンパク質の構成成分であり、糖、脂肪酸の代謝における酵素反応に広く関与している。欠乏により、皮膚炎、副腎障害、末梢神経障害、抗体産生障害、成長阻害等が起こることが知られている。

⑬　ビオチン（Biotin）

　　ビオチンはカルボキシラーゼの補酵素として、炭素固定反応や炭素転移反応に関与している。長期間にわたり生卵白を多量に摂取した場合に欠乏症がみられ、脱毛や発疹等の皮膚障害、舌炎、結膜炎、食欲不振、筋緊張低下等が起こる。

⑭　ビタミンC（Ascorbic acid）

　　ビタミンCは、生体内の各種の物質代謝、特に酸化還元反応に関与するとともに、コラーゲンの生成と保持作用を有する。さらに、チロシン代謝と関連したカテコールアミンの生成や脂質代謝にも密接に関与している。欠乏により壊血病等が起こることが知られている。食品中のビタミンCは、L-アスコルビン酸（還元型）とL-デヒドロアスコルビン酸（酸化型）として存在する。その効力値については、科学技術庁資源調査会からの問合せに対する日本ビタミン学会ビタミンC研究委員会の見解（昭和51年2月）に基づき同等とみなされるので、成分値は両者の合計で示した。

表7　ビタミンの測定法

成分	試料調製法	測定法
レチノール	けん化後、不けん化物を抽出分離、精製	ODS系カラムと水-メタノール混液による紫外部吸収検出-高速液体クロマトグラフ法
α-カロテン、β-カロテン、β-クリプトキサンチン	ヘキサン-アセトン-エタノール-トルエン混液抽出後、けん化、抽出	ODS系カラムとアセトニトリル-メタノール-テトラヒドロフラン-酢酸混液による可視部吸収検出-高速液体クロマトグラフ法
チアミン（ビタミンB$_1$）	酸性水溶液で加熱抽出	ODS系カラムとメタノール-0.01 mol/Lリン酸二水素ナトリウム-0.15 mol/L過塩素酸ナトリウム混液による分離とポストカラムでのフェリシアン化カリウムとの反応による蛍光検出-高速液体クロマトグラフ法
リボフラビン（ビタミンB$_2$）	酸性水溶液で加熱抽出	ODS系カラムとメタノール-酢酸緩衝液による蛍光検出-高速液体クロマトグラフ法
アスコルビン酸（ビタミンC）	メタリン酸溶液でホモジナイズ抽出、酸化型とした後、オサゾン生成	順相型カラムと酢酸-n-ヘキサン-酢酸エチル混液による可視部吸光検出-高速液体クロマトグラフ法
カルシフェロール（ビタミンD）	けん化後、不けん化物を抽出分離	順相型カラムと2-プロパノール-n-ヘキサン混液による分取高速液体クロマトグラフ法の後、逆相型カラムとアセトニトリル-水混液による紫外部吸収検出-高速液体クロマトグラフ法
トコフェロール（ビタミンE）	けん化後、不けん化物を抽出分離	順相型カラムと酢酸-2-プロパノール-n-ヘキサン混液による蛍光検出-高速液体クロマトグラフ法
フィロキノン類、メナキノン類（ビタミンK）	アセトン又はヘキサン抽出後、精製	還元カラム-ODS系カラムとメタノール又はエタノール-メタノール混液による蛍光検出-高速液体クロマトグラフ法
ナイアシン	酸性水溶液で加圧加熱抽出	*Lactobacillus plantarum* ATCC8014による微生物学的定量法
ビタミンB$_6$	酸性水溶液で加圧加熱抽出	*Saccharomyces cerevisiae* ATCC9080による微生物学的定量法
ビタミンB$_{12}$	緩衝液及びシアン化カリウム溶液で加熱抽出	*Lactobacillus delbrueckii* subsp.*lactis* ATCC7830による微生物学的定量法
葉酸	緩衝液で加圧加熱抽出後、プロテアーゼ処理、コンジュガーゼ処理	*Lactobacillus rhamnosus* ATCC7469による微生物学的定量法
パントテン酸	緩衝液で加圧加熱抽出後、アルカリホスファターゼ、ハト肝臓アミダーゼ処理	*Lactobacillus plantarum* ATCC8014による微生物学的定量法
ビオチン	酸性水溶液で加圧加熱抽出	*Lactobacillus plantarum* ATCC8014による微生物学的定量法

(8) 食塩相当量（Salt equivalents）

　　食塩相当量は、ナトリウム量に2.54*を乗じて算出した値を示した。ナトリウム量には食塩に由来するもののほか、原材料となる生物に含まれるナトリウムイオン、グルタミン酸ナトリウム、アスコルビン酸ナトリウム、リン酸ナトリウム、炭酸水素ナトリウム等に由来するナトリウムも含まれる。

　　注：＊　ナトリウム量に乗じる2.54は、食塩（NaCl）を構成するナトリウム（Na）の原子量（22.989770）と塩素（Cl）の原子量（35.453）から算出したものである。

　　　　NaClの式量／Naの原子量　＝　（22.989770　＋　35.453）／22.989770　＝　2.54…

(9) アルコール（Alcohol）

　　アルコールは、従来と同様、エネルギー産生成分と位置付けている。し好飲料及び調味料に含まれるエチルアルコールの量を収載した。

表8　アルコールの測定法

成分	試料調製法	測定法
アルコール		浮標法、水素炎イオン化検出－ガスクロマトグラフ法又は振動式密度計法

(10) 備考欄

　　食品の内容と各成分値等に関連の深い重要な事項について、次の内容をこの欄に記載した。

①　食品の別名、性状、廃棄部位、あるいは加工食品の材料名、主原材料の配合割合、添加物等。

②　硝酸イオン、カフェイン、ポリフェノール、タンニン、テオブロミン、しょ糖、調理油（Nitrate ion、Caffeine、Polyphenol、Tannin、Theobromine、Sugar、Cooking oil）等の含量。これらの成分の測定法の概要を表9に示した。なお、備考欄に記載されているしょ糖は文献値である。

表9　備考欄収載の成分の測定法

成分	試料調製法	測定法
硝酸イオン	水で加温抽出	高速液体クロマトグラフ法又はイオンクロマトグラフ法
カフェイン	有機溶媒抽出	逆相型カラムと水－メタノール－1 mol/L過塩素酸又は0.1 mol/Lリン酸水素ナトリウム緩衝液－アセトニトリルによる紫外部吸収検出－高速液体クロマトグラフ法
ポリフェノール	脱脂後、50％メタノール抽出	フォーリン・チオカルト法又はプルシアンブルー法
タンニン	熱水抽出	酒石酸鉄吸光光度法又はフォーリン・デニス法
テオブロミン	石油エーテル抽出	逆相型カラムと水－メタノール－1 mol/L過塩素酸による紫外部吸収検出－高速液体クロマトグラフ法

(11) 成分識別子（Component identifier）

　　各成分項目には成分識別子を付けた。成分識別子には、原則として、FAO/INFOODSのTagnameを用いた。成分識別子の末尾に「-」が付いたものについての説明は次のとおりである。

　　たんぱく質（PROT-）：基準窒素量に窒素-たんぱく質換算係数を乗じて求める。Tagnameでは、全窒素量に窒素-たんぱく質換算係数を乗じた成分項目をPROCNTと呼ぶ。

　　脂質（FAT-）：Tagnameでは、分析法が不明な、あるいは種々の分析法を用いた脂質をさす。脂質は、それぞれの食品に適した11種類の分析法を用いて測定している。

　　炭水化物（CHOCDF-）：100 gから水分、たんぱく質、脂質、灰分、アルコール、硝酸イオン、酢酸、カフェイン、ポリフェノール、タンニン、テオブロミン及び加熱により

発生する二酸化炭素等の合計（g）を差し引いて求める。Tagnameでは、100gから水分、たんぱく質、脂質、灰分及びアルコールの合計量（g）を差し引いた成分項目をCHOCDFと呼ぶ。

差引き法による利用可能炭水化物（CHOAVLDF-）： 100gから、水分、アミノ酸組成によるたんぱく質（この収載値がない場合には、たんぱく質）、脂肪酸のトリアシルグリセロール当量として表した脂質（この収載値がない場合には、脂質）、食物繊維総量、有機酸、灰分、アルコール、硝酸イオン、ポリフェノール（タンニンを含む）、カフェイン、テオブロミン、加熱により発生する二酸化炭素等の合計（g）を差し引いて求める。Tagnameでは、100gから水分、たんぱく質、脂質、灰分、アルコール及び食物繊維の合計量（g）を差引いた成分項目（CHOCDFから食物繊維を差引いた成分項目）をCHOAVLDFと呼ぶ。

食物繊維総量（FIB-）：Tagnameでは、分析法が不明な、あるいは種々の分析法を用いた食物繊維をさす。食物繊維総量は、AOAC 2011.25法、プロスキー変法あるいはプロスキー法で測定している。

3) 数値の表示方法

成分値の表示は、すべて可食部100g当たりの値とし、数値の表示方法は、以下による（表10及び11参照）。

廃棄率の単位は質量%とし、10未満は整数、10以上は5の倍数で表示した。

エネルギーの単位はkJ及びkcalとし、整数で表示した。

一般成分の水分、アミノ酸組成によるたんぱく質、たんぱく質、脂肪酸のトリアシルグリセロール当量で表した脂質、脂質、利用可能炭水化物（単糖当量）、利用可能炭水化物（質量計）、差引き法による利用可能炭水化物、食物繊維総量、糖アルコール、炭水化物、有機酸及び灰分の単位はgとし、小数第1位まで表示した。

無機質については、ナトリウム、カリウム、カルシウム、マグネシウム及びリンの単位はmgとして、整数で表示した。鉄及び亜鉛の単位はmgとし、小数第1位まで、銅及びマンガンの単位はmgとし、小数第2位までそれぞれ表示した。ヨウ素、セレン、クロム及びモリブデンの単位はμgとし、整数でそれぞれ表示した。

ビタミンAの単位はμgとして、整数で表示した。ビタミンDの単位はμgとし、小数第1位まで（注：五訂成分表では整数）表示した。ビタミンEの単位はmgとして小数第1位まで表示した。ビタミンKの単位はμgとして整数で表示した。ビタミンB₁、B₂、B₆及びパントテン酸の単位はmgとして小数第2位まで、ナイアシン、ナイアシン当量の単位はmgとして小数第1位まで、ビタミンCの単位はmgとして整数でそれぞれ表示した。ビタミンB₁₂及びビオチンの単位はμgとして小数第1位まで、葉酸の単位はμgとして整数でそれぞれ表示した。

アルコール及び食塩相当量の単位はgとして小数第1位まで表示した。

備考欄に記載した成分は、原則として単位はgとし、小数第1位まで表示した。

数値の丸め方は、最小表示桁の一つ下の桁を四捨五入したが、整数で表示するもの（エネルギーを除く）については、原則として大きい位から3桁目を四捨五入して有効数字2桁で示した。

　各成分において、「-」は未測定であること、「0」は食品成分表の最小記載量の1/10（ヨウ素、セレン、クロム及びモリブデンにあっては3/10、ビオチンにあっては4/10。以下同じ）未満又は検出されなかったこと、「Tr（微量、トレース）」は最小記載量の1/10以上含まれているが5/10未満であることをそれぞれ示す。ただし、食塩相当量の0は算出値が最小記載量（0.1g）の5/10未満であることを示す。

　また、文献等により含まれていないと推定される成分については測定をしていない場合が多い。しかし、何らかの数値を示して欲しいとの要望も強いことから、推定値として「(0)」と表示した。同様に微量に含まれていると推定されるものについては「(Tr)」と記載した。

　「アミノ酸組成によるたんぱく質」、「脂肪酸のトリアシルグリセロール当量」及び「利用可能炭水化物（単糖当量)」については、原則としてアミノ酸成分表2020年版、脂肪酸成分表2020年版又は炭水化物成分表2020年版の収載値に基づき個別の組成成分値から算出したが、計算食品においては、原材料食品の「アミノ酸組成によるたんぱく質」、「脂肪酸のトリアシルグリセロール当量」及び「利用可能炭水化物（単糖当量)」から算出したものもある。さらに、これらの組成を諸外国の食品成分表の収載値から借用した場合や原材料配合割合（レシピ）等を基に計算した場合には、（　）を付けて数値を示した。

　なお、無機質、ビタミン等においては、類似食品の収載値から類推や計算により求めた成分について、（　）を付けて数値を示した。

表10　数値の表示方法（一般成分）

項目		単位	最小表示の位	数値の丸め方等
廃棄率		%	1 の位	10 未満は小数第 1 位を四捨五入。 10 以上は元の数値を 2 倍し、10 の単位に四捨五入で丸め、その結果を 2 で除する。
エネルギー		kJ	1 の位	小数第 1 位を四捨五入。
		kcal		
水分		g	小数第 1 位	小数第 2 位を四捨五入。
たんぱく質				
アミノ酸組成によるたんぱく質				
たんぱく質				
脂質				
トリアシルグリセロール当量				
脂質				
炭水化物				
利用可能炭水化物（単糖当量）				
利用可能炭水化物（質量計）				
差引き法による利用可能炭水化物				
食物繊維総量				
糖アルコール				
炭水化物				
有機酸				
灰分				

表 11　数値の表示方法（無機質、ビタミン等）

項目			単位	最小表示の位	数値の丸め方等
無機質		ナトリウム	mg	1 の位	整数表示では、大きい位から 3 桁目を四捨五入して有効数字 2 桁。ただし、10 未満は小数第 1 位を四捨五入。小数表示では、最小表示の位の一つ下の位を四捨五入。
		カリウム			
		カルシウム			
		マグネシウム			
		リン			
		鉄	mg	小数第 1 位	
		亜鉛			
		銅		小数第 2 位	
		マンガン			
		ヨウ素	µg	1 の位	
		セレン			
		クロム			
		モリブデン			
ビタミン	ビタミンA	レチノール	µg	1 の位	整数表示では、大きい位から 3 桁目を四捨五入して有効数字 2 桁。ただし、10 未満は小数第 1 位を四捨五入。小数表示では、最小表示の位の一つ下の位を四捨五入。
		α-カロテン			
		β-カロテン			
		β-クリプトキサンチン			
		β-カロテン当量			
		レチノール活性当量			
	ビタミンD			小数第 1 位	

ビタミンE	α-トコフェロール	mg	小数第1位	整数表示では、大きい位から3桁目を四捨五入して有効数字2桁。ただし、10未満は小数第1位を四捨五入。小数表示では、最小表示の位の一つ下の位を四捨五入。	
	β-トコフェロール				
	γ-トコフェロール				
	δ-トコフェロール				
ビタミンK		μg	1の位		
ビタミンB₁		mg	小数第2位		
ビタミンB₂					
ナイアシン			小数第1位		
ナイアシン当量					
ビタミンB₆			小数第2位		
ビタミンB₁₂		μg	小数第1位		
葉酸			1の位		
パントテン酸		mg	小数第2位		
ビオチン		μg	小数第1位		
ビタミンC		mg	1の位		
アルコール		g	小数第1位	小数第2位を四捨五入。	
食塩相当量		g	小数第1位	小数第2位を四捨五入。	
備考欄		g	小数第1位	小数第2位を四捨五入。	

4) 「質量（mass）」と「重量（weight）」

　　国際単位系（SI）では、単位記号にgを用いる基本量は質量であり、重量は、力（force）と同じ性質の量を示し、質量と重力加速度の積を意味する。このため、各分野において、「重量」を質量の意味で用いている場合には、「重量」を「質量」に置き換えることが進んでいる。食品成分表2015年版では、「重量」から「質量」への変更は、利用者にとってはなじみが薄い用語への変更であったため、「重量」を使用したが、教育面での普及もあり、「質量」を使用することとした。

　　なお、調理前後の質量の増減は、調理による質量の変化であるが、食品成分表2015年版と同様に「重量変化率」とした。

5) 食品の調理条件

　　食品の調理条件は、一般的な調理（小規模調理）を想定して、基本的な条件を定めた。調理に用いる器具はガラス製等とし、調理器具から食品への無機質の影響がないように配慮した。

　　本成分表の加熱調理は、水煮、ゆで、炊き、蒸し、電子レンジ調理、焼き、油いため、ソテー、素揚げ、天ぷら、フライ及びグラッセ等を収載した。

　　また、非加熱調理は、水さらし、水戻し、塩漬及びぬかみそ漬等とした。通常、食品の調理は調味料を添加して行うものであるが、使用する調味料の種類や量を定め難かったため、マカロニ・スパゲッティのゆで、にんじんのグラッセ、塩漬及びぬかみそ漬を除き調味料の添加を行わなかった。

　ゆでは、調理の下ごしらえとして行い、ゆで汁は廃棄する。和食の料理では伝統的に、それぞれの野菜に応じゆでた後の処理を行っている。その処理も含めて食品成分表ではゆでとした。各野菜のゆで及び各調理の調理過程の詳細は、表 12 調理方法の概要および重量変化率表に示した。例えば、未熟豆野菜及び果菜はゆでた後に湯切りを行い、葉茎野菜では、ゆでて湯切りをした後に水冷し、手搾りを行っている。

　また、塩漬、ぬかみそ漬は、全て水洗いを行った食品であり、葉茎野菜はさらに手搾りしている。このように、食品名に示した調理名から調理過程の詳細が分かりにくい食品は、表12 に加え、備考欄にも調理過程を記載した。

　水煮は、煮汁に調味料を加え、煮汁も料理の一部とする調理であるが、本成分表における分析に当たっては、煮汁に調味料を加えず、煮汁は廃棄している。

6) 調理に関する計算式

①重量変化率

　食品の調理に際しては、水さらしや加熱により食品中の成分が溶出や変化し、一方、調理に用いる水や油の吸着により食品の質量が増減するため、(c1) により重量変化率を求めた。

　　重量変化率（％）＝調理後の同一試料の質量 / 調理前の試料の質量 ×100…………(c1)

②調理による成分変化率と調理した食品の可食部100 g当たりの成分値

　本成分表の調理した食品の成分値は、調理前の食品の成分値との整合性を考慮し、原則として次式により調理による成分変化率（c2）を求めて、これを用いて以下により調理前の成分値から算出した（c3）。

　　調理による成分変化率（％）
　　　＝調理した食品の可食部100 g当たりの成分値×重量変化率（％）
　　　　÷調理前の食品の可食部100 g当たりの成分値……………………………………(c2)

　　調理した食品の可食部100 g当たりの成分値
　　　＝調理前の食品の可食部100 g当たりの成分値×調理による成分変化率（％）
　　　　÷重量変化率（％）　……………………………………………………………(c3)

③調理した食品全質量に対する成分量（g）

　実際に摂取した成分量に近似させるため、栄養価計算では、本成分表の調理した食品の成分値（可食部100 g当たり）と、調理前の食品の可食部質量を用い、(c4) により調理した食品全質量に対する成分量が算出できる。

$$\begin{aligned}&\text{調理した食品全質量に対}\\&\text{する成分量（g）}\end{aligned}$$

$$= \frac{\text{調理した食品の成分}}{\text{値（g/100 g EP）}} \times \frac{\text{調理前の可食部質量（g）}}{100\ \text{（g）}} \times \frac{\text{重量変化率（\%）}}{100}$$

....(c4)

④購入量

　本成分表の廃棄率と、調理前の食品の可食部質量から、廃棄部を含めた原材料質量（購入量）が算出できる（c5）。

$$\text{廃棄部を含めた原材料質量（g）} = \frac{\text{調理前の可食部質量（g）} \times 100}{100 - \text{廃棄率（\%）}} \quad\cdots\cdots\text{(c5)}$$

7)　揚げ物と炒め物の脂質量

　揚げ物（素揚げ、天ぷら及びフライ）については、生の素材100 gに対して使われた衣等の質量、調理による脂質量の増減等を表13に示した。揚げ油の種類、バッターの水分比等は当該食品の調査時の実測値によった。また炒めもの（油いため、ソテー）について、生の素材100 gに対して使われた油の量、調理による脂質量の増減等は表14に示した。

8)　調理による成分変化

　調理による成分変化については、本成分表に収載したデータを用いて作成した「調理による成分変化率の区分別一覧」を第3章3に示した。本表により、食品群別/調理方法区分別等の各成分の調理に伴う残存の程度や油調理等の場合の油関連成分の増加の程度がわかる。

9)　栄養価計算方法

　成分表に収載されている原材料から調理加工食品や料理等の栄養成分を計算で求める方法は、食品成分表2015年版第3章の「3　そう菜」で示している。

10)　水道水

　食品の分析の際に調理に用いた水は、原則として無機質の影響を排除するためにイオン交換水を用いた。一方、実際には、水道水を用いて料理する場合が多い。

　そこで、第3章に「3　水道水中の無機質」として、全国の浄水場別のデータを地域別（北海道、東北、関東、中部、近畿、中国、四国、九州、沖縄）及び水源別（表流水、ダム・湖沼水、地下水、受水・湧水等）に集計し、無機質量（ナトリウム、カルシウム、マグネシウム、鉄、亜鉛、銅、マンガン、セレン：中央値、最大値、最小値）を示したので、参照されたい。水道水の無機質量は浄水場別に異なっていることから、より詳細なデータが必要な場

合は、水道水を供給している水道事業体に問い合わせ、データを入手されたい。

　なお、水道水は無機質の給源でもある。炊飯での加水あるいは汁ものの加水等に含まれる無機質の量は、用いた水道水の質量と収載値から計算できる。

表12　調理方法の概要および重量変化率表

食品成分表2010の調理した食品について，調理方法，調理過程，調理形態，調理に用いた水等および調理による重量変化率（％）を本表に示した。

本表の留意点は下記の通りである。

・調理形態や調理に用いた水の量等については，分析に用いた試料の形態等によって異同がある場合があり，これらを必ずしも網羅的に記載したものではない。

・炊飯器を使用して米を炊く場合，炊飯器により加水量が異なる。

・ゆでの加水量は使用する鍋により異なる。加熱終了まで試料がかぶる程度の水量を保つ。

・くずきり等のでん粉製品や，凍り豆腐等は，製品に記載の加水量を用いる

・「調理に用いた水，植物油，食塩等の量及び用いた衣の素材等」は，調理に用いた食品重量に対する比で示した。

・重量変化率は調理前の食品を基準とした調理後の重量％を示した。

・天ぷら，フライなど油と衣を使った調理の重量変化率については，「調理前の食品と揚げる前の衣の重量」を基準とした調理後の重量％を（　）で示した。衣の重量等については表13に示した。

・「調理前食品番号」及び「調理前食品名」の欄には，食品群別留意点の記載から成分変化率の対としたと判断できるものを記した。成分変化率を一部の成分のみに用いた場合も含む。

・18群調理済み流通食品類の重量変化率は，調理後の栄養価計算重量÷調理前の栄養価計算重量×100により算出した推計値である。

　　＊　追補2017で新たに収載したヨウ素，セレン，クロム，モリブデン及びビオチンの成分値の分析の場合。

　　＊＊　日本食品標準成分表2010で新たに収載したヨウ素，セレン，クロム，モリブデン及びビオチンの成分値の分析の場合。

　　＊＊＊　収載値の一部又は全部を計算又は文献値から算出したもの。

　　＊＊＊＊　収載値の一部又は全部が推計値であるもの。

食品番号	食品名	調理法	調理過程 下ごしらえ廃棄部位	調理過程 重量変化に関する工程	調理過程 調理後廃棄部位	調理形態	調理に用いた水、植物油、食塩等の量及び用いた衣の素材等	重量変化率 (%)
	1 穀類 おおむぎ 　押麦							
01170	めし	炊き	-	洗米（5回かくはん）×3回→炊飯（IHジャー炊飯器）→蒸気がおさまるまで冷却	-	そのまま	洗米：5倍 炊き：1.2倍	280
01009	大麦めん 　　ゆで	ゆで	-	ゆで→湯切り→水洗い→水切り	-	そのまま	10倍	260
	こむぎ ［小麦粉］ 　プレミックス粉							
01172	天ぷら用、バッター、揚げ	揚げ	-	揚げ→油切り	-	そのまま	植物油：等倍 （天ぷら粉）	85
	［パン類］ 　食パン							
01174	焼き	焼き	-	焼き（電気ロースター）	-	そのまま	-	92
	［うどん・そうめん類］ 　うどん							
01039	ゆで	ゆで	-	ゆで→湯切り	-	そのまま	10倍	180
01042	干しうどん 　　ゆで	ゆで	-	ゆで→湯切り	-	そのまま	10倍	240
01044	そうめん・ひやむぎ 　　ゆで	ゆで	-	ゆで→湯切り→水冷→水切り	-	そのまま	10倍	270
01046	手延そうめん・手延ひやむぎ 　　ゆで	ゆで	-	ゆで→湯切り→水冷→水切り	-	そのまま	10倍	290
	［中華めん類］ 　中華めん							
01048	ゆで	ゆで	-	ゆで→湯切り	-	そのまま	10倍	190
01051	干し中華めん 　　ゆで	ゆで	-	ゆで→湯切り	-	そのまま	10倍	250
01053	沖縄そば 　　ゆで	ゆで	-	ゆで→湯切り	-	そのまま	10倍	170
01055	干し沖縄そば 　　ゆで	ゆで	-	ゆで→湯切り	-	そのまま	10倍	230
	［マカロニ・スパゲッティ類］ 　マカロニ・スパゲッティ							
01064	ゆで	ゆで	-	ゆで→湯切り	-	そのまま	20倍 （1.5％食塩水）	220
01173	ソテー	ソテー	-	ゆで→湯切り→ソテー	-	そのまま	植物油5％（ゆで重量に対して）	100
	［その他］ 　春巻きの皮							
01180	揚げ	揚げ	-	油揚げ→油切り	-	春巻きの形に整える	植物油：4倍	115

食品番号	食品名	調理法	下ごしらえ廃棄部位	重量変化に関する工程	調理後廃棄部位	調理形態	調理に用いた水、植物油、食塩等の量及び用いた衣の素材等	重量変化率 (%)
	こめ							
	[水稲めし]							
01085	玄米	炊き	-	洗米（5回かくはん）×3回→炊飯（IHジャー炊飯器）→冷却	-	そのまま	1.8倍	210
01086	半つき米	炊き	-	洗米（5回かくはん）×3回→炊飯（IHジャー炊飯器）→冷却	-	そのまま	1.5倍	210
01087	七分つき米	炊き	-	洗米（5回かくはん）×3回→炊飯（IHジャー炊飯器）→冷却	-	そのまま	1.5倍	210
01088	精白米、うるち米	炊き	-	洗米（5回かくはん）×3回→炊飯（IHジャー炊飯器）→冷却	-	そのまま	洗米：5倍 炊き：1.4倍	210
01154	精白米、もち米	炊き	-	洗米（5回かくはん）×3回→炊飯（IHジャー炊飯器）→冷却	-	そのまま	洗米：5倍 炊き：1.0倍	180
01168	精白米、インディカ米	炊き	-	洗米（5回かくはん）×1回→炊飯（IHジャー炊飯器）→冷却	-	そのまま	洗米：5倍 炊き：1.0倍	200
01089	はいが精米	炊き	-	洗米（5回かくはん）×3回→炊飯（IHジャー炊飯器）→冷却	-	そのまま	1.5倍	210
01155	発芽玄米	炊き	-	洗米（5回かくはん）×3回→炊飯（IHジャー炊飯器）→冷却	-	そのまま	1.4倍	210
01183	赤米	炊き	-	洗米（5回かくはん）×3回→炊飯（IHジャー炊飯器）→冷却	-	そのまま	洗米：5倍 炊き：2倍	232
01184	黒米	炊き	-	洗米（5回かくはん）×3回→炊飯（IHジャー炊飯器）→冷却	-	そのまま	洗米：5倍 炊き：2倍	231
	[水稲全かゆ]							
01090	玄米***		-	-	-	-	-	500
01091	半つき米***		-	-	-	-	-	500
01092	七分つき米***		-	-	-	-	-	500
01093	精白米***	炊き	-	洗米（5回かくはん）×3回→炊飯（IHジャー炊飯器）→冷却	-	そのまま	洗米：5倍 炊き：7倍	500
	[水稲五分かゆ]							
01094	玄米***		-	-	-	-	-	1000
01095	半つき米***		-	-	-	-	-	1000
01096	七分つき米***		-	-	-	-	-	1000
01097	精白米***	炊き	-	洗米（5回かくはん）×3回→炊飯（IHジャー炊飯器）→冷却	-	そのまま	洗米：5倍 炊き：10倍	1000
	[水稲おもゆ]							
01098	玄米***		-	-	-	-	-	-
01099	半つき米***		-	-	-	-	-	-
01100	七分つき米***		-	-	-	-	-	-
01101	精白米***	炊き	-	洗米（5回かくはん）×3回→炊飯（IHジャー炊飯器）→漉したスープ→室温に冷却（得られたおもゆ：米と加水量の40%）	-	そのまま	洗米：5倍 炊き：12倍	-
	[陸稲めし]							
01106	玄米****		-	-	-	-	-	210
01107	半つき米****		-	-	-	-	-	210
01108	七分つき米****		-	-	-	-	-	210
01109	精白米****	炊き	-	-	-	そのまま	-	210

食品番号	食品名	調理法	調理過程			調理形態	調理に用いた水、植物油、食塩等の量及び用いた衣の素材等	重量変化率 (%)
			下ごしらえ廃棄部位	重量変化に関する工程	調理後廃棄部位			
	そば 　そば							
01128	ゆで	ゆで	-	ゆで→湯切り→水冷→水切り	-	そのまま	10倍	190
	干しそば							
01130	ゆで	ゆで	-	ゆで→湯切り→水冷→水切り	-	そのまま	10倍	260
	2 いも及びでん粉類 ＜いも類＞ アメリカほどいも							
02069	塊根、ゆで	ゆで	-	ゆで→湯切り	表皮、剥皮の際に表皮に付着する表層、両端	そのまま	2倍	98
	きくいも							
02041	塊根、水煮	水煮	皮、表層	水煮→湯切り	-	厚さ1 cm	2倍	92
	こんにゃく 　凍みこんにゃく							
02044	ゆで	ゆで	-	浸漬→水洗い・水切り→ゆで→搾り	-	そのまま	水戻し：50倍 ゆで：3倍（水戻し後の凍みこんにゃくに対し）	430
	（さつまいも類） 　さつまいも							
02046	塊根、皮つき、蒸し	蒸し	-	蒸し	両端	2分割 （100 g程度）	-	99
02047	塊根、皮つき、天ぷら	天ぷら	両端	油揚げ→油切り	-	1 cm輪切り	植物油：5倍 衣（天ぷら粉）	98 (83)
02007	塊根、皮なし、蒸し	蒸し	-	蒸し	表皮、両端	2分割 （100 g程度）		98
	むらさきいも							
02049	塊根、皮なし、蒸し	蒸し	-	蒸し	表皮、両端	2分割 （100 g程度）		99
	（さといも類） 　さといも							
02011	球茎、水煮	水煮	表層	水煮→湯切り	-	厚さ1 cm 半月切り	2倍	95
	セレベス							
02051	球茎、水煮	水煮	表層	水煮→湯切り	-	一口大	2倍	100
	たけのこいも							
02053	球茎、水煮	水煮	表層	水煮→湯切り	-	一口大	2倍	100
	みずいも							
02014	球茎、水煮	水煮	表層、両端	水煮→湯切り	-	一口大	2倍	97
	やつがしら							
02016	球茎、水煮	水煮	表層	水煮→湯切り	-	一口大	2倍	110
	じゃがいも							
02063	塊茎、皮つき、生							
02064	塊茎、皮つき、電子レンジ調理	電子レンジ調理	芽	電子レンジ調理	-	そのまま	-	99
02065	塊茎、皮つき、フライドポテト 　（生を揚げたもの）	素揚げ	芽	油揚げ→油切り→油揚げ→油切り	-	くしがた (1.5 cm×1.5 cm×5.0 cm)	2倍	71
02019	塊茎、皮なし、水煮	水煮	表層	水煮→湯切り	-	2分割 （75 g程度）	2倍	97
02018	塊茎、皮なし、蒸し	蒸し	-	蒸し	表皮	そのまま	-	93
02066	塊茎、皮なし、電子レンジ調理	電子レンジ調理	-	電子レンジ調理	表皮	そのまま	-	93
02067	塊茎、皮なし、フライドポテト 　（生を揚げたもの）	素揚げ	表層	油揚げ→油切り→油揚げ→油切り	-	くしがた (1.5 cm×1.5 cm×5.0 cm)	2倍	71
02020	塊茎、皮なし、フライドポテト 　（市販冷凍食品を揚げたもの）	油揚げ	-	油揚げ	-	細切り	-	52
	ヤーコン							

食品番号	食品名	調理法	調理過程 下ごしらえ廃棄部位	調理過程 重量変化に関する工程	調理過程 調理後廃棄部位	調理形態	調理に用いた水、植物油、食塩等の量及び用いた衣の素材等	重量変化率 (%)
02055	塊根、水煮	水煮	表層、両端	水煮→湯切り	-	一口大	2倍	94
02024	(やまのいも類) ながいも ながいも 塊根、水煮	水煮	表層、ひげ根、切り口	水煮→湯切り	-	厚さ3〜5 cm 半月切り	2倍	81
02037	＜でん粉・でん粉製品＞ (でん粉製品) くずきり ゆで	ゆで	-	ゆで→湯切り→水冷→水切り	-	そのまま	10〜15倍	250
02057	タピオカパール ゆで	ゆで	-	ゆで→湯切り→水冷→水切り	-	そのまま	15倍	410
02060	でん粉めん 乾、ゆで	ゆで	-	ゆで→湯切り→水冷→水切り	-	そのまま	10倍	440
02061	はるさめ 緑豆はるさめ ゆで	ゆで	-	ゆで→湯切り→水冷→水切り	-	そのまま	15倍	440
02062	普通はるさめ ゆで	ゆで	-	ゆで→湯切り→水冷→水切り	-	そのまま	15倍	410
04002	4 豆類 あずき 全粒、ゆで	ゆで	-	浸漬（12〜16時間）→ゆで→湯切り	-	そのまま	浸漬：3倍 ゆで：2倍（浸漬後の豆に対し）	230
04008	いんげんまめ 全粒、ゆで	ゆで	-	浸漬（12〜16時間）→ゆで→湯切り	-	そのまま	浸漬：3倍 ゆで：2倍（浸漬後の豆に対し）	220
04013	えんどう 全粒、青えんどう、ゆで	ゆで	-	浸漬（12〜16時間）→ゆで→湯切り	-	そのまま	浸漬：3倍 ゆで：2倍（浸漬後の豆に対し）	220
04075	全粒、赤えんどう、ゆで	ゆで	-	浸漬（12〜16時間）→ゆで→湯切り	-	そのまま	浸漬：3倍 ゆで：2倍（浸漬後の豆に対し）	220
04018	ささげ 全粒、ゆで	ゆで	-	浸漬（12〜16時間）→ゆで→湯切り	-	そのまま	浸漬：3倍 ゆで：2倍（浸漬後の豆に対し）	230
04105	だいず ［全粒・全粒製品］ 全粒 国産、青大豆、ゆで	ゆで	-	浸漬（16時間）→ゆで→湯切り	-	そのまま	浸漬：3倍 ゆで：2倍（浸漬後の豆に対し）	217
04024	国産、黄大豆、ゆで	ゆで	-	浸漬（12〜16時間）→ゆで→湯切り	-	そのまま	浸漬：3倍 ゆで：2倍（浸漬後の豆に対し）	220
04106	国産、黒大豆、ゆで	ゆで	-	浸漬（16時間）→ゆで→湯切り	-	そのまま	浸漬：3倍 ゆで：2倍（浸漬後の豆に対し）	223
04084	［豆腐・油揚げ類］ 油揚げ 油抜き、油揚げ	油抜き	-	油抜き→手搾り	-	そのまま	10倍	140
04086	油抜き、ゆで	ゆで	-	油抜き→手搾り→切る→ゆで→湯切り	-	そのまま	油抜き：10倍 ゆで：5倍	210
04085	油抜き、焼き	焼き	-	油抜き→手搾り→焼き（電気ロースター）	-	そのまま	10倍	99

食品番号	食品名	調理法	調理過程		調理形態	調理に用いた水、植物油、食塩等の量及び用いた衣の素材等	重量変化率 (%)
			下ごしらえ廃棄部位	重量変化に関する工程	調理後廃棄部位		

食品番号	食品名	調理法	下ごしらえ廃棄部位	重量変化に関する工程	調理後廃棄部位	調理形態	調理に用いた水、植物油、食塩等の量及び用いた衣の素材等	重量変化率 (%)
04087	凍り豆腐 水煮	水煮	-	浸漬（40〜50℃）→手搾り→水煮→湯切り	-	そのまま	浸漬：5倍 水煮：3倍 （浸漬後の凍り豆腐に対し）	430
04091	［その他］ 湯葉 干し、湯戻し	湯戻し	-	沸騰水かけ→水切り（ペーパータオル）	-	そのまま	10倍	320
04092	つるあずき 全粒、ゆで	ゆで	-	浸漬（12〜16時間）→ゆで→湯切り	-	そのまま	浸漬：3倍 ゆで：2倍（浸漬後の豆に対し）	210
04066	ひよこまめ 全粒、ゆで	ゆで	-	浸漬（12〜16時間）→ゆで→湯切り	-	そのまま	浸漬：3倍 ゆで：2倍（浸漬後の豆に対し）	220
04069	べにばないんげん 全粒、ゆで	ゆで	-	浸漬（12〜16時間）→ゆで→湯切り	-	そのまま	浸漬：3倍 ゆで：2倍（浸漬後の豆に対し）	260
04093	らいまめ 全粒、ゆで	ゆで	-	浸漬（12〜16時間）→ゆで→湯切り	-	そのまま	浸漬：3倍 ゆで：2倍（浸漬後の豆に対し）	210
04072	りょくとう 全粒、ゆで	ゆで	-	浸漬（12〜16時間）→ゆで→湯切り	-	そのまま	浸漬：3倍 ゆで：2倍（浸漬後の豆に対し）	240
04094	レンズまめ 全粒、ゆで	ゆで	-	ゆで→湯切り	-	そのまま	6倍	200
05040	5 種実類 アーモンド いり、無塩	焼き	-	焼き（電気オーブン）	-	そのまま	-	96
05009	ぎんなん ゆで	ゆで	殻、薄皮	ゆで→湯切り	-	そのまま	6倍	99
05011	（くり類） 日本ぐり ゆで	ゆで	-	ゆで→湯切り	殻、渋皮	そのまま	2〜4倍	97
05043	はす 成熟、ゆで	ゆで	-	浸漬（12〜16時間）→ゆで→湯切り	幼芽	そのまま	浸漬：3倍 ゆで：2倍（浸漬後の豆に対し）	230
05048	（ひし類） とうびし ゆで	ゆで	-	浸漬（16時間）→ゆで→湯切り	皮	そのまま	浸漬：3倍 ゆで：5倍（浸漬後の実に対し）	89
06002	6 野菜類 アーティチョーク 花らい、ゆで	ゆで	-	ゆで→湯切り	花床の基部、総包の一部	そのまま	2.5倍	110
06004	あさつき 葉、ゆで	ゆで	-	ゆで→湯切り	-	そのまま	5倍	96
06006	あしたば 茎葉、ゆで	ゆで	基部	ゆで→湯切り→水さらし→水切り→手搾り	-	そのまま	3倍	100
06008	アスパラガス 若茎、ゆで	ゆで	株元	ゆで→湯切り	-	2分割	5倍	96
06327	若茎、油いため	油いため	株元	油いため	-	長さ3cm	植物油：5%	90
06011	いんげんまめ さやいんげん 若ざや、ゆで	ゆで	すじ、両端	ゆで→湯切り	-	そのまま	5倍	94

食品番号	食品名	調理法	下ごしらえ廃棄部位	重量変化に関する工程	調理後廃棄部位	調理形態	調理に用いた水、植物油、食塩等の量及び用いた衣の素材等	重量変化率(%)
	(うど類) うど							
06013	茎、水さらし	水さらし	株元、葉、表皮	水さらし→短冊切り→水さらし→水切り	-	長さ5cm、厚さ2〜3mm短冊切り	12倍	100
	えだまめ							
06016	ゆで	ゆで	-	ゆで→湯切り	さや	そのまま	5倍	96
	(えんどう類) トウミョウ							
06330	芽ばえ、ゆで	ゆで	根部	ゆで→水冷→手搾り	-	そのまま	8〜10倍	65
06331	芽ばえ、油いため	油いため	根部	油いため	-	長さ3cm	植物油：5%	72
	さやえんどう							
06021	若ざや、ゆで	ゆで	すじ、両端	ゆで→湯切り	-	そのまま	5倍	98
	グリンピース							
06024	ゆで	ゆで	さや	ゆで→湯切り	-	そのまま	5倍	88
06374	冷凍、ゆで	ゆで	-	ゆで→湯切り	-	そのまま	5倍	92
06375	冷凍、油いため	油いため	-	ゆで→湯切り→油いため	-	そのまま	ゆで：5倍 植物油：5%	94
	おおさかしろな							
06028	葉、ゆで	ゆで	-	ゆで→湯切り→水冷→手搾り	株元	そのまま	5倍	81
06029	塩漬	塩漬け	-	塩漬け→水洗い→手搾り	株元	そのまま	食塩4%	59
	おかひじき							
06031	茎葉、ゆで	ゆで	茎基部	ゆで→湯切り	-	そのまま	6倍	93
	オクラ							
06033	果実、ゆで	ゆで	-	ゆで→湯切り	へた	そのまま	5倍	97
	かぶ							
06035	葉、ゆで	ゆで	-	ゆで→湯切り→水冷→水切り→手搾り	葉柄基部	葉全体	2倍	93
06037	根、皮つき、ゆで	ゆで	根端、葉柄基部	ゆで→湯切り	-	2分割(75g程度)	2倍	87
06039	根、皮なし、ゆで	ゆで	根端、葉柄基部、皮	ゆで→湯切り	-	2分割(40g程度)	同量	89
	漬物 塩漬							
06040	葉	塩漬け	-	塩漬け→水洗い→水切り→手搾り	葉柄基部	葉全体	食塩4%	82
06041	根、皮つき	塩漬け	-	塩漬け→水洗い→水切り→手搾り	-	2分割(60g程度)	食塩4%	80
06042	根、皮なし	塩漬け	-	塩漬け→水洗い→水切り→手搾り	-	2分割(60g程度)	食塩4%	70
	ぬかみそ漬							
06043	葉	ぬかみそ漬け	-	ぬかみそ漬け→水洗い→水切り→手搾り	葉柄基部	葉全体	いりぬか35% 食塩10%	74
06044	根、皮つき	ぬかみそ漬け	-	ぬかみそ漬け→水洗い→水切り	-	2分割(60g程度)	いりぬか35% 食塩10%	77
06045	根、皮なし	ぬかみそ漬け	-	ぬかみそ漬け→水洗い→水切り	-	2分割(60g程度)	いりぬか35% 食塩10%	71
	(かぼちゃ類) 日本かぼちゃ							
06047	果実、ゆで	ゆで	わた、種子、両端	ゆで→湯切り	-	40g程度に分割	2倍	94
	西洋かぼちゃ							
06049	果実、ゆで	ゆで	わた、種子、両端	ゆで→湯切り	-	40g程度に分割	2倍	98
	西洋かぼちゃ							
06332	果実、焼き	焼き	わた、種子、両端	焼き	-	長さ5cm 厚さ1cm 櫛形	-	79
	からしな							
06053	塩漬	塩漬け	株元	塩漬け→水洗い→手搾り	-	そのまま	食塩4%	76

食品番号	食品名	調理法	調理過程			調理形態	調理に用いた水、植物油、食塩等の量及び用いた衣の素材等	重量変化率(%)
			下ごしらえ廃棄部位	重量変化に関する工程	調理後廃棄部位			
06055	カリフラワー 花序、ゆで	ゆで	茎葉	ゆで→湯切り	-	2分割 (380 g程度)	5倍	99
06057	かんぴょう ゆで	ゆで	-	ゆで→湯切り	-	そのまま	15倍	530
06059	きく 花びら、ゆで	ゆで	花床	ゆで→湯切り→水冷→手搾り	-	そのまま	25倍	96
06062	(キャベツ類) キャベツ 結球葉、ゆで	ゆで	しん	ゆで→湯切り	-	200 g程度に分割	5倍	89
06333	結球葉、油いため	油いため	しん	油いため	-	長さ3 cm 幅0.5 cm 粗い千切り	植物油：5%	80
06066	きゅうり 漬物 塩漬	塩漬け	-	塩漬け→水洗い→水切り	両端	そのまま	食塩3～4%	85
06068	ぬかみそ漬	ぬかみそ漬け	-	ぬかみそ漬け→水洗い→水切り	両端	そのまま	いりぬか37% 食塩11%	83
06076	キンサイ 茎葉、ゆで	ゆで	株元	ゆで→水冷 →水切り	-	そのまま	5倍	84
06079	くわい 塊茎、ゆで	ゆで	皮、芽	ゆで→湯切り	-	そのまま	2倍	97
06082	コールラビ 球茎、ゆで	ゆで	根元、葉柄基部	ゆで→湯切り	-	40 g程度に分割	3倍	86
06085	ごぼう 根、ゆで	ゆで	表皮、葉柄基部、先端	ゆで→湯切り	-	長さ5 cm、4分割	2倍	91
06087	こまつな 葉、ゆで	ゆで	-	ゆで→湯切り→水冷→水切り→手搾り	株元	そのまま	5倍	88
06090	さんとうさい 葉、ゆで	ゆで	根	ゆで→湯切り→手搾り	株元	そのまま	5倍	75
06091	塩漬	塩漬け	-	塩漬け→水洗い→手搾り	株元	そのまま	食塩4%	63
06094	ししとう 果実、油いため	油いため	へた	油いため	-	2分割 (2 g程度)	植物油：5%	99
06098	じゅうろくささげ 若ざや、ゆで	ゆで	へた	ゆで→湯切り	-	長さ10 cm	5倍	96
06100	しゅんぎく 葉、ゆで	ゆで	-	ゆで→湯切り→水冷→水切り→手搾り	-	そのまま	5倍	79
06365	しょうが 根茎、皮なし、生、おろし	おろし	皮	おろし→濡れ布で手搾り	おろし汁	そのまま	-	24
06366	根茎、皮なし、生、おろし汁	おろし	皮	おろし→濡れ布で手搾り	おろし	そのまま	-	76
06107	しろうり 漬物 塩漬	塩漬け	-	塩漬け→水洗い→手搾り	両端	2分割 (150 g程度)	食塩3～4%	76
06110	ずいき 生ずいき、ゆで	ゆで	株元、表皮	水さらし→ゆで→湯切り→水冷→手搾り	-	長さ1 cm	5倍	60
06112	干しずいき、ゆで	ゆで	-	浸漬→水切り→手搾り→ゆで→湯切り→水洗い→水切り→手搾り	-	長さ1 cm	50倍	760
06118	せり 茎葉、ゆで	ゆで	根	ゆで→湯切り→水冷→手搾り	株元	そのまま	5倍	92
06121	ぜんまい 生ぜんまい 若芽、ゆで	ゆで	株元、裸葉	ゆで→湯切り→水さらし→水切り	-	そのまま	5倍	100

食品番号	食品名	調理法	調理過程 下ごしらえ廃棄部位	調理過程 重量変化に関する工程	調理過程 調理後廃棄部位	調理形態	調理に用いた水、植物油、食塩等の量及び用いた衣の素材等	重量変化率(%)
	干しぜんまい							
06123	干し若芽、ゆで	ゆで	-	浸漬（12～13時間）→水切り→ゆで→湯切り	-	そのまま	浸漬：15倍 ゆで：25倍	630
	そらまめ							
06125	未熟豆、ゆで	ゆで	-	ゆで→湯切り	種皮	そのまま	5倍	100
	タアサイ							
06127	葉、ゆで	ゆで	-	ゆで→湯切り→水冷→水切り→手搾り	株元	そのまま	5倍	90
	（だいこん類） だいこん							
06131	葉、ゆで	ゆで	葉柄基部	ゆで→湯切り→水冷→手搾り	-	そのまま	5倍	79
06133	根、皮つき、ゆで	ゆで	根端、葉柄基部	ゆで→湯切り	-	厚さ3 cm 半月切り	2倍	86
06135	根、皮なし、ゆで	ゆで	根端、葉柄基部、皮	ゆで→湯切り	-	厚さ3 cm 半月切り	2倍	86
06367	根、皮なし、生、おろし	おろし	皮	おろし→濡れ布で手搾り（得られたおろしの割合：18%）	おろし汁	そのまま	-	18
06368	根、皮なし、生、おろし汁	おろし	皮	おろし→濡れ布で手搾り（得られたおろし汁の割合：82%）	おろし	そのまま	-	82
06369	根、皮なし、生、おろし水洗い	おろし	皮	おろし→濡れ布に包み水洗い→手搾り	おろし汁	そのまま	-	20
	切干しだいこん							
06334	ゆで	ゆで	-	水洗い→浸漬（20 ℃で15分）→手搾り→ゆで→手搾り	-	長さ3 cm	5倍	560
06335	油いため	油いため	-	水洗い→浸漬（20 ℃で15分）→手搾り→油いため	-	長さ3 cm	浸漬：20倍 植物油5 %（水戻し後重量に対し）	350
	漬物							
06137	ぬかみそ漬	ぬかみそ漬け	-	ぬかみそ漬け→水洗い→水切り	-	縦半分、4分割（125 g程度）	いりぬか40 % 食塩12 %	73
	（たいさい類） たいさい							
06146	塩漬	塩漬け	-	塩漬け→水洗い→手搾り	-	そのまま	食塩4 %	68
	たけのこ							
06150	若茎、ゆで	ゆで	竹皮、基部	ゆで→湯切り	-	縦2分割（400 g程度）	5倍	90
06152	めんま、塩蔵、塩抜き	ゆで		塩抜き（水洗い→水切り）→ゆで→湯切り→水洗い	-	そのまま	10倍	140
	（たまねぎ類） たまねぎ							
06154	りん茎、水さらし	水さらし	皮（保護葉）、底盤部、頭部	水さらし→水ふき	-	薄切り	12倍	100
06155	りん茎、ゆで	ゆで	皮（保護葉）、底盤部、頭部	ゆで→湯切り	-	20 g程度に分割	2倍	89
06336	りん茎、油いため	油いため	皮（保護葉）、底盤部、頭部	油いため	-	縦2分割 薄切り	植物油5 %	70
06389	りん茎、油いため（あめ色たまねぎ）	油いため	皮（保護葉）、底盤部、頭部	油いため	-	縦2分割 薄切り	植物油：5 %	31
	たらのめ							
06158	若芽、ゆで	ゆで	木質部、りん片	ゆで→湯切り→手搾り	-	そのまま	5倍	96
	ちぢみゆきな							
06377	葉、ゆで	ゆで	-	ゆで→湯切り→水冷→手搾り	株元	そのまま	5倍	75
	チンゲンサイ							
06161	葉、ゆで	ゆで	-	ゆで→湯切り→水冷→手搾り	しん	2分割	5倍	71
06338	葉、油いため	油いため	-	ゆで→湯切り→油いため	-	長さ3 cmの薄切り	5倍熱湯 植物油：5 %	87

食品番号	食品名	調理法	調理過程			調理形態	調理に用いた水、植物油、食塩等の量及び用いた衣の素材等	重量変化率(%)
			下ごしらえ廃棄部位	重量変化に関する工程	調理後廃棄部位			
06163	つくし 胞子茎、ゆで	ゆで	基部、はかま	ゆで→湯切り→水冷→水切り	-	そのまま	2倍	86
06166	つるむらさき 茎葉、ゆで	ゆで	-	ゆで→湯切り→水冷→手搾り	-	そのまま	5倍	73
06168	つわぶき 葉柄、ゆで	ゆで	-	ゆで→湯切り→水さらし→水切り	-	長さ6〜7 cm	5倍	99
06170	とうがらし 葉・果実、油いため	油いため	硬い茎、へた	油いため	-	2分割(2 g程度)	植物油：5 %	91
06174	とうがん 果実、ゆで	ゆで	果皮、わた、へた	ゆで→湯切り	-	80 g程度に分割	3倍	91
06176	(とうもろこし類) スイートコーン 未熟種子 ゆで	ゆで	包葉、めしべ	ゆで→湯切り	穂軸	そのまま	2倍	110
06339	電子レンジ調理	電子レンジ調理	包葉、めしべ、手元部分の穂軸	電子レンジ調理(600 Wで5分)	穂軸	そのまま	-	88
06378	カーネル、冷凍、ゆで	ゆで	-	ゆで→湯切り	-	そのまま	5倍	97
06379	カーネル、冷凍、油いため	油いため	-	ゆで→湯切り→油いため	-	そのまま	ゆで：5倍 植物油：5%	98
06190	ながさきはくさい 葉、ゆで	ゆで	-	ゆで→湯切り→手搾り	株元	4分割	3.5倍	78
06192	(なす類) なす 果実 ゆで	ゆで	へた	ゆで→湯切り	-	2分割	5倍	100
06342	油いため	油いため	へた、先端	油いため	-	幅3 cm 輪切り	植物油5 %	76
06343	天ぷら	天ぷら	へた	油揚げ→油切り	-	長さ10 cm 幅3 cm 厚さ1 cm	植物油：5倍 衣(天ぷら粉)	110 (79)
06194	べいなす 果実、素揚げ	油揚げ	へた、果皮	油揚げ	-	2分割(250 g程度)	植物油：5倍	93
06195	漬物 塩漬	塩漬け	-	塩漬け→水洗い→水切り	-	そのまま	食塩4 %	82
06196	ぬかみそ漬	ぬかみそ漬け	-	ぬかみそ漬け→水洗い→水切り	-	そのまま	いりぬか40 % 食塩12 %	84
06202	(なばな類) 和種なばな 花らい・茎、ゆで	ゆで	-	ゆで→湯切り→水冷→水切り→手搾り	-	そのまま	5倍	98
06204	洋種なばな 茎葉、ゆで	ゆで	-	ゆで→湯切り→水冷→水切り→手搾り	-	そのまま	5倍	96
06206	にがうり 果実、油いため	油いため	両端、わた、種子	油いため	-	縦半分、厚さ5 mm	植物油：5 %	91
06208	(にら類) にら 葉、ゆで	ゆで	株元	ゆで→湯切り→水冷→手搾り	-	そのまま	5倍	63
06344	葉、油いため	油いため	株元	油いため	-	長さ3 cm	植物油：5 %	83
06213	(にんじん類) にんじん 根、皮つき、ゆで	ゆで	根端、葉柄基部	ゆで→湯切り	-	長さ5 cm 2分割、又は4分割	2倍	90
06215	根、皮なし、ゆで	ゆで	根端、葉柄基部、皮	ゆで→湯切り	-	長さ5 cm 2分割、又は4分割	2倍	87

食品番号	食品名	調理法	調理過程 下ごしらえ廃棄部位	調理過程 重量変化に関する工程	調理過程 調理後廃棄部位	調理形態	調理に用いた水、植物油、食塩等の量及び用いた衣の素材等	重量変化率(%)
06345	根、皮なし、油いため	油いため	根端、葉柄基部、皮	油いため	-	長さ3 cm 幅2 mm 厚さ2 mm	植物油5 %	69
06346	根、皮なし、素揚げ	素揚げ	根端、葉柄基部、皮	油揚げ→油切り	-	長さ4 cm 幅1 cm 厚さ1 cm	植物油5倍	72
06348	グラッセ	甘煮	根端、葉柄基部、皮	調味液煮（グラッセ）	-	長さ4 cm 幅1 cm 厚さ1 cm	バター10 % 砂糖2 % 食塩0.7 %	86
06380	冷凍、ゆで	ゆで	-	ゆで→湯切り	-	そのまま	5倍	90
06381	冷凍、油いため	油いため	-	ゆで→湯切り→油いため	-	そのまま	ゆで：5倍 植物油：5 %	87
	きんとき							
06219	根、皮つき、ゆで	ゆで	根端、葉柄基部	ゆで→湯切り	-	長さ5 cm 2分割、又は4分割	2倍	88
06221	根、皮なし、ゆで	ゆで	根端、葉柄基部、皮	ゆで→湯切り	-	長さ5 cm 2分割、又は4分割	2倍	88
	（にんにく類） にんにく							
06349	りん茎、油いため	油いため	りん皮、頭部	油いため	-	縦2分割 1 mm薄切り	植物油：5 %	83
	茎にんにく							
06225	花茎、ゆで	ゆで	-	ゆで→湯切り→水冷→水切り	-	そのまま	5倍	99
	（ねぎ類） 根深ねぎ							
06350	葉、軟白、ゆで	ゆで	株元、緑部分	ゆで→湯切り	-	長さ3 cm 厚さ5 mm 斜め切り	5倍	100
06351	葉、軟白、油いため	油いため	緑部分	油いため	-	長さ3 cm 厚さ5 mm 斜め切り	植物油：5 %	94
	葉ねぎ							
06352	葉、油いため	油いため	株元	油いため	-	厚さ1 mm 斜め切り	植物油：5 %	84
	はくさい							
06234	結球葉、ゆで	ゆで	-	ゆで→湯切り→水冷→手搾り	株元	8分割 （200 g程度）	3倍	72
	漬物							
06235	塩漬	塩漬け	-	塩漬け→水洗い→手搾り	株元	4分割 （400 g程度）	食塩4 %	73
	はやとうり							
06242	果実、白色種、塩漬	塩漬け	-	塩漬け→水洗い→水ふき	-	4分割 （75 g程度）	食塩4 %	89
	ビーツ							
06244	根、ゆで	ゆで	根端、葉柄基部	ゆで→湯切り	皮	2分割 （100 g程度）	2.5倍	94
	（ピーマン類） 青ピーマン							
06246	果実、油いため	油いため	へた、しん、種子	油いため	-	8分割 （4 g程度）	植物油5 %	96
	赤ピーマン							
06248	果実、油いため	油いため	へた、しん、種子	油いため	-	縦半分、8分割 （6 g程度）	植物油5 %	96
	オレンジピーマン							
06394	果実、油いため	油いため	へた、しん、種子	油いため	-	縦2分割後、乱切り（2〜3 cm程度）	植物油：5 %	85
	黄ピーマン							
06250	果実、油いため	油いため	へた、しん、種子	油いため	-	縦半分、8分割 （6 g程度）	植物油：5 %	96
	（ふき類） ふき							
06257	葉柄、ゆで	ゆで	葉、葉柄基部	ゆで→湯切り→水さらし→水切り	表皮	長さ約20 cm	5倍	98
	ふきのとう							
06259	花序、ゆで	ゆで	花茎	ゆで→湯切り	-	そのまま	5倍	140

食品番号	食品名	調理法	調理過程		調理後廃棄部位	調理形態	調理に用いた水、植物油、食塩等の量及び用いた衣の素材等	重量変化率 (%)
			下ごしらえ廃棄部位	重量変化に関する工程				
06262	ふだんそう 葉、ゆで	ゆで	-	ゆで→湯切り→水冷→手搾り	-	そのまま	5倍	77
06264	ブロッコリー 花序、ゆで	ゆで	茎葉	ゆで→湯切り	-	小房に分ける	5倍	111
06395	花序、電子レンジ調理	電子レンジ調理	茎葉	電子レンジ調理	-	小房に分ける	-	91
06396	花序、焼き	焼き	茎葉	焼き（ロースター）	-	小房に分ける	-	55
06397	花序、油いため	油いため	茎葉	油いため	-	小房に分ける	植物油：5％	76
06266	へちま 果実、ゆで	ゆで	両端、皮	ゆで→湯切り	-	厚さ1cm 半月切り	5倍	54
06268	ほうれんそう 葉、通年平均、ゆで	ゆで	-	ゆで→湯切り→水冷→手搾り	株元	そのまま	5倍	70
06357	葉、夏採り、ゆで	ゆで	-	ゆで→湯切り→水冷→手搾り	株元	そのまま	5倍	70
06358	葉、冬採り、ゆで	ゆで	-	ゆで→湯切り→水冷→手搾り	株元	そのまま	5倍	70
06359	葉、通年平均、油いため	油いため	株元	ゆで→水冷→手搾り→油いため	-	長さ3cm	5倍	58
06372	葉、冷凍、ゆで	ゆで	-	ゆで→湯切り→水冷→手搾り	-	市販品の形態（カットほうれんそう）	5倍	66
06373	葉、冷凍、油いため	油いため	-	油いため	-	市販品の形態（カットほうれんそう）	植物油：5％	80
06073	みずな 葉、ゆで	ゆで	株元	ゆで→湯切り→水冷→手搾り	-	200g程度	3倍	83
06074	塩漬	塩漬け	-	塩漬け→水洗い→手搾り	株元	10g程度に分割	食塩4％	85
06275	(みつば類) 切りみつば 葉、ゆで	ゆで	-	ゆで→湯切り→水冷→手搾り	-	そのまま	5倍	81
06277	根みつば 葉、ゆで	ゆで	根、株元	ゆで→湯切り→水冷→手搾り	-	そのまま	5倍	82
06279	糸みつば 葉、ゆで	ゆで	株元	ゆで→湯切り→水冷→手搾り	-	そのまま	5倍	72
06284	めキャベツ 結球葉、ゆで	ゆで	-	ゆで→湯切り	-	そのまま	5倍	100
06288	(もやし類) だいずもやし ゆで	ゆで	種皮	ゆで→水冷→水切り	-	そのまま	5倍	85
06290	ブラックマッペもやし ゆで	ゆで	種皮	ゆで→水冷→水切り	-	そのまま	5倍	83
06398	油いため	油いため	種皮	油いため	-	そのまま	植物油：5％	93
06292	りょくとうもやし ゆで	ゆで	種皮	ゆで→水冷→水切り	-	そのまま	5倍	84
06294	モロヘイヤ 茎葉、ゆで	ゆで	-	ゆで→湯切り→水冷→手搾り	-	そのまま	5倍	150
06297	ゆりね りん茎、ゆで	ゆで	根、根盤部	ゆで→湯切り	-	小片	2倍	96
06299	ようさい 茎葉、ゆで	ゆで	-	ゆで→湯切り→水冷→手搾り	-	そのまま	5倍	91
06302	よもぎ 葉、ゆで	ゆで	-	ゆで→湯切り→水冷→手搾り	-	そのまま	5倍	89

食品番号	食品名	調理法	調理過程 下ごしらえ廃棄部位	調理過程 重量変化に関する工程	調理後廃棄部位	調理形態	調理に用いた水、植物油、食塩等の量及び用いた衣の素材等	重量変化率(%)
06304	らっかせい 未熟豆、ゆで	ゆで	-	ゆで→湯切り	さや	そのまま	2倍	97
06309	リーキ りん茎葉、ゆで	ゆで	株元、緑葉部	ゆで→湯切り	-	縦半分、長さ5cm	5倍	98
06311	ルバーブ 葉柄、ゆで	ゆで	表皮、両端	ゆで→湯切り	-	厚さ1.5cm輪切り	5倍	78
06318	れんこん 根茎、ゆで	ゆで	節部、皮	ゆで→湯切り	-	厚さ1cm輪切り	2倍	91
06321	わけぎ 葉、ゆで	ゆで	株元	ゆで→湯切り	-	そのまま	2倍	91
06325	わらび 生わらび、ゆで	ゆで	基部	ゆで→湯切り→水さらし→水切り	-	そのまま	5倍	110
07117	7 果実類 パインアップル 焼き	焼き	はく皮、果しん部	焼き	-	縦に4分割 厚さ1cm	-	72
07180	りんご 皮つき、焼き	焼き	果しん部	焼き	-	厚さ3cm	-	67
08002	8 きのこ類 えのきたけ ゆで	ゆで	基部	ゆで→湯切り	-	1束を8分割	2倍	86
08037	油いため	油いため	基部	油いため	-	長さ3cm	植物油：5%	90
08005	(きくらげ類) あらげきくらげ ゆで	ゆで	-	水戻し（30分）→水洗い・水切り→ゆで→湯切り	-	そのまま	水戻し：80倍 ゆで：水戻し後重量の同量	490
08038	油いため	油いため	基部	水戻し（30分）→水切り→油いため	-	そのまま	水戻し：80倍 植物油5%(水戻し後重量に対して)	290
08007	きくらげ ゆで	ゆで	-	水戻し→水洗い・水切り→ゆで→湯切り	-	そのまま	水戻し：80倍 ゆで：水戻し後重量の同量	1000
08009	しろきくらげ ゆで	ゆで	-	水戻し→水洗い・水切り→ゆで→湯切り	-	そのまま	水戻し：100倍 ゆで：水戻し後重量の10倍	1500
08040	しいたけ 生しいたけ 菌床栽培、ゆで	ゆで	柄	ゆで→湯切り→水冷→水切り	-	そのまま（直径5cm以上の場合は2分割）	3倍	110
08041	菌床栽培、油いため	油いため	柄	油いため	-	そのまま（直径5cm以上の場合は2分割）	植物油5%	92
08057	菌床栽培、天ぷら	天ぷら	柄	油揚げ→油切り	-	そのまま（直径6cm以上の場合はそぎ切りし、2分割）	植物油：等倍 衣（天ぷら粉）	150(90)
08043	原木栽培、ゆで	ゆで	柄	ゆで→湯切り→水冷→水切り	-	そのまま（直径5cm以上の場合は2分割）	3倍	110
08044	原木栽培、油いため	油いため	柄	油いため	-	そのまま（直径5cm以上の場合は2分割）	植物油：5%	84
08014	乾しいたけ ゆで	ゆで	柄	水戻し→ゆで→湯切り	-	そのまま	水戻し：10～20倍 ゆで：水戻し後重量の同量	570
08045	(しめじ類) はたけしめじ ゆで	ゆで	基部	ゆで→湯切り	-	小房分け	3倍	77

食品番号	食品名	調理法	調理過程		調理後廃棄部位	調理形態	調理に用いた水、植物油、食塩等の量及び用いた衣の素材等	重量変化率 (%)
			下ごしらえ廃棄部位	重量変化に関する工程				
	ぶなしめじ							
08017	ゆで	ゆで	基部	ゆで→湯切り	-	小房分け	3倍	88
08046	油いため	油いため	基部	油いため	-	小房分け	植物油：5％	90
08055	素揚げ	素揚げ	基部	油揚げ→油切り	-	小房分け	植物油：2倍	63
08056	天ぷら	天ぷら	基部	油揚げ→油切り	-	小房分け	植物油：等倍 衣（天ぷら粉）	191 (83)
	ほんしめじ							
08047	ゆで	ゆで	基部	ゆで→湯切り	-	小房分け	3倍	69
	なめこ							
08021	株採り、ゆで	ゆで	基部	ゆで→湯切り	-	小房分け	3~5倍	100
	（ひらたけ類） エリンギ							
08048	ゆで	ゆで	基部	ゆで→湯切り→水冷→水切り	-	長さ3cm 幅1cm 厚さ0.3mm	3倍	76
08049	焼き	焼き	基部	焼き	-	長さ3cm 幅1cm 厚さ0.3mm	-	65
08050	油いため	油いため	基部	油いため	-	長さ3cm 幅1cm 厚さ0.3mm	植物油：5％	89
	ひらたけ							
08027	ゆで	ゆで	基部	ゆで→湯切り	-	子房分け	3倍～5倍	94
	まいたけ							
08029	ゆで	ゆで	基部	ゆで→湯切り	-	子房分け	2倍	86
08051	油いため	油いため	基部	油いため	-	子房分け	植物油：5％	73
	マッシュルーム							
08032	ゆで	ゆで	基部	ゆで→湯切り	-	そのまま	3倍	69
08052	油いため	油いため	基部	油いため	-	厚さ2mm 薄切り	植物油5％	79
	9 藻類 おごのり							
09010	塩蔵、塩抜き	水戻し	-	浸漬→水洗い→水切り	-	そのまま	10倍	-
	（こんぶ類） まこんぶ							
09056	素干し、水煮	水煮	-	水煮→湯切り	-	長さ3cm 幅3cm	10倍	350
	すいぜんじのり							
09024	素干し、水戻し	水戻し	-	浸漬（一昼夜）→水切り	-	そのまま	30倍	-
	てんぐさ							
09028	寒天	水煮、凝固	-	水戻し→水切り→水煮→こす→凝固	-	そのまま	160倍	-
	とさかのり 赤とさか							
09029	塩蔵、塩抜き	塩抜き	-	水洗い→水切り	-	そのまま	-	-
	青とさか							
09030	塩蔵、塩抜き	塩抜き	-	水洗い→水切り	-	そのまま	-	-
	ひじき ほしひじき							
09051	ステンレス釜、ゆで	ゆで	-	浸漬（30分）→水洗い→手搾り→ゆで→水切り	-	そのまま（長いものは3cm程度に切る）	浸漬：20倍 ゆで：10倍	990
09052	ステンレス釜、油いため	油いため	-	浸漬（30分）→水洗い→手搾り→ゆで→水切り→油いため	-	そのまま（長いものは3cm程度に切る）	浸漬：20倍 ゆで：10倍 植物油5％	870
09054	鉄釜、ゆで	ゆで	-	浸漬（30分）→水洗い→手搾り→ゆで→水切り	-	そのまま（長いものは3cm程度に切る）	浸漬：20倍 ゆで：10倍	990
	ほしひじき							
09055	鉄釜、油いため	油いため	-	浸漬（30分）→水洗い→手搾り→ゆで→水切り→油いため	-	そのまま（長いものは3cm程度に切る）	浸漬：20倍 ゆで：10倍 植物油5％	870

食品番号	食品名	調理法	下ごしらえ廃棄部位	重量変化に関する工程	調理後廃棄部位	調理形態	調理に用いた水、植物油、食塩等の量及び用いた衣の素材等	重量変化率(%)
	むかでのり 　塩蔵、塩抜き	塩抜き	-	浸漬（10分）→水洗い→水切り	-	そのまま	10倍	-
09036								
	（もずく類） 　おきなわもずく 　　塩蔵、塩抜き	塩抜き	-	浸漬（10分）→水洗い→水切り	-	そのまま	10倍	-
09037								
	もずく 　　塩蔵、塩抜き	塩抜き	-	水洗い→水切り	-	そのまま	10倍	-
09038								
	わかめ 　乾燥わかめ 　　素干し、水戻し	水戻し	-	浸漬（8分）→水切り	-	そのまま	100倍	590
09041								
09043	灰干し、水戻し	水戻し	-	水洗い→水戻し	-	そのまま	-	-
09058	カットわかめ、水煮（沸騰水で短時間加熱したもの）	水煮	-	水煮→湯切り	-	そのまま	100倍	1173
09057	湯通し塩蔵わかめ 　　塩抜き、ゆで	ゆで	-	ゆで→湯切り	-	そのまま	塩抜き:20倍 ゆで:3倍(塩抜き後に対し)	250
09046	くきわかめ 　　湯通し塩蔵、塩抜き	塩抜き	-	浸漬（5分）→水洗い→水切り	-	そのまま	10倍	-
	10 魚介類 <魚類> （あじ類） 　まあじ 　　皮つき、水煮	水煮	内臓等	水煮→湯切り	頭部、骨、ひれ等	全体	2倍	87
10004								
10005	皮つき、焼き	焼き	内臓等	焼き（電気ロースター）	頭部、骨、ひれ等	全体	-	72
10390	皮つき、フライ	フライ	-	油揚げ→油切り	-	三枚おろし	植物油：5倍 衣（小麦粉、卵液、パン粉）	116 (94)
10007	開き干し、焼き	焼き	-	焼き（電気ロースター）	頭部、骨、ひれ等	全体	-	80
10392	小型、骨付き、から揚げ	素揚げ	内臓等	油揚げ→油切り	-	全体	植物油5倍	79 (76)
10394	まるあじ 　　焼き	焼き	内臓等	焼き（電気ロースター）	頭部、骨、ひれ等	全体	-	72
10009	にしまあじ 　　水煮	水煮	内臓等	水煮→湯切り	頭部、骨、ひれ等	全体	2倍	90
10010	焼き	焼き	内臓等	焼き（電気ロースター）	頭部、骨、ひれ等	全体	-	78
10012	むろあじ 　　焼き	焼き	内臓等	焼き（電気ロースター）	頭部、骨、ひれ等	全体	-	73
10016	あなご 　蒸し	蒸し	-	蒸し	-	切り身	-	87
10019	あまだい 　水煮	水煮	-	水煮→湯切り	-	切り身	3倍	80
10020	焼き	焼き	-	焼き（電気ロースター）	-	切り身	-	74
10022	あゆ 　天然、焼き	焼き	-	焼き（電気ロースター）	頭部、内臓、骨、ひれ等	全魚体	-	67
10024	天然、内臓、焼き	焼き	-	焼き（電気ロースター）	内臓以外全て	全魚体	-	73
10026	養殖、焼き	焼き	-	焼き（電気ロースター）	頭部、内臓、骨、ひれ等	全魚体	-	71
10028	養殖、内臓、焼き	焼き	-	焼き（電気ロースター）	内臓以外全て	全魚体	-	76

食品番号	食品名	調理法	調理過程		調理後廃棄部位	調理形態	調理に用いた水、植物油、食塩等の量及び用いた衣の素材等	重量変化率(%)
			下ごしらえ廃棄部位	重量変化に関する工程				
	(いわし類) まいわし							
10048	水煮	水煮	頭部、内臓等	水煮→湯切	骨、ひれ等	全体	2倍	81
10049	焼き	焼き	内臓等	焼き（電気ロースター）	頭部、骨、ひれ等	全体	-	75
10395	フライ	フライ	-	油揚げ→油切り	-	三枚おろし	植物油：5倍 衣（小麦粉、卵液、パン粉）	118 (92)
	めざし							
10054	焼き	焼き	-	焼き（電気ロースター）	頭部、ひれ等	全魚体	-	75
	かじか							
10081	水煮	水煮	-	水煮→湯切り	-	全魚体	1.5倍	83
	(かじき類) めかじき							
10398	焼き	焼き	-	焼き（電気ロースター）	-	切り身	-	65
	かます							
10099	焼き	焼き	内臓等	焼き（電気ロースター）	頭部、骨、ひれ等	全体	-	78
	(かれい類) まがれい							
10101	水煮	水煮	内臓等	水煮→湯切り	頭部、骨、ひれ等	全体	1.5倍	91
			*-		*-	*切り身		
10102	焼き	焼き	内臓等	焼き（電気ロースター）	頭部、骨、ひれ等	全体	-	81
			*-		*-	*切り身		
	まこがれい							
10399	焼き	焼き	内臓等	焼き（電気ロースター）	頭部、骨、ひれ等	全体	-	61
	子持ちがれい							
10105	水煮	水煮	頭部、内臓等	水煮→湯切り	骨	全体	1.3倍	83
	きす							
10400	天ぷら	天ぷら	鱗、内臓等	油揚げ→油切り	尾	背開き	植物油：5倍 衣（天ぷら粉）	105 (79)
	ぎんだら							
10401	水煮	水煮	-	水煮→湯切り	骨等	切り身	2倍	81
	ぐち							
10118	焼き	焼き	内臓等	焼き（電気ロースター）	頭部、骨、ひれ等	全体	-	77
	こい							
10120	養殖、水煮	水煮	頭部、尾、内臓等	水煮→湯切り	骨、ひれ等	輪切り	3倍	90
	(さけ・ます類) からふとます							
10127	焼き	焼き	-	焼き（電気ロースター）	-	切り身	-	76
	ぎんざけ							
10131	養殖、焼き	焼き	-	焼き（電気ロースター）	-	切り身	-	78
	さくらます							
10133	焼き	焼き	-	焼き（電気ロースター）		切り身	-	71
	しろさけ							
10135	水煮	水煮	-	水煮→湯切り	-	切り身	3倍	83
10136	焼き	焼き	-	焼き（電気ロースター）	-	切り身	-	75
10138	新巻き、焼き	焼き	-	焼き（電気ロースター）	-	切り身	-	79
	たいせいようさけ							
10433	養殖、皮つき、水煮	水煮	-	水煮→湯切り	小骨	切り身	2倍	86
10434	養殖、皮つき、蒸し	蒸し	-	蒸し	小骨	切り身	-	84
10435	養殖、皮つき、電子レンジ調理	電子レンジ調理	-	電子レンジ調理	小骨	切り身	-	91
10145	養殖、皮つき、焼き	焼き	-	焼き（電気ロースター）	小骨	切り身	-	78
10436	養殖、皮つき、ソテー	ソテー	-	ソテー	小骨	切り身	植物油5%	79

食品番号	食品名	調理法	調理過程 下ごしらえ廃棄部位	調理過程 重量変化に関する工程	調理後廃棄部位	調理形態	調理に用いた水、植物油、食塩等の量及び用いた衣の素材等	重量変化率 (%)
10437	養殖、皮つき、天ぷら	天ぷら	-	油揚げ→油切り	小骨	切り身	植物油：等倍 衣（天ぷら粉）	102 (84)
	たいせいようさけ							
10439	養殖、皮なし、水煮	水煮	-	水煮→湯切り	小骨、皮	切り身	2倍	77
10440	養殖、皮なし、蒸し	蒸し	-	蒸し	小骨、皮	切り身	-	78
10441	養殖、皮なし、電子レンジ調理	電子レンジ調理	-	電子レンジ調理	小骨、皮	切り身	-	83
10442	養殖、皮なし、焼き	焼き	-	焼き（電気ロースター）	小骨、皮	切り身	-	75
10443	養殖、皮なし、ソテー	ソテー	-	ソテー	小骨、皮	切り身	植物油5%	68
10444	養殖、皮なし、天ぷら	天ぷら	-	油揚げ→油切り	小骨、皮	切り身	植物油：等倍 衣（天ぷら粉）	96 (78)
	にじます							
10147	海面養殖、皮つき、焼き	焼き	-	焼き（電気ロースター）	-	切り身	-	74
	べにざけ							
10150	焼き	焼き	-	焼き（電気ロースター）	-	切り身	-	78
	ますのすけ							
10153	焼き	焼き	-	焼き（電気ロースター）	-	切り身	-	73
	（さば類） まさば							
10155	水煮	水煮	-	水煮→湯切り	-	切り身	3倍	84
10156	焼き	焼き	-	焼き（電気ロースター）	-	切り身	-	77
10403	フライ	フライ	-	油揚げ→油切り	-	切り身	植物油：5倍 衣（小麦粉、卵液、パン粉）	112 (96)
	ごまさば							
10405	水煮	水煮	-	水煮→湯切り	-	切り身	3倍	88
10406	焼き	焼き	-	焼き（電気ロースター）	-	切り身	-	73
	たいせいようさば							
10159	水煮	水煮	-	水煮→湯切り	-	切り身	3倍	90
10160	焼き	焼き	-	焼き（電気ロースター）	-	切り身	-	77
	さわら							
10172	焼き	焼き	-	焼き（電気ロースター）	-	切り身	-	79
	さんま							
10174	皮つき、焼き	焼き	**内臓等	焼き（電気ロースター）	頭部、内臓、骨、ひれ等 **頭部、骨、ひれ等	全魚体	-	78
	（ししゃも類） ししゃも							
10181	生干し、焼き	焼き	-	焼き（電気ロースター）	頭部、尾	全魚体	-	81
	からふとししゃも							
10183	生干し、焼き	焼き	-	焼き（電気ロースター）	-	全魚体	-	81
	（たい類） まだい							
10194	養殖、皮つき、水煮	水煮	頭部、内臓等	水煮→湯切り	骨、ひれ等	輪切り	3.3倍	85
10195	養殖、皮つき、焼き	焼き	内臓等	焼き（電気ロースター）	頭部、骨、ひれ等	輪切り	-	82
	（たら類） すけとうだら							
10409	フライ	フライ	-	油揚げ	骨等	切り身	植物油：5倍 衣（小麦粉、卵液、パン粉）	105 (89)
	たらこ							
10203	焼き	焼き	-	焼き（電気ロースター）	-	そのまま	-	86
	まだら							
10206	焼き	焼き	-	焼き（電気ロースター）	-	切り身	-	65

食品番号	食品名	調理法	調理過程			調理形態	調理に用いた水、植物油、食塩等の量及び用いた衣の素材等	重量変化率(%)
			下ごしらえ廃棄部位	重量変化に関する工程	調理後廃棄部位			
	どじょう							
10214	水煮	水煮	-	水煮→湯切り	-	全魚体	2倍	90
	ふな							
10239	水煮	水煮	内臓等	水煮→湯切り	頭部、骨、ひれ等	全体	2倍	83
	ぶり							
	成魚							
10242	焼き	焼き	-	焼き（電気ロースター）	-	切り身	-	82
	ほっけ							
	開き干し							
10412	焼き	焼き	-	焼き（電気ロースター）	頭部、骨、ひれ等	開き干し	-	89
	（まぐろ類）							
	くろまぐろ							
10451	養殖、赤身、水煮	水煮	-	水煮→湯切り	-	切り身	3倍	87
10452	養殖、赤身、蒸し	蒸し	-	蒸し	-	切り身	-	84
10453	養殖、赤身、電子レンジ調理	電子レンジ調理		電子レンジ調理	-	切り身	-	78
10454	養殖、赤身、焼き	焼き	-	焼き（電気ロースター）	-	切り身	-	82
10455	養殖、赤身、ソテー	ソテー	-	ソテー	-	切り身	植物油：5％	86
10456	養殖、赤身、天ぷら	天ぷら	-	油揚げ→油切り	-	切り身	植物油：3倍 衣（天ぷら粉）	97 (83)
	むつ							
10269	水煮	水煮	-	水煮→湯切り	-	切り身	2倍	77
	＜貝類＞							
	かき							
10293	養殖、水煮	水煮	-	水煮→湯切り	-	むき身	2倍	64
10430	養殖、フライ	フライ	-	油揚げ→油切り	-	むき身	植物油：2倍 衣（天ぷら粉、パン粉）	119 (84)
	さざえ							
10296	焼き	焼き	-	焼き（電気ロースター）	貝殻、内臓	全体	-	88
	しじみ							
10413	水煮	水煮	-	水煮→湯切り	貝殻	全体	2倍	78
	（はまぐり類）							
	はまぐり							
10307	水煮	水煮	-	水煮→湯切り	貝殻	全体	2倍	64
10308	焼き	焼き	-	焼き（電気ロースター）	貝殻	全体	-	65
	ほたてがい							
10312	水煮	水煮	-	水煮→湯切り	貝殻	全体	2.5倍	82
	貝柱							
10414	焼き	焼き	-	焼き（電気ロースター）	貝殻、内臓	全体	-	66
	＜えび・かに類＞							
	（えび類）							
	くるまえび							
10322	養殖、ゆで	ゆで	-	ゆで→湯切り	頭部、殻、内臓、尾部等	全体	2倍	95
10323	養殖、焼き	焼き	-	焼き（電気ロースター）	頭部、殻、内臓、尾部等	全体	-	73
	バナメイエビ							
10416	養殖、天ぷら	天ぷら	殻、背腸等	油揚げ→油切り	尾	全体	植物油：5倍 衣（天ぷら粉）	102 (77)
	（かに類）							
	毛がに							
10334	ゆで	ゆで	-	ゆで→湯切り	殻、内臓等	全体	2倍	82
	ずわいがに							
10336	ゆで	ゆで	-	ゆで→湯切り	殻、内臓等	全体	2倍	74
	たらばがに							
10339	ゆで	ゆで	-	ゆで→湯切り	殻、内臓等	全体	2倍～7倍	74

食品番号	食品名	調理法	下ごしらえ廃棄部位	重量変化に関する工程	調理後廃棄部位	調理形態	調理に用いた水、植物油、食塩等の量及び用いた衣の素材等	重量変化率(%)
	<いか・たこ類> **(いか類)** するめいか							
10346	水煮	水煮	内臓等	水煮→湯切り	-	胴と足	3倍	76
10347	焼き	焼き	内臓等	焼き（電気ロースター）	-	胴と足	-	70
10419	胴、皮なし、天ぷら	天ぷら	胴体以外	油揚げ→油切り	-	胴体部分	植物油：5倍 衣（天ぷら粉）	119 (93)
	ほたるいか							
10349	ゆで	ゆで	-	ゆで→湯切り	-	全体	2.5倍	46
	(たこ類) まだこ							
10362	ゆで	ゆで	内臓等	ゆで→湯切り	-	全体	2倍	81
	11 肉類 **<畜肉類>** うし [和牛肉] リブロース							
11249	脂身つき、ゆで	ゆで	-	ゆで→湯切り	-	厚さ0.2cm薄切り	10倍	79
11248	脂身つき、焼き	焼き	-	焼き（電気ロースター）	-	厚さ0.2cm薄切り	-	78
	もも							
11251	皮下脂肪なし、ゆで	ゆで	-	ゆで→湯切り	-	厚さ0.2cm薄切り	10倍	65
11250	皮下脂肪なし、焼き	焼き	-	焼き（電気ロースター）	-	厚さ0.2cm薄切り	-	66
	[乳用肥育牛肉] かた							
11301	赤肉、ゆで	ゆで	-	ゆで→湯切り	-	厚さ0.2cm薄切り	10倍	70
11302	赤肉、焼き	焼き	-	焼き（電気ロースター）	-	厚さ0.2cm薄切り	10倍	76
	リブロース							
11039	脂身つき、ゆで	ゆで	-	ゆで→湯切り	-	厚さ0.2cm薄切り	10倍	78
11038	脂身つき、焼き	焼き	-	焼き（電気ロースター）	-	厚さ0.2cm薄切り	-	70
	[乳用肥育牛肉] ばら							
11252	脂身つき、焼き	焼き	-	焼き（電気ロースター）	-	厚さ0.2cm薄切り	-	81
	もも							
11050	皮下脂肪なし、ゆで	ゆで	-	ゆで→湯切り	-	厚さ0.2cm薄切り	10倍	66
11049	皮下脂肪なし、焼き	焼き	-	焼き（電気ロースター）	-	厚さ0.2cm薄切り	-	71
	ヒレ							
11253	赤肉、焼き	焼き	-	焼き（電気ロースター）	-	厚さ0.2cm薄切り	-	71
	[交雑牛肉] リブロース							
11256	脂身つき、ゆで	ゆで	-	ゆで→湯切り	-	厚さ0.2cm薄切り	10倍	78
11255	脂身つき、焼き	焼き	-	焼き（電気ロースター）	-	厚さ0.2cm薄切り	-	79
	もも							
11264	皮下脂肪なし、ゆで	ゆで	-	ゆで→湯切り	-	厚さ0.2cm薄切り	10倍	66
11263	皮下脂肪なし、焼き	焼き	-	焼き（電気ロースター）	-	厚さ0.2cm薄切り	-	72
	[輸入牛肉] リブロース							
11269	脂身つき、ゆで	ゆで	-	ゆで→湯切り	-	厚さ0.2cm薄切り	10倍	66
11268	脂身つき、焼き	焼き	-	焼き（電気ロースター）	-	厚さ0.2cm薄切り	-	72
	もも							
11271	皮下脂肪なし、ゆで	ゆで	-	ゆで→湯切り	-	厚さ0.2cm薄切り	10倍	58

食品番号	食品名	調理法	調理過程		調理後廃棄部位	調理形態	調理に用いた水、植物油、食塩等の量及び用いた衣の素材等	重量変化率(%)
			下ごしらえ廃棄部位	重量変化に関する工程				
11270	皮下脂肪なし、焼き	焼き	-	焼き（電気ロースター）	-	厚さ0.2 cm 薄切り	-	67
	[ひき肉]							
11272	焼き	焼き	-	焼き（テフロン<フッ素樹脂>加工したフライパン）	-	そのまま	-	65
	[副生物] 横隔膜							
11296	ゆで	ゆで	-	ゆで→湯切り	-	切り身	5倍	65
11297	焼き	焼き	-	焼き（電気ロースター）	-	切り身	-	69
	舌							
11273	焼き	焼き	-	焼き（電気ロースター）	-	厚さ1 cm	-	71
	ぶた [大型種肉] ロース							
11125	脂身つき、ゆで	ゆで	-	ゆで→湯切り	-	厚さ0.2 cm 薄切り	10倍	77
11124	脂身つき、焼き	焼き	-	焼き（電気ロースター）	-	厚さ0.2 cm 薄切り	-	72
11276	脂身つき、とんかつ	とんかつ	-	油揚げ→油切り	-	厚さ1 cm （100 g程度）	植物油：5倍 衣（天ぷら粉、パン粉）	91 (75)
	ばら							
11277	脂身つき、焼き	焼き	-	焼き（電気ロースター）	-	厚さ0.2 cm 薄切り	-	74
	もも							
11132	皮下脂肪なし、焼き	焼き	-	焼き（電気ロースター）	-	厚さ0.2 cm 薄切り	-	71
	ぶた [大型種肉] もも							
11133	皮下脂肪なし、ゆで	ゆで	-	ゆで→湯切り	-	厚さ0.2 cm 薄切り	10倍	71
	ヒレ							
11278	赤肉、焼き	焼き	-	焼き（電気ロースター）	-	厚さ0.2 cm 薄切り	-	58
11279	赤肉、とんかつ	とんかつ	-	油揚げ→油切り	-	厚さ1 cm （100 g程度）	植物油5倍 衣（天ぷら粉、パン粉）	97 (75)
	[ひき肉]							
11280	焼き	焼き	-	焼き（テフロン<フッ素樹脂>加工したフライパン）	-	そのまま	-	69
	[ハム類] ロースハム							
11303	ゆで	ゆで	-	ゆで→湯切り	-	そのまま	20倍	86
11304	焼き	焼き	-	焼き（電気ロースター）	-	そのまま	-	79
11305	フライ	フライ	-	フライ→油切り	-	そのまま	植物油：15倍 衣（天ぷら粉、パン粉）	132 (87)
	[ソーセージ類] ウインナーソーセージ							
11306	ゆで	ゆで	-	ゆで→湯切り	-	そのまま	15倍	98
11307	焼き	焼き	-	焼き（電気ロースター）	-	そのまま	-	93
11308	フライ	フライ	-	フライ→油切り	-	そのまま	植物油：7倍 衣（天ぷら粉、パン粉）	102 (95)
	めんよう [マトン] ロース							
11281	脂身つき、焼き	焼き	-	焼き（電気ロースター）	-	厚さ0.2 cm 薄切り	-	67
	[ラム] ロース							
11282	脂身つき、焼き	焼き	-	焼き（電気ロースター）	-	厚さ0.2 cm 薄切り	-	73
	もも							
11283	脂身つき、焼き	焼き	-	焼き（電気ロースター）	-	厚さ0.2 cm 薄切り	-	66

食品番号	食品名	調理法	調理過程 下ごしらえ廃棄部位	調理過程 重量変化に関する工程	調理過程 調理後廃棄部位	調理形態	調理に用いた水、植物油、食塩等の量及び用いた衣の素材等	重量変化率(%)
	<鳥肉類> にわとり [若鶏肉] むね							
11287	皮つき、焼き	焼き	-	焼き（電気ロースター）	-	長さ3 cm 幅3 cm 厚さ1 cm	-	62
11288	皮なし、焼き	焼き	-	焼き（電気ロースター）	-	長さ3 cm 幅3 cm 厚さ1 cm		61
	もも							
11223	皮つき、ゆで	ゆで	-	ゆで→湯切り	-	4分割（70 g程度）	10倍	70
11222	皮つき、焼き	焼き	-	焼き（電気ロースター）	-	4分割（70 g程度）	-	61
11289	皮つき、から揚げ	から揚げ	-	油揚げ→油切り	-	厚さ2 cm（25 g程度）	植物油：5倍 衣（から揚げ粉）	75 (65)
11226	皮なし、ゆで	ゆで	-	ゆで→湯切り	-	4分割（70 g程度）	10倍	70
11225	皮なし、焼き	焼き	-	焼き（電気ロースター）	-	4分割（70 g程度）	-	72
11290	皮なし、から揚げ	から揚げ	-	油揚げ→油切り	-	厚さ2 cm（25 g程度）	植物油：5倍 衣（から揚げ粉）	82 (70)
	ささ身							
11229	ゆで	ゆで	すじ	ゆで→湯切り	-	縦に2分割、そぎ切り(25〜45 g)	5倍	76
11228	焼き	焼き	すじ	焼き（電気ロースター）	-	縦に2分割、そぎ切り(25〜45 g)	-	73
11298	ソテー	ソテー	すじ	ソテー	-	縦に2分割、そぎ切り(25〜45 g)	植物油：5%	64
11299	天ぷら	天ぷら	すじ	油揚げ→油切り	-	縦に2分割、そぎ切り(25〜45 g)	植物油：2倍 衣（天ぷら粉）	92 (74)
11300	フライ	フライ	すじ	フライ→油切り	-	縦に2分割、そぎ切り(25〜45 g)	植物油：2倍 衣（天ぷら粉、パン粉）	91 (79)
	にわとり [ひき肉]							
11291	焼き	焼き	-	焼き（テフロン<フッ素樹脂>加工したフライパン）	-	そのまま	-	62
	12 卵類 鶏卵 全卵							
12005	ゆで	ゆで	-	ゆで→湯切り→水冷→水切り	殻	そのまま	2.5倍	99.7
12006	ポーチドエッグ	ゆで	殻	ゆで→湯切り	-	そのまま	18倍（食酢5 %）	95
12021	目玉焼き	焼き	殻	焼き（ガラス鍋）	-	割卵	植物油：5 %	86
12022	いり	油いため	殻	油いため	-	割卵を撹拌	植物油：5 %	95
12023	素揚げ	揚げ	殻	油揚げ→油切り	-	割卵	植物油：20倍	88
12017	たまご豆腐	蒸し	-	蒸し	-	卵豆腐型（14 cm×11 cm×4.7 cm）	-	99
	たまご焼							
12018	厚焼きたまご	焼き	-	焼き	-	-	-	80
12019	だし巻きたまご	焼き	-	焼き	-	-	-	86

食品番号	食品名	調理法	調理過程 下ごしらえ廃棄部位	調理過程 重量変化に関する工程	調理後廃棄部位	調理形態	調理に用いた水、植物油、食塩等の量及び用いた衣の素材等	重量変化率(%)
	17 調味料及び香辛料類 <調味料類> (だし類)							
17130	あごだし	抽出	-	だしをとる(得られただし:95%)	-	頭とはらわたをとり除いたもの	水に対して2%	-
17019	かつおだし、荒節	抽出	-	だしをとる(得られただし:86%)	-	そのまま	水に対して3%	-
17131	かつおだし、本枯れ節	抽出	-	だしをとる(得られただし:86%)	-	そのまま	水に対して3%	-
17020	昆布だし、水出し	抽出	-	だしをとる(得られただし:88%)	-	そのまま	水に対して3%	-
17132	昆布だし、煮出し	抽出	-	だしをとる(得られただし:35%)	-	そのまま	水に対して3%	-
17021	かつお・昆布だし	抽出	-	だしをとる(昆布だしとかつおだしを当量混合した)	-	そのまま	水に対して3%	-
17022	しいたけだし	抽出	-	だしをとる(得られただし:70%)	-	そのまま	15倍	-
17023	煮干しだし	抽出	-	だしをとる(得られただし:90%)	-	頭とはらわたをとり除いたもの	水に対して3%	-
17024	鳥がらだし	抽出	-	だしをとる(得られただし:66%)	-	熱湯をかけて内臓と脂肪をとり除いたもの	2倍	-
17025	中華だし	抽出	-	だしをとる(得られただし:50%) (材料:脂肪を除いた骨付き鶏肉200 g、豚もも肉200 g、ねぎ30 g、しょうが7 g、清酒20 g)	-	薄切り	材料に対して4.4倍	-
17026	洋風だし	抽出	-	だしをとる(得られただし:50%) (材料:牛もも肉350 g、にんじん200 g、たまねぎ200 g、セロリ―200 g、塩5 g	-	薄切り	材料に対して2.1倍	-
	18 調理済み流通食品類 和風料理 和え物類							
18024	青菜の白和え	-	-	下ごしらえ→和え衣で和える (主な材料:木綿豆腐、ほうれんそう、にんじん、砂糖、こんにゃく、つきこんにゃく等)	-	-	-	94
18025	いんげんのごま和え	-	-	下ごしらえ→和え衣で和える (主な材料:さやいんげん、こいくちしょうゆ、しょうゆ、すりごま、白ごま、いりごま、にんじん、砂糖等)	-	-	-	95
18026	わかめとねぎの酢みそ和え	-	-	下ごしらえ→和え衣で和える (主な材料:長ねぎ、ねぎ、わかめ(生)、砂糖、みそ、こんにゃく等)	-	-	-	83
18027	酢の物類 紅白なます	-	-	下ごしらえ→和える (主な材料:大根、穀物酢、酢、にんじん、砂糖、油揚げ	-	-	-	100
18028	汁物類 豚汁	-	-	下ごしらえ→煮込む (主な材料:煮干しだし、だいこん、みそ、さといも、にんじん等)	-	-	-	94
18029	煮物類 卯の花いり	-	-	下ごしらえ→いり煮 (主な材料:おから、かつおだし、こんにゃく、つきこんにゃく、にんじん、砂糖等)	-	-	-	103

食品番号	食品名	調理法	調理過程		調理後廃棄部位	調理形態	調理に用いた水、植物油、食塩等の量及び用いた衣の素材等	重量変化率 (%)
			下ごしらえ廃棄部位	重量変化に関する工程				
18030	親子丼の具	-	-	下ごしらえ→煮る (主な材料:卵、とり肉(もも)、たまねぎ、かつおだし、本みりん、みりん等)	-		-	89
18031	牛飯の具	-	-	下ごしらえ→煮る (主な材料:牛肉、たまねぎ、こんにゃく、つきこんにゃく、かつおだし、こいくちしょうゆ、しょうゆ等)	-		-	92
18032	切り干し大根の煮物	-	-	下ごしらえ→煮る (主な材料:切干しだいこん(乾)、にんじん、かつおだし、油揚げ、こいくちしょうゆ等)	-		-	207
18033	きんぴらごぼう	-	-	下ごしらえ→炒め煮 (主な材料:ごぼう、ささがきごぼう、にんじん、こいくちしょうゆ、しょうゆ、だし汁、サラダ油、油等)	-		-	92
18034	ぜんまいのいため煮	-	-	下ごしらえ→炒め煮 (主な材料:ぜんまい(水煮)、にんじん、こいくちしょうゆ、しょうゆ、厚揚げ、油揚げ等)	-		-	105
18035	筑前煮	-	-	下ごしらえ→煮る (主な材料:とり肉(もも)、ごぼう、こんにゃく、にんじん、れんこん等)	-		-	92
18036	肉じゃが	-	-	下ごしらえ→煮る (主な材料:じゃがいも、ポテト、たまねぎ、肉、にんじん、こいくちしょうゆ、しょうゆ等)	-		-	89
18037	ひじきのいため煮	-	-	下ごしらえ→煮る (主な材料:にんじん、ひじき(乾)、油揚げ、うす揚げ、こいくちしょうゆ、しょうゆ、かつおだし等)	-		-	240
18038	その他 アジの南蛮漬け	-	-	下ごしらえ→から揚げ→調味漬け (主な食材:あじ(開き、三枚おろし、たまねぎ、酢、にんじん、その他等)	-		-	93
18040	洋風料理 カレー類 チキンカレー	-	-	下ごしらえ→煮込む (主な材料:とり肉(もも)、たまねぎ、トマトジュース、にんじん、カレーフレーク等)	-		-	89
18001	ビーフカレー	-	-	下ごしらえ→煮込む (主な材料:カレールウ、たまねぎ、牛肉(ばら)、ラード、にんじん等)	-		-	94
18041	ポークカレー	-	-	下ごしらえ→煮込む (主な材料:豚肉(小間)、カレーフレーク、たまねぎ、じゃがいも、にんじん等)	-		-	90
18043	コロッケ類 かにクリームコロッケ	-	-	下ごしらえ→成形→衣付け→油揚げ (主な材料:パン粉、油、小麦粉、かに(ゆで)、たまねぎ等)	-		-	99
18044	コーンクリームコロッケ	-	-	下ごしらえ→成形→衣付け→油揚げ (主な材料:とうもろこし、パン粉、油、小麦粉、たまねぎ、牛乳等)	-		-	102
18018	ポテトコロッケ	-	-	下ごしらえ→成形→衣付け→油揚げ (主な材料:じゃがいも、パン粉、たまねぎ、油、豚肉(ひき肉)等)	-		-	96

食品番号	食品名	調理法	調理過程		調理後廃棄部位	調理形態	調理に用いた水、植物油、食塩等の量及び用いた衣の素材等	重量変化率(%)
			下ごしらえ廃棄部位	重量変化に関する工程				
18045	シチュー類 チキンシチュー	-	-	下ごしらえ→煮込む (主な材料:とり肉(もも)、ホワイトソース、たまねぎ、牛乳、じゃがいも等)	-	-	-	91
18011	ビーフシチュー	-	-	下ごしらえ→煮込む (主な材料:牛肉(バラ、肩ロース)、たまねぎ、じゃがいも、にんじん、デミグラスソース等)	-	-	-	90
18015	素揚げ類 ミートボール	-	-	下ごしらえ→成形→油揚げ (主な材料:とり肉(ひき肉)、たまねぎ、豚肉(ひき肉)、パン粉、だし汁等)	-	-	-	86
18042	スープ類 かぼちゃのクリームスープ	-	-	下ごしらえ→煮込む (主な材料:かぼちゃペースト、牛乳、たまねぎ、ホワイトシチュー、バター等)	-	-	-	97
18005	コーンクリームスープ コーンクリームスープ	-	-	下ごしらえ→煮込む (主な材料:牛乳、クリームコーン、スイートコーン、たまねぎ、コーンクリームスープの素等)	-	-	-	99
18050	ハンバーグステーキ類 合いびきハンバーグ	-	-	下ごしらえ→成形→焼き (主な材料:牛肉(ひき肉)、豚肉(ひき肉)、たまねぎ、パン粉、とり肉(ひき肉)等)	-	-	-	79
18051	チキンハンバーグ	-	-	下ごしらえ→成形→焼き (主な材料:とり肉(ひき肉)、たまねぎ、とり肉(むね)、パン粉、ラード等)	-	-	-	78
18052	豆腐ハンバーグ	-	-	下ごしらえ→成形→焼き (主な材料:押し豆腐、たまねぎ、とり肉(ささみ)、卵、パン粉等)	-	-	-	78
18019	フライ類 いかフライ	-	-	下ごしらえ→衣付け→油揚げ (主な材料:いか、パン粉、油、小麦粉、卵等)	-	-	-	66
18020	えびフライ	-	-	下ごしらえ→衣付け→油揚げ (主な材料:えび、パン粉、油、小麦粉、卵等)	-	-	-	94
18022	メンチカツ	-	-	下ごしらえ→衣付け→油揚げ (主な材料:パン粉、牛肉(ひき肉)、たまねぎ、油、豚肉(ひき肉)等)	-	-	-	97
18003	その他 えびグラタン	-	-	下ごしらえ→焼き(オーブン) (主な材料:牛乳、マカロニ(ゆで)、たまねぎ、えび、ほうれんそう等)	-	-	-	100
18014	えびピラフ	-	-	下ごしらえ→炒め (主な材料:米、たまねぎ、えび、にんじん、ピーマン等)	-	-	-	98
18002	中国料理 点心類 ぎょうざ	-	-	下ごしらえ→焼き (主な材料:キャベツ、小麦粉、豚肉(ひき肉)、とり肉(ひき肉)、ラード等)	-	-	-	88
18012	しゅうまい	-	-	下ごしらえ→蒸し (主な材料:たまねぎ、豚肉(ひき肉)、とり肉(ひき肉)、小麦粉、植物性たんぱく等)	-	-	-	87
18046	中華ちまき	-	-	下ごしらえ→蒸し (主な材料:もち米、とり肉(ひき肉)、しいたけ、しょうゆ、砂糖等)	-	-	-	93

食品番号	食品名	調理法	下ごしらえ廃棄部位	重量変化に関する工程	調理後廃棄部位	調理形態	調理に用いた水、植物油、食塩等の量及び用いた衣の素材等	重量変化率(%)
	菜類							
18047	酢豚	-	-	下ごしらえ→油揚げ→油いため（主な材料:豚肉、たまねぎ、にんじん、たけのこ(水煮)、ピーマン等）	-	-	-	91
18048	八宝菜	-	-	下ごしらえ→炒め煮（主な材料:白菜、豚肉、むきえび、たけのこ(ゆで、水煮)、中華だし(スープ)等）	-	-	-	82
18049	麻婆豆腐	-	-	下ごしらえ→炒め煮（主な材料:木綿豆腐、豚肉(ひき肉)、こいくちしょうゆ、しょうゆ、たまねぎ、長ねぎ、ねぎ等）	-	-	-	95
	韓国料理 和え物類							
18039	もやしのナムル	-	-	下ごしらえ→茹で→湯切り→水冷→手搾り→和える（主な材料:大豆もやし、もやし、こまつな、ほうれんそう、こいくちしょうゆ、しょうゆ、きゅうり、にんじん等）	-	-	-	87

表13 揚げ物等における衣の割合及び脂質量の増減

生の材料100gから出来上がった揚げ物についての材料、衣量及び吸油量を示す。

調理の種類	食品番号	食品名	調理後の食品の重量(g)	調理前の食品の重量(g)		衣に含まれる食品			調理後の脂質量の増減(g)＊		調理後100gに対する脂質量の増減(g)＊2
				主材料の食品	主材料の食品と衣	粉(種類)	パン粉	卵液	主材料(100g)から A	衣付きの主材料から(100g+衣重量) B	衣付きの主材料から(100g+衣重量) C
素揚げ	01172	天ぷら用 バッター	85	100	-	-	-	-	-	39.9	-	-
素揚げ	01180	春巻きの皮 揚げ	115	100	-	-	-	-	-	33.8	-	-
素揚げ	02067	フライドポテト 皮なし（生を揚げたもの）	71	100	-	-	-	-	-	4.0	-	-
素揚げ	02065	フライドポテト 皮つき（生を揚げたもの）	71	100	-	-	-	-	-	3.9	-	-
素揚げ	08055	ぶなしめじ	63	100	-	-	-	-	-	8.4	-	-
素揚げ	12023	鶏卵 全卵 揚げ	88	100	-	-	-	-	-	17.0	-	-
天ぷら	02047	さつまいも 皮つき	98	100	118.6	6.1 （天ぷら粉）	-	-	6.2	6.2	6.3
天ぷら	06343	なす	109	100	138.5	11.1 （天ぷら粉）	-	-	15.2	15.1	13.8
天ぷら	08057	生しいたけ 菌床栽培 天ぷら	150	100	167.7	26.4 （天ぷら粉）	-	-	20.8	20.4	13.6
天ぷら	08056	ぶなしめじ	191	100	229.1	50.4 （天ぷら粉）	-	-	32.3	31.6	16.5
天ぷら	10400	きす	105	100	133.7	13.3 （天ぷら粉）	-	-	15.8	15.6	14.8
天ぷら	10437	たいせいようさけ 養殖 皮つき	102	100	120.6	8.0 （天ぷら粉）	-	-	4.0	3.9	3.8
天ぷら	10444	たいせいようさけ 養殖 皮なし	96	100	122.7	8.9 （天ぷら粉）	-	-	0.7	0.6	0.7
天ぷら	10456	くろまぐろ 養殖 赤身 天ぷら	97	100	117.4	7.7 （天ぷら粉）	-	-	4.7	4.6	4.7
天ぷら	10416	バナメイエビ 養殖	102	100	131.6	12.7 （天ぷら粉）	-	-	9.9	9.7	9.5
天ぷら	10419	するめいか 胴 皮なし	119	100	127.4	10.8 （天ぷら粉）	-	-	12.2	12.0	10.1
天ぷら	11299	にわとり[若鶏肉] ささみ	92	100	123.6	9.2 （天ぷら粉）	-	-	6.0	5.9	6.4
フライ	10390	まあじ 皮つき	116	100	122.8	4.0 （小麦粉）	9.5	7.5	16.6	15.1	13.0

調理の種類	食品番号	食品名	調理後の食品の重量(g)	調理前の食品の重量(g)					調理後の脂質量の増減(g)*		調理後100gに対する脂質量の増減(g)*2
				主材料の食品	主材料の食品と衣	衣に含まれる食品			主材料(100g)からA	衣付きの主材料から(100g+衣重量)B	衣付きの主材料から(100 g+衣重量)C
						粉(種類)	パン粉	卵液			
フライ	10395	まいわし	118	100	127.8	4.6 (小麦粉)	12.0	8.7	26.5	24.7	21.0
フライ	10403	まさば	112	100	116.9	3.5 (小麦粉)	6.7	5.7	11.3	10.2	9.1
フライ	10409	すけとうだら	124	100	117.9	3.2 (小麦粉)	7.2	7.8	13.8	12.4	10.0
フライ	10430	かき 養殖	119	100	141.2	11.9 (天ぷら粉)	10.7	-	10.9	10.1	8.5
フライ	11305	ロースハム	132	100	152.1	9.6 (天ぷら粉)	20.1	-	28.3	26.8	20.3
フライ	11308	ウインナーソーセージ	102	100	107.7	1.7 (天ぷら粉)	2.1	-	5.1	4.9	4.8
フライ	11300	にわとり[若鶏肉] ささみ	91	100	115.0	3.1 (天ぷら粉)	4.5	-	10.9	10.6	11.6
とんかつ	11276	ぶた 大型種肉 ロース 脂身つき	91	100	121.6	3.7 (天ぷら粉)	9.3	-	13.4	12.8	14.0
とんかつ	11279	ぶた 大型種肉 ヒレ 赤肉	97	100	130.0	5.7 (天ぷら粉)	10.9	-	20.9	20.1	20.7
から揚げ	10392	まあじ 小型 骨付き	79	100	103.9	3.5 (小麦粉)	-	-	9.7	9.6	12.2
から揚げ	11289	にわとり 若鶏肉 もも 皮つき	75	100	114.2	14.3 (から揚げ粉)	-	-	-0.7	-0.9	-1.2
から揚げ	11290	にわとり 若鶏肉 もも 皮なし	81	100	115.4	15.6 (から揚げ粉)	-	-	4.3	4.1	5.1

＊：揚げ物料理などの脂質量の増減は，調理前の主材料食品100 g に対する揚げ油の吸油量（g）である．栄養価計算では下記のように活用できる
　　・栄養価計算では、下記のように揚げ物の吸油量を計算できる（計算結果を加算する）
　　①生の材料からの計算：材料（生の重量）×A/100＝吸油量(g)
　　②衣つきからの計算：材料（生，衣中の粉の重量）×B/100＝吸油量(g)
　　・食事調査では、下記のように揚げ物の吸油量を計算できる。
　　　揚げ物（重量）×調理後100g中の植物油量（給油量）／100
＊2　衣からの脂質量は考慮していない

表 14 炒め物における脂質量の増減
生の材料100ｇから出来上がった炒め物についての材料及び吸油量を示す。

調理	食品番号	食品名	調理後の重量(g)	調理前の重量(g)			脂質量の増減 *		調理後100gに対する脂質量の増減(g)
				主材料の食品	使用した油	材料と使用した油	生(100g)からA	油込み調理前からB	生(100g)からC
油いため	06327	アスパラガス 若茎	90	100	5.0	105	3.3	-1.7	3.6
油いため	06331	(えんどう類)トウミョウ 芽ばえ	72	100	5.0	105	3.9	-1.1	5.4
油いため	06375	グリーンピース 冷凍	94	100	5.0	105	3.7	-1.3	3.9
油いため	06333	(キャベツ類)キャベツ 結球葉	80	100	5.0	105	4.6	-0.4	5.8
油いため	06335	(だいこん類)切干しだいこん	345	100	5.0	105	20.0	15.0	5.8
油いため	06336	(たまねぎ類)たまねぎ りん茎	70	100	5.0	105	4.0	-1.0	5.8
油いため	06389	たまねぎ りん茎(飴色)	31	100	5.0	105	2.0	-3.0	6.4
油いため	06338	チンゲンサイ 葉	87	100	5.0	105	2.7	-2.3	3.1
油いため	06170	とうがらし 葉・果実	91	100	5.0	105	4.4	-0.6	4.8
油いため	06379	スイートコーン 未熟種子 カーネル 冷凍	98	100	5.0	105	4.3	-0.7	4.5
油いため	06342	(なす類)なす 果実	76	100	5.0	105	4.3	-0.7	5.6
油いため	06206	にがうり、果実	91	100	5.0	105	2.9	-2.1	3.2
油いため	06344	(にら類)にら 葉	83	100	5.0	105	4.5	-0.5	5.4
油いため	06345	(にんじん類)にんじん 根 皮なし	69	100	5.0	105	4.3	-0.7	6.2
油いため	06381	にんじん 根 冷凍	87	100	5.0	105	3.3	-1.7	3.8
油いため	06349	(にんにく類)にんにく りん茎	83	100	5.0	105	4.0	-1.0	4.8
油いため	06351	(ねぎ類)根深ねぎ 葉 軟白	94	100	5.0	105	4.0	-1.0	4.3
油いため	06352	(ねぎ類)葉ねぎ 葉	84	100	5.0	105	4.1	-0.9	4.9
油いため	06246	(ピーマン類)青ピーマン 果実	96	100	5.0	105	3.9	-1.1	4.1
油いため	06248	(ピーマン類)赤ピーマン 果実	96	100	5.0	105	3.9	-1.1	4.1

調理	食品番号	食品名	調理後の重量（g）	調理前の重量(g)			脂質量の増減 *		調理後100gに対する脂質量の増減（g）
				主材料の食品	使用した油	材料と使用した油	生（100g）から A	油込み調理前から B	生（100g）から C
油いため	06394	オレンジピーマン 果実	85	100	5.0	105	4.1	-0.9	4.8
油いため	06250	（ピーマン類）黄ピーマン、果実	96	100	5.0	105	3.9	-1.1	4.1
油いため	06397	ブロッコリー 花序	76	100	5.0	105	4.2	-0.8	5.5
油いため	06359	（ほうれんそう類）ほうれんそう 葉 通年平均	58	100	5.0	105	4.3	-0.7	7.4
油いため	06373	（ほうれんそう類）ほうれんそう 葉 冷凍	80	100	5.0	105	3.3	-1.7	4.1
油いため	06398	ブラックマッペもやし	93	100	5.0	105	0.8	-4.2	0.9
油いため	06384	ミックスベジタブル 冷凍	93	100	5.0	105	3.8	-1.2	4.1
油いため	08037	えのきたけ	90	100	5.0	105	3.3	-1.7	3.7
油いため	08038	（きくらげ類）あらげきくらげ	285	100	5.0	105	14.1	9.1	5.0
油いため	08041	しいたけ、生しいたけ、菌床栽培	92	100	5.0	105	3.4	-1.6	3.7
油いため	08044	しいたけ、生しいたけ、原木栽培	84	100	5.0	105	4.2	-0.8	5.0
油いため	08046	ぶなしめじ	90	100	5.0	105	4.4	-0.6	4.9
油いため	08050	（ひらたけ類）エリンギ	89	100	5.0	105	2.9	-2.1	3.3
油いため	08051	まいたけ	73	100	5.0	105	2.8	-2.2	3.8
油いため	08052	マッシュルーム	79	100	5.0	105	3.3	-1.7	4.1
油いため	09052	ひじき ほしひじき ステンレス釜	870	100	5.0	105	37.3	32.3	4.3
油いため	09055	ひじき ほしひじき 鉄釜	870	100	5.0	105	37.3	32.3	4.3
油いため	12021	鶏卵 全卵 目玉焼き	86	100	5.0	105	4.5	-0.5	5.2
油いため	12022	鶏卵 全卵 炒り	95	100	5.0	105	4.9	-0.1	5.2
ソテー	10436	たいせいようさけ 養殖 皮つき	79	100	5.0	105	-0.4	-5.4	-0.4
ソテー	10443	たいせいようさけ 養殖 皮なし	68	100	5.0	105	-2.8	-7.8	-4.0

調理	食品番号	食品名	調理後の重量(g)	調理前の重量(g)			脂質量の増減＊		調理後100gに対する脂質量の増減(g)
				主材料の食品	使用した油	材料と使用した油	生(100g)からA	油込み調理前からB	生(100g)からC
ソテー	10455	くろまぐろ　養殖　赤身	86	100	5.0	105	1.2	-3.8	1.4
ソテー	11298	にわとり　若鶏肉　ささみ	64	100	5.0	105	2.7	-2.3	4.2

＊：油いためやソテーの脂質量の増減は，調理前の主材料食品100ｇに対する炒め油の吸油量（付着量を含む）(g)である。
- 栄養価計算では、下記のように吸油量を計算できる（計算結果を加算する）。
  ①生の材料からの計算：材料（生の重量）×A/100＝吸油量(g)
  ②材料と油からの計算：材料（生の材料と炒め油の重量）×B/100＝吸油量(g)
- 食事調査では、下記のように揚げ物の吸油量を計算できる。
  炒め料理（重量）×調理後100g中の植物油量（給油量）／100

参考文献

1) Food and Agriculture Organization of the United Nations：Food energy - methods of analysis and conversion factors. Report of a technical workshop. FAO Food and Nutrition paper 77, P. 3-6 （2003）

2) Food and Agriculture Organization / INFOODS, Guidelines for Converting Units, Denominators and Expressions, Version 1.0 P.16-36 （2012）

3) 三井隆弘・重松公司：栄養学および関連分野の国際学術誌におけるエネルギー単位の現状. 日本家政学会誌, Vol. 63, No. 3, P.147-150 （2012）

4) FAO：Amino acid content of foods and biological data on proteins. Nutritional Studies. No. 24 （1970）

5) FAO/WHO：Energy and protein requirements. Report of a Joint FAO/WHO Ad Hoc Expert Committee. WHO Technical Report Series, No. 522；FAO Nutrition Meetings Report Series. No. 52 （1973）

6) Merrill, A.L. and Watt, B.K.：Energy value of foods…basis and derivation. Agricultural Research Service, United States Department of Agriculture. Agriculture Handbook. No. 74 （1955）, slightly revised （1973）

7) National Academy of Sciences, Institute of Medicine. Dietary reference intakes：Vitamin A, vitamin K, arsenic, boron, chromium, copper, iodine, iron, manganese, molybdenum, nickel, silicon, vanadium, and zinc. National Academy Press （2001）

8) National Academy of Sciences, Institute of Medicine. Dietary reference intakes：Vitamin C, vitamin E, selenium, and carotenoids. National Academy Press （2000）

【資料】
エネルギーの計算方法

1. 概要

エネルギー計算に利用する成分項目は、原則として、FAO報告書（FAO, 2003）が推奨する分析方法による成分項目、すなわちアミノ酸組成によるたんぱく質、脂肪酸のトリアシルグリセロール当量で表した脂質、利用可能炭水化物（単糖当量）及び食物繊維[1]総量並びに糖アルコール、有機酸及びアルコールとする。推奨する分析方法による成分項目の収載値がない食品については、許容しうる分析方法による成分項目、すなわちたんぱく質、脂質及び差引き法による利用可能炭水化物を利用する。

各成分項目に適用するエネルギー換算係数は、原則として、FAO/INFOODSの指針（FAO/INFOODS, 2012）が勧める換算係数を利用する。ただし、可食部100 g当たり1 g以上含まれることがある一部の糖アルコール及び有機酸については、別に定めた換算係数（第1章 表2 参照）を利用する。

また、FAO/INFOODSの指針（FAO/INFOODS, 2012）が勧める方法を採用して、エネルギー（kJ）及びエネルギー（kcal）は、それぞれの成分に対するkJ/g単位及びkcal/g単位のエネルギー換算係数を用いて、個別に計算する。

2. 計算の原則

FAO報告書（FAO, 2003）が推奨あるいは許容する分析方法による成分項目（アミノ酸組成によるたんぱく質あるいはたんぱく質、脂肪酸のトリアシルグリセロール当量で表した脂質あるいは脂質、利用可能炭水化物<質量計>、食物繊維総量）及びその他の成分（水分、糖アルコール、有機酸、アルコール、灰分、硝酸イオン、ポリフェノール、カフェイン、テオブロミン及び加熱により発生する二酸化炭素等）の合計量について、その合計値から水分を除いた量と100から水分を差引いた乾物量との比を計算する。

この計算の際、アミノ酸組成によるたんぱく質とたんぱく質の収載値がある場合には、アミノ酸組成によるたんぱく質を用いる。また、脂肪酸のトリアシルグリセロール当量で表した脂質と脂質の収載値がある場合には、脂肪酸のトリアシルグリセロール当量で表した脂質を用いる。そして、利用可能炭水化物（質量計）の収載値がない場合には、比を計算することなく、後述する評価コード（GあるいはNG）をNGとする。

次に、その比が，Horwitz式（WHO and FAO, 2018）を用いて計算する評価基準（適用範囲[2]/乾物）の範囲内、すなわち最小値以上かつ最大値以下である（評価コード：G）か、範囲外、すなわち最小値未満あるいは最大値超である（評価コード：NG）かによって、エネルギー計算に利用する計算式が異なるので，それを明示するため、後述する評価コードを付けて、場合分けをする。

エネルギー産生成分の収載値を用いてエネルギーを計算する際、成分項目群「たんぱく質」及び「脂質」について、FAO報告書（FAO, 2003）が推奨する分析方法による収載値（アミノ酸組成によるたんぱく質、脂肪酸のトリアシルグリセロール当量で表した脂質）と当該報告書が許容する分析方法による収載値（たんぱく質、脂質）とがある場合には、推奨する分析方法によるもの

---

[1] 食物繊維は、コーデックス食品委員会（Codex Alimentarius Commission、 CAC）の最新の定義（CAC, 2009）に従う。分析法は、AOAC 2011.25 法及びそれと同等の成分値が得られる方法による（CAC, 2017）。AOAC 2011.25 法による食物繊維の収載値がない食品については、プロスキー法あるいはプロスキー変法による値を用いる。

[2] Horwitz 式を用いて計算する適用範囲

Horwitz 式は、

$$PRSD_R (\%) = 100 \times S_R/c = 2C^{-0.1505}$$

ここで、$PRSD_R$ は予測された相対標準偏差、S_R は予測された標準偏差、c は対象成分の濃度、C は濃度比（質量分率）.

Horwitz 式を S_R について、変形して、

$$S_R = (c \times 2C^{-0.1505})/100$$

適用範囲：$c \pm 3 \times S_R$

を利用する。成分項目群「利用可能炭水化物」の成分については、その比が評価基準（適用範囲/乾物）の範囲内である食品（評価コード：G）では、FAO報告書（FAO, 2003）が推奨する分析方法による利用可能炭水化物（単糖当量）を利用する。一方，その比が評価基準（適用範囲/乾物）の範囲外である食品（評価コード：NG）については，当該報告書が許容する差引き法による利用可能炭水化物を利用する。

　適用するエネルギー換算係数は、原則として、FAO/INFOODSが勧める最新の換算係数（FAO/INFOODS, 2012）を利用する。ただし、可食部100 g当たり1 g以上含まれることがある糖アルコール（ソルビトール、マンニトール、マルチトール及び還元水あめ）及び有機酸（酢酸、乳酸、クエン酸及びリンゴ酸）については、別に定めた換算係数を利用する（第1章 表2 参照）。

3. 評価コードを決定する手順
1)　各食品について、一般成分等の合計量（g）を求める

一般成分等の合計量（g）＝水分＋アミノ酸組成によるたんぱく質*＋脂肪酸のトリアシルグリセロール当量**＋利用可能炭水化物（質量計）＋食物繊維＋糖アルコール＋有機酸＋アルコール＋灰分＋硝酸イオン＋ポリフェノール＋カフェイン＋テオブロミン＋加熱により発生する二酸化炭素等

*　「アミノ酸組成によるたんぱく質」の収載値がない場合には、「たんぱく質」の収載値を用いる。
**「脂肪酸のトリアシルグリセロール当量」の収載値がない場合には、「脂質」の収載値を用いる。

2)　各食品について、100 gから水分（g）を減じた乾物量（D, g）と一般成分等の合計量（g）から水分（g）を減じた量（E, g）の比（E/D）を評価基準（適用範囲/乾物）と比較して、評価コード（GあるいはNG）を付ける

評価コード
乾物量に対する水分を除く一般成分等の合計量の比（E/D）が評価基準内、すなわち評価基準の最小値以上かつ最大値以下である：G
乾物量に対する水分を除く一般成分等の合計量の比（E/D）が評価基準外、すなわち評価基準の最小値未満あるいは最大値超である：NG

4. エネルギー計算に利用する計算式
1)　評価コードがGの場合：

エネルギー（kJ）＝アミノ酸組成によるたんぱく質*（g）×17 kJ/g＋脂肪酸のトリアシルグリセロール当量**（g）×37 kJ/g＋利用可能炭水化物（単糖当量）***（g）×16 kJ/g＋食物繊維（g）×8 kJ/g＋ソルビトール（g）×10.8 kJ/g＋マンニトール（g）×6.7 kJ/g＋マルチトール（g）×8.8 kJ/g＋還元水あめ（g）×12.6 kJ/g＋その他の糖アルコール×10 kJ/g＋酢酸（g）×14.6 kJ/g＋乳酸（g）×15.1 kJ/g＋クエン酸（g）×10.3 kJ/g＋リンゴ酸（g）×10.0 kJ/g＋その他の有機酸（g）×13 kJ/g＋アルコール（g）×29 kJ/g

エネルギー（kcal）＝アミノ酸組成によるたんぱく質*（g）×4 kcal/g＋脂肪酸のトリアシルグリセロール当量**（g）×9 kcal/g＋利用可能炭水化物（単糖当量）***（g）×3.75 kcal/g＋食物繊維（g）×2 kcal/g＋ソルビトール（g）×2.6 kcal/g＋マンニトール（g）×1.6 kcal/g＋マルチトール（g）×2.1 kcal/g＋還元水あめ（g）×3.0 kcal/g＋その他の糖アルコール×2.4 kcal/g＋酢酸（g）×3.5 kcal/g＋乳酸（g）×3.6 kcal/g＋クエン酸（g）×2.5 kcal/g＋リンゴ酸（g）×2.4 kcal/g＋その他の有機酸（g）×3 kcal/g＋アルコール（g）×7 kcal/g

*　　「アミノ酸組成によるたんぱく質」の収載値がない場合には「たんぱく質」の収載値を用いる。
**　「脂肪酸のトリアシルグリセロール当量」の収載値がない場合には「脂質」の収載値を用いる。
***「利用可能炭水化物（単糖当量）」の収載値がない場合には「差引き法による利用可能炭水化物」の収載値を用いる。

その場合、エネルギー換算係数は17 kJ/gあるいは4 kcal/gを用いる。

2)　評価コードがNGの場合：

エネルギー（kJ）＝アミノ酸組成によるたんぱく質[†]（g）×17 kJ/g＋脂肪酸のトリアシルグリセロール当量[‡]（g）×37 kJ/g＋差引き法による利用可能炭水化物（g）×17 kJ/g＋食物繊維（g）×8 kJ/g＋ソルビトール（g）×10.8 kJ/g＋マンニトール（g）×6.7 kJ/g＋マルチトール（g）×8.8 kJ/g＋還元水あめ（g）×12.6 kJ/g＋その他の糖アルコール×10 kJ/g＋酢酸（g）×14.6 kJ/g＋乳酸（g）×15.1 kJ/g＋クエン酸（g）×10.3 kJ/g＋リンゴ酸（g）×10.0 kJ/g＋その他の有機酸（g）×13 kJ/g＋アルコール（g）×29 kJ/g

エネルギー（kcal）＝アミノ酸組成によるたんぱく質[†]（g）×4 kcal/g＋脂肪酸のトリアシルグリセロール当量[‡]（g）×9 kcal/g＋差引き法による利用可能炭水化物（g）×4 kcal/g＋食物繊維（g）×2 kcal/g＋ソルビトール（g）×2.6 kcal/g＋マンニトール（g）×1.6 kcal/g＋マルチトール（g）×2.1 kcal/g＋還元水あめ（g）×3.0 kcal/g＋その他の糖アルコール×2.4 kcal/g＋酢酸（g）×3.5 kcal/g＋乳酸（g）×3.6 kcal/g＋クエン酸（g）×2.5 kcal/g＋リンゴ酸（g）×2.4 kcal/g＋その他の有機酸（g）×3 kcal/g＋アルコール（g）×7 kcal/g

[†]「アミノ酸組成によるたんぱく質」の収載値がない場合には「たんぱく質」の収載値を用いる。
[‡]「脂肪酸のトリアシルグリセロール当量」の収載値がない場合には「脂質」の収載値を用いる。

5. 留意点
1)　エネルギーの計算に関係する収載値の確からしさ
　　FAO/INFOODSの指針（FAO/INFOODS, 2012）では、一般成分等の合計値の範囲について、97 - 103 gの範囲にあることを推奨しており、95 - 105 gの範囲である場合も許容しうるとしている。この指針を採用してエネルギーの計算をすると、水分の多い食品では、エネルギー産生成分の収載値の合計が小さくても、許容する範囲に入り、エネルギーが不適切に小さくなることが判明した。このため、本成分表では、「2. 計算の原則」で述べたように、水分を除く一般成分等の合計量と100から水分を差引いた乾物量との比を用いて、収載値の確からしさを評価することとした。これは、水分はエネルギー産生成分ではないので、それを100 gから差引いた乾物量を基準として比較することがより適切であると判断したことによる。
　　FAO報告書（FAO, 2003）が推奨する分析方法による収載値（アミノ酸組成によるたんぱく質、脂肪酸のトリアシルグリセロール当量で表した脂質）と許容する分析方法による収載値（たんぱく質、脂質）とを比較すると、多くの食品において，推奨する分析方法による収載値が小さいことが分かる。この差は、成分項目群「たんぱく質」では、アミン類、たんぱく質構成アミノ酸ではないテアニン、シトルリン等の遊離アミノ酸、キチンのような窒素を含む炭水化物等の含窒素化合物に由来し、成分項目群「脂質」では、イソプレノイド、ワックスを構成する高級アルコール等の脂溶性化合物に由来する可能性が高い。また、さまざまな未測定の成分は成分表に収載していないことも，一般成分等の合計量が100 g未満になる可能性が高くなる要因となっている。このため、成分表における収載値の確からしさを保証するため、本成分表では、差引き法による利用可能炭水化物を収載している。
　　一般に、差引き法による利用可能炭水化物の収載値と利用可能炭水化物（質量計）の収載値との差（＝CHOAVLDF--CHOAVL）が正で、絶対値が大きい食品の場合には、その食品に、本成分表には収載していない成分が存在する可能性が高いことを示している。一方、その差が負で、絶対値が大きい食品の場合には、その食品の成分の収載値が全体として大きめの値であることを示している。Horwitz式を用いて一般成分等の合計値の確からしさをみると、その合計値が100 ± 6 gの食品の収載値は確からしいと判断できるので、差引き法による利用可能炭水化物の収載値と利用可能炭水化物（質量計）の収載値の差の絶対値が6 g以内であれば、その食品の収載値は信用できるものと考えられる。一方、本成分表にはその差の絶対値が6 g超のものがあるので、それらの食品の収載値は速やかに見直すことになる。なお、これ

らの絶対値の差が6 g超の食品のエネルギーの計算には、差引き法による利用可能炭水化物を用いているので、エネルギーの収載値は確からしいと考えられる。

2) 差引き法による利用可能炭水化物の量が負になる食品の取扱い：
　負の数値をアミノ酸組成によるたんぱく質及びたんぱく質の量に加え、アミノ酸組成によるたんぱく質及びたんぱく質の量を減ずる。
　ただし、アミノ酸組成によるたんぱく質及びたんぱく質の成分値が小さい等の理由で、負の数値をアミノ酸組成によるたんぱく質及びたんぱく質の量に加えることが適当ではないと判断される場合には、成分値の多少や類似食品の成分値等を勘案して、脂肪酸のトリアシルグリセロール当量及び脂質、水分あるいは灰分に加え，脂肪酸のトリアシルグリセロール当量及び脂質、水分あるいは灰分の量を減じる。

引用文献

CAC (2009): Codex Alimentarius Commission ALINORM 09/32/26, JOINT FAO/WHO FOOD STANDARDS PROGRAMME, CODEX ALIMENTARIUS COMMISSION, Thirty second Session, Rome, Italy, 29 June - 4 July 2009, REPORT OF THE 30th SESSION OF THE CODEX COMMITTEE ON NUTRITION AND FOODS FOR SPECIAL DIETARY USES, Cape Town, South Africa, 3‐7 November 2008.

CAC (2017): Codex Alimentarius Commission, Agenda item 6, MAS/38 CRD3, JOINT FAO/WHO FOOD STANDARDS PROGRAMME CODEX COMMITTEE ON METHODS OF ANALYSIS SAMPLING, 38th Session Budapest, Hungary, 8–12 May 2017, GENERAL STANDARD ON RECOMMENDED METHODS OF ANALYSIS AND SAMPLING (CODEX STAN 234-1999).

FAO (2003): Food energy – methods of analysis and conversion factors, FAO FOOD AND NUTRITION PAPER 77, Report of a technical workshop Rome, 3– 6 December 2002, FOOD AND AGRICULTURE ORGANIZATION OF THE UNITED NATIONS, Rome.

FAO/INFOODS (2012): FAO/INFOODS Guidelines for Checking Food Composition Data prior to the Publication of a User Table/Database-Version 1.0. FAO, Rome.

WHO and FAO (2019): CODEX ALIMENTARIUS COMMISSION PROCEDURAL MANUAL Twenty-Seventh edition. 79‐81.

第2章　日本食品標準成分表2020年版（八訂）

1 穀類

食品番号	索引番号	食品名	廃棄率	エネルギー		水分	たんぱく質		脂質			炭水化物							灰分	無機質						
							アミノ酸組成によるたんぱく質	たんぱく質	脂肪酸のトリアシルグリセロール当量	コレステロール	脂質	利用可能炭水化物（単糖当量）	利用可能炭水化物（質量計）	差引き法による利用可能炭水化物	食物繊維総量	糖アルコール	炭水化物	有機酸		ナトリウム	カリウム	カルシウム	マグネシウム	リン	鉄	亜鉛
		単位	%	kJ	kcal	(g)			mg	(g)									(mg)						
		成分識別子	REFUSE	ENERC	ENERC_KCAL	WATER	PROTCAA	PROT-	FATNLEA	CHOLE	FAT-	CHOAVLM	CHOAVL	CHOAVLDF-	FIB-	POLYL	CHOCDF-	OA	ASH	NA	K	CA	MG	P	FE	ZN
01001	1	アマランサス 玄穀	0	1452	343	13.5	(11.3)	12.7	5.0	(0)	6.0	63.5 *	57.8	59.9	7.4	-	64.9	-	2.9	1	600	160	270	540	9.4	5.8
01002	2	あわ 精白粒	0	1466	346	13.3	10.2	11.2	4.1	(0)	4.4	69.6 *	63.3	67.6	3.3	0	69.7	-	1.4	1	300	14	110	280	4.8	2.5
01003	3	あわ あわもち	0	890	210	48.0	(4.5)	5.1	(1.2)	0	1.3	(44.5)	(40.5)	44.6 *	1.5	-	45.3	-	0.3	0	62	5	12	39	0.7	1.1
01004	4	えんばく オートミール	0	1479	350	10.0	12.2	13.7	(5.1)	(0)	5.7	63.1 *	57.4	61.8	9.4	-	69.1	-	1.5	3	260	47	100	370	3.9	2.1
01005	5	おおむぎ 七分つき押麦	0	1454	343	14.0	(9.7)	10.9	1.8	(0)	2.1	(71.3) *	(64.9)	63.3	10.3	-	72.1	-	0.9	2	220	23	46	180	1.3	1.4
01006	6	おおむぎ 押麦 乾	0	1395	329	12.7	5.9	6.7	1.2	(0)	1.5	72.4 *	65.8	67.2	12.2	-	78.3	-	0.7	2	210	21	40	160	1.1	1.1
01170	7	おおむぎ 押麦 めし	0	500	118	68.6	2.0	2.2	0.4	(0)	0.5	24.2	22.0	24.6 *	4.2	-	28.5	-	0.2	Tr	38	6	10	46	0.4	0.4
01007	8	おおむぎ 米粒麦	0	1407	333	14.0	(6.2)	7.0	(1.8)	(0)	2.1	68.8	62.5	68.6 *	8.7	-	76.2	-	0.7	2	170	17	25	140	1.2	1.2
01008	9	おおむぎ 大麦めん 乾	0	1457	343	14.0	(11.7)	12.9	(1.4)	(0)	1.7	(72.2) *	(65.7)	63.2	6.3	-	68.0	-	3.4	1100	240	27	63	200	2.1	1.5
01009	10	おおむぎ 大麦めん ゆで	0	516	121	70.0	(4.4)	4.8	(0.5)	(0)	0.6	(25.2)	(22.9)	22.3	2.5	-	24.3	-	0.3	64	10	12	18	61	0.9	0.6
01010	11	おおむぎ 麦こがし	0	1553	368	3.5	(11.1)	12.5	(4.2)	(0)	5.0	(80.1) *	(72.8)	63.8 *	15.5	-	77.1	-	1.9	2	490	43	130	340	3.1	3.8
01167	12	キヌア 玄穀	0	1455	344	12.2	9.7	13.4	2.7	(0)	3.2	60.7	55.4	67.1 *	6.2	-	69.0	-	2.2	35	580	46	180	410	4.3	2.8
01011	13	きび 精白粒	0	1496	353	13.8	10.0	11.3	2.9	(0)	3.3	71.5	65.0	70.9 *	1.6	0.1	70.9	-	0.7	2	200	9	84	160	2.1	2.7
01012	14	こむぎ ［玄穀］ 国産 普通	0	1391	329	12.5	9.5	10.8	(2.5)	(0)	3.1	64.3 *	58.5	59.8	14.0	-	72.1	-	1.6	2	440	26	82	350	3.2	2.6
01013	15	こむぎ ［玄穀］ 輸入 軟質	0	1457	344	10.0	-	10.1	(2.7)	(0)	3.3	68.4 *	62.2	64.6	11.2	-	75.2	-	1.4	2	390	36	110	290	2.9	1.7
01014	16	こむぎ ［玄穀］ 輸入 硬質	0	1406	332	13.0	-	13.0	2.5	(0)	3.0	62.6 *	57.0	58.5	11.4	-	69.4	-	1.6	2	340	26	140	320	3.2	3.1
01015	17	こむぎ ［小麦粉］ 薄力粉 1等	0	1485	349	14.0	7.7	8.3	1.3	(0)	1.5	80.3 *	73.1	74.1	2.5	-	75.8	-	0.4	Tr	110	20	12	60	0.5	0.3
01016	18	こむぎ ［小麦粉］ 薄力粉 2等	0	1467	345	14.0	8.3	9.3	(1.6)	(0)	1.9	77.7 *	70.7	72.9	2.6	-	74.3	-	0.5	Tr	130	23	30	77	0.9	0.7
01018	19	こむぎ ［小麦粉］ 中力粉 1等	0	1435	337	14.0	8.3	9.0	(1.4)	(0)	1.6	76.4 *	69.5	73.2	2.8	-	75.1	-	0.4	1	100	17	18	64	0.5	0.5
01019	20	こむぎ ［小麦粉］ 中力粉 2等	0	1466	346	14.0	8.9	9.7	(1.6)	(0)	1.8	73.1	66.5	73.0 *	2.1	-	74.0	-	0.5	1	110	24	26	80	1.1	0.6
01020	21	こむぎ ［小麦粉］ 強力粉 1等	0	1432	337	14.5	11.0	11.8	1.3	(0)	1.5	73.5 *	66.8	70.1	2.7	-	71.7	-	0.4	Tr	89	17	23	64	0.9	0.8
01021	22	こむぎ ［小麦粉］ 強力粉 2等	0	1455	343	14.5	11.9	12.6	(1.5)	(0)	1.7	70.0	63.6	69.5 *	2.1	-	70.6	-	0.5	Tr	86	21	36	86	1.0	1.0
01023	23	こむぎ ［小麦粉］ 強力粉 全粒粉	0	1356	320	14.5	(11.7)	12.8	(2.4)	(0)	2.9	(61.2) *	(55.6)	58.6	11.2	-	68.2	-	1.6	2	330	26	140	310	3.1	3.0
01146	24	こむぎ ［小麦粉］ プレミックス粉 お好み焼き用	0	1426	335	9.8	9.0	10.1	1.8	1	1.9	74.1 *	67.6	72.7	2.8	-	73.6	-	3.9	1400	210	64	31	320	1.0	0.7
01024	25	こむぎ ［小麦粉］ プレミックス粉 ホットケーキ用	0	1529	360	11.1	(7.1)	7.8	(3.6)	31	4.0	(78.6) *	(72.4)	74.2	1.8	-	74.4	Tr	2.1	390	230	100	12	170	0.5	0.5
01147	26	こむぎ ［小麦粉］ プレミックス粉 から揚げ用	0	1325	311	8.3	9.2	10.2	1.0	0	1.2	69.4 *	63.4	68.6	2.6	-	70.0	-	10.3	3800	280	110	39	130	1.2	0.7
01025	27	こむぎ ［小麦粉］ プレミックス粉 天ぷら用	0	1434	337	12.4	8.2	8.8	1.1	3	1.3	77.1 *	70.1	74.6	2.5	-	76.1	-	1.2	210	160	140	19	120	0.6	0.5
01171	28	こむぎ ［小麦粉］ プレミックス粉 天ぷら用 バッター	0	578	136	65.5	(3.0)	3.3	(0.4)	1	0.5	(30.3)	(27.6)	29.6 *	1.0	-	30.2	-	0.4	64	67	84	8	51	0.2	0.1
01172	29	こむぎ ［小麦粉］ プレミックス粉 天ぷら用 バッター 揚げ	0	2439	588	10.2	(3.9)	4.3	-	2	47.7	-	-	34.3 *	3.3	-	37.0	-	0.6	79	93	100	8	63	0.3	0.1
01026	30	こむぎ ［パン類］ 角形食パン 食パン	0	1051	248	39.2	7.4	8.9	3.7	0	4.1	48.2 *	44.2	44.1	4.2	0	46.4	-	1.4	470	86	22	18	67	0.5	0.5
01174	31	こむぎ ［パン類］ 角形食パン 焼き	0	1139	269	33.6	8.3	9.7	4.0	-	4.5	52.1 *	47.8	47.9	4.6	-	50.6	-	1.6	520	93	26	20	77	0.5	0.6
01175	32	こむぎ ［パン類］ 角形食パン 耳を除いたもの	45	956	226	44.2	6.9	8.2	3.4	-	3.7	43.9 *	40.2	40.4	3.8	-	42.6	-	1.3	440	78	20	16	61	0.4	0.4
01176	33	こむぎ ［パン類］ 角形食パン 耳	55	1152	273	(33.5)	-	(9.7)	-	-	(4.5)	-	-	(46.1) *	(4.7)	-	(50.8)	-	(1.5)	(510)	(92)	(23)	(18)	(73)	(0.5)	(0.6)
01206	34	こむぎ ［パン類］ 食パン リーンタイプ	0	1045	246	(39.2)	(7.4)	(8.0)	(3.5)	(Tr)	(3.7)	(48.5) *	(44.1)	(46.4)	(2.0)	-	(47.5)	-	(1.6)	(520)	(67)	(12)	(16)	(46)	(0.6)	(0.6)

可 食 部 100 g 当 た り																														
無機質						ビ タ ミ ン																								備 考
						ビタミンA							ビタミンE																	
銅	マンガン	ヨウ素	セレン	クロム	モリブデン	レチノール	α-カロテン	β-カロテン	β-クリプトキサンチン	β-カロテン当量	レチノール活性当量	ビタミンD	α-トコフェロール	β-トコフェロール	γ-トコフェロール	δ-トコフェロール	ビタミンk	ビタミンB1	ビタミンB2	ナイアシン	ナイアシン当量	ビタミンB6	ビタミンB12	葉酸	パントテン酸	ビオチン	ビタミンC	アルコール	食塩相当量	
(......mg......)		(						μg					(.......... mg ....)				μg	(........... mg ....)					μg	(...... μg ......)	mg	μg	mg	(......g......)		
CU	MN	ID	SE	CR	MO	RETOL	CARTA	CARTB	CRYPXB	CARTBEQ	VITA_RAE	VITD	TOCPHA	TOCPHB	TOCPHG	TOCPHD	VITK	THIA	RIBF	NIA	NE	VITB6A	VITB12	FOL	PANTAC	BIOT	VITC	ALC	NACL_EQ	
0.92	6.14	1	13	7	59	(0)	0	2	0	2	Tr	(0)	1.3	2.3	0.2	0.7	(0)	0.04	0.14	1.0	(3.8)	0.58	(0)	130	1.69	16.0	(0)	-	0	
0.49	0.88	0	2	1	22	(0)	(0)	(0)	(0)	(0)	(0)	(0)	0.6	0.1	2.2	0	(0)	0.56	0.07	2.9	6.4	0.18	(0)	29	1.83	14.0	(0)	-	0	うるち、もちを含む 歩留り：70～80 %
0.20	0.46	0	1	0	40	0	0	0	0	0	0	(0)	0.1	0	1.2	0	(0)	0.08	0.01	0.3	(1.7)	0.03	(0)	7	0.61	3.4	0	-	0	原材料配合割合：もちあわ50、もち米50
0.28	-	-	18	0	110	(0)	-	-	-	(0)	(0)	(0)	0.6	0.1	1.1	0	(0)	0.20	0.08	1.1	4.5	0.11	(0)	30	1.29	22.0	(0)	-	0	別名：オート、オーツ
0.32	0.85	-	-	-	-	(0)	-	-	-	(0)	(0)	(0)	0.2	Tr	0.1	0	(0)	0.22	0.07	3.2	(5.8)	0.14	(0)	20	0.43	-	(0)	-	0	歩留り：玄皮麦60～65 %、玄裸麦65～70 %
0.22	0.86	0	1	0	11	(0)	-	-	-	(0)	(0)	(0)	0.1	0	0	0	(0)	0.11	0.03	3.4	5.0	0.13	(0)	10	0.40	2.7	(0)	-	0	歩留り：玄皮麦45～55 %、玄裸麦55～65 % 食物繊維：AOAC2011.25法
0.08	0.24	(0)	Tr	(0)	3	(0)	-	-	-	(0)	(0)	(0)	Tr	(0)	(0)	(0)	(0)	0.02	Tr	0.8	1.3	0.03	(0)	3	0.13	0.8	(0)	-	-	乾35 g相当量を含む 食物繊維：AOAC2011.25法
0.37	-	Tr	1	Tr	9	(0)	-	-	-	(0)	(0)	(0)	0.1	0	0	0	(0)	0.19	0.05	2.3	(4.0)	0.19	(0)	10	0.64	3.5	(0)	-	-	別名：切断麦 白麦を含む 歩留り：玄皮麦40～50 %、玄裸麦50～60 %
0.33	0.90	-	-	-	-	(0)	-	-	-	(0)	(0)	(0)	Tr	0	0	0	(0)	0.21	0.04	3.5	(6.3)	0.09	(0)	19	0.64	-	(0)	-	2.8	原材料配合割合：大麦粉 50、小麦粉 50
0.13	0.27	-	-	-	-	(0)	-	-	-	(0)	(0)	(0)	Tr	0	0	0	(0)	0.06	0.01	1.0	(2.0)	0.01	(0)	5	0.26	-	(0)	-	0.2	原材料配合割合：大麦粉 50、小麦粉 50
0.41	1.81	-	-	-	-	(0)	-	-	-	(0)	(0)	(0)	0.5	0.1	0.1	0	(0)	0.19	0.10	7.6	(11.0)	0.09	(0)	24	0.28	-	(0)	-	0	別名：こうせん、はったい粉
0.47	2.45	2	3	3	23	0	0	11	1	12	1	(0)	2.6	0.1	4.0	0.1	Tr	0.45	0.24	1.2	4.0	0.39	Tr	190	0.95	23.0	(0)	-	0.1	
0.38	-	0	2	1	16	-	-	-	-	(0)	(0)	(0)	0.5	0.3	0	0	(0)	0.34	0.09	3.7	6.2	0.20	(0)	13	0.95	7.9	(0)	-	0	うるち、もちを含む 歩留り：70～80 %
0.38	3.90	1	3	1	29	-	-	-	-	(0)	(0)	(0)	1.2	0.6	0	0	(0)	0.41	0.09	6.3	8.9	0.35	(0)	38	1.03	7.5	(0)	-	0	食物繊維：AOAC2011.25法
0.32	3.79	0	5	1	19	-	-	-	-	(0)	(0)	(0)	1.2	0.6	0	0	(0)	0.49	0.09	5.0	6.7	0.34	(0)	40	1.07	9.6	(0)	-	0	
0.43	4.09	0	54	1	47	-	-	-	-	(0)	(0)	(0)	1.2	0.6	0	0	(0)	0.35	0.09	5.8	8.0	0.34	(0)	49	1.29	11.0	(0)	-	0	
0.08	0.43	Tr	4	2	12	0	-	-	-	(0)	0	0	0.3	0.2	0.1	0	0	0.11	0.03	0.6	2.4	0.03	0	9	0.53	1.2	0	-	0	(100 g：182 mL、100 mL：55 g)
0.18	0.77	0	3	2	14	-	-	-	-	(0)	0	0	0.2	0.1	0.1	0	(0)	0.21	0.04	0.9	2.9	0.09	(0)	14	0.62	2.5	0	-	0	(100 g：182 mL、100 mL：55 g)
0.11	0.43	0	7	Tr	9	-	-	-	-	(0)	0	0	0.1	Tr	0.1	0	(0)	0.10	0.03	0.8	2.5	0.04	(0)	8	0.47	1.5	0	-	0	(100 g：182 mL、100 mL：55 g)
0.14	0.77	-	2	2	10	-	-	-	-	(0)	0	(0)	0.2	0.1	0	0	(0)	0.22	0.04	1.2	3.1	0.07	(0)	12	0.66	2.6	0	-	0	(100 g：182 mL、100 mL：55 g)
0.15	0.32	0	39	1	26	-	-	-	-	(0)	0	(0)	0.1	0	0	0	(0)	0.09	0.03	0.8	3.1	0.06	(0)	16	0.77	1.7	0	-	0	(100 g：182 mL、100 mL：55 g)
0.19	0.58	0	49	1	30	-	-	-	-	(0)	0	(0)	0.1	0	0	0	(0)	0.13	0.03	1.1	3.6	0.08	(0)	18	0.93	2.6	0	-	0	(100 g：182 mL、100 mL：55 g)
0.42	4.02	0	47	3	44	-	-	-	-	(0)	0	(0)	1.0	0.1	0	0	(0)	0.34	0.09	5.7	(8.5)	0.33	(0)	48	1.27	11.0	(0)	-	0	(100 g：182 mL、100 mL：55 g)
0.13	0.92	1400	8	3	15	0	Tr	7	1	8	1	0.1	0.6	0.3	0.2	Tr	1	0.21	0.21	1.5	3.3	0.07	0.1	17	0.41	2.4	Tr	-	3.7	加熱によりベーキングパウダーから発生する二酸化炭素等：0.6 g (100 g：182 mL、100 mL：55 g)
0.07	-	-	3	5	11	9	-	-	-	0	9	0.1	0.3	0.1	0.3	0.1	1	0.10	0.08	0.5	(2.2)	0.04	0.1	10	0.48	1.5	0	-	1.0	加熱によりベーキングパウダーから発生する二酸化炭素等：0.6 g (100 g：182 mL、100 mL：55 g)
0.10	0.96	1	6	6	23	0	2	39	31	56	5	0	0.2	0.2	0.1	0	2	0.15	0.07	1.3	2.8	0.12	Tr	26	0.33	4.3	0	-	9.7	加熱によりベーキングパウダーから発生する二酸化炭素等：0.1 g β-カロテン：着色料として添加 (100 g：182 mL、100 mL：55 g)
0.12	0.62	1	3	2	10	Tr	Tr	3	2	4	1	0	0.2	0.1	0.2	0	0	0.12	0.99	0.9	2.7	0.06	(0)	12	0.35	1.3	0	-	0.5	β-カロテン及びビタミンB2無添加のもの 加熱によりベーキングパウダーから発生する二酸化炭素等：0.2 g (100 g：182 mL、100 mL：55 g)
0.04	0.20	1	1	1	3	0	0	39	0	39	3	(0)	0.1	0.1	0.1	0	(0)	0.04	0.16	0.4	(1.0)	0.02	(0)	3	0.19	0.5	(0)	-	0.2	天ぷら粉39、水61 加熱によりベーキングパウダーから発生する二酸化炭素等：0.1 g 食物繊維：AOAC2011.25法
0.04	0.26	0	1	2	4	0	0	1	0	1	0	7.6	0.1	17.0	0.5	81	0.05	0.14	0.5	(1.3)	0.03	(0)	4	0.21	0.7	(0)	-	0.2	別名：揚げ玉、天かす 植物油（なたね油）調理による脂質の増減：第1章表13参照 加熱によりベーキングパウダーから発生する二酸化炭素等：0.2 g 食物繊維：AOAC2011.25法
0.09	0.25	1	22	1	15	-	-	-	-	-	-	0	0.4	0.1	0.3	0	-	0.07	0.05	1.1	2.6	0.03	Tr	30	0.42	2.3	0	-	1.2	食物繊維：AOAC2011.25法
0.10	0.28	1	25	1	17	-	-	-	-	-	-	-	0.4	0.1	0.3	0	-	0.07	0.05	1.2	2.9	0.03	-	30	0.45	2.2	0	-	1.3	食物繊維：AOAC2011.25法
0.08	0.23	1	20	1	12	-	1	4	-	5	Tr	-	0.3	Tr	0.3	-	-	0.06	0.05	1.1	2.5	0.04	-	17	0.30	2.2	0	-	1.1	※ 耳の割合：45 %、耳以外の割合：55 % 別名：サンドイッチ用食パン 食物繊維：AOAC2011.25法
(0.10)	(0.27)	(1)	(22)	(1)	(14)	-	(1)	(6)	-	(7)	(1)	-	(0.4)	(0.1)	(0.3)	(0.1)	-	(0.06)	(0.06)	(1.1)	(2.7)	(0.05)	-	(27)	(0.37)	(2.2)	(Tr)	-	(1.3)	※ 耳の割合：45 %、耳以外の割合：55 % 食物繊維：AOAC2011.25法
(0.10)	(0.21)	0	(25)	(1)	(17)	0	-	-	-	0	0	(0.3)	(0.4)	(0.1)	(0.3)	(0.1)	0	(0.10)	(0.05)	(0.6)	(1.9)	(0.04)	0	(28)	(0.54)	(2.5)	0	-	(1.3)	

1 穀類

食品番号	索引番号	食品名	廃棄率	エネルギー		水分	たんぱく質		トリアシルグリセロール当量	コレステロール	脂質	利用可能炭水化物(単糖当量)	利用可能炭水化物(質量計)	差引き法による利用可能炭水化物	食物繊維総量	糖アルコール	炭水化物	有機酸	灰分	ナトリウム	カリウム	カルシウム	マグネシウム	リン	鉄	亜鉛
							アミノ酸組成による	たんぱく質																		
		単位	%	kJ	kcal	(g)				mg		(g)								(mg)						
		成分識別子	REFUSE	ENERC	ENERC_KCAL	WATER	PROTCAA	PROT-	FATNLEA	CHOLE	FAT-	CHOAVLM	CHOAVL	CHOAVLDF-	FIB-	POLYL	CHOCDF-	OA	ASH	NA	K	CA	MG	P	FE	ZN
01207	35	こむぎ [パン類] 食パン リッチタイプ	0	1085	256	(39.2)	(7.2)	(7.8)	(5.5)	(32)	(6.0)	(46.6)*	(42.7)	(44.9)	(1.7)	-	(45.6)	(Tr)	(1.5)	(440)	(88)	(25)	(15)	(62)	(0.6)	(0.7)
01205	36	こむぎ [パン類] 食パン 山形食パン	0	1043	246	(39.2)	(7.2)	(7.8)	(3.3)	(Tr)	(3.5)	(49.0)*	(44.7)	(46.8)	(1.8)	-	(47.9)	(Tr)	(1.6)	(490)	(76)	(18)	(16)	(51)	(0.6)	(0.6)
01028	37	こむぎ [パン類] コッペパン	0	1097	259	37.0	7.3	8.5	(3.6)	(Tr)	3.8	(49.6)	(45.3)	48.5*	2.0	0	49.1	Tr	1.6	520	95	37	24	75	1.0	0.7
01030	38	こむぎ [パン類] 乾パン	0	1639	386	5.5	(8.7)	9.5	(4.0)	(Tr)	4.4	(82.2)*	(74.9)	76.8	3.1	0	78.8	Tr	1.8	490	160	30	27	95	1.2	0.6
01031	39	こむぎ [パン類] フランスパン	0	1231	289	30.0	8.6	9.4	(1.1)	(0)	1.3	63.9*	58.2	55.8	2.7	-	57.5	-	1.8	620	110	16	22	72	0.9	0.8
01032	40	こむぎ [パン類] ライ麦パン	0	1066	252	35.0	6.7	8.4	(2.0)	(0)	2.2	-	-	49.0*	5.6	-	52.7	-	1.7	470	190	16	40	130	1.4	1.3
01208	41	こむぎ [パン類] 全粒粉パン	0	1059	251	(39.2)	(7.2)	(7.9)	(5.4)	(Tr)	(5.7)	(43.7)*	(39.9)	(41.9)	(4.5)	-	(45.5)	0	(1.7)	(410)	(140)	(14)	(51)	(120)	(1.3)	(0.4)
01033	42	こむぎ [パン類] ぶどうパン	0	1113	263	35.7	7.3	8.2	3.3	(Tr)	3.5	-	-	50.0*	2.2	-	51.1	-	1.5	400	210	32	23	86	0.9	0.6
01034	43	こむぎ [パン類] ロールパン	0	1304	309	30.7	8.5	10.1	(Tr)	(Tr)	9.0	49.7	45.7	48.6*	2.0	Tr	48.6	-	1.6	490	110	44	22	97	0.7	0.8
01209	44	こむぎ [パン類] クロワッサン レギュラータイプ	0	1701	406	(20.0)	(5.9)	(6.5)	(19.3)	(20)	(20.4)	(52.3)	(47.9)	(51.3)*	(1.9)	-	(51.5)	(Tr)	(1.6)	(530)	(110)	(27)	(14)	(65)	(0.4)	(0.5)
01035	45	こむぎ [パン類] クロワッサン リッチタイプ	0	1828	438	20.0	7.2	7.9	25.4	(35)	26.8	-	-	44.2*	1.8	-	43.9	-	1.4	470	90	21	17	67	0.6	0.6
01210	46	こむぎ [パン類] くるみパン	0	1224	291	(39.2)	(7.5)	(8.2)	(12.5)	(12)	(12.6)	(38.4)*	(34.8)	(37.1)	(2.4)	-	(38.7)	(Tr)	(1.3)	(310)	(150)	(35)	(33)	(88)	(0.8)	(0.9)
01036	47	こむぎ [パン類] イングリッシュマフィン	0	946	224	46.0	(7.4)	8.1	(3.2)	(Tr)	3.6	(40.1)	(36.7)	40.6*	1.2	-	40.8	-	1.5	480	84	53	19	96	0.8	0.8
01037	48	こむぎ [パン類] ナン	0	1086	257	37.2	(9.5)	10.3	3.1	(0)	3.4	(45.6)	(41.6)	46.7*	2.0	-	47.6	-	1.5	530	97	11	22	77	0.8	0.7
01148	49	こむぎ [パン類] ベーグル	0	1142	270	32.3	8.2	9.6	1.9	-	2.0	50.3	46.0	53.6*	2.5	Tr	54.6	-	1.4	460	97	24	24	81	1.3	0.7
01038	50	こむぎ [うどん・そうめん類] うどん 生	0	1058	249	33.5	5.2	6.1	(0.5)	(0)	0.6	55.0	50.1	54.2*	3.6	Tr	56.8	-	3.0	1000	90	18	13	49	0.3	0.3
01039	51	こむぎ [うどん・そうめん類] うどん ゆで	0	402	95	75.0	2.3	2.6	(0.3)	(0)	0.4	21.4*	19.5	20.7	1.3	0	21.6	-	0.4	120	9	6	6	18	0.2	0.1
01186	52	こむぎ [うどん・そうめん類] うどん 半生うどん	0	1258	296	23.8	(6.6)	(7.8)	(2.9)	(0)	(3.4)	(63.0)*	(57.4)	(60.0)	4.1	(0.1)	(62.5)	-	(2.5)	(1200)	(98)	(22)	(15)	(64)	(0.6)	(0.3)
01041	53	こむぎ [うどん・そうめん類] 干しうどん 乾	0	1420	333	13.5	8.0	8.5	(1.0)	(0)	1.1	(76.8)*	(69.9)	70.2	2.4	-	71.9	-	5.0	1700	130	17	19	70	0.6	0.4
01042	54	こむぎ [うどん・そうめん類] 干しうどん ゆで	0	497	117	70.0	(2.9)	3.1	(0.4)	(0)	0.5	(26.7)*	(24.2)	25.4	0.7	-	25.8	-	0.6	210	14	7	4	24	0.2	0.2
01043	55	こむぎ [うどん・そうめん類] そうめん・ひやむぎ 乾	0	1413	333	12.5	8.8	9.5	(1.0)	(0)	1.1	71.5	65.1	71.0*	2.5	0	72.7	-	4.2	1500	120	17	22	70	0.6	0.4
01044	56	こむぎ [うどん・そうめん類] そうめん・ひやむぎ ゆで	0	487	114	70.0	(3.3)	3.5	(0.4)	(0)	0.4	25.6*	23.3	25.1	0.9	0	25.8	-	0.3	85	5	6	5	24	0.2	0.2
01045	57	こむぎ [うどん・そうめん類] 手延そうめん・手延ひやむぎ 乾	0	1329	312	14.0	8.6	9.3	1.4	(0)	1.5	69.7*	63.5	67.9	1.8	-	68.9	-	6.3	2300	110	20	23	70	0.6	0.4
01046	58	こむぎ [うどん・そうめん類] 手延そうめん・手延ひやむぎ ゆで	0	506	119	70.0	(3.2)	3.5	(0.6)	(0)	0.6	(24.3)	(22.2)	24.9*	1.0	-	25.5	-	0.4	130	5	6	4	23	0.2	0.2
01047	59	こむぎ [中華めん類] 中華めん 生	0	1057	249	33.0	8.5	8.6	(1.0)	(0)	1.2	52.2*	47.6	50.4	5.4	0.1	55.7	-	1.5	410	350	21	13	66	0.5	0.4
01048	60	こむぎ [中華めん類] 中華めん ゆで	0	564	133	65.0	(4.8)	4.9	(0.5)	(0)	0.6	27.7*	25.2	26.5	2.8	Tr	29.2	-	0.3	70	60	20	7	29	0.3	0.2
01187	61	こむぎ [中華めん類] 半生中華めん	0	1293	305	23.7	(9.8)	(9.9)	(3.5)	(0)	(4.0)	(59.5)*	(54.2)	(55.4)	6.2	(0.2)	(61.2)	-	(1.3)	(470)	(430)	(21)	(15)	(72)	(0.7)	(0.4)
01049	62	こむぎ [中華めん類] 蒸し中華めん 蒸し中華めん	0	687	162	57.4	4.8	4.9	(1.4)	Tr	1.7	33.6*	30.6	32.5	3.1	0.2	35.6	-	0.5	110	80	10	9	40	0.4	0.2
01188	63	こむぎ [中華めん類] 蒸し中華めん ソテー	0	892	211	50.4	(5.1)	5.2	(4.3)	Tr	4.9	39.4*	35.9	35.8	3.6	0.2	38.9	-	0.5	130	87	10	10	43	0.4	0.2
01050	64	こむぎ [中華めん類] 干し中華めん 乾	0	1434	337	14.7	(11.5)	11.7	(1.4)	(0)	1.6	71.4*	65.0	64.5	6.0	0.1	70.2	-	1.9	410	300	21	23	82	1.1	0.5
01051	65	こむぎ [中華めん類] 干し中華めん ゆで	0	559	132	66.8	(4.8)	4.9	(0.4)	(0)	0.5	28.0*	25.4	25.1	2.6	0.1	27.5	-	0.3	66	42	13	10	29	0.4	0.2
01052	66	こむぎ [中華めん類] 沖縄そば 生	0	1128	266	32.3	(9.1)	9.2	(1.7)	(0)	2.0	(52.8)	(48.1)	52.5*	2.1	-	54.2	-	2.3	810	340	11	50	65	0.7	1.1
01053	67	こむぎ [中華めん類] 沖縄そば ゆで	0	561	132	65.5	(5.1)	5.2	(0.7)	(0)	0.8	(27.3)*	(24.8)	26.7	1.5	-	28.0	-	0.5	170	80	9	28	28	0.4	0.6
01054	68	こむぎ [中華めん類] 干し沖縄そば 乾	0	1349	317	13.7	(11.9)	12.0	(1.5)	(0)	1.7	(67.3)*	(61.3)	66.1	2.1	-	67.8	-	4.8	1700	130	23	22	100	1.5	0.4
01055	69	こむぎ [中華めん類] 干し沖縄そば ゆで	0	561	132	65.0	(5.1)	5.2	(0.5)	(0)	0.6	(27.7)*	(25.2)	27.2	1.5	-	28.6	-	0.5	200	10	11	8	36	0.5	0.2
01056	70	こむぎ [即席めん類] 即席中華めん 油揚げ味付け	0	1785	424	2.0	9.0	10.1	16.3	7	16.7	63.0*	57.3	62.5	2.5	0	63.5	-	7.7	2500	260	430	29	110	1.0	0.5
01057	71	こむぎ [即席めん類] 即席中華めん 油揚げ 乾 (添付調味料等を含むもの)	0	1847	439	3.0	-	10.1	18.6	3	19.1	(60.4)*	(54.9)	59.5	2.4	-	61.4	-	6.4	2200	150	230	25	110	0.9	0.5
01198	72	こむぎ [即席めん類] 即席中華めん 油揚げ 調理後全体 (添付調味料等を含むもの)	0	421	100	(78.5)	-	(2.3)	(4.4)	(1)	(4.4)	(13.4)*	(12.2)	(12.8)	(0.5)	(0.1)	(13.4)	-	(1.3)	(430)	(33)	(28)	(6)	(20)	(0.2)	(0.1)

可食部 100 g 当たり

	無機質						ビタミン																						アルコール	食塩相当量	備考
							ビタミンA							ビタミンE																		
	銅	マンガン	ヨウ素	セレン	クロム	モリブデン	レチノール	α-カロテン	β-カロテン	β-クリプトキサンチン	β-カロテン当量	レチノール活性当量	ビタミンD	α-トコフェロール	β-トコフェロール	γ-トコフェロール	δ-トコフェロール	ビタミンk	ビタミンB1	ビタミンB2	ナイアシン	ナイアシン当量	ビタミンB6	ビタミンB12	葉酸	パントテン酸	ビオチン	ビタミンC			
単位	(......mg......)						(.............................μg..............................)							(............ mg ....)				μg	(............... mg ....)					(..... μg.....)	mg	μg	mg	(.....g.....)		
成分識別子	CU	MN	ID	SE	CR	MO	RETOL	CARTA	CARTB	CRYPXB	CARTBEQ	VITA_RAE	VITD	TOCPHA	TOCPHB	TOCPHG	TOCPHD	VITK	THIA	RIBF	NIA	NE	VITB6A	VITB12	FOL	PANTAC	BIOT	VITC	ALC	NACL_EQ	
	(0.09)	(0.18)	(3)	(23)	(1)	(15)	(39)	0	(10)	1	(10)	(28)	(0.1)	(0.3)	(0.1)	(Tr)	0	(2)	(0.09)	(0.09)	(0.8)	(2.1)	(0.05)	(0.1)	(42)	(0.51)	(2.8)	0		(1.1)	
	(0.10)	(0.21)	(1)	(24)	(1)	(16)	0	0	0	0	0	0	(Tr)	(0.4)	(0.1)	(0.3)	(0.1)	0	(0.08)	(0.06)	(0.8)	(2.1)	(0.05)	(Tr)	(34)	(0.54)	(2.4)	0		(1.3)	別名：イギリスパン
	0.12	0.39	-	-	-	-	(0)	-	(0)	-	(0)	(0)	(0)	0.4	0.1	0.8	0.2	(Tr)	0.08	0.08	0.7	2.2	0.04	(Tr)	45	0.63	-	(0)		1.3	
	0.18	0.82	-	-	-	-	(0)	-	(0)	-	(0)	(0)	(0)	1.1	0.3	0.7	0.1	(Tr)	0.14	0.06	0.9	(2.8)	0.06	(0)	20	0.41	-	(0)		1.2	
	0.14	0.39	Tr	29	1	20	0	0	0	0	0	0	(0)	0.4	0.1	0.6	0.2	(0)	0.08	0.05	1.1	2.9	0.04	(0)	33	0.45	1.9	(0)		1.6	
	0.18	0.87	-	-	-	-	(0)	-	(0)	-	(0)	(0)	Tr	0.3	0.1	0.2	0.1	(0)	0.16	0.06	1.3	2.7	0.09	(0)	34	0.46	-	(0)		1.2	主原料配合：ライ麦粉50%
	(0.18)	(1.35)	0	(27)	(1)	(22)	0	0	0	0	0	0	(Tr)	(0.8)	(0.2)	(0.5)	(0.2)	0	(0.17)	(0.07)	(2.4)	(3.7)	(0.13)	0	(49)	(0.67)	(5.4)	0		1.0	
	0.15	0.32	-	-	-	-	Tr	0	1	0	1	Tr	Tr	0.4	0.1	0.4	0.2	(Tr)	0.11	0.05	1.2	(2.8)	0.07	(Tr)	33	0.42	-	(Tr)		1.0	
	0.12	0.29	-	-	-	-	(0)	0	15	0	15	1	0.1	0.5	0.1	0.7	0.2	(Tr)	0.10	0.06	1.3	3.1	0.03	(Tr)	38	0.61	-	(0)		1.2	
	(0.08)	(0.26)	(3)	(5)	(Tr)	(6)	34	0	(38)	(Tr)	(34)	(59)	(1.4)	(2.1)	(0.2)	(3.5)	(0.8)	(6)	(0.11)	(0.09)	(0.9)	(1.9)	(0.05)	(0.1)	(46)	(0.42)	(3.9)	0		(1.3)	
	0.10	0.29	-	-	-	-	(0)	5	66	0	69	6	0.1	1.9	0.2	5.3	1.2	Tr	0.08	0.03	1.0	2.6	0.03	Tr	33	0.44	-	(0)		1.2	
	(0.23)	(0.61)	(2)	(18)	(1)	(12)	(15)	0	(3)	(Tr)	(6)	(11)	(0.2)	(0.7)	(0.2)	(3.3)	(0.4)	(2)	(0.11)	(0.09)	(0.8)	(2.2)	(0.11)	(0)	(45)	(0.55)	(2.9)	0		(0.8)	
	0.12	0.28	-	-	-	-	(0)	Tr	1	0	1	Tr	(0.2)	0.3	0.1	0.3	0.1	(Tr)	0.15	0.08	1.2	(2.8)	0.05	(0)	23	0.32	-	(0)		1.2	
	0.11	0.30	-	-	-	-	(0)	0	0	0	0	0	(0.2)	0.6	0.1	0.7	0.7	0	0.13	0.06	1.3	(3.4)	0.05	(0)	36	0.55	-	(0)		1.3	
	0.11	0.45	-	-	-	-	(0)	-	-	-	(0)	(0)	0.2	0.1	Tr	0			0.19	0.08	2.0	3.7	0.06	-	47	0.28	-	(0)		1.2	
	0.08	0.39	2	6	2	7	(0)	0	0	0	0	0	(0)	0.2	0.2	0	0	-	0.09	0.03	0.6	1.7	0.03	(0)	5	0.36	0.8	(0)		2.5	きしめん、ひもかわを含む
	0.04	0.12	Tr	2	1	2	(0)	0	0	0	0	0	(0)	0.1	0.1	0	0	(0)	0.02	0.01	0.2	0.7	0.01	(0)	2	0.13	0.3	(0)		0.3	きしめん、ひもかわを含む
	(0.09)	(0.45)	(2)	(6)	(2)	(8)	(0)	-	-	-	(0)	(0)	(0.2)	(0.2)		-	-	-	(0.10)	(0.03)	(0.7)	(2.1)	(0.03)	(0)	(6)	(0.41)	(0.9)	(0)		(3.0)	
	0.11	0.50	0	10	1	12	(0)	0	0	0	0	0	(0)	0.1	0.1	0	0	(0)	0.08	0.02	0.9	2.5	0.04	(0)	9	0.45	1.3	(0)		4.3	
	0.04	0.14	-	-	-	-	(0)	0	0	0	0	0	(0)	0.1	0.1	0	0	(0)	0.02	0.01	0.2	(0.8)	0.01	(0)	2	0.14	-	-		0.5	
	0.12	0.44	0	16	1	14	(0)	0	0	0	0	0	(0)	0.1	0.1	0	0	(0)	0.08	0.02	0.9	2.8	0.03	(0)	9	0.70	1.3	(0)		3.8	
	0.05	0.12	0	6	1	3	(0)	0	0	0	0	0	(0)	0.1	0.1	0	0	(0)	0.02	0.01	0.2	(0.9)	Tr	(0)	2	0.25	0.4	(0)		0.2	
	0.14	0.43	1	22	1	16	(0)	0	0	0	0	0	(0)	0.1	0.1	0.1	0	(0)	0.06	0.02	0.9	2.7	0.03	(0)	10	0.52	1.1	(0)		5.8	
	0.05	0.12	-	-	-	-	(0)	-	-	-	(0)	(0)	Tr	Tr	0	0		(0)	0.03	0.01	0.2	(0.9)	Tr	-	2	0.16	-	-		0.2	
	0.09	0.35	Tr	33	1	20	(0)	0	0	0	0	0	(0)	0.2	0.1	0	0	(0)	0.02	0.02	0.6	2.3	0.03	(0)	8	0.55	1.0	(0)		1.0	
	0.05	0.18	0	17	Tr	5	(0)	0	0	0	0	0	(0)	0.1	0.1	0	0	(0)	0.01	0.01	0.2	(1.2)	0	Tr	3	0.25	0.5	(0)		0.2	
	(0.10)	(0.40)	(1)	(35)	(1)	(23)	0	0	0	0	0	0		(Tr)	(Tr)	(0.7)	-	-	(0.07)	(0.03)	(0.7)	(2.6)	(0.02)	(0)	(9)	(0.63)	(1.3)	(0)		(1.2)	
	0.06	0.23	Tr	9	1	6	(0)	-	-	-	(0)	(0)	0	0.1	0.1	0	0	0	0.16	0.3	1.4			(0)	4	0.19	0.7	(0)		0.3	
	0.06	0.25	0	10	1	7	(0)	-	-	-	(0)	(0)	0	0.1	0.1	0	0	0				(1.5)		0	4	0.21	0.8	(0)		0.3	
	0.15	0.44	0	24	1	18	(0)	-	-	-	(0)	(0)	0	0.1	0.1	0	0	0	0.02	0.03	0.8	(3.1)	0.05	(0)	11	0.76	1.4	(0)		1.0	
	0.05	0.18	0	9	Tr	4	(0)	-	-	-	(0)	(0)	0	Tr	Tr	0	0	0	0	0.01	0.2	(1.1)	0.01	Tr	3	0.25	0.5	(0)		0.2	
	0.18	0.69	-	-	-	-	(0)	-	-	-	(0)	(0)	(0)	0.3	0.2	0	0	(0)	0.02	0.04	0.8	(2.6)	0.11	(0)	15	0.63	-	(0)		2.1	別名：沖縄めん
	0.10	0.37	-	-	-	-	(0)	-	-	-	(0)	(0)	(0)	0.1	0.1	0	0	(0)	0.01	0.02		(1.2)	0.03	(0)		0.23	-	(0)		0.4	別名：沖縄めん
	0.11	0.38	-	-	-	-	(0)	-	-	-	(0)	(0)	(0)	0.2	0.1	0	0	(0)	0.12	0.05	1.1	(3.5)	0.05	(0)	8	0.49	-	(0)		4.3	別名：沖縄めん
	0.05	0.16	-	-	-	-	(0)	-	-	-	(0)	(0)	(0)	Tr	Tr	0	0	(0)	0.01	0.01	0.2	(1.2)	0.01	(0)	3	0.18	-	(0)		0.5	別名：沖縄めん
	0.13	0.82	-	-	-	-	0	0	0	0	0	0	0	3.1	0.3	3.1	2.5	1	1.46	1.67	1.0	2.5	0.06	(0)	12	0.41	-	0		6.4	別名：インスタントラーメン 添付調味料等を含む
	0.16	0.53	2	16	7	16	0	0	13	1	14	1	0	2.2	0.3	2.3	2.5	3	0.55	0.83	0.9	2.6	0.05	Tr	10	0.44	1.8	Tr		5.6	別名：インスタントラーメン 調理前のもの、添付調味料等を含む
	(0.03)	(0.12)	(Tr)	(4)	(2)	(4)	0	0	(3)	-	(3)	0	0	(0.5)	(Tr)	(0.5)	(0.6)	(1)	(0.02)	(0.13)	(0.2)	(0.6)	(0.01)	0	(2)	(0.10)	(0.4)	0		(1.1)	添付調味料等を含む 01057即席中華めん、油揚げ、乾より推計

1 穀類

可 食 部 100 g 当 た り

食品番号	索引番号	食品名	廃棄率	エネルギー	エネルギー	水分	アミノ酸組成によるたんぱく質	たんぱく質	トリアシルグリセロール当量(脂肪酸の)	コレステロール	脂質	利用可能炭水化物(単糖当量)	利用可能炭水化物(質量計)	差引き法による利用可能炭水化物	食物繊維総量	糖アルコール	炭水化物	有機酸	灰分	ナトリウム	カリウム	カルシウム	マグネシウム	リン	鉄	亜鉛
単位			%	kJ	kcal	(............ g ....)				mg	(.................................... g ....)								(.................... mg ....)						
成分識別子			REFUSE	ENERC	ENERC_KCAL	WATER	PROTCAA	PROT-	FATNLEA	CHOLE	FAT-	CHOAVLM	CHOAVL	CHOAVLDF-	FIB-	POLYL	CHOCDF-	OA	ASH	NA	K	CA	MG	P	FE	ZN
01189	73	こむぎ [即席めん類] 即席中華めん 油揚げ ゆで (添付調味料等を含まないもの)	0	793	189	59.8	3.5	3.9	7.1	2	7.7	28.7 *	26.1	26.4	2.6	0	27.9	-	0.7	150	34	95	8	40	0.2	0.2
01144	74	こむぎ [即席めん類] 即席中華めん 油揚げ 乾 (添付調味料等を含まないもの)	0	1938	461	3.7	8.2	8.9	-	4	19.6	65.2 *	59.3	60.7	5.5	0	65.5	-	2.3	580	150	220	20	97	0.6	0.4
01058	75	こむぎ [即席めん類] 即席中華めん 非油揚げ 乾 (添付調味料等を含むもの)	0	1426	336	10.0	-	10.3	4.9	2	5.2	(65.7) *	(59.8)	65.1	2.3	-	67.1	-	7.4	2700	260	110	25	110	0.8	0.4
01199	76	こむぎ [即席めん類] 即席中華めん 非油揚げ 調理後全体 (添付調味料等を含むもの)	0	392	93	(76.2)	-	(3.0)	(0.8)	(1)	(0.8)	(17.4)	(15.8)	(18.0) *	(0.6)	(0.1)	(18.7)	-	(1.2)	(430)	(68)	(6)	(6)	(26)	(0.2)	(0.1)
01190	77	こむぎ [即席めん類] 即席中華めん 非油揚げ ゆで (添付調味料等を含まないもの)	0	588	139	63.9	3.3	3.4	0.6	1	0.8	29.2	26.6	28.7 *	2.7	0	31.0	-	0.9	230	64	94	8	46	0.2	0.2
01145	78	こむぎ [即席めん類] 即席中華めん 非油揚げ 乾 (添付調味料等を含まないもの)	0	1432	337	10.7	7.9	8.5		1	1.9	74.4 *	67.7	69.4	6.5	0	75.2	-	3.7	1200	310	230	21	130	0.6	0.4
01193	79	こむぎ [即席めん類] 中華スタイル即席カップめん 油揚げ 塩味 乾 (添付調味料等を含むもの)	0	1772	422	5.3	9.5	10.9	17.7	17	18.5	57.0 *	52.1	54.7	5.8	0.2	58.6	-	6.7	2300	190	190	25	110	0.7	0.5
01201	80	こむぎ [即席めん類] 中華スタイル即席カップめん 油揚げ 塩味 調理後全体 (添付調味料等を含むもの)	0	386	92	(79.8)	(2.1)	(2.5)	(4.0)	(4)	(4.2)	(3.8)	(3.5)	(11.2) *	(1.3)	(Tr)	(13.2)	-	(1.5)	(520)	(43)	(43)	(6)	(24)	(0.2)	(0.1)
01194	81	こむぎ [即席めん類] 中華スタイル即席カップめん 油揚げ 塩味 調理後のめん (スープを残したもの)	0	736	175	62.0	3.3	3.8	7.2	1	7.7	24.9 *	22.7	24.0	2.2	0	25.2	-	1.3	440	37	76	7	34	0.3	0.2
01191	82	こむぎ [即席めん類] 中華スタイル即席カップめん 油揚げ しょうゆ味 乾 (添付調味料等を含むもの)	0	1748	417	9.7	8.3	10.0	18.6	10	19.1	54.7 *	49.8	50.5	6.1	0	54.6	-	6.6	2500	180	200	26	110	0.8	0.5
01200	83	こむぎ [即席めん類] 中華スタイル即席カップめん 油揚げ しょうゆ味 調理後全体 (添付調味料等を含むもの)	0	374	90	(80.8)	(2.0)	(2.3)	(4.4)	(2)	(4.5)	(6.6)	(6.0)	(9.8) *	(1.4)	(Tr)	(12.9)	-	(1.6)	(590)	(43)	(46)	(6)	(27)	(0.2)	(0.1)
01192	84	こむぎ [即席めん類] 中華スタイル即席カップめん 油揚げ しょうゆ味 調理後のめん (スープを残したもの)	0	596	142	69.1	2.6	3.0	5.6	1	5.8	18.3	16.7	19.4 *	1.9	0	20.7	-	1.4	450	33	74	7	28	0.2	0.1
01060	85	こむぎ [即席めん類] 中華スタイル即席カップめん 油揚げ 焼きそば 乾 (添付調味料等を含むもの)	0	1687	401	11.1	6.9	8.2	15.6	2	18.6	59.4 *	54.5	56.1	5.7	0	57.5	-	4.5	1500	180	180	27	89	1.0	0.4
01202	86	こむぎ [即席めん類] 中華スタイル即席カップめん 油揚げ 焼きそば 調理後全体 (添付調味料等を含むもの)	0	929	222	(53.6)	(4.2)	(5.0)	(10.6)	(3)	(11.3)	(14.7)	(13.5)	(25.8) *	(3.3)	(Tr)	(34.2)	-	(2.5)	(910)	(100)	(94)	(14)	(54)	(0.4)	(0.3)
01061	87	こむぎ [即席めん類] 中華スタイル即席カップめん 非油揚げ 乾 (添付調味料等を含むもの)	0	1326	314	15.2	7.7	9.2	5.4	6	5.8	59.5 *	54.3	58.0	6.4	0	62.6	-	7.2	2800	250	48	26	100	1.2	0.4
01203	88	こむぎ [即席めん類] 中華スタイル即席カップめん 非油揚げ 調理後全体 (添付調味料等を含むもの)	0	277	66	(83.5)	(2.1)	(2.5)	(2.0)	(2)	(2.1)	(13.3)	(12.2)	(9.2) *	(1.5)	(Tr)	(10.2)	-	(1.7)	(560)	(77)	(44)	(7)	(34)	(0.2)	(0.1)
01195	89	こむぎ [即席めん類] 中華スタイル即席カップめん 非油揚げ 調理後のめん (スープを残したもの)	0	514	121	68.8	2.9	3.4	1.1	1	1.3	25.7 *	23.4	23.5	2.5	0	25.3	-	1.2	380	53	76	7	42	0.3	0.1
01062	90	こむぎ [即席めん類] 和風スタイル即席カップめん 油揚げ 乾 (添付調味料等を含むもの)	0	1843	439	6.2	9.6	10.9	19.1	3	19.8	58.1 *	53.0	51.9	6.0	0.3	56.1	-	7.0	2600	150	170	26	160	1.3	0.5
01204	91	こむぎ [即席めん類] 和風スタイル即席カップめん 油揚げ 調理後全体 (添付調味料等を含むもの)	0	382	91	(80.5)	(1.9)	(2.2)	(4.4)	(1)	(4.7)	(7.3)	(6.7)	(10.3) *	(1.4)	(Tr)	(11.2)	-	(1.5)	(550)	(34)	(41)	(6)	(38)	(0.2)	(0.1)
01196	92	こむぎ [即席めん類] 和風スタイル即席カップめん 油揚げ 調理後のめん (スープを残したもの)	0	683	163	64.4	2.4	2.7	7.0	2	7.2	23.3 *	21.2	22.6	2.4	0	24.4	-	1.2	420	26	78	6	48	0.2	0.1
01063	93	こむぎ [マカロニ・スパゲッティ類] マカロニ・スパゲッティ 乾	0	1476	347	11.3	12.0	12.9	1.5	(0)	1.9	73.4 *	66.9	68.9	5.4	-	73.1	-	0.8	1	200	18	55	130	1.4	1.5
01064	94	こむぎ [マカロニ・スパゲッティ類] マカロニ・スパゲッティ ゆで	0	636	150	60.0	5.3	5.8	0.7	(0)	0.9	31.3 *	28.5	29.7	3.0	-	32.2	-	1.2	460	14	8	20	53	0.7	0.7
01173	95	こむぎ [マカロニ・スパゲッティ類] マカロニ・スパゲッティ ソテー	0	784	186	(57.0)	(5.1)	(5.5)	(5.6)	(Tr)	(5.8)	(29.7) *	(27.0)	(28.4)	(2.9)	-	(30.5)	-	(1.2)	(440)	(13)	(8)	(19)	(50)	(0.7)	(0.7)
01149	96	こむぎ [マカロニ・スパゲッティ類] 生パスタ 生	0	982	232	42.0	7.5	7.8	1.7	(0)	1.9	46.1	42.2	45.9 *	1.5	0	46.9	-	1.4	470	76	12	18	73	0.5	0.5
01065	97	こむぎ [ふ類] 生ふ	0	684	161	60.0	(11.7)	12.7	(0.7)	(0)	0.8	-	-	26.8 *	0.5	-	26.2	-	0.3	7	30	13	18	60	1.3	1.8

可 食 部 100 g 当 た り

無機質						ビタミン																								備考
						ビタミンA							ビタミンE																	
銅	マンガン	ヨウ素	セレン	クロム	モリブデン	レチノール	α-カロテン	β-カロテン	β-クリプトキサンチン	β-カロテン当量	レチノール活性当量	ビタミンD	α-トコフェロール	β-トコフェロール	γ-トコフェロール	δ-トコフェロール	ビタミンk	ビタミンB1	ビタミンB2	ナイアシン	ナイアシン当量	ビタミンB6	ビタミンB12	葉酸	パントテン酸	ビオチン	ビタミンC	アルコール	食塩相当量	
(......mg......)		(..μg..)										μg	(..............mg..............)				μg	(..............mg..............)						(.....μg.....)	mg	μg	mg	(.....g.....)		
CU	MN	ID	SE	CR	MO	RETOL	CARTA	CARTB	CRYPXB	CARTBEQ	VITA_RAE	VITD	TOCPHA	TOCPHB	TOCPHG	TOCPHD	VITK	THIA	RIBF	NIA	NE	VITB6A	VITB12	FOL	PANTAC	BIOT	VITC	ALC	NACL_EQ	
0.05	0.17	1	9	2	6	0	0	1	0	1	0	0	0.8	0.1	1.9	0.9	0	0.05	0.06	0.3	1.1	0.01	Tr	3	0.11	0.7	0		0.4	添付調味料等を含まない
0.09	0.42	1	24	5	18	0	0	1	0	1	0	0	2.2	0.4	5.8	3.0	1	0.16	0.19	1.1	2.8	0.05	Tr	9	0.26	1.6	0		1.5	調理前のもの、添付調味料等を除く 食物繊維：AOAC2011.25法
0.11	0.66	13	8	3	16	Tr	0	5	0	5	1	0	1.3	0.3	3.8	2.2	3	0.21	0.04	1.0	2.7	0.05	Tr	14	0.37	2.2	0		6.9	別名：インスタントラーメン 調理前のもの、添付調味料等を含む
(0.03)	(0.17)	(4)	(2)	(1)	(4)	0	0	(2)	0	(2)	0	0	(0.2)	(0.1)	(0.9)	(0.7)	(1)	(0.01)	(0.01)	(0.2)	(0.7)	(0.01)	0	(4)	(0.10)	(0.6)	0		(1.1)	添付調味料等を含む 01058即席中華めん、非油揚げ、乾より推計
0.04	0.17	1	5	2	4	0	10	27	0	31	3	0	0.7	0.2	3.9	1.7	0	Tr	Tr	0.4	1.1	0.01	0	8	0.12	0.6	0		0.6	添付調味料等を含まない 食物繊維：AOAC2011.25法
0.08	0.50	3	14	6	15	0	19	53	0	62	5	0	1.7	0.4	9.4	4.0	Tr	0.01	0.01	1.1	2.8	0.05	Tr	8	0.34	1.5	0		3.0	調理前のもの、添付調味料等を除く
0.09	0.41	5	22	9	15	2	49	260	7	290	26	0.2	3.1	0.4	7.5	4.0	17	0.90	0.61	1.2	2.9	0.07	0.1	16	0.30	2.3	2		5.8	調理前のもの、添付調味料等を含む 食物繊維：AOAC2011.25法
(0.02)	(0.09)	(1)	(5)	(2)	(3)	(Tr)	(11)	(59)	(1)	(65)	(6)	(Tr)	(0.7)	(0.1)	(1.7)	(0.9)	(4)	(0.20)	(0.14)	(0.3)	(0.7)	(0.02)	(Tr)	(4)	(0.07)	(0.5)	(1)		(1.3)	添付調味料等を含む 01193中華スタイル即席カップめん、油揚げ、塩味、乾より推計 食物繊維：AOAC2011.25法
0.04	0.14	1	9	3	5	0	12	59	0	65	6	0	1.2	0.2	3.2	1.7	1	0.19	0.17	0.3	0.9	0.02	Tr	4	0.10	0.6	0		1.1	添付調味料等を含む 食物繊維：AOAC2011.25法
0.07	0.40	12	19	7	17	1	25	120	0	130	12	0	2.7	0.4	7.9	4.3	10	0.61	0.52	1.2	2.7	0.06	0.1	14	0.20	2.4	2		6.3	調理前のもの、添付調味料等を含む 食物繊維：AOAC2011.25法
(0.02)	(0.09)	(3)	(4)	(2)	(4)	0	(6)	(28)	0	(31)	(3)	0	(0.6)	(0.1)	(1.9)	(1.0)	(2)	(0.14)	(0.12)	(0.3)	(0.6)	(0.01)	(Tr)	(3)	(0.05)	(0.6)	(1)		(1.5)	添付調味料等を含む 01191中華スタイル即席カップめん、油揚げ、しょうゆ味、乾より推計 食物繊維：AOAC2011.25法
0.04	0.13	3	7	2	4	0	3	8	0	9	1	0	0.9	0.1	2.3	1.3	1	0.15	0.14	0.3	0.8	0.01	Tr	3	0.07	0.6	0		1.1	添付調味料等を含む 食物繊維：AOAC2011.25法
0.12	0.56	6	16	4	15	0	1	50	1	51	4	0	3.1	0.5	4.4	3.2	14	0.48	0.66	0.8	2.1	0.06	Tr	13	0.38	1.9	1		3.8	別名：カップ焼きそば 調理前のもの、添付調味料等を含む 食物繊維：AOAC2011.25法
(0.06)	(0.30)	(3)	(9)	(3)	(9)	0	(1)	(18)	(1)	(19)	(2)	0	(1.8)	(0.3)	(4.9)	(2.5)	(11)	(0.28)	(0.30)	(0.6)	(1.4)	(0.04)	(Tr)	(9)	(0.15)	(1.1)	(2)		(2.3)	添付調味料等を含む 01060中華スタイル即席カップめん、油揚げ、焼きそば、乾より推計 食物繊維：AOAC2011.25法
0.10	0.66	58	14	7	18	Tr	14	130	9	140	12	0	1.1	0.1	3.5	1.7	9	0.16	0.13	0.8	2.2	0.07	Tr	21	0.35	2.9	1		7.1	別名：カップラーメン 調理前のもの、添付調味料等を含む 食物繊維：AOAC2011.25法
(0.02)	(0.12)	(14)	(3)	(2)	(4)	0	(2)	(27)	(3)	(30)	(3)	(Tr)	(0.3)	(Tr)	(0.9)	(0.4)	(3)	(0.10)	(0.10)	(0.4)	(0.7)	(0.02)	(Tr)	(4)	(0.08)	(0.7)	(2)		(1.4)	添付調味料等を含む 01061中華スタイル即席カップめん、非油揚げ、乾より推計 食物繊維：AOAC2011.25法
0.03	0.17	10	5	2	3	0	0	4	1	5	Tr	0	0.3	0.1	0.9	0.4	1	0.05	0.02	0.3	0.8	0.04	0	3	0.07	0.6	0		1.0	添付調味料等を含む 食物繊維：AOAC2011.25法
0.11	0.54	430	13	5	19	0	0	52	2	53	4	0	2.6	0.3	5.4	2.8	5	0.11	0.05	1.0	2.9	0.02	0.2	12	0.25	2.0	1		6.7	別名：カップうどん 調理前のもの、添付調味料等を含む 食物繊維：AOAC2011.25法
(0.02)	(0.10)	(99)	(3)	(1)	(4)	0	(1)	(5)	(1)	(6)	(Tr)	0	(0.6)	(0.1)	(1.5)	(0.9)	(1)	(0.19)	(0.08)	(0.3)	(0.6)	(0.01)	(Tr)	(2)	(0.06)	(0.5)	(2)		(1.4)	添付調味料等を含む 01062和風スタイル即席カップめん、油揚げ、乾より推計 食物繊維：AOAC2011.25法
0.02	0.13	77	4	2	3	0	0	2	1	3	Tr	0	1.0	0.1	2.3	1.3	1	0.15	0.06	0.4	0.7	0.04	Tr	3	0.07	0.4	0		1.1	添付調味料等を含む 食物繊維：AOAC2011.25法
0.28	0.82	0	63	1	53	(0)	-	-	-	9	1	(0)	0.3	0.1	0.2	0	(0)	0.19	0.06	2.3	4.9	0.11	(0)	13	0.65	4.0	(0)		0	食物繊維：AOAC2011.25法
0.14	0.35	0	32	1	13	(0)	-	-	-	4	Tr	(0)	0.1	0	0.1	0	(0)	0.06	0.03	0.6	1.7	0.04	(0)	4	0.28	1.6	(0)		1.2	1.5％食塩水でゆでた場合 食物繊維：AOAC2011.25法
(0.13)	(0.33)	0	(31)	(1)	(12)	(0)	-	-	-	(0)	(0)	(0)	(0.9)	(0.1)	(1.6)	(0.1)	(6)	(0.06)	(0.03)	(0.6)	(1.7)	(0.02)	(0)	(4)	(0.27)	(1.5)	(0)		(1.1)	原材料配合割合：マカロニ・スパゲッティゆで95、なたね油5 食物繊維：AOAC2011.25法
0.12	0.32	-	-	-	-	(0)	(0)	(0)	(0)	(0)	(0)	(0)	0.1	Tr	0.2	Tr	(0)	0.05	0.04	1.1	2.6	0.05	(0)	9	0.27	-	(0)		1.2	デュラム小麦100％以外のものも含む ビタミンB2無添加のもの
0.25	1.04	-	-	-	-	(0)	(0)	(0)	(0)	(0)	(0)	(0)	Tr	0.1	Tr	Tr	(0)	0.08	0.03	0.5	(2.9)	0.02	(0)	7	0.12	-	(0)			

1 穀類

可食部 100 g 当たり

食品番号	索引番号	食品名	廃棄率	エネルギー		水分	たんぱく質 アミノ酸組成によるたんぱく質	たんぱく質	脂質 脂肪酸のトリアシルグリセロール当量	コレステロール	脂質	炭水化物 利用可能炭水化物(単糖当量)	利用可能炭水化物(質量計)	差引き法による利用可能炭水化物	食物繊維総量	糖アルコール	炭水化物	有機酸	灰分	ナトリウム	カリウム	カルシウム	マグネシウム	リン	鉄	亜鉛
		単位	%	kJ	kcal	(⋯⋯ g ⋯⋯)				mg		(⋯⋯⋯⋯⋯⋯⋯⋯ g ⋯⋯⋯⋯⋯⋯⋯⋯)								(⋯⋯⋯⋯⋯⋯⋯ mg ⋯⋯⋯⋯⋯⋯⋯)						
		成分識別子	REFUSE	ENERC	ENERC_KCAL	WATER	PROTCAA	PROT-	FATNLEA	CHOLE	FAT-	CHOAVLM	CHOAVL	CHOAVLDF-	FIB-	POLYL	CHOCDF-	OA	ASH	NA	K	CA	MG	P	FE	ZN
01066	98	こむぎ [ふ類] 焼きふ 釜焼きふ	0	1511	357	11.3	26.8	28.5	(2.3)	(0)	2.7	-	-	55.2 *	3.7	-	56.9	-	0.6	6	120	33	43	130	3.3	2.2
01067	99	こむぎ [ふ類] 焼きふ 板ふ	0	1488	351	12.5	(23.6)	25.6	(2.9)	(0)	3.3	-	-	55.9 *	3.8	-	57.3	-	1.3	190	220	31	90	220	4.9	2.9
01068	100	こむぎ [ふ類] 焼きふ 車ふ	0	1528	361	11.4	(27.8)	30.2	(2.9)	(0)	3.4	-	-	54.4 *	2.6	-	54.2	-	0.8	110	130	25	53	130	4.2	2.7
01177	101	こむぎ [ふ類] 油ふ	0	2279	547	7.1	-	22.7	-	1	35.3	-	-	34.4 *	-	-	34.4	-	0.4	22	71	19	28	95	1.7	1.4
01070	102	こむぎ [その他] 小麦はいが	0	1642	391	3.6	26.5	32.0	10.4	(0)	11.6	29.6	27.5	40.7 *	14.3	-	48.3	-	4.5	3	1100	42	310	1100	9.4	16.0
01071	103	こむぎ [その他] 小麦たんぱく 粉末状	0	1682	398	6.5	71.2	72.0	(6.7)	(0)	9.7	-	-	12.0 *	2.4	-	10.6	-	1.2	60	90	75	75	180	6.6	5.0
01072	104	こむぎ [その他] 小麦たんぱく 粒状	0	429	101	76.0	(19.4)	20.0	(1.4)	(0)	2.0	-	-	2.6 *	0.4	-	1.8	-	0.2	36	3	14	54	54	1.8	1.4
01073	105	こむぎ [その他] 小麦たんぱく ペースト状	0	613	145	66.0	(24.2)	25.0	(2.8)	(0)	4.1	-	-	5.5 *	0.5	-	3.9	-	1.0	230	39	30	54	160	3.0	2.4
01178	106	こむぎ [その他] かやきせんべい	0	1525	359	9.8	-	10.6	-	-	1.9	-	-	75.1 *	2.7	-	75.1	-	2.7	970	150	19	27	110	0.8	0.6
01074	107	こむぎ [その他] ぎょうざの皮 生	0	1172	275	32.0	(8.4)	9.3	(1.2)	0	1.4	(60.4) *	(54.9)	55.9	2.2	-	57.0	-	0.3	2	64	16	18	60	0.8	0.6
01075	108	こむぎ [その他] しゅうまいの皮 生	0	1169	275	31.1	(7.5)	8.3	(1.2)	(0)	1.4	(61.2) *	(55.7)	57.7	2.2	-	58.9	-	0.3	2	72	16	17	60	0.6	0.5
01179	109	こむぎ [その他] 春巻きの皮 生	0	1218	288	26.7	-	8.3	-	Tr	1.6	-	-	57.7 *	4.5	-	62.2	-	1.2	440	77	13	13	54	0.3	0.3
01180	110	こむぎ [その他] 春巻きの皮 揚げ	0	2135	512	7.3	-	7.2	-	1	30.7	-	-	49.5 *	4.2	-	53.7	-	1.0	370	66	11	11	48	0.3	0.3
01076	111	こむぎ [その他] ピザ生地	0	1124	265	35.3	-	9.1	2.7	(0)	3.0	(53.2) *	(48.5)	49.1	2.3	-	51.1	-	1.5	510	91	13	22	77	0.8	0.6
01069	112	こむぎ [その他] ちくわぶ	0	677	160	60.4	(6.5)	7.1	(1.0)	(0)	1.2	-	-	30.3 *	1.5	-	31.1	-	0.2	1	3	8	6	31	0.5	0.2
01077	113	こむぎ [その他] パン粉 生	0	1173	277	35.0	(9.1)	11.0	(4.6)	(0)	5.1	(51.5) *	(47.2)	47.0	3.0	-	47.6	-	1.3	350	110	25	29	97	1.1	0.7
01078	114	こむぎ [その他] パン粉 半生	0	1336	315	26.0	(10.4)	12.5	(5.2)	(0)	5.8	(58.6) *	(53.8)	53.5	3.5	-	54.3	-	1.4	400	130	28	34	110	1.2	0.8
01079	115	こむぎ [その他] パン粉 乾燥	0	1561	369	13.5	(12.1)	14.6	(6.1)	(0)	6.8	(68.5) *	(62.9)	62.5	4.0	-	63.4	-	1.7	460	150	33	39	130	1.4	0.9
01150	116	こむぎ [その他] 冷めん 生	0	1058	249	36.4	3.4	3.9	0.6	(0)	0.7	57.6	52.4	57.1 *	1.1	Tr	57.6	-	1.4	530	59	11	12	57	0.3	0.3
01080	117	こめ [水稲穀粒] 玄米	0	1472	346	14.9	6.0	6.8	2.5	(0)	2.7	78.4 *	71.3	72.4	3.0	-	74.3	-	1.2	1	230	9	110	290	2.1	1.8
01081	118	こめ [水稲穀粒] 半つき米	0	1470	345	14.9	(5.6)	6.5	(1.7)	(0)	1.8	81.5 *	74.1	75.7	1.4	-	75.9	-	0.8	1	150	7	64	210	1.5	1.6
01082	119	こめ [水稲穀粒] 七分つき米	0	1483	348	14.9	(5.4)	6.3	(1.4)	(0)	1.5	83.3 *	75.8	76.8	0.9	-	76.6	-	0.6	1	120	6	45	180	1.3	1.5
01083	120	こめ [水稲穀粒] 精白米 うるち米	0	1455	342	14.9	5.3	6.1	0.8	(0)	0.9	83.1 *	75.6	78.1	0.5	-	77.6	-	0.4	1	89	5	23	95	0.8	1.4
01151	121	こめ [水稲穀粒] 精白米 もち米	0	1455	343	14.9	5.8	6.4	1.0	(0)	1.2	77.6	70.5	78.5 *	(0.5)	0	77.2	-	0.4	Tr	97	5	33	100	0.2	1.5
01152	122	こめ [水稲穀粒] 精白米 インディカ米	0	1472	347	13.7	6.4	7.4	0.7	(0)	0.9	80.3	73.0	78.3 *	0.5	-	77.7	-	0.4	1	68	5	18	90	0.5	1.6
01084	123	こめ [水稲穀粒] はいが精米	0	1460	343	14.9	-	6.5	1.9	(0)	2.0	79.4 *	72.2	74.7	1.3	-	75.8	-	0.7	1	150	7	51	150	0.9	1.6
01153	124	こめ [水稲穀粒] 発芽玄米	0	1440	339	14.9	5.5	6.5	2.8	(0)	3.3	76.2 *	69.3	72.6	3.1	-	74.3	-	1.1	3	160	13	120	280	1.0	1.9
01181	125	こめ [水稲穀粒] 赤米	0	1460	344	14.6	-	8.5	-	-	3.3	71.6 *	65.2	65.4	6.5	-	71.9	-	1.4	2	290	12	130	350	1.2	2.4
01182	126	こめ [水稲穀粒] 黒米	0	1447	341	15.2	-	7.8	-	-	3.2	72.3 *	65.7	66.4	5.6	-	72.0	-	1.4	1	270	15	110	310	0.9	1.9
01085	127	こめ [水稲めし] 玄米	0	647	152	60.0	2.4	2.8	(0.9)	(0)	1.0	35.1 *	32.0	34.7	1.4	-	35.6	-	0.6	1	95	7	49	130	0.6	0.8
01086	128	こめ [水稲めし] 半つき米	0	654	154	60.0	(2.2)	2.7	(0.5)	(0)	0.6	36.8 *	33.5	36.1	0.8	-	36.4	-	0.3	1	43	4	22	53	0.2	0.7
01087	129	こめ [水稲めし] 七分つき米	0	681	160	60.0	(2.1)	2.6	(0.5)	(0)	0.5	36.8	33.5	36.7 *	0.5	-	36.7	-	0.2	1	35	4	13	44	0.2	0.7
01168	130	こめ [水稲めし] 精白米 インディカ米	0	781	184	54.0	3.2	3.8	0.3	(0)	0.4	41.0	37.3	41.9 *	0.4	-	41.5	-	0.4	0	31	2	8	41	0.2	0.6
01088	131	こめ [水稲めし] 精白米 うるち米	0	663	156	60.0	2.0	2.5	0.2	(0)	0.3	38.1 *	34.6	36.1	1.5	-	37.1	-	0.1	1	29	3	7	34	0.1	0.6
01154	132	こめ [水稲めし] 精白米 もち米	0	801	188	52.1	3.1	3.5	0.4	(0)	0.5	45.6 *	41.5	44.7	(0.4)	0	43.9	-	0.1	0	28	2	5	19	0.1	0.8

可　食　部　100 g　当　た　り

	無機質					ビタミン																								備考
						ビタミンA							ビタミンE																	
銅	マンガン	ヨウ素	セレン	クロム	モリブデン	レチノール	α-カロテン	β-カロテン	β-クリプトキサンチン	β-カロテン当量	レチノール活性当量	ビタミンD	α-トコフェロール	β-トコフェロール	γ-トコフェロール	δ-トコフェロール	ビタミンk	ビタミンB1	ビタミンB2	ナイアシン	ナイアシン当量	ビタミンB6	ビタミンB12	葉酸	パントテン酸	ビオチン	ビタミンC	アルコール	食塩相当量	備考
(……mg……)		(……………………………… μg ……………………………………)											(………… mg …………)				μg	(……… mg ………)						(… μg …)	mg	μg	mg	(…… g ……)		
CU	MN	ID	SE	CR	MO	RETOL	CARTA	CARTB	CRYPXB	CARTBEQ	VITA_RAE	VITD	TOCPHA	TOCPHB	TOCPHG	TOCPHD	VITK	THIA	RIBF	NIA	NE	VITB6A	VITB12	FOL	PANTAC	BIOT	VITC	ALC	NACL_EQ	
0.32						(0)				(0)	(0)	(0)	0.5	0.4	2.6	2.3	(0)	0.16	0.07	3.5	9.0	0.08	(0)	16	0.58	-	(0)			平釜焼きふ（小町ふ、切りふ、おつゆふ等）及び型釜焼きふ（花ふ等）
0.49	1.54	-	-	-	-	(0)	-	-	-	(0)	(0)	(0)	0.6	0.5	0.6	0.6	(0)	0.20	0.08	3.6	(8.5)	0.16	(0)	22	0.79	-	(0)		0.5	
0.42	1.23	-	-	-	-	(0)	-	-	-	(0)	(0)	(0)	0.4	0.4	0	0	(0)	0.12	0.07	2.9	(8.7)	0.07	(0)	11	0.47	-	(0)		0.3	
0.21	0.94	Tr	38	3	19	0	0	1	0	1	0	0	3.9	0.6	13.0	5.8	65	0.07	0.03	1.8	5.6	0.06	0.1	17	0.22	4.6	-		0.1	
0.89						(0)	0	61	4	63	5	0	28.0	11.0	0	0	2	1.82	0.71	4.2	10	1.24	(0)	390	1.34	-	-		0	試料：焙焼品
0.75	2.67	-	-	-	-	-				12	1	0	1.1	1.1	0	0	0	0.03	0.12	3.5	17.0	0.10	(0)	34	0.61	-	(0)		0.2	
0.22	0.62	-	-	-	-	(0)							0.5	0.5	0	0	(0)	0.02	0.01	1.2	(4.8)	0.01	(0)	5		-	(0)		0.1	試料：冷凍品
0.36	1.57					(0)	0	6	0	6	0		1.7	1.1	0.4	0.1	(0)	0.20	0.03	2.7	(7.2)	0.04	(0)	17	0.45	-	(0)		0.6	試料：冷凍品
0.15	0.76	1	5	1	15	-	0	1	0	1	0	0	0.2	0.2	0	0	(0)	0.17	0.02	1.2	3.0	0.09	0	16	0.39	2.3	-		2.5	別名：おつゆせんべい
0.12	0.28					(0)				(0)			0.2	0.2	0	0	(0)	0.08	0.04	0.7	(2.5)	0.06	(0)	12	0.61	-	(0)		0	
0.10	0.28					(0)				(0)			0.2	0.2	0	0	(0)	0.09	0.04	0.6	(2.2)	0.05	(0)	9	0.50	-	-		0	
0.09	0.23	1	18	1	12	-	0	Tr	0	Tr	0		Tr	Tr	Tr	0	1	0.03	0.01	0.7	2.0	0.03	Tr	9	0.18	0.9	-		1.1	食物繊維：AOAC2011.25法
0.09	0.20	Tr	16	1	11	-		0		0	Tr		4.9	0.1	11.0	0.3	47	0.02	0.01	0.6	1.8	0.02	Tr	8	0.18	0.8			0.9	植物油（なたね油）調理による脂質の増減：第1章表13参照 食物繊維：AOAC2011.25法
0.09	0.50	-	-	-	-	(0)				(0)			0.3	0.2	0.4	0.1	(0)	0.15	0.02	1.2	2.5	0.05	(0)	20	0.54	-	(0)		1.3	別名：ピザクラスト
0.07	0.08	-	-	-	-	(0)				(0)			Tr	Tr	0	0	(0)	0.01	0.02	0.3	(1.7)	0.01	(0)	4	0.25	-	(0)		0	
0.15	0.47					(0)	0	3	0	3	Tr		0.3	0.2	0.4	0.3	(Tr)	0.11	0.02	1.2	(3.1)	0.05	(0)	40	0.41	-	(0)		0.9	(100 g：621 mL、100 mL：16.1 g)
0.17	0.53					(0)	0	4	0	4	Tr		0.4	0.2	0.4	0.3	(Tr)	0.13	0.03	1.4	(3.5)	0.06	(0)	46	0.47	-	(0)		1.0	
0.20	0.62					(0)	0	4	0	4	Tr		0.4	0.2	0.4	0.3	(0)	0.15	0.02	1.6	(4.1)	0.07	(0)	54	0.54	-	(0)		1.2	(100 g：498 mL、100 mL：16 g)
0.05	0.21					(0)				(0)			0	0	Tr	0		0.04	Tr	0.4	1.4			4	0.11		(0)		1.3	
0.27	2.06	Tr	3	0	65	0	0	1	0	1	0	0	1.2	0.1	0.1	0	0	0.41	0.04	6.3	8.0	0.45	(0)	27	1.37	6.0	(0)		0	うるち米 (100 g：120 mL、100 mL：83 g)
0.24	1.40	Tr	2	0	76	(0)	0	0	0	0	0	0	0.8	Tr	0	0	0	0.30	0.03	3.5	(5.1)	0.28	(0)	18	1.00	3.5	(0)		0	うるち米 歩留り：95～96% (100 g：120 mL、100 mL：83 g)
0.23	1.05	0	2	Tr	73	(0)	(0)	0	0	0	0	(0)	0.4	Tr	0	0	(0)	0.24	0.03	1.7	(3.2)	0.20	(0)	15	0.84	2.9	(0)		0	うるち米 歩留り：92～94% (100 g：120 mL、100 mL：83 g)
0.22	0.81	0	2	0	69	(0)						(0)	0.1	Tr	0	0	(0)	0.08		1.2	2.6	0.12	(0)	12	0.66	1.4	(0)		0	うるち米 歩留り：90～91% (100 g：120 mL、100 mL：83 g)
0.22	1.30	0	2	0	79	(0)							(0.2)	0	0	0	(0)			1.6	3.1	(0.12)		(12)	(0.67)	(1.4)	(0)		0	歩留り：90～91% (100 g：120 mL、100 mL：83 g)
0.20	0.88	0	7	2	62	(0)							Tr	0	0	0	(0)	0.06		1.1	2.9	0.08	(0)	16	0.61	2.0	(0)		0	うるち米。歩留り：90～91% (100 g：120 mL、100 mL：83 g)
0.22	1.54	0	2	Tr	57	(0)							0.9	0.1	0	0	(0)	0.23		3.1	4.2	0.22	(0)	16		3.3	(0)		0	うるち米 歩留り：91～93% (100 g：120 mL、100 mL：83 g)
0.23	2.07					(0)				(0)			1.2	0.1	0.2	0	(0)	0.35	0.02	4.9	6.4	0.34	(0)	18	0.75		(0)		0	うるち米 試料：ビタミンB1強化品含む (100 g：120 mL、100 mL：83 g)
0.27	2.50	Tr	3	1	55		0	3	0	3	0		1.5	0.1	0.2	Tr	-	0.38	0.05	5.5	6.9	0.50	-	30	1.17	5.6				ポリフェノール：0.4 g 食物繊維：AOAC2011.25法
0.22	4.28	0	3	3	72		0	31	Tr	32	3		1.3	0.1	0.2	Tr	-	0.39	0.10	6.9	8.2	0.49	-	49	0.83	5.8				ポリフェノール：0.5 g 食物繊維：AOAC2011.25法
0.12	1.04	0	1	0	34	(0)				(0)			0.5	Tr	0	0	(0)	0.16		2.9	3.6	0.21	(0)	10	0.65	2.5	(0)		0	うるち米 玄米47 g相当量を含む
0.11	0.60	0	1	0	34	(0)							0.2	Tr	0	0	(0)	0.08	0.01	1.6	(2.2)	0.07	(0)	6	0.35	1.2	(0)		0	うるち米 半つき米47 g相当量を含む
0.11	0.46	0	1	0	35	(0)							0.1	Tr	0	0	(0)	0.06	0.01	0.8	(1.4)	0.03	(0)	5	0.26	0.9	(0)		0	うるち米 七分つき米47 g相当量を含む
0.10	0.42	0	3	1	32	(0)							Tr	Tr	0	0	(0)		Tr	0.3	1.3	0.02	(0)	6	0.24	0.5	(0)		0	精白米51 g相当量を含む
0.10	0.35	0	1	0	30	(0)							Tr	Tr	0	0	(0)	0.02	0.01	0.2	0.8	0.02	(0)	3	0.25	0.5	(0)		0	精白米47 g相当量を含む 食物繊維：AOAC2011.25法
0.11	0.50	0	1	0	48	(0)				(0)			(Tr)	(0)	0	0	(0)	0.03	0.01	1.0	(0.02)	(0)		(4)	(0.30)	(0.5)	(0)		0	精白米55 g相当量を含む

1 穀類

食品番号	索引番号	食品名	廃棄率 (%) REFUSE	エネルギー (kJ) ENERC	エネルギー (kcal) ENERC_KCAL	水分 WATER	アミノ酸組成によるたんぱく質 PROTCAA	たんぱく質 PROT-	脂肪酸のトリアシルグリセロール当量 FATNLEA	コレステロール CHOLE	脂質 FAT-	利用可能炭水化物(単糖当量) CHOAVLM	利用可能炭水化物(質量計) CHOAVL	差引き法による利用可能炭水化物 CHOAVLDF-	食物繊維総量 FIB-	糖アルコール POLYL	炭水化物 CHOCDF-	有機酸 OA	灰分 ASH	ナトリウム NA	カリウム K	カルシウム CA	マグネシウム MG	リン P	鉄 FE	亜鉛 ZN
01089	133	こめ [水稲めし] はいが精米	0	679	159	60.0	-	2.7	(0.6)	(0)	0.6	37.9 *	34.5	35.6	0.8	-	36.4	-	0.3	1	51	5	24	68	0.2	0.7
01155	134	こめ [水稲めし] 発芽玄米	0	680	161	60.0	2.7	3.0	1.3	(0)	1.4	33.2	30.2	33.7 *	1.8	-	35.0	-	0.5	1	68	6	53	130	0.4	0.9
01183	135	こめ [水稲めし] 赤米	0	636	150	61.3	-	3.8	-	-	1.3	31.0 *	28.2	29.3	3.4	0	32.7	-	0.6	1	120	5	55	150	0.5	1.0
01184	136	こめ [水稲めし] 黒米	0	634	150	62.0	-	3.6	-	-	1.4	30.9 *	28.2	28.9	3.3	-	32.2	-	0.6	Tr	130	7	55	150	0.4	0.9
01185	137	こめ [水稲軟めし] 精白米	0	482	113	(71.5)	-	(1.8)	-	0	(0.3)	(27.1) *	(24.7)	(25.2)	(1.1)	-	(26.4)	-	(0.1)	(1)	(20)	(3)	(5)	(24)	(0.1)	(0.4)
01090	138	こめ [水稲全かゆ] 玄米	0	274	64	(83.0)	(1.0)	(1.2)	(0.4)	(0)	(0.4)	(14.9) *	(13.6)	(14.8)	(0.6)	-	(15.2)	-	(0.2)	(1)	(41)	(3)	(21)	(55)	(0.2)	(0.3)
01091	139	こめ [水稲全かゆ] 半つき米	0	278	65	(83.0)	(0.9)	(1.1)	(0.3)	(0)	(0.3)	(15.7) *	(14.2)	(15.4)	(0.3)	-	(15.5)	-	(0.1)	(Tr)	(18)	(2)	(9)	(23)	(0.1)	(0.3)
01092	140	こめ [水稲全かゆ] 七分つき米	0	289	68	(83.0)	(0.9)	(1.1)	(0.2)	(0)	(0.2)	(15.6)	(14.2)	(15.6) *	(0.2)	-	(15.6)	-	(0.1)	(Tr)	(15)	(2)	(6)	(19)	(0.1)	(0.3)
01093	141	こめ [水稲全かゆ] 精白米	0	278	65	(83.0)	(0.9)	(1.1)	(0.1)	(0)	(0.1)	(16.2) *	(14.7)	(15.8)	(0.1)	-	(15.7)	-	(0.1)	(Tr)	(12)	(1)	(1)	(14)	(Tr)	(0.3)
01094	142	こめ [水稲五分かゆ] 玄米	0	137	32	(91.5)	(0.5)	(0.6)	(0.2)	(0)	(0.2)	(7.5) *	(6.8)	(7.4)	(0.3)	-	(7.6)	-	(0.1)	(Tr)	(20)	(1)	(10)	(28)	(0.1)	(0.2)
01095	143	こめ [水稲五分かゆ] 半つき米	0	138	32	(91.5)	(0.5)	(0.6)	(0.1)	(0)	(0.1)	(7.8) *	(7.1)	(7.7)	(0.1)	-	(7.7)	-	(0.1)	(Tr)	(9)	(1)	(5)	(11)	(Tr)	(0.2)
01096	144	こめ [水稲五分かゆ] 七分つき米	0	138	32	(91.5)	(0.5)	(0.6)	(0.1)	(0)	(0.1)	(7.8) *	(7.1)	(7.7)	(0.1)	-	(7.7)	-	(0.1)	(Tr)	(8)	(1)	(2)	(9)	(Tr)	(0.1)
01097	145	こめ [水稲五分かゆ] 精白米	0	141	33	(91.5)	(0.4)	(0.5)	(0.1)	(0)	(0.1)	(8.1) *	(7.4)	(7.9)	(0.1)	-	(7.9)	-	0	(Tr)	(6)	(1)	(1)	(7)	(Tr)	(0.1)
01098	146	こめ [水稲おもゆ] 玄米	0	81	19	(95.0)	(0.3)	(0.4)	(0)	(0)	(0.1)	(4.4) *	(4.0)	(4.3)	(0.2)	-	(4.4)	-	(0.1)	(Tr)	(12)	(1)	(6)	(16)	(0.1)	(0.1)
01099	147	こめ [水稲おもゆ] 半つき米	0	82	19	(95.0)	(0.2)	(0.3)	(0)	(0)	(0.1)	(4.6) *	(4.2)	(4.6)	(0.1)	-	(4.6)	-	(0.1)	(Tr)	(5)	(1)	(2)	(7)	(Tr)	(0.1)
01100	148	こめ [水稲おもゆ] 七分つき米	0	87	20	(95.0)	(0.2)	(0.3)	(0.1)	(0)	(0.1)	(4.6)	(4.2)	(4.7) *	(Tr)	-	(4.6)	-	0	(Tr)	(4)	(1)	(2)	(5)	(Tr)	(0.1)
01101	149	こめ [水稲おもゆ] 精白米	0	80	19	(95.0)	(0.2)	(0.3)	(0)	(0)	0	(4.8) *	(4.3)	(4.8)	(Tr)	-	(4.7)	-	0	(Tr)	(4)	(Tr)	(1)	(4)	(Tr)	(0.1)
01102	150	こめ [陸稲穀粒] 玄米	0	1517	357	14.9	(8.7)	10.1	(2.5)	(0)	2.7	(78.4) *	(71.3)	69.7	3.0	-	71.1	-	1.2	1	230	9	110	290	2.1	1.8
01103	151	こめ [陸稲穀粒] 半つき米	0	1514	356	14.9	(8.1)	9.6	(1.7)	(0)	1.8	(81.5) *	(74.1)	73.1	1.4	-	72.9	-	0.8	1	150	7	64	210	1.5	1.6
01104	152	こめ [陸稲穀粒] 七分つき米	0	1528	359	14.9	(8.0)	9.5	(1.4)	(0)	1.5	(83.3) *	(75.8)	74.1	0.9	-	73.4	-	0.7	1	120	6	45	180	1.3	1.5
01105	153	こめ [陸稲穀粒] 精白米	0	1409	331	14.9	(7.8)	9.3	(0.8)	(0)	0.9	(77.6) *	(70.5)	75.6	0.5	-	74.5	-	0.4	1	89	5	23	95	0.8	1.4
01106	154	こめ [陸稲めし] 玄米	0	665	156	60.0	(3.5)	4.1	(0.9)	(0)	1.0	(35.1) *	(32.0)	33.6	3.0	-	34.3	-	0.6	1	95	7	49	130	0.6	0.8
01107	155	こめ [陸稲めし] 半つき米	0	669	157	60.0	(3.1)	3.8	(0.5)	(0)	0.6	(36.8) *	(33.5)	35.2	1.4	-	35.3	-	0.3	1	43	4	22	53	0.2	0.7
01108	156	こめ [陸稲めし] 七分つき米	0	660	155	60.0	(2.9)	3.6	(0.5)	(0)	0.5	(36.8) *	(33.5)	35.9	0.5	-	35.7	-	0.2	1	35	4	13	44	0.2	0.7
01109	157	こめ [陸稲めし] 精白米	0	670	157	60.0	(2.8)	3.5	(0.3)	(0)	0.3	(38.1) *	(34.6)	36.5	0.3	-	36.1	-	0.1	1	29	3	7	34	0.1	0.6
01110	158	こめ [うるち米製品] アルファ化米 一般用	0	1527	358	7.9	5.0	6.0	0.8	(0)	1.0	87.6 *	79.6	84.7	1.2	-	84.8	-	0.3	5	37	7	14	71	0.1	1.6
01156	159	こめ [うるち米製品] アルファ化米 学校給食用強化品	0	1527	358	7.9	(5.0)	6.0	0.8	(0)	1.0	(87.6) *	(79.6)	84.7	1.2	-	84.8	-	0.3	5	37	7	14	71	0.1	1.6
01111	160	こめ [うるち米製品] おにぎり	0	723	170	57.0	2.4	2.7	(0.3)	(0)	0.3	39.7	36.1	39.3 *	0.4	-	39.4	-	0.6	200	31	3	7	37	0.1	0.6

銅 CU	マンガン MN	ヨウ素 ID	セレン SE	クロム CR	モリブデン MO	レチノール RETOL	α-カロテン CARTA	β-カロテン CARTB	β-クリプトキサンチン CRYPXB	β-カロテン当量 CARTBEQ	レチノール活性当量 VITA_RAE	ビタミンD VITD	α-トコフェロール TOCPHA	β-トコフェロール TOCPHB	γ-トコフェロール TOCPHG	δ-トコフェロール TOCPHD	ビタミンK VITK	ビタミンB1 THIA	ビタミンB2 RIBF	ナイアシン NIA	ナイアシン当量 NE	ビタミンB6 VITB6A	ビタミンB12 VITB12	葉酸 FOL	パントテン酸 PANTAC	ビオチン BIOT	ビタミンC VITC	アルコール ALC	食塩相当量 NACL_EQ	備考
mg	mg	μg	μg	μg	μg	μg	μg	μg	μg	μg	μg	μg	mg	mg	mg	mg	μg	mg	mg	mg	mg	mg	μg	μg	mg	μg	mg	g	g	
0.10	0.68	0	1	1	28	(0)	(0)	(0)	(0)	(0)	(0)	(0)	0.4	Tr	Tr	0	(0)	0.08	0.01	0.8	1.3	0.09	(0)	6	0.44	1.0	(0)		0	うるち米 はいが精白米47 g相当量を含む
0.11	0.93	-	-	-	-	(0)	(0)	(0)	(0)	(0)	(0)	(0)	0.3	0	0.1	0	0	0.13	0.01	2.0	2.8	0.13	(0)	6	0.36	-	(0)		0	うるち米 発芽玄米47 g相当量を含む 試料：ビタミンB1強化品含む
0.12	1.00	-	1	Tr	24	-	-	1	-	1	0	-	0.6	Tr	0.1	-	0	0.15	0.02	2.8	3.4	0.19	-	9	0.47	2.8	-		0	ポリフェノール：(0.2) g 食物繊維：AOAC2011.25法
0.11	1.95	-	2	1	33	-	-	8	-	8	1	-	0.3	0	0.1	0.1	0	0.14	0.04		3.6	0.18	-	19	0.40	2.7	-		0	ポリフェノール：(0.2) g 食物繊維：AOAC2011.25法
(0.08)	(0.25)	0	(1)	0	(21)	0	0	0	0	0	0		(Tr)					(0.02)	(0.01)	(0.1)	(0.4)	(0.01)		(2)	(0.18)	(0.3)			0	別名：なんはん、なんばん、やわらかめし うるち米 食物繊維：AOAC2011.25法
(0.05)	(0.44)	-	-	-	-	(0)	0	0	0	0	(0)	(0)	0	0	0	0	(0)	(0.07)	(0.01)	(1.2)	(1.5)	(0.09)	(0)	(4)	(0.28)	-	(0)		0	うるち米 5倍かゆ 玄米20 g相当量を含む
(0.05)	(0.26)	-	-	-	-	(0)	0	0	0	0	(0)	(0)	0	0	0	0	(0)	(0.03)	(Tr)	(0.7)	(1.0)	(0.03)	(0)	(2)	(0.15)	-	(0)		0	うるち米 5倍かゆ 半つき米20 g相当量を含む
(0.04)	(0.19)	-	-	-	-	(0)	0	0	0	0	(0)	(0)	(Tr)	(Tr)	(Tr)	0	(0)	(0.03)	(Tr)	(0.3)	(0.6)	(0.01)	(0)	(2)	(0.11)	-	(0)		0	うるち米 5倍かゆ 七分つき米20 g相当量を含む
(0.04)	(0.15)	0	0	0	13	(0)	0	0	0	0	(0)	(0)	(Tr)	(Tr)	(Tr)	0	(0)	(0.01)	(Tr)	(0.1)	(0.4)	(0.01)	(0)	(1)	(0.11)	0.3	(0)		0	うるち米 5倍かゆ 精白米20 g相当量を含む
(0.03)	(0.22)	-	-	-	-	(0)	0	0	0	0	(0)	(0)	0	0	0	0	(0)	(0.03)	(Tr)	(0.6)	(0.7)	(0.05)	(0)	(2)	(0.14)	-	(0)		0	うるち米 10倍かゆ 玄米10 g相当量を含む
(0.02)	(0.13)	-	-	-	-	(0)	0	0	0	0	(0)	(0)	(Tr)	(Tr)	(Tr)	0	(0)	(0.02)	(Tr)	(0.3)	(0.4)	(0.01)	(0)	(1)	(0.07)	-	(0)		0	うるち米 10倍かゆ 半つき米10 g相当量を含む
(0.02)	(0.10)	-	-	-	-	(0)	0	0	0	0	(0)	(0)	(Tr)	(Tr)	(Tr)	0	(0)	(0.01)	(Tr)	(0.2)	(0.3)	(0.01)	(0)	(1)	(0.05)	-	(0)		0	うるち米 10倍かゆ 七分つき米10 g相当量を含む
(0.02)	(0.08)	0	Tr	0	7	(0)	0	0	0	0	(0)	(0)	(Tr)	(Tr)	(Tr)	0	(0)	(Tr)	(Tr)	(Tr)	(0.1)	(Tr)	(0)	(1)	(0.05)	0.1	(0)		0	うるち米 10倍かゆ 精白米10 g相当量を含む
(0.01)	(0.13)	-	-	-	-	(0)	0	0	0	0	(0)	(0)	0	0	0	0	(0)	(0.02)	(Tr)	(0.4)	(0.5)	(0.03)	(0)	(1)	(0.08)	-	(0)		0	うるち米 弱火で加熱、ガーゼでこしたもの 玄米6 g相当量を含む
(0.01)	(0.08)	-	-	-	-	(0)	0	0	0	0	(0)	(0)	(Tr)	(Tr)	(Tr)	0	(0)	(0.01)	(Tr)	(0.3)	(0.3)	(0.01)	(0)	(1)	(0.04)	-	(0)		0	うるち米 弱火で加熱、ガーゼでこしたもの 半つき米6 g相当量を含む
(0.01)	(0.06)	-	-	-	-	(0)	0	0	0	0	(0)	(0)	(Tr)	(Tr)	(Tr)	0	(0)	(0.01)	(Tr)	(0.1)	(0.2)	(0.01)	(0)	(1)	(0.03)	-	(0)		0	うるち米 弱火で加熱、ガーゼでこしたもの 七分つき米6 g相当量を含む
(0.01)	(0.04)	0	1	0	8	(0)	0	0	0	0	(0)	(0)	(Tr)	0	0	0	0	(Tr)	(Tr)	(Tr)	(0.1)	(Tr)	(0)	(Tr)	(0.03)	0.1	(0)		0	うるち米 弱火で加熱、ガーゼでこしたもの 精白米6 g相当量を含む
0.27	1.53	-	-	-	-	(0)	0	1	0	1	Tr	(0)	1.2	0.1	0.1	0	(0)	0.41	0.04	6.3	(8.8)	0.45	(0)	27	1.37	-	(0)		0	うるち、もち含む
0.24	1.04	-	-	-	-	(0)	0	0	0	0	0	(0)	0.8	Tr	0.1	0	(0)	0.30	0.03	4.9	(7.2)	0.28	(0)	18	1.00	-	(0)		0	うるち、もち含む 歩留り：95～96 %
0.23	0.78	-	-	-	-	(0)	0	0	0	0	0	(0)	0.4	Tr	0	0	(0)	0.24	0.03	3.4	(5.6)	0.20	(0)	15	0.84	-	(0)		0	うるち、もち含む 歩留り：93～94 %
0.22	0.59	-	-	-	-	(0)	0	0	0	0	0	(0)	0.1	Tr	0	0	(0)	0.08	0.02	1.2	(3.3)	0.12	(0)	12	0.66	-	(0)		0	うるち、もち含む 歩留り：90～92 %
0.12	0.77	-	-	-	-	(0)	0	0	0	0	0	(0)	0.5	Tr	0	0	(0)	0.16	0.02	2.9	(3.9)	0.21	(0)	10	0.65	-	(0)		0	うるち、もち含む 玄米47 g相当量を含む
0.11	0.45	-	-	-	-	(0)	0	0	0	0	0	(0)	0.2	Tr	0	0	(0)	0.08	0.01	1.6	(2.5)	0.07	(0)	6	0.35	-	(0)		0	うるち、もち含む 半つき米47 g相当量を含む
0.11	0.34	-	-	-	-	(0)	0	0	0	0	0	(0)	0.1	Tr	0	0	(0)	0.06	0.01	0.8	(1.7)	0.03	(0)	5	0.26	-	(0)		0	うるち、もち含む 七分つき米47 g相当量を含む
0.10	0.26	-	-	-	-	(0)	0	0	0	0	0	(0)	Tr	Tr	0	0	(0)	0.02	0.01	0.2	(1.0)	0.02	(0)	3	0.25	-	(0)		0	うるち、もち含む 精白米47 g相当量を含む
0.22	0.60	0	2	1	69	(0)	0	0	0	0	0	(0)	0.1	0	0	0	(0)	0.04	Tr	0.5	1.9	0.04	(0)	7	0.19	1.0	(0)		Tr	
0.22	0.60	0	2	1	69	(0)	0	0	0	0	0	(0)	0.1	0	0	0	0	0.41	Tr	0.5	(1.9)	0.04	(0)	7	0.19	1.0	(0)		Tr	
0.10	0.38	-	-	-	-	(0)	0	0	0	0	(0)	(0)	Tr	Tr	0	0	0	0.02	0.01	0.2	0.9	0.02	(0)	3	0.27	-	0		0.5	塩むすび（のり、具材なし） 食塩0.5 gを含む

1 穀類

可食部 100 g 当たり

食品番号	索引番号	食品名	廃棄率	エネルギー kJ	エネルギー kcal	水分	たんぱく質 アミノ酸組成によるたんぱく質	たんぱく質	脂質 トリアシルグリセロール当量	コレステロール	脂質	利用可能炭水化物(単糖当量)	利用可能炭水化物(質量計)	差引き法による利用可能炭水化物	食物繊維総量	糖アルコール	炭水化物	有機酸	灰分	ナトリウム	カリウム	カルシウム	マグネシウム	リン	鉄	亜鉛
単位			%	kJ	kcal	g	g	g	g	mg	g	g	g	g	g	g	g	g	g	mg	mg	mg	mg	mg	mg	mg
成分識別子			REFUSE	ENERC	ENERC_KCAL	WATER	PROTCAA	PROT-	FATNLEA	CHOLE	FAT-	CHOAVLM	CHOAVL	CHOAVLDF-	FIB-	POLYL	CHOCDF-	OA	ASH	NA	K	CA	MG	P	FE	ZN
01112	161	こめ [うるち米製品] 焼きおにぎり	0	709	166	56.0	(2.7)	3.1	(0.3)	0	0.3	(40.6)*	(36.9)	39.5	0.4	-	39.5	-	1.1	380	56	5	11	46	0.2	0.7
01113	162	こめ [うるち米製品] きりたんぽ	0	850	200	50.0	(2.8)	3.2	(0.4)	0	0.4	(46.1)	(41.9)	46.2*	0.4	-	46.2	-	0.2	1	36	4	9	43	0.1	0.7
01114	163	こめ [うるち米製品] 上新粉	0	1464	343	14.0	5.4	6.2	(0.8)	(0)	0.9	83.5*	75.9	78.8	0.6	-	78.5	-	0.4	2	89	5	23	96	0.8	1.0
01157	164	こめ [うるち米製品] 玄米粉	0	1572	370	4.6	5.4	7.1	2.5	(0)	2.9	84.8*	77.1	82.6	3.5	-	84.1	-	1.3	3	230	12	110	290	1.4	2.4
01158	165	こめ [うるち米製品] 米粉	0	1512	356	11.1	5.1	6.0	0.6	(0)	0.7	81.7	74.3	82.2*	0.6	-	81.9	-	0.3	1	45	6	11	62	0.1	1.5
01211	166	こめ [うるち米製品] 米粉パン 食パン	0	1043	247	(41.2)	(10.2)	(10.7)	(4.6)	(Tr)	(5.1)	(38.3)	(35.0)	(40.9)*	(0.7)	(1.0)	(41.6)	(Tr)	(1.4)	(420)	(57)	(22)	(14)	(61)	(0.8)	(1.3)
01212	167	こめ [うるち米製品] 米粉パン ロールパン	0	1080	256	(41.2)	(8.2)	(8.8)	(6.2)	(18)	(6.7)	(39.4)	(36.1)	(41.6)*	(0.6)	(0.9)	(42.0)	(Tr)	(1.3)	(370)	(66)	(26)	(12)	(65)	(0.6)	(1.2)
01159	168	こめ [うるち米製品] 米粉パン 小麦グルテン不使用のもの	0	1048	247	41.2	2.8	3.4	2.8	-	3.1	55.6*	50.8	51.3	0.9	0	51.3	-	1.0	340	92	4	11	46	0.2	0.9
01160	169	こめ [うるち米製品] 米粉めん	0	1069	252	37.0	3.2	3.6	0.6	(0)	0.7	56.6	51.5	57.9*	0.9	0.2	58.4	-	0.3	48	43	5	11	56	0.1	1.1
01115	170	こめ [うるち米製品] ビーフン	0	1526	360	11.1	5.8	7.0	(1.5)	(0)	1.6	(79.9)	(72.7)	80.3*	0.9	-	79.9	-	0.4	2	33	14	13	59	0.7	0.6
01169	171	こめ [うるち米製品] ライスペーパー	0	1442	339	13.2	0.4	0.5	0.3	(0)	0.3	85.7	77.9	83.7*	0.8	-	84.3	-	1.7	670	22	21	21	12	1.2	0.1
01116	172	こめ [うるち米製品] 米こうじ	0	1106	260	33.0	4.6	5.8	1.4	(0)	1.7	60.3*	55.9	59.3	1.4	-	59.2	-	0.3	3	61	5	16	83	0.3	0.9
01117	173	こめ [もち米製品] もち	0	947	223	44.5	3.6	4.0	(0.8)	(0)	1.0	50.0	45.5	50.8*	0.5	-	50.8	-	0.1	0	32	3	6	22	0.1	0.9
01118	174	こめ [もち米製品] 赤飯	0	790	186	53.0	(3.6)	4.3	(0.5)	0	0.6	(41.0)	(37.3)	41.1*	1.6	-	41.9	-	0.2	0	71	6	11	34	0.4	0.9
01119	175	こめ [もち米製品] あくまき	0	555	131	69.5	(2.0)	2.3	(1.5)	(0)	1.8	(29.0)*	(26.4)	26.1	0.2	-	25.7	-	0.7	16	300	6	6	10	0.1	0.7
01120	176	こめ [もち米製品] 白玉粉	0	1477	347	12.5	5.5	6.3	(0.8)	(0)	1.0	84.2*	76.5	80.4	0.5	-	80.0	-	0.2	2	3	5	6	45	1.1	1.2
01121	177	こめ [もち米製品] 道明寺粉	0	1489	349	11.6	(6.1)	7.1	(0.5)	(0)	0.7	(85.1)*	(77.3)	80.9	0.7	-	80.4	-	0.2	4	45	6	9	41	0.4	1.5
01161	178	こめ [その他] 米ぬか	0	1556	374	10.3	10.9	13.4	17.5	(0)	19.6	27.5	25.3	32.9*	20.5	-	48.8	-	7.9	7	1500	35	850	2000	7.6	5.9
01122	179	そば そば粉 全層粉	0	1438	339	13.5	10.2	12.0	2.9	(0)	3.1	70.2*	63.9	67.3	4.3	-	69.6	-	1.8	2	410	17	190	400	2.8	2.4
01123	180	そば そば粉 内層粉	0	1455	342	14.0	(5.1)	6.0	(1.5)	(0)	1.6	81.2*	73.8	76.8	1.8	-	77.6	-	0.8	2	190	10	83	130	1.7	0.9
01124	181	そば そば粉 中層粉	0	1417	334	13.5	(8.7)	10.2	(2.5)	(0)	2.7	71.3*	64.9	68.9	4.4	-	71.6	-	2.0	2	470	19	220	390	3.0	2.2
01125	182	そば そば粉 表層粉	0	1425	337	13.0	(12.8)	15.0	(3.3)	(0)	3.6	45.5	41.5	60.5*	7.1	-	65.1	-	3.3	2	750	32	340	700	4.2	4.6
01126	183	そば そば米	0	1471	347	12.8	(8.0)	9.6	(2.3)	(0)	2.5	(70.8)	(64.4)	71.8*	3.7	-	73.7	-	1.4	1	390	12	150	260	1.6	1.4
01127	184	そば そば 生	0	1149	271	33.0	8.2	9.8	(1.7)	(0)	1.9	(56.4)*	(51.3)	50.3	6.0	-	54.5	-	0.8	2	160	18	65	170	1.4	1.0
01128	185	そば そば ゆで	0	552	130	68.0	(3.9)	4.8	(0.9)	(0)	1.0	(27.0)*	(24.5)	24.1	2.9	-	26.0	-	0.2	2	34	9	27	80	0.8	0.4
01197	186	そば そば 半生そば	0	1378	325	23.0	(8.7)	(10.5)	-	(0)	(3.8)	(64.9)*	(59.0)	(56.5)	6.9	(0.1)	(61.8)	-	(0.9)	(3)	(190)	(20)	(74)	(180)	(1.3)	(1.2)
01129	187	そば 干しそば 乾	0	1463	344	14.0	11.7	14.0	(2.1)	(0)	2.3	(72.4)*	(65.9)	65.6	3.7	-	66.7	-	3.0	850	260	24	100	230	2.6	1.5
01130	188	そば 干しそば ゆで	0	479	113	72.0	(3.9)	4.8	(0.6)	(0)	0.7	(23.6)*	(21.5)	21.6	1.5	-	22.1	-	0.4	50	13	12	33	72	0.9	0.4
01131	189	とうもろこし 玄穀 黄色種	0	1441	341	14.5	(7.4)	8.6	(4.5)	(0)	5.0	71.2	64.8	63.3*	9.0	-	70.6	-	1.3	3	290	5	75	270	1.9	1.7
01162	190	とうもろこし 玄穀 白色種	0	1441	341	14.5	(7.4)	8.6	4.5	(0)	5.0	(71.2)	(64.8)	63.3*	9.0	-	70.6	-	1.3	3	290	5	75	270	1.9	1.7
01132	191	とうもろこし コーンミール 黄色種	0	1559	375	14.0	(7.0)	8.3	(3.6)	(0)	4.0	(79.7)*	(72.5)	66.1	8.0	-	72.4	-	1.3	2	220	5	99	130	1.5	1.4
01163	192	とうもろこし コーンミール 白色種	0	1559	375	14.0	(7.0)	8.3	3.6	(0)	4.0	(79.7)*	(72.5)	66.1	8.0	-	72.4	-	1.3	2	220	5	99	130	1.5	1.4
01133	193	とうもろこし コーングリッツ 黄色種	0	1498	352	14.0	7.6	8.2	0.9	(0)	1.0	82.3*	74.8	74.7	2.4	-	76.4	-	0.4	1	160	2	21	50	0.3	0.4
01164	194	とうもろこし コーングリッツ 白色種	0	1498	352	14.0	(7.6)	8.2	0.9	(0)	1.0	(82.3)*	(74.8)	74.7	2.4	-	76.4	-	0.4	1	160	2	21	50	0.3	0.4
01134	195	とうもろこし コーンフラワー 黄色種	0	1478	347	14.0	(5.7)	6.6	(2.5)	(0)	2.8	(79.7)*	(72.5)	75.6	1.7	-	76.1	-	0.5	1	200	3	31	90	0.6	0.6
01165	196	とうもろこし コーンフラワー 白色種	0	1478	347	14.0	(5.7)	6.6	(2.5)	(0)	2.8	(79.7)*	(72.5)	75.6	1.7	-	76.1	-	0.5	1	200	3	31	90	0.6	0.6
01135	197	とうもろこし ジャイアントコーン フライ 味付け	0	1718	409	4.3	(5.2)	5.7	10.6	(0)	11.8	-	-	67.8*	10.5	-	76.6	-	1.6	430	110	8	88	180	1.3	1.6
01136	198	とうもろこし ポップコーン	0	1979	472	4.0	(8.7)	10.2	(21.7)	(0)	22.8	(59.5)*	(54.1)	52.8	9.3	-	59.6	-	3.4	570	300	7	95	290	4.3	2.4
01137	199	とうもろこし コーンフレーク	0	1618	380	4.5	6.8	7.8	(1.2)	(0)	1.7	(89.9)*	(82.2)	82.7	2.4	-	83.6	-	2.4	830	95	1	14	45	0.9	0.2
01138	200	はとむぎ 精白粒	0	1496	353	13.0	12.5	13.3	(0)	(0)	1.3	-	-	72.4*	0.6	-	72.2	-	0.2	1	85	6	12	20	0.4	0.4
01139	201	ひえ 精白粒	0	1534	361	12.9	8.4	9.4	3.0	(0)	3.3	77.9*	70.8	70.2	4.3	-	73.2	-	1.3	6	240	7	58	280	1.6	2.2

可食部 100 g 当たり

	無機質					ビタミン																								備考
						ビタミンA							ビタミンE																	
銅	マンガン	ヨウ素	セレン	クロム	モリブデン	レチノール	α-カロテン	β-カロテン	β-クリプトキサンチン	β-カロテン当量	レチノール活性当量	ビタミンD	α-トコフェロール	β-トコフェロール	γ-トコフェロール	δ-トコフェロール	ビタミンk	ビタミンB₁	ビタミンB₂	ナイアシン	ナイアシン当量	ビタミンB₆	ビタミンB₁₂	葉酸	パントテン酸	ビオチン	ビタミンC	アルコール	食塩相当量	備考
(……mg……)		(…………………………μg…………………………)										μg	(…………… mg ……………)				μg	(…………… mg ……………)					(…… μg ……)		mg	μg	mg	(……g……)		
CU	MN	ID	SE	CR	MO	RETOL	CARTA	CARTB	CRYPXB	CARTBEQ	VITA_RAE	VITD	TOCPHA	TOCPHB	TOCPHG	TOCPHD	VITK	THIA	RIBF	NIA	NE	VITB6A	VITB12	FOL	PANTAC	BIOT	VITC	ALC	NACL_EQ	備考
0.10	0.37	25	4	1	43	(0)	0	0	0	0	(0)	(0)	Tr	Tr	0	0	0	0.03	0.02	0.3	(1.1)	0.03	0	5	0.29	1.1	0		1.0	こいくちしょうゆ6.5gを含む
0.12	0.40	-	-	-	-	(0)	-	-	-	-	(0)	(0)	Tr	Tr	0	0	0	0.03	0.01	0.3	(1.1)	0.02	(0)	4	0.31	-	(0)		0	(100 g：154 mL、100 mL：65 g)
0.19	0.75	1	4	1	77	(0)	-	-	-	(0)	(0)	(0)	0.2	-	-	-	(0)	0.09	0.02	1.3	2.7	0.12	(0)	12	0.67	1.1	(0)		0	(100 g：154 mL、100 mL：65 g)
0.30	2.49	1	2	6	120	(0)	-	-	-	(0)	(0)	(0)	1.2	Tr	-	-	(0)	0.03		4.6	6.1	0.08		9	0.12	5.1			0	焙煎あり
0.23	0.60	-	-	-	-	(0)	(0)	(0)	(0)	(0)	(0)	(0)	0	0	0	0	0	0.03	0.01	0.3	1.7	0.04		9	0.20				0	(100 g：169 mL、100 mL：59 g)
(0.18)	(0.54)	(1)	(Tr)	0	(Tr)	-	0	0	0	-		-	(0.5)	(0.1)	(0.5)	(0.2)	-	(0.05)	(0.06)	(0.8)	(2.6)	(0.04)	(Tr)	32	(0.22)	(1.5)			(1.1)	
(0.16)	(0.43)	(3)	(2)	0	(1)	-	0	(8)	(1)	-		(0.5)	(0.8)	(0.1)	(1.4)	(0.3)	-	(0.05)	(0.08)	(0.7)	(2.2)	(0.04)	(0.1)	35	(0.27)	(2.8)			(0.9)	
0.12	0.38												0.5					0.05	0.03	0.7	1.5	0.04		30	0.23				0.9	試料：小麦アレルギー対応食品（米粉100%）
0.15	0.48												0.5	-	-	-		0.03	Tr	0.5	1.4	0.05			0.31				0.1	試料：小麦アレルギー対応食品（米粉100%）
0.06	0.33	5	3	4	25	(0)							0	0	0	0	(0)	0.06	0.02	0.6	2.4			4	0.09	0.6	(0)		0	
0.03	0.14	6	Tr	18	3	0	0	0	0	0		0	0	0	0	0	(0)	0.01	0	0.1	0.2	0.01	(0)	3	0.02	0.6	(0)		1.7	別名：生春巻きの皮
0.16	0.74	-	2	0	48	(0)							0.2	-	-	-	(0)	0.11	0.13	1.5	2.8	0.11	(0)	71	0.42	4.2	(0)		0	
0.13	0.58	-	2	0	56	(0)							Tr	-	-	-	(0)	0.03	0.01	0.2	1.2	0.03	(0)	4	0.34	0.6	(0)		0	
0.13	0.45	-	2	0	61	(0)							0	0	0.3	0	(0)	Tr	Tr	Tr	(1.2)	0.03	(0)	9	0.30	1.0	(0)		0	別名：おこわ、こわめし 原材料配合割合：もち米100、ささげ10
0.05	0.39	-	-	-	-	(0)							Tr	Tr	Tr		(0)	Tr	Tr	Tr	(0.6)	0.01	(0)	1	0		(0)		0	
0.17	0.55	3	3	1	56								0.03					0.03	0.01	0.4	1.8	0.01		14	0.10		1.0		0	別名：寒晒し粉（かんざらし）
0.22	0.90												Tr	-	-	-		0.04	0.01	0.4	(2.0)	0.04		6	0.22				0	(100 g：125 mL、100 mL：80 g)
0.48	15.00	3	5	5	65	(0)	(0)					(0)	10.0	0.5	1.2	0	(0)	3.12	0.21	35.0	38.0	3.27	(0)	180	4.43	38.0			Tr	
0.54	1.09	1	7	4	47								0.2	-	6.8	0.3	0	0.46	0.11	4.5	7.7	0.30		51	1.56	17.0			0	表層粉の一部を除いたもの 別名：挽きぐるみ
0.37	0.49	-	7	2	12								0.1	-	2.7	0.2		0.16	0.07	2.2	(3.8)	0.20		30	0.72	4.7			0	別名：さらしな粉、ごぜん粉
0.58	1.17	0	13	3	43								0	-	7.2	0.4		0.35	0.10	4.1	(6.8)	0.44		44	1.54	18.0			0	
0.91	2.42	2	16	6	77								0.4	Tr	11.0	0.7		0.50	0.14	7.1	(11.0)	0.76		84	2.60	38.0			0	
0.38	0.76					(0)							0.1	-	1.9	0.1		0.42	0.10	4.3	(6.9)	0.35		23	1.53	-	0		0	別名：そばごめ、むきそば
0.21	0.86	4	24	3	25								0.2	0.1	1.9	0.1		0.19	0.09	3.4	5.4	0.15		19	1.09	5.5	0		0	別名：そば切り 小麦製品を原料に含む
0.10	0.38	Tr	12	-	11								0.1	Tr	0.8	Tr		0.05	0.02	0.5	(1.5)	0.04		8	0.33	2.7	0		0	別名：そば切り
(0.24)	(0.99)	(4)	(27)	(4)	(28)	0				0		(0)	(0.2)	(0.1)	(2.2)	(0.1)	-	(0.22)	(0.10)	(2.3)	(4.5)	(0.16)		(22)	(1.25)	(6.3)			0	
0.34	1.11	-	-	-	-	(0)							0.3	0.2	1.3	0.1		0.37	0.08	3.2	6.1	0.24		25	1.15	-	(0)		2.2	原材料配合割合：小麦65、そば粉35
0.10	0.33					(0)							0.1	0.1				0.08	0.02	0.6	(1.6)	0.05		5	0.22		(0)		0.1	
0.18	-	0	6	Tr	20	(0)	11	99	100	150	13	(0)	1.0	0.1	3.9	0.1	(0)	0.30	0.10	2.0	(3.0)	0.39		28	0.57	8.3	-		0	別名：とうきび
0.18	-	0	6	Tr	20	(0)					Tr	(0)	1.0	0.1	3.9	0.1	(0)	0.30	0.10	2.0	(3.0)	0.39		28	0.57	8.3	-		0	別名：とうきび
0.16	0.38					(0)	11	100	100	160	13	(0)	1.1	0.1	4.1	0.1	(0)	0.15	0.08	0.9	(1.6)	0.43		28	0.57				0	別名：とうきび 歩留り：75～80%
0.16	0.38					(0)					Tr	(0)	1.1	0.1	4.1	0.1	(0)	0.15	0.08	0.9	(1.6)	0.43		28	0.57				0	別名：とうきび 歩留り：75～80%
0.07	-	Tr	6	0	10	(0)	15	110	130	180	15	(0)	1.0	0.1	Tr	0.5	(0)	0.06	0.05	0.7	1.4	0.11		8	0.32	3.1	(0)		0	別名：とうきび 歩留り：44～55%
0.07	-	Tr	6	0	10	(0)					Tr	(0)	1.0	0.1	Tr	0.5	(0)	0.06	0.05	0.7	(1.4)	0.11		8	0.32	3.1			0	別名：とうきび 歩留り：44～55%
0.08	0.13					(0)	14	69	100	130	11	(0)	1.0	0.1	Tr	0.8	(0)	0.14	0.06	1.3	(2.1)	0.20		9	0.37				0	別名：とうきび 歩留り：4～12%
0.08	0.13					(0)					Tr	(0)	1.0	0.1	Tr	0.8	(0)	0.14	0.06	1.3	(2.1)	0.20		9	0.37				0	別名：とうきび 歩留り：4～12%
0.07	0.30					(0)	0	0	0	0	(0)	(0)	1.4	0.1	2.4	0.3	1	0.08	0.02	1.9	(2.4)	0.11		12	0.12				1.1	別名：とうきび
0.20	-					(0)	3	91	170	180	15	(0)	3.0	0.1	8.3	0.4	-	0.13	0.08	2.0	(3.2)	0.27		22	0.46				1.4	別名：とうきび
0.07	-	Tr	5	3	15	(0)	10	72	80	120	10	(0)	0.3	0.1	3.1	0.1	(0)	0.03	0.02	0.3	1.0	0.04		6	0.22	1.6	(0)		2.1	別名：とうきび
0.11	0.81					(0)							0.2	0	1.2	0.1	(0)	0.02	0.02	0.5	1.7	0.07		16	0.16		(0)		0	歩留り：42～45%
0.15	1.37	0	4	2	10	(0)	(0)	(0)	(0)	(0)	(0)	(0)	0.1	0	1.2	0.1	(0)	0.25	0.02	0.4	2.3	0.17		14	1.50	3.6			Tr	歩留り：55～60%

82

1 穀類

食品番号	索引番号	食品名	廃棄率	エネルギー		水分	たんぱく質		脂質			炭水化物						有機酸	灰分	無機質						
												利用可能炭水化物														
							アミノ酸組成によるたんぱく質	たんぱく質	脂肪酸のトリアシルグリセロール当量	コレステロール	脂質	利用可能炭水化物（単糖当量）	利用可能炭水化物（質量計）	差引き法による利用可能炭水化物	食物繊維総量	糖アルコール	炭水化物			ナトリウム	カリウム	カルシウム	マグネシウム	リン	鉄	亜鉛
単位			%	kJ	kcal	(⋯⋯ g ⋯⋯)				mg	(⋯⋯⋯⋯⋯⋯⋯ g ⋯⋯⋯⋯⋯⋯⋯)									(⋯⋯⋯⋯⋯⋯ mg ⋯⋯⋯⋯⋯⋯)						
成分識別子			REFUSE	ENERC	ENERC_KCAL	WATER	PROTCAA	PROT-	FATNLEA	CHOLE	FAT-	CHOAVLM	CHOAVL	CHOAVLDF-	FIB-	POLYL	CHOCDF-	OA	ASH	NA	K	CA	MG	P	FE	ZN
01140	202	もろこし 玄穀	0	1454	344	12.0	(9.0)	10.3	(4.7)	(0)	4.7	65.6 *	59.7	62.7	9.7	-	71.1	-	1.9	2	590	16	160	430	3.3	2.7
01141	203	もろこし 精白粒	0	1473	348	12.5	(8.0)	9.5	(2.3)	(0)	2.6	72.0	65.4	71.5 *	4.4	-	74.1	-	1.3	2	410	14	110	290	2.4	1.3
01142	204	ライむぎ 全粒粉	0	1342	317	12.5	10.8	12.7	(2.0)	(0)	2.7	61.2 *	55.7	60.0	13.3	-	70.7	-	1.4	1	400	31	100	290	3.5	3.5
01143	205	ライむぎ ライ麦粉	0	1368	324	13.5	7.8	8.5	1.2	(0)	1.6	64.4	58.6	64.0 *	12.9	-	75.8	-	0.6	1	140	25	30	140	1.5	0.7

	無機質					ビタミン																									備　考
							ビタミンA							ビタミンE																	
銅	マンガン	ヨウ素	セレン	クロム	モリブデン	レチノール	α-カロテン	β-カロテン	β-クリプトキサンチン	β-カロテン当量	レチノール活性当量	ビタミンD	α-トコフェロール	β-トコフェロール	γ-トコフェロール	δ-トコフェロール	ビタミンk	ビタミンB₁	ビタミンB₂	ナイアシン	ナイアシン当量	ビタミンB₆	ビタミンB₁₂	葉酸	パントテン酸	ビオチン	ビタミンC	アルコール	食塩相当量	
(......mg......)		(.... μg..)											(............. mg ....)				μg	(............. mg ....)					(...... μg......)		mg	μg	mg	(......g......)		
CU	MN	ID	SE	CR	MO	RETOL	CARTA	CARTB	CRYPXB	CARTBEQ	VITA_RAE	VITD	TOCPHA	TOCPHB	TOCPHG	TOCPHD	VITK	THIA	RIBF	NIA	NE	VITB6A	VITB12	FOL	PANTAC	BIOT	VITC	ALC	NACL_EQ	
0.44	1.63	1	1	1	34	(0)	-	-	-	(0)	(0)	(0)	0.5	0	2.3	0	(0)	0.35	0.10	6.0	(8.0)	0.31	(0)	54	1.42	15.0	(0)		0	別名：こうりゃん、ソルガム、たかきび、マイロ
0.21	1.12	-	-	-	-	(0)	-	-	-	(0)	(0)	(0)	0.2	0	1.5	0	(0)	0.10	0.03	3.0	(5.0)	0.24	(0)	29	0.66	-	(0)		0	別名：こうりゃん、ソルガム、たかきび、マイロ　歩留り：70〜80 %
0.44	2.15	0	2	1	65	(0)	-	-	-	(0)	(0)	(0)	1.0	0.3	0	0	(0)	0.47	0.20	1.7	4.2	0.22	(0)	65	0.87	9.5	0		0	別名：黒麦（くろむぎ）
0.11	-	-	-	-	-	(0)	-	-	-	(0)	(0)	(0)	0.7	0.3	0	0	(0)	0.15	0.07	0.9	2.6	0.10	(0)	34	0.63	-	(0)		0	別名：黒麦（くろむぎ）　歩留り：65〜75 %

可食部 100 g 当たり

2 いも類及びでん粉類

可食部 100 g 当たり

食品番号	索引番号	食品名	廃棄率 %	エネルギー kJ	エネルギー kcal	水分	アミノ酸組成によるたんぱく質	たんぱく質	トリアシルグリセロール当量	コレステロール	脂質	利用可能炭水化物（単糖当量）	利用可能炭水化物（質量計）	差引き法による利用可能炭水化物	食物繊維総量	糖アルコール	炭水化物	有機酸	灰分	ナトリウム	カリウム	カルシウム	マグネシウム	リン	鉄	亜鉛
		成分識別子	REFUSE	ENERC	ENERC_KCAL	WATER	PROTCAA	PROT-	FATNLEA	CHOLE	FAT-	CHOAVLM	CHOAVL	CHOAVLDF-	FIB-	POLYL	CHOCDF-	OA	ASH	NA	K	CA	MG	P	FE	ZN
02068	206	<いも類> アメリカほどいも 塊根 生	20	616	146	56.5	3.5	5.9	0.2	-	0.6	33.3	30.5	26.8 *	11.1	-	35.6	0.4	1.5	5	650	73	39	120	1.1	0.6
02069	207	<いも類> アメリカほどいも 塊根 ゆで	15	610	144	57.1	3.7	6.0	0.3	-	0.8	30.4 *	27.9	28.5	8.4	-	34.5	0.4	1.5	5	650	78	42	120	1.0	0.7
02001	208	<いも類> きくいも 塊茎 生	20	278	66	81.7	-	1.9	-	(0)	0.4	(2.8)	(2.7)	12.2 *	1.9	-	14.7	0.5	1.3	1	610	14	16	66	0.3	0.3
02041	209	<いも類> きくいも 塊茎 水煮	15	215	51	85.4	-	1.6	-	(0)	0.5	(2.2)	(2.1)	8.7 *	2.1	-	11.3	0.4	1.2	1	470	13	13	56	0.3	0.3
02002	210	<いも類> こんにゃく 精粉	0	786	194	6.0	-	3.0	-	(0)	0.1	-	-	5.4 *	79.9	-	85.3	-	5.6	18	3000	57	70	160	2.1	2.2
02003	211	<いも類> こんにゃく 板こんにゃく 精粉こんにゃく	0	21	5	97.3	-	0.1	-	(0)	Tr	-	-	0.1 *	2.2	-	2.3	-	0.3	10	33	43	2	5	0.4	0.1
02004	212	<いも類> こんにゃく 板こんにゃく 生いもこんにゃく	0	35	8	96.2	-	0.1	-	(0)	0.1	-	-	0.3 *	3.0	-	3.3	-	0.3	2	44	68	5	7	0.6	0.2
02042	213	<いも類> こんにゃく 赤こんにゃく	0	24	6	97.1	-	0.1	-	(0)	Tr	-	-	0.2 *	2.3	-	2.5	-	0.3	11	48	46	3	5	78.0	0.1
02043	214	<いも類> こんにゃく 凍みこんにゃく 乾	0	777	192	12.0	-	3.3	-	(0)	1.4	-	-	5.8 *	71.3	-	77.1	-	6.2	52	950	1600	110	150	12.0	4.4
02044	215	<いも類> こんにゃく 凍みこんにゃく ゆで	0	169	42	80.8	-	0.7	-	(0)	0.3	-	-	1.3 *	15.5	-	16.8	-	1.4	11	210	340	23	32	2.7	1.0
02005	216	<いも類> こんにゃく しらたき	0	28	7	96.5	-	0.2	-	(0)	Tr	-	-	0.1 *	2.9	-	3.0	-	0.3	10	12	75	4	10	0.5	0.1
02045	217	<いも類> （さつまいも類） さつまいも 塊根 皮つき 生	2	539	127	64.6	0.8	0.9	0.1	(0)	0.5	31.0 *	28.4	30.5	2.8	-	33.1	0.4	0.9	23	380	40	24	46	0.5	0.2
02046	218	<いも類> （さつまいも類） さつまいも 塊根 皮つき 蒸し	4	548	129	64.2	0.7	0.9	0.2	(0)	0.2	31.1 *	28.9	29.7	3.8	-	33.7	0.5	1.0	22	390	40	23	47	0.5	0.2
02047	219	<いも類> （さつまいも類） さつまいも 塊根 皮つき 天ぷら	0	866	205	52.4	1.2	1.4	6.3	-	6.8	36.3 *	33.5	35.6	3.1	-	38.4	0.5	1.0	36	380	51	25	57	0.5	0.2
02006	220	<いも類> （さつまいも類） さつまいも 塊根 皮なし 生	9	536	126	65.6	1.0	1.2	0.1	(0)	0.2	30.9 *	28.3	29.7	2.2	-	31.9	0.4	1.0	11	480	36	24	47	0.6	0.2
02007	221	<いも類> （さつまいも類） さつまいも 塊根 皮なし 蒸し	5	559	131	65.6	1.0	1.2	(0.1)	(0)	0.2	32.6 *	30.3	30.0	2.3	-	31.9	-	1.0	11	480	36	24	47	0.6	0.2
02008	222	<いも類> （さつまいも類） さつまいも 塊根 皮なし 焼き	10	643	151	58.1	1.2	1.4	(0.1)	(0)	0.2	36.7 *	34.4	35.3	3.5	-	39.0	-	1.3	13	540	34	23	55	0.7	0.2
02009	223	<いも類> （さつまいも類） さつまいも 蒸し切干	0	1176	277	22.2	2.7	3.1	-	(0)	0.6	66.5 *	62.5	65.8	5.9	-	71.9	1.0	2.2	18	980	53	45	93	2.1	0.5
02048	224	<いも類> （さつまいも類） むらさきいも 塊根 皮なし 生	15	522	123	66.0	0.9	1.2	0.1	(0)	0.3	29.9 *	27.5	29.1	2.5	-	31.7	0.4	1.0	30	370	24	26	56	0.6	0.3
02049	225	<いも類> （さつまいも類） むらさきいも 塊根 皮なし 蒸し	6	519	122	66.2	0.9	1.2	0.1	(0)	0.3	29.2 *	27.2	28.3	3.0	-	31.4	0.5	0.9	28	420	34	26	55	0.6	0.3
02010	226	<いも類> （さといも類） さといも 球茎 生	15	227	53	84.1	1.2	1.5	0.1	(0)	0.1	11.2 *	10.3	10.5	2.3	-	13.1	0.6	1.2	Tr	640	10	19	55	0.5	0.3
02011	227	<いも類> （さといも類） さといも 球茎 水煮	0	221	52	84.0	1.3	1.5	(0.1)	(0)	0.1	11.1 *	10.2	11.3	2.4	-	13.4	-	1.0	1	560	14	17	47	0.4	0.3
02012	228	<いも類> （さといも類） さといも 球茎 冷凍	0	292	69	80.9	1.8	2.2	0.1	(0)	0.1	13.7	12.5	13.9 *	2.0	-	16.1	0.6	0.7	3	340	20	20	53	0.6	0.4
02050	229	<いも類> （さといも類） セレベス 球茎 生	25	338	80	76.4	1.7	2.2	0.2	(0)	0.4	17.1 *	15.6	17.3	2.3	-	19.8	0.6	1.0	0	660	18	29	97	0.6	0.7
02051	230	<いも類> （さといも類） セレベス 球茎 水煮	0	326	77	77.5	1.7	2.1	0.2	(0)	0.3	16.6 *	15.2	16.8	2.2	-	19.1	0.6	0.9	0	510	17	24	82	0.6	0.8
02052	231	<いも類> （さといも類） たけのこいも 球茎 生	10	411	97	73.4	1.3	1.7	0.2	(0)	0.4	20.4	18.6	20.6 *	2.8	-	23.5	0.6	1.0	1	520	39	32	70	0.5	1.5
02053	232	<いも類> （さといも類） たけのこいも 球茎 水煮	0	363	86	75.4	1.3	1.6	0.2	(0)	0.4	19.2 *	17.6	19.3	2.4	-	21.8	0.6	0.8	1	410	37	28	63	0.5	1.3
02013	233	<いも類> （さといも類） みずいも 球茎 生	15	470	111	70.5	0.5	0.7	0.2	(0)	0.4	25.3	23.1	25.3 *	2.2	-	27.6	0.5	0.8	6	290	46	23	35	1.0	0.2
02014	234	<いも類> （さといも類） みずいも 球茎 水煮	0	428	101	72.0	0.5	0.7	0.2	(0)	0.4	24.1 *	22.0	23.5	2.5	-	26.1	0.4	0.8	5	270	79	23	35	1.0	0.2
02015	235	<いも類> （さといも類） やつがしら 球茎 生	20	398	94	74.5	2.5	3.0	0.3	(0)	0.7	20.2 *	18.4	18.6	2.8	-	20.5	-	1.3	1	630	39	42	72	0.7	1.4
02016	236	<いも類> （さといも類） やつがしら 球茎 水煮	0	392	92	75.6	2.3	2.7	0.3	(0)	0.6	19.9 *	18.2	17.9	2.8	-	20.0	-	1.1	1	520	34	39	56	0.6	1.3
02063	237	<いも類> じゃがいも 塊茎 皮つき 生	1	213	51	81.1	1.4	1.8	Tr	(0)	0.1	15.5	14.2	6.2 *	9.8	0	15.9	0.5	1.0	1	420	4	19	46	1.0	0.2

可食部 100 g 当たり

無機質 / ビタミン（ビタミンA・ビタミンE）／ アルコール / 食塩相当量 / 備考

銅 (CU)	マンガン (MN)	ヨウ素 (ID)	セレン (SE)	クロム (CR)	モリブデン (MO)	レチノール (RETOL)	α-カロテン (CARTA)	β-カロテン (CARTB)	β-クリプトキサンチン (CRYPXB)	β-カロテン当量 (CARTBEQ)	レチノール活性当量 (VITA_RAE)	ビタミンD (VITD)	α-トコフェロール (TOCPHA)	β-トコフェロール (TOCPHB)	γ-トコフェロール (TOCPHG)	δ-トコフェロール (TOCPHD)	ビタミンK (VITK)	ビタミンB1 (THIA)	ビタミンB2 (RIBF)	ナイアシン (NIA)	ナイアシン当量 (NE)	ビタミンB6 (VITB6A)	ビタミンB12 (VITB12)	葉酸 (FOL)	パントテン酸 (PANTAC)	ビオチン (BIOT)	ビタミンC (VITC)	アルコール (ALC)	食塩相当量 (NACL_EQ)	備考
(…mg…)		(…………… μg …………………)										μg	(………… mg …………)				μg	(………… mg ……………)						(… μg …)	mg	μg	mg	(……g……)		
0.13	0.26	0	Tr	0	54	-	0	3	Tr	3	0	-	0.8	0	Tr	0	3	0.12	0.03	1.4	2.9	0.16	-	47	0.69	3.1	15		Tr	別名：アピオス 廃棄部位：表層及び両端 食物繊維：AOAC2011.25法
0.14	0.34	0	1	0	46	-	0	3	Tr	3	0	-	0.9	0	0.1	0		0.15	0.03	1.6	3.1	0.15	-	49	0.75	3.2	9		Tr	別名：アピオス 廃棄部位：表皮、剝皮の際に表皮に付着する表層及び両端 食物繊維：AOAC2011.25法
0.17	0.08	1	Tr	Tr	2	(0)	0	0	0	0	(0)	(0)	0.2	Tr	0	0	(0)	0.08	0.04	1.6	1.9	0.09	(0)	20	0.37	3.7	10		0	廃棄部位：表層
0.14	0.07	-	-	-	-	(0)	0	0	0	0	(0)	(0)	0.2	0	0	0	(0)	0.06	0.03	1	1.5	0.06	(0)	19	0.29	-	6		0	
0.27	0.41	4	1	5	44	(0)	0	0	0	0	(0)	(0)	0.2	0	0	0	(0)	(0)	(0)	(0)	(0.5)	1.20	(0)	65	1.52	4.5	(0)		0	こんにゃく製品の原料
0.02	0.02	-	-	-	-	(0)	0	0	0	0	(0)	(0)	0	0	0	0	(0)	(0)	(0)	(0)	(Tr)	0.02	(0)	1	0	-	(0)		0	突きこんにゃく、玉こんにゃくを含む
0.04	0.05	93	0	1	1	(0)	0	0	0	0	(0)	(0)	0	0	0	0	(0)	(0)	0	0	Tr	0.02	(0)	0	0	0.1	0		0	突きこんにゃく、玉こんにゃくを含む
0.03	0.02	-	-	-	-	(0)	(0)	(0)	(0)	(0)	(0)	(0)	0	0	0	0	(0)	(0)	(0)	(0)	(Tr)	0.02	(0)	1	0	-	(0)		Tr	三酸化二鉄を加え、赤色に着色したもの
0.86	1.22	-	(0)	-	-	(0)	0	0	0	0	(0)	(0)	0	0	0	0	(0)	0	0	0.3	0.9	0.48	(0)	61		-	0		0.1	
0.19	0.27	-	(0)	-	-	(0)	0	0	0	0	(0)	(0)	0.1	0	0	0	(0)	0	0	0.1	0.2	0.10	(0)	13	0	0	0		Tr	水戻し後、ゆでたもの
0.02	0.03	-	-	-	-	(0)	0	0	0	0	(0)	(0)	0	0	0	0	(0)	(0)	0	0	(Tr)	0.01	(0)	0	0	0	(0)		0	別名：糸こんにゃく
0.13	0.37	1	0	0	5	(0)	0	40	0	40	3	(0)	1.0	0	Tr	0	(0)	0.10	0.02	0.6	0.8	0.20	(0)	49	0.48	4.8	25		0.1	別名：かんしょ（甘藷） 廃棄部位：両端
0.13	0.39	1	Tr	0	4	(0)	0	45	0	45	4	(0)	1.4	0	0.1	0	(0)	0.10	0.02	0.7	0.9	0.20	(0)	54	0.56	4.9	20		0.1	別名：かんしょ（甘藷） 廃棄部位：両端
0.14	0.63	1	-	0	5	(0)	0	58	0	58	5	(0)	2.6	Tr	2.7	0	11	0.11	0.04	0.7	1.0	0.20	0	57	0.60	5.3	21		0.1	別名：かんしょ（甘藷） 調理による脂質の増減：第1章表13参照
0.17	0.41	1	0	1	4	(0)	0	28	0	28	2	(0)	1.5	Tr	0	0	(0)	0.11	0.04	0.8	1.1	0.26	(0)	49	0.90	4.1	29		Tr	別名：かんしょ（甘藷） 廃棄部位：表層及び両端（表皮の割合：2%）
0.17	0.41	1	Tr	Tr	4	(0)	0	29	1	29	2	(0)	1.5	Tr	0	0	(0)	0.11	0.04	0.8	1.1	0.27	(0)	50	0.90	5.0	29		Tr	別名：かんしょ（甘藷） 廃棄部位：表皮及び両端
0.20	0.32	-	-	-	-	(0)	-	-	-	6	1	(0)	1.3	Tr	0	0	(0)	0.12	0.06	1.0	1.3	0.33	(0)	47	1.30	-	23		-	別名：かんしょ（甘藷）、石焼き芋 廃棄部位：表層
0.30	0.40	-	-	-	-	-	-	-	-	Tr	-	(0)	1.3	Tr	0	0	(0)	0.19	0.08	1.6	2.4	0.41	(0)	13	1.35	-	9		0	別名：かんしょ（甘藷）、乾燥いも、干しいも
0.21	0.50	1	0	0	2	(0)	0	4	0	4	Tr	(0)	1.3	0	0	0	(0)	0.12	0.02	1.3	1.8	0.18	(0)	22	0.54	6.1	29		0.1	別名：かんしょ（甘藷） 廃棄部位：表皮及び両端
0.22	0.44	Tr	0	0	2	(0)	0	5	0	5	0	(0)	1.3	0	0	0	(0)	0.13	0.03	1.5	1.8	0.16	(0)	24	0.61	6.0	24		0.1	別名：かんしょ（甘藷） 廃棄部位：表皮及び両端
0.15	0.19	Tr	0	0	8	(0)	0	5	0	5	0	(0)	0.6	0	0	0	(0)	0.07	0.02	1.0	1.5	0.15	(0)	30	0.48	3.1	6		-	廃棄部位：表層
0.13	0.17	0	Tr	0	7	(0)	0	4	0	4	0	(0)	0.5	0	0	0	(0)	0.06	0.02	0.8	1.4	0.14	(0)	28	0.42	2.8	5		0	
0.13	0.57	-	-	-	-	(0)	0	5	0	5	0	(0)	0.7	0	0	0	(0)	0.07	0.01	0.7	1.5	0.14	(0)	22	0.32	-	5		0	
0.15	0.32	1	0	Tr	24	(0)	0	14	2	15	1	(0)	0.6	0	0	0	(0)	0.10	0.03	1.2	1.6	0.21	(0)	28	0.48	3.0	6		-	別名：あかめいも 廃棄部位：表層
0.12	0.31	Tr	0	0	20	(0)	0	12	3	13	1	(0)	0.6	0	0	0	(0)	0.08	0.02	1.5	2.1	0.16	(0)	23	0.38	2.7	4		0	別名：あかめいも
0.11	0.55	0	0	0	10	(0)	0	12	3	13	1	(0)	0.6	0	0	0	(0)	0.05	0.03	0.7	1.2	0.21	(0)	41	0.31	3.3	6		-	別名：京いも 廃棄部位：表層
0.09	0.53	Tr	Tr	0	10	(0)	0	11	3	12	1	(0)	0.6	0	0	0	(0)	0.05	0.02	1.0	1.6	0.14	(0)	39	0.23	2.8	4		0	別名：京いも
0.05	0.56	9	1	0	1	(0)	-	-	-	9	1	(0)	0.6	0	0	0	(0)	0.16	0.02	0.6	0.8	0.22	(0)	27	0.20	2.4	7		-	別名：田芋 廃棄部位：表層及び両端
0.05	0.47	6	1	0	1	(0)	-	-	-	6	0	(0)	0.6	0	0	0	(0)	0.16	0.02	0.6	0.8	0.17	(0)	27	0.14	2.1	4		0	別名：田芋
0.23	1.30	1	0	1	1	(0)	-	-	-	7	1	(0)	1.0	0	0	0	(0)	0.13	0.06	0.5	0.9	0.22	(0)	39	0.50	3.1	5		-	廃棄部位：表層
0.21	1.25	Tr	0	0	1	(0)	-	-	-	7	(0)	(0)	1.1	0	0	0	(0)	0.11	0.04	0.5	1.3	0.17	(0)	30	0.49	2.6	5		0	
0.09	0.42	1	0	1	3	(0)	0	2	0	2	0	(0)	Tr	0	0	0	1	0.08	0.03	1.6	1.9	0.20	(0)	20	0.49	0.5	28		0	別名：ばれいしょ（馬鈴薯） 廃棄部位：損傷部及び芽 食物繊維：AOAC2011.25法

2 いも類及びでん粉類

食品番号	索引番号	食品名	廃棄率	エネルギー		水分	たんぱく質		脂質			炭水化物						有機酸	灰分	無機質						
							アミノ酸組成によるたんぱく質	たんぱく質	脂肪酸のトリアシルグリセロール当量	コレステロール	脂質	利用可能炭水化物			食物繊維総量	糖アルコール	炭水化物			ナトリウム	カリウム	カルシウム	マグネシウム	リン	鉄	亜鉛
												利用可能炭水化物（単糖当量）	利用可能炭水化物（質量計）	差引き法による利用可能炭水化物												
		単位	%	kJ	kcal	(................ g)			mg			(................................ g ....)								(............................. mg ....)						
		成分識別子	REFUSE	ENERC	ENERC_KCAL	WATER	PROTCAA	PROT-	FATNLEA	CHOLE	FAT-	CHOAVLM	CHOAVL	CHOAVLDF-	FIB-	POLYL	CHOCDF-	OA	ASH	NA	K	CA	MG	P	FE	ZN
02064	238	<いも類> じゃがいも 塊茎 皮つき 電子レンジ調理	0	331	78	77.6	1.6	2.1	Tr	(0)	0.2	17.1 *	15.6	15.5	3.9	0	19.2	0.5	0.9	Tr	430	4	23	58	0.9	0.3
02065	239	<いも類> じゃがいも 塊茎 皮つき フライドポテト （生を揚げたもの）	0	641	153	65.2	2.1	2.7	5.3	1	5.6	23.6 *	21.6	21.4	4.3	0	25.4	0.7	1.1	1	580	6	29	78	1.6	0.4
02017	240	<いも類> じゃがいも 塊茎 皮なし 生	10	245	59	79.8	1.3	1.8	Tr	(0)	0.1	17.0	15.5	8.5 *	8.9	0	17.3	0.5	1.0	1	410	4	19	47	0.4	0.2
02019	241	<いも類> じゃがいも 塊茎 皮なし 水煮	0	301	71	80.6	1.4	1.7	Tr	(0)	0.1	16.0 *	14.6	13.9	3.1	0	16.9	0.4	0.7	1	340	4	16	32	0.6	0.2
02018	242	<いも類> じゃがいも 塊茎 皮なし 蒸し	5	322	76	78.8	1.5	1.9	(0.1)	(0)	0.3	16.6 *	15.1	14.7	3.5	0	18.1	0.5	0.9	1	420	5	24	38	0.6	0.3
02066	243	<いも類> じゃがいも 塊茎 皮なし 電子レンジ調理	6	329	78	78.0	1.5	1.9	Tr	(0)	0.1	17.4 *	15.9	15.5	3.5	0	19.0	0.5	0.9	1	430	4	20	47	0.4	0.3
02067	244	<いも類> じゃがいも 塊茎 皮なし フライドポテト （生を揚げたもの）	0	668	159	64.2	2.1	2.7	5.5	1	5.9	25.1 *	23.0	22.6	3.9	0	26.2	0.6	1.0	1	570	4	29	78	0.5	0.4
02020	245	<いも類> じゃがいも 塊茎 皮なし フライドポテト （市販冷凍食品を揚げたもの）	0	958	229	52.9	(2.3)	2.9	(10.3)	Tr	10.6	(27.5)	(25.0)	30.2 *	3.1	-	32.4	-	1.2	2	660	4	35	48	0.8	0.4
02021	246	<いも類> じゃがいも 乾燥マッシュポテト	0	1470	347	7.5	5.3	6.6	0.5	(0)	0.6	73.5	67.1	76.1 *	6.6	0	82.8	1.5	2.5	75	1200	24	71	150	3.1	0.9
02054	247	<いも類> ヤーコン 塊根 生	15	221	52	86.3	-	0.6	-	0	0.3	0.5	0.5	11.3 *	1.1	-	12.4	-	0.4	0	240	11	8	31	0.2	0.1
02055	248	<いも類> ヤーコン 塊根 水煮	0	177	42	88.8	-	0.6	-	0	0.3	-	-	8.7 *	1.2	-	9.9	-	0.4	0	190	11	7	26	0.2	0.1
02022	249	<いも類> （やまのいも類） ながいも いちょういも 塊根 生	15	458	108	71.1	3.1	4.5	0.3	(0)	0.3	23.6 *	21.5	22.2	1.4	-	22.6	0.7	1.3	5	590	12	19	65	0.6	0.4
02023	250	<いも類> （やまのいも類） ながいも ながいも 塊根 生	10	273	64	82.6	1.5	2.2	0.1	(0)	0.3	14.1	12.9	13.8 *	1.0	-	13.9	-	1.0	3	430	17	17	27	0.4	0.3
02024	251	<いも類> （やまのいも類） ながいも ながいも 塊根 水煮	0	247	58	84.2	1.4	2.0	(0.1)	(0)	0.3	12.9	11.8	11.9	1.4	-	12.6	-	0.9	3	430	15	16	26	0.4	0.3
02025	252	<いも類> （やまのいも類） ながいも やまといも 塊根 生	10	504	119	66.7	2.9	4.5	0.1	(0)	0.2	26.9 *	24.5	26.3	2.5	-	27.1	-	1.5	12	590	16	28	72	0.5	0.6
02026	253	<いも類> （やまのいも類） じねんじょ 塊根 生	20	498	118	68.8	1.8	2.8	0.3	(0)	0.7	25.7	23.4	25.7 *	2.0	-	26.7	0.4	1.0	6	550	10	21	31	0.8	0.7
02027	254	<いも類> （やまのいも類） だいじょ 塊根 生	15	434	102	71.2	1.8	2.6	Tr	(0)	0.1	23.7 *	21.6	23.1	2.2	-	25.0	0.5	1.1	20	490	14	18	57	0.7	0.3
02070	255	<でん粉・でん粉製品> （でん粉類） おおうばゆりでん粉	0	1397	328	16.2	-	0.1	-	-	0.1	88.3 *	80.2	82.8	0.8	-	83.6	0	Tr	1	1	5	1	5	0.1	Tr
02028	256	<でん粉・でん粉製品> （でん粉類） キャッサバでん粉	0	1510	354	14.2	-	0.1	-	(0)	0.2	(93.8) *	(85.3)	85.3	(0)	-	85.3	-	0.2	1	48	28	5	6	0.3	Tr
02029	257	<でん粉・でん粉製品> （でん粉類） くずでん粉	0	1517	356	13.9	-	0.2	-	(0)	0.2	(94.2) *	(85.6)	85.6	(0)	-	85.6	-	0.2	2	2	18	3	12	2.0	Tr
02030	258	<でん粉・でん粉製品> （でん粉類） 米でん粉	0	1601	375	9.7	-	0.2	-	(0)	0.7	(98.2) *	(89.3)	89.3	(0)	-	89.3	-	0.1	11	2	29	8	20	1.5	0.1
02031	259	<でん粉・でん粉製品> （でん粉類） 小麦でん粉	0	1536	360	13.1	-	0.2	-	(0)	0.5	(94.6) *	(86.0)	86.0	(0)	-	86.0	-	0.2	3	8	14	5	33	0.6	0.1
02032	260	<でん粉・でん粉製品> （でん粉類） サゴでん粉	0	1524	357	13.4	-	0.1	-	(0)	0.2	(94.7) *	(86.1)	86.1	(0)	-	86.1	-	0.2	7	1	7	3	9	1.8	Tr
02033	261	<でん粉・でん粉製品> （でん粉類） さつまいもでん粉	0	1452	340	17.5	-	0.1	-	(0)	0.2	(90.2) *	(82.0)	82.0	(0)	-	82.0	-	0.2	1	4	50	8	8	2.8	0.1
02034	262	<でん粉・でん粉製品> （でん粉類） じゃがいもでん粉	0	1442	338	18.0	-	0.1	-	(0)	0.1	(89.8) *	(81.6)	81.6	(0)	-	81.6	-	0.2	2	34	10	6	40	0.6	Tr
02035	263	<でん粉・でん粉製品> （でん粉類） とうもろこしでん粉	0	1548	363	12.8	-	0.1	(0.7)	(0)	0.7	(94.9) *	(86.3)	86.3	(0)	-	86.3	-	0.1	1	5	3	4	13	0.3	0.1
02036	264	<でん粉・でん粉製品> （でん粉製品） くずきり 乾	0	1452	341	11.8	-	0.2	-	(0)	0.2	89.6 *	81.5	86.8	0.9	-	87.7	-	0.1	4	3	19	4	18	1.4	0.1
02037	265	<でん粉・でん粉製品> （でん粉製品） くずきり ゆで	0	564	133	66.5	-	0.1	-	(0)	0.1	32.4	29.4	32.5 *	0.8	-	33.3	-	Tr	2	Tr	5	1	5	0.6	Tr
02056	266	<でん粉・でん粉製品> （でん粉製品） ごま豆腐	0	315	75	84.8	(1.5)	1.5	(3.5)	0	4.3	(7.8)	(7.2)	8.9 *	1.0	-	9.1	-	0.2	Tr	32	6	27	69	0.6	0.4

可食部 100 g 当たり

単位: 無機質 … (mg)／ビタミンA … (µg)／ビタミンE … (mg)／ビタミンK … µg／ビタミンB1〜ビタミンB6 … (mg)／ビタミンB12・葉酸 … (µg)／パントテン酸 … mg／ビオチン … µg／ビタミンC … mg／食塩相当量 … (g)

銅 CU	マンガン MN	ヨウ素 ID	セレン SE	クロム CR	モリブデン MO	レチノール RETOL	α-カロテン CARTA	β-カロテン CARTB	β-クリプトキサンチン CRYPXB	β-カロテン当量 CARTBEQ	レチノール活性当量 VITA_RAE	ビタミンD VITD	α-トコフェロール TOCPHA	β-トコフェロール TOCPHB	γ-トコフェロール TOCPHG	δ-トコフェロール TOCPHD	ビタミンK VITK	ビタミンB1 THIA	ビタミンB2 RIBF	ナイアシン NIA	ナイアシン当量 NE	ビタミンB6 VITB6A	ビタミンB12 VITB12	葉酸 FOL	パントテン酸 PANTAC	ビオチン BIOT	ビタミンC VITC	アルコール ALC	食塩相当量 NACL_EQ	備考
0.12	0.45	1	Tr	1	3	(0)	1	6	Tr	7	1	(0)	0.1	0	0	0	1	0.07	0.02	1.7	2.1	0.19	(0)	15	0.33	0.6	13	-	0	別名：ばれいしょ（馬鈴薯）／損傷部及び芽を除いたもの／食物繊維：AOAC2011.25法
0.14	0.55	2	0	2	4	(0)	1	15	1	16	1	(0)	1.1	0	2.2	0.1	11	0.09	0.03	2.3	2.7	0.22	(0)	26	0.45	0.8	16	-	0	別名：ばれいしょ（馬鈴薯）／損傷部及び芽を除いたもの／植物油（なたね油）／調理による脂質の増減：第1章表13参照／食物繊維：AOAC2011.25法
0.09	0.37	1	0	4	3	(0)	Tr	2	0	3	(0)	(0)	Tr	0	0	0	(0)	0.09	0.03	1.5	1.8	0.20	(0)	20	0.50	0.4	28	-	0	別名：ばれいしょ（馬鈴薯）／廃棄部位：表層／食物繊維：AOAC2011.25法
0.10	0.10	0		2	3	(0)	Tr	2	Tr	3	0	(0)	0.1	Tr	Tr	Tr	(0)	0.07	0.03	1.0	1.3	0.18	(0)	18	0.41	0.3	18	-	0	別名：ばれいしょ（馬鈴薯）／表層を除いたもの／食物繊維：AOAC2011.25法
0.08	0.12	Tr	Tr	1	4	(0)	1	4	1	5	Tr	(0)	0	0	0	0	(0)	0.08	0.03	1.0	1.3	0.22	(0)	21	0.50	0.4	11	-	0	別名：ばれいしょ（馬鈴薯）／廃棄部位：表皮／食物繊維：AOAC2011.25法
0.10	0.40	1	0	Tr	3	(0)	0	2	0	2	0	(0)	0	0	0	0	1	0.09	0.03	1.4	1.7	0.20	(0)	17	0.47	0.5	23	-	0	別名：ばれいしょ（馬鈴薯）／廃棄部位：表皮／食物繊維：AOAC2011.25法
0.14	0.48	1	0	Tr	4	(0)	1	13	1	14	1	(0)	1.2	0	2.3	0.1	11	0.10	0.02	2.2	2.6	0.24	(0)	24	0.50	0.7	16	-	0	別名：ばれいしょ（馬鈴薯）／表層を除いたもの／植物油（なたね油）／調理による脂質の増減：第1章表13参照／食物繊維：AOAC2011.25法
0.15	0.19	-	-	-	-	(0)	-	-	-	Tr	(0)	(0)	1.5	0.1	5.9	1.1	18	0.12	0.06	1.5	(2.1)	0.35	(0)	35	0.71	-	40	-	0	別名：ばれいしょ（馬鈴薯）
0.35	0.51	-	-	-	-	(0)	-	-	-	0	(0)	(0)	0.2	Tr	Tr	Tr	(0)	0.25	0.05	2.0	3.4	1.01	(0)	100	0.47	-	5	-	0.2	別名：ばれいしょ（馬鈴薯）／酸化防止用としてビタミンC添加品あり
0.07	0.07	-	-	-	-	(0)	0	22	0	22	2	(0)					(0)	0.04	0.01	1.0	1.1	0.08	(0)	25	0.02	-	3	-	0	廃棄部位：表層及び両端
0.06	0.07	-	-	-	-	(0)	Tr	27	1	27	2	(0)					(0)	0.03	0.01	0.7	0.8	0.06	(0)	28	0.01	-	2	-	0	
0.20	0.05	1	1	0	3	(0)	-	-	-	5	Tr	(0)	0.3	0	0	0	(0)	0.15	0.05	0.4	1.5	0.11	(0)	13	0.85	2.6	7	-	0	別名：やまいも、手いも／廃棄部位：表層
0.10	0.03	1	1	Tr	2	(0)	-	-	-	0	(0)	(0)	0.2	0	0	0	(0)	0.10	0.02	0.4	0.9	0.09	(0)	8	0.61	2.2	6	-	0	別名：やまいも／廃棄部位：表層、ひげ根及び切り口
0.09	0.03	1	0	0		(0)	-	-	-		(0)	(0)	0.2	0	0	0	(0)	0.08	0.02	0.4	0.8	0.08	(0)	6	0.50	1.6	4	-	0	別名：やまいも
0.16	0.27	1	1	0	4	(0)	Tr	6	0	6	1	(0)	0.2	0.1	Tr	Tr	(0)	0.13	0.02	0.5	1.5	0.14	(0)	6	0.54	4.0	5	-	0	別名：やまいも／伊勢いも、丹波いもを含む／廃棄部位：表層及びひげ根
0.21	0.12	Tr	Tr	0	1	(0)	-	-	-	5	Tr	(0)	4.1	0	0	0	(0)	0.11	0.04	0.6	1.3	0.18	(0)	29	0.67	2.4	15	-	0	別名：やまいも／廃棄部位：表層及びひげ根
0.24	0.03	Tr	1	Tr	4	(0)	0	3	0	3	Tr	(0)	0.4	0	0	0	(0)	0.10	0.02	0.4	1.0	0.28	(0)	24	0.45	3.0	17	-	0.1	別名：やまいも、だいしょ／廃棄部位：表層
0.01	0.02	0	0	0	0	-	0	0	0	0	0	0	0	0	0	0	0	0	0	0	Tr	0	-	Tr	0.01	0	0	-	0	試料：1番粉／食物繊維：分析時に加熱処理有り／AOAC2011.25法
0.03	0.09	-	-	-	-	(0)	-	-	-	(0)	(0)	(0)	(0)	(0)	(0)	(0)	(0)	(0)	(0)	0	(Tr)	(0)	(0)	0	0	-	(0)	-	0	別名：タピオカ
0.02	0.02	-	-	-	-	(0)	-	-	-	(0)	(0)	(0)	(0)	(0)	(0)	(0)	(0)	(0)	(0)	0	(Tr)	0	(0)	0	0	-	(0)	-	0	別名：くず粉
0.06	-	-	-	-	-	(0)	-	-	-	(0)	(0)	(0)	(0)	(0)	(0)	(0)	(0)	(0)	(0)	0	(Tr)	0	(0)	0	0	-	(0)	-	0	
0.02	0.06	-	-	-	-	(0)	-	-	-	(0)	(0)	(0)	(0)	(0)	(0)	(0)	(0)	(0)	(0)	0	(Tr)	0	(0)	0	0	-	(0)	-	0	
Tr	0.37	-	-	-	-	(0)	-	-	-	(0)	(0)	(0)	(0)	(0)	(0)	(0)	(0)	(0)	(0)	0	(Tr)	0	(0)	0	0	-	(0)	-	0	
0.02	-	-	-	-	-	(0)	-	-	-	0	(0)	(0)	(0)	(0)	(0)	(0)	(0)	(0)	(0)	0	(Tr)	0	(0)	0	0	-	0	-	0	別名：かんしょ（甘藷）でん粉
0.03	-	0	0	6	0	(0)	0	(0)	0	(0)	(0)	(0)	0	0	0	0	(0)	0	0	0	(Tr)	0	(0)	0	0	-	0	-	0	別名：ばれいしょ（馬鈴薯）でん粉、かたくり粉／（100 g：154 mL、100 mL：65 g）
0.04	-	1	Tr	1	2	(0)	0	0	0	0	(0)	(0)	0	0	0	0	(0)	0	0	0	(Tr)	0	(0)	0	0	0.1	0	-	0	別名：コーンスターチ／（100 g：200 mL、100 mL：50 g）
0.03	0.05	-	-	-	-	(0)	-	-	-	(0)	(0)	(0)	(0)	(0)	(0)	(0)	(0)	(0)	(0)	0	(Tr)	0	(0)	0	0	-	(0)	-	0	
0.01	0.01	-	-	-	-	(0)	-	-	-	(0)	(0)	(0)	(0)	(0)	(0)	(0)	(0)	(0)	(0)	0	(Tr)	0	(0)	0	0	-	(0)	-	0	
0.12	0.10	-	-	-	-	0	0	0	0	0	0	0	0	0	2.5	Tr	0	0.10	0.01	0.4	(0.9)	0.03	0	6	0.03	-	0	-	0	

2 いも類及びでん粉類

可食部 100 g 当たり

食品番号	索引番号	食品名	廃棄率	エネルギー		水分	たんぱく質 アミノ酸組成による	たんぱく質	脂質 トリアシルグリセロール当量	コレステロール	脂質	炭水化物 利用可能炭水化物（単糖当量）	利用可能炭水化物（質量計）	差引き法による利用可能炭水化物	食物繊維総量	糖アルコール	炭水化物	有機酸	灰分	無機質 ナトリウム	カリウム	カルシウム	マグネシウム	リン	鉄	亜鉛
単位			%	kJ	kcal	(.......... g ....)				mg		(.......... g ....)								(.......... mg ....)						
成分識別子			REFUSE	ENERC	ENERC_KCAL	WATER	PROTCAA	PROT-	FATNLEA	CHOLE	FAT-	CHOAVLM	CHOAVL	CHOAVLDF-	FIB-	POLYL	CHOCDF-	OA	ASH	NA	K	CA	MG	P	FE	ZN
02038	267	<でん粉・でん粉製品> （でん粉製品） タピオカパール 乾	0	1494	352	11.9	-	0	-	(0)	0.2	-	-	87.4 *	0.5	-	87.8	-	0.1	5	12	24	3	8	0.5	0.1
02057	268	<でん粉・でん粉製品> （でん粉製品） タピオカパール ゆで	0	260	61	84.6	-	0	-	(0)	Tr	-	-	15.1 *	0.2	-	15.4	-	Tr	Tr	1	4	0	1	0.1	0
02058	269	<でん粉・でん粉製品> （でん粉製品） でん粉めん 生	0	548	129	67.4	-	0.1	-	(0)	0.2	-	-	31.4 *	0.8	-	32.2	-	0.2	8	3	1	0	31	0.1	0
02059	270	<でん粉・でん粉製品> （でん粉製品） でん粉めん 乾	0	1473	347	12.6	-	0.2	-	(0)	0.3	-	-	84.9 *	1.8	-	86.7	-	0.2	32	38	6	5	48	0.2	Tr
02060	271	<でん粉・でん粉製品> （でん粉製品） でん粉めん 乾 ゆで	0	350	83	79.2	-	0	-	(0)	0.2	-	-	20.0 *	0.6	-	20.6	-	Tr	5	7	1	1	11	0.1	0
02039	272	<でん粉・でん粉製品> （でん粉製品） はるさめ 緑豆はるさめ 乾	0	1466	344	11.8	-	0.2	-	(0)	0.4	88.5 *	80.4	83.4	4.1	-	87.5	-	0.1	14	13	20	3	10	0.5	0.1
02061	273	<でん粉・でん粉製品> （でん粉製品） はるさめ 緑豆はるさめ ゆで	0	331	78	79.3	-	Tr	-	(0)	0.1	19.8 *	18.0	19.1	1.5	-	20.6	-	Tr	0	0	3	Tr	3	0.1	Tr
02040	274	<でん粉・でん粉製品> （でん粉製品） はるさめ 普通はるさめ 乾	0	1468	346	12.9	-	0	-	(0)	0.2	86.1	78.2	85.4 *	1.2	-	86.6	-	0.3	7	14	41	5	46	0.4	Tr
02062	275	<でん粉・でん粉製品> （でん粉製品） はるさめ 普通はるさめ ゆで	0	323	76	80.0	-	0	-	(0)	Tr	19.7 *	17.9	19.1	0.8	-	19.9	-	0.1	1	2	10	1	10	0.1	Tr

						可 食 部 100 g 当 た り																								
		無機質										ビ タ ミ ン																		備　考
								ビタミンA							ビタミンE															
銅	マンガン	ヨウ素	セレン	クロム	モリブデン	レチノール	α―カロテン	β―カロテン	β―クリプトキサンチン	β―カロテン当量	レチノール活性当量	ビタミンD	α―トコフェロール	β―トコフェロール	γ―トコフェロール	δ―トコフェロール	ビタミンk	ビタミンB₁	ビタミンB₂	ナイアシン	ナイアシン当量	ビタミンB₆	ビタミンB₁₂	葉酸	パントテン酸	ビオチン	ビタミンC	アルコール	食塩相当量	
(......mg......)		(						μg				)	(............ mg ....)				μg	(............ mg ....)						(...... μg......)	mg	μg	mg	(......g......)		
CU	MN	ID	SE	CR	MO	RETOL	CARTA	CARTB	CRYPXB	CARTBEQ	VITA_RAE	VITD	TOCPHA	TOCPHB	TOCPHG	TOCPHD	VITK	THIA	RIBF	NIA	NE	VITB6A	VITB12	FOL	PANTAC	BIOT	VITC	ALC	NACL_EQ	
0.01	0.13	-	-	-	-	(0)	(0)	(0)	(0)	(0)	(0)	(0)	(0)	(0)	(0)	(0)	(0)	(0)	(0)	0	(0)	(0)	(0)	(0)	(0)	-	(0)	-	Tr	
0	0.01	-	-	-	-	(0)	(0)	(0)	(0)	(0)	(0)	(0)	(0)	(0)	(0)	(0)	(0)	(0)	(0)	0	(0)	(0)	(0)	(0)	(0)	-	(0)	-	0	
0	0	-	-	-	-	(0)	(0)	(0)	(0)	(0)	(0)	(0)	(0)	(0)	(0)	(0)	(0)	(0)	(0)	(Tr)	(0)	(0)	(0)	(0)	(0)	-	(0)	-	Tr	
0	0.02	-	-	-	-	(0)	(0)	(0)	(0)	(0)	(0)	(0)	(0)	(0)	(0)	(0)	(0)	(0)	(0)	(Tr)	(0)	(0)	(0)	(0)	(0)	-	(0)	-	0.1	
0	0	-	-	-	-	(0)	(0)	(0)	(0)	(0)	(0)	(0)	(0)	(0)	(0)	(0)	(0)	(0)	(0)		(0)	(0)	(0)	(0)	(0)	-	(0)	-	Tr	
0.01	0.02	2	1	5	1	(0)	(0)	(0)	(0)	(0)	(0)	(0)	(0)	(0)	(0)	(0)	(0)	(0)	(0)	(Tr)	(0)	(0)	(0)	(0)	(0)	-	(0)	-	Tr	主原料：緑豆でん粉
0	0	0	0	1	0	(0)	(0)	(0)	(0)	(0)	(0)	(0)	(0)	(0)	(0)	(0)	(0)	(0)	(0)	0	(0)	(0)	(0)	(0)	(0)	-	(0)	-	0	
0.01	0.05	0	0	4	0	(0)	(0)	(0)	(0)	(0)	(0)	(0)	(0)	(0)	(0)	(0)	(0)	(0)	(0)	0	(0)	(0)	(0)	(0)	(0)	-	(0)	-	Tr	主原料：じゃがいもでん粉、さつまいもでん粉
0	0.01	0	0	1	0	(0)	(0)	(0)	(0)	(0)	(0)	(0)	(0)	(0)	(0)	(0)	(0)	(0)	(0)	0	(0)	(0)	(0)	(0)	(0)	-	(0)	-	0	

3 砂糖及び甘味類

可食部 100 g 当たり

食品番号	索引番号	食品名	廃棄率	エネルギー		水分	たんぱく質 アミノ酸組成による	たんぱく質	脂質 トリアシルグリセロール当量	コレステロール	脂質	利用可能炭水化物（単糖当量）	利用可能炭水化物（質量計）	差引き法による利用可能炭水化物	食物繊維総量	糖アルコール	炭水化物	有機酸	灰分	ナトリウム	カリウム	カルシウム	マグネシウム	リン	鉄	亜鉛
		単位	%	kJ	kcal	(.......... g ....)				mg	(.......................... g ....)									(.......................... mg ....)						
		成分識別子	REFUSE	ENERC	ENERC_KCAL	WATER	PROTCAA	PROT-	FATNLEA	CHOLE	FAT-	CHOAVLM	CHOAVL	CHOAVLDF-	FIB-	POLYL	CHOCDF-	OA	ASH	NA	K	CA	MG	P	FE	ZN
03001	276	（砂糖類）黒砂糖	0	1504	352	4.4	0.7	1.7	-	(0)	Tr	93.2*	88.9	91.3	(0)	-	90.3	-	3.6	27	1100	240	31	31	4.7	0.5
03030	277	（砂糖類）てんさい含蜜糖	0	1517	357	2.0	-	0.9	-	-	Tr	89.7*	85.4	88.7	8.3	0	96.9	-	0.1	48	27	Tr	0	1	0.1	Tr
03002	278	（砂糖類）和三盆糖	0	1675	393	0.3	-	0.2	-	(0)	Tr	(104.5)*	(99.6)	99.0	(0)	-	99.0	-	0.5	1	140	27	17	13	0.7	0.2
03003	279	（砂糖類）車糖 上白糖	0	1667	391	0.7	-	(0)	-	(0)	(0)	104.2*	99.3	99.3	(0)	-	99.3	-	0	1	2	1	Tr	Tr	Tr	0
03004	280	（砂糖類）車糖 三温糖	0	1662	390	0.9	-	Tr	-	(0)	(0)	103.9*	99.0	99.0	(0)	-	99.0	-	0.1	7	13	6	2	Tr	0.1	Tr
03005	281	（砂糖類）ざらめ糖 グラニュー糖	0	1678	393	Tr	-	(0)	-	(0)	(0)	(104.9)*	(99.9)	100	(0)	-	100	-	0	Tr	Tr	Tr	0	(0)	Tr	Tr
03006	282	（砂糖類）ざらめ糖 白ざら糖	0	1678	393	Tr	-	(0)	-	(0)	(0)	(104.9)*	(99.9)	100	(0)	-	100	-	0	Tr	Tr	0	0	(0)	Tr	0
03007	283	（砂糖類）ざらめ糖 中ざら糖	0	1676	393	Tr	-	(0)	-	(0)	(0)	(104.8)*	(99.8)	100	(0)	-	100	-	Tr	2	1	Tr	0	Tr	0.1	Tr
03008	284	（砂糖類）加工糖 角砂糖	0	1679	394	Tr	-	(0)	-	(0)	(0)	(104.9)*	(99.9)	100	(0)	-	100	-	0	Tr	Tr	0	0	(0)	0.1	0
03009	285	（砂糖類）加工糖 氷砂糖	0	1679	394	Tr	-	(0)	-	(0)	(0)	(104.9)*	(99.9)	100	(0)	-	100	-	0	Tr	Tr	Tr	0	(0)	0.1	0
03010	286	（砂糖類）加工糖 コーヒーシュガー	0	1680	394	0.1	-	0.1	-	(0)	(0)	104.9*	99.9	99.8	(0)	-	99.8	-	0	2	Tr	1	Tr	Tr	0.2	1.2
03011	287	（砂糖類）加工糖 粉糖	0	1675	393	0.3	-	(0)	-	(0)	(0)	(104.7)*	(99.7)	99.7	(0)	-	99.7	-	0	1	1	Tr	0	Tr	0.2	Tr
03012	288	（砂糖類）液糖 しょ糖型液糖	0	1141	267	32.1	-	(0)	-	(0)	(0)	(71.3)*	(67.9)	67.9	(0)	-	67.9	-	0	Tr	Tr	Tr	0	Tr	Tr	Tr
03013	289	（砂糖類）液糖 転化型液糖	0	1256	294	23.4	-	(0)	-	(0)	(0)	(78.5)*	(76.6)	76.6	(0)	-	76.6	-	Tr	4	Tr	Tr	0	Tr	Tr	Tr
03014	290	（砂糖類）氷糖みつ	0	1163	274	31.5	-	0.2	-	(0)	(0)	-	-	68.2*	(0)	-	68.2	-	0.1	10	Tr	Tr	Tr	Tr	0.7	0.1
03031	291	（でん粉糖類）還元麦芽糖	0	873	208	0	-	0	-	-	Tr	(0)*	(0)	0.7	0.3	98.9	100	0	0	0	0	0	0	0	Tr	0
03032	292	（でん粉糖類）還元水あめ	0	881	210	30.1	-	0	-	-	Tr	20.3†	18.5†	-	14.0†	(69.9)	69.9	0	Tr	Tr	Tr	Tr	Tr	0	1	0
03015	293	（でん粉糖類）粉あめ	0	1694	397	3.0	-	(0)	-	(0)	(0)	105.9*	97.0	97.0	(0)	-	97.0	-	0	Tr	Tr	Tr	0	Tr	0.1	0
03024	294	（でん粉糖類）水あめ 酵素糖化	0	1461	342	15.0	-	(0)	-	(0)	(0)	91.3*	85.0	85.0	(0)	-	85.0	-	Tr	Tr	0	Tr	0	Tr	0.1	0
03025	295	（でん粉糖類）水あめ 酸糖化	0	1456	341	15.0	-	(0)	-	(0)	(0)	91.0*	85.0	85.0	(0)	-	85.0	-	Tr	Tr	0	Tr	0	Tr	0.1	0
03017	296	（でん粉糖類）ぶどう糖 全糖	0	1460	342	9.0	-	(0)	-	(0)	(0)	(91.3)*	(91.0)	91.0	(0)	-	91.0	-	0	Tr	Tr	Tr	0	Tr	0.1	0
03018	297	（でん粉糖類）ぶどう糖 含水結晶	0	1461	342	8.7	-	(0)	-	(0)	(0)	(91.3)*	(91.3)	91.3	(0)	-	91.3	-	0	Tr	Tr	Tr	0	Tr	Tr	Tr
03019	298	（でん粉糖類）ぶどう糖 無水結晶	0	1595	374	0.3	-	(0)	-	(0)	(0)	(99.7)*	(99.7)	99.7	(0)	-	99.7	-	0	Tr	Tr	Tr	0	Tr	0.1	0
03020	299	（でん粉糖類）果糖	0	1598	375	0.1	-	(0)	-	(0)	(0)	(99.9)*	(99.9)	99.9	(0)	-	99.9	-	0	Tr	Tr	Tr	0	Tr	Tr	0
03026	300	（でん粉糖類）異性化液糖 ぶどう糖果糖液糖	0	1208	283	25.0	-	0	-	(0)	0	75.5*	75.0	75.0	(0)	-	75.0	-	Tr	Tr	Tr	Tr	0	Tr	Tr	0
03027	301	（でん粉糖類）異性化液糖 果糖ぶどう糖液糖	0	1208	283	25.0	-	0	-	(0)	0	75.5*	75.0	75.0	(0)	-	75.0	-	Tr	Tr	Tr	Tr	0	Tr	0.1	0
03028	302	（でん粉糖類）異性化液糖 高果糖液糖	0	1205	282	25.0	-	0	-	(0)	0	75.3*	75.0	75.0	(0)	-	75.0	-	Tr	Tr	Tr	Tr	0	Tr	0.1	0
03029	303	（その他）黒蜜	0	851	199	46.5	-	1.0	-	0	0	(52.2)*	(49.7)	50.5	0	-	50.5	-	2.0	15	620	140	17	17	2.6	0.3
03022	304	（その他）はちみつ	0	1397	329	17.6	(0.2)	0.3	-	(0)	Tr	75.3	75.2	81.7*	(0)	-	81.9	0.3	0.1	2	65	4	2	5	0.2	0.1
03023	305	（その他）メープルシロップ	0	1129	266	33.0	-	0.1	-	(0)	0	-	-	66.3*	(0)	-	66.3	-	0.6	1	230	75	18	1	0.4	1.5

					可 食 部 100 g 当 た り																									
無機質						ビタミン																								
						ビタミンA							ビタミンE																	
銅	マンガン	ヨウ素	セレン	クロム	モリブデン	レチノール	α-カロテン	β-カロテン	β-クリプトキサンチン	β-カロテン当量	レチノール活性当量	ビタミンD	α-トコフェロール	β-トコフェロール	γ-トコフェロール	δ-トコフェロール	ビタミンK	ビタミンB₁	ビタミンB₂	ナイアシン	ナイアシン当量	ビタミンB₆	ビタミンB₁₂	葉酸	パントテン酸	ビオチン	ビタミンC	アルコール	食塩相当量	備考
(.....mg.....)						(.....................................μg....................................)							(............ mg ....)				μg	(................. mg ....)						(.... μg ....)	mg	μg	mg	(.....g.....)		
CU	MN	ID	SE	CR	MO	RETOL	CARTA	CARTB	CRYPXB	CARTBEQ	VITA_RAE	VITD	TOCPHA	TOCPHB	TOCPHG	TOCPHD	VITK	THIA	RIBF	NIA	NE	VITB6A	VITB12	FOL	PANTAC	BIOT	VITC	ALC	NACL_EQ	
0.24	0.93	15	4	13	9	(0)	0	13	0	13	1	(0)	(0)	(0)	(0)	(0)	(0)	0.05	0.07	0.8	0.9	0.72	(0)	10	1.39	34.0	(0)		0.1	別名：黒糖
Tr	Tr	0	0	0	0	-	-	-	-	-	-	-	-	-	-	-	0	0	0.2	0.3	0.01	-	-	1	0	Tr	-		0.1	食物繊維：AOAC2011.25法
0.07	0.30	0	0	2	Tr	(0)	-	Tr	0	Tr	0	-	-	-	-	-	(0)	0.01	0.03	Tr	Tr	0.08	-	2	0.37	0.9	(0)		0	
0.01	0	0	0	0	0	(0)	-	-	-	(0)	(0)	(0)	(0)	(0)	(0)	(0)	(0)	(0)	(0)	(0)	(0)	(0)	(0)	(0)	(0)	0.1	(0)		0	別名：ソフトシュガー(100 g：154 mL、100 mL：65 g)
0.07	0.01	0	0	Tr	0	(0)	-	-	-	(0)	(0)	(0)	(0)	(0)	(0)	(0)	(0)	Tr	0.01	(0)	(0)	(0)	(0)	(0)	(0)	0.3	(0)		Tr	別名：ソフトシュガー(100 g：159 mL、100 mL：63 g)
0	0	0	0	0	0	(0)	-	-	-	(0)	(0)	(0)	(0)	(0)	(0)	(0)	(0)	(0)	(0)	(0)	(0)	(0)	(0)	(0)	(0)	0.1	(0)		0	別名：ハードシュガー(100 g：111 mL、100 mL：90 g)
0	-	-	-	-	-	(0)	-	-	-	(0)	(0)	(0)	(0)	(0)	(0)	(0)	(0)	(0)	(0)	(0)	(0)	(0)	(0)	(0)	(0)	-	(0)		0	別名：上ざら糖(100 g：100 mL、100 mL：100 g)
0.02	-	-	-	-	-	(0)	-	-	-	(0)	(0)	(0)	(0)	(0)	(0)	(0)	(0)	(0)	(0)	(0)	(0)	(0)	(0)	(0)	(0)	-	(0)		0	別名：黄ざら糖
0.01	-	-	-	-	-	(0)	-	-	-	(0)	(0)	(0)	(0)	(0)	(0)	(0)	(0)	(0)	(0)	(0)	(0)	(0)	(0)	(0)	(0)	-	(0)		0	
0	-	-	-	-	-	(0)	-	-	-	(0)	(0)	(0)	(0)	(0)	(0)	(0)	(0)	(0)	(0)	(0)	(0)	(0)	(0)	(0)	(0)	-	(0)		0	別名：氷糖
0.01	-	-	-	-	-	(0)	-	-	-	(0)	(0)	(0)	(0)	(0)	(0)	(0)	(0)	(0)	(0)	(0)	(0)	(0)	(Tr)	(0)	(0)	-	(0)		0	
0.01	-	-	-	-	-	(0)	-	-	-	(0)	(0)	(0)	(0)	(0)	(0)	(0)	(0)	(0)	(0)	(0)	(0)	(0)	(0)	(0)	(0)	-	(0)		0	別名：粉砂糖 か（顆）粒糖を含む(100 g：257 mL、100 mL：39 g)
0.01	-	-	-	-	-	(0)	-	-	-	(0)	(0)	(0)	(0)	(0)	(0)	(0)	(0)	(0)	(0)	(0)	(0)	(0)	(0)	(0)	(0)	-	(0)		0	しょ糖：67.8 g
Tr	-	-	-	-	-	(0)	-	-	-	(0)	(0)	(0)	(0)	(0)	(0)	(0)	(0)	(0)	(0)	(0)	(0)	(0)	(0)	(0)	(0)	-	(0)		0	しょ糖：38.6 g
0	-	-	-	-	-	(0)	-	-	-	(0)	(0)	(0)	(0)	(0)	(0)	(0)	(0)	0.01	0.02	0.1	0.1	(0)	(0)	(0)	(0)	-	(0)		0	しょ糖：63.3 g
Tr	0	0	0	0	0	-	-	-	-	-	-	-	-	-	-	-	0	0	0	0	0	-	-	Tr	Tr	0	-		0	別名：マルチトール 食物繊維：AOAC2011.25法
Tr	0	0	0	0	0	-	-	-	-	-	-	-	-	-	-	-	0	0	0	0	0	-	-	0	0	0	-		0	食物繊維：AOAC2011.25法 †は規定法による測定値
Tr	0	-	-	-	-	(0)	-	-	-	(0)	(0)	(0)	(0)	(0)	(0)	(0)	(0)	(0)	(0)	(0)	(0)	(0)	(0)	(0)	(0)	-	(0)		0	
Tr	0.01	-	-	-	-	(0)	(0)	(0)	(0)	(0)	(0)	(0)	(0)	(0)	(0)	(0)	(0)	(0)	(0)	(0)	(0)	(0)	(0)	(0)	(0)	(0)	(0)		0	(100 g：71 mL、100 mL：140 g)
Tr	0.01	-	-	-	-	(0)	(0)	(0)	(0)	(0)	(0)	(0)	(0)	(0)	(0)	(0)	(0)	(0)	(0)	(0)	(0)	(0)	(0)	(0)	(0)	(0)	(0)		0	(100 g：71 mL、100 mL：140 g)
Tr	0	-	-	-	-	(0)	(0)	(0)	(0)	(0)	(0)	(0)	(0)	(0)	(0)	(0)	(0)	(0)	(0)	(0)	(0)	(0)	(0)	(0)	(0)	(0)	(0)		0	
0.01	0	-	-	-	-	(0)	(0)	(0)	(0)	(0)	(0)	(0)	(0)	(0)	(0)	(0)	(0)	(0)	(0)	(0)	(0)	(0)	(0)	(0)	(0)	(0)	(0)		0	
Tr	0	-	-	-	-	(0)	(0)	(0)	(0)	(0)	(0)	(0)	(0)	(0)	(0)	(0)	(0)	(0)	(0)	(0)	(0)	(0)	(0)	(0)	(0)	(0)	(0)		0	
Tr	0	-	-	-	-	(0)	(0)	(0)	(0)	(0)	(0)	(0)	(0)	(0)	(0)	(0)	(0)	(0)	(0)	(0)	(0)	(0)	(0)	(0)	(0)	(0)	(0)		0	
Tr	0	0	0	0	0	(0)	0	0	0	(0)	(0)	(0)	(0)	(0)	(0)	(0)	(0)	(0)	(0)	(0)	(0)	(0)	(0)	(0)	(0)	0	(0)		0	果糖含有率50%未満のもの
Tr	0	0	0	0	0	(0)	0	0	0	(0)	(0)	(0)	(0)	(0)	(0)	(0)	(0)	(0)	(0)	(0)	(0)	(0)	(0)	(0)	(0)	0	(0)		0	果糖含有率50%以上90%未満のもの
Tr	0	0	0	0	0	(0)	0	0	0	(0)	(0)	(0)	(0)	(0)	(0)	(0)	(0)	(0)	(0)	(0)	(0)	(0)	(0)	(0)	(0)	0	(0)		0	果糖含有率90%以上のもの
0.14	-	8	2	7	5	0	-	-	-	0	0	0	0	0	0	0	0	0.03	0.04	0.5	0.6	0.41	0	6	0.78	19.0	0		Tr	(100 g：73 mL、100 mL：138 g)
0.04	0.21	Tr	0	1	0	(0)	0	0	0	0	0	(0)	0	0	0	0	(0)	Tr	0.01	0.3	(0.4)	0.02	0	7	0.12	0.4	0		0	(100 g：71 mL、100 mL：140 g)
0.01	2.01	4	0	5	2	(0)	0	0	0	0	0	(0)	0	0	0	0	(0)	Tr	0.02	Tr	Tr	Tr	(0)	1	0.13	0.1	(0)		0	別名：かえで糖(100 g：76 mL、100 mL：132 g)

4 豆類

食品番号	索引番号	食品名	廃棄率	エネルギー (kJ)	エネルギー (kcal)	水分	アミノ酸組成によるたんぱく質	たんぱく質	脂肪酸のトリアシルグリセロール当量	コレステロール	脂質	利用可能炭水化物（単糖当量）	利用可能炭水化物（質量計）	差引き法による利用可能炭水化物	食物繊維総量	糖アルコール	炭水化物	有機酸	灰分	ナトリウム	カリウム	カルシウム	マグネシウム	リン	鉄	亜鉛
		成分識別子	REFUSE	ENERC	ENERC_KCAL	WATER	PROTCAA	PROT-	FATNLEA	CHOLE	FAT-	CHOAVLM	CHOAVL	CHOAVLDF-	FIB-	POLYL	CHOCDF-	OA	ASH	NA	K	CA	MG	P	FE	ZN
		単位	%	kJ	kcal	(............ g ....)				mg		(......................... g ....)								(............................ mg ....)						
04001	306	あずき 全粒 乾	0	1279	304	14.2	17.8	20.8	0.8	0	2.0	46.5 *	42.3	37.7	24.8	-	59.6	1.2	3.4	1	1300	70	130	350	5.5	2.4
04002	307	あずき 全粒 ゆで	0	512	122	63.9	7.4	8.6	(0.3)	(0)	0.8	18.2 *	16.5	14.9	12.1	-	25.6	0.3	1.0	1	430	27	43	95	1.6	0.9
04003	308	あずき ゆで小豆缶詰	0	860	202	45.3	3.6	4.4	0.2	(0)	0.4	47.7 *	44.9	46.8	3.4	-	49.2	-	0.7	90	160	13	36	80	1.3	0.4
04004	309	あずき あん こし生あん	0	624	147	62.0	8.5	9.8	(0.3)	(0)	0.6	26.0 *	23.6	22.0	6.8	-	27.1	-	0.5	3	60	73	30	85	2.8	1.1
04005	310	あずき あん さらしあん （乾燥あん）	0	1413	335	7.8	20.2	23.5	(0.4)	(0)	1.0	52.4 *	47.7	43.8	26.8	-	66.8	-	1.0	11	170	58	83	210	7.2	2.3
04101	311	あずき あん こし練りあん （並あん）	0	1085	255	(35.0)	(4.9)	(5.6)	(0.1)	(0)	(0.3)	(60.4) *	(56.8)	(63.6)	(3.9)	-	(58.8)	-	(0.3)	(2)	(35)	(42)	(17)	(49)	(1.6)	(0.6)
04102	312	あずき あん こし練りあん （中割りあん）	0	111	262	(33.2)	(4.4)	(5.1)	(0.1)	(0)	(0.3)	(63.0) *	(59.3)	(65.5)	(3.5)	-	(61.1)	-	(0.3)	(2)	(32)	(38)	(16)	(44)	(1.5)	(0.6)
04103	313	あずき あん こし練りあん （もなかあん）	0	1241	292	(25.7)	(4.4)	(5.1)	(0.1)	(0)	(0.3)	(70.9) *	(66.9)	(73.0)	(3.5)	-	(68.6)	-	(0.3)	(2)	(32)	(38)	(16)	(44)	(1.5)	(0.6)
04006	314	あずき あん つぶし練りあん	0	1014	239	39.3	4.9	5.6	0.3	0	0.6	54.7 *	51.6	49.4	5.7	-	54.0	-	0.5	56	160	19	23	73	1.5	0.7
04007	315	いんげんまめ 全粒 乾	0	1180	280	15.3	17.7	22.1	1.5	(0)	2.5	41.8 *	38.1	42.3	19.6	-	56.4	-	3.7	Tr	1400	140	150	370	5.9	2.5
04008	316	いんげんまめ 全粒 ゆで	0	535	127	63.6	(7.3)	9.3	(0.7)	(0)	1.2	17.3 *	15.8	13.5	13.6	-	24.5	-	1.4	Tr	410	62	46	140	2.0	1.0
04009	317	いんげんまめ うずら豆	0	908	214	41.4	6.1	6.7	0.6	(0)	1.3	45.9 *	43.2	45.0	5.9	-	49.6	-	1.0	110	230	41	25	100	2.3	0.6
04010	318	いんげんまめ こし生あん	0	568	135	62.3	(7.4)	9.4	(0.5)	(0)	0.9	-	-	20.9 *	8.5	-	27.0	-	0.4	9	55	60	45	75	2.7	0.8
04011	319	いんげんまめ 豆きんとん	0	1010	238	37.8	(3.8)	4.9	(0.3)	(0)	0.5	-	-	52.7 *	4.8	-	56.2	-	0.6	100	120	28	23	83	1.0	0.5
04012	320	えんどう 全粒 青えんどう 乾	0	1307	310	13.4	17.8	21.7	1.5	(0)	2.3	42.7	38.9	47.8 *	17.4	-	60.4	-	2.2	1	870	65	120	360	5.0	4.1
04013	321	えんどう 全粒 青えんどう ゆで	0	545	129	63.8	(7.4)	9.2	(0.6)	(0)	1.0	18.8	17.2	19.7 *	7.7	-	25.2	-	0.8	1	260	28	40	65	2.2	1.4
04074	322	えんどう 全粒 赤えんどう 乾	0	1307	310	13.4	(17.8)	21.7	1.5	(0)	2.3	(42.7)	(38.9)	47.8 *	17.4	-	60.4	-	2.2	1	870	65	120	360	5.0	4.1
04075	323	えんどう 全粒 赤えんどう ゆで	0	545	129	63.8	(7.4)	9.2	0.6	(0)	1.0	(18.8)	(17.2)	19.7 *	7.7	-	25.2	-	0.8	1	260	28	40	65	2.2	1.4
04014	324	えんどう グリンピース （揚げ豆）	0	1570	375	5.6	(16.6)	20.8	9.8	(0)	11.6	-	-	45.2 *	19.6	-	58.8	-	3.2	350	850	88	110	450	5.4	3.5
04015	325	えんどう 塩豆	0	1355	321	6.3	(18.6)	23.3	1.7	(0)	2.4	-	-	49.0 *	17.9	-	61.5	-	6.5	610	1300	120	360		5.6	3.6
04016	326	えんどう うぐいす豆	0	965	228	39.7	(4.5)	5.6	0.3	(0)	0.7	-	-	49.1 *	5.3	-	52.9	-	1.1	150	100	18	26	130	2.5	0.8
04017	327	ささげ 全粒 乾	0	1182	280	15.5	19.6	23.9	1.3	(0)	2.0	40.7 *	37.1	41.5	18.4	-	55.0	-	3.6	1	1400	75	170	400	5.6	4.9
04018	328	ささげ 全粒 ゆで	0	547	130	63.9	(8.2)	10.2	(0.6)	(0)	0.9	18.7 *	17.0	15.4	10.7	-	23.8	-	1.2	Tr	400	32	55	150	2.6	1.5
04019	329	そらまめ 全粒 乾	0	1368	323	13.3	20.5	26.0	1.3	(0)	2.0	37.6	34.3	52.8 *	9.3	-	55.9	-	2.8	1	1100	100	120	440	5.7	4.6
04020	330	そらまめ フライビーンズ	0	1820	436	4.0	(19.0)	24.7	(19.6)	-	20.8	-	-	38.4 *	14.9	-	46.4	-	4.1	690	710	90	87	440	7.5	2.6
04021	331	そらまめ おたふく豆	0	1002	237	37.2	(6.1)	7.9	0.6	(0)	1.2	-	-	48.7 *	5.9	-	52.2	-	1.5	160	110	54	27	140	5.3	0.8
04022	332	そらまめ ふき豆	0	1065	251	34.5	(7.4)	9.6	1.1	(0)	1.6	-	-	50.7 *	4.5	-	52.5	-	1.8	320	110	39	20	150	2.7	0.9
04076	333	そらまめ しょうゆ豆	0	731	173	50.2	-	9.8	(0.5)	(0)	0.9	-	-	27.4 *	10.1	-	37.1	-	2.0	460	280	39	38	130	1.9	1.1
04104	334	だいず ［全粒・全粒製品］ 全粒 青大豆 国産 乾	0	1473	354	12.5	31.4	33.5	16.9	Tr	19.3	8.5 *	8.1	12.9	20.1	-	30.1	1.6	4.6	3	1700	160	200	600	6.5	3.9
04105	335	だいず ［全粒・全粒製品］ 全粒 青大豆 国産 ゆで	0	605	145	65.5	13.8	15.0	7.5	-	8.2	1.6 *	1.5	3.5	8.0	-	9.9	0.3	1.4	1	440	69	66	230	1.8	1.5
04023	336	だいず ［全粒・全粒製品］ 全粒 黄大豆 国産 乾	0	1548	372	12.4	32.9	33.8	18.6	Tr	19.7	7.0 *	6.7	8.3	21.5	-	29.5	1.7	4.7	1	1900	180	220	490	6.8	3.1
04024	337	だいず ［全粒・全粒製品］ 全粒 黄大豆 国産 ゆで	0	679	163	65.4	14.1	14.8	(9.2)	(Tr)	9.8	1.6 *	1.5	0.8	8.5	-	8.4	0.4	1.6	1	530	79	100	190	2.2	1.9
04025	338	だいず ［全粒・全粒製品］ 全粒 黄大豆 米国産 乾	0	1674	402	11.7	31.0	33.0	(19.9)	Tr	21.7	7.0	6.6	16.7 *	15.9	-	28.8	-	4.8	1	1800	230	230	480	8.6	4.5
04026	339	だいず ［全粒・全粒製品］ 全粒 黄大豆 中国産 乾	0	1630	391	12.5	31.2	32.8	(17.9)	Tr	19.5	7.7	7.3	18.4 *	15.6	-	30.8	-	4.4	2	1800	170	220	460	8.9	3.9
04027	340	だいず ［全粒・全粒製品］ 全粒 黄大豆 ブラジル産 乾	0	1725	414	8.3	(30.9)	33.6	20.2	(Tr)	22.6	5.2	5.0	18.6 *	17.3	-	30.7	-	4.8	2	1800	250	250	580	9.0	3.5
04077	341	だいず ［全粒・全粒製品］ 全粒 黒大豆 国産 乾	0	1452	349	12.7	31.5	33.9	16.5	Tr	18.8	7.7 *	7.3	11.3	20.6	-	28.9	1.6	4.6	1	1800	140	200	620	6.8	3.7

可食部 100 g 当たり

		無機質				ビタミン																							アルコール	食塩相当量	備考
						ビタミンA						ビタミンD	ビタミンE				ビタミンk														
銅	マンガン	ヨウ素	セレン	クロム	モリブデン	レチノール	α-カロテン	β-カロテン	β-クリプトキサンチン	β-カロテン当量	レチノール活性当量		α-トコフェロール	β-トコフェロール	γ-トコフェロール	δ-トコフェロール		ビタミンB1	ビタミンB2	ナイアシン	ナイアシン当量	ビタミンB6	ビタミンB12	葉酸	パントテン酸	ビオチン	ビタミンC			
(.....mg.....)		(..........µg..........)										µg	(...........mg...........)				µg	(...........mg...........)					µg	µg	mg	µg	mg	(.....g.....)		
CU	MN	ID	SE	CR	MO	RETOL	CARTA	CARTB	CRYPXB	CARTBEQ	VITA_RAE	VITD	TOCPHA	TOCPHB	TOCPHG	TOCPHD	VITK	THIA	RIBF	NIA	NE	VITB6A	VITB12	FOL	PANTAC	BIOT	VITC	ALC	NACL_EQ	
0.68	1.09	0	1	2	210	(0)	2	8	1	9	1	(0)	0.1	0.2	3.0	11.0	8	0.46	0.16	2.2	6.2	0.40	(0)	130	1.02	9.6	2		0	食物繊維：AOAC2011.25法
0.30	0.44	0	Tr	1	90	(0)	Tr	4	Tr	4	Tr	(0)	0.1	0.1	1.3	4.2	3	0.15	0.04	0.5	2.2	0.11	(0)	23	0.43	3.3	Tr		0	食物繊維：AOAC2011.25法
0.12	0.28	-	-	-	-	(0)	-	-	-	0	(0)	0	0	0.8	2.0		4	0.02	0.04	0.3	1.1	0.05	(0)	13	0.14	-	Tr		0.2	液汁を含む (100 g：81mL、100 mL：124 g)
0.23	0.74	Tr	1	1	59	(0)	-	-	-	0	(0)	0	0	1.4	3.8		7	0.02	0.05	0.4	1.8	0	(0)	2	0.07	2.5	Tr		0	
0.40	1.33	2	1	13	150	(0)	-	-	-	0	(0)	0.1	0	3.4	3.9		5	0.01	0.03	0.4	5.1	0.03	(0)	2	0.10	7.2	Tr		Tr	
(0.14)	(0.42)	0	0	(1)	(34)	(0)	0	0	0	0	0	(0)	0	0	(0.8)	(2.2)	(4)	(0.01)	(0.03)	(0.1)	(1.1)	0	(0)	(1)	(0.04)	(1.4)	0		0	加糖あん 配合割合：こし生あん100、上白糖70、水あめ7
(0.12)	(0.38)	0	0	(1)	(31)	(0)	0	0	0	0	0	(0)	0	0	(0.7)	(2.0)	(4)	(0.01)	(0.03)	(0.1)	(1.0)	0	(0)	(1)	(0.04)	(1.3)	0		0	加糖あん 配合割合：こし生あん100、上白糖85、水あめ7
(0.12)	(0.38)	0	0	(1)	(31)	(0)	0	0	0	0	0	(0)	0	0	(0.7)	(2.0)	(4)	(0.01)	(0.03)	(0.1)	(1.0)	0	(0)	(1)	(0.04)	(1.3)	0		0	加糖あん 配合割合：こし生あん100、上白糖100、水あめ7
0.20	0.40	0	Tr	1	49	(0)	0	0	0	0	0	(0)	0.1	Tr	0.9	1.9	6	0.02	0.03	0.1	1.1	0.03	0	8	0.18	1.7	Tr		0.1	別名：小倉あん 加糖あん
0.77	1.93	0	1	3	110	(0)	Tr	6	0	6	Tr	(0)	0	0	2.0	0.1	8	0.64	0.16	2.0	6.1	0.37	(0)	87	0.65	9.5	Tr		0	金時類、白金時類、手亡類、鶉類、大福、虎豆を含む (100 g：130mL、100 mL：77g)
0.32	0.84	0	Tr	Tr	27	(0)	0	3	0	3	0	(0)	0	0	1.3	0.1	3	0.22	0.07	0.6	(2.3)	0.08	(0)	32	0.15	3.7	Tr		Tr	金時類、白金時類、手亡類、鶉類、大福、虎豆を含む
0.14	-	-	-	-	-	(0)	-	-	-	(0)	(0)	0	0	0.6	0	3		0.03	0.01	0.3	1.7	0.04	(0)	23	0.14	-	Tr		0.3	試料（原材料）：金時類 煮豆
0.09	0.73	0	5	Tr	6	(0)	-	-	-	(0)	(0)	0	0	1.5	0.1	3	0.01	0.02	0	(1.7)	0	(0)	14	0.07	2.8	0		0.3	
0.09	0.50	-	-	-	-	(0)	Tr	Tr	-	Tr	(0)	0	0	1.1	0.1	1		0.01	0.01	0.1	(1.0)	0.03	(0)	15	0.07	-	0		0.3	
0.49	-	1	11	2	280	(0)	0	89	6	92	8	(0)	0	6.7	0.1	16	0.72	0.15	2.5	5.8	0.29	(0)	24	1.74	16.0	0		0	(100 g：136mL、100 mL：74g)
0.21	-	0	5	1	63	(0)	0	43	2	44	4	(0)	0	2.3	0.1	7	0.27	0.06	0.8	(2.2)	Tr	(0)	5	0.39	5.7	0		0	
0.49	-	1	11	2	280	(0)	0	16	4	18	1	(0)	0	6.7	0.1	16	0.72	0.15	2.5	(5.8)	0.29	(0)	24	1.74	16.0	0		0	(100 g：136mL、100 mL：74g)
0.21	-	0	5	1	63	(0)	0	6	0	7	1	(0)	0	2.3	0.1	7	0.27	0.06	0.8	(2.2)	Tr	(0)	5	0.39	5.7	0		0	
0.62	0.90	-	-	-	-	(0)	-	-	-	26	2	(0)	1.1	0.5	5.2	0.1	24	0.52	0.16	1.9	(5.1)	0.17	0	17	0.44	-	Tr		0.9	
0.57	1.03	-	-	-	-	(0)	0	68	2	69	6	(0)	0	3.7	0.1	16	0.20	0.10	2.2	(5.7)	0.15	(0)	17	1.25	-	Tr		1.5	炭酸カルシウム使用
0.15	-	-	-	-	-	(0)	-	-	-	6	Tr	(0)	0	0	0	0						(1.2)	0.04					0		0.4	煮豆
0.71	-	0	6	6	380	(0)	0	18	1	19	2	(0)	Tr	6.2	9.7	14	0.50	0.20	2.5	7.2	0.24	(0)	300	1.30	11.0	Tr		0	
0.23	-	0	2	2	150	(0)	0	8	0	8	1	(0)	0	2.3	4.7	6	0.20	0.05	0.6	(2.6)	0.06	(0)	48	0.27	4.8	Tr		0	
1.20	-	0	3	1	260	(0)	0	5	0	5	Tr	(0)	0.7	5.0	0.1	13	0.50	0.20	2.5	6.2	0.41	(0)	260	0.48	13.0	0		0	
0.77	-	-	-	-	-	(0)	-	-	-	18	2	(0)	3.3	0	8.4	0.3	38	0	1.0	(4.5)	0.26			120	0.26	-	Tr		1.8	別名：いかり豆 種皮付き
0.32	-	-	-	-	-	(0)	-	-	-	Tr	(0)	0.2	0	1.1	0	6	0.01	0.01	0.2	(1.3)	0.06	(0)	30	0.14	-	Tr		0.4	煮豆
0.38	-	-	-	-	-	(0)	-	-	-	Tr	(0)	0	0	1.1	0	3	0.02	0.02	0.2	(1.6)	0.07	(0)	36	0.20	-	Tr		0.8	煮豆
0.33	0.43	-	-	-	-	(0)	(0)	4	(0)	Tr	(0)	0	0	1.6	0	9	0.06	0.09	0.7	2.3	0.08	(0)	45	0.11	-	0		1.2	煮豆 調味液を除いたもの (100 g：155mL、100 mL：64g)
0.96	2.11	Tr	9	1	450	0	1	8	1	9	1	0	2.3	0.8	12.0	7.0	36	0.74	0.24	2.4	11.0	0.55	0	260	0.83	24.0	0		0	食物繊維：AOAC2011.25法 (100 g：155mL、100 mL：64g)
0.39	0.93	0	3	0	85	-	1	4	1	5	Tr	-	1.5	0.4	7.1	3.6	18	0.13	0.05	0.4	4.0	0.12	-	36	0.08	9.9	0		0	食物繊維：AOAC2011.25法
1.07	2.27	0	5	3	350	(0)	0	7	1	7	1	(0)	2.3	0.9	13.0	8.6	34	0.71	0.28	2.0	10.0	0.51	(0)	260	1.36	28.0	3		0	食物繊維：AOAC2011.25法 (100 g：155mL、100 mL：64g)
0.23	1.01	0	2	Tr	77	(0)	0	3	0	3	0	(0)	1.6	0.8	4.2	3.2	7	0.17	0.08	0.4	4.0	0.10	(0)	41	0.26	9.8	Tr		0	食物繊維：AOAC2011.25法
0.97	-	2	28	1	300	(0)	0	7	0	7	1	(0)	1.7	0.4	15.0	5.6	34	0.88	0.30	2.1	10.0	0.46	(0)	220	1.49	34.0	Tr		0	(100 g：155mL、100 mL：64g)
1.01	-	0	2	1	41	(0)	0	9	0	9	1	(0)	2.1	0.7	19.0	8.1	34	0.84	0.24	2.0	10.0	0.59	(0)	260	1.64	33.0	Tr		0	(100 g：155mL、100 mL：64g)
1.11	2.54	0	1	1	660	(0)	0	15	0	15	1	(0)	4.8	0.7	20.0	6.4	36	0.77	0.29	2.2	(11.0)	0.45	(0)	220	1.68	33.0	Tr		0	(100 g：155mL、100 mL：64g)
0.96	2.24	0	3	2	570	0	1	24	3	26	2	0	3.1	1.7	14.0	10.0	36	0.73	0.23	2.5	11.0	0.50	0	350	0.98	26.0	3		0	食物繊維：AOAC2011.25法 ポリフェノール1.1 g (100 g：155mL、100 mL：64g)

4 豆類

食品番号	索引番号	食品名	廃棄率	エネルギー		水分	たんぱく質		脂質			炭水化物						有機酸	灰分	無機質						
							アミノ酸組成によるたんぱく質	たんぱく質	トリアシルグリセロール当量	コレステロール	脂質	利用可能炭水化物（単糖当量）	利用可能炭水化物（質量計）	差引き法による利用可能炭水化物	食物繊維総量	糖アルコール	炭水化物			ナトリウム	カリウム	カルシウム	マグネシウム	リン	鉄	亜鉛
		単位	%	kJ	kcal	(..................g..................)				mg		(..................................g..................................)								(..............................mg..............................)						
		成分識別子	REFUSE	ENERC	ENERC_KCAL	WATER	PROTCAA	PROT-	FATNLEA	CHOLE	FAT-	CHOAVLM	CHOAVL	CHOAVLDF-	FIB-	POLYL	CHOCDF-	OA	ASH	NA	K	CA	MG	P	FE	ZN
04106	342	だいず　［全粒・全粒製品］　全粒　黒大豆　国産　ゆで	0	642	155	65.1	13.8	14.7	8.5	-	8.6	1.7 *	1.6	2.6	7.9	-	9.8	0.3	1.4	Tr	480	55	64	220	2.6	1.4
04080	343	だいず　［全粒・全粒製品］　いり大豆　青大豆	0	1774	425	2.7	35.6	37.7	19.1	(Tr)	20.7	9.5	9.0	17.5 *	18.4	-	33.9	1.8	5.0	4	2000	160	250	650	6.7	4.2
04078	344	だいず　［全粒・全粒製品］　いり大豆　黄大豆	0	1788	429	2.5	35.0	37.5	20.2	(Tr)	21.6	7.5	7.2	15.9 *	19.4	-	33.3	1.8	5.1	5	2000	160	240	710	7.6	4.2
04079	345	だいず　［全粒・全粒製品］　いり大豆　黒大豆	0	1796	431	2.4	33.6	36.4	20.3	(Tr)	22.0	8.8	8.3	17.9 *	19.2	-	34.3	1.6	5.0	4	2100	120	220	640	7.2	3.7
04028	346	だいず　［全粒・全粒製品］　水煮缶詰　黄大豆	0	514	124	71.7	12.5	12.9	(6.3)	(Tr)	6.7	0.9 *	0.8	1.7	6.8	-	7.7	-	1.0	210	250	100	55	170	1.8	1.1
04081	347	だいず　［全粒・全粒製品］　蒸し大豆　黄大豆	0	772	186	57.4	(15.7)	16.6	(9.2)	(Tr)	9.8	-	-	4.7 *	10.6	-	13.8	-	2.4	230	810	75	110	290	2.8	1.8
04082	348	だいず　［全粒・全粒製品］　きな粉　青大豆　全粒大豆	0	1769	424	5.9	34.9	37.0	20.9	(Tr)	22.8	8.7	8.2	14.7 *	16.9	-	29.3	1.8	5.0	1	2000	160	240	690	7.9	4.5
04096	349	だいず　［全粒・全粒製品］　きな粉　青大豆　脱皮大豆	0	1736	418	5.2	34.6	36.6	23.0	1	24.6	6.8 *	6.5	9.2	20.8	-	28.3	1.9	5.3	1	2100	190	220	700	6.7	4.1
04029	350	だいず　［全粒・全粒製品］　きな粉　黄大豆　全粒大豆	0	1877	451	4.0	34.3	36.7	24.7	(Tr)	25.7	7.1	6.8	13.9 *	18.1	-	28.5	-	5.1	2	2000	190	260	660	8.0	4.1
04030	351	だいず　［全粒・全粒製品］　きな粉　黄大豆　脱皮大豆	0	1901	456	2.6	34.6	37.5	23.7	(Tr)	25.1	6.8	6.5	18.4 *	15.3	-	29.5	-	5.4	2	2000	180	250	680	6.2	4.0
04109	352	だいず　［全粒・全粒製品］　（砂糖入り）　青きな粉	0	1654	392	(3.3)	(17.5)	(18.5)	(10.4)	0	(11.4)	(56.4) *	(53.8)	(57.9)	(8.4)	-	(64.3)	-	(2.5)	(1)	(980)	(80)	(120)	(340)	(3.9)	(2.3)
04110	353	だいず　［全粒・全粒製品］　（砂糖入り）　きな粉	0	1711	406	(2.3)	(17.2)	(18.3)	(12.3)	0	(12.9)	(55.7) *	(51.4)	(56.6)	(9.0)	-	(63.9)	-	(2.6)	(1)	(1000)	(97)	(130)	(330)	(4.0)	(2.0)
04083	354	だいず　［全粒・全粒製品］　大豆はいが	0	1689	404	3.9	-	37.8	-	(0)	14.7	-	-	20.7 *	18.8	-	39.5	-	4.1	0	1400	100	200	720	12.0	6.0
04031	355	だいず　［全粒・全粒製品］　ぶどう豆	0	1113	265	36.0	13.5	14.1	(8.9)	(Tr)	9.4	31.5 *	30.0	31.8	6.3	-	37.0	-	3.5	620	330	80	60	200	4.2	1.1
04032	356	だいず　［豆腐・油揚げ類］　木綿豆腐	0	304	73	85.9	6.7	7.0	4.5	-	4.9	0.8 *	0.8	0.9	1.1	-	1.5	0.2	0.7	9	110	93	57	88	1.5	0.6
04097	357	だいず　［豆腐・油揚げ類］　木綿豆腐（凝固剤：塩化マグネシウム）	0	304	73	85.9	6.7	7.0	4.5	-	4.9	0.8 *	0.8	0.9	1.1	-	1.5	0.2	0.7	21	110	40	76	88	1.5	0.6
04098	358	だいず　［豆腐・油揚げ類］　木綿豆腐（凝固剤：硫酸カルシウム）	0	304	73	85.9	6.7	7.0	4.5	-	4.9	0.8 *	0.8	0.9	1.1	-	1.5	0.2	0.7	3	110	150	34	88	1.5	0.6
04033	359	だいず　［豆腐・油揚げ類］　絹ごし豆腐	0	235	56	88.5	5.3	5.3	(3.2)	-	3.5	1.0 *	0.9	1.1	0.9	-	2.0	0.2	0.7	11	150	75	50	68	1.2	0.5
04099	360	だいず　［豆腐・油揚げ類］　絹ごし豆腐（凝固剤：塩化マグネシウム）	0	235	56	88.5	5.3	5.3	3.2	-	3.5	1.0 *	0.9	1.1	0.9	-	2.0	0.2	0.7	19	150	30	63	68	1.2	0.5
04100	361	だいず　［豆腐・油揚げ類］　絹ごし豆腐（凝固剤：硫酸カルシウム）	0	235	56	88.5	5.3	5.3	3.2	-	3.5	1.0 *	0.9	1.1	0.9	-	2.0	0.2	0.7	7	150	120	33	68	1.2	0.5
04034	362	だいず　［豆腐・油揚げ類］　ソフト豆腐	0	234	56	88.9	5.0	5.1	(3.0)	-	3.3	0.4		1.9 *	0.3	-	2.0	-	0.7	7	150	91	32	82	0.7	0.5
04035	363	だいず　［豆腐・油揚げ類］　充てん豆腐	0	234	56	88.6	5.1	5.0	(2.8)	(0)	3.1	0.8	0.8	2.4 *	0.3	-	2.5	-	0.8	10	200	31	68	83	0.8	0.6
04036	364	だいず　［豆腐・油揚げ類］　沖縄豆腐	0	413	99	81.8	(8.8)	9.1	(6.6)	-	7.2	(1.0) *	(1.0)	1.1	0.5	-	0.7	-	1.2	170	180	120	66	130	1.7	1.0
04037	365	だいず　［豆腐・油揚げ類］　ゆし豆腐	0	198	47	90.0	(4.1)	4.3	(2.6)	-	2.8	(0.6)	(0.5)	1.8 *	0.3	-	1.7	-	1.2	240	210	36	43	71	0.7	0.5
04038	366	だいず　［豆腐・油揚げ類］　焼き豆腐	0	341	82	84.8	7.8	7.8	(5.2)	-	5.7	0.7 *	0.6	1.0	0.5	-	1.0	-	0.7	4	90	150	37	110	1.6	0.8
04039	367	だいず　［豆腐・油揚げ類］　生揚げ	0	594	143	75.9	10.3	10.7	(10.7)	Tr	11.3	1.2 *	1.1	1.2	0.7	-	0.9	-	1.2	3	120	240	55	150	2.6	1.1
04040	368	だいず　［豆腐・油揚げ類］　油揚げ　油揚げ	0	1564	377	39.9	23.0	23.4	31.2	(Tr)	34.4	0.5 *	0.5	2.8	1.3	-	0.4	-	1.9	4	86	310	150	350	3.2	2.5
04084	369	だいず　［豆腐・油揚げ類］　油揚げ　油抜き　油揚げ	0	1105	266	56.9	17.9	18.2	21.3	(Tr)	23.4	0.3 *	0.3	1.6	0.9	-	Tr	-	1.4	2	51	230	110	280	2.5	2.1
04086	370	だいず　［豆腐・油揚げ類］　油揚げ　油抜き　ゆで	0	680	164	72.6	12.3	12.4	12.5	(Tr)	13.8	0.1 *	0.1	1.1	0.6	-	0.3	-	0.9	Tr	12	140	59	180	1.6	1.4
04085	371	だいず　［豆腐・油揚げ類］　油揚げ　油抜き　焼き	0	1499	361	40.2	24.6	24.9	28.8	(Tr)	32.2	0.4 *	0.4	3.2	1.2	-	0.7	-	2.0	4	74	320	150	380	3.4	2.7
04095	372	だいず　［豆腐・油揚げ類］　油揚げ　甘煮	0	967	231	54.9	10.4	11.2	11.8	(Tr)	13.0	17.7	17.2	20.5 *	0.5	-	19.1	0.1	1.7	460	61	120	51	150	1.5	1.1
04041	373	だいず　［豆腐・油揚げ類］　がんもどき	0	925	223	63.5	15.2	15.3	(16.8)	Tr	17.8	2.2 *	2.0	1.3	1.4	-	1.6	-	1.8	190	80	270	98	200	3.6	1.6
04042	374	だいず　［豆腐・油揚げ類］　凍り豆腐　乾	0	2064	496	7.2	49.7	50.5	32.3	(0)	34.1	0.2 *	0.2	4.3	2.5	-	4.2	-	4.0	440	34	630	140	820	7.5	5.2
04087	375	だいず　［豆腐・油揚げ類］　凍り豆腐　水煮	0	435	104	79.6	10.7	10.7	6.7	(0)	7.3	0.1 *	0.1	1.1	0.5	-	1.1	-	1.3	260	3	150	29	180	1.7	1.2
04043	376	だいず　［豆腐・油揚げ類］　豆腐よう	0	770	183	60.6	(9.0)	9.5	7.5	(0)	8.3	-	-	19.6 *	0.8	-	19.1	-	2.5	760	38	160	52	190	1.7	1.7
04044	377	だいず　［豆腐・油揚げ類］　豆腐竹輪　蒸し	0	508	121	71.6	(13.6)	14.9	3.7	12	4.4	-	-	7.9 *	0.8	-	6.7	-	2.4	740	140	70	65	150	2.0	1.0

可食部 100 g 当たり

	無機質					ビタミン																								備考
銅	マンガン	ヨウ素	セレン	クロム	モリブデン	レチノール	α-カロテン	β-カロテン	β-クリプトキサンチン	β-カロテン当量	レチノール活性当量	ビタミンD	α-トコフェロール	β-トコフェロール	γ-トコフェロール	δ-トコフェロール	ビタミンK	ビタミンB₁	ビタミンB₂	ナイアシン	ナイアシン当量	ビタミンB₆	ビタミンB₁₂	葉酸	パントテン酸	ビオチン	ビタミンC	アルコール	食塩相当量	
CU	MN	ID	SE	CR	MO	RETOL	CARTA	CARTB	CRYPXB	CARTBEQ	VITA_RAE	VITD	TOCPHA	TOCPHB	TOCPHG	TOCPHD	VITK	THIA	RIBF	NIA	NE	VITB6A	VITB12	FOL	PANTAC	BIOT	VITC	ALC	NACL_EQ	
0.33	0.98	0	1	0	170	-	Tr	11	1	11	1	-	1.8	0.8	7.2	4.8	15	0.14	0.05	0.4	4.0	0.12	-	43	0.17	9.3	Tr		0	食物繊維：AOAC2011.25法 ポリフェノール0.4 g
1.29	2.90	1	5	2	800	(0)	1	9	2	10	1	(0)	1.3	0.5	17.0	11.0	38	0.15	0.27	2.2	11.0	0.45	(0)	250	0.57	25.0	1	-	Tr	
1.31	3.24	1	5	5	290	(0)	1	5	2	7	1	(0)	2.2	1.1	14.0	9.8	38	0.14	0.26	2.7	12.0	0.39	(0)	260	0.71	27.0	1	-	Tr	
1.06	2.37	1	3	12	240	(0)	2	12	3	14	1	(0)	3.1	1.3	16.0	11.0	32	0.12	0.27	2.5	11.0	0.41	(0)	280	0.68	27.0	1	-	0	
0.28	0.84	-	-	-	-	(0)	0	0	0	0	(0)	(0)	0.5	0.3	6.2	5.6	5	0.01	0.02	0.1	3.3	0.01	(0)	11	0	-	Tr		0.5	液汁を除いたもの
0.51	1.33	-	-	-	-	0	0	2	0	2	0	(0)	0.8	0.3	6.6	5.3	11	0.15	0.14	0.4	(4.9)	0.18	(0)	96	0.34	-	0		0.6	試料：レトルト製品
1.32	2.76	1	3	5	450	(0)	4	50	3	53	4	(0)	2.4	0.7	15.0	9.0	57	0.29	0.29	2.2	11.0	0.51	(0)	250	0.91	29.0	1	-	0	(100 g：292mL、100 mL：34g)
1.19	2.63	Tr	7	3	380	(0)	9	66	1	71	6	(0)	7.5	1.4	19.0	6.1	81	0.48	0.27	2.1	11.0	0.56	(0)	210	0.93	31.0	1	-	0	別名：青大豆きな粉、うぐいす色きな粉あるいはうぐいすきな粉 食物繊維：AOAC2011.25法 (100 g：292mL、100 mL：34g)
1.12	2.75	Tr	5	12	380	(0)	0	3	1	4	Tr	(0)	1.7	1.2	11.0	8.6	27	0.07	0.24	2.2	11.0	0.30	(0)	220	1.01	31.0	1	-	0	(100 g：292mL、100 mL：34g)
1.23	2.32	Tr	5	7	370	(0)	0	6	1	6	1	(0)	1.9	0.8	15.0	8.6	42	0.07	0.22	2.1	11.0	0.30	(0)	250	0.74	33.0	1	-	0	(100 g：292mL、100 mL：34g)
(0.67)	(1.38)	0	(2)	(2)	(230)	0	(2)	(25)	(1)	(27)	(2)	0	(1.2)	(0.3)	(7.7)	(4.5)	(28)	(0.14)	(0.14)	(1.1)	(4.2)	(0.26)	0	(130)	(0.46)	(15.0)	(Tr)		0	原材料配合割合：青きな粉1、上白糖1
(0.57)	(1.38)	0	(2)	(6)	(190)	0	0	(2)	(Tr)	(2)	0	0	(0.9)	(0.6)	(5.7)	(4.3)	(13)	(0.04)	(0.12)	(1.1)	(4.2)	(0.26)	0	(110)	(0.51)	(16.0)	0		0	原材料配合割合：きな粉1、上白糖1
1.13	2.86	-	-	-	-	(0)	(0)	19	(0)	19	2	(0)	19.0	1.3	10.0	1.6	190	0.03	0.73	3.4	9.7	0.56	(0)	460	0.59	-	0		0	
0.39	-	-	-	-	-	(0)	-	-	-	(0)	(0)	(0)	2.4	1.4	6.3	4.2	10	0.09	0.05	0.4	3.8	0.07	(0)	48	0.28	-	Tr		1.6	煮豆
0.16	0.41	6	4	4	44	0	0	0	0	0	0	(0)	0.2	Tr	2.9	1.3	6	0.09	0.04	0.2	1.9	0.05	(0)	12	0.02	4.1	0	-	Tr	凝固剤の種類は問わないもの 食物繊維：AOAC2011.25法
0.16	0.41	6	4	4	44	0	0	0	0	0	0	(0)	0.2	Tr	2.9	1.3	6	0.09	0.04	0.2	1.9	0.05	(0)	12	0.02	4.1	0		0.1	食物繊維：AOAC2011.25法
0.16	0.41	6	4	4	44	0	0	0	0	0	0	(0)	0.2	Tr	2.9	1.3	6	0.09	0.04	0.2	1.9	0.05	(0)	12	0.02	4.1	0		0	食物繊維：AOAC2011.25法
0.16	0.34	1	1	1	69	0	0	0	0	0	0	(0)	0.1	Tr	2.3	1.0	9	0.11	0.04	0.2	1.6	0.06	(0)	12	0.09	3.5	0	-	Tr	凝固剤の種類は問わないもの 食物繊維：AOAC2011.25法
0.16	0.34	1	1	1	69	0	0	0	0	0	0	(0)	0.1	Tr	2.3	1.0	9	0.11	0.04	0.2	1.6	0.06	(0)	12	0.09	3.5	0		Tr	食物繊維：AOAC2011.25法
0.16	0.34	1	1	1	69	0	0	0	0	0	0	(0)	0.1	Tr	2.3	1.0	9	0.11	0.04	0.2	1.6	0.06	(0)	12	0.09	3.5	0		Tr	食物繊維：AOAC2011.25法
0.16	0.33	-	-	-	-	(0)	0	0	0	0	0	(0)	0.1	0.1	2.2	1.0	10	0.07	0.03	0.1	1.4	0.07	(0)	10	0.10	-	Tr		0	
0.18	0.43	-	-	-	-	(0)	0	0	0	0	0	(0)	0.3	0.1	2.4	0.8	11	0.15	0.05	0.3	1.6	0.09	(0)	23	0.12	-	Tr		0	
0.19	0.93	-	-	-	-	(0)	0	0	0	0	0	(0)	0.4	0.1	4.8	1.8	16	0.10	0.04	0.2	(2.5)	0.06	(0)	14	Tr	-	Tr		0.4	別名：島豆腐
0.14	0.30	-	-	-	-	(0)	0	0	0	0	0	(0)	0.1	0.1	2.4	1.2	9	0.10	0.04	0.2	(1.3)	0.07	0	13	0.20	-	Tr		0.6	
0.16	0.60	-	-	-	-	(0)	0	0	0	0	0	(0)	0.2	0.1	3.5	1.3	14	0.07	0.03	0.2	2.2	0.06	(0)	12	0.06	-	Tr		0	
0.22	0.85	-	-	-	-	(0)	0	0	0	0	0	(0)	0.8	0.1	5.6	2.2	25	0.07	0.03	0.2	2.8	0.08	(0)	23	0.17	-	Tr		0	別名：厚揚げ
0.22	1.55	1	8	5	97	(0)	0	0	0	0	0	(0)	1.3	0.2	12.0	5.6	67	0.06	0.04	0.2	6.2	0.07	(0)	18	0.07	7.1	0		0	
0.16	1.22	Tr	6	4	68	(0)	0	0	0	0	0	(0)	0.8	0.2	9.6	4.5	48	0.04	0.04	0.2	4.8	0.04	(0)	12	0.04	4.8	0		0	
0.07	0.73	0	4	3	22	(0)	0	0	0	0	0	(0)	0.5	0.1	5.4	2.4	26	0.01	0.01	0	3.2	0.01	(0)	3	0.02	3.3	0		0	
0.22	1.65	Tr	6	6	92	(0)	0	0	0	0	0	(0)	1.1	0.3	12.0	5.8	65	0.04	0.03	0.2	6.6	0.06	(0)	14	0.04	6.8	0		0	
0.08	0.16	Tr	3	3	25	0	0	0	0	0	0	(0)	0.6	0.1	5.4	2.2	22	0.01	0.01	0	2.6	0.02	(0)	9	0.03	3.7	0		1.2	
0.22	1.30	32	4	8	60	(0)	0	0	0	0	0	(0)	1.5	0.2	8.1	2.5	43	0.03	0.02	0.2	4.0	0.08	(0)	21	0.20	7.6	0		0.5	
0.57	4.32	1	19	5	67	(0)	1	7	3	9	1	(0)	1.9	0.8	20.0	11.0	60	0.02	0.02	Tr	13.0	0.02	0.1	6	0.10	21.0	0		1.1	別名：高野豆腐 試料：炭酸水素ナトリウム処理製品
0.09	1.02	Tr	5	1	3	(0)	0	1	2	2	0	(0)	0.6	0.2	4.0	2.2	13	0	0	0	2.7	0	(0)	0	0.02	3.1	0		0.7	別名：高野豆腐 湯戻し後、煮たもの
0.22	1.70	1	4	3	45	(0)	0	-	-	2	Tr	(0)	0.6	0.1	7.0	3.1	18	0.02	0.07	0.5	(2.8)	0.05	Tr	7	0.40	4.2	Tr		1.9	
0.13	0.58	63	14	4	43	3	-	-	-	(0)	3	(0)	0.4	0.1	2.9	0.5	12	0.12	0.08	0.5	(3.7)	0.04	0.6	11	0.17	4.2	Tr		1.9	原材料配合割合：豆腐2、すり身1

4 豆類

可食部 100 g 当たり

食品番号	索引番号	食品名	廃棄率	エネルギー		水分	たんぱく質 アミノ酸組成による	たんぱく質	脂質 トリアシルグリセロール当量	コレステロール	脂質	利用可能炭水化物（単糖当量）	利用可能炭水化物（質量計）	差引き法による利用可能炭水化物	食物繊維総量	糖アルコール	炭水化物	有機酸	灰分	ナトリウム	カリウム	カルシウム	マグネシウム	リン	鉄	亜鉛
		単位	%	kJ	kcal	(g)				mg		(g)								(mg)						
		成分識別子	REFUSE	ENERC	ENERC_KCAL	WATER	PROTCAA	PROT-	FATNLEA	CHOLE	FAT-	CHOAVLM	CHOAVL	CHOAVLDF-	FIB-	POLYL	CHOCDF-	OA	ASH	NA	K	CA	MG	P	FE	ZN
04045	378	だいず ［豆腐・油揚げ類］ 豆腐竹輪 焼き	0	560	133	68.8	(14.4)	16.1	4.1	13	4.9	-	-	9.3 *	0.7	-	7.5	-	2.7	900	150	100	73	170	2.3	1.0
04088	379	だいず ［豆腐・油揚げ類］ ろくじょう豆腐	0	1384	332	26.5	(33.5)	34.7	(19.6)	(0)	21.5	-	-	3.7 *	3.2	-	3.8	-	13.5	4300	430	660	110	590	6.1	4.6
04046	380	だいず ［納豆類］ 糸引き納豆	0	790	190	59.5	14.5	16.5	(9.7)	Tr	10.0	0.3	0.3	7.7 *	6.7	-	12.1	-	1.9	2	660	90	100	190	3.3	1.9
04047	381	だいず ［納豆類］ 挽きわり納豆	0	772	185	60.9	15.1	16.6	(9.7)	(0)	10.0	0.2	0.2	6.4 *	5.9	-	10.5	-	2.0	2	700	59	88	250	2.6	1.3
04048	382	だいず ［納豆類］ 五斗納豆	0	900	214	45.8	-	15.3	6.9	(0)	8.1	-	-	20.3 *	4.9	-	24.0	-	6.8	2300	430	49	61	190	2.2	1.1
04049	383	だいず ［納豆類］ 寺納豆	0	1043	248	24.4	-	18.6	8.1	(0)	8.1	-	-	25.9 *	7.6	-	31.5	-	17.4	5600	1000	110	140	330	5.9	3.8
04051	384	だいず ［その他］ おから 生	0	363	88	75.5	5.4	6.1	(3.4)	(0)	3.6	0.6	0.5	3.2 *	11.5	-	13.8	-	1.0	5	350	81	40	99	1.3	0.6
04089	385	だいず ［その他］ おから 乾燥	0	1377	333	7.1	(20.2)	23.1	(12.7)	(0)	13.6	(2.2)	(2.1)	12.6 *	43.6	-	52.3	-	3.8	19	1300	310	150	380	4.9	2.3
04052	386	だいず ［その他］ 豆乳 豆乳	0	183	44	90.8	3.4	3.6	(1.8)	(0)	2.0	0.9	0.9	3.3 *	0.2	-	3.1	-	0.5	2	190	15	25	49	1.2	0.3
04053	387	だいず ［その他］ 豆乳 調製豆乳	0	262	63	87.9	3.2	3.2	(3.4)	(0)	3.6	1.9	1.8	4.8 *	0.3	-	4.8	-	0.5	50	170	31	19	44	1.2	0.4
04054	388	だいず ［その他］ 豆乳 豆乳飲料・麦芽コーヒー	0	248	59	87.4	2.1	2.2	(2.1)	(0)	2.2	4.3	4.1	8.0 *	0.1	-	7.8	-	0.4	42	110	20	13	36	0.3	0.2
04055	389	だいず ［その他］ 大豆たんぱく 粒状大豆たんぱく	0	1340	318	7.8	(44.1)	46.3	1.9	(0)	3.0	-	-	22.2 *	17.8	-	36.7	-	6.2	3	2400	270	290	730	7.7	4.5
04056	390	だいず ［その他］ 大豆たんぱく 濃縮大豆たんぱく	0	1319	313	6.8	(55.4)	58.2	0.7	(0)	1.7	-	-	10.8 *	20.9	-	27.9	-	5.4	550	1300	280	220	750	9.2	3.1
04057	391	だいず ［その他］ 大豆たんぱく 分離大豆たんぱく 塩分無調整タイプ	0	1422	335	5.9	77.1	79.1	1.6	(0)	3.0	1.1 *	1.0	6.7	4.2	-	7.5	-	4.5	1300	190	57	58	840	9.4	2.9
04090	392	だいず ［その他］ 大豆たんぱく 分離大豆たんぱく 塩分調整タイプ	0	1422	335	5.9	(77.1)	79.1	1.6	(0)	3.0	(1.1) *	(1.0)	6.7	4.2	-	7.5	-	4.5	640	260	890	58	840	9.4	2.9
04058	393	だいず ［その他］ 大豆たんぱく 繊維状大豆たんぱく	0	1544	365	5.8	(56.5)	59.3	3.6	(0)	5.0	-	-	23.8 *	5.6	-	25.2	-	4.7	1400	270	70	55	630	8.2	2.4
04059	394	だいず ［その他］ 湯葉 生	0	912	218	59.1	21.4	21.8	12.3	(0)	13.7	1.1	1.0	5.1 *	0.8	-	4.1	-	1.3	4	290	90	80	250	3.6	2.2
04060	395	だいず ［その他］ 湯葉 干し 乾	0	2024	485	6.9	49.7	50.4	30.0	(0)	32.1	2.7 *	2.6	7.0	3.0	-	7.0	-	3.3	12	840	210	220	600	8.3	4.9
04091	396	だいず ［その他］ 湯葉 干し 湯戻し	0	631	151	72.8	15.3	15.7	9.6	(0)	10.6	0.4 *	0.4	0.3	1.2	-	0.1	-	0.9	2	140	66	60	170	2.6	1.6
04061	397	だいず ［その他］ 金山寺みそ	0	1046	247	34.3	(5.8)	6.9	2.6	(0)	3.2	-	-	48.5 *	3.2	-	50.0	-	5.6	2000	190	33	54	130	1.7	0.7
04062	398	だいず ［その他］ ひしおみそ	0	836	198	46.3	(5.4)	6.5	2.2	(0)	2.7	-	-	37.5 *	2.8	-	38.8	-	5.7	1900	340	56	56	120	1.9	0.9
04063	399	だいず ［その他］ テンペ	0	748	180	57.8	(11.9)	15.8	7.8	(0)	9.0	-	-	10.2 *	10.2	-	15.4	-	2.0	2	730	70	95	250	2.4	1.7
04064	400	つるあずき 全粒 乾	0	1252	297	12.0	(17.8)	20.8	1.0	(0)	1.6	39.6	36.1	43.3 *	22.0	-	61.8	-	3.9	1	1400	280	230	320	11.0	3.1
04092	401	つるあずき 全粒 ゆで	0	556	132	60.5	(8.4)	9.7	(0.6)	(0)	1.0	(17.8) *	(16.2)	15.8	13.4	-	27.5	-	1.3	0	370	130	77	120	3.3	1.2
04065	402	ひよこまめ 全粒 乾	0	1413	336	10.4	(16.7)	20.0	4.3	(0)	5.2	41.3	37.7	49.4 *	16.3	-	61.5	-	2.9	17	1200	100	140	270	2.6	3.2
04066	403	ひよこまめ 全粒 ゆで	0	624	149	59.6	(7.9)	9.5	2.1	(0)	2.5	20.0 *	18.2	17.8	11.6	-	27.4	-	1.0	5	350	45	51	120	1.2	1.8
04067	404	ひよこまめ 全粒 フライ 味付け	0	1533	366	4.6	(15.7)	18.8	8.1	(0)	10.4	-	-	47.0 *	21.0	-	62.6	-	3.6	700	690	73	110	370	4.2	2.7
04068	405	べにばないんげん 全粒 乾	0	1146	273	15.4	(13.8)	17.2	1.2	(0)	1.7	36.2	33.1	38.4 *	26.7	-	61.2	-	4.5	1	1700	78	190	430	5.4	3.4
04069	406	べにばないんげん 全粒 ゆで	0	435	103	69.7	(5.0)	6.2	0.4	(0)	0.6	13.3	12.1	16.1 *	7.6	-	22.3	-	1.2	1	440	28	50	140	1.6	1.4
04108	407	やぶまめ 乾	0	1614	383	13.1	-	23.4	-		10.1	-	-	49.5 *	-	-	49.5	-	3.9	5	1700	55	63	230	2.4	1.4
04070	408	らいまめ 全粒 乾	0	1287	306	11.7	(18.8)	21.9	1.3	(0)	1.8	37.2	33.8	44.8 *	19.6	-	60.8	-	3.8	Tr	1800	78	170	250	6.2	2.9
04093	409	らいまめ 全粒 ゆで	0	514	122	62.3	(8.3)	9.6	(0.7)	(0)	0.9	(16.4) *	(14.9)	16.7	10.9	-	26.0	-	1.1	0	490	27	52	95	2.3	1.1
04071	410	りょくとう 全粒 乾	0	1346	319	10.8	20.7	25.1	1.0	(0)	1.5	45.4	41.4	49.4 *	14.6	-	59.1	-	3.5	0	1300	100	150	320	5.9	4.0
04072	411	りょくとう 全粒 ゆで	0	528	125	66.0	(8.2)	10.2	(0.4)	(0)	0.6	17.7	16.1	19.5 *	5.2	-	22.5	-	0.7	0	320	32	39	75	2.2	0.8
04073	412	レンズまめ 全粒 乾	0	1319	313	12.0	(19.7)	23.2	1.0	(0)	1.5	45.2	41.1	47.9 *	16.7	-	60.7	-	2.7	Tr	1000	57	100	430	9.0	4.8
04094	413	レンズまめ 全粒 ゆで	0	629	149	57.9	(9.5)	11.2	(0.5)	(0)	0.8	(23.3) *	(21.2)	21.7	9.4	-	29.1	-	1.1	0	330	27	44	190	4.3	2.5

可　食　部　100　g　当　た　り

CU	MN	ID	SE	CR	MO	RETOL	CARTA	CARTB	CRYPXB	CARTBEQ	VITA_RAE	VITD	TOCPHA	TOCPHB	TOCPHG	TOCPHD	VITK	THIA	RIBF	NIA	NE	VITB6A	VITB12	FOL	PANTAC	BIOT	VITC	ALC	NACL_EQ	備　考
銅	マンガン	ヨウ素	セレン	クロム	モリブデン	レチノール	α-カロテン	β-カロテン	β-クリプトキサンチン	β-カロテン当量	レチノール活性当量	ビタミンD	α-トコフェロール	β-トコフェロール	γ-トコフェロール	δ-トコフェロール	ビタミンK	ビタミンB₁	ビタミンB₂	ナイアシン	ナイアシン当量	ビタミンB₆	ビタミンB₁₂	葉酸	パントテン酸	ビオチン	ビタミンC	アルコール	食塩相当量	
(……mg……)						(……………………………………µg……………………………………)						µg	(…………mg…………)				µg	(……………mg……………)				(……µg……)		mg	µg	mg	(……g……)		
0.14	0.61	-	-	-	-	(0)	-	-	-	(0)	(0)	(0)	0.4	0.1	3.0	0.6	10	0.13	0.08	0.5	(3.8)	0.04	0.8	17	0.21	-	Tr	-	2.3	原材料配合割合：豆腐2、すり身1
0.73	3.83	-	-	-	-	(0)	(0)	3	(0)	3	0	(0)	2.5	0.5	15.0	5.1	41	0.10	0.06	0.5	(9.1)	0.11	(0)	23	0.14	-	0	-	11.0	
0.61	-	Tr	16	1	290	(0)	-	-	-	0	0	(0)	0.5	0.2	5.9	3.3	600	0.07	0.56	1.1	5.2	0.24	Tr	120	3.60	18.0	Tr	-	0	ビタミンK：メナキノン-7を含む
0.43	1.00	-	-	-	-	(0)	0	0	0	0	0	(0)	0.8	0	5.0	5.4	930	0.14	0.36	0.9	5.0	0.29	(0)	110	4.28	-	Tr	-	0	ビタミンK：メナキノン-7を含む
0.31	0.75	1	8	2	75	(0)	-	-	-	0	0	(0)	0.6	0.2	6.2	1.7	590	0.08	0.35	1.1	3.7	0.19	-	110	2.90	15.0	Tr	-	5.8	別名：こうじ納豆 ビタミンK：メナキノン-7を含む
0.80	1.70	1	14	2	110	(0)	-	-	-	0	0	(0)	0.9	0.3	7.6	2.6	190	0.04	0.35	4.1	7.2	0.17	-	39	0.81	19.0	Tr	-	14.2	別名：塩辛納豆、浜納豆 ビタミンK：メナキノン-7を含む
0.14	0.40	1	1	1	45	0	0	0	0	0	(0)	(0)	0.4	0.1	2.8	0.4	8	0.11	0.03	0.2	1.6	0.06	(0)	14	0.31	4.1	Tr	-	0	
0.53	1.52	4	4	4	170	(0)	0	0	0	0	0	(0)	1.5	0.4	11.0	1.5	30	0.42	0.11	0.8	(5.9)	0.23	(0)	53	1.18	16.0	Tr	-	Tr	
0.12	0.23	Tr	1	0	54	(0)	0	0	0	0	0	(0)	0.1	0	1.0	1.0	6	0.03	0.02	0.5	1.4	0.06	(0)	28	0.28	3.9	Tr	-	0	
0.12	-	-	-	-	-	(0)	-	-	-	0	0	(0)	2.2	0.1	3.1	0.5	6	0.07	0.02	0.2	1.0	0.05	-	31	0.24	-	Tr	-	0.1	
0.07	0.13	-	-	-	-	0	0	0	0	0	0	(0)	0.3	0	1.8	0.6	3	0.01	0.01	0.4	0.9	0.03	-	15	0.12	-	Tr	-	0.1	
1.41	2.61	-	-	-	-	(0)	0	0	0	0	0	(0)	0	0	0.5	0.1	2.2	0.67	0.30	2.2	(13.0)	0.64	(0)	370	1.89	-	Tr	-		
0.99	2.00	-	-	-	-	(0)	0	0	0	0	0	(0)	0	0	0.1	0.1	0	0.37	0.11	0.6	(15.0)	0.16	(0)	210	0.40	-	Tr	-	1.4	
1.51	0.89	-	-	-	-	(0)	0	0	0	0	0	(0)	0	0	0.3	0.2	Tr	0.11	0.14	0.4	20.0	0.06	(0)	270	0.37	-	Tr	-	3.3	
1.51	0.89	-	-	-	-	(0)	0	0	0	0	0	(0)	0	0	0.3	0.2	Tr	0.11	0.14	0.4	(20.0)	0.06	(0)	270	0.37	-	Tr	-	1.6	
1.13	1.02	-	-	-	-	(0)	0	0	0	0	0	(0)	0.3	0.1	1.5	0.6	2	0.62	0.16	0.5	(15.0)	0.08	(0)	170	0.34	-	Tr	-	3.6	
0.70	-	1	3	1	100	(0)	-	-	-	10	1	(0)	0.9	0.1	4.0	0.3	22	0.17	0.09	0.3	5.4	0.13	(0)	25	0.34	14.0	Tr	-	0	
3.27	3.43	3	7	4	270	(0)	1	7	-	8	1	(0)	2.4	0.6	12.0	5.2	55	0.35	0.12	1.4	13.0	0.32	(0)	38	0.55	37.0	0	-	Tr	
0.57	1.09	1	2	1	14	(0)	0	2	Tr	3	0	(0)	0.7	0	3.7	1.6	16	0.12	0.08	0.1	3.7	0.03	(0)	9	0.12	11.0	Tr	-	0	
0.16	0.96	1	1	1	34	(0)	-	-	-	(0)	(0)	(0)	0.9	0	0.9	0	16	0.12	0.18	2.3	(3.2)	0.10	(0)	34	0.74	8.1	Tr	-	5.1	ビタミンK：メナキノン-7を含む
0.32	0.52	1	2	4	37	(0)	-	-	-	(0)	(0)	(0)	0.6	0	0.6	1.9	17	0.11	0.27	2.6	(3.4)	0.08	(0)	12	0.36	7.1	Tr	-	4.8	ビタミンK：メナキノン-7を含む
0.52	0.80	1	3	1	76	(0)	-	-	-	1	Tr	(0)	0.8	0	8.5	4.0	11	0.07	0.09	2.4	(4.9)	0.23	0	49	1.08	20.0	Tr	-	0	丸大豆製品
0.73	2.92	0	3	4	220	(0)	1	20	3	22	2	(0)	0.1	0.1	5.4	8.1	50	0.50	0.13	2.0	(5.9)	0.28	(0)	210	0.75	9.7	Tr	-	0	別名：たけあずき
0.30	0.57	-	-	-	-	(0)	1	9	1	10	1	(0)	0.1	Tr	2.5	3.7	24	0.16	0.04	0.5	(2.3)	0.06	(0)	48	0.14	-	Tr	-	0	
0.84	-	1	11	1	150	(0)	0	17	3	19	2	(0)	2.5	0.1	7.7	0.6	9	0.37	0.15	1.5	(4.8)	0.64	(0)	350	1.77	21.0	Tr	-	0	別名：チックピー、ガルバンゾー
0.29	1.10	Tr	5	1	56	(0)	-	-	-	17	1	(0)	1.7	0	6.5	0.4	6	0.16	0.07	0.4	(1.9)	0.18	(0)	110	0.48	8.9	Tr	-	0	別名：チックピー、ガルバンゾー
0.78	2.20	-	-	-	-	(0)	0	4	-	4	Tr	(0)	1.9	0.1	9.2	1.1	23	0.21	0.10	0.7	(3.8)	0.50	(0)	100	0.35	-	Tr	-	1.8	別名：チックピー、ガルバンゾー
0.74	1.50	-	1	2	41	(0)	-	-	-	4	Tr	(0)	0.1	0	3.2	0.4	8	0.67	0.15	2.5	(5.7)	0.51	0	140	0.81	8.4	Tr	-	0	別名：はなまめ
0.17	0.58	0	Tr	1	21	(0)	-	-	-	1	Tr	(0)	Tr	Tr	1.9	0.1	3	0.14	0.05	0.4	(1.6)	0.11	Tr	23	0.18	3.0	Tr	-	0	別名：はなまめ
0.31	1.03	0	1	0	460																3.9								Tr	
0.70	1.85	Tr	17	3	380	(0)	0	5	3	6	Tr	(0)	0.1	0	4.8	0.2	6	0.47	0.16	1.9	(5.7)	0.40	(0)	120	1.05	9.2	0	-	0	別名：ライマビーン、バタービーン
0.25	0.73	-	-	-	-	(0)	0	2	1	3	0	(0)	Tr	0	2.3	0.1	3	0.10	0.04	0.5	(2.2)	0.08	(0)	25	0.23	-	0	-	0	別名：ライマビーン、バタービーン
0.91	-	0	2	3	410	(0)	0	150	2	150	13	(0)	0.3	0	6.4	0.6	36	0.70	0.22	2.1	6.2	0.52	(0)	460	1.66	11.0	Tr	-	0	別名：やえなり
0.21	0.31	0	1	1	140	(0)	-	-	-	85	7	(0)	0.2	0	4.4	0.3	16	0.19	0.06	0.4	(2.1)	0.05	(0)	80	0.34	3.3	Tr	-	0	別名：やえなり
0.95	1.57	0	54	2	180	(0)	0	29	2	30	3	(0)	0.8	0.1	5.2	Tr	17	0.52	0.17	2.5	(5.3)	0.55	0	77	1.58	23.0	1	-	0	別名：ひらまめ (100 g：126mL、100 mL：80g)
0.44	0.81	-	-	-	-	(0)	(0)	14	1	15	1	(0)	0.4	0	2.6	0	9	0.20	0.06	0.7	(2.1)	0.16	(0)	22	0.57	-	0	-	0	別名：ひらまめ

5 種実類

可食部 100 g 当たり

食品番号	索引番号	食品名	廃棄率	エネルギー		水分	たんぱく質		脂質			炭水化物						有機酸	灰分	無機質						
							アミノ酸組成によるたんぱく質	たんぱく質	トリアシルグリセロール当量	コレステロール	脂質	利用可能炭水化物（単糖当量）	利用可能炭水化物（質量計）	差引き法による利用可能炭水化物	食物繊維総量	糖アルコール	炭水化物			ナトリウム	カリウム	カルシウム	マグネシウム	リン	鉄	亜鉛
		単位	%	kJ	kcal	(............ g ....)				mg	(.................................. g ....)								(.......................... mg ....)						
		成分識別子	REFUSE	ENERC	ENERC_KCAL	WATER	PROTCAA	PROT-	FATNLEA	CHOLE	FAT-	CHOAVLM	CHOAVL	CHOAVLDF-	FIB-	POLYL	CHOCDF-	OA	ASH	NA	K	CA	MG	P	FE	ZN
05001	414	アーモンド 乾	0	2516	609	4.7	18.7	19.6	51.9	-	51.8	5.5	5.2	11.5 *	10.1	-	20.9	-	3.0	1	760	250	290	460	3.6	3.6
05002	415	アーモンド フライ 味付け	0	2587	626	1.8	21.1	21.3	53.2	-	55.7	4.9	4.6	10.6 *	10.1	-	17.9	-	3.2	100	760	240	270	490	3.5	3.1
05040	416	アーモンド いり 無塩	0	2513	608	1.8	(19.0)	20.3	(54.2)	-	54.1	(5.9) *	(5.6)	10.9	11.0	-	20.7	-	3.1	Tr	740	260	310	480	3.7	3.7
05003	417	あさ 乾	0	1867	450	4.6	25.7	29.9	27.3	(0)	28.3	2.6	2.5	14.0 *	23.0	-	31.7	-	5.5	2	340	130	400	1100	13.0	6.1
05041	418	あまに いり	0	2230	540	0.8	20.3	21.8	41.1	2	43.3	1.2	1.2	10.2 *	23.8	-	30.4	-	3.7	70	760	210	410	710	9.0	6.1
05004	419	えごま 乾	0	2162	523	5.6	16.9	17.7	40.6	(0)	43.4	2.5	2.4	12.2 *	20.8	-	29.4	-	3.9	2	590	390	230	550	16.0	3.8
05005	420	カシューナッツ フライ 味付け	0	2452	591	3.2	19.3	19.8	47.9	-	47.6	(18.6) *	(17.2)	20.2	6.7	-	26.7	-	2.7	220	590	38	240	490	4.8	5.4
05006	421	かぼちゃ いり 味付け	35	2445	590	4.5	(25.3)	26.5	(48.7)	-	51.8	(2.1)	(2.0)	9.0 *	7.3	-	12.0	-	5.2	47	840	44	530	1100	6.5	7.7
05007	422	かや いり	0	2595	629	1.2	-	8.7	56.2	-	64.9	-	-	13.1 *	18.2	-	22.6	-	2.6	6	470	58	200	300	3.3	3.7
05008	423	ぎんなん 生	25	710	168	57.4	4.2	4.7	1.3	(0)	1.6	33.4	30.4	33.9 *	1.6	-	34.8	-	1.5	Tr	710	5	48	120	1.0	0.4
05009	424	ぎんなん ゆで	0	715	169	56.9	(4.0)	4.6	(1.2)	(0)	1.5	33.6	30.6	34.3 *	2.4	-	35.8	-	1.2	1	580	5	45	96	1.2	0.4
05010	425	（くり類） 日本ぐり 生	30	625	147	58.8	2.4	2.8	(0.4)	(0)	0.5	33.5 *	30.6	33.2	4.2	-	36.9	-	1.0	1	420	23	40	70	0.8	0.5
05011	426	（くり類） 日本ぐり ゆで	20	646	152	58.4	(2.9)	3.5	(0.5)	(0)	0.6	32.8 *	30.0	30.8	6.6	-	36.7	-	0.8	1	460	23	45	72	0.7	0.6
05012	427	（くり類） 日本ぐり 甘露煮	0	984	232	40.8	(1.5)	1.8	(0.3)	(0)	0.4	-	-	54.4 *	2.8	-	56.8	-	0.2	7	75	8	8	25	0.6	0.1
05013	428	（くり類） 中国ぐり 甘ぐり	20	875	207	44.4	(4.3)	4.9	(0.9)	(0)	0.9	(43.9) *	(40.2)	40.6	8.5	-	48.5	-	1.3	2	560	30	71	110	2.0	0.9
05014	429	くるみ いり	0	2940	713	3.1	13.4	14.6	70.5	(0)	68.8	2.8	2.6	3.7	7.5	-	11.7	-	1.8	4	540	85	150	280	2.6	2.6
05015	430	けし 乾	0	2291	555	3.0	(20.2)	19.3	47.6	(0)	49.1	3.3 *	3.2	5.8	16.5	-	21.8	-	6.8	4	700	1700	350	820	23.0	5.1
05016	431	ココナッツ ココナッツパウダー	0	2785	676	2.5	(5.6)	6.1	(64.3)	(0)	65.8	(6.4)	(2.7)	11.5 *	14.1	-	23.7	-	1.9	10	820	15	110	140	2.8	1.4
05017	432	ごま 乾	0	2494	604	4.7	19.3	19.8	53.0	(0)	53.8	1.0	0.9	7.0 *	10.8	-	16.5	-	5.2	2	400	1200	370	540	9.6	5.5
05018	433	ごま いり	0	2499	605	1.6	19.6	20.3	51.6	(0)	54.2	0.8	0.7	9.3 *	12.6	-	18.5	-	5.4	2	410	1200	360	560	9.9	5.9
05019	434	ごま むき	0	2360	570	4.1	19.0	19.3	44.8	(0)	54.9	0.6	0.5	16.2 *	13.0	-	18.8	-	2.9	2	400	62	340	870	6.0	5.5
05042	435	ごま ねり	0	2667	646	0.5	(18.3)	19.0	57.1	(0)	61.0	(0.8)	(0.8)	9.0 *	11.2	-	15.6	-	3.8	6	480	590	340	670	5.8	5.3
05020	436	しい 生	35	1033	244	37.3	(2.6)	3.2	(0.8)	(0)	0.8	-	-	54.9 *	3.3	-	57.6	-	1.1	1	390	62	82	76	0.9	0.4
05021	437	すいか いり 味付け	60	2193	528	5.9	(28.7)	29.6	36.9	(0)	46.4	2.3	2.2	16.7 *	7.1	-	13.4	-	4.7	580	640	70	410	620	5.3	3.9
05046	438	チアシード 乾	0	1836	446	6.5	18.0	19.4	32.7	1	33.9	0.9 *	0.9	0	36.9	-	34.5	0.8	4.7	0	760	570	360	820	7.6	5.9
05022	439	とち 蒸し	0	621	148	58.0	(1.5)	1.7	-	(0)	1.9	-	-	27.8 *	6.6	-	34.2	-	4.2	250	1900	180	17	27	0.4	0.5
05023	440	はす 未熟 生	55	344	81	77.5	(5.8)	5.9		(0)	0.5	(13.2) *	(12.0)	12.5	2.6	-	14.9	-	1.2	2	410	53	57	190	0.6	0.8
05024	441	はす 成熟 乾	0	1383	327	11.2	(18.0)	18.3	1.6	(0)	2.3	52.1	47.4	54.9 *	10.3	-	64.3	-	3.9	6	1300	110	200	690	2.9	2.8
05043	442	はす 成熟 ゆで	0	501	118	66.1	(7.2)	7.3	(0.5)	(0)	0.8	(19.9) *	(18.1)	20.3	5.0	-	25.0	-	0.9	1	240	42	67	190	1.1	0.2
05025	443	（ひし類） ひし 生	50	776	183	51.8	(5.5)	5.8	0.3	(0)	0.5	15.6	14.3	38.3 *	2.9	-	40.6	-	1.3	5	430	45	84	150	1.1	1.3
05047	444	（ひし類） とうびし 生	50	513	122	64.3	2.6	2.7	0.2	-	0.4	30.5	27.8	23.2 *	8.2	-	31.4	0.4	1.1	13	470	27	49	140	0.7	0.9
05048	445	（ひし類） とうびし ゆで	45	512	121	65.5	2.5	2.7	0.1	-	0.3	28.2 *	25.7	25.4	5.1	-	30.5	0.4	1.0	12	410	25	45	130	0.7	0.8
05026	446	ピスタチオ いり 味付け	45	2549	617	2.2	16.2	17.4	55.9	(0)	56.1	(8.2) *	(7.7)	13.1	9.2	-	20.9	-	3.4	270	970	120	120	440	3.0	2.5
05027	447	ひまわり フライ 味付け	0	2431	587	2.6	(18.7)	20.1	49.0	(0)	56.3	(15.4) *	(14.0)	19.1	6.9	-	17.2	-	3.8	250	750	81	390	830	3.6	5.0
05028	449	ブラジルナッツ フライ 味付け	0	2896	703	2.8	(14.1)	14.9	68.9	(0)	69.1	(3.1) *	(2.9)	3.4	7.2	-	9.6	-	3.6	78	620	200	370	680	2.6	4.0
05029	450	ヘーゼルナッツ フライ 味付け	0	2888	701	1.0	(11.0)	13.6	69.3	(0)	69.3	(4.9) *	(4.6)	9.1	7.4	-	13.9	-	2.2	35	610	130	160	320	3.0	2.0
05030	452	ペカン フライ 味付け	0	2948	716	1.9	(8.0)	9.6	71.9	(0)	73.4	(5.9) *	(5.6)	9.3	7.1	-	13.3	-	1.8	140	370	60	120	270	2.7	3.6
05031	453	マカダミアナッツ いり 味付け	0	3093	751	1.3	7.7	8.3	76.6	(0)	76.7	(4.8) *	(4.5)	6.7	6.2	-	12.2	-	1.5	190	300	47	94	140	1.3	0.7
05032	454	まつ 生	0	2672	645	2.5	(14.5)	15.8	55.0	(0)	68.2	(4.0)	(3.8)	21.0 *	4.1	-	10.6	-	2.9	2	730	14	290	680	5.6	6.9
05033	455	まつ いり	0	2760	668	1.9	13.7	14.6	60.2	(0)	72.5	5.4	5.1	14.4 *	6.9	-	8.1	-	2.9	4	620	15	250	550	6.2	6.0
05034	456	らっかせい 大粒種 乾	30	2368	572	6.0	24.0	25.2	46.4	(0)	47.0	10.7 *	10.0	12.4	8.5	-	19.4	0.3	2.3	2	740	49	170	380	1.6	2.3
05035	457	らっかせい 大粒種 いり	30	2537	613	1.7	23.6	25.0	50.5	(0)	49.6	10.8 *	10.1	10.1	11.4	-	21.3	0.4	2.4	2	760	50	200	390	1.7	3.0

		可　食　部　100　g　当　た　り																												
無機質						ビ　タ　ミ　ン																								備　考
						ビタミンA							ビタミンE																	
銅	マンガン	ヨウ素	セレン	クロム	モリブデン	レチノール	α-カロテン	β-カロテン	β-クリプトキサンチン	β-カロテン当量	レチノール活性当量	ビタミンD	α-トコフェロール	β-トコフェロール	γ-トコフェロール	δ-トコフェロール	ビタミンK	ビタミンB₁	ビタミンB₂	ナイアシン	ナイアシン当量	ビタミンB₆	ビタミンB₁₂	葉酸	パントテン酸	ビオチン	ビタミンC	アルコール	食塩相当量	
(.....mg.....)		(								µg			(........... mg ....)				µg	(............. mg ....)						(.... µg ....)	mg	µg	mg	(.....g.....)		
CU	MN	ID	SE	CR	MO	RETOL	CARTA	CARTB	CRYPXB	CARTBEQ	VITA_RAE	VITD	TOCPHA	TOCPHB	TOCPHG	TOCPHD	VITK	THIA	RIBF	NIA	NE	VITB6A	VITB12	FOL	PANTAC	BIOT	VITC	ALC	NACL_EQ	
1.17	2.45	-	-	-	-	(0)	0	10	3	11	1	(0)	30.0	0.3	0.8	0	0	0.20	1.06	3.6	7.2	0.09	(0)	65	0.49	-	0		0	
0.87	2.24	0	1	6	32	0	0	7	1	7	1	0	22.0	0.3	0.8	0.1	0	0.05	1.07	4.4	8.0	0.10	0	49	0.50	60.0	0		0.3	
1.19	2.46	-	-	-	-	(0)	0	7	2	9	1	(0)	29.0	0.3	0.7	0	0	0.03	1.04	3.9	(7.5)	0.08	(0)	48	0.26		0		0	
1.32	9.97	0	4	9	45	(0)	1	25	0	25	2	(0)	1.8	0.1	22.0	1.1	51	0.35	0.19	2.3	8.2	0.40	(0)	82	0.57	28.0	Tr		0	
1.26	2.97	0	3	25	13	(0)	0	14	2	16	1	(0)	0.4	0.1	10.0	0.2	7	0.01	0.17	2.6	9.4	0.40	Tr	45	0.24	33.0	Tr		0.2	
1.93	3.09	Tr	3	2	48	(0)	Tr	23	1	24	2	(0)	1.3	0.3	24.0	0.5	1	0.54	0.29	7.6	12.0	0.55	(0)	59	1.65	35.0	0		0	別名：あぶらえ
1.89	-	0	27	1	30	(0)				10	1	(0)	0.6	Tr	5.4	0.6	28	0.54	0.18	0.9	7.0	0.36	(0)	63	1.32	19.0	0		0.6	
1.26	4.39	Tr	5	13	42	(0)	2	29	1	31	3	(0)	0.6	0.1	15.0	0.6	1	0.21	0.16	4.4	(13.0)	0.16	(0)	79	0.65	13.0	Tr		0.1	廃棄部位：種皮
0.92	2.62	-	-	-	-	(0)				75	6	(0)	8.5	68.0	1.1	0.8	1	0.02	0.04	1.5	3.0	0.17	(0)	55	0.62		2		0	廃棄率：殻つきの場合35%
0.25	0.26	2	0	0	3	(0)				290	24	(0)	2.5	0.1	0.6	0	1	0.28	0.08	1.2	2.5	0.07	(0)	45	1.27	6.2	23		0	廃棄部位：殻及び薄皮
0.23	0.25	Tr	1	5	Tr	(0)				290	24	(0)	1.6	0.1	0.6	0	1	0.26	0.07	1.0	(2.3)	0.02	(0)	38	1.02	2.8	23		0	薄皮を除いたもの
0.32	3.27	0	3	0	2	(0)	26	24	0	37	3	(0)	0	0	3.0	0	1	0.21	0.07	1.0	1.6	0.27	(0)	74	1.04	3.9	33		0	廃棄部位：殻（鬼皮）及び渋皮（包丁むき）
0.37	1.07	-	-	-	-	(0)	26	24	0	37	3	(0)	0	0	3.3	0	1	0.17	0.08	1.0	(1.7)	0.26	(0)	76	1.06		26		0	廃棄部位：殻（鬼皮）及び渋皮
0.15	0.75	-	-	-	-	(0)	15	24	0	32	3	(0)	0	0	1.8	0	Tr	0.07	0.03	0.3	(0.7)	0.03	(0)	8	0.18		0		0	液汁を除いたもの
0.51	1.59	0	1	0	1	(0)	33	52	3	68	6	(0)	0.1	0.1	12.0	0	1	0.20	0.18	1.3	(2.2)	0.37	(0)	100	0.57	6.0	2		0	別名：あまぐり　廃棄部位：殻（鬼皮）及び渋皮
1.21	3.44	-	-	-	-	(0)				23	2	(0)	1.2	0.1	24.0	2.6	7	0.26	0.15	1.0	4.4	0.49	(0)	91	0.67		0		0	廃棄率：殻つきの場合 55 %
1.48	6.88	0	8	7	120	(0)	0	6	1	6	Tr	(0)	1.5	Tr	9.4	0.1	Tr	1.61	0.20	1.0	(4.3)	0.45	(0)	180	0.81	47.0	0		0	別名：ポピーシード
0.80	1.41	-	-	-	-	(0)				(0)	0	(0)	0	0	0	0	0	0.03	0.03	1.0	(1.9)	0.09	(0)	10	0.25		-		0	
1.66	2.24	Tr	10	4	92	(0)	0	8	1	9	1	(0)	0.1	0.2	22.0	0.3	7	0.95	0.25	5.1	11.0	0.60	(0)	93	0.56	12.0	Tr		0	試料：洗いごま
1.68	2.52	Tr	27	4	110	(0)	0	8	1	9	1	(0)	0.1	0.2	23.0	0.4	1	0.49	0.23	5.3	11.0	0.64	(0)	150	0.56	15.0	Tr		0	(100 g：154mL、100 mL：65g)
1.53	1.23	1	43	1	120	(0)	Tr	2	1	2	0	(0)	0.1	Tr	32.0		1	1.25	0.14	5.3	11.0	0.44	(0)	83	0.39	11.0	(0)			
1.50	1.80	Tr	22	5	150	(0)	0	7	3	8	1	(0)	0	0	29.0	0.4	1	0.32	0.15	6.8	(12.0)	0.51	(0)	99	0.24	13.0			Tr	(100 g：95mL、100 mL：105g)
0.36	2.72	-	-	-	-	(0)				0	0	(0)	8.7	0.1			16	0.28	0.09	1.3	(1.9)	0.19	(0)	8	0.59	-	110			別名：こじい　廃棄部位：殻及び渋皮
1.49	1.43	24	11	1	90	(0)				0	0	(0)	0.6	0.1	20.0	0.6	1	0.10	0.16	0.8	(7.6)	0.71	(0)	120	1.04	9.1	Tr		1.5	廃棄部位：種皮
1.79	4.80	0	11	8	44	(0)	0	3	0	3	0	(0)	0.3	0	14.0	0.1	1	0.97	0.25	9.8	15.0	0.42	(0)	84	0.53	24.0	1		0	ポリフェノール：0.4 g　食物繊維：AOAC2011.25法
0.44	1.46	-	-	-	-	(0)	0	0	0	0	0	(0)	0	0	1.5	0	1	Tr	Tr	0.1	(0.4)	Tr	(0)						0.6	試料：あく抜き冷凍品
0.22	1.33	-	-	-	-	(0)	0	5	0	5	Tr	(0)	0.6	0	1.2	0	1	0.18	0.09	1.4	(2.8)	0.16	(0)	230	0.85		27		0	廃棄部位：殻及び薄皮
1.12	8.25	10	8	Tr	14	(0)	0	6	Tr	6	1	(0)	1.0	0	2.9	0	0	0.44	0.11	4.2	(8.6)	0.60	(0)	200	2.58	27.0	1		Tr	殻、薄皮及び幼芽を除いたもの
0.30	2.92	-	-	-	-	(0)	(0)	3	Tr	3	0	(0)	0.4	0	1.3	0	0	0.08	0.02	0.7	(2.4)	0.12	(0)	36	0.32		0		0	幼芽を除いたもの
0.06	0.60	Tr	Tr	0	2	(0)	0	7	1	7	1	-	1.6	Tr	8.1	0.4	2	0.42	0.08	1.2	(3.1)	0.32	(0)	430	0.71	11.0	12		0	廃棄部位：果皮
0.07	0.35	Tr	1	0	2	(0)	0	3	1	3	0	-	1.4	0.1	8.5	0.4	1	0.25	0.03	2.2	3.0	0.18	-	110	0.36	8.7	7		Tr	廃棄部位：皮　食物繊維：AOAC2011.25法
0.05	0.27	Tr	1	0	1	(0)	0	3	1	3	0	-	1.2	0	8.7	0.5	1	0.19	0.03	1.9	2.7	0.12	-	71	0.37	7.3	Tr		Tr	廃棄部位：皮　食物繊維：AOAC2011.25法
1.15		-	-	-	-	(0)	0	120	0	120	10	(0)	1.4	Tr	26.0	0.6	29	0.43	0.24	1.0	5.5	1.22	(0)	59	1.06		(0)		0.7	廃棄部位：殻
1.81	2.33	0	95	1	28	(0)	Tr	9	1	9	1	(0)	12.0	1.5	0.4	0.1		1.72	0.25	6.7	(12.0)	1.18	(0)	280	1.66	80.0	0		0.6	
1.95	1.29	-	-	-	-	(0)				12	1	(0)	4.1	Tr	16.0	0.5	Tr	0.88	0.13	1.5	(3.8)	0.25	(0)		0.23				0.2	
1.64	5.24	-	1	1	6	(0)					Tr	(0)	18.0	0.7	1.0		4	0.26		(4.2)		0.39	(0)	54	1.07	82.0			0.1	別名：ヘイゼルナッツ、西洋はしばみ、フィルバート　薄皮を除いたもの
0.84	4.37	-	-	-	-	(0)	0	36	17	45	4	(0)	1.7	0.8	25.0	0.6	4	0.19	0.19	0.8	(2.4)	0.19	(0)	43	1.49				0.4	
0.33	-	-	13	2	5	(0)					Tr	(0)	Tr	0			5	0.21	0.09	2.1	3.7	0.21	(0)	16	0.50	6.5	(0)		0.5	
1.44	9.78	-	-	-	-	(0)						(0)	11.0	Tr	4.4	0		0.63	0.13	3.6	(6.3)	0.17	(0)	79	0.59		Tr		0	
1.30	-	-	-	-	-	(0)						(0)	12.0	Tr	12.0	0.6	27	0.61	0.21	3.6	6.1	0.10	(0)	73	0.42		(0)		0	廃棄率：殻つきの場合 40 %
0.59	1.56	1	20	4	88	0	0	6	3	8	1	0	11.0	0.3	7.1	0.3	0	0.41	0.10	20.0	24.0	0.49	(0)	76	2.56	92.0	0		0	別名：なんきんまめ、ピーナッツ　廃棄率：殻 26 % 及び種皮 4 %　食物繊維：AOAC2011.25法
0.69	2.15	0	1	2	96	(0)	0	5	3	6	1	(0)	10.0	0.3	6.3	0.3	Tr	0.24	0.13	23.0	28.0	0.46	(0)	58	2.20	110.0	0		0	別名：なんきんまめ、ピーナッツ　廃棄率：殻 27 % 及び種皮 3 %　食物繊維：AOAC2011.25法

5 種実類

食品番号	索引番号	食品名	廃棄率	エネルギー		水分	たんぱく質		脂質			炭水化物						有機酸	灰分	無機質						
							アミノ酸組成によるたんぱく質	たんぱく質	トリアシルグリセロール当量 脂肪酸の	コレステロール	脂質	利用可能炭水化物(単糖当量)	利用可能炭水化物(質量計)	差引き法による利用可能炭水化物	食物繊維総量	糖アルコール	炭水化物			ナトリウム	カリウム	カルシウム	マグネシウム	リン	鉄	亜鉛
		単位	%	kJ	kcal	(........ g ....)				mg		(................ g ....)								(................ mg ....)						
		成分識別子	REFUSE	ENERC	ENERC_KCAL	WATER	PROTCAA	PROT-	FATNLEA	CHOLE	FAT-	CHOAVLM	CHOAVL	CHOAVLDF-	FIB-	POLYL	CHOCDF-	OA	ASH	NA	K	CA	MG	P	FE	ZN
05044	458	らっかせい 小粒種 乾	30	2376	573	6.0	(24.2)	25.4	46.9	(0)	47.5	(10.7)*	(10.0)	13.2	7.4	-	18.8	-	2.3	2	740	50	170	380	1.6	2.3
05045	459	らっかせい 小粒種 いり	30	2515	607	2.1	(25.0)	26.5	(50.3)	(0)	49.4	(10.7)*	(10.0)	13.0	7.2	-	19.6	-	2.4	2	770	50	200	390	1.7	3.0
05036	460	らっかせい バターピーナッツ	0	2521	609	2.4	22.6	23.3	51.8	(0)	53.2	8.9*	8.3	10.6	9.5	-	18.3	0.3	2.8	120	700	50	190	380	2.0	3.1
05037	461	らっかせい ピーナッツバター	0	2484	599	1.2	19.7	20.6	47.8	(0)	50.4	19.8*	18.6	20.5	7.6	-	24.9	0.3	2.9	350	650	47	180	370	1.6	2.7

	無機質					ビタミン																										
						ビタミンA							ビタミンE																		
銅	マンガン	ヨウ素	セレン	クロム	モリブデン	レチノール	α−カロテン	β−カロテン	β−クリプトキサンチン	β−カロテン当量	レチノール活性当量	ビタミンD	α−トコフェロール	β−トコフェロール	γ−トコフェロール	δ−トコフェロール	ビタミンk	ビタミンB₁	ビタミンB₂	ナイアシン	ナイアシン当量	ビタミンB₆	ビタミンB₁₂	葉酸	パントテン酸	ビオチン	ビタミンC	アルコール	食塩相当量	備　考
(.....mg.....)		(..μg..)											(............ mg ....)				μg	(................ mg ....)				(..... μg.....)		mg	μg	mg	(......g......)		
CU	MN	ID	SE	CR	MO	RETOL	CARTA	CARTB	CRYPXB	CARTBEQ	VITA_RAE	VITD	TOCPHA	TOCPHB	TOCPHG	TOCPHD	VITK	THIA	RIBF	NIA	NE	VITB6A	VITB12	FOL	PANTAC	BIOT	VITC	ALC	NACL_EQ	
0.59	1.56	1	20	4	88	(0)	-	-	-	6	1	(0)	10.0	0.4	6.0	0.3	Tr	0.85	0.10	17.0	(22.0)	0.46	(0)	76	2.56	92.0	(0)	-	0	別名：なんきんまめ、ピーナッツ 廃棄率：殻27％及び種皮3％
0.69	-	-	-	-	-	(0)	-	-	-	7	1	(0)	11.0	0.3	7.1	0.3	Tr	0.23	0.10	17.0	(22.0)	0.46	(0)	57	2.19	-	(0)	-	0	別名：なんきんまめ、ピーナッツ 廃棄率：殻27％及び種皮3％
0.64	2.81	1	5	1	68	(0)	0	4	2	5	Tr	(0)	1.9	0.2	3.3	0.4	Tr	0.20	0.10	17.0	21.0	0.48	(0)	98	2.42	96.0	0	-	0.3	食物繊維：AOAC2011.25法
0.65	1.45	1	5	3	92	(0)	0	3	2	4	Tr	(0)	4.8	0.3	7.1	0.5	0	0.10	0.09	16.0	20.0	0.36	(0)	86	1.87	79.0	0	-	0.9	食物繊維：AOAC2011.25法

6 野菜類

食品番号	索引番号	食品名	廃棄率	エネルギー		水分	たんぱく質 アミノ酸組成による	たんぱく質	脂質 トリアシルグリセロール当量	脂質 コレステロール	脂質	炭水化物 利用可能炭水化物（単糖当量）	炭水化物 利用可能炭水化物（質量計）	炭水化物 差引き法による利用可能炭水化物	食物繊維総量	糖アルコール	炭水化物	有機酸	灰分	ナトリウム	カリウム	カルシウム	マグネシウム	リン	鉄	亜鉛
単位			%	kJ	kcal	(................ g ....)			mg		(................................. g ....)								(............................... mg ....)						
成分識別子			REFUSE	ENERC	ENERC_KCAL	WATER	PROTCAA	PROT-	FATNLEA	CHOLE	FAT-	CHOAVLM	CHOAVL	CHOAVLDF-	FIB-	POLYL	CHOCDF-	OA	ASH	NA	K	CA	MG	P	FE	ZN
06001	462	アーティチョーク 花らい 生	75	159	39	85.1	(1.9)	2.3	(0.1)	(0)	0.2	(1.0)	(0.9)	3.1 *	8.7	-	11.3	-	1.1	21	430	52	50	61	0.8	0.2
06002	463	アーティチョーク 花らい ゆで	80	145	35	85.9	(1.7)	2.1	(0)	(0)	0.1	(0.9)	(0.9)	2.6 *	8.6	-	10.8	-	1.1	12	380	47	46	55	0.7	0.2
06003	464	あさつき 葉 生	0	145	34	89.0	(2.9)	4.2	(0.1)	(0)	0.3	-	-	3.8 *	3.3	-	5.6	-	0.9	4	330	20	16	86	0.7	0.8
06004	465	あさつき 葉 ゆで	0	173	41	87.3	(2.9)	4.2	(0)	(0)	0.3	-	-	5.4 *	3.4	-	7.3	-	0.9	4	330	21	17	85	0.7	0.8
06005	466	あしたば 茎葉 生	2	123	30	88.6	(2.4)	3.3	-	(0)	0.1	-	-	2.0 *	5.6	-	6.7	-	1.3	60	540	65	26	65	1.0	0.6
06006	467	あしたば 茎葉 ゆで	0	118	28	89.5	(2.1)	2.9	-	(0)	0.1	-	-	2.1 *	5.3	-	6.6	-	0.9	43	390	58	20	51	0.5	0.3
06007	468	アスパラガス 若茎 生	20	87	21	92.6	1.8	2.6	(0.2)	Tr	0.2	2.1 *	2.1	2.7	1.8	-	3.9	0.2	0.7	2	270	19	9	60	0.7	0.5
06008	469	アスパラガス 若茎 ゆで	0	107	25	92.0	(1.8)	2.6	(0.1)	Tr	0.1	(2.3)	(2.3)	3.3 *	2.1	-	4.6	-	0.7	2	260	19	12	61	0.6	0.6
06327	470	アスパラガス 若茎 油いため	0	225	54	88.3	(2.0)	2.9	(3.7)	(Tr)	3.9	(2.3) *	(2.3)	3.1	2.1	-	4.1	-	0.8	3	310	21	10	66	0.7	0.5
06009	471	アスパラガス 水煮缶詰	0	102	24	91.9	(1.6)	2.4	(0.1)	(0)	0.1	(2.3)	(2.3)	3.4 *	1.7	-	4.3	-	1.3	350	170	21	7	41	0.9	0.3
06328	472	アロエ 葉 生	30	11	3	99.0	-	0	-	(0)	0.1	-	-	0.3 *	0.4	-	0.7	-	0.3	8	43	56	4	2	0	0
06010	473	いんげんまめ さやいんげん 若ざや 生	3	97	23	92.2	1.3	1.8	(0.1)	Tr	0.1	2.2	2.2	3.0 *	2.4	-	5.1	0.3	0.8	1	260	48	23	41	0.7	0.3
06011	474	いんげんまめ さやいんげん 若ざや ゆで	0	106	25	91.7	(1.2)	1.8	(0.2)	Tr	0.2	(2.4)	(2.3)	3.2 *	2.6	-	5.5	0.3	0.8	1	270	57	22	43	0.7	0.3
06012	475	（うど類） うど 茎 生	35	78	19	94.4	(0.8)	0.8	-	(0)	0.1	-	-	2.9 *	1.4	-	4.3	-	0.4	Tr	220	7	9	25	0.2	0.1
06013	476	（うど類） うど 茎 水さらし	0	54	13	95.7	(0.6)	0.6	-	(0)	0	-	-	1.8 *	1.6	-	3.4	-	0.3	Tr	200	6	8	23	0.1	0.1
06014	477	（うど類） やまうど 茎 生	35	79	19	93.9	(1.0)	1.1	-	(0)	0.1	-	-	2.6 *	1.8	-	4.3	-	0.6	1	270	11	13	31	0.3	0.2
06363	478	うるい 葉 生	4	78	19	92.8	1.5	1.9	0.2	(0)	0.4	1.2 *	1.1	1.4	3.3	-	4.0	-	0.9	1	390	40	14	52	0.5	0.5
06015	479	えだまめ 生	45	501	120	71.7	10.3	11.7	5.7	(0)	6.2	4.7	4.3	5.7 *	5.0	-	8.8	-	1.6	1	590	58	62	170	2.7	1.4
06016	480	えだまめ ゆで	50	494	118	72.1	(9.8)	11.5	5.8	(0)	6.1	(4.6) *	(4.3)	6.2	4.6	-	8.9	-	1.4	2	490	76	72	170	2.5	1.3
06017	481	えだまめ 冷凍	50	597	143	67.1	(11.1)	13.0	7.2	(0)	7.6	5.3 *	4.9	5.6	7.3	-	10.6	-	1.7	5	650	76	76	190	2.5	1.4
06018	482	エンダイブ 葉 生	15	56	14	94.6	(0.9)	1.2	(0.1)	(0)	0.2	-	-	1.1 *	2.2	-	2.9	-	0.9	35	270	51	19	30	0.6	0.4
06019	483	（えんどう類） トウミョウ 茎葉 生	0	117	28	90.9	(2.2)	3.8	-	(0)	0.4	-	-	2.3 *	3.3	-	4.0	-	1.0	7	350	34	22	61	1.0	0.4
06329	484	（えんどう類） トウミョウ 芽ばえ 生	0	113	27	92.2	(2.2)	3.8	-	(0)	0.4	-	-	2.6 *	2.2	-	3.2	-	0.4	1	130	7	13	47	0.8	0.4
06330	485	（えんどう類） トウミョウ 芽ばえ ゆで	0	116	28	91.7	(2.1)	3.6	-	(0)	0.6	-	-	1.8 *	3.5	-	4.1	-	0.3	1	73	8	13	41	0.9	0.3
06331	486	（えんどう類） トウミョウ 芽ばえ 油いため	0	350	84	84.3	(2.9)	5.0	-	(Tr)	5.9	-	-	3.4 *	3.0	-	4.3	-	0.5	2	170	8	17	62	1.0	0.6
06020	487	（えんどう類） さやえんどう 若ざや 生	9	160	38	88.6	1.8	3.1	(0.2)	0	0.2	4.2	4.1	5.8 *	3.0	-	7.5	-	0.6	1	200	35	24	63	0.9	0.6

	無機質						ビタミン																								
							ビタミンA							ビタミンE																	備考
銅	マンガン	ヨウ素	セレン	クロム	モリブデン	レチノール	α-カロテン	β-カロテン	β-クリプトキサンチン	β-カロテン当量	レチノール活性当量	ビタミンD	α-トコフェロール	β-トコフェロール	γ-トコフェロール	δ-トコフェロール	ビタミンk	ビタミンB₁	ビタミンB₂	ナイアシン	ナイアシン当量	ビタミンB₆	ビタミンB₁₂	葉酸	パントテン酸	ビオチン	ビタミンC	アルコール	食塩相当量	
(…mg…)		(………… μg …………)											(………… mg …………)				μg	(………… mg …………)						(… μg …)	mg	μg	mg	(…g…)		
CU	MN	ID	SE	CR	MO	RETOL	CARTA	CARTB	CRYPXB	CARTBEQ	VITA_RAE	VITD	TOCPHA	TOCPHB	TOCPHG	TOCPHD	VITK	THIA	RIBF	NIA	NE	VITB6A	VITB12	FOL	PANTAC	BIOT	VITC	ALC	NACL_EQ	
0.05	0.19	-	-	-	-	(0)	0	6	0	6	1	(0)	0.4	0	0	0	2	0.08	0.10	1.2	(1.9)	0.08	(0)	81	0.51	-	15	-	0.1	別名：ちょうせんあざみ 廃棄部位：花床の基部及び総包の一部 硝酸イオン: Tr
0.05	0.15	-	-	-	-	(0)	0	5	0	5	Tr	(0)	0.4	0	0	0	2	0.07	0.08	1.1	(1.7)	0.06	(0)	76	0.51	-	11	-	0	別名：ちょうせんあざみ 廃棄部位：花床の基部及び総包の一部 硝酸イオン: Tr
0.09	0.40	-	-	-	-	(0)	0	740	12	750	62	(0)	0.9	Tr	1.6	0	50	0.15	0.16	0.8	(1.8)	0.36	(0)	210	0.62	-	26	-	0	硝酸イオン: 0 g
0.09	0.43	-	-	-	-	(0)	0	710	11	720	60	(0)	0.9	Tr	1.6	0	43	0.17	0.15	0.7	(1.7)	0.27	(0)	200	0.55	-	27	-	0	硝酸イオン: 0 g
0.16	1.05	-	-	-	-	(0)	0	5300	0	5300	440	(0)	2.6	0.2	1.4	0.1	500	0.10	0.24	1.4	(2.2)	0.16	(0)	100	0.92	-	41	-	0.2	別名：あしたぐさ、はちじょうそう 廃棄部位：基部 硝酸イオン: Tr
0.13	0.92	-	-	-	-	(0)	0	5200	0	5200	440	(0)	2.7	Tr	1.4	0	380	0.07	0.16	1.2	(1.5)	0.10	(0)	75	0.45	-	23	-	0.1	別名：あしたぐさ、はちじょうそう 基部を除いたもの ゆでた後水冷し、手搾りしたもの 硝酸イオン: Tr
0.10	0.19	1	0	0	2	(0)	5	370	9	380	31	(0)	1.5	Tr	0.2	0	43	0.14	0.15	1.0	1.4	0.12	(0)	190	0.59	1.8	15	-	0	試料：グリーンアスパラガス 廃棄部位：株元 硝酸イオン: Tr
0.13	0.23	-	-	-	-	(0)	2	360	8	370	30	(0)	1.6	0	0.1	0	46	0.14	0.14	1.1	(1.5)	0.08	(0)	180	0.54	-	16	-	0	試料：グリーンアスパラガス 株元を除いたもの 硝酸イオン: Tr
0.11	0.22	-	-	-	-	(0)	4	370	11	380	31	(0)	2.0	Tr	1.3	0	48	0.15	0.17	1.2	(1.7)	0.11	(0)	220	0.58	-	14	-	0	試料：グリーンアスパラガス 株元を除いたもの 植物油（なたね油） 調理による脂質の増減：第1章表14参照 硝酸イオン: 0 g
0.07	0.05	-	-	-	-	(0)	0	7	0	7	1	(0)	0.4	0	0	0	4	0.07	0.06	1.2	(1.6)	0.02	(0)	15	0.12	-	11	-	0.9	試料：ホワイトアスパラガス 液汁を除いたもの
Tr	0.02	-	-	-	-	(0)	0	1	0	1	0	(0)	0	0	0	0	0	0	0	0	(0)	0.01	(0)	4	0.06	-	1	-	Tr	試料：アロエベラ及びキダチアロエ 廃棄部位：皮 硝酸イオン: 0 g
0.06	0.33	0	Tr	1	34	(0)	140	520	0	590	49	(0)	0.2	0	0.4	0	60	0.06	0.11	0.6	0.9	0.07	(0)	50	0.17	3.9	8	-	0	別名：さいとう（菜豆）、さんどまめ 廃棄部位：すじ及び両端 硝酸イオン: Tr
0.06	0.34	-	-	-	-	(0)	150	500	0	580	48	(0)	0.2	0	0.4	0	51	0.06	0.10	0.6	(0.8)	0.07	(0)	53	0.16	-	6	-	0	別名：さいとう（菜豆）、さんどまめ すじ及び両端を除いたもの 硝酸イオン: Tr
0.05	0.04	Tr	0	0	0	(0)	0	0	0	0	(0)	(0)	0.2	0	0	0	2	0.02	0.02	0.4	(0.7)	0.04	(0)	19	0.12	0.5	4	-	0	軟白栽培品 廃棄部位：株元、葉及び表皮 硝酸イオン: Tr
0.04	0.03	-	-	-	-	(0)	0	0	0	0	(0)	(0)	0.1	0	0	0	2	0.01	0.02	0.5	(0.6)	0.03	(0)	19	0.08	-	3	-	0	軟白栽培品 株元、葉及び表皮を除いたもの 硝酸イオン: Tr
0.06	0.09	-	-	-	-	(0)	0	2	0	2	Tr	(0)	0.2	0	0	0	3	0.03	0.02	0.5	(0.8)	0.05	(0)	20	0.13	-	5	-	0	廃棄部位：株元、葉及び表皮 硝酸イオン: Tr
0.09	0.79	1	1	0	4	(0)	58	1900	13	1900	160	(0)	1.3	Tr	0.4	0	160	0.09	0.12	0.5	1.0	0.10	(0)	120	0.31	3.1	50	-	0	別名：ウリッパ、アマナ、ギンボ等 廃棄部位：株元 硝酸イオン: 0 g
0.41	0.71	0	1	1	240	(0)	42	240	7	260	22	(0)	0.8	0.1	6.5	2.5	30	0.31	0.15	1.6	4.2	0.15	(0)	320	0.53	11.0	27	-	0	廃棄部位：さや 廃棄率：茎つきの場合60 % 硝酸イオン: 0 g
0.36	0.74	-	-	-	-	(0)	48	260	8	290	24	(0)	0.6	0.1	5.8	2.1	33	0.24	0.13	1.0	(3.5)	0.08	(0)	260	0.45	-	15	-	0	廃棄部位：さや 硝酸イオン: 0 g
0.42	1.12	2	2	0	190	(0)	22	170	4	180	15	(0)	1.2	0.1	8.2	3.8	28	0.28	0.18	1.1	(4.5)	0.14	(0)	310	0.51	9.2	27	-	0	廃棄部位：さや 硝酸イオン: 0 g
0.05	1.10	-	-	-	-	(0)	0	1700	0	1700	140	(0)	0.8	Tr	0.5	0	120	0.06	0.10	0.5	(0.4)	0.08	(0)	90	0.16	-	7	-	0.1	別名：きくちしゃ、にがちしゃ、シコレ 廃棄部位：株元 硝酸イオン: 0.2 g
0.08	1.11	-	-	-	-	(0)	0	4100	0	4100	340	(0)	3.3	Tr	0.5	0	280	0.24	0.27	1.1	(1.6)	0.19	(0)	91	0.80	-	79	Tr	硝酸イオン: Tr
0.10	0.23	-	-	-	-	(0)	2	3000	17	3100	250	(0)	1.6	0	Tr	0	210	0.10	0.08	0.8	(1.3)	0.08	(0)	120	0.39	-	43	-	0	硝酸イオン: 0 g
0.09	0.25	-	-	-	-	(0)	2	4800	23	4800	400	(0)	3.2	0	0.1	0	300	0.10	0.08	0.8	(0.8)	0.07	(0)	51	0.27	-	14	-	0	ゆでた後水冷し、手搾りしたもの 硝酸イオン: 0 g
0.13	0.29	-	-	-	-	(0)	2	4400	23	4400	370	(0)	3.7	0	2.9	0.1	300	0.21	0.26	1.1	(1.8)	0.18	(0)	180	0.60	-	30	-	0	植物油（なたね油） 調理による脂質の増減：第1章表14参照 硝酸イオン: 0 g
0.10	0.40	Tr	0	0	24	(0)	0	560	4	560	47	(0)	0.7	0	0.2	0	47	0.15	0.11	0.8	1.2	0.08	(0)	73	0.56	5.1	60	-	0	別名：きぬさやえんどう 廃棄部位：すじ及び両端 硝酸イオン: Tr

6 野菜類

可食部 100 g 当たり

食品番号	索引番号	食品名	廃棄率 %	エネルギー kJ	エネルギー kcal	水分	アミノ酸組成によるたんぱく質	たんぱく質	トリアシルグリセロール当量	コレステロール	脂質	利用可能炭水化物(単糖当量)	利用可能炭水化物(質量計)	差引き法による利用可能炭水化物	食物繊維総量	糖アルコール	炭水化物	有機酸	灰分	ナトリウム	カリウム	カルシウム	マグネシウム	リン	鉄	亜鉛
成分識別子			REFUSE	ENERC	ENERC_KCAL	WATER	PROTCAA	PROT-	FATNLEA	CHOLE	FAT-	CHOAVLM	CHOAVL	CHOAVLDF-	FIB-	POLYL	CHOCDF-	OA	ASH	NA	K	CA	MG	P	FE	ZN
06021	488	（えんどう類）　さやえんどう　若ざや　ゆで	0	152	36	89.1	(1.8)	3.2	(0.2)	(0)	0.2	(4.0)	(3.9)	5.3 *	3.1	-	7.0	-	0.5	1	160	36	23	61	0.8	0.6
06022	489	（えんどう類）　スナップえんどう　若ざや　生	5	198	47	86.6	(1.6)	2.9	(0.1)	(0)	0.1	(5.9)	(5.7)	8.7 *	2.5	-	9.9	-	0.5	1	160	32	21	62	0.6	0.4
06023	490	（えんどう類）　グリンピース　生	0	317	76	76.5	5.0	6.9	0.2	0	0.4	12.8	11.8	9.5 *	7.7	-	15.3	0.2	0.9	1	340	23	37	120	1.7	1.2
06024	491	（えんどう類）　グリンピース　ゆで	0	417	99	72.2	(5.9)	8.3	(0.1)	0	0.2	(15.2) *	(13.9)	12.2	8.6	-	18.5	0.2	0.8	3	340	32	39	80	2.2	1.2
06025	492	（えんどう類）　グリンピース　冷凍	0	334	80	75.7	4.5	5.8	0.5	(0)	0.7	11.4 *	10.5	9.0	9.3	-	17.1	0.2	0.8	9	240	27	31	110	1.6	1.0
06374	493	（えんどう類）　グリンピース　冷凍　ゆで	0	344	82	74.6	4.8	6.2		(0)	0.7	11.6 *	10.7	8.8	10.3	-	17.8	0.2	0.7	8	210	29	32	110	1.7	1.0
06375	494	（えんどう類）　グリンピース　冷凍　油いため	0	474	114	70.1	4.8	6.3	4.0	Tr	4.6	11.8 *	10.9	10.7	9.3	-	18.2	0.2	0.7	10	260	28	33	110	1.7	1.0
06026	495	（えんどう類）　グリンピース　水煮缶詰	0	344	82	74.9	(2.6)	3.6	(0.2)	(0)	0.4	(11.8)	(10.9)	13.8 *	6.9	-	19.7	0.2	1.4	330	37	33	18	82	1.8	0.6
06027	496	おおさかしろな　葉　生	6	50	12	94.9	(1.1)	1.4	(0.1)		0.2			0.9 *	1.8	-	2.2	-	1.0	22	400	150	21	52	1.2	0.5
06028	497	おおさかしろな　葉　ゆで	6	68	16	94.0	(1.2)	1.6	(0.1)		0.3			1.5 *	2.2	-	3.1	-	0.8	20	240	140	15	46	0.5	0.5
06029	498	おおさかしろな　塩漬	9	78	19	91.0	(1.0)	1.3	(0.1)		0.3			1.9 *	3.1	-	4.5	-	2.6	620	380	130	21	52	0.7	0.6
06030	499	おかひじき　茎葉　生	6	67	16	92.5	-	1.4		(0)	0.2			0.9 *	2.5	-	3.4	-	2.0	56	680	150	51	40	1.3	0.6
06031	500	おかひじき　茎葉　ゆで	0	64	16	92.9	-	1.2		(0)	0.1			1.1 *	2.7	-	3.8	-	1.6	66	510	150	48	34	0.9	0.6
06032	501	オクラ　果実　生	15	107	26	90.2	1.5	2.1	(0.1)	Tr	0.2	1.9	1.9	2.2 *	5.0	-	6.6	0.1	0.9	4	260	92	51	58	0.5	0.6
06033	502	オクラ　果実　ゆで	15	121	29	89.4	(1.5)	2.1	(0.1)	Tr	0.1	(2.1)	(2.1)	3.0 *	5.2	-	7.6	0.1	0.8	4	280	90	51	56	0.5	0.5
06034	503	かぶ　葉　生	30	82	20	92.3	(2.0)	2.3	(0.1)	(0)	0.1	-	-	1.4 *	2.9	-	3.9	-	1.4	24	330	250	25	42	2.1	0.3
06035	504	かぶ　葉　ゆで	30	83	20	92.2	(2.0)	2.3	(0.1)	(0)	0.1	-	-	1.1 *	3.7	-	4.4	-	0.9	18	180	190	14	47	1.5	0.2
06036	505	かぶ　根　皮つき　生	9	74	18	93.9	0.6	0.7	(0.1)	(0)	0.1	3.0 *	3.0	3.1	1.5	-	4.6	0.1	0.6	5	280	24	8	28	0.3	0.1
06037	506	かぶ　根　皮つき　ゆで	0	77	18	93.8	(0.6)	0.7	(0.1)	(0)	0.1	(3.1) *	(3.1)	2.9	1.8	-	4.7	0.1	0.6	6	310	28	10	32	0.3	0.1
06038	507	かぶ　根　皮なし　生	15	78	19	93.9	0.5	0.6	(0.1)	(0)	0.1	3.5 *	3.5	3.5	1.4	-	4.8	0.1	0.5	5	250	24	8	25	0.3	0.1
06039	508	かぶ　根　皮なし　ゆで	0	82	20	93.7	(0.5)	0.6	(0.1)	(0)	0.1	(3.6) *	(3.6)	3.4	1.7	-	5.0	0	0.5	4	250	28	9	26	0.2	0.1
06040	509	かぶ　漬物　塩漬　葉	20	114	27	87.9	(2.0)	2.3	(0.1)	(0)	0.2	-	-	2.8 *	3.6	-	6.0	-	3.6	910	290	240	32	46	2.6	0.3
06041	510	かぶ　漬物　塩漬　根　皮つき	0	90	21	90.5	(0.8)	1.0	(0.1)	(0)	0.2	-	-	3.2 *	1.9	-	4.9	-	3.4	1100	310	48	11	36	0.3	0.1

						可食部 100 g 当たり																									
無機質						ビタミン																									
						ビタミンA							ビタミンE																	
銅	マンガン	ヨウ素	セレン	クロム	モリブデン	レチノール	α-カロテン	β-カロテン	β-クリプトキサンチン	β-カロテン当量	レチノール活性当量	ビタミンD	α-トコフェロール	β-トコフェロール	γ-トコフェロール	δ-トコフェロール	ビタミンk	ビタミンB1	ビタミンB2	ナイアシン	ナイアシン当量	ビタミンB6	ビタミンB12	葉酸	パントテン酸	ビオチン	ビタミンC	アルコール	食塩相当量	備考
(.....mg.....)		(							μg							(.........mg.........)		μg			(.........mg.........)			(.....μg.....)	mg	μg	mg	(.....g.....)		
CU	MN	ID	SE	CR	MO	RETOL	CARTA	CARTB	CRYPXB	CARTBEQ	VITA.RAE	VITD	TOCPHA	TOCPHB	TOCPHG	TOCPHD	VITK	THIA	RIBF	NIA	NE	VITB6A	VITB12	FOL	PANTAC	BIOT	VITC	ALC	NACL.EQ	
0.09	0.39	-	-	-	-	(0)	0	580	4	580	48	(0)	0.7	0	0.2	0	40	0.14	0.10	0.6	(1.0)	0.06	(0)	56	0.47	-	44	-	0	別名：きぬさやえんどう すじ及び両端を除いたもの 硝酸イオン：Tr
0.08	0.22	-	-	-	-	(0)	2	400	4	400	34	(0)	0.4	0	0.1	0	33	0.13	0.09	0.7	(1.1)	0.09	(0)	53	0.22	-	43	-	0	別名：スナックえんどう 廃棄部位：すじ及び両端 硝酸イオン：0 g
0.19	0.48	0	1	0	65	(0)	11	410	6	420	35	(0)	0.1	0	2.6	0	27	0.39	0.16	2.7	3.7	0.15	(0)	76	0.63	6.3	19	-	0	別名：みえんどう さやを除いたもの （さやつきの場合 廃棄率：55%） 硝酸イオン：0 g
0.19	0.68	-	-	-	-	(0)	7	430	6	440	36	(0)	0.1	0	3.1	0	31	0.29	0.14	2.2	(3.3)	0.09	(0)	70	0.54	-	16	-	0	別名：みえんどう さやを除いたもの 硝酸イオン：(0) g
0.17	0.38	0	1	1	77	(0)	18	430	1	440	36	(0)	Tr	0	1.6	Tr	27	0.29	0.11	2.1	3.0	0.09	0	77	0.39	5.3	20	-	Tr	硝酸イオン：0 g 食物繊維：AOAC2011.25法
0.16	0.39	0	1	1	60	(0)	18	490	2	500	41	(0)	Tr	0	1.7	0	29	0.27	0.09	2.0	2.9	0.08	(0)	68	0.36	5.2	13	-	Tr	別名：みえんどう 硝酸イオン：0 g 食物繊維：AOAC2011.25法
0.18	0.41	0	1	1	74	(0)	18	460	2	470	39	(0)	0.8	0	3.1	Tr	34	0.31	0.12	2.1	3.1	0.09	0	81	0.48	5.8	16	-	Tr	別名：みえんどう 植物油（なたね油） 調理による脂質の増減：第1章表14参照 硝酸イオン：0 g 食物繊維：AOAC2011.25法
0.15	0.30	-	-	-	-	(0)	0	200	0	200	17	(0)	0	0	2.0	0	19	0.04	0.04	1.2	(1.7)	0.02	(0)	10	0.69	-	0	-	0.8	別名：みえんどう 液汁を除いたもの 硝酸イオン：(0) g
0.06	0.29	-	-	-	-	(0)	0	1300	0	1300	110	(0)	1.2	Tr	0	0	190	0.06	0.18	0.7	(0.9)	0.13	(0)	150	0.24	-	28	-	0.1	廃棄部位：株元 硝酸イオン：0.3 g
0.05	0.29	-	-	-	-	(0)	0	1500	0	1500	130	(0)	1.9	0	0.1	0	240	0.03	0.09	0.3	(0.6)	0.07	(0)	86	0.12	-	24	-	0.1	廃棄部位：株元 ゆでた後水冷し、手搾りしたもの 硝酸イオン：0.2 g
0.06	0.26	-	-	-	-	(0)	0	1300	0	1300	110	(0)	1.6	0	0.1	0	340	0.06	0.15	0.7	(0.9)	0.16	(0)	88	0.23	-	38	-	1.6	廃棄部位：株元 水洗いし、手搾りしたもの 硝酸イオン：0.3 g
0.10	0.66	-	-	-	-	(0)	0	3300	0	3300	280	(0)	1.0	Tr	0	0	310	0.06	0.13	0.5	0.7	0.04	(0)	93	0.22	-	21	-	0.1	別名：みるな 廃棄部位：茎基部 硝酸イオン：0.5 g
0.10	0.59	-	-	-	-	(0)	0	3200	0	3200	260	(0)	1.0	Tr	0	0	360	0.04	0.10	0.4	0.6	0.03	(0)	85	0.22	-	15	-	0.2	別名：みるな 茎基部を除いたもの 硝酸イオン：0.4 g
0.13	0.48	Tr	Tr	1	4	(0)	2	670	1	670	56	(0)	1.2	0	0.1	0	71	0.09	0.09	0.8	1.2	0.10	(0)	110	0.42	6.0	11	-	0	廃棄部位：へた 硝酸イオン：Tr
0.11	0.48	-	-	-	-	(0)	0	720	0	720	60	(0)	1.2	0	0.1	0	75	0.09	0.09	0.8	(1.2)	0.08	(0)	110	0.42	-	7	-	0	廃棄部位：へた 硝酸イオン：Tr
0.10	0.64	6	3	2	16	(0)	0	2800	41	2800	230	(0)	3.1	0.1	0.1	0	340	0.08	0.16	0.9	(1.7)	0.16	(0)	110	0.36	2.7	82	-	0.1	別名：かぶら、すずな 廃棄部位：葉柄基部 硝酸イオン：Tr
0.08	0.41	-	-	-	-	(0)	0	3200	46	3200	270	(0)	3.3	0.1	0.1	0	370	0.02	0.05	0.2	(1.0)	0.14	(0)	66	0.24	-	47	-	Tr	別名：かぶら、すずな 廃棄部位：葉柄基部 ゆでた後水冷し、手搾りしたもの 硝酸イオン：0.1 g
0.03	0.06	-	-	-	-	(0)	0	0	0	(0)	(0)	(0)	0	0	0	0	0	0.03	0.03	0.6	0.8	0.08	(0)	48	0.25	-	19	-	0	別名：かぶら、すずな 廃棄部位：根端及び葉柄基部 廃棄率：葉つきの場合 35% 硝酸イオン：0.1 g
0.03	0.07	-	-	-	-	(0)	0	(0)	0	(0)	(0)	(0)	0	0	0	0	0	0.03	0.03	0.6	(0.8)	0.05	(0)	49	0.22	-	16	-	0	別名：かぶら、すずな 根端及び葉柄基部を除いたもの 硝酸イオン：0.1 g
0.03	0.05	0	0	0	1	(0)	0	0	0	(0)	(0)	(0)	0	0	0	0	0	0.03	0.03	0.7	0.7	0.07	(0)	49	0.23	1.0	18	-	0	別名：かぶら、すずな 廃棄部位：根端、葉柄基部及び皮 廃棄率：葉つきの場合 40% 硝酸イオン：0.1 g
0.02	-	-	-	-	-	(0)	0	0	0	(0)	(0)	(0)	0	0	0	0	0	0.03	0.03	0.5	(0.6)	0.06	(0)	56	0.21	-	16	-	0	別名：かぶら、すずな 根端、葉柄基部及び皮を除いたもの 硝酸イオン：0.1 g
0.06	0.33	-	-	-	-	(0)	0	1200	38	1200	100	(0)	2.9	0.1	0.1	0	360	0.07	0.19	1.0	(1.8)	1.10	(0)	78	0.49	-	44	-	2.3	別名：かぶら、すずな 廃棄部位：葉柄基部 水洗いし、手搾りしたもの
0.03	0.05	-	-	-	-	(0)	0	0	0	(0)	(0)	(0)	0	0	0	0	0	0.02	0.03	0.7	(0.9)	0.08	(0)	48	0.39	-	19	-	2.8	別名：かぶら、すずな 水洗いし、手搾りしたもの

6 野菜類

食品番号	索引番号	食品名	廃棄率	エネルギー		水分	アミノ酸組成によるたんぱく質	たんぱく質	脂肪酸のトリアシルグリセロール当量	コレステロール	脂質	利用可能炭水化物（単糖当量）	利用可能炭水化物（質量計）	差引き法による利用可能炭水化物	食物繊維総量	糖アルコール	炭水化物	有機酸	灰分	ナトリウム	カリウム	カルシウム	マグネシウム	リン	鉄	亜鉛
単位			%	kJ	kcal	(.............g.............)				mg		(.......................g.......................)								(.............................mg.............................)						
成分識別子			REFUSE	ENERC	ENERC_KCAL	WATER	PROTCAA	PROT-	FATNLEA	CHOLE	FAT-	CHOAVLM	CHOAVL	CHOAVLDF-	FIB-	POLYL	CHOCDF-	OA	ASH	NA	K	CA	MG	P	FE	ZN
06042	511	かぶ 漬物 塩漬 根 皮なし	0	79	19	89.4	(0.7)	0.8	(0.1)	(0)	0.1	-	-	2.9 *	2.0	-	4.7	-	4.8	1700	400	33	14	38	0.3	0.2
06043	512	かぶ 漬物 ぬかみそ漬 葉	20	145	35	83.5	-	3.3	-	(0)	0.1	-	-	3.1 *	4.0	-	7.1	-	6.0	1500	540	280	65	81	2.2	0.4
06044	513	かぶ 漬物 ぬかみそ漬 根 皮つき	0	112	27	89.5	-	1.5	-	(0)	0.1	-	-	3.9 *	2.0	-	5.9	-	3.0	860	500	57	29	44	0.3	0.2
06045	514	かぶ 漬物 ぬかみそ漬 根 皮なし	0	129	31	83.5	-	1.4	-	(0)	0.1	-	-	5.1 *	1.8	-	6.9	-	7.9	2700	740	26	68	76	0.3	0.2
06046	515	（かぼちゃ類） 日本かぼちゃ 果実 生	9	175	41	86.7	1.1	1.6	Tr	0	0.1	8.3 *	7.8	8.6	2.8	-	10.9	-	0.7	1	400	20	15	42	0.5	0.3
06047	516	（かぼちゃ類） 日本かぼちゃ 果実 ゆで	0	212	50	84.0	(1.3)	1.9	Tr	0	0.1	(9.9) *	(9.4)	10.3	3.6	-	13.3	-	0.7	1	480	24	15	50	0.6	0.2
06048	517	（かぼちゃ類） 西洋かぼちゃ 果実 生	10	331	78	76.2	1.2	1.9	0.2	0	0.3	17.0 *	15.9	17.6	3.5	-	20.6	0.4	1.0	1	450	15	25	43	0.5	0.3
06049	518	（かぼちゃ類） 西洋かぼちゃ 果実 ゆで	0	338	80	75.7	(1.0)	1.6	(0.2)	0	0.3	(17.4) *	(16.2)	17.6	4.1	-	21.3	0.4	1.1	1	430	14	24	43	0.5	0.3
06332	519	（かぼちゃ類） 西洋かぼちゃ 果実 焼き	0	445	105	68.2	(1.5)	2.5	(0.2)	0	0.4	(22.8) *	(21.3)	23.1	5.3	-	27.7	0.5	1.2	0	570	19	31	55	0.6	0.4
06050	520	（かぼちゃ類） 西洋かぼちゃ 果実 冷凍	0	317	75	78.1	(1.3)	2.2	(0.2)	0	0.3	(15.7) *	(14.6)	14.9	4.2	-	18.5	0.4	0.9	3	430	25	26	46	0.5	0.6
06051	521	（かぼちゃ類） そうめんかぼちゃ 果実 生	30	105	25	92.4	(0.5)	0.7	(0.1)	(0)	0.1	-	-	4.9 *	1.5	-	6.1	-	0.6	1	260	27	16	35	0.3	0.2
06052	522	からしな 葉 生	0	106	26	90.3	2.8	3.3	-	(0)	0.1	-	-	1.5 *	3.7	-	4.7	-	1.3	60	620	140	21	72	2.2	0.9
06053	523	からしな 塩漬	0	149	36	84.5	(3.3)	4.0	-	(0)	0.1	-	-	2.9 *	5.0	-	7.2	-	3.8	970	530	150	23	71	1.8	1.1
06054	524	カリフラワー 花序 生	50	117	28	90.8	2.1	3.0	(0.1)	0	0.1	3.2 *	3.2	2.9	2.9	-	5.2	0.3	0.9	8	410	24	18	68	0.6	0.6
06055	525	カリフラワー 花序 ゆで	0	111	26	91.5	(1.9)	2.7	(0.1)	0	0.1	(3.0) *	(2.9)	2.4	3.2	-	5.1	0.3	0.6	8	220	23	13	37	0.7	0.4
06056	526	かんぴょう 乾	0	1002	239	19.8	4.4	6.3	-	(0)	0.2	33.3	33.2	40.0 *	30.1	-	68.1	-	5.0	3	1800	250	110	140	2.9	1.8
06057	527	かんぴょう ゆで	0	87	21	91.6	(0.5)	0.7	-	(0)	0	(3.5)	(3.5)	2.1 *	5.3	-	7.2	-	0.4	1	100	34	10	16	0.3	0.2
06364	528	かんぴょう 甘煮	0	619	146	57.6	2.0	2.3	-	(0)	0.2	26.7	25.5	31.4 *	5.5	-	36.5	-	3.4	1200	90	44	21	34	0.5	0.3
06058	529	きく 花びら 生	15	104	25	91.5	(1.2)	1.4	-	(0)	0	-	-	3.3 *	3.4	-	6.5	-	0.6	2	280	22	12	28	0.7	0.3
06059	530	きく 花びら ゆで	0	88	21	92.9	(0.8)	1.0	-	(0)	0	-	-	3.0 *	2.9	-	5.7	-	0.4	1	140	16	9	20	0.5	0.2
06060	531	きく 菊のり	0	1188	283	9.5	(9.5)	11.6	-	(0)	0	-	-	46.0 *	29.6	-	73.5	-	5.2	14	2500	160	140	250	11.0	2.2
06061	532	（キャベツ類） キャベツ 結球葉 生	15	90	21	92.7	0.9	1.3	0.1	(0)	0.2	3.5 *	3.5	3.8	1.8	-	5.2	0.1	0.5	5	200	43	14	27	0.3	0.2
06062	533	（キャベツ類） キャベツ 結球葉 ゆで	0	79	19	93.9	(0.6)	0.9	(0.1)	(0)	0.2	1.9	1.9	2.9 *	2.0	-	4.6	0.1	0.3	3	92	40	9	20	0.2	0.1
06333	534	（キャベツ類） キャベツ 結球葉 油いため	0	324	78	85.7	(1.1)	1.6	(5.7)	(Tr)	6.0	(2.7)	(2.7)	4.3 *	2.2	-	5.9	0.2	0.6	6	250	53	17	33	0.4	0.2
06063	535	（キャベツ類） グリーンボール 結球葉 生	15	83	20	93.4	(1.0)	1.4	Tr	(0)	0.1	(3.2) *	(3.2)	3.0	1.6	-	4.3	0.1	0.7	4	270	58	17	41	0.4	0.2

可食部 100 g 当たり																														
無機質						ビタミン																							アルコール	食塩相当量
銅	マンガン	ヨウ素	セレン	クロム	モリブデン	ビタミンA						ビタミンD	ビタミンE				ビタミンk	ビタミンB1	ビタミンB2	ナイアシン	ナイアシン当量	ビタミンB6	ビタミンB12	葉酸	パントテン酸	ビオチン	ビタミンC			備考
						レチノール	α-カロテン	β-カロテン	β-クリプトキサンチン	β-カロテン当量	レチノール活性当量		α-トコフェロール	β-トコフェロール	γ-トコフェロール	δ-トコフェロール														
(……mg……)		(…………………………μg…………………………)											(…………mg…………)				μg	(……………mg……………)						(……μg……)	mg	μg	mg	(……g……)		
CU	MN	ID	SE	CR	MO	RETOL	CARTA	CARTB	CRYPXB	CARTBEQ	VITA_RAE	VITD	TOCPHA	TOCPHB	TOCPHG	TOCPHD	VITK	THIA	RIBF	NIA	NE	VITB6A	VITB12	FOL	PANTAC	BIOT	VITC	ALC	NACL_EQ	
0.04	0.05	-	-	-	-	(0)	0	0	0	0	(0)	(0)	0	0	0	0	0	0.04	0.03	0.1	(0.3)	0.10	(0)	58	0.25	-	21	-	4.3	別名：かぶら、すずな 水洗いし、手搾りしたもの 硝酸イオン：0.2 g
0.09	0.40	-	-	-	-	(0)	0	1600	37	1600	140	(0)	4.0	0.1	0.1	0	260	0.31	0.24	4.8	5.4	0.36	(0)	81	0.73	-	49	-	3.8	別名：かぶら、すずな 廃棄部位：葉柄基部 水洗いし、手搾りしたもの
0.04	0.09	-	-	-	-	(0)	0	0	0	0	(0)	(0)	0	0	0	0	Tr	0.25	0.04	2.8	3.1	0.19	(0)	74	0.46	-	28	-	2.2	別名：かぶら、すずな 水洗いし、水切りしたもの
0.04	0.09	-	-	-	-	(0)	0	0	0	0	(0)	(0)	0	0	0	0	0	0.45	0.05	3.2	3.4	0.42	(0)	70	1.11	-	20	-	6.9	別名：かぶら、すずな 水洗いし、水切りしたもの 硝酸イオン：0.2 g
0.08	0.10	Tr	Tr	0	2	0	49	700	3	730	60	(0)	1.8	0	3.2	0.1	26	0.07	0.06	0.6	(1.0)	0.12	(0)	80	0.50	1.7	16	-	0	別名：とうなす、ぼうぶら、なんきん 廃棄部位：わた、種子及び両端 硝酸イオン：Tr
0.07	0.09	-	-	-	-	(0)	45	810	2	830	69	(0)	2.2	0	3.8	0.1	27	0.08	0.07	0.7	(1.1)	0.13	(0)	75	0.50	-	16	-	0	別名：とうなす、ぼうぶら、なんきん わた、種子及び両端を除いたもの 硝酸イオン：(Tr)
0.07	0.13	Tr	1	0	5	(0)	17	3900	90	4000	330	(0)	4.9	0.1	1.3	0	25	0.07	0.09	1.5	1.9	0.22	(0)	42	0.62	1.7	43	-	0	別名：くりかぼちゃ 廃棄部位：わた、種子及び両端 硝酸イオン：Tr
0.07	0.15	-	-	-	-	(0)	18	3900	90	4000	330	(0)	4.7	0.1	1.0	0	22	0.07	0.08	1.5	(1.8)	0.19	(0)	38	0.62	-	32	-	0	別名：くりかぼちゃ わた、種子及び両端を除いたもの 硝酸イオン：0 g
0.08	0.17	-	-	-	-	(0)	26	5400	130	5500	450	(0)	6.9	0.1	1.0	0	0	0.09	0.12	2.1	(2.5)	0.22	(0)	58	0.77	-	44	-	0	別名：くりかぼちゃ わた、種子及び両端を除いたもの 硝酸イオン：0 g
0.05	0.14	-	-	-	-	(0)	0	3700	57	3800	310	(0)	4.2	0.1	1.1	0	17	0.06	0.09	1.3	(1.7)	0.19	(0)	48	0.44	-	34	-	0	別名：くりかぼちゃ 硝酸イオン：Tr
0.05	0.09	-	-	-	-	(0)	0	49	0	49	4	(0)	0.2	0	Tr	0	Tr	0.05	0.01	0.5	(0.7)	0.10	(0)	25	0.36	-	11	-	0	別名：ぺぽかぼちゃ、きんしうり、そうめんうり、いとかぼちゃ 廃棄部位：わた、種子、皮及び両端 硝酸イオン：0.1 g
0.08	1.02	-	-	-	-	0	0	2800	0	2800	230	(0)	3.0	0.1	0.1	0	260	0.12	0.27	1.2	2.2	0.25	(0)	310	0.32	-	64	-	0.2	別名：葉がらし、菜がらし 株元を除いたもの 硝酸イオン：0.3 g
0.10	0.76	-	-	-	-	(0)	0	3000	0	3000	250	(0)	3.1	0.1	0.1	0	270	0.08	0.28	0.6	(1.8)	0.27	(0)	210	0.37	-	80	-	2.5	別名：葉がらし、菜がらし 株元を除いたもの 水洗いし、手搾りしたもの 硝酸イオン：0.4 g
0.05	0.22	0	0	0	4	(0)	0	18	0	18	2	(0)	0	0	0.4	0	17	0.06	0.11	0.7	1.3	0.23	(0)	94	1.30	8.5	81	-	0	別名：はなやさい 廃棄部位：茎葉 硝酸イオン：Tr
0.03	0.17	-	-	-	-	(0)	0	16	0	16	1	(0)	0.2	0	0.4	0	31	0.05	0.05	0.2	(0.7)	0.13	(0)	88	0.84	-	53	-	0	別名：はなやさい 茎葉を除いたもの 硝酸イオン：(Tr)
0.62	1.60	2	2	5	13	(0)	0	0	0	0	(0)	(0)	0.4	Tr	0	0	Tr	0	0.04	2.7	3.2	0.04	Tr	99	1.75	8.0	0	-	0	硝酸イオン：0.5 g
0.08	0.14	-	-	-	-	(0)	0	0	0	0	(0)	(0)	0.1	0	0	0	0	0	0	0.3	(0.4)	0	(0)	7		-	0	-	0	硝酸イオン：0.1 g
0.05	0.31	8	2	2	8	(0)	(0)	(0)	(0)	(0)	(0)	(0)	Tr	0	0	0	0	0.01	-	0.3	0.4	0.03	Tr	10	0.07	1.9	0	-	3.1	硝酸イオン：0 g
0.04	0.36	-	-	-	-	(0)	0	67	0	67	6	(0)	4.6	0.1	0.3	0	11	0.10	0.11	0.5	(0.9)	0.08	(0)	73	0.20	-	11	-	0	別名：食用ぎく、料理ぎく 廃棄部位：花床 硝酸イオン：Tr
0.04	0.24	-	-	-	-	(0)	0	61	0	61	5	(0)	4.1	0.1	0.3	0	10	0.06	0.07	0.2	(0.5)	0.04	(0)	40	0.15	-	5	-	0	別名：食用ぎく、料理ぎく 花床を除いたもの ゆでた後水冷し、手搾りしたもの 硝酸イオン：Tr
0.62	1.34	-	-	-	-	(0)	0	180	0	180	15	(0)	25.0	0.5	0.6	0.1	62	0.73	0.89	3.8	(7.2)	0.69	(0)	370	1.50	-	10	-	0	別名：乾燥食用ぎく 硝酸イオン：Tr
0.02	0.16	0	Tr	1	4	(0)	0	49	1	50	4	(0)	0.1	0	0.1	0	78	0.04	0.03	0.2	0.4	0.11	(0)	78	0.22	1.6	41	-	0	別名：かんらん、たまな 廃棄部位：しん 硝酸イオン：0.1 g
0.02	0.14	0	Tr	0	3	(0)	0	57	2	58	5	(0)	0.1	0	0.1	0	76	0.02	0.01	0.1	(0.2)	0.05	(0)	48	0.11	1.2	17	-	0	別名：かんらん、たまな しんを除いたもの 硝酸イオン：0.1 g
0.03	0.19	-	-	-	-	(0)	0	77	2	78	7	(0)	1.1	0	1.8	0.1	120	0.05	0.04	0.2	(0.5)	0.15	(0)	130	0.30	-	47	-	Tr	別名：かんらん、たまな しんを除いたもの 植物油（なたね油） 調理による脂質の増減：第1章表14参照 硝酸イオン：0.1 g
0.03	0.18	-	-	-	-	(0)	0	110	2	110	9	(0)	0.2	0	0.4	0	79	0.05	0.04	0.4	(0.6)	0.13	(0)	53	0.31	-	47	-	0	廃棄部位：しん 硝酸イオン：0.1 g

6 野菜類

食品番号	索引番号	食品名	廃棄率	エネルギー		水分	たんぱく質 アミノ酸組成による	たんぱく質	脂肪酸のトリアシルグリセロール当量	コレステロール	脂質	利用可能炭水化物（単糖当量）	利用可能炭水化物（質量計）	差引き法による利用可能炭水化物	食物繊維総量	糖アルコール	炭水化物	有機酸	灰分	ナトリウム	カリウム	カルシウム	マグネシウム	リン	鉄	亜鉛
		単位	%	kJ	kcal	g	g	g	g	mg	g	g	g	g	g	g	g	g	g	mg	mg	mg	mg	mg	mg	mg
		成分識別子	REFUSE	ENERC	ENERC_KCAL	WATER	PROTCAA	PROT-	FATNLEA	CHOLE	FAT-	CHOAVLM	CHOAVL	CHOAVLDF-	FIB-	POLYL	CHOCDF-	OA	ASH	NA	K	CA	MG	P	FE	ZN
06064	536	（キャベツ類）　レッドキャベツ　結球葉　生	10	125	30	90.4	(1.3)	2.0	Tr	(0)	0.1	(3.5)	(3.5)	4.7 *	2.8	-	6.7	-	0.8	4	310	40	13	43	0.5	0.3
06065	537	きゅうり　果実　生	2	55	13	95.4	0.7	1.0	Tr	0	0.1	2.0 *	1.9	2.0	1.1	-	3.0	0.3	0.5	1	200	26	15	36	0.3	0.2
06066	538	きゅうり　漬物　塩漬	2	70	17	92.1	(0.7)	1.0	Tr	(0)	0.1	-	-	2.8 *	1.3	-	3.7	-	3.1	1000	220	26	15	38	0.2	0.2
06067	539	きゅうり　漬物　しょうゆ漬	0	216	51	81.0	-	3.2	(0.1)	(0)	0.4	-	-	7.7 *	3.4	-	10.8	-	4.6	1600	79	39	21	29	1.3	0.2
06068	540	きゅうり　漬物　ぬかみそ漬	2	120	28	85.6	-	1.5	Tr	(0)	0.1	-	-	4.8 *	1.5	-	6.2	-	6.6	2100	610	22	48	88	0.3	0.2
06069	541	きゅうり　漬物　ピクルス　スイート型	0	297	70	80.0	(0.2)	0.3	Tr	(0)	0.1	(17.4) *	(17.0)	16.7	1.7	-	18.3	-	1.3	440	18	25	6	16	0.1	0.1
06070	542	きゅうり　漬物　ピクルス　サワー型	0	54	13	93.4	(1.0)	1.4	-	(0)	Tr	-	-	1.5 *	1.4	-	2.5	-	2.7	1000	11	23	24	5	1.2	0.2
06071	543	ぎょうじゃにんにく　葉　生	10	147	35	88.8	(2.4)	3.5	(0.1)	(0)	0.2	-	-	4.5 *	3.3	-	6.6	-	0.9	2	340	29	22	30	1.4	0.4
06075	544	キンサイ　茎葉　生	8	67	16	93.5	(0.9)	1.1	(0.2)	(0)	0.4	-	-	1.4 *	2.5	-	3.5	-	1.2	27	360	140	26	56	0.5	0.5
06076	545	キンサイ　茎葉　ゆで	0	63	15	93.6	(0.9)	1.1	(0.2)	(0)	0.4	-	-	1.0 *	2.9	-	3.5	-	1.0	27	320	140	24	56	0.5	0.5
06077	546	クレソン　茎葉　生	15	56	13	94.1	(1.5)	2.1	(0.1)	(0)	0.1	(0.5) *	(0.5)	0.7	2.5	-	2.5	-	1.1	23	330	110	13	57	1.1	0.2
06078	547	くわい　塊茎　生	20	541	128	65.5	-	6.3	-	(0)	0.1	-	-	24.2 *	2.4	-	26.6	-	1.5	3	600	5	34	150	0.8	2.2
06079	548	くわい　塊茎　ゆで	0	546	129	65.0	-	6.2	-	(0)	0.1	-	-	24.4 *	2.8	-	27.2	-	1.5	3	550	5	32	140	0.8	2.1
06080	549	ケール　葉　生	3	107	26	90.2	(1.6)	2.1	0.1	(0)	0.4	(1.2)	(1.2)	2.7 *	3.7	-	5.6	-	1.5	9	420	220	44	45	0.8	0.3
06081	550	コールラビ　球茎　生	7	87	21	93.2	(0.6)	1.0	(0)	(0)	0	(2.2)	(2.2)	3.6 *	1.9	-	5.1	-	0.6	7	240	29	15	29	0.2	0.1
06082	551	コールラビ　球茎　ゆで	0	85	20	93.1	(0.6)	1.0	(0)	(0)	Tr	(2.2)	(2.2)	3.3 *	2.3	-	5.2	-	0.6	7	210	27	14	29	0.2	0.1
06083	552	こごみ　若芽　生	0	102	25	90.7	(2.2)	3.0	-	(0)	0.2	-	-	0.9 *	5.2	-	5.5	-	0.8	1	350	26	31	69	0.6	0.7
06084	553	ごぼう　根　生	10	244	58	81.7	1.1	1.8	(0.1)	(0)	0.1	1.1	1.0	10.4 *	5.7	-	15.4	-	0.9	18	320	46	54	62	0.7	0.8
06085	554	ごぼう　根　ゆで	0	210	50	83.9	(0.9)	1.5	(0.2)	(0)	0.2	(0.9)	(0.9)	8.2 *	6.1	-	13.7	-	0.6	11	210	48	40	46	0.7	0.7
06086	555	こまつな　葉　生	15	55	13	94.1	1.3	1.5	0.1	(0)	0.2	0.3	0.3	0.8 *	1.9	-	2.4	-	1.3	15	500	170	12	45	2.8	0.2
06087	556	こまつな　葉　ゆで	9	59	14	94.0	(1.4)	1.6	(0.1)	(0)	0.1	(0.3)	(0.3)	0.9 *	2.4	-	3.0	-	1.0	14	140	150	14	46	2.1	0.3
06385	557	コリアンダー　葉　生	10	75	18	92.4	-	1.4	-	-	0.4	-	-	0.1 *	4.2	-	4.6	-	1.2	4	590	84	16	59	1.4	0.4
06088	558	ザーサイ　漬物	0	83	20	77.6	(2.0)	2.5	-	(0)	0.1	-	-	0.5 *	4.6	-	4.6	-	15.0	5400	680	140	19	67	2.9	0.4
06089	559	さんとうさい　葉　生	6	48	12	94.7	(0.8)	1.0	-	(0)	0.2	-	-	0.9 *	2.2	-	2.7	-	1.1	9	360	140	14	27	0.7	0.3
06090	560	さんとうさい　葉　ゆで	5	58	14	94.3	(1.1)	1.4	(0.1)	(0)	0.3	-	-	0.9 *	2.5	-	2.9	-	0.9	9	240	130	13	30	0.6	0.4
06091	561	さんとうさい　塩漬	6	74	18	90.3	(1.1)	1.5	(0.1)	(0)	0.3	-	-	1.5 *	3.0	-	4.0	-	3.6	910	420	190	17	35	0.6	0.4

可食部 100 g 当たり

無機質						ビタミン																								備考
						ビタミンA							ビタミンE																	
銅	マンガン	ヨウ素	セレン	クロム	モリブデン	レチノール	α-カロテン	β-カロテン	β-クリプトキサンチン	β-カロテン当量	レチノール活性当量	ビタミンD	α-トコフェロール	β-トコフェロール	γ-トコフェロール	δ-トコフェロール	ビタミンK	ビタミンB1	ビタミンB2	ナイアシン	ナイアシン当量	ビタミンB6	ビタミンB12	葉酸	パントテン酸	ビオチン	ビタミンC	アルコール	食塩相当量	備考
(……mg……)		(……………………………………µg………………………………)										µg	(……………… mg ……………)				µg	(……………… mg ……………)						(… µg …)	mg	µg	mg	(…g…)		
CU	MN	ID	SE	CR	MO	RETOL	CARTA	CARTB	CRYPXB	CARTBEQ	VITA_RAE	VITD	TOCPHA	TOCPHB	TOCPHG	TOCPHD	VITK	THIA	RIBF	NIA	NE	VITB6A	VITB12	FOL	PANTAC	BIOT	VITC	ALC	NACL_EQ	
0.04	0.20	-	-	-	-	(0)	0	36	0	36	3	(0)	0.1	0	0	0	29	0.07	0.03	0.3	(0.6)	0.19	(0)	58	0.35	-	68	-	0	別名：赤キャベツ、紫キャベツ 廃棄部位：しん 硝酸イオン：Tr
0.11	0.07	1	1	1	4	(0)	1	330	0	330	28	(0)	0.3	0	0	0	34	0.03	0.03	0.2	0.4	0.05	(0)	25	0.33	1.4	14	-	0	廃棄部位：両端 硝酸イオン：Tr
0.07	0.07	-	-	-	-	(0)	4	210	2	210	18	(0)	0.3	Tr	0.1	0	46	0.02	0.03	0.2	(0.4)	0.06	(0)	28	0.34	-	11	-	2.5	廃棄部位：両端 水洗いし、水切りしたもの 硝酸イオン：Tr
0.08	0.16	-	-	-	-	(0)	12	570	0	580	48	(0)	0.5	0.1	0.1	0	83	0.02	0.03	0.2	0.6	0.01	(0)	5	0.12	-	8	-	4.1	硝酸イオン：Tr
0.11	0.14	1	1	1	7	(0)	4	210	0	210	18	(0)	0.3	0	0	0	110	0.26	0.05	1.6	1.9	0.20	(0)	22	0.93	1.2	22	-	5.3	廃棄部位：両端 水洗いし、水切りしたもの 硝酸イオン：Tr
0.04	0	-	-	-	-	(0)	0	53	0	53	4	(0)	0.1	Tr	0	0	32	Tr	0.01	0.1	(0.2)	0.04	(0)	0	0	-	0	-	1.1	酢漬けしたもの 硝酸イオン：(Tr)
0.04	0.20	-	-	-	-	(0)	0	14	0	14	1	(0)	Tr	0	0	0	15	0.02	0.06	0.1	(0.3)	0	(0)	1	0	-	0	-	2.5	乳酸発酵したもの 硝酸イオン：(Tr)
0.16		-	-	-	-	(0)	0	2000	-	2000	170	(0)	0.4	0.1	0.4	0	320	0.10	0.16	0.8	(1.7)	0.15	(0)	85	0.39	-	59	-	0	別名：アイヌねぎ、ヒトビロ、やまびる 廃棄部位：底盤部及び萌芽葉 硝酸イオン：Tr
0.02	0.52	-	-	-	-	(0)	0	1800	23	1800	150	(0)	1.2	0	0	0	180	0.05	0.11	0.6	(0.8)	0.08	(0)	47	0.35	-	15	-	0.1	別名：中国セロリ、スープセロリ、リーフセロリ 廃棄部位：株元 硝酸イオン：0.3 g
0.02	0.42	-	-	-	-	(0)	0	1500	19	1500	130	(0)	1.2	0	0	0	210	0.03	0.06	0.6	(0.6)	0.05	(0)	31	0.34	-	7	-	0.1	別名：中国セロリ、スープセロリ、リーフセロリ 株元を除いたもの 硝酸イオン：0.4 g
0.05	-	2	2	1	20	(0)	0	2700	0	2700	230	(0)	1.6	0	0	0	190	0.10	0.20	0.5	(1.0)	0.13	(0)	150	0.30	4.0	26	-	0.1	別名：オランダがらし、オランダみずがらし 廃棄部位：株元 硝酸イオン：0.1 g
0.71	0.13	1	1	Tr	4	(0)	0	0	0	(0)	(0)	(0)	3.0	Tr	0	0	1	0.12	0.07	1.9	3.0	0.34	(0)	140	0.78	7.2	2	-	0	廃棄部位：皮及び芽
0.59	0.12	-	-	-	-	(0)	0	0	0	(0)	(0)	(0)	3.1	Tr	0	0	1	0.10	0.06	1.6	2.6	0.30	(0)	120	0.75	-	0	-	0	皮及び芽を除いたもの
0.05	0.55	1	4	1	38	(0)	0	2900	13	2900	240	(0)	2.4	Tr	0.2	0	210	0.06	0.15	0.6	(1.3)	0.16	(0)	120	0.31	4.0	81	-	0	別名：葉キャベツ、はごろもかんらん 廃棄部位：葉柄基部 硝酸イオン：0.2 g
0.02	0.07	-	-	-	-	(0)	0	0	23	12	1	(0)	0	0	0	0	7	0.04	0.05	0.2	(0.3)	0.09	(0)	73	0.20	-	45	-	0	別名：球茎かんらん、かぶかんらん 廃棄部位：根元及び葉柄基部 硝酸イオン：0.1 g
0.02	0.07	-	-	-	-	(0)	0	15	0	15	1	(0)	0	0	0	0	7	0.03	0.05	0.2	(0.3)	0.06	(0)	71	0.20	-	37	-	0	別名：球茎かんらん、かぶかんらん 根元及び葉柄基部を除いたもの 硝酸イオン：0.1 g
0.26	0.33	-	-	-	-	(0)	200	1100	29	1200	100	(0)	1.7	0.1	0.1	0.1	120	0	0.12	2.9	(3.5)	0.03	(0)	150	0.60	-	27	-	0	別名：くさそてつ、こごめ 硝酸イオン：Tr
0.21	0.18	2	1	1	1	(0)	0	1	0	1	Tr	(0)	0.6	0	0.1	0	Tr	0.05	0.04	0.4	0.6	0.10	(0)	68	0.23	1.3	3	-	0	廃棄部位：皮、葉柄基部及び先端 硝酸イオン：0.1 g
0.16	0.16	-	-	-	-	(0)	0	0	0	(0)	(0)	(0)	0.6	0	0.1	0	Tr	0.03	0.02	0.2	(0.4)	0.09	(0)	61	0.19	-	1	-	0	皮、葉柄基部及び先端を除いたもの 硝酸イオン：0.1 g
0.06	0.13	2	-	2	10	(0)	0	3100	28	3100	260	(0)	0.9	0	0.1	0	210	0.09	0.13	1.0	1.6	0.12	(0)	110	0.32	2.9	39	-	0	廃棄部位：株元 硝酸イオン：0.5 g
0.07	0.17	-	-	-	-	(0)	0	3100	28	3100	260	(0)	1.5	Tr	0.1	0	320	0.04	0.06	0.3	(0.9)	0.06	(0)	86	0.23	-	21	-	0	廃棄部位：株元 ゆでた後水冷し、手搾りしたもの 硝酸イオン：0.3 g
0.09	0.39	2	Tr	2	23	-	5	1700	34	1700	150	(0)					190	0.09	0.11	1.3	1.5	0.11	-	69	0.52	6.2	40	-	0	別名：香菜（シャンツァイ）、パクチー 廃棄部位：根、食物繊維：AOAC2011.25法 硝酸イオン：0.3 g
0.10	0.34	-	-	-	-	(0)	-	-	-	11	1	(0)	0.2	0	0	0	24	0.04	0.07	0.4	(1.1)	0.09	(0)	14	0.35	-	0	-	13.7	別名：ダイシンサイ 硝酸イオン：0.2 g
0.04	0.16	-	-	-	-	(0)	0	1200	0	1200	96	(0)	0.9	Tr	0	0	100	0.03	0.07	0.5	(0.7)	0.08	(0)	130	0.17	-	35	-	0	別名：さんとうな、べが菜 廃棄部位：根及び株元 硝酸イオン：0.3 g
0.04	0.20	-	-	-	-	(0)	0	1500	0	1500	130	(0)	0.9	Tr	0	0	140	0.02	0.05	0.3	(0.5)	0.05	(0)	74	0.12	-	22	-	0	別名：さんとうな、べが菜 根を除いたもの ゆでた後水冷し、手搾りしたもの 廃棄部位：株元 硝酸イオン：0.2 g
0.06	0.16	-	-	-	-	(0)	0	1700	0	1700	140	(0)	1.0	Tr	0	0	150	0.04	0.12	0.6	(0.9)	0.10	(0)	98	0.21	-	44	-	2.3	別名：さんとうな 廃棄部位：株元 水洗いし、手搾りしたもの 硝酸イオン：0.3 g

6 野菜類

食品番号	索引番号	食品名	廃棄率	エネルギー		水分	アミノ酸組成によるたんぱく質	たんぱく質	トリアシルグリセロール当量	コレステロール	脂質	利用可能炭水化物（単糖当量）	利用可能炭水化物（質量計）	差引き法による利用可能炭水化物	食物繊維総量	糖アルコール	炭水化物	有機酸	灰分	ナトリウム	カリウム	カルシウム	マグネシウム	リン	鉄	亜鉛
			%	kJ	kcal	\(\ldots\ldots g \ldots\ldots \)				mg		\(\ldots\ldots\ldots\ldots\ldots\ldots g \ldots\ldots\ldots\ldots\ldots\ldots \)								\(\ldots\ldots\ldots\ldots\ldots mg \ldots\ldots\ldots\ldots\ldots \)						
		成分識別子	REFUSE	ENERC	ENERC_KCAL	WATER	PROTCAA	PROT-	FATNLEA	CHOLE	FAT-	CHOAVLM	CHOAVL	CHOAVLDF-	FIB-	POLYL	CHOCDF-	OA	ASH	NA	K	CA	MG	P	FE	ZN
06092	562	しかくまめ 若ざや 生	5	80	19	92.8	(2.0)	2.4	-	(0)	0.1	-	-	1.0 *	3.2	-	3.8	-	0.8	1	270	80	38	48	0.7	0.3
06093	563	ししとう 果実 生	10	102	25	91.4	1.3	1.9	(0.1)	(0)	0.3	1.2	1.2	2.6 *	3.6	-	5.7	0.3	0.7	1	340	11	21	34	0.5	0.3
06094	564	ししとう 果実 油いため	0	210	51	88.3	(1.3)	1.9	(2.9)	(0)	3.2	(1.2)	(1.2)	2.8 *	3.6	-	5.8	0.3	0.8	Tr	380	15	21	39	0.6	0.3
06095	565	しそ 葉 生	0	130	32	86.7	3.1	3.9	Tr	(0)	0.1	-	-	1.0 *	7.3	-	7.5	-	1.7	1	500	230	70	70	1.7	1.3
06096	566	しそ 実 生	0	132	32	85.7	(2.7)	3.4	0.1	(0)	0.1	-	-	0.7 *	8.9	-	8.9	-	1.9	1	300	100	71	85	1.2	1.0
06097	567	じゅうろくささげ 若ざや 生	3	90	22	91.9	(1.8)	2.5	-	(0)	0.1	-	-	1.3 *	4.2	-	4.8	-	0.7	1	250	28	36	48	0.5	0.7
06098	568	じゅうろくささげ 若ざや ゆで	0	116	28	90.2	(2.0)	2.8	-	(0)	0.1	-	-	2.5 *	4.5	-	6.2	-	0.7	1	270	35	32	57	0.5	0.6
06099	569	しゅんぎく 葉 生	1	84	20	91.8	1.9	2.3	(0.1)	(0)	0.3	0.4	0.4	1.3 *	3.2	-	3.9	-	1.4	73	460	120	26	44	1.7	0.2
06100	570	しゅんぎく 葉 ゆで	0	102	25	91.1	(2.2)	2.7	(0.2)	(0)	0.5	(0.4)	(0.4)	1.6 *	3.7	-	4.5	-	1.0	42	270	120	24	44	1.2	0.2
06101	571	じゅんさい 若葉 水煮びん詰	0	15	4	98.6	-	0.4	-	(0)	0	-	-	0 *	1.0	-	1.0	-	Tr	2	2	4	2	5	0	0.2
06102	572	（しょうが類） 葉しょうが 根茎 生	40	36	9	96.3	(0.4)	0.5	(0.1)	(0)	0.2	-	-	0.7 *	1.6	-	2.1	-	0.7	5	310	15	21	21	0.4	0.4
06103	573	（しょうが類） しょうが 根茎 皮なし 生	20	117	28	91.4	0.7	0.9	(0.2)	(0)	0.3	4.2	4.0	4.6 *	2.1	-	6.6	0.1	0.7	6	270	12	27	25	0.5	0.1
06365	574	（しょうが類） しょうが 根茎 皮なし 生 おろし	0	240	58	81.6	(0.5)	0.7	0.5	-	0.8	-	-	8.9 *	7.4	-	16.0	-	0.9	4	380	39	27	24	0.8	0.2
06366	575	（しょうが類） しょうが 根茎 皮なし 生 おろし汁	0	72	17	95.1	(0.4)	0.4	-	-	0.3	-	-	3.3 *	0.3	-	3.5	-	0.7	3	300	2	19	24	0.2	0.2
06104	576	（しょうが類） しょうが 漬物 酢漬	0	69	17	89.2	(0.3)	0.3	(0.1)	(0)	0.2	-	-	1.2 *	2.2	-	3.9	1.2	5.9	1300	25	22	6	5	0.2	Tr
06105	577	（しょうが類） しょうが 漬物 甘酢漬	0	197	47	86.0	(0.2)	0.2	(0.3)	(0)	0.4	-	-	8.6 *	1.8	0	10.7	1.0	2.1	800	13	39	4	3	0.3	Tr
06386	578	（しょうが類） 新しょうが 根茎 生	10	42	10	96.0	(0.2)	0.3	-	-	0.3	0.8 *	0.8	0.7	1.9	-	2.7	-	0.8	3	350	11	15	23	0.5	0.4
06106	579	しろうり 果実 生	25	63	15	95.3	(0.6)	0.9	Tr	(0)	0.1	-	-	2.5 *	1.2	-	3.3	-	0.4	1	220	35	12	20	0.2	0.2
06107	580	しろうり 漬物 塩漬	1	62	15	92.8	(0.7)	1.0	Tr	(0)	0.1	-	-	1.9 *	2.2	-	3.7	-	2.4	790	220	26	13	24	0.2	0.2
06108	581	しろうり 漬物 奈良漬	0	911	216	44.0	-	4.6	-	(0)	0.2	0	-	37.2 *	2.6	0	40.0	0.2	5.3	1900	97	25	12	79	0.4	0.8
06109	582	ずいき 生ずいき 生	30	64	15	94.5	(0.2)	0.5	-	(0)	0	-	-	2.8 *	1.6	-	4.1	-	0.9	1	390	80	6	13	0.1	1.0
06110	583	ずいき 生ずいき ゆで	0	41	10	96.1	(0.2)	0.4	-	(0)	0	-	-	1.2 *	2.1	-	3.1	-	0.4	1	76	95	7	9	0.1	0.9
06111	584	ずいき 干しずいき 乾	0	972	232	9.9	(2.6)	6.6	(0.3)	(0)	0.4	-	-	41.8 *	25.8	-	63.5	-	18.2	6	10000	1200	120	210	9.0	5.4
06112	585	ずいき 干しずいき ゆで	0	38	9	95.5	(0.2)	0.5	-	(0)	0	-	-	0.6 *	3.1	-	3.4	-	0.6	2	160	130	8	5	0.7	0.3
06387	586	すいぜんじな 葉 生	35	65	16	93.1	-	0.6	-	-	0.6	-	-	0 *	4.0	-	3.4	-	1.4	1	530	140	42	42	0.5	0.5
06113	587	すぐきな 葉 生	25	94	23	90.5	(1.7)	1.9	(0.1)	(0)	0.2	-	-	1.7 *	4.0	-	5.4	-	1.8	32	680	150	18	58	2.6	0.3

可食部 100 g 当たり

銅 (CU)	マンガン (MN)	ヨウ素 (ID)	セレン (SE)	クロム (CR)	モリブデン (MO)	レチノール (RETOL)	α-カロテン (CARTA)	β-カロテン (CARTB)	β-クリプトキサンチン (CRYPXB)	β-カロテン当量 (CARTBEQ)	レチノール活性当量 (VITA_RAE)	ビタミンD (VITD)	α-トコフェロール (TOCPHA)	β-トコフェロール (TOCPHB)	γ-トコフェロール (TOCPHG)	δ-トコフェロール (TOCPHD)	ビタミンk (VITK)	ビタミンB1 (THIA)	ビタミンB2 (RIBF)	ナイアシン (NIA)	ナイアシン当量 (NE)	ビタミンB6 (VITB6A)	ビタミンB12 (VITB12)	葉酸 (FOL)	パントテン酸 (PANTAC)	ビオチン (BIOT)	ビタミンC (VITC)	アルコール (ALC)	食塩相当量 (NACL_EQ)	備考
(mg)						(μg)							(mg)				μg	(mg)						(μg)	mg	μg	mg	(g)		
0.09	0.54	-	-	-	-	(0)	18	430	0	440	36	(0)	0.4	0	1.6	Tr	63	0.09	0.09	0.8	(1.8)	0.10	(0)	29	0.36	-	16		0	廃棄部位：さやの両端 硝酸イオン：0.1 g
0.10	0.18	0	4	1	4	(0)	0	530	0	530	44	(0)	1.3	0	0	0	51	0.07	0.07	1.4	1.8	0.39	(0)	33	0.35	4.2	57	-	0	別名：ししとうがらし 廃棄部位：へた
0.10	0.18	0	4	1	4	(0)	0	540	0	540	45	(0)	1.3	0	0	0	52	0.07	0.07	1.5	(1.9)	0.40	(0)	34	0.36	3.7	49	-	0	別名：ししとうがらし へたを除いたもの 植物油（調合油）
0.20	2.01	6	1	2	30	(0)	0	11000	0	11000	880	(0)	3.9	0	0	0	690	0.13	0.34	1.0	2.4	0.19	(0)	110	1.00	5.1	26		0	試料：青じそ（別名：大葉） 廃棄率：小枝つきの場合40% 硝酸イオン：0.1 g
0.52	1.35	-	-	-	-	(0)	44	2600	0	2600	220	(0)	3.8	0.1	0.7	0.2	190	0.09	0.16	1.8	(3.0)	0.12	(0)	72	0.80	-	5		0	試料：青じそ 廃棄率：穂じその場合35% 硝酸イオン：Tr
0.12	0.66	-	-	-	-	(0)	40	1100	0	1200	96	(0)	0.5	0	1.8	0.3	160	0.08	0.07	0.7	(1.1)	0.11	(0)	150	0.43	-	25		0	別名：長ささげ、三尺ささげ 廃棄部位：へた 硝酸イオン：Tr
0.11	0.63	-	-	-	-	(0)	28	1100	0	1100	93	(0)	0.5	0	1.8	0.3	170	0.09	0.08	0.7	(1.3)	0.09	(0)	150	0.39	-	16		0	別名：長ささげ、三尺ささげ へたを除いたもの 硝酸イオン：Tr
0.10	0.40	5	2	2	12	(0)	0	4500	0	4500	380	(0)	1.7	0	0.1	0	250	0.10	0.16	0.8	1.5	0.13	(0)	190	0.23	3.5	19		0.2	別名：きくな 廃棄部位：基部 廃棄率：根つきの場合15% 硝酸イオン：0.3 g
0.12	0.49	-	-	-	-	(0)	0	5300	0	5300	440	(0)	2.0	0	0.1	0	460	0.05	0.08	0.4	(1.2)	0.06	(0)	100	0.13	-	5		0.1	別名：きくな ゆでて後水冷し、手搾りしたもの 硝酸イオン：0.2 g
0.02	0.02	-	-	-	-	(0)	0	29	0	29	2	(0)	0.1	0	0	0	16	0	0.01	0.1	(0.1)	0	(0)	3	0	-	0		0	液汁を除いたもの
0.05	4.73	-	-	-	-	(0)	0	4	0	4	Tr	(0)	0.1	0	0.4	0	Tr	0.02	0.03	0.3	(0.4)	0.08	(0)	14	0.07	-	3		0	別名：盆しょうが、はじかみ 廃棄部位：葉及び茎 硝酸イオン：0.2 g
0.06	5.01	0	1	1	6	(0)	1	4	0	5	Tr	(0)	0.1	Tr	0.8	0	0	0.02	0.03	0.6	0.9	0.13	(0)	8	0.21	0.7	2		0	ひねしょうが 廃棄部位：皮 硝酸イオン：0.1 g
0.05	5.12	(0)	Tr	1	12	(0)	2	13	(0)	14	1	(0)	0.3	0	1.8	(0)	0	0.02	0.02	0.5	(0.6)	0.12	(0)	5	0.07	0.5	1		0	別名：ひねしょうが 全体に対する割合24% 硝酸イオン：Tr
0.04	3.16	(0)	0	Tr	6	(0)	1	4	(0)	5	Tr	(0)	0.2	0	0.5	0	0	0.02	0.02	0.5	(0.6)	0.12	(0)	6	0.04	0.6	1		0	別名：ひねしょうが 全体に対する割合76% 硝酸イオン：Tr
0.02	0.41	-	-	-	2	(0)	0	5	Tr	5	0	(0)	0.1	0	0.3	0	0	0	0.01	0.1	(0.1)	0	(0)	1	0	-	0		3.3	ひねしょうが 別名：紅しょうが 液汁を除いたもの
0.01	0.37	1	3	2	(0)	(0)	0	3	0	4	0	(0)	0.1	0	0.3	0	0	0.63	0	0	(0.1)	0	(0)	1	0	0.2	0		2.0	ひねしょうが 別名：ガリ 液汁を除いたもの
0.04	7.65	Tr	0	1	3	-	1	6	0	6	Tr	-	0.1	0	0.7	0	Tr	0.01	0.01	0.2	(0.3)	0.05	-	10	0.05	0.5	2		0	廃棄部位：皮及び茎 食物繊維：AOAC2011.25法 硝酸イオン：0.1 g
0.03	0.05	5	0	0	2	(0)	0	65	9	70	6	(0)	0.2	0	0.1	0	29	0.03	0.03	0.2	(0.4)	0.04	(0)	39	0.30	1.3	8		0	別名：あさうり、つけうり 廃棄部位：わた及び両端
0.04	0.05	-	-	-	-	(0)	0	66	15	74	6	(0)	0.2	0	0.1	0	44	0.03	0.03	Tr	(0.2)	0.07	(0)	43	0.30	-	10		2.0	別名：あさうり、つけうり 廃棄部位：両端 水洗いし、手搾りしたもの
0.07	0.51	1	1	1	81	(0)	0	23	9	27	2	(0)	0.1	0	0.1	0	6	0.03	0.11	0.7	1.4	0.39	0.1	52	0.57	1.0	0	5.8	4.8	別名：あさうり、つけうり
0.03	2.24	-	-	-	-	(0)	0	110	0	110	9	(0)	0.1	0	0.1	0	9	0.01	0.02	0.2	(0.3)	0	(0)	14	0.28	-	5		0	廃棄部位：株元及び表皮 硝酸イオン：Tr
0.02	1.69	-	-	-	-	(0)	3	110	0	110	9	(0)	0.1	0	0.1	0	14	0	0.01	0.1	(0.1)	0.01	(0)	10	0.10	-	1		0	元及び表皮を除いたもの ゆでて後水冷し、手搾りしたもの 硝酸イオン：0 g
0.55	25.00	-	-	-	-	(0)	(0)	15	(0)	15	1	(0)	0.4	0	0.1	0	19	0.15	0.30	2.5	(3.6)	0.07	(0)	30	2.00	-	0		0	別名：いもがら 硝酸イオン：1.4 g
0.05	2.35	-	-	-	-	(0)	(0)	(0)	(0)	(0)	(0)	(0)	0.1	0	0	0	0	0	0.01	0	(0.1)	0	(0)	1	0.06	-	0		0	別名：いもがら ゆでて後水冷し、手搾りしたもの 硝酸イオン：Tr
0.07	2.11	3	Tr	1	8	-	11	4200	8	4300	350	-	3.8	0.3	Tr	0	270	0.06	0.12	0.5	0.6	0.08	-	66	0.03	4.7	17		0	別名：金時草、式部草 廃棄部位：葉柄基部 食物繊維：AOAC2011.25法 硝酸イオン：0.3 g
0.06	0.30	-	-	-	-	(0)	0	2000	30	2000	170	(0)	3.8	0.1	0.1	0	280	0.08	0.13	1.1	(1.6)	0.05	(0)	200	0.35	-	73		0.1	別名：かもな 廃棄部位：葉柄基部 硝酸イオン：0.2 g

6 野菜類

食品番号	索引番号	食品名	廃棄率	エネルギー		水分	たんぱく質 アミノ酸組成による	たんぱく質	脂質 トリアシルグリセロール当量	コレステロール	脂質	利用可能炭水化物 (単糖当量)	利用可能炭水化物 (質量計)	差引き法による利用可能炭水化物	食物繊維総量	糖アルコール	炭水化物	有機酸	灰分	ナトリウム	カリウム	カルシウム	マグネシウム	リン	鉄	亜鉛
			%	kJ	kcal	(............... g ....)				mg	(............................. g ....)									(............................. mg ....)						
		成分識別子	REFUSE	ENERC	ENERC_KCAL	WATER	PROTCAA	PROT-	FATNLEA	CHOLE	FAT-	CHOAVLM	CHOAVL	CHOAVLDF-	FIB-	POLYL	CHOCDF-	OA	ASH	NA	K	CA	MG	P	FE	ZN
06114	588	すぐきな 根 生	8	78	19	93.7	(0.5)	0.6	(0.1)	(0)	0.1	-	-	3.1*	1.7	-	4.7	-	0.7	26	310	26	8	35	0.1	0.1
06115	589	すぐきな すぐき漬	0	123	30	87.4	(2.1)	2.6	(0.5)	(0)	0.7	-	-	1.6*	5.2	-	6.1	-	3.2	870	390	130	25	76	0.9	0.4
06116	590	ズッキーニ 果実 生	4	66	16	94.9	(0.9)	1.3	(0.1)	(0)	0.1	(2.3)*	(2.3)	1.9	1.3	-	2.8	-	0.8	1	320	24	25	37	0.5	0.4
06117	591	せり 茎葉 生	30	70	17	93.4	(1.9)	2.0	(0.1)	(0)	0.1	-	-	1.0*	2.5	-	3.3	-	1.2	19	410	34	24	51	1.6	0.3
06118	592	せり 茎葉 ゆで	15	71	17	93.6	(1.9)	2.1	(0.1)	(0)	0.1	-	-	0.8*	2.8	-	3.4	-	0.8	8	190	38	19	40	1.3	0.2
06119	593	セロリ 葉柄 生	35	49	12	94.7	(0.4)	0.4	-	(0)	0.1	1.4*	1.3	1.1	1.5	1.0	3.6	Tr	1.0	28	410	39	9	39	0.2	0.2
06120	594	ぜんまい 生ぜんまい 若芽 生	15	111	27	90.9	(1.3)	1.7	-	(0)	0.1	-	-	3.2*	3.8	-	6.6	-	0.7	2	340	10	17	37	0.6	0.5
06121	595	ぜんまい 生ぜんまい 若芽 ゆで	0	72	17	94.2	(0.8)	1.1	-	(0)	0.4	-	-	0.9*	3.5	-	4.1	-	0.2	2	38	19	9	20	0.3	0.4
06122	596	ぜんまい 干しぜんまい 干し若芽 乾	0	1161	277	8.5	(10.8)	14.6	-	(0)	0.6	-	-	39.8*	34.8	-	70.8	-	5.5	25	2200	150	140	200	7.7	4.6
06123	597	ぜんまい 干しぜんまい 干し若芽 ゆで	0	101	25	91.2	(1.3)	1.7	-	(0)	0.1	-	-	2.0*	5.2	-	6.8	-	0.2	2	19	20	9	16	0.4	0.3
06124	598	そらまめ 未熟豆 生	25	431	102	72.3	8.3	10.9	0.1	(0)	0.2	13.2	12.1	15.6*	2.6	-	15.5	-	1.1	1	440	22	36	220	2.3	1.4
06125	599	そらまめ 未熟豆 ゆで	25	435	103	71.3	(7.8)	10.5	(0.1)	(0)	0.2	(13.7)	(12.5)	15.7*	4.0	-	16.9	-	1.1	4	390	22	38	230	2.1	1.9
06126	600	タアサイ 葉 生	6	48	12	94.3	(1.1)	1.3	(0.1)	(0)	0.2	-	-	0.6*	1.9	-	2.2	-	1.3	29	430	120	23	46	0.7	0.5
06127	601	タアサイ 葉 ゆで	6	44	11	95.0	(0.9)	1.1	(0.2)	(0)	0.2	-	-	0.5*	2.1	-	2.3	-	0.9	23	320	110	18	43	0.6	0.4
06128	602	（だいこん類） かいわれだいこん 芽ばえ 生	0	88	21	93.4	(1.8)	2.1	(0.2)	(0)	0.5	-	-	2.0*	1.9	-	3.3	-	0.6	5	99	54	33	61	0.5	0.3
06129	603	（だいこん類） 葉だいこん 葉 生	20	71	17	92.6	(1.7)	2.0	(0.1)	(0)	0.2	(1.1)*	(1.1)	1.1	2.6	-	3.3	-	1.5	41	340	170	25	43	1.4	0.4
06130	604	（だいこん類） だいこん 葉 生	10	94	23	90.6	1.9	2.2	Tr	(0)	0.1	1.4	1.4	1.6*	4.0	-	5.3	-	1.6	48	400	260	22	52	3.1	0.3
06131	605	（だいこん類） だいこん 葉 ゆで	0	99	24	91.3	(1.9)	2.2	(0.1)	(0)	0.1	(1.3)	(1.3)	2.2*	3.6	-	5.4	-	0.9	28	180	220	22	62	2.2	0.2
06132	606	（だいこん類） だいこん 根 皮つき 生	10	62	15	94.6	0.4	0.5	Tr	0	0.1	2.7*	2.6	2.9	1.4	-	4.1	-	0.6	19	230	24	10	18	0.2	0.2
06133	607	（だいこん類） だいこん 根 皮つき ゆで	0	62	15	94.4	(0.3)	0.4	-	(0)	Tr	(2.8)*	(2.7)	3.0	1.6	-	4.5	-	0.5	14	210	24	9	18	0.2	0.1
06134	608	（だいこん類） だいこん 根 皮なし 生	15	63	15	94.6	0.3	0.4	Tr	(0)	0.1	2.9*	2.8	3.0	1.3	-	4.1	-	0.6	17	230	23	10	17	0.2	0.1
06367	609	（だいこん類） だいこん 根 皮なし 生 おろし	0	106	25	90.5	(0.5)	0.6	-	(0)	0.2	-	-	3.0*	5.1	-	8.0	-	0.7	30	190	63	23	19	0.3	0.3
06368	610	（だいこん類） だいこん 根 皮なし 生 おろし汁	0	51	12	96.5	(0.2)	0.3	-	(0)	Tr	-	-	2.7*	0.1	-	2.7	-	0.4	21	140	14	9	13	0.1	0.1
06369	611	（だいこん類） だいこん 根 皮なし 生 おろし水洗い	0	94	23	91.4	(0.4)	0.6	-	(0)	0.1	-	-	2.6*	4.7	-	7.2	-	0.6	25	57	57	21	16	0.2	0.2
06135	612	（だいこん類） だいこん 根 皮なし ゆで	0	62	15	94.8	(0.4)	0.5	Tr	(0)	0.1	2.5*	2.5	2.5	1.7	-	4.0	-	0.5	12	210	25	10	14	0.2	0.1
06136	613	（だいこん類） 切干しだいこん 乾	0	1178	280	8.4	(7.3)	9.7	(0.3)	(0)	0.8	-	-	51.3*	21.3	-	69.7	-	8.5	210	3500	500	160	220	3.1	2.1
06334	614	（だいこん類） 切干しだいこん ゆで	0	54	13	94.6	(0.7)	0.9	Tr	(0)	0.1	-	-	0.7*	3.7	-	4.1	-	0.3	4	62	60	14	10	0.4	0.2

可食部 100 g 当たり

無機質						ビタミン																						アルコール	食塩相当量	備考
						ビタミンA						ビタミンD	ビタミンE				ビタミンK	ビタミンB1	ビタミンB2	ナイアシン	ナイアシン当量	ビタミンB6	ビタミンB12	葉酸	パントテン酸	ビオチン	ビタミンC			
銅	マンガン	ヨウ素	セレン	クロム	モリブデン	レチノール	α-カロテン	β-カロテン	β-クリプトキサンチン	β-カロテン当量	レチノール活性当量		α-トコフェロール	β-トコフェロール	γ-トコフェロール	δ-トコフェロール														
(.....mg.....)						(.................................μg.................................)							(.............mg.............)				μg	(.............mg.............)						(.....μg.....)	mg	μg	mg	(.....g.....)		
CU	MN	ID	SE	CR	MO	RETOL	CARTA	CARTB	CRYPXB	CARTBEQ	VITA_RAE	VITD	TOCPHA	TOCPHB	TOCPHG	TOCPHD	VITK	THIA	RIBF	NIA	NE	VITB6A	VITB12	FOL	PANTAC	BIOT	VITC	ALC	NACL_EQ	
0.03	0.05	-	-	-	-	(0)	0	(0)	(0)	(0)	(0)	(0)	0	0	0	0	0	0.03	0.03	0.7	(0.8)	0.01	(0)	50	0.26	-	13	-	0.1	別名：かもな 廃棄部位：根端及び葉柄基部 硝酸イオン：0.2 g
0.08	0.09	-	-	-	-	(0)	0	3000	0	3000	250	(0)	2.2	0	0	0	270	0.12	0.11	1.3	(1.9)	0.13	(0)	110	0.24	-	35	-	2.2	水洗いし、手搾りしたもの
0.07	0.15	Tr	Tr	1	6	(0)	0	310	10	320	27	(0)	0.4	0	0.4	0	35	0.05	0.05	0.4	(0.6)	0.09	(0)	36	0.22	2.7	20	-	0	別名：つるなしかぼちゃ 廃棄部位：両端 硝酸イオン：0.1 g
0.15	1.24	-	-	-	-	(0)	0	1900	20	1900	160	(0)	0.7	0.1	0.8	0	160	0.04	0.13	1.2	(1.7)	0.11	(0)	110	0.42	-	20	-	0	別名：かわな 廃棄部位：根及び株元 硝酸イオン：0 g
0.10	1.30	-	-	-	-	(0)	0	1700	19	1700	150	(0)	0.6	0.1	1.0	0	160	0.02	0.06	0.6	(1.1)	0.07	(0)	61	0.32	-	10	-	0	別名：かわな 根を除いたもの 廃棄部位：株元 ゆでた後水冷し、手搾りしたもの 硝酸イオン：0 g
0.03	0.11	1	0	0	2	(0)	0	44	0	44	4	(0)	0.6	Tr	0.1	0	10	0.03	0.03	Tr	0.1	0.08	(0)	29	0.26	1.2	7	-	0.1	別名：セロリー、セルリー、オランダみつば 廃棄部位：株元、葉身及び表皮 硝酸イオン：0.2 g
0.15	0.40	-	-	-	-	(0)	42	500	14	530	44	(0)	0.6	Tr	0.1	0	34	0.02	0.09	1.4	(1.8)	0.05	(0)	210	0.64	-	24	-	0	廃棄部位：株元及び裸葉 硝酸イオン：0 g
0.10	0.22	-	-	-	-	(0)	21	420	9	430	36	(0)	0.5	0	0.1	0	34	0.01	0.05	0.7	(0.9)	0	(0)	59	0.12	-	2	-	0	株元及び裸葉を除いたもの ゆでた後水冷し、水切りしたもの 硝酸イオン：0 g
1.20	3.34	-	-	-	-	(0)	29	680	37	710	59	(0)	1.4	Tr	0.4	0	120	0.10	0.41	8.0	(11.0)	0.02	(0)	99	3.10	-	0	-	0.1	硝酸イオン：0 g
0.14	0.20	-	-	-	-	(0)	(0)	15	(0)	15	1	(0)	0.2	0	0	0	20	0	0.01	0	(0.4)	0	(0)	1	0	-	0	-	0	硝酸イオン：0 g
0.39	0.21	0	Tr	0	150	(0)	2	240	0	240	20	(0)	Tr	0	1.3	0	18	0.30	0.20	1.5	2.9	0.17	(0)	120	0.46	6.9	23	-	0	廃棄部位：種皮 廃棄率：さや入りの場合80% 硝酸イオン：0 g
0.33	0.38	-	-	-	-	(0)	0	210	0	210	18	(0)	Tr	0	1.2	0	19	0.22	0.18	1.2	(2.5)	0.13	(0)	120	0.39	-	18	-	0	廃棄部位：種皮 廃棄率：さや入りの場合80% 硝酸イオン：(0) g
0.05	0.38	-	-	-	-	(0)	0	2200	27	2200	180	(0)	1.5	0	Tr	0	220	0.05	0.09	0.9	(1.4)	0.12	(0)	65	0.19	-	31	-	0.1	別名：ひさごな、ゆきな、タァサイ、ターサイ、ターツァイ、きさらぎな 廃棄部位：株元 硝酸イオン：0.7 g
0.04	0.32	-	-	-	-	(0)	0	2400	32	2400	200	(0)	1.7	Tr	Tr	0	230	0.02	0.03	0.4	(0.8)	0.05	(0)	42	0.09	-	14	-	0.1	別名：ひさごな、ゆきな、タァサイ、ターサイ、ターツァイ、きさらぎな 廃棄部位：株元 ゆでた後水冷し、手搾りしたもの 硝酸イオン：0.5 g
0.03	0.35	12	0	0	6	(0)	0	1900	0	1900	160	(0)	2.1	0.1	0.5	0	200	0.08	0.13	1.3	(2.0)	0.23	(0)	96	0.29	5.6	47	-	0	別名：かいわれ 茎根約1cmを除去したもの 硝酸イオン：0.1 g
0.05	0.23	-	-	-	-	(0)	0	2300	15	2300	190	(0)	1.5	Tr	0	0	220	0.07	0.15	0.5	(1.2)	0.22	(0)	130	0.39	-	49	-	0.1	試料：水耕栽培品 廃棄部位：株元及び根 硝酸イオン：0.4 g
0.04	0.27	-	-	-	-	(0)	0	3900	0	3900	330	(0)	3.8	0	0.1	0	270	0.09	0.16	0.5	1.3	0.18	(0)	140	0.26	-	53	-	0	廃棄部位：葉柄基部 硝酸イオン：0.2 g
0.03	0.25	-	-	-	-	(0)	0	4400	0	4400	370	(0)	4.9	0	0.1	0	340	0.01	0.10	0.1	(0.9)	0.10	(0)	54	0.11	-	21	-	0.1	葉柄基部を除いたもの ゆでた後水冷し、手搾りしたもの 硝酸イオン：0.1 g
0.02	0.04	3	1	0	3	(0)	0	0	0	0	(0)	(0)	0	0	0	0	Tr	0.02	0.01	0.3	0.4	0.04	(0)	34	0.12	0.3	12	-	0	廃棄部位：根端及び葉柄基部 硝酸イオン：0.1 g
0.02	0.05	-	-	-	-	(0)	0	0	0	0	(0)	(0)	0	0	0	0	0	0.02	0.02	0.2	(0.3)	0.04	(0)	38	0.10	-	9	-	0	根端及び葉柄基部を除いたもの 硝酸イオン：0.2 g
0.02	0.04	3	1	0	2	(0)	0	0	0	0	(0)	(0)	0	0	0	0	Tr	0.02	0.01	0.2	0.3	0.05	(0)	33	0.11	0.3	11	-	0	廃棄部位：根端、葉柄基部及び皮 硝酸イオン：0.2 g
0.02	0.06	1	Tr	(0)	2	(0)	0	0	0	0	(0)	(0)	0	0	0	0	0	0.02	0.01	0.2	(0.3)	0.04	(0)	23	0.07	0.4	7	-	0.1	全体に対する割合18% 硝酸イオン：0.2 g
0.01	0.01	3	0	0	2	(0)	0	0	0	0	(0)	(0)	0	0	0	0	0	0.02	0.01	0.1	0.2	0.03	(0)	21	0.07	0.2	7	-	0.1	全体に対する割合82% 硝酸イオン：0.2 g
0.01	0.06	1	Tr	(0)	2	(0)	0	0	0	0	(0)	(0)	0	0	0	0	0	0.02	0.03	0.1	0.1	0.03	(0)	19	0.05	0.4	6	-	0.1	全体に対する割合20% 硝酸イオン：0.2 g
0.01	0.05	3	1	0	2	(0)	0	0	0	0	(0)	(0)	0	0	0	0	0	0.02	0.01	0.2	(0.3)	0.04	(0)	33	0.08	0.3	9	-	0	根端、葉柄基部及び皮を除いたもの 硝酸イオン：0.1 g
0.13	0.74	20	2	3	29	(0)	0	2	0	2	(0)	(0)	0	0	0	0	Tr	0.35	0.20	4.6	(6.1)	0.29	(0)	210	1.24	5.9	28	-	0.5	硝酸イオン：2.9 g
0.02	0.08	-	-	-	-	(0)	0	0	0	0	(0)	(0)	0	0	0	0	0	0.01	Tr	0.1	(0.2)	0.01	(0)	7	0.04	-	0	-	Tr	水もどし後、ゆでた後湯切りしたもの 硝酸イオン：Tr

6 野菜類

食品番号	索引番号	食品名	廃棄率	エネルギー		水分	アミノ酸組成によるたんぱく質	たんぱく質	トリアシルグリセロール当量 脂肪酸の	コレステロール	脂質	利用可能炭水化物(単糖当量)	利用可能炭水化物(質量計)	差引き法による利用可能炭水化物	食物繊維総量	糖アルコール	炭水化物	有機酸	灰分	ナトリウム	カリウム	カルシウム	マグネシウム	リン	鉄	亜鉛
単位			%	kJ	kcal	(………… g …………)				mg		(……………………… g ………………………)								(………………………… mg …………………………)						
成分識別子			REFUSE	ENERC	ENERC_KCAL	WATER	PROTCAA	PROT-	FATNLEA	CHOLE	FAT-	CHOAVLM	CHOAVL	CHOAVLDF-	FIB-	POLYL	CHOCDF-	OA	ASH	NA	K	CA	MG	P	FE	ZN
06335	615	（だいこん類）切干しだいこん 油いため	0	320	78	84.5	(1.1)	1.5	(5.7)	(Tr)	6.0	-	-	2.6 *	5.6	-	7.6	-	0.4	8	110	91	22	18	0.7	0.3
06388	616	（だいこん類）漬物 いぶりがっこ	0	317	76	73.8	(0.8)	1.1	-	-	0.3	-	-	13.9 *	7.1	-	21.0	-	3.9	1400	350	42	31	77	0.4	0.3
06137	617	（だいこん類）漬物 ぬかみそ漬	0	124	29	87.1	(1.0)	1.3	-	(0)	0.1	-	-	5.2 *	1.8	-	6.7	-	4.8	1500	480	44	40	44	0.3	0.1
06138	618	（だいこん類）漬物 たくあん漬 塩押しだいこん漬	0	183	43	85.0	(0.5)	0.6	-	(0)	0.3	0	-	8.5 *	2.3	0	10.8	0.2	3.3	1300	56	16	5	12	0.2	0.1
06139	619	（だいこん類）漬物 たくあん漬 干しだいこん漬	0	96	23	88.8	(1.4)	1.9	-	(0)	0.1	-	-	2.3 *	3.7	-	5.5	-	3.7	970	500	76	80	150	1.0	0.8
06140	620	（だいこん類）漬物 守口漬	0	821	194	46.2	-	5.3	-	(0)	0.2	-	-	41.0 *	3.3	-	44.3	-	4.0	1400	100	26		72	0.8	0.8
06141	621	（だいこん類）漬物 べったら漬	0	224	53	83.1	(0.3)	0.4	-	(0)	0.1	0	-	11.5 *	1.6	0	13.1	0.2	3.1	1100	190	15	6	24	0.2	0.1
06142	622	（だいこん類）漬物 みそ漬	0	219	52	79.0	-	2.1	-	(0)	0.1	-	-	9.0 *	2.1	-	11.4	-	7.3	2800	80	18	12	42	0.3	0.2
06143	623	（だいこん類）漬物 福神漬	0	581	137	58.6	-	2.7	-	(0)	0.1	-	-	29.4 *	3.9	-	33.3	-	5.3	2000	100	36	13	29	1.3	0.2
06144	624	（たいさい類）つまみな 葉 生	0	80	19	92.3	(1.7)	1.9	0.1	(0)	0.3	-	-	1.7 *	2.3	-	3.6	-	1.6	22	450	210	30	55	3.3	0.4
06145	625	（たいさい類）たいさい 葉 生	0	63	15	93.7	(0.8)	0.9	Tr	(0)	0.1	-	-	2.1 *	1.6	-	3.5	-	1.2	38	340	79	22	49	1.1	0.7
06146	626	（たいさい類）たいさい 塩漬	0	80	19	90.9	(1.4)	1.6	Tr	(0)	0.1	-	-	2.1 *	2.5	-	4.3	-	3.1	700	330	78	22	45	1.3	1.0
06147	627	たかな 葉 生	8	87	21	92.7	(1.5)	1.8	-	-	0.2	-	-	2.0 *	2.5	-	4.2	-	0.9	43	300	87	16	35	1.7	0.3
06148	628	たかな たかな漬	0	124	30	87.2	(1.5)	1.9	-	(0)	0.6	0	-	2.1 *	4.0	0	6.2	0.5	4.0	1600	110	51	13	24	1.5	0.2
06149	629	たけのこ 若茎 生	50	114	27	90.8	2.5	3.6	(0.1)	(0)	0.2	1.4	1.4	2.5 *	2.8	-	4.3	0.1	1.1	Tr	520	16	13	62	0.4	1.3
06150	630	たけのこ 若茎 ゆで	0	129	31	89.9	(2.4)	3.5	(0.1)	0	0.2	(1.6)	(1.5)	3.2 *	3.3	-	5.5	0.1	0.9	1	470	17	11	60	0.4	1.2
06151	631	たけのこ 水煮缶詰	0	91	22	92.8	(1.9)	2.7	(0.1)	(0)	0.2	(2.3) *	(2.2)	2.6	2.3	-	4.0	-	0.3	3	77	19	4	38	0.3	0.4
06152	632	たけのこ めんま 塩蔵 塩抜き	0	62	15	93.9	(0.7)	1.0	(0.4)	(0)	0.5	-	-	0.6 *	3.5	-	3.6	-	1.0	360	6	18	3	11	0.2	Tr
06153	633	（たまねぎ類）たまねぎ りん茎 生	6	139	33	90.1	0.7	1.0	Tr	1	0.1	7.0	6.9	7.1	1.5	-	8.4	0.2	0.4	2	150	17	9	31	0.3	0.2
06154	634	（たまねぎ類）たまねぎ りん茎 水さらし	0	103	24	93.0	(0.4)	0.6	Tr	(0)	Tr	(4.0)	(3.9)	4.9 *	1.5	-	6.1	-	0.2	4	88	18	7	20	0.2	0.1
06155	635	（たまねぎ類）たまねぎ りん茎 ゆで	0	125	30	91.5	(0.5)	0.8	Tr	(0)	0.1	4.8	4.7	5.9 *	1.7	-	7.3	-	0.3	3	110	18	7	25	0.2	0.1
06336	636	（たまねぎ類）たまねぎ りん茎 油いため	0	418	100	80.1	(0.9)	1.4	(5.7)	(Tr)	5.9	(8.0)	(7.9)	10.1 *	2.7	-	12.0	-	0.6	3	210	24	11	47	0.2	0.3
06389	637	（たまねぎ類）たまねぎ りん茎 油いため（あめ色たまねぎ）	0	876	208	54.7	(2.1)	3.2	6.4	-	6.8	-	-	35.5 *	-	-	34.1	-	1.3	7	490	47	28	98	0.9	0.5
06156	638	（たまねぎ類）赤たまねぎ りん茎 生	8	145	34	89.6	(0.6)	0.9	Tr	(0)	0.1	(7.3) *	(7.2)	7.4	1.7	-	9.0	0.3	0.4	2	150	19	9	34	0.3	0.2
06337	639	（たまねぎ類）葉たまねぎ りん茎及び葉 生	1	140	33	89.5	(1.2)	1.8	Tr	(0)	0.4	(5.1) *	(5.1)	5.2	3.0	-	7.6	-	0.7	3	290	67	14	45	0.6	0.3
06157	640	たらのめ 若芽 生	30	114	27	90.2	-	4.2	-	(0)	0.2	-	-	0.1 *	4.2	-	4.3	-	1.1	1	460	16	33	120	0.9	0.8
06158	641	たらのめ 若芽 ゆで	0	113	27	90.8	-	4.0	-	(0)	0.2	-	-	0.5 *	3.6	-	4.1	-	0.9	1	260	19	28	92	0.9	0.8
06159	642	チコリ 若芽 生	15	73	17	94.7	(0.8)	1.0	-	(0)	Tr	(0.8)	(0.8)	3.0 *	1.1	-	3.9	-	0.4	3	170	24	9	25	0.2	0.2

可食部 100 g 当たり

	無機質					ビタミン																									備考
						ビタミンA						ビタミンD	ビタミンE				ビタミンK	ビタミンB1	ビタミンB2	ナイアシン	ナイアシン当量	ビタミンB6	ビタミンB12	葉酸	パントテン酸	ビオチン	ビタミンC	アルコール	食塩相当量	
銅	マンガン	ヨウ素	セレン	クロム	モリブデン	レチノール	α-カロテン	β-カロテン	β-クリプトキサンチン	β-カロテン当量	レチノール活性当量		α-トコフェロール	β-トコフェロール	γ-トコフェロール	δ-トコフェロール														
(……mg……)						(……………………………… μg …………………………………)						μg	(………… mg …………)				μg	(…………… mg ……………)						(…… μg ……)	mg	μg	mg	(……g……)		
CU	MN	ID	SE	CR	MO	RETOL	CARTA	CARTB	CRYPXB	CARTBEQ	VITA_RAE	VITD	TOCPHA	TOCPHB	TOCPHG	TOCPHD	VITK	THIA	RIBF	NIA	NE	VITB6A	VITB12	FOL	PANTAC	BIOT	VITC	ALC	NACL_EQ	
0.03	0.14	-	-	-	-	(0)	0	1	0	1	0	(0)	0.9	0	1.8	0.1	7	0.02	0.02	0.2	(0.4)	0.02	(0)	12	0.07	-	0		Tr	水もどし後、油いため 植物油（なたね油） 調理による脂質の増減：第1章表14参照 硝酸イオン：Tr
0.03	0.47	2	1	0	6	-	0	1	0	1	0	-	Tr	0	0	0	0	0.08	0.02	0.8	(1.0)	0.12	(0)	10	0.22	0.5	0		3.5	食物繊維：AOAC2011.25法 硝酸イオン：0.2g
0.02	0.13	-	-	-	-	(0)	(0)	0	(0)	(0)	(0)	(0)	0	0	0	0	1	0.33	0.04	2.7	(2.9)	0.22	0	98	0.43	-	15		3.8	根、皮つき 水洗いし、水切りしたもの
0.03	0.06	2	0	1	3	(0)	0	0	0	0	0	(0)	Tr	0	0	0	0	0.01	0.01	0.1	(0.2)	0.01	0	10	0.03	0.2	40		3.3	別名：新漬たくあん、早漬たくあん ビタミンC：酸化防止用として添加 硝酸イオン：Tr
0.05	0.89	-	-	-	-	(0)	0	0	0	0	0	(0)	0	0	0	0	0	0.21	0.03	1.6	(1.9)	0.22	(0)	47	0.66	-	12		2.5	別名：本たくあん 硝酸イオン：Tr
0.12	0.69	-	-	-	-	(0)	(0)	0	(0)	(0)	(0)	(0)	0	0	0	0	0	0.05	0.17	1.6	1.6	0.32	(0)	45	0.19	-	0		3.6	
0.02	0.03	1	0	Tr	3	0	0	0	0	0	0	(0)	0	0	0	0	0	Tr	0.11	Tr	(0.1)	0	12.0	0	0.07	-	49		2.8	ビタミンC：酸化防止用として添加 硝酸イオン：0.1g
0.03	0.13	1	1	6	7	0	0	0	0	0	0	(0)	0	0	0	0	0	3.70	0.01	0.1	0.5	0.01	Tr	9	0.04	0.8	0		7.2	硝酸イオン：Tr
0.05	0.15	5	3	2	12	0	0	100	0	100	8	(0)	0.1	0	0.1	0	7	0.02	0.10	0.5	0.5	0.10	(0)	3	0	1.1	0		5.1	原材料：だいこん、なす、なたまめ、れんこん、しょうが等 調味液を除去したもの
0.07	0.22	-	-	-	-	(0)	0	1900	-	1900	160	(0)	1.4	0.1	0.1	0	270	0.06	0.14	1.0	(1.7)	0.10	(0)	65	0.33	-	47		0.1	試料：若採りせっぱくたいさい（雪白体菜） 硝酸イオン：0.3g
0.03	0.76	-	-	-	-	(0)	0	1500	17	1500	130	(0)	0.9	Tr	0	0	110	0.07	0.07	0.5	(0.8)	0.08	(0)	120	0.14	-	45		0.1	別名：しゃくしな 硝酸イオン：0.6g
0.05	0.73	-	-	-	-	(0)	0	2100	29	2100	180	(0)	1.1	0	0.1	0	140	0.05	0.05	0.5	(1.1)	0.10	(0)	120	0.19	-	41		1.8	別名：しゃくしな 水洗いし、手搾りしたもの
0.04	0.24	2	Tr	4	4	(0)	0	2300	0	2300	190	(0)	0.8	0	0.1	0	120	0.06	0.16	0.4	(0.9)	0.16	(0)	180	0.27	2.1	69		0.1	廃棄部位：株元 硝酸イオン：0.2g
0.06	0.09	1	Tr	2	16	(0)	5	2400	52	2400	200	(0)	1.6	Tr	0.1	0	300	0.01	0.03	0.2	(0.8)	0.03	0.1	23	0.08	0.6	Tr		4.0	硝酸イオン：0g
0.13	0.68	4	1	0	2	0	0	11	0	11	1	(0)	0.7	0	0.3	0	2	0.05	0.11	0.7	1.2	0.13	(0)	63	0.63	0.8	10		0	廃棄部位：竹皮及び基部 廃棄率：はちく、まだけ等の小型の場合60% 硝酸イオン：Tr
0.13	0.55	-	-	-	-	0	0	12	0	12	1	(0)	0.6	0	0.3	0	2	0.04	0.09	0.6	(1.1)	0.06	(0)	63	0.63	-	8		0	竹皮及び基部を除いたもの 硝酸イオン：(Tr)
0.04	0.68	0	0	1	0	0	0	0	0	0	0	(0)	1.0	0	0	0	1	0.01	0.04	0.1	0.5	0.02	0	36	0.10	0.8	0		0	液汁を除いたもの 硝酸イオン：0g
0.02	0.03	-	-	-	-	(0)	0	0	0	0	(0)	(0)	Tr	Tr	0	0	Tr	0	0	0	(0.1)	0	(0)	1	0	-	0		0.9	別名：しなちく 硝酸イオン：Tr
0.05	0.15	1	1	0	1	0	0	1	0	1	0	(0)	0	0	0	0	0	0.04	0.01	0.1	0.3	0.14	0	15	0.17	0.6	7		0	廃棄部位：皮（保護葉）、底盤部及び頭部 硝酸イオン：0g
0.04	0.10	-	-	-	-	0	0	0	0	0	0	(0)	Tr	0	0	0	0	0.03	0	0.1	(0.2)	0.09	0	11	0.14	-	5		0	皮（保護葉）、底盤部及び頭部を除いたもの 硝酸イオン：Tr
0.05	0.12	0	0	1	1	0	0	1	0	1	0	(0)	Tr	0	0	0	0	0.03	0.01	0.1	(0.2)	0.11	0	11	0.15	0.5	5		0	皮（保護葉）、底盤部及び頭部を除いたもの 硝酸イオン：Tr
0.08	0.18	-	-	-	-	(0)	0	2	0	2	0	(0)	0.9	0	1.8	0.1	7	0.04	0.01	0.1	(0.4)	0.22	(0)	21	0.29	-	9		0	皮（保護葉）、底盤部及び頭部を除いたもの 植物油（なたね油） 調理による脂質の増減：第1章表14参照 硝酸イオン：Tr
0.13	0.44	4	Tr	Tr	4	-	0	5	0	5	Tr	(0)	4.5	Tr	6.3	0		0.12	0.03	0.4	(1.0)	0.45	-	33	0.62	2.0	0		Tr	皮（保護葉）、底盤部及び頭部を除いたもの 植物油（なたね油） 調理による脂質の増減：第1章表14参照 硝酸イオン：Tr
0.04	0.14	-	-	-	-	(0)	0	0	0	0	(0)	(0)	0.1	0	0	0	0	0.03	0.02	0.1	(0.3)	0.13	(0)	23	0.15	-	7		0	別名：レッドオニオン、紫たまねぎ 廃棄部位：皮（保護葉）、底盤部及び頭部 硝酸イオン：Tr
0.03	0.35	-	-	-	-	0	2	1500	17	1500	120	(0)	1.1	0	0.3	0	92	0.06	0.11	0.6	(0.9)	0.16	(0)	120	0.13	-	32		0	廃棄部位：底盤部 硝酸イオン：0g
0.35	0.47	0	1	0	1	(0)	0	570	0	570	48	(0)	2.4	0.1	1.6	0	99	0.15	0.20	2.5	3.2	0.22	(0)	160	0.53	6.7	7		0	廃棄部位：木質部及びりん片 硝酸イオン：0g
0.30	0.44	-	-	-	-	(0)	0	600	6	600	50	(0)	2.0	0.1	1.2	0	97	0.07	0.11	1.3	2.0	0.11	(0)	83	0.23	-	3		0	木質部及びりん片を除いたもの ゆでた後水冷し、手搾りしたもの 硝酸イオン：0g
0.05	0.07	1	0	1	1	(0)	0	11	0	11	1	(0)	0.2	0	0	0	8	0.06	0.02	0.4	(0.4)	0.03	(0)	41	0.14	1.1	2		0	別名：きくにがな、アンディーブ、チコリー 廃棄部位：株元及びしん 硝酸イオン：Tr

6 野菜類

食品番号	索引番号	食品名	廃棄率	エネルギー		水分	たんぱく質		脂質			炭水化物								無機質						
							アミノ酸組成によるたんぱく質	たんぱく質	トリアシルグリセロール当量	コレステロール	脂質	利用可能炭水化物（単糖当量）	利用可能炭水化物（質量計）	差引き法による利用可能炭水化物	食物繊維総量	糖アルコール	炭水化物	有機酸	灰分	ナトリウム	カリウム	カルシウム	マグネシウム	リン	鉄	亜鉛
		単位	%	kJ	kcal	(................. g ....)			mg	(................................... g ....)									(.................................... mg ....)						
		成分識別子	REFUSE	ENERC	ENERC_KCAL	WATER	PROTCAA	PROT-	FATNLEA	CHOLE	FAT-	CHOAVLM	CHOAVL	CHOAVLDF-	FIB-	POLYL	CHOCDF-	OA	ASH	NA	K	CA	MG	P	FE	ZN
06376	643	ちぢみゆきな 葉 生	15	147	35	88.1	(3.2)	3.6	-	(0)	0.6	-	-	2.2 *	3.9	-	5.7	0	1.7	18	570	180	30	88	3.0	0.9
06377	644	ちぢみゆきな 葉 ゆで	15	141	34	89.1	(3.3)	3.8	-	(0)	0.7	-	-	1.4 *	4.3	-	5.2	0	1.0	15	320	130	21	82	1.4	0.7
06160	645	チンゲンサイ 葉 生	15	36	9	96.0	0.7	0.6	(0.1)	(0)	0.1	0.4	0.4	0.7 *	1.2	-	2.0	0.1	0.8	32	260	100	16	27	1.1	0.3
06161	646	チンゲンサイ 葉 ゆで	20	45	11	95.3	(1.0)	0.9	(0.1)	(0)	0.1	(0.5)	(0.5)	0.7 *	1.5	-	2.4	0.1	0.8	28	250	120	17	27	0.7	0.2
06338	647	チンゲンサイ 葉 油いため	0	149	36	92.6	(0.8)	0.8	(3.1)	0	3.2	(0.5) *	(0.5)	0.7	1.4	-	2.2	0.1	0.7	31	230	92	16	27	0.9	0.3
06162	648	つくし 胞子茎 生	15	128	31	86.9	-	3.5	-	(0)	0.1	-	-	0 *	8.1	-	8.1	-	1.4	6	640	50	33	94	2.1	1.1
06163	649	つくし 胞子茎 ゆで	0	115	28	88.9	-	3.4	-	(0)	0.1	-	-	0 *	6.7	-	6.7	-	0.9	4	340	58	26	82	1.1	1.0
06164	650	つるな 茎葉 生	0	61	15	93.8	-	1.8	-	(0)	0.1	-	-	0.5 *	2.3	-	2.8	-	1.3	5	300	48	35	75	3.0	0.5
06390	651	つるにんじん 根 生	0	225	55	77.7	-	1.0	-	(0)	0.7	-	-	2.7 *	17.1	-	19.8	-	0.8	2	190	61	33	75	5.9	0.5
06165	652	つるむらさき 茎葉 生	0	44	11	95.1	(0.5)	0.7	(0)	(0)	0.2	-	-	0.6 *	2.2	-	2.6	-	1.1	9	210	150	67	28	0.5	0.4
06166	653	つるむらさき 茎葉 ゆで	0	49	12	94.5	(0.7)	0.9	(0)	(0)	0.2	-	-	0.3 *	3.1	-	3.2	-	0.9	7	150	180	41	24	0.4	0.4
06167	654	つわぶき 葉柄 生	0	80	19	93.3	-	0.4	-	(0)	0	-	-	3.1 *	2.5	-	5.6	-	0.7	100	410	38	15	11	0.2	0.1
06168	655	つわぶき 葉柄 ゆで	0	59	14	95.0	-	0.3	-	(0)	0	-	-	2.1 *	2.3	-	4.4	-	0.3	42	160	31	8	33	0.2	0.1
06169	656	とうがらし 葉・果実 生	60	131	32	86.7	(2.5)	3.4	Tr	(0)	0.1	-	-	2.5 *	5.7	-	7.2	-	2.2	3	650	490	79	65	2.2	0.4
06170	657	とうがらし 葉・果実 油いため	0	333	81	79.5	(2.9)	4.0	(4.7)	(0)	4.9	-	-	3.4 *	6.3	-	8.5	-	2.6	2	690	550	87	76	2.8	0.4
06171	658	とうがらし 果実 生	9	301	72	75.0	(2.9)	3.9	(1.3)	(0)	3.4	(7.7) *	(7.7)	9.2	10.3	-	16.3	-	1.4	6	760	20	42	71	2.0	0.5
06172	659	とうがらし 果実 乾	0	1117	270	8.8	(10.8)	14.7	(4.4)	(0)	12.0	-	-	23.5 *	46.4	-	58.4	-	6.1	17	2800	74	190	260	6.8	1.5
06173	660	とうがん 果実 生	30	65	15	95.2	(0.3)	0.5	(0.1)	(0)	0.1	-	-	2.7 *	1.3	-	3.8	-	0.4	1	200	19	7	18	0.2	0.1
06174	661	とうがん 果実 ゆで	0	63	15	95.3	(0.4)	0.6	(0.1)	(0)	0.1	-	-	2.4 *	1.5	-	3.7	-	0.3	1	200	22	7	19	0.3	0.1
06175	662	（とうもろこし類） スイートコーン 未熟種子 生	50	375	89	77.1	2.7	3.6	1.3	0	1.7	12.5	12.0	14.8 *	3.0	-	16.8	0.2	0.8	Tr	290	3	37	100	0.8	1.0
06176	663	（とうもろこし類） スイートコーン 未熟種子 ゆで	30	402	95	75.4	(2.6)	3.5	(1.3)	(0)	1.7	(13.5)	(12.8)	16.6 *	3.1	-	18.6	0.2	0.8	Tr	290	5	38	100	0.8	1.0
06339	664	（とうもろこし類） スイートコーン 未熟種子 電子レンジ調理	30	436	104	73.5	(3.1)	4.2	(1.7)	(0)	2.2	(14.5)	(13.8)	17.1 *	3.4	-	19.1	0.2	1.0	0	330	3	42	120	0.9	1.1
06177	665	（とうもろこし類） スイートコーン 未熟種子 穂軸つき 冷凍	40	404	96	75.6	(3.1)	3.5	1.4	(0)	1.5	(13.4)	(12.7)	16.3 *	2.8	-	18.7	-	0.6	1	230	4	33	90	0.6	1.0
06178	666	（とうもろこし類） スイートコーン 未熟種子 カーネル 冷凍	0	386	91	75.5	2.4	2.9	1.1	(0)	1.3	16.8 *	15.5	15.6	4.8	-	19.8	0.1	0.6	1	230	3	23	79	0.3	0.5
06378	667	（とうもろこし類） スイートコーン 未熟種子 カーネル 冷凍 ゆで	0	387	92	76.5	2.4	2.8	1.2	(0)	1.5	15.9 *	14.6	13.0	6.2	-	18.7	0.1	0.5	1	200	3	22	72	0.2	0.4
06379	668	（とうもろこし類） スイートコーン 未熟種子 カーネル 冷凍 油いため	0	523	125	71.8	2.4	2.9	5.0	Tr	5.8	16.4 *	15.2	15.4	4.7	-	18.9	0.1	0.6	1	230	3	23	78	0.3	0.5

可食部 100 g 当たり																																
無機質						ビタミン																										
						ビタミンA						ビタミンD	ビタミンE																			
銅	マンガン	ヨウ素	セレン	クロム	モリブデン	レチノール	α-カロテン	β-カロテン	β-クリプトキサンチン	β-カロテン当量	レチノール活性当量		α-トコフェロール	β-トコフェロール	γ-トコフェロール	δ-トコフェロール	ビタミンk	ビタミンB₁	ビタミンB₂	ナイアシン	ナイアシン当量	ビタミンB₆	ビタミンB₁₂	葉酸	パントテン酸	ビオチン	ビタミンC	アルコール	食塩相当量	備考
(……mg……)						(……………………………………… μg …………………………………………)							(……………… mg …………)				μg	(……………… mg ……………)					(……… μg ………)		mg	μg	mg	(……g……)		
CU	MN	ID	SE	CR	MO	RETOL	CARTA	CARTB	CRYPXB	CARTBEQ	VITA_RAE	VITD	TOCPHA	TOCPHB	TOCPHG	TOCPHD	VITK	THIA	RIBF	NIA	NE	VITB6A	VITB12	FOL	PANTAC	BIOT	VITC	ALC	NACL_EQ	
0.09	0.41	-	-	-	-	(0)	12	4200	28	4300	350	(0)	-	-	-	-	390	0.09	0.21	1.6	(2.9)	-	(0)	180	0.29	-	69	-	Tr	廃棄部位：株元 硝酸イオン：0.2 g
0.09	0.32	-	-	-	-	(0)	14	5900	40	5900	500	(0)	-	-	-	-	500	0.06	0.12	0.7	(2.1)	-	(0)	120	0.27	-	39	-	Tr	廃棄部位：株元 ゆでた後水冷し、手搾りしたもの 硝酸イオン：0.2 g
0.07	0.12	Tr	1	1	7	(0)	0	2000	3	2000	170	(0)	0.7	0	0	0	84	0.03	0.07	0.3	0.6	0.08	(0)	66	0.17	1.3	24	-	0.1	廃棄部位：しん 硝酸イオン：0.5 g
0.06	0.17	-	-	-	-	(0)	0	2600	-	2600	220	(0)	0.9	0	0	0	120	0.03	0.05	0.3	(0.7)	0.04	(0)	53	0.12	-	15	-	0.1	廃棄部位：しん ゆでた後水冷し、手搾りしたもの 硝酸イオン：0.5 g
0.07	0.12	-	-	-	-	(0)	0	3000	5	3000	250	(0)	1.4	0	1.0	Tr	110	0.03	0.06	0.3	(0.6)	0.04	(0)	62	0.12	-	21	-	0.1	しんを除いたもの 植物油（なたね油） 調理による脂質の増減：第1章表14参照 硝酸イオン：0.5 g
0.22	0.22	-	-	-	-	(0)	53	1000	49	1100	88	(0)	4.9	Tr	0	0.1	19	0.07	0.14	2.2	2.8	0.35	(0)	110	0.90	-	33	-	0	廃棄部位：基部及びはかま（葉鞘）
0.16	0.18	-	-	-	-	(0)	56	1100	50	1200	96	(0)	3.6	0.1	0	0.1	17	Tr	0.10	1.1	1.7	0.21	(0)	74	0.48	-	15	-	0	基部及びはかま（葉鞘）を除いたもの ゆでた後水冷し、手搾りしたもの
0.06	0.81	-	-	-	-	(0)	0	2700	0	2700	230	(0)	1.3	Tr	0	0	310	0.08	0.30	1.0	1.3	0.13	(0)	90	0.46	-	22	-	0	別名：はまぢしゃ 硝酸イオン：0.2 g
0.11	0.40	2	1	16	7	0	0	13	2	14	1	(0)	3.6	0.1	Tr	0	0	0.06	0.10	0.5	0.6	0.41	-	16	0.28	1.5	6	-	0	食物繊維：AOAC2011.25法
0.05	0.29	-	-	-	-	(0)	210	2900	74	3000	250	(0)	1.1	Tr	0.2	0	350	0.03	0.07	0.3	(0.5)	0.09	(0)	78	0.21	-	41	-	0	硝酸イオン：0.3 g
0.07	0.32	-	-	-	-	(0)	260	3200	88	3400	280	(0)	1.3	0	0.2	0	350	0.02	0.05	0.2	(0.5)	0.04	(0)	51	0.15	-	18	-	0	ゆでた後水冷し、手搾りしたもの 硝酸イオン：0.3 g
0.02	0.23	-	-	-	-	(0)	0	60	0	60	5	(0)	0.4	0	0.1	0	8	0.01	0.04	0.4	0.5	0.02	(0)	16	0.10	-	4	-	0.3	表皮を除いたもの 硝酸イオン：Tr
0.02	0.23	-	-	-	-	(0)	0	80	0	80	7	(0)	0.4	0	0.2	0	8	0.01	0.03	0.2	0.3	0.01	(0)	7	0	-	0	-	0.1	ゆでた後水冷し、水切りしたもの 硝酸イオン：Tr
0.12	0.43	-	-	-	-	(0)	190	5100	0	5200	430	(0)	7.7	0.2	0.1	0	230	0.08	0.28	1.3	(2.0)	0.25	(0)	87	0.41	-	92	-	0	別名：なんばん、葉とうがらし 試料：辛味種 廃棄部位：硬い茎及びへた 重量比：葉6、実4 硝酸イオン：0.4 g
0.13	0.47	-	-	-	-	(0)	210	5600	0	5700	480	(0)	8.5	0.2	0.1	0	250	0.12	0.28	1.4	(2.2)	0.28	(0)	96	0.45	-	56	-	0	別名：なんばん、葉とうがらし 試料：辛味種 硬い茎及びへたを除いたもの 植物油（調合油） 調理による脂質の増減：第1章表14参照 硝酸イオン：0.5 g
0.23	0.27	-	-	-	-	(0)	130	6600	2200	7700	640	(0)	8.9	0.1	2.0	0	27	0.14	0.36	3.7	(4.5)	1.00	(0)	41	0.95	-	120	-	0	別名：なんばん 試料：辛味種 廃棄部位：へた
0.85	1.08	-	-	-	-	(0)	400	14000	7400	17000	1500	(0)	30.0	0.4	6.9	0.3	58	0.50	1.40	14.0	(17.0)	3.81	(0)	30	3.61	-	1	-	0	別名：なんばん、赤とうがらし、たかのつめ 試料：辛味種 へたを除いたもの 廃棄率：へたつきの場合 10%
0.02	0.02	7	0	0	4	(0)	0	(0)	0	(0)	(0)	(0)	0.1	0	0	0	1	0.01	0.01	0.4	(0.5)	0.03	(0)	26	0.21	0.2	39	-	0	別名：かもうり 廃棄部位：果皮、わた及びへた
0.01	0.02	-	-	-	-	(0)	0	(0)	0	(0)	(0)	(0)	0.1	0	0	0	Tr	0.01	0.01	0.4	(0.5)	0.02	(0)	25	0.20	-	27	-	0	別名：かもうり 果皮、わた及びへたを除いたもの
0.10	0.32	0	Tr	1	6	(0)	9	22	54	53	4	(0)	0.3	Tr	1.0	Tr	1	0.15	0.10	2.3	2.8	0.14	(0)	95	0.58	5.4	8	-	0	廃棄部位：包葉、めしべ及び穂軸 硝酸イオン：0g
0.10	0.31	-	-	-	-	0	7	20	53	49	4	(0)	0.3	0	0.9	0	0	0.12	0.10	2.2	(2.7)	0.12	(0)	86	0.51	-	6	-	0	包葉及びめしべを除いたもの 廃棄部位：穂軸 硝酸イオン：0g
0.10	0.32	-	-	-	-	(0)	11	23	63	59	5	(0)	0.3	0	1.2	0	0	0.16	0.11	2.4	(3.0)	0.14	(0)	97	0.67	-	6	-	0	廃棄部位：穂軸 硝酸イオン：0g
0.08	0.22	-	-	-	-	(0)	31	36	60	82	7	(0)	0.3	0	1.2	0	Tr	0.12	0.09	2.2	(2.6)	0.10	(0)	77	0.49	-	6	-	0	廃棄部位：穂軸 硝酸イオン：0g
0.04	0.10	0	1	Tr	5	(0)	24	39	48	75	6	(0)	0.1	0	0.4	0	0	0.10	0.07	1.8	2.2	0.09	(0)	57	0.41	3.1	4	-	0	穂軸を除いた実（尖帽を除いた種子）のみ 硝酸イオン：0g 食物繊維：AOAC2011.25法
0.03	0.10	0	1	0	4	(0)	22	36	46	70	6	(0)	0.1	0	0.4	0	0	0.08	0.06	1.6	2.0	0.08	(0)	48	0.33	2.9	2	-	0	穂軸を除いた実（尖帽を除いた種子）のみ 硝酸イオン：0g 食物繊維：AOAC2011.25法
0.04	0.10	0	1	Tr	5	(0)	24	38	47	74	6	(0)	0.8	Tr	1.5	Tr	6	0.10	0.07	1.9	2.3	0.09	(0)	56	0.37	3.3	3	-	0	穂軸を除いた実（尖帽を除いた種子）のみ 植物油（なたね油） 調理による脂質の増減：第1章表14参照 硝酸イオン：0g 食物繊維：AOAC2011.25法

6 野菜類

食品番号	索引番号	食品名	廃棄率	エネルギー		水分	たんぱく質		脂質			炭水化物							有機酸	灰分	無機質						
							アミノ酸組成によるたんぱく質	たんぱく質	脂肪酸のトリアシルグリセロール当量	コレステロール	脂質	利用可能炭水化物			食物繊維総量	糖アルコール	炭水化物				ナトリウム	カリウム	カルシウム	マグネシウム	リン	鉄	亜鉛
												利用可能炭水化物（単糖当量）	利用可能炭水化物（質量計）	差引き法による利用可能炭水化物													
		単位	%	kJ	kcal	(............ g ....)			mg	(............................ g ....)										(.............................. mg ....)						
		成分識別子	REFUSE	ENERC	ENERC_KCAL	WATER	PROTCAA	PROT-	FATNLEA	CHOLE	FAT-	CHOAVLM	CHOAVL	CHOAVLDF-	FIB-	POLYL	CHOCDF-	OA	ASH	NA	K	CA	MG	P	FE	ZN
06179	669	（とうもろこし類）スイートコーン 缶詰 クリームスタイル	0	347	82	78.2	(1.5)	1.7	(0.5)	(0)	0.5	-	-	17.0 *	1.8	-	18.6	-	1.0	260	150	2	18	46	0.4	0.4
06180	670	（とうもろこし類）スイートコーン 缶詰 ホールカーネルスタイル	0	330	78	78.4	(2.2)	2.3	(0.5)	(0)	0.5	(13.9)	(13.0)	14.7 *	3.3	-	17.8	-	1.0	210	130	2	13	40	0.4	0.6
06181	671	（とうもろこし類）ヤングコーン 幼雌穂 生	0	124	29	90.9	(1.7)	2.3	(0.2)	(0)	0.2	(4.2) *	(4.1)	3.9	2.7	-	6.0	-	0.6	0	230	19	25	63	0.4	0.8
06182	672	（トマト類）赤色トマト 果実 生	3	83	20	94.0	0.5	0.7	0.1	0	0.1	3.1	3.1	3.5	1.0	0	4.7	0.4	0.5	3	210	7	9	26	0.2	0.1
06183	673	（トマト類）赤色ミニトマト 果実 生	2	127	30	91.0	(0.8)	1.1	(0.1)	(0)	0.1	4.6	4.5	5.6 *	1.4	-	7.2	0.6	0.6	4	290	12	13	29	0.4	0.2
06391	674	（トマト類）黄色トマト 果実 生	0	75	18	94.7	(0.8)	1.1	-	-	0.4	-	-	2.2 *	1.3	-	3.2	-	0.7	2	310	6	10	35	0.3	0.2
06370	675	（トマト類）ドライトマト	1	1222	291	9.5	9.3	14.2	1.1	(0)	2.1	29.2	29.2	47.8 *	21.7	-	67.3	3.6	6.9	120	3200	110	180	300	4.2	1.9
06184	676	（トマト類）加工品 ホール 食塩無添加	0	88	21	93.3	(0.9)	0.9	(0.1)	(0)	0.2	(3.6) *	(3.6)	3.2	1.3	-	4.4	-	1.2	4	240	9	13	26	0.4	0.1
06185	677	（トマト類）加工品 トマトジュース 食塩添加	0	66	15	94.1	(0.7)	0.7	(0.1)	(0)	0.1	(2.9) *	(2.9)	3.3	0.7	-	4.0	-	1.1	120	260	6	9	18	0.3	0.1
06340	678	（トマト類）加工品 トマトジュース 食塩無添加	0	77	18	94.1	(0.7)	0.7	-	(0)	0.1	-	-	3.3 *	0.7	-	4.0	-	1.1	8	260	6	9	18	0.3	0.1
06186	679	（トマト類）加工品 ミックスジュース 食塩添加	0	77	18	94.2	(0.5)	0.6	-	(0)	0.1	-	-	3.7 *	0.7	-	4.3	-	0.9	82	200	11	13	11	0.3	0.1
06341	680	（トマト類）加工品 ミックスジュース 食塩無添加	0	77	18	94.2	(0.5)	0.6	-	(0)	0.1	-	-	3.7 *	0.7	-	4.3	-	0.9	11	200	11	13	11	0.3	0.1
06187	681	トレビス 葉 生	20	72	17	94.1	(0.9)	1.1	0.1	(0)	0.2	-	-	2.3 *	2.0	-	3.9	-	0.7	11	290	21	11	34	0.3	0.2
06188	682	とんぶり ゆで	0	371	89	76.7	-	6.1	2.6	(0)	3.5	-	-	6.7 *	7.1	-	12.9	-	0.8	5	190	15	74	170	2.8	1.4
06189	683	ながさきはくさい 葉 生	3	49	12	93.9	(1.0)	1.3	Tr	(0)	0.1	-	-	0.8 *	2.2	-	2.6	-	1.8	21	300	140	27	37	2.3	0.3
06190	684	ながさきはくさい 葉 ゆで	5	76	18	93.2	(1.7)	2.2	Tr	(0)	0.1	-	-	1.6 *	2.4	-	3.4	-	0.8	12	120	120	24	48	1.6	0.2
06191	685	（なす類）なす 果実 生	10	77	18	93.2	0.7	1.1	Tr	1.0	0.1	2.6 *	2.6	3.0	2.2	-	5.1	0.4	0.5	Tr	220	18	17	30	0.3	0.2
06192	686	（なす類）なす 果実 ゆで	0	69	17	94.0	(0.7)	1.0	Tr	Tr	0.1	(2.3) *	(2.3)	2.5	2.1	-	4.5	0.3	0.4	1	180	20	16	27	0.3	0.2
06342	687	（なす類）なす 果実 油いため	0	300	73	85.8	(1.0)	1.5	(5.5)	(Tr)	5.8	(3.3) *	(3.2)	3.9	2.6	-	6.3	-	0.6	Tr	290	22	21	40	0.4	0.2
06343	688	（なす類）なす 果実 天ぷら	0	683	165	71.9	(1.1)	1.6	13.1	1	14.0	10.4 *	9.7	11.5	1.9	-	12.0	-	0.5	21	200	31	14	41	0.2	0.2
06193	689	（なす類）べいなす 果実 生	30	83	20	93.0	(0.9)	1.1	Tr	(0)	0.1	(2.7) *	(2.6)	2.8	2.4	-	5.3	-	0.5	1	220	10	14	26	0.4	0.2
06194	690	（なす類）べいなす 果実 素揚げ	35	731	177	74.8	(0.8)	1.0	(16.5)	(0)	17.0	(3.2)	(3.1)	5.1 *	1.8	-	6.7	0.5	0.5	1	220	10	14	26	0.4	0.2
06195	691	（なす類）漬物 塩漬	0	90	22	90.4	(0.9)	1.4	Tr	(0)	0.1	-	-	3.1 *	2.7	-	5.2	-	2.9	880	260	18	18	33	0.6	0.2
06196	692	（なす類）漬物 ぬかみそ漬	0	112	27	88.7	-	1.7	-	(0)	0.1	-	-	3.4 *	2.7	-	6.1	-	3.4	990	430	21	33	44	0.5	0.2
06197	693	（なす類）漬物 こうじ漬	0	369	87	69.1	-	5.5	-	(0)	0.1	-	-	14.0 *	4.2	-	18.2	-	7.1	2600	210	65	22	65	1.4	0.4

CU	MN	ID	SE	CR	MO	RETOL	CARTA	CARTB	CRYPXB	CARTBEQ	VITA_RAE	VITD	TOCPHA	TOCPHB	TOCPHG	TOCPHD	VITK	THIA	RIBF	NIA	NE	VITB6A	VITB12	FOL	PANTAC	BIOT	VITC	ALC	NACL_EQ	備考
0.04	0.07	-	-	-	-	(0)	19	14	52	50	4	(0)	0.1	0	0.3	0	0	0.02	0.05	0.8	(1.0)	0.03	(0)	19	0.34	-	3	-	0.7	硝酸イオン: (0) g
0.04	0.06	-	-	-	-	(0)	19	19	67	62	5	(0)	0.1	0	0.2	0	Tr	0.03	0.05	0.8	(1.2)	0.05	(0)	18	0.19	-	2	-	0.5	液汁を除いたもの / 硝酸イオン: (0) g
0.09	0.60	-	-	-	-	(0)	0	33	4	35	3	(0)	0.1	0	0.4	0	1	0.09	0.11	0.9	(1.2)	0.16	(0)	110	0.40	-	9	-	0	別名: ベビーコーン、ミニコーン / 穂軸基部を除いたもの / 廃棄率: 穂軸基部つきの場合10% / 硝酸イオン: 0 g
0.04	0.08	Tr	1	Tr	2	(0)	4	540	0	540	45	(0)	0.9	Tr	0.2	0	4	0.05	0.02	0.7	0.8	0.08	(0)	22	0.17	2.3	15	-	0	廃棄部位: へた / 硝酸イオン: 0 g
0.06	0.10	4	Tr	0	4	(0)	4	960	0	960	80	(0)	0.9	Tr	0.5	0	7	0.07	0.03	0.8	(0.9)	0.11	(0)	35	0.17	3.6	32	-	0	別名: プチトマト、チェリートマト / 廃棄部位: へた / 硝酸イオン: 0 g
0.04	0.10	2	0	0	7	-	3	110	0	110	9	-	1.2	Tr	0.6	Tr	7	0.08	0.03	1.0	(1.1)	0.07	-	29	0.14	3.1	28	-	0	廃棄部位: へた / 食物繊維: AOAC2011.25法
0.82	1.22	4	16	11	29	(0)	17	2600	0	2600	220	(0)	18.0	0.1	1.8	Tr	31	0.68	0.30	13.0	14.0	0.95	(0)	120	1.08	43.0	15	-	0.3	硝酸イオン: 0 g
0.08	0.09	-	-	-	-	(0)	0	570	0	570	47	(0)	1.2	0	0.2	0	5	0.06	0.03	0.6	(0.8)	0.10	(0)	21	0.22	-	10	Tr		別名: トマト水煮缶詰 / 液汁を除いたもの / 硝酸イオン: (0) g
0.06	0.05	4	Tr	1	4	(0)	0	310	0	310	26	(0)	0.7	0	0.1	0	2	0.04	0.04	0.7	(0.8)	0.09	(0)	17	0.18	4.2	6	-	0.3	果汁100% / 硝酸イオン: (0) g / (100 g: 97mL、100 mL: 103g)
0.06	0.05	4	Tr	1	4	(0)	0	310	0	310	26	(0)	0.7	0	0.1	0	2	0.04	0.04	0.7	(0.8)	0.09	(0)	17	0.18	4.2	6	-	Tr	果汁100% / 硝酸イオン: (0) g / (100 g: 97mL、100 mL: 103g)
0.08	0.07	-	-	-	-	(0)	66	350	0	390	32	(0)	0.8	0	0.2	0	6	0.03	0.03	0.4	(0.5)	0.06	(0)	10	0.20	-	3	-	0.2	原材料: トマト、にんじん、セロリ等 / (100 g: 97mL、100 mL: 103g)
0.08	0.07	-	-	-	-	(0)	66	350	0	390	32	(0)	0.8	0	0.2	0	6	0.03	0.03	0.4	(0.5)	0.06	(0)	10	0.20	-	3	-	Tr	原材料: トマト、にんじん、セロリ等 / (100 g: 97mL、100 mL: 103g)
0.06	0.15	-	-	-	-	(0)	0	14	-	14	1	(0)	0.1	0.2	0.1	0	13	0.04	0.04	0.2	(0.4)	0.03	(0)	41	0.24	-	6	-	0	別名: トレビッツ、あかめチコリ、レッドチコリ / 廃棄部位: しん / 硝酸イオン: Tr
0.25	0.78	-	-	-	-	(0)	1	800	-	800	67	(0)	4.6	0.1	1.1	0	120	0.11	0.17	0.3	1.3	0.16	(0)	100	0.48	-	1	-	0	ほうき木(ほうきぐさ)の種子 / 別名: ずぶし、ねんどう / 硝酸イオン: Tr
0.05	0.21	-	-	-	-	(0)	0	1900	0	1900	160	(0)	1.3	Tr	0	0	130	0.05	0.13	0.7	(0.9)	0.14	(0)	150	0.28	-	88	-	0.1	別名: とうな、とうじんな、ちりめんはくさい / 廃棄部位: 株元 / 硝酸イオン: 0.3 g
0.04	0.20	-	-	-	-	(0)	0	2600	0	2600	220	(0)	1.3	Tr	0	0	150	0.02	0.07	0.3	(0.7)	0.06	(0)	69	0.11	-	23	-	0.3	別名: とうな、とうじんな、ちりめんはくさい / 廃棄部位: 株元 / ゆでた後水冷し、手搾りしたもの / 硝酸イオン: 0.3 g
0.06	0.16	0	0	0	10	(0)	0	100	1	100	8	(0)	0.3	0	0	0	10	0.05	0.05	0.5	0.7	0.05	(0)	32	0.33	2.3	4	-	0	廃棄部位: へた / 硝酸イオン: Tr
0.05	0.15	-	-	-	-	(0)	0	98	1	98	8	(0)	0.3	0	0	0	10	0.04	0.04	0.4	(0.6)	0.03	(0)	22	0.29	-	1	-	0	へたを除いたもの / 硝酸イオン: Tr
0.07	0.20	-	-	-	-	(0)	1	190	3	190	16	(0)	1.4	0	1.8	0.1	11	0.06	0.04	0.7	(1.0)	0.06	(0)	36	0.40	-	2	-	0	へたを除いたもの / 植物油(なたね油) / 調理による脂質の増減: 第1章表14参照 / 硝酸イオン: Tr
0.07	0.16	-	-	-	7	-	Tr	110	3	110	9	-	2.6	0	5.5	0.1	22	0.05	0.07	0.6	(0.8)	0.04	(0)	28	0.16	2.3	2	-	0.1	へたを除いたもの / 硝酸イオン: Tr / 調理による脂質の増減: 第1章表13参照
0.08	0.13	-	-	-	-	(0)	0	45	0	45	4	(0)	0.3	0	0	0	9	0.04	0.05	0.4	(0.8)	0.05	(0)	19	0.30	-	6	-	0	別名: 洋なす / 廃棄部位: へた及び果皮 / 硝酸イオン: Tr
0.09	0.13	-	-	-	-	(0)	0	20	0	20	2	(0)	2.5	0.2	7.5	1.5	31	0.05	0.04	0.6	(0.8)	0.04	(0)	12	0.30	-	2	-	0	別名: 洋なす / 廃棄部位: へた及び果皮 / 植物油(調合油) / 硝酸イオン: 0 g
0.09	0.18	-	-	-	-	(0)	0	44	0	44	4	(0)	0.3	0	0	0	10	0.04	0.04	0.4	(0.6)	0.07	(0)	32	0.41	-	7	-	2.2	水洗いし、水切りしたもの / 硝酸イオン: (Tr)
0.09	0.19	-	-	-	-	(0)	0	26	0	26	2	(0)	0.3	0	0	0	12	0.10	0.05	1.0	1.3	0.15	Tr	43	0.67	-	8	-	2.5	水洗いし、水切りしたもの / 廃棄率: へたつきの場合10% / 硝酸イオン: (Tr)
0.17	0.40	-	-	-	-	(0)	0	5	0	5	Tr	(0)	0.5	Tr	0	0	27	0.03	0.05	0.3	1.2	0.03	(0)	9	0.13	-	0	-	6.6	硝酸イオン: (Tr)

6 野菜類

食品番号	索引番号	食品名	廃棄率	エネルギー		水分	アミノ酸組成によるたんぱく質	たんぱく質	トリアシルグリセロール当量	コレステロール	脂質	利用可能炭水化物（単糖当量）	利用可能炭水化物（質量計）	差引き法による利用可能炭水化物	食物繊維総量	糖アルコール	炭水化物	有機酸	灰分	ナトリウム	カリウム	カルシウム	マグネシウム	リン	鉄	亜鉛
		単位	%	kJ	kcal	(................ g ....)				mg		(.................................... g ....)								(................................ mg ....)						
		成分識別子	REFUSE	ENERC	ENERC_KCAL	WATER	PROTCAA	PROT-	FATNLEA	CHOLE	FAT-	CHOAVLM	CHOAVL	CHOAVLDF-	FIB-	POLYL	CHOCDF-	OA	ASH	NA	K	CA	MG	P	FE	ZN
06198	694	（なす類） 漬物 からし漬	0	536	127	61.2	-	2.6	-	(0)	0.2	-	-	26.5 *	4.2	-	30.7	-	5.3	1900	72	71	36	55	1.5	0.4
06199	695	（なす類） 漬物 しば漬	0	111	27	86.4	-	1.4	-	(0)	0.2	-	-	2.6 *	4.4	-	7.0	-	4.9	1600	50	30	16	27	1.7	0.2
06200	696	なずな 葉 生	5	147	35	86.8	-	4.3	-	(0)	0.1	-	-	1.6 *	5.4	-	7.0	-	1.7	3	440	290	34	92	2.4	0.7
06201	697	（なばな類） 和種なばな 花らい・茎 生	0	141	34	88.4	(3.6)	4.4	(0.1)	(0)	0.2	-	-	2.5 *	4.2	-	5.8	-	1.2	16	390	160	29	86	2.9	0.7
06202	698	（なばな類） 和種なばな 花らい・茎 ゆで	0	117	28	90.2	(3.8)	4.7	(0.1)	(0)	0.1	-	-	0.9 *	4.3	-	4.3	-	0.7	7	170	140	19	86	1.7	0.4
06203	699	（なばな類） 洋種なばな 茎葉 生	0	149	36	88.3	(3.3)	4.1	(0.2)	(0)	0.4	-	-	3.3 *	3.7	-	6.0	-	1.1	12	410	97	28	78	0.9	0.6
06204	700	（なばな類） 洋種なばな 茎葉 ゆで	0	125	30	90.0	(2.9)	3.6	(0.2)	(0)	0.4	-	-	2.1 *	4.1	-	5.3	-	1.0	10	210	95	19	71	0.7	0.4
06205	701	にがうり 果実 生	15	63	15	94.4	0.7	1.0	(0.1)	(0)	0.1	0.3	0.3	1.6 *	2.6	-	3.9	Tr	0.6	1	260	14	14	31	0.4	0.2
06206	702	にがうり 果実 油いため	0	193	47	90.3	(0.8)	1.2	(3.2)	(0)	3.3	(0.4)	(0.4)	2.3 *	2.8	-	4.6	Tr	0.6	1	260	14	15	33	0.5	0.2
06207	703	（にら類） にら 葉 生	5	75	18	92.6	1.3	1.7	(0.1)	Tr	0.3	1.7 *	1.7	1.9	2.7	-	4.0	-	1.1	1	510	48	18	31	0.7	0.3
06208	704	（にら類） にら 葉 ゆで	0	112	27	89.8	(1.9)	2.6	(0.2)	Tr	0.5	(2.3) *	(2.3)	2.4	4.3	-	5.7	-	1.1	1	400	51	20	26	0.7	0.3
06344	705	（にら類） にら 葉 油いため	0	283	69	85.8	(1.4)	1.9	(5.4)	(Tr)	5.7	(2.0) *	(2.0)	2.2	3.5	-	4.9	-	1.3	Tr	600	48	22	38	0.8	0.4
06209	706	（にら類） 花にら 花茎・花らい 生	5	113	27	91.4	(1.4)	1.9	(0.1)	(0)	0.2	-	-	3.7 *	2.8	-	5.9	-	0.6	1	250	22	15	41	0.5	0.2
06210	707	（にら類） 黄にら 葉 生	0	76	18	94.0	(1.5)	2.1	Tr	(0)	0.1	-	-	1.9 *	2.0	-	3.3	-	0.5	Tr	180	15	11	35	0.7	0.2
06211	708	（にんじん類） 葉にんじん 葉 生	15	65	16	93.5	-	1.1	-	(0)	0.2	-	-	1.0 *	2.7	-	3.7	-	1.1	31	510	92	27	52	0.9	0.3
06212	709	（にんじん類） にんじん 根 皮つき 生	3	149	35	89.1	0.5	0.7	(0.1)	(0)	0.2	5.9	5.8	6.8 *	2.8	-	9.3	-	0.8	28	300	28	10	26	0.2	0.2
06213	710	（にんじん類） にんじん 根 皮つき ゆで	0	120	29	90.2	(0.4)	0.6	(0.1)	(0)	0.2	(5.3) *	(5.2)	5.7	3.0	-	8.4	-	0.6	23	270	32	12	29	0.3	0.3
06214	711	（にんじん類） にんじん 根 皮なし 生	10	127	30	89.7	0.6	0.8	(0.1)	mg	0.1	5.8 *	5.7	6.2	2.4	-	8.7	0.3	0.7	34	270	26	9	25	0.2	0.2
06215	712	（にんじん類） にんじん 根 皮なし ゆで	0	119	28	90.0	(0.5)	0.7	(0.1)	(0)	0.1	5.1 *	5.0	5.6	2.8	-	8.5	0.3	0.7	27	240	29	9	26	0.2	0.2
06345	713	（にんじん類） にんじん 根 皮なし 油いため	0	429	103	79.1	(0.8)	1.1	(6.1)	(Tr)	6.4	(7.5)	(7.4)	9.3 *	3.1	-	12.4	0.5	1.1	48	400	35	13	37	0.3	0.3
06346	714	（にんじん類） にんじん 根 皮なし 素揚げ	0	365	87	80.6	(0.7)	1.0	3.3	0	3.5	(8.2)	(8.1)	12.9 *	1.1	-	13.9	0.5	1.0	39	380	36	13	35	0.3	0.3
06347	715	（にんじん類） にんじん 根 皮 生	0	108	26	90.4	(0.5)	0.7	-	(0)	0.2	-	-	3.7 *	3.8	-	7.3	-	1.5	16	630	45	20	43	0.3	0.3
06216	716	（にんじん類） にんじん 根 冷凍	0	126	30	90.2	0.7	0.8	0.1	(0)	0.2	4.7 *	4.5	4.1	4.1	-	8.2	0.3	0.6	57	200	30	9	31	0.3	0.2
06380	717	（にんじん類） にんじん 根 冷凍 ゆで	0	101	24	91.7	0.6	0.7	0.1	(0)	0.2	3.5 *	3.3	3.5	3.5	-	7.0	0.2	0.4	40	130	31	8	26	0.3	0.3
06381	718	（にんじん類） にんじん 根 冷凍 油いため	0	271	65	85.2	0.7	0.9	3.8	Tr	4.0	5.1 *	4.9	5.2	4.2	-	9.3	0.3	0.6	60	210	33	9	33	0.3	0.2
06348	719	（にんじん類） にんじん グラッセ	0	224	53	83.8	(0.5)	0.7	1.1	5	1.4	9.4 *	9.1	10.3	2.6	0	12.7	0.2	1.4	390	240	26	10	27	0.2	0.1

可　食　部　100 g 当　た　り

無機質						ビタミン																							備　考
						ビタミンA						ビタミンD	ビタミンE				ビタミンK												
銅	マンガン	ヨウ素	セレン	クロム	モリブデン	レチノール	α-カロテン	β-カロテン	β-クリプトキサンチン	β-カロテン当量	レチノール活性当量		α-トコフェロール	β-トコフェロール	γ-トコフェロール	δ-トコフェロール		ビタミンB1	ビタミンB2	ナイアシン	ナイアシン当量	ビタミンB6	ビタミンB12	葉酸	パントテン酸	ビオチン	ビタミンC	アルコール	食塩相当量	
(......mg......)						(..µg..)							(............ mg ....)				µg	(.............. mg ....)						(...... µg......)	mg	µg	mg	(......g......)		
CU	MN	ID	SE	CR	MO	RETOL	CARTA	CARTB	CRYPXB	CARTBEQ	VITA_RAE	VITD	TOCPHA	TOCPHB	TOCPHG	TOCPHD	VITK	THIA	RIBF	NIA	NE	VITB6A	VITB12	FOL	PANTAC	BIOT	VITC	ALC	NACLEQ	
0.13	0.32	-	-	-	-	(0)	0	76	0	76	6	(0)	0.2	Tr	0	0	24	0.06	0.04	0.6	1.0	0.09	(0)	18	0.08	-	87	-	4.8	硝酸イオン: 0 g
0.12	0.29	-	-	-	-	(0)	8	570	5	580	48	(0)	0.7	Tr	0.1	0	72	0.02	0.02	0.1	0.3	0.03	(0)	9	0.13	-	0	-	4.1	硝酸イオン: 0.1 g 市販品の液汁を除いたもの
0.16	1.00	-	-	-	-	(0)	0	5200	0	5200	430	(0)	2.5	Tr	0	0	330	0.15	0.27	0.5	1.2	0.32	(0)	180	1.10	-	110	-	0	別名：ぺんぺんぐさ、三味線草 廃棄部位：株元 硝酸イオン：0.1 g
0.09	0.32	1	1	1	6	(0)	0	2200	21	2200	180	(0)	2.9	Tr	0.6	0	250	0.16	0.28	1.3	(2.6)	0.26	(0)	340	0.73	12.0	130	-	0	別名：なのはな、しんつみな、かぶれな 硝酸イオン：Tr
0.07	0.25	-	-	-	-	(0)	0	2400	20	2400	200	(0)	2.8	Tr	0.6	0	250	0.07	0.14	0.5	(1.9)	0.11	(0)	190	0.30	-	44	-	0	別名：なのはな、しんつみな、かぶれな ゆでた後水冷し、手搾りしたもの 硝酸イオン：Tr
0.09	0.67	-	-	-	-	(0)	0	2600	24	2600	220	(0)	1.7	Tr	0.1	0	260	0.11	0.24	1.3	(2.5)	0.22	(0)	240	0.80	-	110	-	0	別名：なのはな、しんつみな、かぶれな
0.07	0.61	-	-	-	-	(0)	0	2700	24	2700	230	(0)	1.6	Tr	0.1	0	270	0.06	0.13	0.6	(1.7)	0.11	(0)	240	0.47	-	55	-	0	別名：なのはな、しんつみな、かぶれな ゆでた後水冷し、手搾りしたもの 硝酸イオン：Tr
0.05	0.10	1	0	1	7	(0)	93	160	3	210	17	(0)	0.8	0.1	0.1	0.1	41	0.05	0.07	0.3	(0.5)	0.06	(0)	72	0.37	0.5	76	-	0	別名：つるれいし、ゴーヤ 廃棄部位：両端、わた及び種子 硝酸イオン：Tr
0.05	0.11	1	Tr	1	8	0	100	180	4	230	19	(0)	0.8	0.1	0.1	0.1	45	0.05	0.08	0.3	(0.6)	0.07	(0)	79	0.41	-	75	-	0	別名：つるれいし、ゴーヤ 両端、わた及び種子を除いたもの 植物油（調合油） 調理による脂質の増減：第1章表14参照 硝酸イオン：(Tr)
0.07	0.39	1	1	1	15	(0)	0	3500	32	3500	290	(0)	2.5	0	0.5	0	180	0.06	0.13	0.6	1.1	0.16	(0)	100	0.50	2.1	19	-	0	廃棄部位：株元 硝酸イオン：0.3 g
0.09	0.49	-	-	-	-	(0)	0	4400	30	4400	370	(0)	3.1	0.1	0.7	0	330	0.04	0.12	0.3	(1.1)	0.13	(0)	77	0.39	-	11	-	0	株元を除いたもの ゆでた後水冷し、手搾りしたもの 硝酸イオン：0.3 g
0.08	0.46	-	-	-	-	(0)	2	4500	49	4600	380	(0)	4.1	0	3.3	0.1	220	0.06	0.16	0.8	(1.3)	0.20	(0)	140	0.59	-	21	-	0	株元を除いたもの 植物油（なたね油） 調理による脂質の増減：第1章表14参照 硝酸イオン：0.4 g
0.08	0.20	-	-	-	-	(0)	0	1100	0	1100	91	(0)	0	0	0	0.1	100	0.07	0.08	0.6	(1.2)	0.17	(0)	120	0.42	-	23	-	0	廃棄部位：花茎基部 硝酸イオン：Tr
0.07	0.18	-	-	-	-	(0)	0	59	0	59	5	(0)	0.3	0	0	0	29	0.07	0.08	0.7	(1.3)	0.12	(0)	76	0.38	-	15	-	0	硝酸イオン：Tr
0.04	0.26	-	-	-	-	(0)	780	1300	0	1700	140	(0)	1.1	0	0.1	0	160	0.06	0.12	1.1	1.3	0.15	(0)	73	0.43	-	22	-	0.1	試料：水耕栽培品 別名：にんじんな 廃棄部位：株元 硝酸イオン：0.4 g
0.05	0.12	-	-	-	-	(0)	3300	6900	0	8600	720	(0)	0.4	Tr	0	0	17	0.07	0.06	1.0	1.0	0.10	(0)	21	0.37	-	6	-	0.1	廃棄部位：根端及び葉柄基部 硝酸イオン：0 g
0.05	0.16	-	-	-	-	(0)	3200	6900	0	8500	710	(0)	0.4	Tr	0	0	15	0.06	0.05	0.7	(0.9)	0.09	(0)	17	0.42	-	4	-	0.1	根端及び葉柄基部を除いたもの 硝酸イオン：0 g
0.05	0.10	Tr	1	1	1	(0)	3200	6700	0	8300	690	(0)	0.5	Tr	0	0	18	0.07	0.06	0.7	0.9	0.10	(0)	23	0.33	2.8	6	-	0.1	廃棄部位：根端、葉柄基部及び皮 硝酸イオン：0 g
0.05	0.17	0	1	0	1	(0)	3100	7200	0	8700	730	(0)	0.4	Tr	0	0	18	0.06	0.05	0.6	(0.7)	0.10	(0)	19	0.25	2.5	4	-	0.1	根端、葉柄基部及び皮を除いたもの 硝酸イオン：0 g
0.08	0.14	-	-	-	-	(0)	4500	9900	0	12000	1000	(0)	1.7	0	2.0	0.1	22	0.11	0.08	1.1	(1.3)	0.14	(0)	31	0.45	-	5	-	0.1	根端、葉柄基部及び皮を除いたもの 植物油（なたね油） 調理による脂質の増減：第1章表14参照 硝酸イオン：0 g
0.05	0.14	1	0	0	1	(0)	1400	3200	0	3900	330	(0)	1.6	Tr	1.1	Tr	34	0.10	0.07	0.9	(1.1)	0.15	(0)	28	0.50	3.7	6	-	0.1	別名：フライドキャロット 根端、葉柄基部及び皮を除いたもの 植物油（なたね油） 硝酸イオン：0 g
0.08	0.13	1	1	0	1	(0)	3800	6700	0	8600	720	(0)	0.5	0	0	0	12	0.05	0.05	1.1	(1.2)	0.12	(0)	46	0.31	6.4	4	-	Tr	硝酸イオン：0 g
0.05	0.14	Tr	0	0	1	0	3900	9100	0	11000	920	(0)	0.8	Tr	0	0	6	0.04	0.02	0.5	0.6	0.09	Tr	21	0.25	2.1	4	-	0.1	硝酸イオン：Tr 食物繊維：AOAC2011.25法
0.04	0.14	0	0	Tr	1	(0)	4200	10000	(0)	12000	1000	(0)	0.9	Tr	0	0	6	0.03	0.02	0.3	0.5	0.06	0	18	0.20	1.6	1	-	0.1	硝酸イオン：Tr 食物繊維：AOAC2011.25法
0.06	0.17	1	0	1	1	(0)	4400	11000	(0)	13000	1100	(0)	1.5	Tr	1.5	Tr	11	0.04	0.03	0.7	0.7	0.09	(0)	24	0.30	2.3	2	-	0.2	植物油（なたね油） 硝酸イオン：0 g 調理による脂質の増減：第1章表14参照 食物繊維：AOAC2011.25法
0.03	0.16	1	0	0	1	25	3300	8600	0	10000	880	0	0.7	Tr	0	0	7	0.03	0.03	0.4	(0.6)	0.09	0	17	0.14	2.6	2	-	1.0	硝酸イオン：Tr

6 野菜類

食品番号	索引番号	食品名	廃棄率	エネルギー	エネルギー	水分	たんぱく質 アミノ酸組成による	たんぱく質	脂肪酸のトリアシルグリセロール当量	コレステロール	脂質	利用可能炭水化物（単糖当量）	利用可能炭水化物（質量計）	差引き法による利用可能炭水化物	食物繊維総量	糖アルコール	炭水化物	有機酸	灰分	ナトリウム	カリウム	カルシウム	マグネシウム	リン	鉄	亜鉛
単位			%	kJ	kcal	g	g	g	g	mg	g	g	g	g	g	g	g	g	g	mg	mg	mg	mg	mg	mg	mg
成分識別子			REFUSE	ENERC	ENERC_KCAL	WATER	PROTCAA	PROT-	FATNLEA	CHOLE	FAT-	CHOAVLM	CHOAVL	CHOAVLDF-	FIB-	POLYL	CHOCDF-	OA	ASH	NA	K	CA	MG	P	FE	ZN
06217	720	（にんじん類） にんじん ジュース 缶詰	0	125	29	92.0	(0.4)	0.6	Tr	(0)	0.1	(5.9)	(5.7)	6.7*	0.2	-	6.7	-	0.6	19	280	10	7	20	0.2	0.1
06218	721	（にんじん類） きんとき 根 皮つき 生	15	163	39	87.3	(1.3)	1.8	0.1	(0)	0.2	-	-	6.3*	3.9	-	9.6	-	1.1	11	540	37	11	64	0.4	0.9
06219	722	（にんじん類） きんとき 根 皮つき ゆで	0	155	37	87.7	(1.4)	1.9	0.1	-	0.2	-	-	5.5*	4.3	-	9.2	-	1.0	10	470	39	10	66	0.5	1.0
06220	723	（にんじん類） きんとき 根 皮なし 生	20	170	40	87.1	(1.3)	1.8	0.1	-	0.3	-	-	6.8*	3.6	-	9.7	-	1.1	12	520	34	10	67	0.4	0.9
06221	724	（にんじん類） きんとき 根 皮なし ゆで	0	168	40	87.1	(1.4)	1.9	0.1	-	0.4	-	-	6.3*	4.1	-	9.6	-	1.0	9	480	38	9	72	0.4	1.0
06222	725	（にんじん類） ミニキャロット 根 生	1	109	26	90.9	(0.5)	0.7	(0.1)	-	0.2	(4.7)*	(4.6)	5.1	2.7	-	7.5	-	0.7	15	340	30	8	22	0.3	0.2
06223	726	（にんにく類） にんにく りん茎 生	9	544	129	63.9	4.0	6.4	0.5	(0)	0.9	1.1	1.0	24.1*	6.2	-	27.5	0	1.4	8	510	14	24	160	0.8	0.8
06349	727	（にんにく類） にんにく りん茎 油いため	0	803	191	53.7	(5.0)	8.2	(5.2)	(0)	5.9	(1.2)	(1.2)	27.6*	6.8	-	30.6	0	1.6	16	610	18	29	200	1.2	1.0
06224	728	（にんにく類） 茎にんにく 花茎 生	0	186	44	86.7	(1.4)	1.9	(0.1)	(0)	0.3	-	-	7.5*	3.8	-	10.6	-	0.5	9	160	45	15	33	0.5	0.3
06225	729	（にんにく類） 茎にんにく 花茎 ゆで	0	182	43	86.9	(1.2)	1.7	(0.1)	-	0.2	-	-	7.5*	3.8	-	10.7	-	0.5	6	160	40	15	33	0.5	0.3
06226	730	（ねぎ類） 根深ねぎ 葉 軟白 生	40	146	35	89.6	1.0	1.4	Tr	2	0.1	3.6	3.6	6.4*	2.5	-	8.3	-	0.5	Tr	200	36	13	27	0.3	0.3
06350	731	（ねぎ類） 根深ねぎ 葉 軟白 ゆで	0	118	28	91.4	(0.8)	1.3	Tr	-	0.1	(3.0)	(3.0)	4.8*	2.5	-	6.8	-	0.4	0	150	28	10	22	0.3	0.3
06351	732	（ねぎ類） 根深ねぎ 葉 軟白 油いため	0	321	77	83.9	(1.1)	1.6	(4.1)	-	4.4	(4.1)	(4.1)	7.7*	2.7	-	9.5	-	0.5	0	220	35	14	28	0.3	0.3
06227	733	（ねぎ類） 葉ねぎ 葉 生	7	121	29	90.5	1.3	1.9	(0)	(0)	0.3	0	0	4.0*	3.2	-	6.5	-	0.7	1	260	80	19	40	1.0	0.3
06352	734	（ねぎ類） 葉ねぎ 葉 油いため	0	321	77	83.9	(1.5)	2.1	(4.9)	(0)	5.2	0	0	4.9*	3.9	-	7.9	-	0.9	2	310	95	22	49	1.2	0.4
06228	735	（ねぎ類） こねぎ 葉 生	10	111	26	91.3	(1.4)	2.0	(0.1)	(0)	0.3	-	-	3.7*	2.5	-	5.4	-	0.9	1	320	100	17	36	1.0	0.3
06229	736	のざわな 葉 生	3	60	14	94.0	(0.8)	0.9	(0.1)	(0)	0.1	-	-	1.7*	2.0	-	3.5	-	1.1	24	390	130	19	40	0.6	0.3
06230	737	のざわな 漬物 塩漬	5	70	17	91.8	(1.0)	1.2	(0.1)	(0)	0.1	-	-	1.8*	2.5	-	4.1	-	2.4	610	300	130	21	39	0.4	0.3
06231	738	のざわな 漬物 調味漬	3	93	22	89.5	-	1.7	-	(0)	0	-	-	2.3*	3.1	-	5.4	-	3.2	960	360	94	21	36	0.7	0.3
06232	739	のびる りん茎葉 生	20	262	63	80.2	-	3.2	(0.1)	(0)	0.2	-	-	8.7*	6.9	-	15.5	-	0.9	2	590	100	21	96	2.6	1.0
06233	740	はくさい 結球葉 生	6	54	13	95.2	0.6	0.8	Tr	(0)	0.1	2.0*	2.0	2.1	1.3	-	3.2	-	0.6	6	220	43	10	33	0.3	0.2
06234	741	はくさい 結球葉 ゆで	10	54	13	95.4	(0.7)	0.9	Tr	(0)	0.1	(1.9)*	(1.9)	1.8	1.4	-	2.9	-	0.5	5	160	43	9	33	0.3	0.2
06235	742	はくさい 漬物 塩漬	4	72	17	92.1	(1.1)	1.5	Tr	(0)	0.1	-	-	1.8*	1.8	-	3.3	0.3	2.8	820	240	39	12	41	0.4	0.2
06236	743	はくさい 漬物 キムチ	0	114	27	88.4	-	2.3	-	(0)	0.1	0	0	2.7*	2.2	-	5.4	0.3	3.6	1100	290	50	11	48	0.5	0.2
06237	744	パクチョイ 葉 生	10	63	15	94.0	-	1.6	(0.1)	(0)	0.2	(2.2)	(2.1)	1.0*	1.8	-	2.7	-	1.1	12	450	100	27	39	0.8	0.3

可食部 100 g 当たり

無機質						ビタミン																								備 考
						ビタミンA							ビタミンE																	
銅	マンガン	ヨウ素	セレン	クロム	モリブデン	レチノール	α-カロテン	β-カロテン	β-クリプトキサンチン	β-カロテン当量	レチノール活性当量	ビタミンD	α-トコフェロール	β-トコフェロール	γ-トコフェロール	δ-トコフェロール	ビタミンk	ビタミンB₁	ビタミンB₂	ナイアシン	ナイアシン当量	ビタミンB₆	ビタミンB₁₂	葉酸	パントテン酸	ビオチン	ビタミンC	アルコール	食塩相当量	
(......mg......)		(.. µg ....)										µg	(............... mg ....)				µg	(............... mg ....)						(..... µg .....)	mg	µg	mg	(.....g.....)		
CU	MN	ID	SE	CR	MO	RETOL	CARTA	CARTB	CRYPXB	CARTBEQ	VITA_RAE	VITD	TOCPHA	TOCPHB	TOCPHG	TOCPHD	VITK	THIA	RIBF	NIA	NE	VITB6A	VITB12	FOL	PANTAC	BIOT	VITC	ALC	NACL_EQ	
0.04	0.07	-	-	-	-	(0)	1300	3800	0	4500	370	(0)	0.2	0	0	0	2	0.03	0.04	0.6	(0.7)	0.08	(0)	13	0.27	-	1	-	0	硝酸イオン: (Tr)
0.09	0.15	-	-	-	-	(0)	250	4800	0	5000	410	(0)	0.5	0	0	0	2	0.07	0.05	1.0	(1.4)	0.12	(0)	110	0.32	-	8	-	0	別名：きょうにんじん 廃棄部位：根端及び葉柄基部 硝酸イオン：Tr
0.08	0.13	-	-	-	-	(0)	220	4900	0	5000	410	(0)	0.5	0	0	0	2	0.07	0.05	0.9	(1.3)	0.12	(0)	98	0.33	-	6	-	0	別名：きょうにんじん 根端及び葉柄基部を除いたもの 硝酸イオン：Tr
0.08	0.16	-	-	-	-	(0)	250	4400	0	4500	380	(0)	0.5	0	0	0	2	0.07	0.05	1.0	(1.3)	0.13	(0)	100	0.33	-	8	-	0	別名：きょうにんじん 廃棄部位：根端、葉柄基部及び皮 硝酸イオン：Tr
0.08	0.12	-	-	-	-	(0)	230	4700	0	4800	400	(0)	0.5	0	0	0	2	0.06	0.06	0.8	(1.2)	0.14	(0)	100	0.28	-	8	-	0	別名：きょうにんじん 根端、葉柄基部及び皮を除いたもの 硝酸イオン：Tr
0.05	0.12	-	-	-	-	(0)	2200	4900	0	6000	500	(0)	0.6	0	0	0	13	0.04	0.03	0.6	(0.7)	0.10	(0)	32	0.41	-	4	-	0	廃棄部位：茎、りん皮及び根盤部 硝酸イオン：0 g
0.16	0.28	0	1	0	16	(0)	0	2	0	2	0	(0)	0.5	0	0	0	0	0.19	0.07	0.7	1.8	1.53	(0)	93	0.55	2.0	12	-	Tr	廃棄部位：茎、りん皮及び根盤部 硝酸イオン：0 g
0.21	0.36	-	-	-	-	(0)	0	2	0	2	0	(0)	1.5	0	1.5	Tr	3	0.23	0.07	0.8	(2.3)	1.80	(0)	120	0.68	-	10	-	Tr	茎、りん皮及び根盤部を除いたもの 植物油（なたね油） 調理による脂質の増減：第1章表14参照 硝酸イオン：0 g
0.06	0.35	-	-	-	-	(0)	0	710	7	710	60	(0)	0.8	Tr	0.1	0	54	0.11	0.10	0.3	(0.9)	0.31	(0)	120	0.29	-	45	-	0	別名：にんにくの芽 硝酸イオン：Tr
0.06	0.32	-	-	-	-	(0)	0	670	8	680	56	(0)	0.8	Tr	Tr	0	51	0.10	0.07	0.3	(0.8)	0.28	(0)	120	0.31	-	39	-	0	別名：にんにくの芽 ゆでた後水冷し、水切りしたもの 硝酸イオン：Tr
0.04	0.12	0	Tr	0	2	(0)	0	82	1	83	7	(0)	0.2	0	0	0	8	0.05	0.04	0.4	0.6	0.12	(0)	72	0.17	1.0	14	-	0	別名：長ねぎ 廃棄部位：株元及び緑葉部 硝酸イオン：Tr
0.05	0.09	-	-	-	-	(0)	0	69	Tr	69	6	(0)	0.2	0	0	0	8	0.04	0.03	0.4	(0.5)	0.09	(0)	53	0.17	-	10	-	0	別名：長ねぎ 株元及び緑葉部を除いたもの 硝酸イオン：Tr
0.06	0.11	-	-	-	-	(0)	0	72	1	73	6	(0)	0.2	0	1.4	Tr	8	0.06	0.05	0.4	(0.7)	0.14	(0)	72	0.17	-	15	-	0	別名：長ねぎ 株元及び緑葉部を除いたもの 植物油（なたね油） 調理による脂質の増減：第1章表14参照 硝酸イオン：Tr
0.05	0.18	1	1	2	1	(0)	Tr	1500	17	1500	120	(0)	0.9	Tr	0	0	110	0.06	0.11	0.9	(1.1)	0.13	(0)	100	0.23	1.7	32	-	0	別名：青ねぎ 廃棄部位：株元 硝酸イオン：0.1 g
0.06	0.21	-	-	-	-	(0)	Tr	1800	20	1800	150	(0)	2.1	0	1.6	0	150	0.07	0.12	0.5	(1.1)	0.16	(0)	120	0.29	-	43	-	0	別名：青ねぎ 株元を除いたもの 植物油（なたね油） 調理による脂質の増減：第1章表14参照 硝酸イオン：0.1 g
0.03	0.18	-	-	-	-	(0)	0	2200	13	2200	190	(0)	1.3	0	0	0	120	0.08	0.14	0.6	(1.1)	0.13	(0)	120	0.20	-	44	-	0	万能ねぎ等を含む 廃棄部位：株元 硝酸イオン：0.1 g
0.05	0.23	1	1	2	10	(0)	0	1200	0	1200	100	(0)	0.5	0	0	0	100	0.05	0.11	0.7	(1.0)	0.11	(0)	110	0.17	1.4	41	-	0.1	廃棄部位：株元 硝酸イオン：0.4 g
0.05	0.13	-	-	-	-	(0)	0	1600	0	1600	130	(0)	0.7	0	Tr	0	110	0.05	0.11	0.5	(0.9)	0.06	(0)	64	0.13	-	27	-	1.5	廃棄部位：株元 水洗いし、手搾りしたもの 硝酸イオン：0.4 g
0.08	0.15	-	-	-	-	(0)	0	2400	0	2400	200	(0)	1.3	0	0	0	200	0.03	0.11	0.6	0.8	0.08	(0)	35	0.17	-	26	-	2.4	廃棄部位：株元 硝酸イオン：0.2 g
0.06	0.41	-	-	-	-	(0)	0	800	12	810	67	(0)	1.3	0	0.2	0	160	0.08	0.22	1.1	1.6	0.16	(0)	110	0.29	-	60	-	0	廃棄部位：根 硝酸イオン：Tr
0.03	0.11	1	Tr	0	6	(0)	0	92	13	99	8	(0)	0.2	0	0	0	59	0.03	0.03	0.6	0.7	0.09	(0)	61	0.25	1.4	19	-	0	廃棄部位：株元 硝酸イオン：0.1 g
0.03	0.12	-	-	-	-	(0)	0	130	0	130	11	(0)	0.1	0	0	0	87	0.01	0.01	0.3	(0.5)	0.04	(0)	42	0.25	-	10	-	0	廃棄部位：株元 ゆでた後水冷し、手搾りしたもの 硝酸イオン：0.2 g
0.04	0.06	4	0	Tr	8	(0)	0	14	Tr	14	1	(0)	0.2	0	0	0	61	0.04	0.03	0.4	(0.6)	0.08	Tr	59	0.11	0.5	29	-	2.1	廃棄部位：株元 液汁を除いたもの 硝酸イオン：0.1 g
0.04	0.10	14	1	1	6	(0)	22	110	110	170	15	(0)	0.5	Tr	0.1	Tr	42	0.04	0.06	0.6	1.0	0.13	Tr	22	0.24	0.8	15	-	2.9	硝酸イオン：0.2 g
0.04	0.25	1	1	1	6	(0)	0	1800	17	1800	150	(0)	0.9	Tr	Tr	0	190	0.07	0.12	0.8	1.1	0.11	(0)	140	0.34	2.6	45	-	0	別名：パイゲンサイ 廃棄部位：株元 硝酸イオン：0.4 g

6 野菜類

食品番号	索引番号	食品名	廃棄率	エネルギー		水分	アミノ酸組成によるたんぱく質	たんぱく質	脂肪酸のトリアシルグリセロール当量	コレステロール	脂質	利用可能炭水化物（単糖当量）	利用可能炭水化物（質量計）	差引き法による利用可能炭水化物	食物繊維総量	糖アルコール	炭水化物	有機酸	灰分	ナトリウム	カリウム	カルシウム	マグネシウム	リン	鉄	亜鉛
		単位	%	kJ	kcal	(........ g ....)				mg	(........................ g ....)									(........................ mg ....)						
		成分識別子	REFUSE	ENERC	ENERC_KCAL	WATER	PROTCAA	PROT-	FATNLEA	CHOLE	FAT-	CHOAVLM	CHOAVL	CHOAVLDF-	FIB-	POLYL	CHOCDF-	OA	ASH	NA	K	CA	MG	P	FE	ZN
06238	745	バジル 葉 生	20	86	21	91.5	(1.2)	2.0	(0.5)	(0)	0.6	(0.3)	(0.3)	0.9 *	4.0	-	4.0	-	1.5	1	420	240	69	41	1.5	0.6
06239	746	パセリ 葉 生	10	142	34	84.7	3.2	4.0	(0.5)	(0)	0.7	0.9 *	0.9	1.9	6.8	-	7.8	-	2.7	9	1000	290	42	61	7.5	1.0
06240	747	はつかだいこん 根 生	25	56	13	95.3	0.7	0.8	(0.1)	(0)	0.1	(1.9) *	(1.9)	2.0	1.2	-	3.1	-	0.7	8	220	21	11	46	0.3	0.1
06392	748	はなっこりー 生	0	145	35	89.5	-	3.6	-	-	0.5	-	-	2.3 *	3.1	-	5.4	-	1.0	5	380	51	22	79	0.5	0.5
06241	749	はやとうり 果実 白色種 生	2	86	20	94.0	(0.4)	0.6	(0.1)	(0)	0.1	-	-	4.0 *	1.2	-	4.9	-	0.4	Tr	170	12	10	21	0.1	0.1
06242	750	はやとうり 果実 白色種 塩漬	0	71	17	91.0	(0.4)	0.6	-	(0)	Tr	-	-	3.0 *	1.6	-	4.4	-	4.0	1400	110	8	10	14	0.2	0.1
06353	751	はやとうり 果実 緑色種 生	2	86	21	94.0	-	-	-	-	-	-	-	3.7 *	1.2	-	4.9	-	0.4	Tr	170	12	10	21	0.1	0.1
06243	752	ビーツ 根 生	10	159	38	87.6	(1.0)	1.6	(0.1)	(0)	0.1	(7.3) *	(6.9)	7.2	2.7	-	9.3	-	1.1	30	460	12	18	23	0.4	0.3
06244	753	ビーツ 根 ゆで	3	176	42	86.9	(1.0)	1.5	(0.1)	(0)	0.1	(10.3)	(9.8)	7.8 *	2.9	-	10.2	-	1.0	38	420	15	22	29	0.4	0.3
06245	754	（ピーマン類） 青ピーマン 果実 生	15	85	20	93.4	0.7	0.9	0.1	0	0.2	2.3	2.3	3.0 *	2.3	-	5.1	0.2	0.4	1	190	11	11	22	0.4	0.2
06246	755	（ピーマン類） 青ピーマン 果実 油いため	0	221	54	89.0	(0.7)	0.9	(4.1)	0	4.3	(2.4) *	(2.4)	3.3	2.4	-	5.4	0.2	0.4	1	200	11	11	24	0.7	0.2
06247	756	（ピーマン類） 赤ピーマン 果実 生	10	117	28	91.1	(0.8)	1.0	(0.2)	(0)	0.2	(5.3) *	(5.3)	5.8	1.6	-	7.2	-	0.5	Tr	210	7	10	22	0.4	0.2
06248	757	（ピーマン類） 赤ピーマン 果実 油いため	0	286	69	86.6	(0.8)	1.0	(4.1)	(0)	4.3	(4.6)	(4.5)	6.4 *	1.6	-	7.6	-	0.5	Tr	220	7	10	24	0.4	0.2
06393	758	（ピーマン類） オレンジピーマン 果実 生	9	81	19	94.2	0.7	0.9	0.1	-	0.3	3.1 *	3.1	2.8	1.8	-	4.2	-	0.4	0	230	5	10	26	0.3	0.2
06394	759	（ピーマン類） オレンジピーマン 果実 油いため	0	337	81	85.8	(0.8)	1.1	-	-	5.1	3.8	3.8	7.8 *	-	-	7.6	-	0.4	Tr	270	5	11	30	0.4	0.2
06249	760	（ピーマン類） 黄ピーマン 果実 生	10	119	28	92.0	(0.6)	0.8	(0.1)	(0)	0.2	(4.9)	(4.9)	5.7 *	1.3	-	6.6	-	0.4	Tr	200	8	10	21	0.3	0.2
06250	761	（ピーマン類） 黄ピーマン 果実 油いため	0	252	61	87.6	(0.6)	0.8	(4.1)	(0)	4.3	(5.1) *	(5.1)	6.1	1.3	-	6.9	-	0.4	Tr	210	8	10	23	0.5	0.2
06251	762	（ピーマン類） トマピー 果実 生	15	138	33	90.9	(0.8)	1.0	-	(0)	0.2	-	-	6.1 *	1.6	-	7.5	-	0.4	Tr	210	8	8	29	0.4	0.3
06252	763	ひのな 根・茎葉 生	4	70	17	92.5	(0.8)	1.0	-	(0)	Tr	-	-	1.9 *	3.0	-	4.7	-	1.3	10	480	130	21	51	0.8	0.2
06253	764	ひのな 根・茎葉 甘酢漬	0	294	70	76.4	(1.1)	1.4	-	(0)	0.5	-	-	12.9 *	4.7	-	17.3	-	3.9	1100	550	130	22	40	0.9	0.3
06254	765	ひろしまな 葉 生	4	80	19	92.7	(1.1)	1.5	(0.1)	(0)	0.2	-	-	2.3 *	2.4	-	4.2	-	1.1	28	550	200	32	55	0.8	0.3

可食部 100 g 当たり

	無機質					ビタミン																								備考
						ビタミンA							ビタミンE																	
銅	マンガン	ヨウ素	セレン	クロム	モリブデン	レチノール	α-カロテン	β-カロテン	β-クリプトキサンチン	β-カロテン当量	レチノール活性当量	ビタミンD	α-トコフェロール	β-トコフェロール	γ-トコフェロール	δ-トコフェロール	ビタミンk	ビタミンB1	ビタミンB2	ナイアシン	ナイアシン当量	ビタミンB6	ビタミンB12	葉酸	パントテン酸	ビオチン	ビタミンC	アルコール	食塩相当量	
CU	MN	ID	SE	CR	MO	RETOL	CARTA	CARTB	CRYPXB	CARTBEQ	VITA_RAE	VITD	TOCPHA	TOCPHB	TOCPHG	TOCPHD	VITK	THIA	RIBF	NIA	NE	VITB6A	VITB12	FOL	PANTAC	BIOT	VITC	ALC	NACL_EQ	
(......mg......)						(....................................µg....................................)							(............ mg ....)				µg	(.............. mg ....)						(...... µg......)	mg	µg	mg	(............g............)		
0.20	1.91	-	-	-	-	(0)	0	6300	0	6300	520	(0)	3.5	0	0.4	0	440	0.08	0.19	0.6	(1.0)	0.11	(0)	69	0.29	-	16	-	0	別名：バジリコ、スイートバジル / 廃棄部位：茎及び穂 / 硝酸イオン：0.4 g
0.16	1.05	7	3	4	39	(0)	0	7400	83	7400	620	(0)	3.3	0	0.9	0	850	0.12	0.24	1.2	2.7	0.27	(0)	220	0.48	4.1	120	-	0	別名：オランダぜり / 廃棄部位：茎 / 硝酸イオン：0.2 g
0.02	0.05	-	-	-	-	(0)	0	0	0	0	0	0	0.2	0	0	0	1	0.02	0.03	0.3	(0.4)	0.07	-	53	0.18	-	19	-	0	別名：ラディッシュ / 試料：赤色球形種 / 廃棄部位：根端、葉及び葉柄基部
0.06	0.28	Tr	1	0	3	-	4	1200	9	1200	97	-	1.3	0	0.1	-	140	0.09	0.15	1.0	1.6	0.23	-	220	0.50	8.5	90	-	Tr	食物繊維：AOAC2011.25法
0.03	0.15	-	-	-	-	(0)	0	0	0	0	0	(0)	0.2	0	0	0	9	0.02	0.03	0.3	(0.4)	0.04	(0)	44	0.46	-	11	-	0	別名：せんなりうり / 廃棄部位：種子 / 硝酸イオン：Tr
0.04	0.17	-	-	-	-	(0)	0	0	0	0	0	(0)	0.2	0	0	0	11	0.02	0.04	0.3	(0.4)	0.04	(0)	25	0.47	-	9	-	3.6	別名：せんなりうり / 水洗いし、水切りしたもの / 硝酸イオン：Tr
0.03	0.15	-	-	-	-	(0)	-	-	-	27	2	(0)	0.2	0	0.3	0.4	9	0.02	0.03	0.3	0.4	-	-	44	0.46	-	11	-	-	別名：せんなりうり / 廃棄部位：種子 / 硝酸イオン：Tr
0.09	0.15	-	-	-	-	(0)	(0)	(0)	(0)	(0)	(0)	(0)	0.1	0	0	0	0	0.05	0.05	0.3	(0.6)	0.07	(0)	110	0.31	-	5	-	0.1	別名：ビート、ビートルート、レッドビート、テーブルビート、かえんさい / 廃棄部位：根端、皮及び葉柄基部 / 硝酸イオン：0.3 g
0.09	0.17	-	-	-	-	(0)	(0)	(0)	(0)	(0)	(0)	(0)	0.1	0	0	0	0	0.04	0.04	0.2	(0.5)	0.05	(0)	110	0.31	-	3	-	0.1	別名：ビート、ビートルート、レッドビート、テーブルビート、かえんさい / 根端及び葉柄基部を除いたもの / 廃棄部位：皮 / 硝酸イオン：0.3 g
0.06	0.10	Tr	0	1	3	(0)	6	400	3	400	33	(0)	0.8	0	0	0	20	0.03	0.03	0.6	0.8	0.19	(0)	26	0.30	1.6	76	-	0	廃棄部位：へた、しん及び種子 / 硝酸イオン：Tr
0.06	0.10	Tr	0	0	4	(0)	6	410	3	420	35	(0)	0.9	0	0	0	21	0.03	0.03	0.6	(0.8)	0.20	(0)	27	0.31	1.9	79	-	0	へた、しん及び種子を除いたもの / 植物油（調合油）/ 調理による脂質の増減：第1章表14参照 / 硝酸イオン：(Tr)
0.03	0.13	-	-	-	-	(0)	0	940	230	1100	88	(0)	4.3	0.2	0.2	Tr	7	0.06	0.14	1.2	(1.4)	0.37	(0)	68	0.28	-	170	-	0	別名：パプリカ / 廃棄部位：へた、しん及び種子 / 硝酸イオン：0 g
0.03	0.14	-	-	-	-	(0)	0	980	240	1100	92	(0)	4.4	0.2	0.2	Tr	7	0.06	0.16	1.2	(1.4)	0.39	(0)	71	0.29	-	180	-	0	別名：パプリカ / へた、しん及び種子を除いたもの / 植物油（調合油）/ 調理による脂質の増減：第1章表14参照 / 硝酸イオン：(0) g
0.04	0.10	Tr	0	0	6	-	150	420	290	630	53	(0)	3.1	0.1	Tr	0	4	0.04	0.03	1.3	1.4	0.32	(0)	53	0.21	2.3	150	-	0	別名：パプリカ / 廃棄部位：へた、しん及び種子 / 食物繊維：AOAC2011.25法 / 硝酸イオン：0 g
0.05	0.11	0	0	0	7	-	150	480	320	720	60	(0)	5.2	0.1	2.5	0.1	11	0.05	0.04	1.4	(1.6)	0.34	(0)	57	0.26	2.6	170	-	0	別名：パプリカ / へた、しん及び種子を除いたもの / 植物油（なたね油）/ 調理による脂質の増減：第1章表14参照 / 硝酸イオン：0 g
0.04	0.15	-	-	-	-	(0)	71	160	27	200	17	(0)	2.4	0.1	Tr	0	3	0.04	0.03	1.0	(1.2)	0.26	(0)	54	0.25	-	150	-	0	別名：パプリカ、キングベル / 廃棄部位：へた、しん及び種子 / 硝酸イオン：0 g
0.04	0.16	-	-	-	-	(0)	74	160	28	210	18	(0)	2.5	0.1	Tr	0	3	0.04	0.03	1.0	(1.2)	0.27	(0)	56	0.26	-	160	-	0	別名：パプリカ、キングベル / へた、しん及び種子を除いたもの / 植物油（調合油）：4.1 g / 調理による脂質の増減：第1章表14参照 / 硝酸イオン：(0) g
0.07	0.12	-	-	-	-	(0)	33	1700	500	1900	160	(0)	4.3	0.1	0.1	0	4	0.05	0.09	1.2	(1.4)	0.56	(0)	45	0.33	-	200	-	0	別名：ミニパプリカ / 廃棄部位：へた、しん及び種子 / 硝酸イオン：0 g
0.04	0.17	-	-	-	-	(0)	0	1200	11	1200	98	(0)	0.7	0.1	0	0	93	0.05	0.13	0.7	(0.9)	0.14	(0)	92	0.18	-	52	-	0	別名：えびな / 廃棄部位：根端 / 硝酸イオン：0.5 g
0.08	0.12	-	-	-	-	(0)	0	2000	0	2000	170	(0)	1.4	0	0	0	120	0.04	0.08	0.7	(1.0)	0.12	(0)	69	0.20	-	39	-	2.8	別名：えびな / 硝酸イオン：0.5 g
0.04	0.54	1	1	3	15	(0)	0	1900	0	1900	160	(0)	1.3	Tr	0	0	160	0.06	0.15	0.7	(1.0)	0.10	(0)	120	0.47	2.2	49	-	0.1	別名：ひらぐきな、ひらぐき / 廃棄部位：株元 / 硝酸イオン：0.3 g

6 野菜類

可食部 100 g 当たり

食品番号	索引番号	食品名	廃棄率 (%) REFUSE	エネルギー (kJ) ENERC	エネルギー (kcal) ENERC_KCAL	水分 WATER	アミノ酸組成によるたんぱく質 PROTCAA	たんぱく質 PROT-	脂肪酸のトリアシルグリセロール当量 FATNLEA	コレステロール CHOLE	脂質 FAT-	利用可能炭水化物(単糖当量) CHOAVLM	利用可能炭水化物(質量計) CHOAVL	差引き法による利用可能炭水化物 CHOAVLDF-	食物繊維総量 FIB-	糖アルコール POLYL	炭水化物 CHOCDF-	有機酸 OA	灰分 ASH	ナトリウム NA	カリウム K	カルシウム CA	マグネシウム MG	リン P	鉄 FE	亜鉛 ZN
			%	kJ	kcal	g	g	g	g	mg	g	g	g	g	g	g	g	g	g	mg	mg	mg	mg	mg	mg	mg
06255	766	ひろしまな 塩漬	5	62	15	92.7	(0.9)	1.2	(0.2)	(0)	0.2	-	-	1.2*	2.4	-	3.3	-	2.5	840	120	74	13	17	0.8	0.3
06256	767	（ふき類） ふき 葉柄 生	40	44	11	95.8	-	0.3	-	(0)	0	-	-	1.7*	1.3	-	3.0	-	0.7	35	330	40	6	18	0.1	0.2
06257	768	（ふき類） ふき 葉柄 ゆで	10	27	7	97.4	-	0.3	-	(0)	0	-	-	0.8*	1.1	-	1.9	-	0.4	22	230	34	5	15	0.1	0.2
06258	769	（ふき類） ふきのとう 花序 生	2	159	38	85.5	-	2.5	-	(0)	0.1	-	-	3.6*	6.4	-	10.0	-	1.9	4	740	61	49	89	1.3	0.8
06259	770	（ふき類） ふきのとう 花序 ゆで	0	127	31	89.2	-	2.5	-	(0)	0.1	-	-	2.8*	4.2	-	7.0	-	1.2	3	440	46	33	54	0.7	0.5
06260	771	ふじまめ 若ざや 生	6	132	32	89.2	-	2.5	(0.1)	(0)	0.1	-	-	3.0*	4.4	-	7.4	-	0.8	Tr	300	43	33	63	0.8	0.4
06261	772	ふだんそう 葉 生	0	70	17	92.2	-	2.0	(0.1)	(0)	0.1	-	-	0.4*	3.3	-	3.7	-	1.9	71	1200	75	74	33	3.6	0.3
06262	773	ふだんそう 葉 ゆで	0	108	26	90.4	-	2.8	(0.1)	(0)	0.1	-	-	1.6*	3.8	-	5.4	-	1.2	61	760	130	79	34	2.1	0.4
06263	774	ブロッコリー 花序 生	35	156	37	86.2	3.8	5.4	0.3	0	0.6	2.4*	2.3	3.1	5.1	-	6.6	0.3	1.2	7	460	50	29	110	1.3	0.8
06264	775	ブロッコリー 花序 ゆで	0	126	30	89.9	(2.6)	3.9	(0.2)	0	0.4	1.3	1.3	2.3*	4.3	-	5.2	-	0.6	5	210	41	17	74	0.9	0.4
06395	776	ブロッコリー 花序 電子レンジ調理	0	239	57	85.3	(4.0)	5.7	-	0	0.7	2.4	2.4	8.4*	4.3	-	7.0	0.4	1.3	8	500	54	32	120	1.4	0.9
06396	777	ブロッコリー 花序 焼き	0	354	84	78.5	(6.9)	9.9	-	-	1.2	4.3	4.3	11.4*	8.4	-	8.4	-	2.1	13	820	90	53	200	2.3	1.5
06397	778	ブロッコリー 花序 油いため	0	454	109	79.2	(4.8)	6.9	-	-	6.3	3.2	3.2	8.2*	4.4	-	6.1	-	1.5	9	590	64	37	140	1.7	1.1
06354	779	ブロッコリー 芽ばえ 生	0	75	18	94.3	(1.3)	1.9	(0.3)	(0)	0.6	(1.0)	(1.0)	1.6*	1.8	-	2.6	0.1	0.5	4	100	57	32	60	0.7	0.4
06265	780	へちま 果実 生	20	72	17	94.9	(0.5)	0.8	(0.1)	(0)	0.1	-	-	3.1*	1.0	-	3.8	-	0.4	1	150	12	12	25	0.3	0.2
06266	781	へちま 果実 ゆで	0	80	19	94.2	(1.1)	1.6	(0.1)	(0)	0.1	-	-	2.7*	1.5	-	3.7	-	0.4	1	140	24	14	34	0.7	0.2
06267	782	ほうれんそう 葉 通年平均 生	10	75	18	92.4	1.7	2.2	0.2	0	0.4	0.3*	0.3	0.1	2.8	-	3.1	0.9	1.7	16	690	49	69	47	2.0	0.7
06268	783	ほうれんそう 葉 通年平均 ゆで	5	94	23	91.5	2.1	2.6	(0.3)	0	0.5	0.4	0.4	1.2*	3.6	-	4.0	-	1.2	10	490	69	40	43	0.9	0.7
06359	784	ほうれんそう 葉 通年平均 油いため	0	375	91	82.0	(3.0)	3.8	(7.6)	(Tr)	8.1	(0.5)*	(0.4)	1.1	4.6	-	4.4	-	1.5	13	530	88	52	54	1.2	0.8
06355	785	ほうれんそう 葉 夏採り 生	10	75	18	92.4	(1.7)	2.2	-	0	0.4	(0.3)*	(0.3)	0.1	2.8	-	3.1	0.9	1.7	16	690	49	69	47	2.0	0.7
06357	786	ほうれんそう 葉 夏採り ゆで	5	94	23	91.5	(2.1)	2.6	-	0	0.5	(0.4)	(0.4)	1.2*	3.6	-	4.0	-	1.2	10	490	69	40	43	0.9	0.7
06356	787	ほうれんそう 葉 冬採り 生	10	75	18	92.4	(1.7)	2.2	-	0	0.4	(0.3)*	(0.3)	0.1	2.8	-	3.1	0.9	1.7	16	690	49	69	47	2.0	0.7
06358	788	ほうれんそう 葉 冬採り ゆで	5	94	23	91.5	(2.1)	2.6	-	0	0.5	(0.4)	(0.4)	1.2*	3.6	-	4.0	-	1.2	10	490	69	40	43	0.9	0.7
06269	789	ほうれんそう 葉 冷凍	0	90	22	92.2	2.4	2.9	0.2	0	0.3	0.6*	0.6	0.3	3.3	-	3.4	0.5	1.0	120	210	100	51	46	1.2	0.5
06372	790	ほうれんそう 葉 冷凍 ゆで	0	110	27	90.6	2.8	3.7	0.4	0	0.5	0.2*	0.2	0	4.8	-	3.8	0.6	0.8	47	90	170	55	42	1.3	0.5
06373	791	ほうれんそう 葉 冷凍 油いため	0	278	67	84.6	3.2	4.0	4.1	0	4.5	0.7	0.7	1.9*	4.1	-	5.4	0.7	1.4	160	240	130	61	57	1.5	0.6

						可 食 部 100 g 当 た り																									
無機質						ビ タ ミ ン																									備　考
						ビタミンA							ビタミンE																		
銅	マンガン	ヨウ素	セレン	クロム	モリブデン	レチノール	α─カロテン	β─カロテン	β─クリプトキサンチン	β─カロテン当量	レチノール活性当量	ビタミンD	α─トコフェロール	β─トコフェロール	γ─トコフェロール	δ─トコフェロール	ビタミンk	ビタミンB₁	ビタミンB₂	ナイアシン	ナイアシン当量	ビタミンB₆	ビタミンB₁₂	葉酸	パントテン酸	ビオチン	ビタミンC	アルコール	食塩相当量	
(......mg......)		(..μg...)											(............. mg ....)				μg	(............... mg ....)						(...... μg .....)	mg	μg	mg	(......g......)		
CU	MN	ID	SE	CR	MO	RETOL	CARTA	CARTB	CRYPXB	CARTBEQ	VITA_RAE	VITD	TOCPHA	TOCPHB	TOCPHG	TOCPHD	VITK	THIA	RIBF	NIA	NE	VITB6A	VITB12	FOL	PANTAC	BIOT	VITC	ALC	NACL_EQ	
0.06	0.12	-	-	-	-	(0)	0	2100	0	2100	170	(0)	0.6	Tr	0	0	210	0.02	0.07	0.2	(0.4)	0.04	(0)	15	0.07	-	15		2.1	別名：ひらぐきな、ひらぐき 廃棄部位：株元 ビタミンC：酸化防止用として添加品あり 硝酸イオン：0.1 g 市販品の液汁を除いたもの
0.05	0.36	Tr	0	0	2	0	0	49	0	49	4	(0)	0.2	0	0	0	6	Tr	0.02	0.1	0.2	0.01	(0)	12	0.07	0.2	2		0.1	廃棄部位：葉、表皮及び葉柄基部 硝酸イオン：0.2 g
0.05	0.37	-	-	-	-	(0)	0	60	0	60	5	(0)	0.2	0	0	0	5	Tr	0.01	0.1	0.2	0.08	(0)	9	0	-	0		0.1	葉及び葉柄基部を除いたもの ゆでた後水冷し、水切りしたもの 廃棄部位：表皮 硝酸イオン：Tr
0.36	0.23	-	-	-	-	(0)	0	390	7	390	33	(0)	3.2	0.1	0.7	0	92	0.10	0.17	0.9	1.3	0.18	(0)	160	0.45	-	14		0	廃棄部位：花茎 硝酸イオン：0 g
0.20	0.17	-	-	-	-	(0)	0	260	4	260	22	(0)	2.4	0	0	0	69	0.06	0.08	0.5	0.9	0.15	(0)	83	0.24	-	3		0	花茎を除いたもの 硝酸イオン：0 g
0.07	0.33	-	-	-	-		79	200	6	240	20	(0)	0.1	Tr	0.8	0	29	0.08	0.10	0.6	1.3	0.08	(0)	120	0.35	-	13		0	別名：いんげんまめ（関西）、せんごくまめ、あじまめ 廃棄部位：すじ及び両端 硝酸イオン：Tr
0.06	3.60	-	-	-	-	(0)	0	3700	0	3700	310	(0)	1.7	Tr	0.8	0	180	0.07	0.23	0.4	0.7	0.25	(0)	120	0.53	-	19		0.2	別名：唐ぢしゃ 硝酸イオン：0.1 g
0.06	4.85	-	-	-	-	(0)	0	3800	0	3800	320	(0)	1.7	Tr	0.8	0	220	0.03	0.11	0.1	0.6	0.14	(0)	92	0.44	-	7		0.2	別名：唐ぢしゃ ゆでた後水冷し、手搾りしたもの 硝酸イオン：0.1 g
0.10	0.28	0	2	0	11	0	0	900	7	900	75	(0)	3.0	Tr	0.4	0	210	0.17	0.23	1.0	2.0	0.30	0	220	1.42	13.0	140		Tr	廃棄部位：茎葉 硝酸イオン：Tr
0.06	0.20	-	-	1	4	0	0	830	6	830	69	(0)	2.7	Tr	0.4	0	190	0.06	0.09	0.4	(1.1)	0.14	0	120	0.74	7.1	55		Tr	茎葉を除いたもの 硝酸イオン：Tr
0.11	0.30	-	2	Tr	13	-	0	990	9	1000	83	-	3.4	-	0.5	-	220	0.18	0.25	1.2	(2.2)	0.41	-	160	1.31	14.0	140		Tr	茎葉を除いたもの
0.17	0.50	-	4	Tr	21	-	0	1700	20	1700	140	-	6.0	-	0.9	-	380	0.27	0.40	1.7	(3.5)	0.67	-	450	1.99	23.0	150		Tr	茎葉を除いたもの
0.11	0.35	0	3	Tr	15	-	0	1200	13	1200	97	-	5.8	-	3.5	-	270	0.20	0.28	1.3	(2.5)	0.52	-	340	1.47	17.0	130		Tr	茎葉を除いたもの 植物油（なたね油） 調理による脂質の増減：第1章表14参照
0.03	0.37	-	-	-	-	(0)	3	1400	27	1400	120	(0)	1.9	Tr	1.3	0	150	0.08	0.11	1.3	(1.6)	0.20	(0)	74	0.52	-	64		0	別名：ブロッコリースプラウト 硝酸イオン：0.1 g
0.06	0.07	-	-	-	-	(0)	0	44	0	44	4	(0)	0.3	Tr	0.1	0	12	0.03	0.04	0.2	(0.3)	0.07	(0)	92	0.30	-	5		0	別名：いとうり、ナーベーラー、ナビャーラ、ナベーラ、ナーベナ 廃棄部位：両端及び皮 硝酸イオン：Tr
0.07	0.09	-	-	-	-	(0)	0	35	0	35	3	(0)	0.4	Tr	0.1	0	11	0.03	0.06	0.2	(0.3)	0.05	(0)	91	0.39	-	3		0	別名：いとうり、ナーベーラー、ナビャーラ、ナベーラ、ナーベナ 両端及び皮を除いたもの 硝酸イオン：0 g
0.11	0.32	3	3	2	5	(0)	0	4200	34	4200	350	(0)	2.1	0	0.2	0	270	0.11	0.20	0.6	1.3	0.14	(0)	210	0.20	2.9	35		0	廃棄部位：株元 硝酸イオン：0.2 g
0.11	0.33	1	3	1	4	(0)	0	5400	45	5400	450	(0)	2.6	0.2	0.3	0	320	0.05	0.11	0.3	1.2	0.08	(0)	110	0.13	3.2	19		0	廃棄部位：株元 ゆでた後水冷し、手搾りしたもの 硝酸イオン：0.2 g
0.15	0.20	-	-	-	-	(0)	10	7600	65	7600	630	(0)	4.8	Tr	2.9	0.1	510	0.08	0.16	0.5	(1.7)	0.09	(0)	140	0.20	-	21		Tr	株元を除いたもの 植物油（なたね油） 調理による脂質の増減：第1章表14参照 硝酸イオン：0.2 g
0.11	0.32	3	3	2	5	(0)	0	4200	34	4200	350	(0)	2.1	0	0.2	0	270	0.11	0.20	0.6	(1.3)	0.14	(0)	210	0.20	2.9	20		0	廃棄部位：株元 硝酸イオン：0.2 g
0.11	0.33	1	3	1	4	(0)	0	5400	45	5400	450	(0)	2.6	0.2	0.3	0	320	0.05	0.11	0.3	(1.2)	0.08	(0)	110	0.13	3.2	10		0	廃棄部位：株元 ゆでた後水冷し、手搾りしたもの 硝酸イオン：0.2 g
0.11	0.32	3	3	2	5	(0)	0	4200	34	4200	350	(0)	2.1	0	0.2	0	270	0.11	0.20	0.6	(1.3)	0.14	(0)	210	0.20	2.9	60		0	廃棄部位：株元 硝酸イオン：0.2 g
0.11	0.33	1	3	1	4	(0)	0	5400	45	5400	450	(0)	2.6	0.2	0.3	0	320	0.05	0.11	0.3	(1.2)	0.08	(0)	110	0.13	3.2	30		0	廃棄部位：株元 ゆでた後水冷し、手搾りしたもの 硝酸イオン：0.2 g
0.10	0.80	1	Tr	7	15	(0)	6	5300	21	5300	440	(0)	2.7	Tr	0.2	0	300	0.06	0.13	0.6	1.4	0.10	(0)	120	0.15	2.7	19		0.3	硝酸イオン：0.1 g
0.14	0.95	1	0	6	4	(0)	9	8600	36	8600	720	(0)	4.4	0.1	0.2	0	480	-	0.06	0.2	1.4	0.05	0	57	0.03	3.2	5		0.1	ゆでた後水冷し、手搾りしたもの 硝酸イオン：Tr
0.12	0.90	2	1	7	13	(0)	7	7200	28	7200	600	(0)	4.6	0.1	2.2	0.1	370	-	0.18	0.6	1.8	0.12	0	150	0.19	3.4	16		0.4	植物油（なたね油） 調理による脂質の増減：第1章表14参照 硝酸イオン：0.2 g

6 野菜類

食品番号	索引番号	食品名	廃棄率	エネルギー		水分	たんぱく質 アミノ酸組成による	たんぱく質	脂質 トリアシルグリセロール当量	コレステロール	脂質	炭水化物 利用可能炭水化物 (単糖当量)	利用可能炭水化物 (質量計)	差引き法による利用可能炭水化物	食物繊維総量	糖アルコール	炭水化物	有機酸	灰分	ナトリウム	カリウム	カルシウム	マグネシウム	リン	鉄	亜鉛
		単位	%	kJ	kcal	(................. g ....)			mg		(.................................... g ....)							(.............................. mg ....)						
		成分識別子	REFUSE	ENERC	ENERC_KCAL	WATER	PROTCAA	PROT-	FATNLEA	CHOLE	FAT-	CHOAVLM	CHOAVL	CHOAVLDF-	FIB-	POLYL	CHOCDF-	OA	ASH	NA	K	CA	MG	P	FE	ZN
06270	792	ホースラディシュ 根茎 生	25	290	69	77.3	(2.5)	3.1	(0.3)	(0)	0.3	-	-	10.2 *	8.2	-	17.7	-	1.6	1	510	110	65	58	1.0	2.3
06271	793	まこも 茎 生	15	82	19	93.5	(0.9)	1.3	0.1	(0)	0.2	-	-	2.6 *	2.3	-	4.4	-	0.6	3	240	2	8	42	0.2	0.2
06272	794	みずかけな 葉 生	0	107	25	91.1	(2.5)	2.9	(0.1)	(0)	0.1	-	-	2.4 *	2.8	-	4.7	-	1.1	7	400	110	23	64	1.0	0.3
06273	795	みずかけな 塩漬	0	144	34	85.6	(4.2)	4.9	(0.1)	(0)	Tr	-	-	2.4 *	4.0	-	5.7	-	3.6	1000	440	110	26	67	1.0	0.5
06072	796	みずな 葉 生	15	96	23	91.4	(1.9)	2.2	(0)	(0)	0.1	-	-	2.1 *	3.0	-	4.8	-	1.3	36	480	210	31	64	2.1	0.5
06073	797	みずな 葉 ゆで	0	85	21	91.8	(1.7)	2.0	(0)	(0)	0.1	-	-	1.4 *	3.6	-	4.7	-	1.1	28	370	200	25	64	2.0	0.2
06074	798	みずな 塩漬	10	107	26	88.2	(1.7)	2.0	(0)	(0)	0.1	-	-	2.7 *	3.5	-	5.9	-	3.4	900	450	200	30	60	1.3	0.3
06274	799	(みつば類) 切りみつば 葉 生	0	66	16	93.8	(0.9)	1.0	(0)	(0)	0.1	-	-	1.6 *	2.5	-	4.0	-	1.1	8	640	25	17	50	0.3	0.1
06275	800	(みつば類) 切りみつば 葉 ゆで	0	51	12	95.2	(0.8)	0.9	(0)	(0)	0.1	-	-	0.7 *	2.7	-	3.3	-	0.5	4	290	24	13	31	0.2	0.1
06276	801	(みつば類) 根みつば 葉 生	35	80	19	92.7	(1.8)	1.9	(0)	(0)	0.1	-	-	1.3 *	2.9	-	4.1	-	1.2	5	500	52	21	64	1.8	0.2
06277	802	(みつば類) 根みつば 葉 ゆで	0	79	19	92.9	(2.1)	2.3	(0)	(0)	0.1	-	-	0.8 *	3.3	-	3.9	-	0.8	4	270	64	18	54	1.2	0.2
06278	803	(みつば類) 糸みつば 葉 生	8	48	12	94.6	(0.8)	0.9	(0)	(0)	0.1	-	-	0.7 *	2.3	-	2.9	-	1.2	3	500	47	21	47	0.9	0.1
06279	804	(みつば類) 糸みつば 葉 ゆで	0	60	14	93.7	(1.0)	1.1	(0)	(0)	0	-	-	1.1 *	3.0	-	4.0	-	0.9	3	360	56	18	39	0.6	0.1
06360	805	みぶな 葉 生	10	58	14	93.9	(0.9)	1.1	(0.1)	(0)	0.3	-	-	1.4 *	1.8	-	2.9	-	1.3	32	490	110	30	34	0.5	0.2
06280	806	(みょうが類) みょうが 花穂 生	3	44	11	95.6	(0.7)	0.9	(0)	(0)	0.1	-	-	0.7 *	2.1	-	2.6	-	0.8	1	210	25	30	12	0.5	0.4
06281	807	(みょうが類) みょうがたけ 茎葉 生	0	26	6	97.1	(0.3)	0.4	(0)	(0)	0.1	-	-	0.5 *	1.1	-	1.5	-	0.8	Tr	350	11	7	18	0.3	0.3
06282	808	むかご 肉芽 生	25	367	87	75.1	(1.8)	2.9	0.1	(0)	0.2	-	-	17.5 *	4.2	-	20.6	-	1.2	3	570	5	19	64	0.6	0.4
06283	809	めキャベツ 結球葉 生	0	219	52	83.2	(3.9)	5.7	(0.1)	(0)	0.1	(4.2)	(4.1)	6.2 *	5.5	-	9.9	-	1.1	5	610	37	25	73	1.0	0.6
06284	810	めキャベツ 結球葉 ゆで	0	213	51	83.8	(3.6)	5.3	(0.1)	(0)	0.1	(4.8)	(4.4)	6.3 *	5.2	-	9.8	-	1.0	5	480	36	25	75	1.0	0.5
06285	811	めたで 芽ばえ 生	0	162	39	87.0	-	3.0	-	(0)	0.5	-	-	2.5 *	6.3	-	8.8	-	0.7	9	140	49	70	110	2.3	0.9
06286	812	(もやし類) アルファルファもやし 生	0	47	11	96.0	-	1.6	(0.1)	(0)	0.1	(0.3) *	(0.3)	0.6	1.4	-	2.0	-	0.3	7	43	14	13	37	0.5	0.4
06287	813	(もやし類) だいずもやし 生	4	122	29	92.0	2.9	3.7	1.2	Tr	1.5	0.6 *	0.6	1.1	2.3	-	2.3	-	0.5	3	160	23	23	51	0.5	0.4
06288	814	(もやし類) だいずもやし ゆで	0	112	27	93.0	(2.2)	2.9	(1.3)	Tr	1.6	(0.5) *	(0.5)	1.0	2.2	-	2.2	-	0.3	1	50	24	19	43	0.4	0.3
06289	815	(もやし類) ブラックマッペもやし 生	0	73	17	94.7	1.4	2.2	-	0	Tr	1.4	1.4	2.1 *	1.5	-	2.8	Tr	0.3	8	65	16	12	32	0.4	0.3
06290	816	(もやし類) ブラックマッペもやし ゆで	0	53	13	95.8	(0.8)	1.3	-	(0)	Tr	(1.1)	(1.1)	1.6 *	1.6	-	2.7	Tr	0.2	2	12	24	10	17	0.4	0.3

可食部 100 g 当たり

無機質						ビタミン ビタミンA						ビタミンD	ビタミンE				ビタミンK	ビタミンB₁	ビタミンB₂	ナイアシン	ナイアシン当量	ビタミンB₆	ビタミンB₁₂	葉酸	パントテン酸	ビオチン	ビタミンC	アルコール	食塩相当量	備考
銅	マンガン	ヨウ素	セレン	クロム	モリブデン	レチノール	α-カロテン	β-カロテン	β-クリプトキサンチン	β-カロテン当量	レチノール活性当量		α-トコフェロール	β-トコフェロール	γ-トコフェロール	δ-トコフェロール														
(......mg......)		(................................μg................................)										μg	(..........mg..........)				μg	(............mg............)						(....μg....)	mg	μg	mg	(......g......)		
CU	MN	ID	SE	CR	MO	RETOL	CARTA	CARTB	CRYPXB	CARTBEQ	VITA_RAE	VITD	TOCPHA	TOCPHB	TOCPHG	TOCPHD	VITK	THIA	RIBF	NIA	NE	VITB6A	VITB12	FOL	PANTAC	BIOT	VITC	ALC	NACL_EQ	
0.19	0.40	0	0	Tr	1	(0)	-	-	-	7	1	(0)	0	0	0	0	0	0.10	0.10	0.5	(1.0)	0.23	(0)	99	0.32	5.5	73	-	0	別名：わさびだいこん、せいようわさび／廃棄部位：皮／硝酸イオン：Tr
0.02	0.25	-	-	-	-	(0)	0	15	-	15	1	(0)	Tr	0	Tr	0	2	0.04	0.03	0.5	(0.7)	0.08	(0)	43	0.25	-	6	-	0	別名：まこもたけ／廃棄部位：葉鞘及び基部／硝酸イオン：Tr
0.07	0.17	-	-	-	-	(0)	0	2300	10	2300	190	(0)	0.9	0	0	0	200	0.11	0.23	1.1	(2.2)	0.17	(0)	240	0.55	-	88	-	0	別名：とうな（薹菜）／硝酸イオン：0.1 g
0.08	0.29	-	-	-	-	(0)	0	2800	32	2800	240	(0)	1.3	Tr	0.1	0	200	0.12	0.34	1.5	(3.3)	0.24	(0)	180	0.54	-	70	-	2.5	別名：とうな（薹菜）／水洗いし、手搾りしたもの／硝酸イオン：0.2 g
0.07	0.41	7	2	3	20	(0)	0	1300	0	1300	110	(0)	1.8	Tr	0.1	0	120	0.08	0.15	0.7	(1.5)	0.18	(0)	140	0.50	3.1	55	-	0.1	別名：きょうな、せんすじきょうな／廃棄部位：株元／硝酸イオン：0.2 g
0.05	0.31	-	-	-	-	(0)	0	1700	0	1700	140	(0)	1.3	Tr	0.1	0	120	0.04	0.08	0.4	(1.1)	0.10	(0)	90	0.29	-	19	-	0.1	別名：きょうな、せんすじきょうな／株元を除いたもの／ゆでた後水冷し、手搾りしたもの／硝酸イオン：0.3 g
0.06	0.25	-	-	-	-	(0)	0	1100	0	1100	92	(0)	1.1	0	0.1	0	130	0.07	0.15	0.5	(1.2)	0.19	(0)	130	0.39	-	47	-	2.3	別名：きょうな、せんすじきょうな／廃棄部位：株元／水洗いし、手搾りしたもの／硝酸イオン：0.4 g
0.07	0.14	3	1	Tr	3	(0)	11	720	3	730	61	(0)	0.7	Tr	Tr	0	63	0.03	0.09	0.4	(0.6)	0.04	(0)	44	0.29	1.9	8	-	0	軟白栽培品／硝酸イオン：Tr
0.05	0.15	-	-	-	-	(0)	24	770	0	780	65	(0)	0.9	Tr	0	0	77	0.02	0.04	0.2	(0.4)	0.01	(0)	14	0.15	-	1	-	0	軟白栽培品／ゆでた後水冷し、手搾りしたもの／硝酸イオン：0 g
0.07	0.42	-	-	-	-	(0)	24	1700	19	1700	140	(0)	1.1	0	0	0	120	0.05	0.13	1.0	(1.4)	0.06	(0)	66	0.33	-	22	-	0	軟白栽培品／廃棄部位：根及び株元／硝酸イオン：Tr
0.07	0.35	-	-	-	-	(0)	23	2000	20	2100	170	(0)	1.4	0	0	0	150	0.03	0.05	0.4	(0.9)	0.04	(0)	43	0.27	-	12	-	0	軟白栽培品／根及び株元を除いたもの／ゆでた後水冷し、手搾りしたもの／硝酸イオン：0 g
0.02	0.42	-	-	-	-	(0)	48	3200	41	3200	270	(0)	1.4	Tr	0	0	220	0.04	0.14	0.4	(0.9)	0.06	(0)	64	0.30	-	13	-	0	別名：あおみつば／廃棄部位：株元／硝酸イオン：0.3 g
0.02	0.48	-	-	-	-	(0)	54	4000	47	4100	340	(0)	1.3	0	0	0	250	0.02	0.08	0.4	(0.7)	0.03	(0)	23	0.22	-	4	-	0	別名：あおみつば／株元を除いたもの／ゆでた後水冷し、手搾りしたもの／硝酸イオン：0.3 g
0.03	0.22	-	-	-	-	(0)	4	1800	28	1800	150	(0)	0.9	0	0	0	160	0.04	0.07	0.4	(1.0)	0.11	(0)	110	0.12	-	38	-	0.1	別名：きょうな／廃棄部位：根／硝酸イオン：0.5 g
0.05	1.17	1	1	0	8	(0)	8	27	0	31	3	(0)	0.1	0	1.2	0.1	20	0.05	0.05	0.4	(0.6)	0.07	(0)	25	0.20	1.1	2	-	0	別名：花みょうが、みょうがの子／廃棄部位：花茎
0.03	1.44	-	-	-	-	(0)	0	6	0	6	1	(0)	0.1	0	0.3	0	8	0.02	0.02	0.1	(0.2)	0.02	(0)	13	0.07	-	1	-	0	別名：花みょうが、みょうがの子／硝酸イオン：0.1 g
0.15	0.05	-	-	-	-	(0)	0	24	-	24	2	(0)	0.4	0.2	0	0	0	0.11	0.02	0.3	(0.8)	0.07	(0)	20	0.60	-	9	-	0	廃棄部位：皮
0.07	0.29	-	-	-	-	(0)	0	710	10	710	59	(0)	0.6	0	0	0	150	0.19	0.23	0.9	(1.8)	0.27	(0)	240	0.76	-	160	-	0	別名：こもちかんらん、姫かんらん、姫キャベツ／硝酸イオン：Tr
0.07	0.25	-	-	-	-	(0)	0	680	10	690	57	(0)	0.6	0	0	0	160	0.13	0.16	0.6	(1.4)	0.22	(0)	220	0.65	-	110	-	0	別名：こもちかんらん、姫かんらん、姫キャベツ／硝酸イオン：Tr
0.09	7.66	-	-	-	-	(0)	0	4900	0	4900	410	(0)	4.8	0.1	Tr	0	360	0.15	0.21	1.1	1.6	0.27	(0)	77	0.29	-	67	-	0	紅たで／硝酸イオン：0 g
0.09	0.10	1	1	0	16	(0)	0	56	0	56	5	(0)	1.9	0	Tr	0	47	0.07	0.09	0.2	0.5	0.10	(0)	56	0.46	4.4	5	-	0	別名：糸もやし／硝酸イオン：0 g
0.12	0.30	-	-	-	-	(0)	(0)	Tr	(0)	(Tr)	(0)	(0)	0.5	0.1	1.6	0	57	0.09	0.07	0.4	(1.2)	0.08	(0)	85	0.36	-	5	-	0	廃棄部位：種皮及び損傷部／硝酸イオン：0 g
0.08	0.35	-	-	-	-	(0)	(0)	Tr	(0)	(Tr)	(0)	(0)	0.6	0.1	1.9	0.9	49	0.04	0.04	0.1	(0.7)	0.04	(0)	39	0.19	-	1	-	0	種皮及び損傷部を除いたもの／ゆでた後水冷し、水切りしたもの／硝酸イオン：(0) g
0.07	0.09	1	1	Tr	37	0	0	Tr	0	Tr	0	0	Tr	0	0.5	Tr	7	0.04	0.06	0.1	0.8	0.06	(0)	42	0.43	2.7	10	-	Tr	廃棄部位：種皮及び損傷部／硝酸イオン：0g
0.05	0.09	-	-	-	-	(0)	(0)	Tr	(0)	(Tr)	(0)	(0)	0.1	0	0.5	Tr	6	0.02	0.02	0.1	(0.3)	0.03	(0)	36	0.20	-	2	-	0	種皮及び損傷部を除いたもの／ゆでた後水冷し、水切りしたもの／硝酸イオン：(0) g

6 野菜類

食品番号	索引番号	食品名	廃棄率	エネルギー		水分	たんぱく質 アミノ酸組成による	たんぱく質	脂質 トリアシルグリセロール当量	脂質 コレステロール	脂質	炭水化物 利用可能炭水化物 (単糖当量)	炭水化物 利用可能炭水化物 (質量計)	炭水化物 差引き法による利用可能炭水化物	食物繊維総量	糖アルコール	炭水化物	有機酸	灰分	ナトリウム	カリウム	カルシウム	マグネシウム	リン	鉄	亜鉛
		単位	%	kJ	kcal	(........ g ....)				mg		(.................................. g ....)								(............................. mg ....)						
		成分識別子	REFUSE	ENERC	ENERC_KCAL	WATER	PROTCAA	PROT-	FATNLEA	CHOLE	FAT-	CHOAVLM	CHOAVL	CHOAVLDF-	FIB-	POLYL	CHOCDF-	OA	ASH	NA	K	CA	MG	P	FE	ZN
06398	817	（もやし類）　ブラックマッペもやし　油いため	0	173	41	90.6	(1.4)	2.3	-	-	0.9	1.8	1.8	6.7 *	-	-	5.8	-	0.3	9	71	18	13	34	0.4	0.3
06291	818	（もやし類）　りょくとうもやし　生	3	64	15	95.4	1.2	1.7	(0.1)	(0)	0.1	1.3	1.3	1.8 *	1.3	-	2.6	Tr	0.2	2	69	10	8	25	0.2	0.3
06292	819	（もやし類）　りょくとうもやし　ゆで	0	49	12	95.9	(1.1)	1.6	(0.1)	(0)	0	(1.1) *	(1.1)	1.3	1.5	-	2.3	Tr	0.2	2	24	11	7	24	0.3	0.2
06293	820	モロヘイヤ　茎葉　生	0	151	36	86.1	(3.6)	4.8	(0.4)	(0)	0.5	0.1	0.1	1.8 *	5.9	-	6.3	-	2.1	1	530	260	46	110	1.0	0.6
06294	821	モロヘイヤ　茎葉　ゆで	0	100	24	91.3	(2.2)	3.0	(0.3)	(0)	0.4	(0.1)	(0.1)	1.4 *	3.5	-	4.0	-	1.2	Tr	160	170	26	53	0.6	0.4
06401	822	やぶまめ　生	0	917	219	45.8	-	15.5	-	-	6.5	-	-	19.7 *	9.8	-	29.5	-	2.8	3	1100	44	110	240	4.6	0.9
06295	823	やまごぼう　みそ漬	0	276	66	72.8	-	4.1	-	-	0.1	-	-	8.6 *	7.0	-	15.6	-	7.4	2800	200	23	24	49	1.3	0.3
06296	824	ゆりね　りん茎　生	10	501	119	66.5	(2.4)	3.8	-	(0)	0.1	-	-	24.3 *	5.4	-	28.3	-	1.3	1	740	10	25	71	1.0	0.7
06297	825	ゆりね　りん茎　ゆで	0	495	117	66.5	(2.1)	3.4	-	(0)	0.1	-	-	24.0 *	6.0	-	28.7	-	1.3	1	690	10	24	65	0.9	0.7
06298	826	ようさい　茎葉　生	0	72	17	93.0	(1.7)	2.2	-	(0)	0.1	(0.9) *	(0.9)	0.5	3.1	-	3.1	-	1.4	26	380	74	28	44	1.5	0.5
06299	827	ようさい　茎葉　ゆで	0	76	18	92.4	(1.7)	2.2	-	(0)	0.1	(1.0) *	(1.0)	1.2	3.4	-	4.1	-	1.0	16	270	90	20	40	1.0	0.3
06300	828	よめな　葉　生	0	165	40	84.6	(2.7)	3.4	-	(0)	0.2	-	-	2.9 *	7.8	-	10.0	-	1.8	2	800	110	42	89	3.7	0.7
06301	829	よもぎ　葉　生	0	177	43	83.6	(4.2)	5.2	-	(0)	0.3	-	-	1.9 *	7.8	-	8.7	-	2.2	10	890	180	29	100	4.3	0.6
06302	830	よもぎ　葉　ゆで	0	155	37	85.9	(3.9)	4.8	-	(0)	0.1	-	-	1.3 *	7.8	-	8.2	-	1.0	3	250	140	24	88	3.0	0.4
06303	831	らっかせい　未熟豆　生	35	1268	306	50.1	(11.2)	12.0	(23.9)	(0)	24.2	-	-	9.5 *	4.0	-	12.4	-	1.3	2	450	15	100	200	0.9	1.2
06304	832	らっかせい　未熟豆　ゆで	40	1237	298	51.3	(11.1)	11.9	(23.2)	(0)	23.5	-	-	9.2 *	4.2	-	12.3	-	1.2	2	290	24	86	170	0.9	1.1
06305	833	（らっきょう類）　らっきょう　りん茎　生	15	342	83	68.3	0.9	1.4	(0.1)	(0)	0.2	-	-	9.2 *	20.7	-	29.3	-	0.8	2	230	14	14	35	0.5	0.5
06306	834	（らっきょう類）　らっきょう　甘酢漬	0	501	118	67.5	(0.3)	0.4	(0.2)	(0)	0.3	0	-	26.5 *	2.9	0	29.4	0.6	1.9	750	9	11	1	7	1.8	0.1
06307	835	（らっきょう類）　エシャレット　りん茎　生	40	245	59	79.1	(1.4)	2.3	(0.1)	(0)	0.2	-	-	7.3 *	11.4	-	17.8	-	0.6	2	290	20	14	47	0.8	0.5
06308	836	リーキ　りん茎葉　生	35	125	30	90.8	(1.2)	1.6	(0.1)	(0)	0.1	(4.1)	(4.0)	4.9 *	2.5	-	6.9	-	0.6	2	230	31	11	27	0.7	0.3
06309	837	リーキ　りん茎葉　ゆで	0	117	28	91.3	(1.0)	1.3	(0.1)	(0)	0.1	(2.9)	(2.8)	4.6 *	2.6	-	6.8	-	0.5	2	180	26	10	26	0.6	0.3
06319	838	ルッコラ　葉　生	2	71	17	92.7	-	1.9	(0.4)	(0)	0.4	0	0	0.8 *	2.6	-	3.1	-	1.5	14	480	170	46	40	1.6	0.8
06310	839	ルバーブ　葉柄　生	10	95	23	92.1	-	0.7	(0.1)	(0)	0.1	(1.9)	(1.9)	3.5 *	2.5	-	6.0	-	0.9	1	400	74	19	37	0.2	0.1
06311	840	ルバーブ　葉柄　ゆで	0	58	14	94.1	-	0.5	(0.1)	(0)	0.1	(1.4)	(1.4)	1.7	2.9	-	4.6	-	0.6	1	200	64	14	20	0.2	0.1
06312	841	（レタス類）　レタス　土耕栽培　結球葉　生	2	46	11	95.9	0.5	0.6	Tr	(0)	0.1	1.7 *	1.7	1.9	1.1	-	2.8	-	0.5	2	200	19	8	22	0.3	0.2
06361	842	（レタス類）　レタス　水耕栽培　結球葉　生	2	54	13	95.3	(0.6)	0.8	(0.1)	(0)	0.2	(2.0) *	(2.0)	2.1	1.1	-	2.9	-	0.6	2	260	34	10	30	0.3	0.1

						可 食 部 100 g 当 た り																								
無機質						ビ タ ミ ン																								
						ビタミンA								ビタミンE															
銅	マンガン	ヨウ素	セレン	クロム	モリブデン	レチノール	α-カロテン	β-カロテン	β-クリプトキサンチン	β-カロテン当量	レチノール活性当量	ビタミンD	α-トコフェロール	β-トコフェロール	γ-トコフェロール	δ-トコフェロール	ビタミンk	ビタミンB₁	ビタミンB₂	ナイアシン	ナイアシン当量	ビタミンB₆	ビタミンB₁₂	葉酸	パントテン酸	ビオチン	ビタミンC	アルコール	食塩相当量	備 考
(……mg……)		(………………………………………… µg…………………………………………)											(………… mg …………)				µg	(…………… mg ……………)						(…… µg ……)	mg	µg	mg	(……g……)		
CU	MN	ID	SE	CR	MO	RETOL	CARTA	CARTB	CRYPXB	CARTBEQ	VITA_RAE	VITD	TOCPHA	TOCPHB	TOCPHG	TOCPHD	VITK	THIA	RIBF	NIA	NE	VITB6A	VITB12	FOL	PANTAC	BIOT	VITC	ALC	NACL_EQ	
0.07	0.10	2	1	0	38	-	-	-	-	-	-	-	1.1	-	2.2	0.1	14	0.04	0.06	0.5	(0.9)	0.05	-	53	0.50	2.6	7	-	Tr	種皮及び損傷部を除いたもの / 植物油（なたね油） / 調理による脂質の増減：第1章表14参照
0.08	0.06	2	0	0	55	(0)	(0)	3	5	6	Tr	(0)	0.1	0	Tr	0.1	3	0.04	0.05	0.3	0.6	0.05	(0)	41	0.23	1.7	8	-	0	廃棄部位：種皮及び損傷部 / 硝酸イオン：(0) g
0.06	0.06	-	-	-	-	(0)	(0)	5	(0)	5	Tr	(0)	0.1	0	Tr	0.1	3	0.03	0.04	0.2	(0.5)	0.02	(0)	33	0.14	-	2	-	0	種皮及び損傷部を除いたもの / ゆでた後水冷し、水切りしたもの / 硝酸イオン：(0) g
0.33	1.32	4	1	2	15	(0)	0	10000	76	10000	840	(0)	6.5	Tr	0.5	0	640	0.18	0.42	1.1	(1.6)	0.35	(0)	250	1.83	14.0	65	-	-	廃棄率：木質茎つきの場合25% / 硝酸イオン：0.2 g
0.20	1.02	-	-	-	-	(0)	0	6600	39	6600	550	(0)	3.4	Tr	0.3	0	450	0.06	0.13	0.4	(0.7)	0.08	(0)	67	0.70	-	11	-	-	ゆでた後水冷し、手搾りしたもの / 硝酸イオン：0.1 g
0.19	0.60	0	0	0	280																2.6									
0.13	0.28	-	-	-	-	(0)	·	-			0	(0)		0.6	0.1	Tr	Tr	1	0.02	0.10	0.4	1.1	0.03		14	0.02	-	0	-	7.1	別名：ごぼうあざみ / 水洗いし、水切りしたもの / ビタミンC：酸化防止用として添加品あり
0.16	0.96	1	0	1	1	(0)	(0)	(0)	(0)	(0)	(0)	(0)	0	0	0	0	0	0.08	0.07	0.7	(1.4)	0.12	(0)	77	0	1.6	9	-	-	廃棄部位：根、根盤部及び損傷部 / 硝酸イオン：0 g
0.14	0.75	-	-	-	-	(0)	(0)	(0)	(0)	(0)	(0)	(0)	0.5	0	0	0	Tr	0.07	0.07	0.6	(1.2)	0.12	(0)	92	0	-	8	-	-	根、根盤部及び損傷部を除いたもの / 硝酸イオン：0 g
0.20	1.07	-	-	-	-	(0)	78	4300	0	4300	360	(0)	2.2	0	0.1	0	250	0.10	0.20	1.0	(1.4)	0.11	(0)	120	0.40	-	19	-	0.1	別名：あさがおな、えんさい、くうしんさい / 硝酸イオン：0.2 g
0.15	0.77	-	-	-	-	(0)	74	3800	0	3800	320	(0)	0.6	0	0.1	0	260	0.06	0.10	0.6	(1.0)	0.05	(0)	55	0.30	-	6	-	0	別名：あさがおな、えんさい、くうしんさい / ゆでた後水冷し、手搾りしたもの / 硝酸イオン：0.2 g
0.24	0.78	-	-	-	-	(0)	0	6700	0	6700	560	(0)	4.1	Tr	0.1	0	440	0.23	0.32	3.2	(4.2)	0.10	(0)	170	0.50	-	42	-	0	若葉 / 別名：おはぎ、うはぎ、はぎな / 硝酸イオン：Tr
0.29	0.84	-	-	-	-	(0)	0	5300	0	5300	440	(0)	3.2	0.1	0.5	0	340	0.19	0.34	2.4	(3.9)	0.08	(0)	190	0.55	-	35	-	0	別名：もちぐさ、よもぎな / 硝酸イオン：Tr
0.28	0.75	-	-	-	-	(0)	0	6000	0	6000	500	(0)	3.4	0.1	0.8	0	380	0.08	0.09	0.5	(1.9)	0.04	(0)	51	0.13	-	2	-	0	別名：もちぐさ、よもぎな / ゆでた後水冷し、手搾りしたもの / 硝酸イオン：Tr
0.50	0.75	0	1	0	58	(0)	0	5	0	5	Tr	(0)	7.2	0.3	2.9	0.1	0	0.54	0.09	10.0	(12.0)	0.21	(0)	150	1.40	44.0	20	-	0	別名：なんきんまめ、ピーナッツ / 廃棄部位：さや / 硝酸イオン：0 g
0.36	0.50	-	-	-	-	(0)	0	1	0	1	Tr	(0)	6.8	0.2	2.7	0.1	0	0.30	0.13	8.2	(10.0)	0.19	(0)	150	0.91	-	19	-	0	別名：なんきんまめ、ピーナッツ / 廃棄部位：さや / 硝酸イオン：0 g
0.06	0.45	1	0	1	14	(0)	0	0	0	0	0	(0)	0.8	Tr	0	0	1	0.07	0.05	2.1	2.4	0.12	(0)	29	0.56	0.9	23	-	0	別名：おおにら、さとにら / 廃棄部位：根、膜状りん片及び両端
0.06	0.08	4	Tr	3	3	(0)	0	0	0	0	0	-	0.2	0	0	0	Tr	Tr	0.1	0.1	(0.2)	0.02	0	Tr	0.03	0.4	0	-	1.9	別名：おおにら、さとにら / 液汁を除いたもの
0.06	0.37	-	-	-	-	(0)	0	18	0	18	2	(0)	0.4	Tr	0	0	6	0.03	0.05	0.8	(1.2)	0.11	(0)	55	0.33	-	21	-	0	土寄せ軟白若採りのらっきょう / 別名：エシャ、エシャらっきょう / 廃棄部位：株元及び緑葉部 / 硝酸イオン：Tr
0.03	0.25	-	-	-	-	(0)	0	45	0	45	4	(0)	0.3	0	0.1	0	9	0.06	0.08	0.4	(0.6)	0.24	(0)	76	0.17	-	11	-	0	別名：西洋ねぎ、ポロねぎ / 廃棄部位：株元及び緑葉部 / 硝酸イオン：Tr
0.04	0.20	-	-	-	-	(0)	0	37	0	37	3	(0)	0.3	0	0.1	0	8	0.05	0.07	0.3	(0.5)	0.20	(0)	68	0.14	-	9	-	0	別名：西洋ねぎ、ポロねぎ / 株元及び緑葉部を除いたもの / 硝酸イオン：Tr
0.07	0.69	-	-	-	-	(0)	0	3600	0	3600	300	(0)	1.4	Tr	Tr	0	210	0.06	0.17	0.5	0.8	0.11	(0)	170	0.55	-	66	-	0	別名：ロケットサラダ、エルカ、ルコラ / 廃棄部位：株元 / 硝酸イオン：0.4 g
0.02	0.05	-	-	-	-	(0)	0	40	0	40	3	(0)	0.2	0	0.1	0	7	0.04	0.05	0.4	(0.8)	0.02	(0)	31	0.10	-	5	-	0	別名：しょくようだいおう / 廃棄部位：表皮及び両端 / 硝酸イオン：0.2 g
0.02	0.05	-	-	-	-	(0)	0	42	0	42	4	(0)	0.2	0	0.1	0	9	0.01	0.03	0.1	0.2	0.01	(0)	22	0.10	-	4	-	0	別名：しょくようだいおう / 表皮及び両端を除いたもの / 硝酸イオン：0.1 g
0.04	0.13	1	0	0	Tr	(0)	0	240	0	240	20	(0)	0.3	0	0.1	0	29	0.05	0.03	0.5	0.5	0.05	(0)	73	0.20	1.2	5	-	0	別名：たまちしゃ / 廃棄部位：株元 / 硝酸イオン：0.1 g
0.01	0.38	-	-	-	-	(0)	2	710	2	710	59	(0)	0.3	0	0.3	0	58	0.03	0.03	0.3	(0.4)	0.05	(0)	44	0.06	-	5	-	0	別名：たまちしゃ / 廃棄部位：株元 / 硝酸イオン：0.2 g

6 野菜類

食品番号	索引番号	食品名	廃棄率	エネルギー	エネルギー	水分	たんぱく質 アミノ酸組成による	たんぱく質	脂質 トリアシルグリセロール当量	コレステロール	脂質	利用可能炭水化物（単糖当量）	利用可能炭水化物（質量計）	差引き法による利用可能炭水化物	食物繊維総量	糖アルコール	炭水化物	有機酸	灰分	ナトリウム	カリウム	カルシウム	マグネシウム	リン	鉄	亜鉛
単位			%	kJ	kcal	(.....g.....)				mg		(...........................g...........................)								(...........................mg...........................)						
成分識別子			REFUSE	ENERC	ENERC_KCAL	WATER	PROTCAA	PROT-	FATNLEA	CHOLE	FAT-	CHOAVLM	CHOAVL	CHOAVLDF-	FIB-	POLYL	CHOCDF-	OA	ASH	NA	K	CA	MG	P	FE	ZN
06313	843	（レタス類）　サラダな　葉　生	10	43	10	94.9	0.8	1.0	0.1	(0)	0.2	0.7 *	0.7	1.1	1.8	-	2.7	-	1.0	6	410	56	14	49	2.4	0.2
06314	844	（レタス類）　リーフレタス　葉　生	6	66	16	94.0	(1.0)	1.4	(0.1)	(0)	0.1	(0.9)	(0.9)	1.8 *	1.9	-	3.3	-	1.0	6	490	58	15	41	1.0	0.5
06315	845	（レタス類）　サニーレタス　葉　生	6	63	15	94.1	(0.7)	1.2	(0.1)	(0)	0.2	(0.6)	(0.6)	1.7 *	2.0	-	3.2	-	1.1	4	410	66	15	31	1.8	0.4
06362	846	（レタス類）　サンチュ　葉　生	0	56	14	94.5	(1.0)	1.2	(0.2)	(0)	0.4	-	-	1.0 *	2.0	-	2.5	-	1.0	3	470	62	19	39	0.5	0.2
06316	847	（レタス類）　コスレタス　葉　生	9	66	16	94.5	(0.8)	1.2	0.1	(0)	0.2	(1.2)	(1.2)	2.0 *	1.9	-	3.4	-	0.6	16	250	29	12	39	0.5	0.3
06317	848	れんこん　根茎　生	20	280	66	81.5	1.3	1.9	Tr	0	0.1	14.2	13.0	14.1 *	2.0	-	15.5	-	1.0	24	440	20	16	74	0.5	0.3
06318	849	れんこん　根茎　ゆで	0	278	66	81.9	(0.9)	1.3	Tr	(0)	0.1	(13.9)	(12.7)	14.3 *	2.3	-	16.1	-	0.6	15	240	20	13	78	0.4	0.3
06371	850	れんこん　甘酢れんこん	0	287	68	80.8	0.5	0.6	-	(0)	0.2	15.1 *	13.8	14.2	2.3	-	16.5	0.5	1.5	550	14	6	1	26	0.1	Tr
06320	851	わけぎ　葉　生	4	128	30	90.3	(1.1)	1.6	-	(0)	0	-	-	5.1 *	2.8	-	7.4	-	0.7	1	230	59	23	25	0.4	0.2
06321	852	わけぎ　葉　ゆで	0	122	29	90.4	(1.3)	1.9	-	(0)	0	-	-	4.4 *	3.1	-	6.9	-	0.8	1	190	51	23	25	0.4	0.2
06322	853	わさび　根茎　生	30	376	89	74.2	-	5.6	-	(0)	0.2	-	-	14.0 *	4.4	-	18.4	-	1.5	24	500	100	46	79	0.8	0.7
06323	854	わさび　わさび漬	0	591	140	61.4	-	7.1	-	(0)	0.5	-	-	25.3 *	2.7	-	28.0	-	3.0	1000	140	40	16	72	0.9	1.1
06324	855	わらび　生わらび　生	6	80	19	92.7	1.8	2.4	-	(0)	0.1	-	-	1.0 *	3.6	-	4.0	-	0.8	Tr	370	12	25	47	0.7	0.6
06325	856	わらび　生わらび　ゆで	0	53	13	95.2	(1.1)	1.5	-	(0)	0.1	-	-	0.4 *	3.0	-	3.0	-	0.2	Tr	10	11	10	24	0.6	0.5
06326	857	わらび　干しわらび　乾	0	888	216	10.4	(14.5)	20.0	-	(0)	0.7	-	-	8.9 *	58.0	-	61.4	-	7.5	6	3200	200	330	480	11.0	6.2
06382	858	（その他）　ミックスベジタブル　冷凍	0	282	67	80.5	-	3.0	-	0	0.7	-	-	20.9 *	(5.9)	-	15.1	-	0.6	22	220	19	21	71	0.7	0.5
06383	859	（その他）　ミックスベジタブル　冷凍　ゆで	0	273	65	80.9	-	3.1	-	0	0.8	-	-	21.2 *	(6.5)	-	14.6	-	0.5	16	180	19	20	67	0.7	0.5
06384	860	（その他）　ミックスベジタブル　冷凍　油いため	0	450	108	75.5	-	3.3	-	Tr	4.9	-	-	21.6 *	(5.9)	-	15.7	-	0.7	22	230	20	22	74	0.7	0.6
06399	861	（その他）　野菜ミックスジュース　通常タイプ	0	89	21	93.9	-	0.8	-	-	0.1	3.1	3.1	3.7 *	0.9	-	4.7	-	0.5	17	230	10	9	19	0.2	0.1
06400	862	（その他）　野菜ミックスジュース　濃縮タイプ	0	152	36	90.0	-	1.0	-	-	0.3	5.8	5.7	6.8 *	1.0	-	7.8	-	0.8	39	310	43	18	30	0.3	0.1

銅 CU	マンガン MN	ヨウ素 ID	セレン SE	クロム CR	モリブデン MO	レチノール RETOL	α-カロテン CARTA	β-カロテン CARTB	β-クリプトキサンチン CRYPXB	β-カロテン当量 CARTBEQ	レチノール活性当量 VITA_RAE	ビタミンD VITD	α-トコフェロール TOCPHA	β-トコフェロール TOCPHB	γ-トコフェロール TOCPHG	δ-トコフェロール TOCPHD	ビタミンK VITK	ビタミンB1 THIA	ビタミンB2 RIBF	ナイアシン NIA	ナイアシン当量 NE	ビタミンB6 VITB6A	ビタミンB12 VITB12	葉酸 FOL	パントテン酸 PANTAC	ビオチン BIOT	ビタミンC VITC	アルコール ALC	食塩相当量 NACLEQ	備考
0.04	-	-	-	-	-	(0)	0	2200	0	2200	180	(0)	1.4	0	1.1	0	110	0.06	0.13	0.3	0.6	0.06	(0)	71	0.25	-	14		0	廃棄部位：株元 / 硝酸イオン：0.2 g
0.06	0.34	7	Tr	3	5	(0)	0	2300	10	2300	200	(0)	1.3	0.1	0.9	Tr	160	0.06	0.13	0.4	(0.6)	0.10	(0)	110	0.24	2.9	21		0	別名：ちりめんちしゃ、あおちりめんちしゃ / 廃棄部位：株元 / 硝酸イオン：0.2 g
0.05	0.43	-	-	-	-	(0)	0	2000	0	2000	170	(0)	1.2	Tr	0.8	0	160	0.10	0.10	0.3	(0.6)	0.08	(0)	120	0.14	-	17		0	別名：あかちりめんちしゃ / 廃棄部位：株元 / 硝酸イオン：0.2 g
0.01	0.69	-	-	-	-	(0)	6	3800	7	3800	320	(0)	0.7	0	0.8	0	220	0.06	0.10	0.4	(0.7)	0.08	(0)	91	0.08	-	13		0	別名：かきちしゃ / 株元を除いたもの /（株元つきの場合、廃棄率：9％）/ 硝酸イオン：0.4 g
0.03	0.23	-	-	-	-	(0)	0	510	0	510	43	(0)	0.7	0	0.7	0	54	0.06	0.06	0.3	(0.5)	0.05	(0)	120	0.23	-	8		0	別名：ロメインレタス、たちちしゃ、たちレタス / 廃棄部位：株元 / 硝酸イオン：0.1 g
0.09	0.78	9	1	0	1	(0)	0	3	0	3	Tr	(0)	0.6	Tr	0	0	0	0.10	0.01	0.4	0.7	0.04	(0)	14	0.89	2.9	48		0.1	廃棄部位：節部及び皮 / 硝酸イオン：0 g
0.05	0.80	-	-	-	-	(0)	0	3	0	3	Tr	(0)	0.6	0	0	0	0	0.06	0	0.2	(0.4)	0.07	(0)	8	0.49	-	18		0	節部及び皮を除いたもの / 硝酸イオン：0 g
0.07	Tr	*	0	1	1	(0)	(0)	3	0	3	0	(0)	0.8	0	0	0	0	0	0	0.2	0.2	0	0	0	0.1	-	7		1.4	*ヨウ素：第3章参照 / 硝酸イオン：0 g
0.04	0.23	-	-	-	-	(0)	0	2700	68	2700	220	(0)	1.4	Tr	0.5	0	170	0.06	0.10	0.3	(0.7)	0.18	(0)	120	0.21	-	37		0	廃棄部位：株元 / 硝酸イオン：Tr
0.04	0.28	-	-	-	-	(0)	0	1800	26	1800	150	(0)	1.1	0	0.4	0	120	0.05	0.10	0.3	(0.8)	0.13	(0)	110	0.20	-	21		0	株元を除いたもの / 硝酸イオン：Tr
0.03	0.14	1	9	1	2	(0)	0	7	(0)	7	1	(0)	1.4	0	0	0	49	0.06	0.15	1.0	1.5	0.32	(0)	50	0.20	3.5	75		0.1	廃棄部位：側根基部及び葉柄 / 硝酸イオン：0.1 g
0.15	0.38	-	-	-	-	(0)		16	7	20	2	(0)	0.1	0	0.1	0	9	0.08	0.17	0.6	1.8	0.38	(0)	45	0.25	-	1		2.5	硝酸イオン：Tr
0.13	0.14	-	-	-	-	(0)	6	210	4	220	18	(0)	1.6	0.1	0.1	0	17	0.02	1.09	0.8	1.3	0.05	(0)	130	0.45	-	11		0	廃棄部位：基部 / 硝酸イオン：Tr
0.06	0.08	-	-	-	-	(0)	5	160	3	160	13	(0)	1.3	0.1	0.1	0	15	Tr	0.05	0.4	(0.7)	0	(0)	33	0	-	0		0	基部を除いたもの / ゆでた後水冷し、水切りしたもの / 硝酸イオン：0 g
1.20	1.63	-	-	-	-	(0)	55	1300	31	1300	110	(0)	4.6	0.2	1.7	0	180	0.12	0.46	5.1	(9.3)	0.06	(0)	140	2.70	-	0		0	硝酸イオン：Tr
0.08	0.20	0	1	1	24	0	1300	3200	18	3900	320	0	0.3	0	0.6	0	10	0.14	0.07	1.5	2.0	0.09	Tr	50	0.35	3.4	9		0.1	配合割合：グリンピース冷凍29、スイートコーン冷凍37、にんじん冷凍34 / 硝酸イオン：0 g / 食物繊維：AOAC2011.25法
0.07	0.20	0	1	Tr	19	0	1400	3500	18	4200	350	0	0.3	0	0.6	0	10	0.12	0.05	1.3	1.8	0.07	0	44	0.30	3.1	5	Tr		配合割合：グリンピース冷凍ゆで28、スイートコーン冷凍ゆで39、にんじん冷凍ゆで33 / 硝酸イオン：0 g / 食物繊維：AOAC2011.25法
0.08	0.21	0	1	1	24	0	1400	3600	19	4300	360	0	1.0	Tr	2.0	Tr	16	0.14	0.07	1.5	2.1	0.09	0	53	0.38	3.7	6		0.1	配合割合：グリンピース冷凍油いため29、スイートコーン冷凍油いため39、にんじん冷凍油いため32 / 植物油（なたね油）/ 調理による脂質の増減：第1章表14参照 / 硝酸イオン：0 g / 食物繊維：AOAC2011.25法
0.05	0.07	0	0	1	3	-	390	730	0	920	77	-	1.0	Tr	Tr	0	3	0.03	0.02	0.8	0.9	0.07	-	11	0.14	3.1	2		Tr	食物繊維：AOAC2011.25法 / ポリフェノール：Tr
0.05	0.12	3	0	1	2	-	1400	4100	0	4800	400	-	1.2	Tr	Tr	0	4	0.05	0.04	1.3	1.3	0.12	-	26	0.30	3.9	37		0.1	ポリフェノール：Tr / 食物繊維：AOAC2011.25法

7 果実類

食品番号	索引番号	食品名	廃棄率	エネルギー		水分	たんぱく質		脂質			炭水化物						有機酸	灰分	無機質						
							アミノ酸組成による	たんぱく質	トリアシルグリセロール当量	コレステロール	脂質	利用可能炭水化物		差引き法による利用可能炭水化物	食物繊維総量	糖アルコール	炭水化物			ナトリウム	カリウム	カルシウム	マグネシウム	リン	鉄	亜鉛
												(単糖当量)	(質量計)													
単位			%	kJ	kcal	(............... g ....)			mg			(............................. g ....)								(............................. mg ....)						
成分識別子			REFUSE	ENERC	ENERC_KCAL	WATER	PROTCAA	PROT-	FATNLEA	CHOLE	FAT-	CHOAVLM	CHOAVL	CHOAVLDF-	FIB-	POLYL	CHOCDF-	OA	ASH	NA	K	CA	MG	P	FE	ZN
07001	863	あけび 果肉 生	0	376	89	77.1	-	0.5	-	0	0.1	-	-	20.9 *	1.1	-	22.0	-	0.3	Tr	95	11	14	22	0.3	0.1
07002	864	あけび 果皮 生	0	135	32	90.4	-	0.3	-	0	0.3	-	-	5.5 *	3.1	-	8.6	-	0.4	2	240	18	9	13	0.1	0.1
07181	865	アサイー 冷凍 無糖	0	255	62	87.7	-	0.9	-	-	5.3	0.2 *	0.2	0	4.7	0	5.0	0.3	0.4	11	150	45	20	19	0.5	0.3
07003	866	アセロラ 酸味種 生	25	150	36	89.9	-	0.7	Tr	0	0.1	-	-	7.2 *	1.9	-	9.0	-	0.3	7	130	11	10	18	0.5	0.5
07159	867	アセロラ 甘味種 生	25	152	36	89.9	-	0.7	-	0	0.1	-	-	7.1 *	1.9	-	9.0	-	0.3	7	130	11	10	18	0.5	0.5
07004	868	アセロラ 果実飲料 10%果汁入り飲料	0	178	42	89.4	-	0.1	-	0	0	-	-	10.3 *	0.2	-	10.5	-	Tr	1	13	1	1	2	0.1	0.1
07005	869	アテモヤ 生	35	343	81	77.7	(1.1)	1.8	(0.3)	0	0.4	-	-	16.9 *	3.3	-	19.4	-	0.7	4	340	26	29	24	0.3	0.2
07006	870	アボカド 生	30	734	178	71.3	1.6	2.1	15.8	Tr	17.5	(0.8)	(0.8)	4.5 *	5.6	-	7.9	-	1.2	7	590	8	34	52	0.6	0.7
07007	871	あんず 生	5	155	37	89.8	(0.8)	1.0	(0.2)	(0)	0.3	(4.8)	(4.7)	6.9 *	1.6	0.1	8.5	-	0.4	2	200	9	8	15	0.3	0.1
07008	872	あんず 乾	0	1253	296	16.8	(6.7)	9.2	(0.1)	(0)	0.4	(49.9)	(49.0)	60.0 *	9.8	3.4	70.4	-	3.2	15	1300	70	45	120	2.3	0.9
07009	873	あんず 缶詰	0	335	79	79.8	(0.4)	0.5	-	(0)	0.4	-	-	18.3 *	0.8	-	18.9	-	0.4	4	190	18	7	14	0.2	0.1
07010	874	あんず ジャム 高糖度	0	1076	252	34.5	(0.2)	0.3	(0.1)	(0)	0.1	(66.5) *	(63.4)	64.3	0.7	-	64.9	-	0.2	10	75	8	4	6	0.2	0.1
07011	875	あんず ジャム 低糖度	0	858	202	48.8	(0.3)	0.4	(0.1)	(0)	0.1	-	-	49.4 *	1.2	-	50.5	-	0.2	18	80	11	4	7	0.3	0.1
07012	876	いちご 生	2	130	31	90.0	0.7	0.9	0.1	0	0.1	(6.1) *	(5.9)	6.6	1.4	0	8.5	0.8	0.5	Tr	170	17	13	31	0.3	0.2
07013	877	いちご ジャム 高糖度	0	1064	250	36.0	(0.3)	0.4	(0.1)	(0)	0.1	(65.4) *	(62.4)	62.1	1.3	-	63.3	-	0.2	6	67	9	7	13	0.2	0.1
07014	878	いちご ジャム 低糖度	0	825	194	50.7	(0.4)	0.5	(0.1)	(0)	0.1	-	-	47.5 *	1.1	-	48.4	-	0.3	12	79	12	8	14	0.4	0.1
07160	879	いちご 乾	0	1398	329	15.4	(0.4)	0.5	(0.2)	(0)	0.2	-	-	80.1 *	3.0	-	82.8	-	1.0	260	15	140	5	9	0.4	0.1
07015	880	いちじく 生	15	239	57	84.6	0.4	0.6	(0.1)	(0)	0.1	(11.0)	(11.0)	12.5 *	1.9	-	14.3	0.1	0.4	2	170	26	14	16	0.3	0.2
07016	881	いちじく 乾	0	1152	272	18.0	(2.0)	3.0	(0.8)	(0)	1.1	(62.7) *	(62.1)	65.9	10.7	-	75.3	-	2.5	93	840	190	67	75	1.7	0.6
07017	882	いちじく 缶詰	0	331	78	79.7	(0.3)	0.5	(0.1)	(0)	0.1	-	-	18.4 *	1.2	-	19.4	-	0.3	8	110	30	8	13	0.1	0.1
07019	883	うめ 生	15	139	33	90.4	0.4	0.7	(0.4)	0	0.5	-	-	5.8 *	2.5	-	7.9	-	0.5	2	240	12	8	14	0.6	0.1
07020	884	うめ 梅漬 塩漬	15	114	27	72.3	(0.4)	0.7	(0.4)	(0)	0.4	-	-	4.4 *	2.7	-	6.7	-	19.9	7600	150	47	32	15	2.9	0.1
07021	885	うめ 梅漬 調味漬	20	189	45	80.2	-	1.5	(0.4)	(0)	0.5	-	-	7.2 *	3.4	-	10.5	-	7.3	2700	100	87	26	17	1.2	0.1
07022	886	うめ 梅干し 塩漬	25	118	29	72.2	(0.5)	0.9	(0.5)	0	0.7	0.9 *	0.9	1.1	3.3	-	8.6	4.3	17.6	7200	220	33	17	21	1.1	0.1
07023	887	うめ 梅干し 調味漬	25	381	90	68.7	-	1.5	(0.4)	(0)	0.6	-	-	18.8 *	2.5	-	21.1	-	8.1	3000	130	25	15	15	2.4	0.1
07024	888	うめ 梅びしお	0	834	196	42.4	-	0.7	(0.4)	0	0.5	-	-	46.9 *	1.3	-	48.1	-	8.3	3100	190	27	11	19	7.0	Tr
07025	889	うめ 果実飲料 20%果汁入り飲料	0	208	49	87.6	-	Tr	-	(0)	Tr	-	-	12.2 *	0.1	-	12.3	-	0.1	35	30	1	2	2	0.2	Tr
07037	890	オリーブ 塩漬 グリーンオリーブ	25	611	148	75.6	(0.7)	1.0	(14.6)	(0)	15.0	0	0	1.9 *	3.3	-	4.5	-	3.9	1400	47	79	11	8	0.3	0.2
07038	891	オリーブ 塩漬 ブラックオリーブ	25	498	121	81.6	(0.6)	0.8	12.0	Tr	12.3	-	-	1.5 *	2.5	-	3.4	-	1.9	640	10	68	11	5	0.8	0.2
07039	892	オリーブ 塩漬 スタッフドオリーブ	0	581	141	75.4	(0.6)	0.8	-	(0)	14.3	-	-	0.7 *	3.7	-	4.2	-	5.3	2000	28	83	9	5	0.3	0.1
07049	893	かき 甘がき 生	9	268	63	83.1	0.3	0.4	0.1	0	0.2	13.3	13.1	14.5 *	1.6	-	15.9	-	0.4	1	170	9	6	14	0.2	0.1
07050	894	かき 渋抜きがき 生	15	250	59	82.2	(0.3)	0.5	Tr	0	0.1	13.7 *	13.6	14.3	2.8	-	16.9	-	0.3	1	200	7	6	16	0.1	Tr

可　食　部　100　g　当　た　り

銅 CU	マンガン MN	ヨウ素 ID	セレン SE	クロム CR	モリブデン MO	レチノール RETOL	α-カロテン CARTA	β-カロテン CARTB	β-クリプトキサンチン CRYPXB	β-カロテン当量 CARTBEQ	レチノール活性当量 VITA_RAE	ビタミンD VITD	α-トコフェロール TOCPHA	β-トコフェロール TOCPHB	γ-トコフェロール TOCPHG	δ-トコフェロール TOCPHD	ビタミンk VITK	ビタミンB1 THIA	ビタミンB2 RIBF	ナイアシン NIA	ナイアシン当量 NE	ビタミンB6 VITB6A	ビタミンB12 VITB12	葉酸 FOL	パントテン酸 PANTAC	ビオチン BIOT	ビタミンC VITC	アルコール ALC	食塩相当量 NACL_EQ	備考
(……mg……)						(…………………………………………… μg …………………………………………)							(………… mg …………)				μg	(…………… mg ……………)						(…… μg ……)	mg	μg	mg	(……g……)		
0.09	0.15	-	-	-	-	(0)	0	0	0	0	(0)	(0)	0.2	0	0	0	0.07	0.03	0.03	0.3	0.4	0.08	0	30	0.29	-	65	-		試料:みつばあけび 全果に対する割合:果肉20%、種子7%
0.05	0.17	-	-	-	-	(0)	0	0	0	0	(0)	-	0.6	0	Tr	0	-	0.03	0.06	0.1	0.2	0.09	0	16	0.47	-	9	-		試料:みつばあけび 全果に対する割合:果皮70%、へた3%
0.19	5.91	1	6	60	3	-	49	380	3	410	34	-	3.7	0	0.1	0	91	0.03	0.06	0.6	0.7	0.11	Tr	13	0.10	14.0	1	-	Tr	食物繊維:AOAC2011.25法 タンニン:0.4g ポリフェノール:0.4g
0.31		-	-	-	-	0	0	370	0	370	31	(0)	0.7	0.1	1.4	0		0.03	0.04	0.3	0.4	0	0	45	0.25	-	1700	-	0	試料:冷凍品 廃棄部位:果柄及び種子
0.31		-	-	-	-	0	0	370	0	370	31	(0)	0.7	0.1	1.4	0		0.03	0.04	0.3	0.4	0	0	45	0.25	-	800	-	0	試料:冷凍品 廃棄部位:果柄及び種子
0.04		-	-	-	-	0	0	35	0	35	3	(0)	0.1	Tr	0.1	Tr	0	Tr	Tr	Tr	Tr	0	0	5	0.03	-	120	-	0	廃棄部位:果皮及び種子
0.09	0.20	-	-	-	-	(0)	0	0	0	0	(0)	-	0.2	0	0	0	-	0.08	0.12	0.9	(1.5)	0.28	0	23	0.23	-	14	-	0	廃棄部位:果皮及び種子
0.24	0.19	0	1	0	2	(0)	13	67	27	87	7	(0)	3.3	0	0	0	21	0.09	0.20	1.8	2.3	0.29	(0)	83	1.55	5.3	12	-	Tr	別名:アボガド 廃棄部位:果皮及び種子
0.04	0.21	0	0	0	1	(0)	0	1400	190	1500	120	(0)	1.7	0	0	0	-	0.02	0.02	Tr	(0.2)	0.05	(0)	2	0.30	0.5	3	-	0	別名:アプリコット 廃棄部位:核及び果柄
0.43	0.32	-	-	-	-	(0)	0	4800	270	5000	410	(0)	1.4	Tr	0	0	(4)	0	0.03	3.5	(5.0)	0.18	(0)	10	0.53	-	Tr	-	0	別名:アプリコット 果皮及び核を除いたもの
0.03	0.03	-	-	-	-	(0)	0	520	55	550	46	(0)	0.4	0	0	0	(3)	0.01	0.01	0.1	(0.2)	0.04	(0)	2		-	Tr	-	0	別名:アプリコット 試料:ヘビーシラップ漬 液汁を含んだもの(液汁40%) ビタミンC:酸化防止用として添加品あり
0.02	0.02	-	-	-	-	(0)	0	430	96	470	39	(0)	0.4	0	0	0	(6)	0.01	Tr	0.2	(0.3)	0.02	(0)	1	0	-	Tr	-	0	別名:アプリコット ビタミンC:酸化防止用として添加品あり (100g:125mL、100mL:80g)
0.03	0.03	-	-	-	-	(0)	0	630	120	690	58	(0)	0.5	0	0	0	(5)	0.01	0.01	0.2	(0.3)	0.02	(0)	2	0	-	Tr	-	0	別名:アプリコット ビタミンC:酸化防止用として添加品あり (100g:125mL、100mL:80g)
0.05	0.20	1	Tr	0	9	(0)	0	17	1	18	1	(0)	0.4	0	0.2	0	(2)	0.03	0.02	0.4	0.5	0.04	0	90	0.33	0.8	62	-	0	別名:オランダイチゴ 廃棄部位:へた及び果梗
0.03	0.14	0	0	1	2	(0)	0	Tr	0	Tr	(0)	(0)	0.2	0	0.1	0	(4)	0.01	0.01	0.2	(0.3)	0.02	0	23	0.08	0.4	9	-	0	別名:オランダイチゴ ビタミンC:酸化防止用として添加品あり (100g:125mL、100mL:80g)
0.03	0.22	-	-	-	-	(0)	0	Tr	0	Tr	(0)	(0)	0.2	0	0.1	0	(3)	0.01	0.01	0.2	(0.3)	0.03	0	27	0.06	-	10	-	0	別名:オランダイチゴ ビタミンC:酸化防止用として添加品あり (100g:125mL、100mL:80g)
0.07	0.22	(5)	(3)	(0)	(76)	(0)	Tr	24	7	28	2	(0)	0.7	0	0.3	0	(21)	0	0	0.1	(0.1)	0.01	0	4	0.02	(7.0)	0	-	0.7	ドライフルーツ
0.06	0.08	0	0	Tr	4	0	0	15	6	18	1	(0)	0.4	Tr	0.1	0	(3)	0.03	0.03	0.3	0.4	0.07	0	22	0.23	0.4	2	-	0	廃棄部位:果皮及び果柄
0.31	0.48	-	-	-	-	0	1	34	25	46	4	(0)		Tr	7.5	0.2	(18)	0.10	0.06	0.7	(1.2)	0.23	0	10	0.36	-	0	-	0.2	
0.03	0.07	-	-	-	-	0				Tr	(0)					Tr	(5)	0.02	0.02	0.2	(0.2)	0.05	(0)	10	0	-	0	-	0	試料:ヘビーシラップ漬 液汁を含んだもの(液汁40%) ビタミンC:酸化防止用として添加品あり
0.05	0.07	0	0	Tr	1	(0)	7	220	30	240	20	(0)	3.3	0	2.0	0	(3)	0.03	0.05	0.4	0.5	0.06	0	8	0.35	0.5	6	-	0	未熟果(青梅) 廃棄部位:核
0.11	0.21	-	-	-	-	0				8	1	(0)	1.4	0.1	2.1	0	(9)	0.02	0.04	0.3	(0.4)	0.06	0	1	0.20	-	0	-	19.3	廃棄部位:核
0.07	0.07	-	-	-	-	(0)	0	27	0	27	2	(0)			1.2	0	(6)	0.03	0.03	0.4	0.4	0.04	0	2	0.07	-	0	-	6.9	廃棄部位:核
0.07	0.11	1	0	37	2	(0)	0	5	2	6	1	(0)	0.2	Tr	1.8	0	(9)	0.01	0.01	0.4	0.4	0.04	0	Tr	0.03	0.8	0	-	18.2	廃棄部位:核 ポリフェノール:0.1g
0.05	0.10	-	-	-	-	(0)	0	4	0	4	Tr	(0)	0.2	0	1.5	0	(10)	0.01	0.01	0.4	0.4	0.03	0	0	0.04	-	0	-	7.6	廃棄部位:核
0.05	0.10	-	-	-	-	(0)	0	Tr	0	Tr	(0)	(0)	0.1	0	0.9	0	(18)	0.03	0.03	0.4	0.4	0.03	0	0	0	-	0	-	7.9	
0.01	0.01	-	-	-	-	0				Tr	(0)	0	0.1	0	0.1	0	0	0	0	0	0	0.01	0	0	0	-	0	-	0.1	
0.17	0.04	-	-	-	-	(0)	0	450	0	450	38	(0)	5.5	0	0.2	0	(2)	0.01	Tr	0	(0)	0.03	0	3	0	-	12	-	3.6	緑果の塩漬 試料:びん詰 液汁を除いたもの 廃棄部位:種子
0.17	0.08	-	-	-	-	0				Tr	(0)	(0)	4.6	0.1	0.2	0	(1)	0.05	0.06	0.3	(0.3)	0.02	0	2	0	-	Tr	-	1.6	別名:ライプオリーブ 熟果の塩漬 試料:びん詰 液汁を除いたもの 廃棄部位:種子
0.14	0.03	-	-	-	-	(0)	0	490	78	530	44	(0)	5.3	0	0.2	0	(2)	0.01	0.01	Tr	(0)	0.02	0		0	-	11	-	5.1	緑果にピメントを詰めた塩漬 試料:びん詰 液汁を除いたもの
0.03	0.50	0	0	1	1	(0)	17	160	500	420	35	(0)	0.1	0	0	0	(2)	0.03	0.02	0.3	0.4	0.06	0	18	0.28	2.0	70	-	0	廃棄部位:果皮、種子及びへた
0.02	0.60	0	0	0	Tr	(0)	11	100	380	300	25	(0)	0.1	0	0	0	(2)	0.02	0.02	0.3	(0.4)	0.05	0	20	0.27	1.1	55	-	0	廃棄部位:果皮、種子及びへた

7 果実類

食品番号	索引番号	食品名	廃棄率	エネルギー		水分	アミノ酸組成によるたんぱく質	たんぱく質	トリアシルグリセロール当量(脂肪酸の)	コレステロール	脂質	利用可能炭水化物(単糖当量)	利用可能炭水化物(質量計)	差引き法による利用可能炭水化物	食物繊維総量	糖アルコール	炭水化物	有機酸	灰分	ナトリウム	カリウム	カルシウム	マグネシウム	リン	鉄	亜鉛
		単位	%	kJ	kcal	(................. g ....)				mg	(................................. g ....)									(................................. mg ....)						
		成分識別子	REFUSE	ENERC	ENERC_KCAL	WATER	PROTCAA	PROT-	FATNLEA	CHOLE	FAT-	CHOAVLM	CHOAVL	CHOAVLDF-	FIB-	POLYL	CHOCDF-	OA	ASH	NA	K	CA	MG	P	FE	ZN
07051	895	かき 干しがき	8	1156	274	24.0	(1.0)	1.5	(0.8)	(0)	1.7	-	-	58.7 *	14.0	-	71.3	-	1.5	4	670	27	26	62	0.6	0.2
07053	896	かりん 生	30	241	58	80.7	-	0.4	0.1	(0)	0.1	-	-	9.4 *	8.9	-	18.3	-	0.5	2	270	12	12	17	0.3	0.2
07018	897	（かんきつ類） いよかん 砂じょう 生	40	210	50	86.7	(0.5)	0.9	-	(0)	0.1	-	-	11.1 *	1.1	-	11.8	-	0.5	2	190	17	14	18	0.2	0.1
07026	898	（かんきつ類） うんしゅうみかん じょうのう 早生 生	20	207	49	87.2	(0.3)	0.5	Tr	(0)	0.1	(8.9)	(8.7)	11.5 *	0.7	-	11.9	-	0.3	1	130	17	11	12	0.1	0.1
07027	899	（かんきつ類） うんしゅうみかん じょうのう 普通 生	20	209	49	86.9	0.4	0.7	Tr	(0)	0.1	9.2	8.9	11.3 *	1.0	-	12.0	-	0.3	1	150	21	11	15	0.2	0.1
07028	900	（かんきつ類） うんしゅうみかん 砂じょう 早生 生	25	200	47	87.8	(0.3)	0.5	Tr	(0)	0.1	(9.5)	(9.2)	11.2 *	0.4	-	11.3	-	0.3	1	130	11	10	12	0.1	0.1
07029	901	（かんきつ類） うんしゅうみかん 砂じょう 普通 生	25	206	49	87.4	(0.4)	0.7	Tr	(0)	0.1	9.8	9.5	11.4 *	0.4	-	11.5	-	0.3	1	150	15	10	15	0.1	0.1
07030	902	（かんきつ類） うんしゅうみかん 果実飲料 ストレートジュース	0	191	45	88.5	0.3	0.5	Tr	(0)	0.1	9.2	9.1	10.9 *	0	-	10.6	-	0.3	1	130	8	8	11	0.2	Tr
07031	903	（かんきつ類） うんしゅうみかん 果実飲料 濃縮還元ジュース	0	179	42	89.3	0.3	0.5	Tr	(0)	0.1	8.5	8.3	10.2 *	0	-	9.9	-	0.2	1	110	6	9	9	0.1	Tr
07032	904	（かんきつ類） うんしゅうみかん 果実飲料 果粒入りジュース	0	224	53	86.7	(0.1)	0.2	0	(0)	Tr	-	-	13.1 *	Tr	-	13.0	-	0.1	4	33	5	4	5	0.1	Tr
07033	905	（かんきつ類） うんしゅうみかん 果実飲料 50%果汁入り飲料	0	253	59	84.9	(0.1)	0.2	Tr	(0)	Tr	-	-	14.7 *	0	-	14.7	-	0.2	1	63	4	4	5	0.1	Tr
07034	906	（かんきつ類） うんしゅうみかん 果実飲料 20%果汁入り飲料	0	213	50	87.4	(0.1)	0.1	Tr	(0)	Tr	-	-	12.4 *	0	-	12.4	-	0.1	1	21	2	2	2	0.1	Tr
07035	907	（かんきつ類） うんしゅうみかん 缶詰 果肉	0	267	63	83.8	-	0.5	-	(0)	0.1	-	-	14.9 *	0.5	-	15.3	-	0.3	4	75	8	7	8	0.4	0.1
07036	908	（かんきつ類） うんしゅうみかん 缶詰 液汁	0	268	63	84.1	-	0.3	Tr	(0)	0.1	-	-	15.4 *	0	-	15.3	-	0.2	4	75	5	6	7	0.3	0.1
07040	909	（かんきつ類） オレンジ ネーブル 砂じょう 生	35	204	48	86.8	0.5	0.9	(0.1)	0	0.1	8.3	8.1	10.3 *	1.0	-	11.8	0.9	0.4	1	180	24	9	22	0.2	0.1
07041	910	（かんきつ類） オレンジ バレンシア 米国産 砂じょう 生	40	179	42	88.7	(0.7)	1.0	(0.1)	0	0.1	(7.1)	(7.0)	9.4 *	0.8	-	9.8	-	0.4	1	140	21	11	24	0.3	0.2
07042	911	（かんきつ類） オレンジ バレンシア 果実飲料 ストレートジュース	0	191	45	87.8	0.5	0.8	Tr	0	Tr	9.0	8.8	9.9 *	0.3	-	11.0	1.1	0.3	1	180	9	10	20	0.1	Tr
07043	912	（かんきつ類） オレンジ バレンシア 果実飲料 濃縮還元ジュース	0	195	46	88.1	(0.3)	0.7	(0.1)	0	0.1	(7.9)	(7.7)	11.0 *	0.2	-	10.7	-	0.4	1	190	9	10	18	0.1	Tr
07044	913	（かんきつ類） オレンジ バレンシア 果実飲料 50%果汁入り飲料	0	195	46	88.4	(0.2)	0.4	(0.1)	0	0.2	-	-	11.0 *	0.1	-	10.8	-	0.2	2	99	5	6	10	0.1	Tr
07045	914	（かんきつ類） オレンジ バレンシア 果実飲料 30%果汁入り飲料	0	173	41	89.7	(0.1)	0.2	-	(0)	Tr	-	-	10.1 *	Tr	-	10.0	-	0.1	6	57	3	3	5	Tr	Tr
07046	915	（かんきつ類） オレンジ バレンシア マーマレード 高糖度	0	992	233	36.4	(0.1)	0.2	-	(0)	0.1	(61.3) *	(60.2)	62.6	0.7	-	63.2	-	0.1	11	27	16	3	4	0.1	Tr
07047	916	（かんきつ類） オレンジ バレンシア マーマレード 低糖度	0	808	190	51.7	(0.2)	0.3	-	(0)	0.1	-	-	46.5 *	1.3	-	47.7	-	0.2	9	49	19	5	5	0.2	Tr
07161	917	（かんきつ類） オレンジ 福原オレンジ 砂じょう 生	50	180	43	88.7	-	1.0	-	-	0.1	-	-	9.0 *	0.8	-	9.8	-	0.4	1	140	21	11	24	0.3	0.1
07048	918	（かんきつ類） オロブランコ 砂じょう 生	45	181	43	88.7	(0.5)	0.8	-	(0)	0.1	-	-	9.5 *	0.9	-	10.1	-	0.3	1	150	12	9	19	0.2	0.1
07052	919	（かんきつ類） かぼす 果汁 生	0	154	36	90.7	-	0.4	-	(0)	0.1	-	-	8.4 *	0.1	-	8.5	-	0.3	1	140	7	8	8	0.1	0.1
07162	920	（かんきつ類） かわちばんかん 砂じょう 生	55	162	38	90.0	(0.4)	0.7	-	(0)	0.2	-	-	8.5 *	0.6	-	8.8	-	0.3	1	160	10	10	21	0.1	Tr
07163	921	（かんきつ類） きよみ 砂じょう 生	40	190	45	88.4	(0.4)	0.8	-	(0)	0.2	-	-	10.1 *	0.6	-	10.3	-	0.3	1	170	11	11	21	0.1	0.1
07056	922	（かんきつ類） きんかん 全果 生	6	283	67	80.8	-	0.5	0.3	(0)	0.7	-	-	13.3 *	4.6	-	17.5	-	0.5	2	180	80	19	12	0.3	0.1
07062	923	（かんきつ類） グレープフルーツ 白肉種 砂じょう 生	30	168	40	89.0	0.5	0.9	(0.1)	0	0.1	7.5	7.3	8.3 *	0.6	-	9.6	1.1	0.4	1	140	15	9	17	Tr	0.1
07164	924	（かんきつ類） グレープフルーツ 紅肉種 砂じょう 生	30	168	40	89.0	(0.7)	0.9	(0.1)	0	0.1	(6.5)	(6.3)	8.1 *	0.6	-	9.6	1.1	0.4	1	140	15	9	17	Tr	0.1
07063	925	（かんきつ類） グレープフルーツ 果実飲料 ストレートジュース	0	187	44	88.7	0.6	0.6	(0.1)	0	0.1	(8.8)	(8.7)	10.2 *	0.1	-	10.3	-	0.3	1	180	9	9	12	0.1	Tr
07064	926	（かんきつ類） グレープフルーツ 果実飲料 濃縮還元ジュース	0	163	38	90.1	(0.7)	0.7	(0.1)	0	0.1	(7.8)	(7.7)	8.6 *	0.1	-	8.8	-	0.3	1	160	9	9	12	0.1	Tr
07065	927	（かんきつ類） グレープフルーツ 果実飲料 50%果汁入り飲料	0	193	45	88.4	-	0.3	-	(0)	Tr	-	-	11.0 *	0.1	-	11.1	-	0.2	4	90	7	6	6	0.1	Tr

		可食部 100 g 当たり																												
無機質						ビタミン																								備考
銅	マンガン	ヨウ素	セレン	クロム	モリブデン	ビタミンA レチノール	α-カロテン	β-カロテン	β-クリプトキサンチン	β-カロテン当量	レチノール活性当量	ビタミンD	ビタミンE α-トコフェロール	β-トコフェロール	γ-トコフェロール	δ-トコフェロール	ビタミンk	ビタミンB1	ビタミンB2	ナイアシン	ナイアシン当量	ビタミンB6	ビタミンB12	葉酸	パントテン酸	ビオチン	ビタミンC	アルコール	食塩相当量	
(mg)		(μg)				(μg)							(mg)				μg	(mg)						(μg)	mg	μg	mg	(g)		
CU	MN	ID	SE	CR	MO	RETOL	CARTA	CARTB	CRYPXB	CARTBEQ	VITA_RAE	VITD	TOCPHA	TOCPHB	TOCPHG	TOCPHD	VITK	THIA	RIBF	NIA	NE	VITB6A	VITB12	FOL	PANTAC	BIOT	VITC	ALC	NACL_EQ	
0.08	1.48	-	-	-	-	(0)	15	370	2100	1400	120	(0)	0.4	Tr	0	0	(10)	0.02	0	0.6	(1.0)	0.13	(0)	35	0.85	-	2	-	0	つるしがきを含む／廃棄部位：種子及びへた
0.09	0.05	-	-	-	-	(0)	0	38	200	140	11	(0)	0.6	0	0	0	-	0.01	0.03	0.3	0.4	0.04	(0)	12	0.31	-	25	-	0	廃棄部位：果皮及び果しん部
0.04	0.07	-	-	-	-	(0)	0	21	270	160	13	(0)	0.1	0	0	0	(0)	0.06	0.03	0.3	(0.4)	0.07	(0)	19	0.36	-	35	-	0	別名：いよ／廃棄部位：果皮、じょうのう膜及び種子
0.05	0.08	0	0	0	0	(0)	11	89	1900	1000	87	(0)	0.4	0	0	0	(0)	0.07	0.04	0.2	(0.2)	0.07	(0)	24	0.21	0.3	35	-	0	別名：みかん／廃棄部位：果皮
0.03	0.07	0	0	0	Tr	(0)	0	180	1700	1000	84	(0)	0.4	0	0	0	(0)	0.10	0.03	0.3	0.4	0.06	(0)	22	0.23	0.5	32	-	0	別名：みかん／廃棄部位：果皮
0.04	0.06	-	-	-	-	(0)	11	94	2000	1100	92	(0)	0.4	0	0	0	(0)	0.07	0.03	0.2	(0.2)	0.07	(0)	24	0.15	-	35	-	0	別名：みかん／廃棄部位：果皮及びじょうのう膜
0.03	0.05	Tr	0	0	Tr	(0)	0	190	1800	1100	92	(0)	0.4	0	0	0	(0)	0.09	0.03	0.3	(0.4)	0.05	(0)	22	0.23	0.4	33	-	0	別名：みかん／廃棄部位：果皮及びじょうのう膜
0.02	0.03	1	Tr	1	Tr	(0)	2	53	740	420	35	(0)	0.2	0	0	0	(0)	0.06	0.01	0.2	0.2	0.03	(0)	15	0.14	0.3	29	-	0	別名：みかんストレートジュース／(100 g：97mL、100 mL：103g)
0.02	0.03	-	-	-	-	(0)	3	81	1100	610	51	(0)	0.2	0	0	0	-	0.06	0.04	0.2	0.2	0.04	(0)	20	0.26	-	30	-	0	別名：みかん濃縮還元ジュース／(100 g：97mL、100 mL：103g)
0.01	0.03	-	-	-	-	(0)	0	34	360	220	18	(0)	0.2	0	0	0	(0)		0.03	0.1	(0.1)	0.01	(0)	8	0.08	-	12	-	0	別名：みかん粒入りジュース／果粒（砂じょう）20 % を含む
0.01	0.01	-	-	-	-	(0)	0	44	460	280	23	(0)	0.2	0	0	0	(0)		0.03	0.1	(0.1)	0.02	(0)	8	0.10	-	18	-	0	別名：みかん50%果汁入りジュース
0.01	Tr	-	-	-	-	(0)	0	21	210	120	10	(0)						0.01	0.01	Tr	0	0.01	(0)	2	0	-	7	-	0	別名：みかん20%果汁入りジュース／ビタミンC：酸化防止用として添加品あり
0.02	0.03	-	-	-	-	(0)	10	91	640	410	34	(0)	0.5	0	0	0	(0)	0.05	0.02	0.2	0.3	0.03	(0)	12	0.09	-	15	-	0	別名：みかん缶詰／試料：ライトシラップ漬／内容総量に対する果肉分：60 %
0.01	0.02	-	-	-	-	0	-	-	-	Tr	0	(0)						0.04	0.02	0.2	0.3	0.03	(0)	12	0.05	-	15	-	0	別名：みかん缶詰シロップ／試料：ライトシラップ漬／内容総量に対する液汁分：40 %
0.06	0.06	0	0	0	0	(0)	3	23	210	130	11	(0)	0.3	0	0	0	(0)	0.07	0.04	0.3	0.4	0.06	(0)	34	0.28	0.6	60	-	0	別名：ネーブルオレンジ／廃棄部位：果皮、じょうのう膜及び種子
0.06	0.05	0	0	0	1	(0)	14	50	130	130	11	(0)	0.3	0	0	0	(0)	0.10	0.03	0.4	(0.6)	0.07	(0)	32	0.36	0.9	40	-	0	別名：バレンシアオレンジ／廃棄部位：果皮、じょうのう膜及び種子
0.04	0.02	0	0	3	1	(0)	7	12	39	35	3	(0)	0.3	0	0	0	-	0.07	0.02	0.3	0.3	0.06	(0)	25	0.14	0.7	22	-	0	別名：バレンシアオレンジ／(100 g：97mL、100 mL：103g)
0.03	0.03	1	0	Tr	Tr	(0)	7	17	52	47	4	(0)	0.3	0	0	0	(0)	0.07	0.02	0.3	(0.3)	0.06	(0)	27	0.23	0.3	42	-	0	別名：バレンシアオレンジ／(100 g：97mL、100 mL：103g)
0.02	0.02	-	-	-	-	(0)	3	2	10	8	1	(0)	0.2	0	0	0	(0)	0.04	0.01	0.1	(0.1)	0.01	(0)	12	0.01	-	16	-	0	別名：バレンシアオレンジ
0.01	0.01	-	-	-	-	(0)	0	0			(0)	(0)	0.2	0	0	0	(0)	0.02	0.01	0.1	(0.1)	0.01	(0)	8	0.04	-	10	-	0	別名：バレンシアオレンジ
0.01	0.02	-	-	-	-	(0)	0	0	48	24	2	(0)	0.3	0	0.1	0		0.01	0	0.1	(0.1)	0.01	(0)	2	0	-	5	-	0	別名：バレンシアオレンジ／(100 g：74mL、100 mL：135g)
0.01	0.03	-	-	-	-	(0)	0	17	77	56	5	(0)	0.4	0	0	0		0.01	0	0.1	(0.2)	0.04	(0)	3	0	-	4	-	0	別名：バレンシアオレンジ／(100 g：74mL、100 mL：135g)
0.06	0.05	0	0	0	1	(0)	14	50	130	120	10	(0)	0.3	0	0	0	(0)	0.10	0.03	0.3	0.4	0.07	(0)	32	0.36	0.9	60	-	0	廃棄部位：果皮、じょうのう膜及び種子
0.05	0.02	-	-	-	-	(0)	1	4	0	5	Tr	(0)	0.2	0	0	0	-	0.09	0.02	0.3	(0.4)	0.04	0	34	0.47	-	38	-	0	別名：スイーティー、スウィーティー／廃棄部位：果皮、じょうのう膜及び種子
0.03	0.04	-	-	-	-	(0)	0	0	21	10	1	(0)	0.2	0	0	0		0.06	0.02	0.3	0.3	0.03	(0)	13	0.15	-	42	-	0	全果に対する果汁分：35 %
0.03	0.02	-	-	-	-	(0)	2	38	7	43	4	(0)	0.2	0	0	0		0.06	0.02	0.3	(0.4)	0.04	(0)	13	0.13	-	36	-	0	廃棄部位：果皮、じょうのう膜及び種子、露地栽培品
0.04	0.05	(0)	(0)	(1)	(0)	(0)	9	200	690	540	45	(0)	0.3	0	0	0	(0)	0.10	0.03	0.4	(0.4)	0.08	(0)	24	0.27	(0.3)	42	-	0	廃棄部位：果皮、じょうのう膜及び種子、露地栽培品
0.03	0.11	-	-	-	-	(0)	0	28	200	130	11	(0)	2.6	0	0.1	0	(0)	0.10	0.06	0.3	0.6	0.06	(0)	20	0.29	-	49	-	0	廃棄部位：種子及びへた
0.04	0.01	0	0	0	0	(0)	0	0	0	0	(0)	(0)	0.2	0	0	0	(0)	0.07	0.02	0.3	0.4	0.03	(0)			0.5	36	-	0	廃棄部位：果皮、じょうのう膜及び種子
0.04	0.01	0	0	0	1	(0)	0	400	4	410	34	(0)	0.2	0	0	0	(0)	0.07	0.03	0.2	(0.5)	0.04	(0)	15	0.39	0.5	36	-	0	廃棄部位：果皮、じょうのう膜及び種子
0.03	0.01	-	-	-	-	(0)	0	0	0		(0)	(0)	0.2	0	0	0	Tr	0.04	0.01	0.3	0.3	0.03	(0)	11	0.23	-	38	-	0	(100 g：97mL、100 mL：103g)
0.04	0.01	0	0	0	1	(0)	1	110	1	110	10	(0)	0.6	0	0	0	(0)	0.06	0.02	0.3	0.3	0.03	(0)	10	0.25	0.5	53	-	0	(100 g：97mL、100 mL：103g)
0.02	0.01	-	-	-	-	(0)	0	0	0	0	(0)	(0)	0.1	0	0	0	(0)	0.02	Tr	0.1	0.2	0.02	(0)	5	0	-	19	-	0	

7 果実類

可 食 部 100 g 当 た り

食品番号	索引番号	食品名	廃棄率	エネルギー kJ	エネルギー kcal	水分	アミノ酸組成によるたんぱく質	たんぱく質	脂肪酸のトリアシルグリセロール当量	コレステロール	脂質	利用可能炭水化物（単糖当量）	利用可能炭水化物（質量計）	差引き法による利用可能炭水化物	食物繊維総量	糖アルコール	炭水化物	有機酸	灰分	ナトリウム	カリウム	カルシウム	マグネシウム	リン	鉄	亜鉛
		成分識別子	REFUSE	ENERC	ENERC_KCAL	WATER	PROTCAA	PROT-	FATNLEA	CHOLE	FAT-	CHOAVLM	CHOAVL	CHOAVLDF-	FIB-	POLYL	CHOCDF-	OA	ASH	NA	K	CA	MG	P	FE	ZN
		単位	%	kJ	kcal	(..........g..........)				mg		(..........g..........)								(..........mg..........)						
07066	928	（かんきつ類） グレープフルーツ 果実飲料 20%果汁入り飲料	0	167	39	90.1	-	0.1	-	(0)	Tr	-	-	9.7 *	0	-	9.7	-	0.1	2	34	3	2	3	0.1	Tr
07067	929	（かんきつ類） グレープフルーツ 缶詰	0	257	60	82.1	-	0.5	-	(0)	Tr	(15.2) *	(15.2)	16.5	0.6	-	17.1	-	0.3	2	110	13	6	10	0.1	0.1
07074	930	（かんきつ類） さんぼうかん 砂じょう 生	55	200	47	87.6	(0.4)	0.7	-	(0)	0.3	-	-	10.3 *	0.9	-	10.9	-	0.5	2	280	23	11	19	0.2	0.1
07075	931	（かんきつ類） シークヮーサー 果汁 生	0	149	35	90.9	-	0.8	-	(0)	0.1	-	-	7.6 *	0.3	-	7.9	-	0.3	2	180	17	15	8	0.1	0.1
07076	932	（かんきつ類） シークヮーサー 果実飲料 10%果汁入り飲料	0	202	48	88.1	-	0.1	-	(0)	Tr	-	-	11.8 *	-	-	11.8	-	Tr	2	13	5	1	1	Tr	Tr
07165	933	（かんきつ類） しらぬい 砂じょう 生	30	236	56	85.8	(0.5)	0.8	-	(0)	0.2	-	-	12.6 *	0.6	-	12.9	-	0.3	Tr	170	9	9	18	0.1	0.1
07078	934	（かんきつ類） すだち 果皮 生	0	230	55	80.7	-	1.8	-	(0)	0.3	-	-	6.3 *	10.1	-	16.4	-	0.8	1	290	150	26	17	0.4	0.4
07079	935	（かんきつ類） すだち 果汁 生	0	124	29	92.5	-	0.5	-	(0)	0.1	-	-	6.5 *	0.1	-	6.6	-	0.3	1	140	16	15	11	0.2	0.2
07166	936	（かんきつ類） せとか 砂じょう 生	20	214	50	86.9	(0.5)	0.8	-	(0)	0.1	-	-	11.3 *	0.7	-	11.7	-	0.3	1	170	11	10	17	0.1	0.1
07085	937	（かんきつ類） セミノール 砂じょう 生	40	226	53	86.0	-	1.1	-	(0)	0.1	-	-	11.6 *	0.8	-	12.4	-	0.4	2	200	24	16	18	0.2	0.1
07083	938	（かんきつ類） だいだい 果汁 生	0	149	35	91.2	-	0.3	-	(0)	0.2	-	-	8.0 *	-	-	8.0	-	0.3	1	190	10	10	8	0.1	Tr
07093	939	（かんきつ類） なつみかん 砂じょう 生	45	178	42	88.6	0.5	0.9	-	(0)	0.1	-	-	9.2 *	1.2	-	10.0	-	0.4	1	190	16	10	21	0.2	0.1
07094	940	（かんきつ類） なつみかん 缶詰	0	338	80	79.7	-	0.5	-	(0)	0.1	-	-	18.9 *	0.5	-	19.4	-	0.3	4	92	11	8	12	0.1	0.1
07105	941	（かんきつ類） はっさく 砂じょう 生	35	199	47	87.2	(0.5)	0.8	-	(0)	0.1	-	-	10.3 *	1.5	-	11.5	-	0.4	1	180	13	10	17	0.1	0.1
07167	942	（かんきつ類） はるみ 砂じょう 生	30	220	52	86.5	(0.5)	0.9	-	(0)	0.1	-	-	11.7 *	0.8	-	12.1	-	0.3	0	170	9	10	16	0.1	0.1
07112	943	（かんきつ類） ひゅうがなつ じょうのう及びアルベド 生	30	194	46	87.2	(0.3)	0.6	-	(0)	0.1	-	-	9.9 *	2.1	-	11.7	-	0.4	1	130	23	8	11	0.2	0.1
07113	944	（かんきつ類） ひゅうがなつ 砂じょう 生	55	149	35	90.7	(0.3)	0.6	-	(0)	0.1	-	-	7.9 *	0.7	-	8.3	-	0.3	1	110	5	6	9	0.1	Tr
07126	945	（かんきつ類） ぶんたん 砂じょう 生	50	174	41	89.0	(0.4)	0.7	-	(0)	0.1	-	-	9.2 *	0.9	-	9.8	-	0.4	1	180	13	7	19	0.1	0.1
07127	946	（かんきつ類） ぶんたん ざぼん漬	0	1436	338	14.0	(0.1)	0.2	-	(0)	0.1	-	-	82.9 *	2.7	-	85.5	-	0.2	13	8	22	6	3	0.3	Tr
07129	947	（かんきつ類） ぽんかん 砂じょう 生	35	178	42	88.8	(0.5)	0.9	-	(0)	0.1	-	-	9.3 *	1.0	-	9.9	-	0.3	1	160	16	9	16	0.1	Tr
07142	948	（かんきつ類） ゆず 果皮 生	0	210	50	83.7	0.9	1.2	0.1	(0)	0.5	-	-	8.0 *	6.9	-	14.2	-	0.4	5	140	41	15	9	0.3	0.1
07143	949	（かんきつ類） ゆず 果汁 生	0	128	30	92.0	(0.4)	0.5	-	(0)	0.1	-	-	6.7 *	0.4	-	7.0	-	0.4	1	210	20	11	11	0.1	0.1
07145	950	（かんきつ類） ライム 果汁 生	0	167	39	89.8	(0.3)	0.4	-	(0)	0.1	(1.9)	(1.9)	9.2 *	0.2	-	9.3	-	0.4	1	160	16	9	16	0.1	0.1
07155	951	（かんきつ類） レモン 全果 生	3	178	43	85.3	-	0.9	0.2	0	0.7	2.6	2.6	5.0 *	4.9	-	12.5	3.2	0.6	4	130	67	11	15	0.2	0.1
07156	952	（かんきつ類） レモン 果汁 生	0	101	24	90.5	0.3	0.4	(0.1)	(0)	0.2	1.5 *	1.5	2.1	Tr	-	8.6	6.7	0.3	2	100	7	8	9	0.1	0.1
07054	953	キウイフルーツ 緑肉種 生	15	217	51	84.7	0.8	1.0	0.2	0	0.2	9.6 *	9.5	9.1	2.6	0	13.4	2.0	0.7	1	300	26	14	30	0.3	0.1
07168	954	キウイフルーツ 黄肉種 生	20	267	63	83.2	-	1.1	(0.2)	(0)	0.2	(11.9)	(11.9)	13.6 *	1.4	-	14.9	0.5	0.5	2	300	17	12	25	0.2	0.1
07183	955	きはだ 実 乾	0	1593	378	13.1	-	7.3	-	-	9.8	-	-	65.1 *	-	-	65.1	-	4.7	17	2100	230	88	240	1.7	0.6
07055	956	キワノ 生	40	171	41	89.2	-	1.5	-	-	0.9	-	-	5.4 *	2.6	-	8.0	-	0.4	2	170	10	34	42	0.4	0.4
07057	957	グァバ 赤肉種 生	30	136	33	88.9	(0.3)	0.6	0.1	(0)	0.1	(3.6)	(3.6)	5.1 *	5.1	-	9.9	-	0.5	3	240	8	8	16	0.1	0.1
07169	958	グァバ 白肉種 生	30	136	33	88.9	(0.3)	0.6	-	(0)	0.1	-	-	5.1 *	5.1	-	9.9	-	0.5	3	240	8	8	16	0.1	0.1
07058	959	グァバ 果実飲料 20%果汁入り飲料（ネクター）	0	207	49	87.4	-	0.1	-	(0)	0.1	(10.0)	(9.9)	11.5 *	0.8	-	12.3	-	0.1	4	49	3	2	3	0.2	Tr

可食部 100 g 当たり

銅	マンガン	ヨウ素	セレン	クロム	モリブデン	レチノール	α-カロテン	β-カロテン	β-クリプトキサンチン	β-カロテン当量	レチノール活性当量	ビタミンD	α-トコフェロール	β-トコフェロール	γ-トコフェロール	δ-トコフェロール	ビタミンK	ビタミンB1	ビタミンB2	ナイアシン	ナイアシン当量	ビタミンB6	ビタミンB12	葉酸	パントテン酸	ビオチン	ビタミンC	アルコール	食塩相当量	備考
CU	MN	ID	SE	CR	MO	RETOL	CARTA	CARTB	CRYPXB	CARTBEQ	VITA_RAE	VITD	TOCPHA	TOCPHB	TOCPHG	TOCPHD	VITK	THIA	RIBF	NIA	NE	VITB6A	VITB12	FOL	PANTAC	BIOT	VITC	ALC	NACL_EQ	
0.01	Tr	-	-	-	-	(0)	0	0	0	0	(0)	(0)	0.2	0	0	0	(0)	0	0	Tr	Tr	0.01	(0)	2	0	-	8	-	0	
0.03	0.01	-	-	-	-	0	-	-	-	0	0	(0)	0.1	0	0	0	-	0.03	Tr	0.2	0.3	0.03	(0)	9	0.16	-	26	-	0	試料：ライトシラップ漬 液汁を含んだもの（液汁40％）
0.06	0.05	-	-	-	-	(0)	0	16	70	51	4	(0)	0.2	0	0	0	(0)	0.07	0.03	0.4	(0.5)	0.06	(0)	16	0.35	-	39	-	0	別名：壺柑（つぼかん）、達磨柑（だるまかん） 廃棄部位：果皮、じょうのう膜及び種子
0.06	0.06	-	-	-	-	(0)	0	31	120	89	7	(0)	0.2	0	0	0	(0)	0.08	0.03	0.3	0.4	0.03	(0)	7	0.10	-	11	-	0	別名：ひらみレモン、シークワーサー、シイクワシャー、シィクワーサー 全果に対する果汁分：20％
0.01	0.01	-	-	-	-	(0)	0	14	0	14	1	(0)	0	0	0	0	(0)	0	0.02	0.1	(0.1)	0	(0)	0	Tr	-	2	-	0	別名：ひらみレモン、シークワーサー、シイクワシャー、シィクワーサー
0.09	0.18	-	-	-	-	(0)	360	330	17	520	44	(0)	5.2	0	0.5	0	(0)	0.04	0.04	0.8	0.8	0.16	(0)	35	0.23	-	110	-	0	全果に対する果皮分：30％
0.03	0.05	-	-	-	-	0	-	-	-	Tr	0	(0)	0.3	0	0	0	-	0.03	0.02	0.2	0.3	0.08	(0)	13	0.13	-	40	-	0	全果に対する果汁分：25％
0.03	0.09	-	-	-	-	(0)	8	250	1400	930	77	(0)	0.4	0	0.1	0	(0)	0.08	0.03	0.3	0.5	0.05	(0)	29	0.13	-	57	-	0	廃棄部位：果皮、じょうのう膜及び種子 ハウス栽培品及び露地栽培品
0.04	0.10	-	-	-	-	(0)	0	410	1300	1100	89	(0)	0.1	0	0	0	(0)	0.01	0.04	0.3	0.5	0.09	(0)	27	0.45	-	41	-	0	廃棄部位：果皮、じょうのう膜及び種子
0.02	0.02	-	-	-	-	(0)	0	0	36	18	2	(0)	0.2	0	0	0	(0)	0.04	0.03	0.3	0.4	0.02	(0)	17	0.12	-	35	-	0	全果に対する果汁分：30％
0.05	0.04	-	-	-	-	(0)	3	22	120	85	7	(0)	0.2	0	0	0	(0)	0.08	0.03	0.4	0.5	0.05	(0)	25	0.29	-	38	-	0	別名：なつだいだい なつかん、あまなつみかんを含む 廃棄部位：果皮、じょうのう膜及び種子
0.03	0.03	-	-	-	-	(0)	0	Tr	21	11	1	(0)	0.1	0	0	0	(0)	0.04	Tr	0.2	0.2	0.04	(0)	12	0.07	-	14	-	0	別名：なつだいだい なつかん、あまなつみかんを含む 試料：ヘビーシラップ漬 液汁を含んだもの（液汁45％）
0.04	0.03	-	-	-	-	(0)	0	21	170	110	9	(0)	0.2	0	0	0	(0)	0.06	0.03	0.2	(0.3)	0.07	(0)	16	0.30	-	40	-	0	廃棄部位：果皮、じょうのう膜及び種子
0.03	0.05	-	-	-	-	(0)	2	130	1100	690	57	(0)	0.3	0	0	0	(0)	0.11	0.04	0.2	(0.3)	0.05	(0)	19	0.21	-	40	-	0	廃棄部位：果皮、じょうのう膜及び種子、露地栽培品
0.03	0.04	-	-	-	-	(0)	0	1	19	11	1	(0)	0.2	0	0	0	(0)	0.06	0.03	0.3	(0.4)	0.06	(0)	16	0.23	-	26	-	0	別名：ニューサマーオレンジ、小夏みかん 廃棄部位：フラベド（果皮の外側の部分）及び種子
0.02	0.04	-	-	-	-	(0)	0	0	19	11	1	(0)	0.1	0	0	0	(0)	0.06	0.03	0.3	(0.3)	0.06	(0)	13	0.27	-	21	-	0	別名：ニューサマーオレンジ、小夏みかん 廃棄部位：果皮（フラベドとアルベド）、じょうのう膜及び種子
0.04	0.02	-	-	-	-	(0)	0	15	0	15	1	(0)	0.5	0	0	0	(0)	0.03	0.04	0.3	(0.4)	0.05	(0)	16	0.32	-	45	-	0	別名：ざぼん、ぼんたん 廃棄部位：果皮、じょうのう膜及び種子
0.01	0.01	-	-	-	-	(0)	0	4	0	4	Tr	(0)	0.1	0	0	0	(0)	0.02	Tr	(Tr)	(Tr)	Tr	(0)	2	0.02	-	Tr	-	0	別名：ざぼん、ぼんたん
0.02	0.09	-	-	-	-	(0)	3	110	1000	620	52	(0)	0.2	0	0	0	(0)	0.08	0.04	0.3	(0.3)	0.05	(0)	13	0.24	-	40	-	0	廃棄部位：果皮、じょうのう膜及び種子
0.02	0.12	0	0	0	1	(0)	0	19	440	240	20	(0)	3.4	0	0.6	0	-	0.07	0.10	0.5	0.7	0.09	(0)	21	0.89	3.6	160	-	0	全果に対する果皮分：40％
0.02	0.10	0	0	0	1	(0)	0	0	15	7	1	(0)	0.2	0	0	0	(0)	0.05	0.03	0.3	(0.2)	0.04	(0)	11	0.29	-	40	-	0	全果に対する果汁分：25％
0.03	0.01	-	-	-	-	(0)	0	0	13	6	1	(0)	0.1	0	0	0	(1)	0.03	0.01	0.2	(0.1)	0.03	(0)	17	0.16	-	33	-	0	全果に対する果汁分：35％
0.08	0.05	-	-	-	-	(0)	0	7	37	26	2	(0)	1.6	0	0.1	0	(0)	0.07	0.04	0.3	0.4	0.08	(0)	31	0.39	1.2	100	-	0	廃棄部位：種子及びへた
0.02	0.03	0	0	0	1	(0)	0	0	13	6	1	(0)	0.1	0	0	0	(0)	0.04	0.01	0.2	(0.1)	0.04	(0)	19	0.18	0.3	50	-	0	全果に対する果汁分：30％
0.10	0.09	0	1	0	Tr	(0)	1	53	0	53	4	(0)	1.3	0	0	0	6	0.01	0.02	0.3	(0.5)	0.11	(0)	37	0.31	1.4	71	-	0	別名：キウイ 廃棄部位：果皮及び両端
0.07	0.04	-	-	-	-	(0)	1	38	4	41	3	(0)	2.5	0	0.1	0	(6)	0.02	0.02	0.3	(0.5)	0.14	(0)	32	0.26	-	140	-	0	別名：ゴールデンキウイ 廃棄部位：果皮及び両端
0.36	0.69	6	1	3	110	-	3	58	2	60	5	-	1.3	Tr	0.1	0	87	0.17	0.18	1.4	2.6	0.53	-	12	1.83	23.0	0	-	Tr	
0.09	0.13	-	-	-	-	(0)	0	36	0	36	3	(0)	0.7	0.1	1.2	0	(0)	0.03	0.01	0.5	0.4	0.04	(0)	2	0.14	-	2	-	0	別名：キワノフルーツ、ツノニガウリ 廃棄部位：果皮
0.06	0.09	-	-	-	-	(0)	5	580	51	600	50	(0)	0.3	0	0.1	0	(2)	0.03	0.04	0.8	(0.9)	0.06	(0)	41	0.32	-	220	-	0	別名：グアバ、ばんじろう、ばんざくろ 廃棄部位：果皮及び種子
0.06	0.09	-	-	-	-	(0)	-	-	-	-	-	(0)	0.3	0	0.1	0	(2)	0.03	0.04	0.8	(0.9)	0.06	(0)	41	0.32	-	220	-	0	別名：グアバ、ばんじろう、ばんざくろ 廃棄部位：果皮及び種子
0.01	0.03	-	-	-	-	(0)	0	24	0	24	2	(0)	0.1	0	0.1	0	(0)	0.01	0.01	0.1	(0.1)	0.01	(0)	9	0	-	19	-	0	別名：グアバ、ばんじろう、ばんざくろ 果肉（ピューレー）分：20％ ビタミンC：酸化防止用として添加品あり

7 果実類

食品番号	索引番号	食品名	廃棄率	エネルギー		水分	たんぱく質		脂質			炭水化物						有機酸	灰分	無機質						
							アミノ酸組成によるたんぱく質	たんぱく質	脂肪酸のトリアシルグリセロール当量	コレステロール	脂質	利用可能炭水化物（単糖当量）	利用可能炭水化物（質量計）	差引き法による利用可能炭水化物	食物繊維総量	糖アルコール	炭水化物			ナトリウム	カリウム	カルシウム	マグネシウム	リン	鉄	亜鉛
		単位	%	kJ	kcal	(g)			mg			(g)								(mg)						
		成分識別子	REFUSE	ENERC	ENERC_KCAL	WATER	PROTCAA	PROT-	FATNLEA	CHOLE	FAT-	CHOAVLM	CHOAVL	CHOAVLDF-	FIB-	POLYL	CHOCDF-	OA	ASH	NA	K	CA	MG	P	FE	ZN
07059	960	グァバ 果実飲料 10%果汁入り飲料	0	213	50	87.4	-	0.1	-	(0)	0.1	12.1 *	-	-	0.2	-	12.3	-	0.1	7	28	3	20	2	0.1	Tr
07185	961	くこ 実 乾	0	1640	387	4.8	(6.6)	12.3	-	-	4.1	-	-	81.0 *	-	-	75.3	-	3.5	510	1400	47	77	180	4.0	1.2
07061	962	ぐみ 生	10	304	72	81.0	-	1.3	-	(0)	0.2	-	-	15.2 *	2.0	-	17.2	-	0.3	2	130	10	4	24	0.2	0.1
07157	963	ココナッツ ココナッツウォーター	0	92	22	94.3	(0.2)	0.2	0.1	(0)	0.1	(7.9)	(7.8)	5.0 *	-	-	5.0	-	0.4	11	230	11	6	11	0.1	0.1
07158	964	ココナッツ ココナッツミルク	0	649	157	78.8	(1.8)	1.9	14.9	0	16.0	(9.4)	(8.9)	3.8 *	-	-	2.8	-	0.5	12	230	5	28	49	0.8	0.3
07170	965	ココナッツ ナタデココ	0	341	80	79.7	-	0	-	(0)	Tr	-	-	19.7 *	0.5	-	20.2	-	Tr	2	0	1	1	Tr	0	0
07070	966	さくらんぼ 国産 生	10	271	64	83.1	(0.8)	1.0	(0.1)	0	0.2	-	-	14.2 *	1.2	-	15.2	-	0.5	1	210	13	6	17	0.3	0.1
07071	967	さくらんぼ 米国産 生	9	273	64	81.1	(1.0)	1.2	(0.1)	0	0.1	(13.7) *	(13.7)	13.8	1.4	2.2	17.1	-	0.4	1	260	15	12	23	0.3	0.1
07072	968	さくらんぼ 米国産 缶詰	15	298	70	81.5	-	0.6	-	(0)	0.1	(13.8)	(13.6)	15.8 *	1.0	0.9	17.6	-	0.2	3	100	10	5	12	0.4	0.5
07073	969	ざくろ 生	55	267	63	83.9	-	0.2	-	(0)	Tr	-	-	15.5 *	-	-	15.5	-	0.4	1	250	8	6	15	0.1	0.2
07077	970	すいか 赤肉種 生	40	172	41	89.6	0.3	0.6	(0.1)	0	0.1	-	-	9.5 *	0.3	-	9.5	-	0.2	1	120	4	11	8	0.2	0.1
07171	971	すいか 黄肉種 生	40	172	41	89.6	-	0.6	(0.1)	0	0.1	-	-	9.2 *	0.3	-	9.5	-	0.2	1	120	4	11	8	0.2	0.1
07182	972	（すぐり類） カシス 冷凍	0	257	62	79.4	1.1	1.6	1.1	-	1.6	0	-	6.4 *	6.4	-	13.4	3.5	0.7	Tr	270	40	19	54	0.5	0.2
07060	973	（すぐり類） グーズベリー 生	1	215	51	85.2	-	1.0	-	0	0.1	(10.9) *	(10.9)	10.7	2.5	-	13.2	-	0.5	1	200	14	10	24	1.3	0.1
07069	974	スターフルーツ 生	4	126	30	91.4	(0.5)	0.7	(0.1)	0	0.1	-	-	5.9 *	1.8	-	7.5	-	0.3	1	140	5	9	10	0.2	0.2
07080	975	（すもも類） にほんすもも 生	7	193	46	88.6	0.4	0.6	-	0	1.0	-	-	8.0 *	1.6	-	9.4	-	0.4	1	150	5	5	14	0.2	0.1
07081	976	（すもも類） プルーン 生		207	49	86.2	(0.5)	0.7	(0.1)	0	0.1	(10.8) *	(10.7)	10.2	1.9	-	12.6	-	0.5	1	220	6	7	14	0.2	0.1
07082	977	（すもも類） プルーン 乾	0	894	211	33.3	(1.6)	2.4	(0.1)	0	0.2	(42.2) *	(41.7)	44.0	7.1	12.1	62.3	-	1.8	1	730	57	40	69	1.1	0.4
07086	978	チェリモヤ 生	20	348	82	78.1	(0.8)	1.3	(0.2)	0	0.3	(13.7)	(13.7)	18.2 *	2.2	-	19.8	-	0.5	8	230	9	12	20	0.2	0.1
07111	979	ドラゴンフルーツ 生	35	218	52	85.7	-	1.4	-	0	0.3	-	-	9.9 *	1.9	-	11.8	-	0.8	Tr	350	6	41	29	0.3	0.3
07087	980	ドリアン 生	15	592	140	66.4	-	2.3	2.8	0	3.3	-	-	25.5 *	2.1	-	27.1	-	0.9	Tr	510	5	27	36	0.3	0.3
07088	981	（なし類） 日本なし 生	15	161	38	88.0	0.2	0.3	(0.1)	0	0.1	8.3 *	8.1	9.0	0.9	1.5	11.3	-	0.3	Tr	140	2	5	11	0	0.1
07089	982	（なし類） 日本なし 缶詰	0	323	76	80.5	(0.1)	0.1	(0.1)	(0)	0.1	-	-	18.5 *	0.7	-	19.1	-	0.2	4	75	3	4	6	0.2	0.1
07090	983	（なし類） 中国なし 生	15	209	49	86.8	-	0.2	-	0	0.1	-	-	11.4 *	1.4	-	12.7	-	0.2	1	140	2	5	8	0.1	Tr
07091	984	（なし類） 西洋なし 生	15	203	48	84.9	(0.2)	0.3	(0.1)	0	0.1	(9.2) *	(9.2)	9.6	1.9	2.9	14.4	-	0.3	Tr	140	5	4	13	0.1	0.1
07092	985	（なし類） 西洋なし 缶詰	0	333	79	78.8	(0.1)	0.2	(0.1)	(0)	0.1	(16.7)	(16.5)	17.2 *	1.0	2.7	20.7	-	0.2	1	55	4	4	5	0.1	0.1
07095	986	なつめ 乾	15	1242	294	21.0	-	3.9	-	0	2.0	-	-	58.9 *	12.5	-	71.4	-	1.7	3	810	65	39	80	1.5	0.8
07096	987	なつめやし 乾	5	1191	281	24.8	(1.2)	2.2	Tr	(0)	0.2	(59.0)	(59.0)	65.4 *	7.0	-	71.3	-	1.5	Tr	550	71	60	58	0.8	0.4
07097	988	パインアップル 生	45	231	54	85.2	0.4	0.6	(0.1)	0	0.1	12.6 *	12.2	11.9	1.2	-	13.7	0.9	0.4	Tr	150	11	14	9	0.2	0.1
07177	989	パインアップル 焼き	0	317	75	78.2	-	0.9	0.1	(0)	0.2	17.1 *	16.5	17.5	1.7	-	20.1	1.0	0.5	Tr	190	16	18	13	0.3	0.1

						可食部 100 g 当たり																								
無機質						ビタミン																								
						ビタミンA							ビタミンE																	
銅	マンガン	ヨウ素	セレン	クロム	モリブデン	レチノール	α-カロテン	β-カロテン	β-クリプトキサンチン	β-カロテン当量	レチノール活性当量	ビタミンD	α-トコフェロール	β-トコフェロール	γ-トコフェロール	δ-トコフェロール	ビタミンK	ビタミンB₁	ビタミンB₂	ナイアシン	ナイアシン当量	ビタミンB₆	ビタミンB₁₂	葉酸	パントテン酸	ビオチン	ビタミンC	アルコール	食塩相当量	備考
(....mg....)						(..........................µg.........................)							(...........mg...........)				µg	(............mg.............)						(....µg....)	mg	µg	mg	(....g....)		
CU	MN	ID	SE	CR	MO	RETOL	CARTA	CARTB	CRYPXB	CARTBEQ	VITA_RAE	VITD	TOCPHA	TOCPHB	TOCPHG	TOCPHD	VITK	THIA	RIBF	NIA	NE	VITB6A	VITB12	FOL	PANTAC	BIOT	VITC	ALC	NACL_EQ	
0.01	0.02	-	-	-	-	(0)	0	10	0	10	1		Tr	0	0	0	0	0	0.1	0.1	0.1	0.01	(0)	3	0	-	9	-	0	別名：グアバ、ばんじろう、ばんざくろ ビタミンC：酸化防止用として添加品あり
0.69	0.71	2	3	6	13	-	33	800	4400	3000	250		5.7	0.1	0.8	0	10	0.28	0.40	4.6	(4.6)	0.32	Tr	99	0.71	24.0	9	-	1.3	別名：ゴジベリー ビタミンD：抽出残さの影響により定量下限を変更
0.10	0.15	-	-	-	-	(0)	54	330	46	380	32	(0)	2.2	0.1	0.1	0	0	0.01	0.04	0.3	0.5	0.02	(0)	15	0.45	-	5	-	0	廃棄部位：種子及び果柄
Tr	0.16	-	-	-	-	0	0	0	0	Tr	0	0	Tr	0	0	0	0	0.01	0.01	0.2	(0.1)	0	0	1	0	-	2	-	0	全果に対する割合：20% (100 g：98mL、100 mL：102g)
0.22	0.59	-	-	-	-	0	0	0	0	0	0	0	Tr	0	0	0	0	0.01	0.01	0.2	(0.8)	0.02	0	4	0	-	0	-	0	試料：缶詰 (100 g：98mL、100 mL：102g)
0	0	-	-	-	-	(0)	0	0	0	0	0	(0)	0	0	0	0	0	0	0	0	(0)	0	(0)	0	0	-	0	-	0	シロップ漬（甘味料、酸味料含む） 液汁を除いたもの
0.05	0.06	0	0	Tr	1	(0)	13	81	21	98	8	(0)	0.5	Tr	0	0	(2)	0.03	0.03	0.2	(0.3)	0.02	(0)	38	0.24	0.7	10	-	0	別名：おうとう、スイートチェリー 廃棄部位：核及び果柄
0.08	0.11	-	-	-	-	(0)	0	20	7	23	2	(0)	0.5	0	0	0	(2)	0.03	0.03	0.2	(0.4)	0.02	(0)	42	0.29	-	9	-	0	別名：おうとう、スイートチェリー 廃棄部位：核及び果柄
0.06	0.08	-	-	-	-	(0)	0	41	0	41	3	(0)	0.5	0	0	0	(1)	0.01	0.01	0.2	0.2	0	(0)	12	0	-	7	-	0	別名：おうとう、スイートチェリー 試料：ヘビーシロップ漬 液汁を除いたもの 内容総量に対する果肉分：50% 廃棄部位：核及び果柄 ビタミンC：酸化防止用として添加品あり
0.06	0.05	-	-	-	-	(0)	0	0	0	0	0	(0)	0.1	0	0	0	(12)	0.01	0.01	0.2	0.2	0.04	(0)	6	0.32	-	10	-	0	廃棄部位：皮及び種子 廃棄率：輸入品（大果）の場合60%
0.03	0.03	0	0	0	1	(0)	0	830	0	830	69	(0)	0.1	0	0	0	0	0.03	0.02	0.2	0.2	0.07	(0)	3	0.22	0.9	10	-	0	廃棄部位：果皮及び種子 廃棄率：小玉種の場合50%
0.03	0.03	0	0	0	1	(0)	0	0	0	10	1	(0)	0.1	0	0	0	0	0.03	0.02	0.2	(0.3)	0.07	(0)	3	0.22	0.9	10	-	0	廃棄部位：果皮及び種子 廃棄率：小玉種の場合50%
0.08	0.26	-	-	0	4	-	2	100	1	110	9		2.1	Tr	0.3	Tr	30	0.03	0.03	0.3	0.6	-	-	-	-	5.7	-	-	0	別名：くろふさすぐり、くろすぐり 食物繊維：AOAC2011.25法 タンニン：0.8 g ポリフェノール：0.6 g
0.05	0.15	-	-	-	-	(0)	2	120	2	130	10	(0)	1.0	Tr	0.1	0	0	0.02	0.02	0.4	0.02	0	0	47	0.40	-	22	-	0	別名：グズベリー、西洋すぐり、まるすぐり、おおすぐり 廃棄部位：両端
0.02	0.10	-	-	-	-	(0)	5	64	15	74	6	(0)	0.2	0.1	0.2	0.1	(0)	0.03	0.02	0.3	(0.4)	0.02	0	11	0.38	-	12	-	0	別名：ごれんし 廃棄部位：種子及びへた
0.03	0.07	-	-	0	1	(0)	0	76	6	79	7	(0)	0.6	0	0	0	0	0.02	0.02	0.3	0.3	0.04	(0)	37	0.14	0.2	4	-	0	別名：すもも、はたんきょう、プラム 廃棄部位：核
0.06	0.09	-	-	-	-	(0)	0	450	54	480	40	(0)	1.3	Tr	Tr	0	(20)	0.03	0.03	0.5	(0.7)	0.06	0	35	0.24	-	4	-	0	別名：ヨーロッパすもも 廃棄部位：核及び果柄
0.27	0.36	-	-	-	-	(0)	130	1100	220	1200	100	(0)	1.3	Tr	0.1	0	92	0.07	0.07	2.1	(2.6)	0.34	0	3	0.32	0	0	-	0	別名：ヨーロッパすもも 廃棄率：核付きの場合20%
0.08	0.07	-	-	-	-	(0)	0	3	1	4	Tr	(0)	0.2	0	0	-	0.09	0.09	0.7	(1.1)	0.23	0	90	0.36	-	34	-	0	廃棄部位：果皮、種子及びへた
0.03	0.09	-	-	-	-	(0)	0	0	0	0	(0)	(0)	0.2	0	0	0	-	0.08	0.06	0.4	0.6	0.05	0	44	0.53	-	7	-	0	別名：ピタヤ 試料：レッドピタヤ 廃棄部位：果皮
0.19	0.31	-	1	0	10		0	36	1	36	3		2.3	0	0.1	0	0.33	0.20	1.4	1.8	0.25	0	150	0.22	5.9	31	-	0	試料：果皮を除いた冷凍品 廃棄部位：種子
0.06	0.04	0	0	0	Tr	(0)	0	0	0	0	(0)	(0)	0.1	Tr	0	0	(5)	0.02	Tr	0.2	0.2	0.02	(0)	6	0.14	0.5	3	-	0	廃棄部位：果皮及び果しん部
0.04	0.02	-	-	-	-	0	0	0	0	0	(0)	(0)	0.1	Tr	0	0	(7)	Tr	0	0.1	(0.1)	0.02	(0)	3	0	-	0	-	0	試料：ヘビーシロップ漬 液汁を含んだもの（液汁40%） ビタミンC：酸化防止用として添加品あり
0.05		-	-	-	-	0	0	0	0	Tr	0	(0)	0.1	Tr	0	0	0	0	0.2	(0.2)	0.02	(0)	6	0.14	-	6	-	0	廃棄部位：果皮及び果しん部
0.12	0.04	0	0	0	1	(0)	0	0	0	0	(0)	(0)	0.3	Tr	0	0	(4)	0.02	Tr	0.2	(0.2)	0.02	(0)	4	0.09	0.3	3	-	0	別名：洋なし 廃棄部位：果皮及び果しん部
0.05	0.03	-	-	-	-	0	0	0	0	Tr	0	(0)	0.2	Tr	0	0	(Tr)	0.01	0	0.2	(0.3)	0.01	0	4	0	-	Tr	-	0	別名：洋なし 試料：ヘビーシロップ漬 液汁を含んだもの（液汁40%） ビタミンC：酸化防止用として添加品あり
0.24	0.46	-	-	-	-	(0)	0	7	0	7	1	(0)	0.3	0	0	0	0	0.10	0.21	2.3	2.3	0.09	0	140	0.86	-	1	-	0	
0.40	0.38	-	-	-	-	(0)	0	160	0	160	13	(0)	1.4	Tr	0.9	0	(3)	0.07	0.04	1.8	(2.0)	0.16	0	19	0.94	-	0	-	0	別名：デーツ 廃棄部位：へた及び核
0.11	1.33	0	0	0	Tr	(0)	Tr	37	2	38	3	(0)	Tr	0	0	0	1	0.09	0.02	0.3	0.3	0.10	(0)	12	0.23	0.2	35	-	0	別名：パイナップル 廃棄部位：はく皮及び果しん部
0.14	1.67	0	0	0	1	(0)	Tr	44	4	46	4	(0)	0.1	0	0	0	2	0.11	0.02	0.3	(0.5)	0.12	(0)	14	0.64	0.3	41	-	0	別名：パイナップル はく皮及び果しん部を除いたもの

7 果実類

食品番号	索引番号	食品名	廃棄率	エネルギー (kJ)	エネルギー (kcal)	水分	アミノ酸組成によるたんぱく質	たんぱく質	脂肪酸のトリアシルグリセロール当量	コレステロール	脂質	利用可能炭水化物(単糖当量)	利用可能炭水化物(質量計)	差引き法による利用可能炭水化物	食物繊維総量	糖アルコール	炭水化物	有機酸	灰分	ナトリウム	カリウム	カルシウム	マグネシウム	リン	鉄	亜鉛
		成分識別子	REFUSE	ENERC	ENERC_KCAL	WATER	PROTCAA	PROT-	FATNLEA	CHOLE	FAT-	CHOAVLM	CHOAVL	CHOAVLDF-	FIB-	POLYL	CHOCDF-	OA	ASH	NA	K	CA	MG	P	FE	ZN
		単位	%	kJ	kcal	g	g	g	g	mg	g	g	g	g	g	g	g	g	g	mg	mg	mg	mg	mg	mg	mg
07098	990	パインアップル 果実飲料 ストレートジュース	0	195	46	88.2	-	0.3	(0.1)	(0)	0.1	(10.2)	(9.9)	11.0 *	0	-	11.0	-	0.4	1	210	22	10	13	0.4	0.1
07099	991	パインアップル 果実飲料 濃縮還元ジュース	0	193	45	88.3	-	0.1	(0.1)	(0)	0.1	(10.1)	(9.9)	11.1 *	0	-	11.1	-	0.4	1	190	9	10	12	0.3	0.1
07100	992	パインアップル 果実飲料 50%果汁入り飲料	0	214	50	87.3	-	0.3	(0.1)	(0)	0.1			12.1 *	0	-	12.1	-	0.2	1	95	6	4	5	0.1	Tr
07101	993	パインアップル 果実飲料 10%果汁入り飲料	0	211	50	87.6	-	Tr	-	(0)	Tr			12.4 *	0	-	12.4	-	Tr	1	18	2	2	1	0.2	Tr
07102	994	パインアップル 缶詰	0	326	76	78.9	(0.3)	0.4	(0.1)	(0)	0.1	(19.7) *	(19.4)	20.0	0.5	-	20.3	-	0.3	1	120	7	9	7	0.3	0.1
07103	995	パインアップル 砂糖漬	0	1490	349	12.0	(0.4)	0.5	(0.1)	(0)	0.2	(91.9) *	(87.6)	85.7	1.3	-	86.8	-	0.5	58	23	31	5	5	2.5	0.2
07104	996	ハスカップ 生	0	233	55	85.5	-	0.7	-	0	0.6			10.7 *	2.1	-	12.8	-	0.4	Tr	190	38	11	25	0.6	0.1
07106	997	パッションフルーツ 果汁 生	0	285	67	82.0	-	0.8	-	(0)	0.4	(4.1)	(4.0)	13.4 *	0	-	16.2	2.8	0.6	5	280	4	15	21	0.6	0.4
07107	998	バナナ 生	40	392	93	75.4	0.7	1.1	(0.1)	0	0.2	19.4	18.5	21.1 *	1.1	-	22.5	0.7	0.8	Tr	360	6	32	27	0.3	0.2
07108	999	バナナ 乾	0	1330	314	14.3	(2.4)	3.8	(0.1)	(0)	0.4	(67.4)	(64.5)	70.5 *	7.0	-	78.5	2.5	3.0	1	1300	26	92	84	1.1	0.6
07109	1000	パパイア 完熟 生	35	141	33	89.2	(0.2)	0.5	(0.2)	(0)	0.2	(7.1) *	(7.1)	7.6	2.2	-	9.5	-	0.6	6	210	20	26	11	0.2	0.1
07110	1001	パパイア 未熟 生	25	149	35	88.7	(0.6)	1.3	(0.1)	(0)	0.1	(7.4) *	(7.4)	7.9	2.2	-	9.4	-	0.9	5	190	36	19	17	0.3	0.1
07114	1002	びわ 生	30	174	41	88.6	(0.2)	0.3	(0.1)	(0)	0.1	(5.9)	(5.9)	9.1 *	1.6	-	10.6	-	0.4	1	160	13	14	9	0.1	0.2
07115	1003	びわ 缶詰	0	339	80	79.6	(0.2)	0.3	(0.1)	(0)	0.1	-	-	19.3 *	0.6	-	19.8	-	0.2	2	60	22	5	3	0.1	0.1
07116	1004	ぶどう 皮なし 生	15	247	58	83.5	0.2	0.4	Tr	0	0.1	(14.4) *	(14.4)	14.8	0.5	-	15.7	0.6	0.3	1	130	6	6	15	0.1	0.1
07178	1005	ぶどう 皮つき 生	0	296	69	81.7	0.4	0.6	Tr	(0)	0.2	17.0 *	17.0	15.7	0.9	-	16.9	0.7	0.5	0	220	8	7	23	0.2	Tr
07117	1006	ぶどう 干しぶどう	0	1374	324	14.5	(2.0)	2.7	(0.1)	(0)	0.2	(60.3)	(60.3)	75.9 *	4.1	0	80.3	1.2	1.9	12	740	65	31	90	2.3	0.3
07118	1007	ぶどう 果実飲料 ストレートジュース	0	231	54	84.8	(0.3)	0.3	(0.1)	(0)	0.2	(13.9) *	(13.9)	14.4	0.1	-	14.3	-	0.2	1	30	3	14	7	0.1	0.1
07119	1008	ぶどう 果実飲料 濃縮還元ジュース	0	197	46	87.2	(0.3)	0.3	(0.1)	(0)	0.3	(11.7)	(11.7)	12.1 *	0.1	-	12.0	-	0.1	2	24	5	9	7	0.3	Tr
07120	1009	ぶどう 果実飲料 70%果汁入り飲料	0	222	52	86.8	(0.2)	0.3	(0.1)	(0)	Tr	-	-	12.8 *	0	-	12.9	-	0.1	15	17	5	3	4	0.1	Tr
07121	1010	ぶどう 果実飲料 10%果汁入り飲料	0	223	52	86.9	-	Tr	-	(0)	Tr	-	-	13.1 *	Tr	-	13.1	-	Tr	6	13	3	1	1	0.1	Tr
07122	1011	ぶどう 缶詰	0	354	83	78.9	(0.3)	0.4	Tr	(0)	0.1	-	-	20.4 *	0.2	-	20.4	-	0.2	3	88	10	4	10	0.9	0.2
07123	1012	ぶどう ジャム	0	803	189	51.4	(0.3)	0.5	Tr	(0)	0.1	(49.1) *	(47.2)	46.3	1.5	-	47.5	-	0.5	18	130	16	10	23	3.3	0.1
07124	1013	ブルーベリー 生	0	201	48	86.4	(0.3)	0.5	(0.1)	0	0.1	(8.6)	(8.6)	9.8 *	3.3	-	12.9	-	0.1	1	70	8	5	9	0.2	0.1
07125	1014	ブルーベリー ジャム	0	738	174	55.1	(0.4)	0.7	(0.2)	(0)	0.3	(43.1) *	(41.3)	39.9	4.3	-	43.8	-	0.1	1	75	8	5	12	0.3	0.1
07172	1015	ブルーベリー 乾	0	1181	280	21.9	(1.5)	2.7	(1.5)	(0)	1.9	-	-	56.4 *	17.6	-	72.5	-	1.0	4	400	43	28	63	1.2	0.4
07128	1016	ホワイトサポテ 生	35	310	73	79.0	(1.2)	1.5	(0.1)	(0)	0.1	(16.3) *	(15.8)	16.1	3.1	-	18.9	-	0.5	Tr	220	13	17	28	0.2	0.2
07130	1017	まくわうり 黄肉種 生	40	142	34	90.8	(0.6)	0.8	(0.1)	(0)	0.1	(7.6) *	(7.4)	7.0	1.0	-	7.8	-	0.5	7	280	6	12	8	0.2	0.1
07173	1018	まくわうり 白肉種 生	40	142	34	90.8	(0.6)	0.8	(0.1)	(0)	0.1	(7.6) *	(7.4)	7.0	1.0	-	7.8	-	0.5	7	280	6	12	8	0.2	0.1
07131	1019	マルメロ 生	25	201	48	84.2	-	0.3	-	(0)	0.1	(9.5) *	(9.4)	10.0	5.1	0	15.1	-	0.3	1	160	11	7	14	0.1	0.2
07132	1020	マンゴー 生	35	289	68	82.0	(0.5)	0.6	(0.1)	(0)	0.1	(13.8)	(13.4)	15.7 *	1.3	-	16.9	-	0.4	1	170	15	12	12	0.2	0.1
07179	1021	マンゴー ドライマンゴー	0	1436	339	9.3	2.3	3.1	(0.3)	(0)	0.7	68.9	66.8	76.6 *	6.4	-	84.9	3.0	2.1	1	1100	37	57	81	0.5	0.6
07133	1022	マンゴスチン 生	70	303	71	81.5	-	0.6	-	(0)	0.2	-	-	16.1 *	1.4	-	17.5	-	0.2	1	100	6	18	12	0.1	0.2
07134	1023	メロン 温室メロン 生	50	172	40	87.8	(0.7)	1.1	(0.1)	(0)	0.1	(9.6) *	(9.3)	10.3	0.5	-	10.3	-	0.7	7	340	8	13	21	0.3	0.2
07135	1024	メロン 露地メロン 緑肉種 生	45	193	45	87.9	0.6	1.0	(0.1)	(0)	0.1	9.5	9.2	10.3 *	0.5	-	10.4	-	0.6	6	350	6	12	13	0.2	0.2
07174	1025	メロン 露地メロン 赤肉種 生	45	193	45	87.9	(0.6)	1.0	(0.1)	(0)	0.1	(9.5)	(9.2)	10.3 *	0.5	-	10.4	-	0.6	6	350	6	12	13	0.2	0.2

						可食部　100 g 当たり																								
無機質						ビタミン																								備　考
						ビタミンA							ビタミンE																	
銅	マンガン	ヨウ素	セレン	クロム	モリブデン	レチノール	α-カロテン	β-カロテン	β-クリプトキサンチン	β-カロテン当量	レチノール活性当量	ビタミンD	α-トコフェロール	β-トコフェロール	γ-トコフェロール	δ-トコフェロール	ビタミンk	ビタミンB1	ビタミンB2	ナイアシン	ナイアシン当量	ビタミンB6	ビタミンB12	葉酸	パントテン酸	ビオチン	ビタミンC	アルコール	食塩相当量	
(......mg......)						(.........................µg.........................)							(.............mg.............)				µg	(.............mg.............)					(......µg......)		mg	µg	mg	(.....g.....)		
CU	MN	ID	SE	CR	MO	RETOL	CARTA	CARTB	CRYPXB	CARTBEQ	VITA_RAE	VITD	TOCPHA	TOCPHB	TOCPHG	TOCPHD	VITK	THIA	RIBF	NIA	NE	VITB6A	VITB12	FOL	PANTAC	BIOT	VITC	ALC	NACL_EQ	
0.03	0.87	-	-	-	-	(0)	0	9	0	9	1	(0)	Tr	0	0	0	0	0.04	0.01	0.2	0.3	0.07	(0)	9	0.19	-	6		0	別名：パイナップル (100 g：98mL、100 mL：103g)
0.03	1.16	-	-	-	-	(0)	0	11	1	12	1	(0)	Tr	0	0	0	0	0.05	0.02	0.2	0.2	0.05	(0)	7	0.17	-	5		0	別名：パイナップル (100 g：98mL、100 mL：103g)
0.02	0.33	-	-	-	-	(0)	0	4	0	4	Tr	(0)	Tr	0	0	0	0	0.03	0.01	0.1	0.2	0.04	(0)	0	0.07	-	3		0	別名：パイナップル ビタミンC：酸化防止用として添加品あり
Tr	0.18	-	-	-	-	0	-	-	-	Tr	0	(0)	Tr	0	0	0	(0)	0	0.01	Tr	0	0.01	(0)	0	0	-	0		0	別名：パイナップル ビタミンC：酸化防止用として添加品あり
0.07	1.58	-	-	-	-	0	-	-	-	12	1	(0)					(Tr)	0.07	0.01	0.2	(0.3)	0.06	(0)	7	0.06	-	0		0	別名：パイナップル 試料：ヘビーシラップ漬 液汁を含んだもの　（液汁 37 %）
0.06	0.45	-	-	-	-	0	-	-	-	17	1	(0)	0.1	0	0	0	(6)	0	0.02	0.1	(0.2)	0.01	(0)	0	0	-	0		0.1	
0.06						0	-	-	-	130	11		1.1	0	0.3	Tr		0.02	0.03	0.5	0.6	0.04	0	7	0.29	-	44		0	別名：くろみのうぐいすかぐら 果実全体
0.08	0.10					(0)	0	1100	16	1100	89	(0)	0.2	0	0	0	(1)	0.01	0.09	1.9	2.2	0.18	(0)	86	0.63	-	16		0	別名：くだものとけいそう 全果に対する果汁分：30 %
0.09	0.26	0	1	0	7	(0)	28	42	0	56	5	(0)	0.5	0	0.2	0	(Tr)	0.05	0.04	0.7	0.9	0.38	(0)	26	0.44	1.4	16		0	廃棄部位：果皮及び果柄
0.25	1.31					(0)	330	670	9	840	70	(0)	1.4	Tr	0	0	(2)	0.07	0.12	1.4	(2.0)	1.04	(0)	34	1.13	-	Tr		0	
0.05	0.04	0	Tr	0	-	(0)	0	67	820	480	40	(0)	0.3	0	0.2	0	(2)	0.02	0.04	0.3	(0.4)	0.01	(0)	44	0.42	0.2	50		0	別名：パパイヤ 廃棄部位：果皮及び種子
0.03	0.02	-	-	-	-	(0)	0	45	140	120	10	(0)	0.3	0	0.6	0		0.03	0.04	0.3	(0.7)	0.01	(0)	38	0.55	-	45		0	別名：パパイヤ 廃棄部位：果皮及び種子
0.04	0.27	0	0	0	0	(0)	0	510	600	810	68	(0)	0.1	0.1	0	0		0.02	0.05	0.2	(0.3)	0.06	(0)	9	0.22	0.1	5		0	廃棄部位：果皮及び種子
0.17	0.10	-	-	-	-	(0)	0	320	310	470	39	(0)	0.1	0	0.2	0		0.01	0.02	0.3	(0.3)	0.02	(0)	0	0	-	Tr		0	試料：ヘビーシラップ漬 液汁を含んだもの　（液汁 45 %） ビタミンC：酸化防止用として添加品あり
0.05	0.12	0	0	0	Tr	(0)	0	21	0	21	2	(0)	0.4	0	0.2	0		0.04	0.04	0.3	0.4	0.04	(0)	4	0.10	0.7	2		0	廃棄部位：果皮及び種子 廃棄率：大粒種の場合20%
0.07	0.03	0	0	0	1	(0)	Tr	39	0	39	3	(0)	0.4	0	0.2	0	22	0.05	0.01	0.2	0.2	0.05	(0)	19	0.04	1.0	3		0	ポリフェノール：0.2 g
0.39	0.20	3	Tr	9	12	(0)	0	11	0	11	1	(0)	0.5	0	0.4	0	12	0.12	0.03	0.6	(1.0)	0.23	(0)	9	0.17	4.3	Tr	Tr		別名：レーズン ポリフェノール：0.4 g
0.02	0.13	0	0	9	3	(0)	0	0	0	0	(0)	(0)	0	0	0	0	(0)	Tr	0.01	0.1	(0.1)	0.06	(0)	1	0.06	1.9	Tr		Tr	ポリフェノール：0.2 g (100 g：98mL、100 mL：103g)
0.02	0.07	Tr	0	1	1	(0)	0	0	0	0	(0)	(0)	0	0	0	0	(0)	0.02	Tr	0.2	(0.2)	0.06	(0)	1	0.04	1.7	Tr		Tr	ポリフェノール：0.1 g (100 g：98mL、100 mL：103g)
0.01	0.11	-	-	-	-	(0)	0	0	0	0	(0)	(0)	0	0	0	0	(0)	Tr	0	Tr		0.05	(0)	Tr	0	-	0		0	ビタミンC：酸化防止用として添加品あり
0.01	0.08	-	-	-	-	(0)	0	0	0	0	(0)	(0)	0	0	0	0	(0)	Tr	0	0		0.01	(0)	Tr	0	-	0		0	ビタミンC：酸化防止用として添加品あり
0.09	0.02	-	-	-	-	0	-	-	-	10	1	(0)	0.2	0	0.1	0		0.02	0.01	0.1	(0.1)	0.03	(0)	2	0	-	0		0	試料：ヘビーシラップ漬 液汁を含んだもの　（液汁 37 %）
0.11	0.10	-	-	-	-	(0)	0	0	0	0	(0)	(0)	0	0	0	0		0.02	0.01	0.1	(0.1)	0.04	(0)	2	0.11	-	0		0	ビタミンC：酸化防止用として添加品あり (100 g：80mL、100 mL：125g)
0.04	0.26	0	0	Tr	1	(0)	0	55	0	55	5	(0)	1.7	Tr	0.6	Tr	(15)	0.03	0.03	0.2	(0.2)	0.05	(0)	12	0.12	1.1	9		0	試料：ハイブッシュブルーベリー 果実全体
0.06	0.62	-	-	-	-	(0)	0	26	0	26	2	(0)	1.9	Tr	1.2	0	(23)	0.03	0.03	0.4	(0.4)	0.05	(0)	3	0.11	-	3		0	試料：ハイブッシュブルーベリー (100 g：80mL、100 mL：125g)
0.23	1.94	(0)	(0)	(2)	(4)	(0)	10	72	8	81	7	(0)	5.1	0.1	1.9	0.1	89	0.12	0.10	1.5	(1.7)	0.20	(0)	13	0.26	-	Tr		0	ドライフルーツ 試料：有機栽培品含む
0.09	0.09	0	0	1	1	(0)	0	13	0	13	1	(0)	0.4	0	0	0		0.05		0.2	(1.4)	0.06	(0)	36	0.22	-	18		0	廃棄部位：果皮及び種子
0.02	0.05	-	-	-	-	(0)	68	140	4	180	15	(0)	0.3	0	0.3	0		0.03	0.03	0.8	(0.8)		(0)	50	0.16	-	30		0	廃棄部位：果皮及び種子
0.02	0.05	-	-	-	-	(0)	0	0	0	0	(0)	(0)	0	0	0	0		0.03	0.03	0.8	(0.8)		(0)	50	0.16	-	30		0	廃棄部位：果皮及び種子
0.05	0.02	-	-	-	-	(0)	0	26	51	51	4	(0)	1.0	Tr	0.2	0		0.02	0.02	0.2	0.3	0.05	(0)	12	0.25	-	18		0	廃棄部位：果皮及び果しん
0.08	0.10	-	-	-	-	(0)	0	610	9	610	51	(0)	1.8	Tr	1.1	0	(3)	0.04	0.06	0.3	(0.9)	0.13	(0)	84	0.22	0.8	20		0	廃棄部位：果皮及び種子
0.20	0.53	2	2	1	2	(0)	15	5900	280	6100	500	(0)	6.8	0.2	1.9	0.1	16	0.27	0.21	3.4	4.0	0.43	(0)	260	0.46	5.3	69		0	
0.07	0.35	-	-	-	-	0	-	-	-			(0)	0.6	0.1	0.2	0.1			0.03	0.5	0.6		(0)	20	0.33	0.6	3		0	試料：冷凍品 廃棄部位：果皮及び種子
0.05	0.04	0	2	1	4	(0)	0	32	3	33	3	(0)	0.2	0	0.2	0	(3)	0.05	0.02	0.8	(0.6)	0.10	(0)	32	0.19	0.9	18		0	試料：アールス系（緑肉種） 廃棄部位：果皮及び種子
0.04	0.02	0	1	0	2	(0)	6	140	0	140	12	(0)	0.2	0	0.1	0	(3)	0.05	0.02	0.8	0.9	0.11	(0)	24	0.16	0.9	25		0	廃棄部位：果皮及び種子
0.04	0.02	0	1	0	2	(0)	16	3600	0	3600	300	(0)	0.2	0	0.1	0	(3)	0.05	0.02	0.8	(0.9)	0.11	(0)	24	0.16	0.9	25		0	廃棄部位：果皮及び種子

7 果実類

食品番号	索引番号	食品名	廃棄率	エネルギー		水分	アミノ酸組成によるたんぱく質	たんぱく質	トリアシルグリセロール当量	コレステロール	脂質	利用可能炭水化物（単糖当量）	利用可能炭水化物（質量計）	差引き法による利用可能炭水化物	食物繊維総量	糖アルコール	炭水化物	有機酸	灰分	ナトリウム	カリウム	カルシウム	マグネシウム	リン	鉄	亜鉛
		単位	%	kJ	kcal	(........ g ....)				mg	(........................ g ....)									(........................ mg ....)						
		成分識別子	REFUSE	ENERC	ENERC_KCAL	WATER	PROTCAA	PROT-	FATNLEA	CHOLE	FAT-	CHOAVLM	CHOAVL	CHOAVLDF-	FIB-	POLYL	CHOCDF-	OA	ASH	NA	K	CA	MG	P	FE	ZN
07136	1026	（もも類） もも 白肉種 生	15	161	38	88.7	0.4	0.6	(0.1)	0	0.1	8.4 *	8.0	8.4	1.3	0.3	10.2	0.4	0.4	1	180	4	7	18	0.1	0.1
07184	1027	（もも類） もも 黄肉種 生	15	204	48	85.4	0.4	0.5	Tr	-	0.2	11.4	11.0	8.6 *	1.9	2.7	13.4	0.4	0.4	0	210	3	6	21	0.1	0.1
07137	1028	（もも類） もも 果実飲料 30%果汁入り飲料 （ネクター）	0	196	46	88.0	-	0.2	-	(0)	0.1	(11.8) *	(11.7)	11.3	0.4	-	11.6	-	0.1	3	35	2	4	4	0.2	Tr
07138	1029	（もも類） もも 缶詰 白肉種 果肉	0	349	82	78.5	(0.3)	0.5	(0.1)	(0)	0.1	(16.6)	(16.3)	19.4 *	1.4	-	20.6	-	0.3	4	80	3	4	9	0.2	0.2
07175	1030	（もも類） もも 缶詰 黄肉種 果肉	0	350	83	78.5	(0.4)	0.5	(0)	(0)	0.1	(16.6)	(16.3)	19.3 *	1.4	-	20.6	-	0.3	4	80	3	4	9	0.2	0.2
07139	1031	（もも類） もも 缶詰 液汁	0	343	81	79.5	-	0.3	-	(0)	0.1	-	-	19.5 *	0.3	-	19.8	-	0.2	4	80	2	4	7	0.2	0.1
07140	1032	（もも類） ネクタリン 生	15	164	39	87.8	(0.4)	0.7	(0.2)	(0)	0.3	(8.0) *	(7.7)	8.7	1.7	0.6	10.7	-	0.5	1	210	5	10	16	0.2	0.1
07141	1033	やまもも 生	10	198	47	87.8	-	0.5	-	-	0.2	-	-	10.2 *	1.1	-	11.3	-	0.2	4	120	4	7	5	0.4	0.1
07144	1034	ライチー 生	30	261	61	82.1	(0.6)	1.0	(0.1)	0	0.1	(15.0) *	(14.9)	15.9	0.9	-	16.4	-	0.4	Tr	170	2	13	22	0.2	0.2
07146	1035	ラズベリー 生	0	150	36	88.2	-	1.1	-	0	0.1	(5.6) *	(5.6)	5.4	4.7	0.1	10.2	-	0.4	1	150	22	21	29	0.7	0.4
07147	1036	りゅうがん 乾	60	1314	310	19.4	(3.2)	5.1	(0.3)	(0)	0.4	-	-	72.1 *	2.8	-	72.9	-	2.2	2	1000	30	43	94	1.7	0.7
07148	1037	りんご 皮なし 生	15	225	53	84.1	0.1	0.1	Tr	(0)	0.2	12.4 *	12.2	13.0	1.4	0.7	15.5	0.5	0.2	Tr	120	3	3	12	0.1	Tr
07176	1038	りんご 皮つき 生	8	238	56	83.1	(0.1)	0.2	(0.1)	(0)	0.3	12.9 *	12.7	13.5	1.9	0.5	16.2	0.4	0.2	Tr	120	4	5	12	0.1	0.1
07180	1039	りんご 皮つき 焼き	0	364	86	77.2	-	0.2	-	(0)	0.4	17.3	17.0	18.8 *	2.5	-	21.9	0.6	0.3	1	170	5	7	17	0.1	0.1
07149	1040	りんご 果実飲料 ストレートジュース	0	182	43	87.7	-	0.2	Tr	(0)	Tr	10.8 *	10.7	11.4	Tr	-	11.8	-	0.2	3	77	2	3	6	0.4	Tr
07150	1041	りんご 果実飲料 濃縮還元ジュース	0	200	47	88.1	-	0.1	(0.1)	(0)	0.2	(10.4)	(10.3)	11.5 *	Tr	-	11.4	-	0.2	6	110	3	3	6	0.1	Tr
07151	1042	りんご 果実飲料 50%果汁入り飲料	0	197	46	88.3	-	0.1	Tr	(0)	Tr	-	-	11.5 *	0	-	11.5	-	0.1	2	55	2	2	4	Tr	Tr
07152	1043	りんご 果実飲料 30%果汁入り飲料	0	194	46	88.5	-	Tr	0	(0)	Tr	-	-	11.4 *	0	-	11.4	-	0.1	8	24	1	1	3	Tr	Tr
07153	1044	りんご 缶詰	0	346	81	79.4	(0.2)	0.3	(0.1)	(0)	0.1	-	-	19.9 *	0.4	-	20.1	-	0.1	2	30	2	2	4	0.2	0.1
07154	1045	りんご ジャム	0	864	203	46.9	(0.2)	0.2	Tr	(0)	0.1	(53.3) *	(51.0)	52.0	0.8	-	52.7	-	0.1	7	33	6	2	4	0	Tr

						可食部 100 g 当たり																								
無機質						ビタミン																								
						ビタミンA							ビタミンE																	備考
銅	マンガン	ヨウ素	セレン	クロム	モリブデン	レチノール	α-カロテン	β-カロテン	β-クリプトキサンチン	β-カロテン当量	レチノール活性当量	ビタミンD	α-トコフェロール	β-トコフェロール	γ-トコフェロール	δ-トコフェロール	ビタミンk	ビタミンB₁	ビタミンB₂	ナイアシン	ナイアシン当量	ビタミンB₆	ビタミンB₁₂	葉酸	パントテン酸	ビオチン	ビタミンC	アルコール	食塩相当量	
(.....mg.....)						(.................μg.................)							(..........mg..........)				μg	(..............mg..............)						(.....μg.....)	mg	μg	mg	(.....g.....)		
CU	MN	ID	SE	CR	MO	RETOL	CARTA	CARTB	CRYPXB	CARTBEQ	VITA_RAE	VITD	TOCPHA	TOCPHB	TOCPHG	TOCPHD	VITK	THIA	RIBF	NIA	NE	VITB6A	VITB12	FOL	PANTAC	BIOT	VITC	ALC	NACL_EQ	
0.05	0.04	0	0	0	1	(0)	0	0	9	5	Tr	(0)	0.7	0	0	0	(1)	0.01	0.01	0.6	0.6	0.02	(0)	5	0.13	0.3	8	-	0	別名：毛桃 試料：白肉種 廃棄部位：果皮及び核
0.06	0.03	0	0	0	2	-	1	140	130	210	17	-	1.3	0	Tr	0	1	0.02	0.02	0.7	0.7	0.01	0	8	0.15	0.2	6	-	0	廃棄部位：果皮及び核 食物繊維：AOAC2011.25法 タンニン：Tr ポリフェノール：0.1 g
0.01	0.02					0				Tr	0	(0)	0.4	0	Tr	0	(1)	Tr	0.01	0.2	0.2	Tr	(0)	2	0.10		2			別名：毛桃 果肉（ピューレー）分：30 % ビタミンC：酸化防止用として添加品あり (100 g：103mL、100 mL：97g)
0.04	0.03					(0)	0	Tr	0	Tr	(0)		1.2	0	0	0	(3)	0.01	0.02	0.3	(0.3)	0.01	(0)	4	0.07		2			別名：毛桃 試料：ヘビーシラップ漬 内容総量に対する果肉分：60 % ビタミンC：酸化防止用として添加品あり
0.04	0.03					(0)	0	160	97	210	17		1.2	0	0	0	(3)	0.01	0.02	0.3	(0.4)	0.01	(0)	4	0.07		2		0	別名：毛桃 内容総量に対する果肉分：60 % ビタミンC：酸化防止用として添加品あり
0.04	0.03									Tr	0		0	0	0	0		0.01	0.01	0.3	0.4	0.01	(0)	3	0		2			別名：毛桃 内容総量に対する液汁分：40 % ビタミンC：酸化防止用として添加品あり
0.08	0.06					(0)	0	150	180	240	20		1.4	0	0	0	(2)	0.02	0.03	0.7	(0.8)	0.01	(0)	12	0.20		10			別名：油桃 廃棄部位：果皮及び核
0.03	0.22					(0)	0	18	2	19	2		0.3	0	0	0		0.04	0.03	0.3	0.4	0.05	0	26	0.21		4			試料：栽培品 廃棄部位：種子
0.14	0.17					(0)	0	0	0	(0)	0		0.1	0	0	0	(Tr)	0.02	0.06	1.0	(1.0)	0.09	0	100	0		36		0	試料：冷凍品 別名：れいし 廃棄部位：果皮及び種子
0.12	0.50					(0)	19	10	0	19	2		0.8	0.1	1.9	1.6	(6)	0.02	0.04	0.6	0.8	0.07	0	38	0.43		22		0	別名：レッドラズベリー、西洋きいちご 果実全体
0.68	0.20									Tr	0		Tr	0.4	0			0.03	0.74	2.5	(2.5)	0.20	0	20	0		0			廃棄部位：果皮及び種子
0.05	0.02	0	0	1	0	(0)	0	12	7	15	1		0.1	0	0	0	Tr	0.02	Tr	0.1	0.1	0.04	(0)	2	0.03	0.5	4	-	0	廃棄部位：果皮及び果しん部
0.05	0.04	0	0	0	1	(0)	0	22	10	27	2		0.4	0	0	0	2	0.02	0.01	0.1	(0.1)	0.04	0	3	0.05	0.7	6	-	0	廃棄部位：果しん部
0.07	0.05	1	0	Tr	1	(0)	0	32	14	39	3		0.7	0	0	0	3	0.03	0.01	0.1	(0.2)	0.06	(0)	4	0.05	0.9	7		0	果しん部を除いたもの
0.03	0.03	0	0	1	Tr	(0)	0	0	0	0	(0)		0.1	0	0	0		0.01	0.01	0.1	0.1	0.03	0	3	0.21	0.5	3		0	(100 g：98mL、100 mL：103g)
0.02	0.04	-				-					-		Tr				-	Tr	Tr	0.1	0.1	0.04	-	2	0.11	-	1		0	(100 g：98mL、100 mL：103g)
0.01	0.01					0	-	-	-	-	(0)		Tr	0	0	0		0	0	0	Tr	0.01	(0)	1	0		Tr			ビタミンC：酸化防止用として添加品あり
0.01	0.01					0	-	-	-	-	(0)		Tr	0	0	0		0	0	0	Tr	0.01	(0)	1	0		Tr			ビタミンC：酸化防止用として添加品あり
0.02	0.01	-				0	-	-	-	9	1	(0)	0.1	0	0	0		0.01	0	0	0.1	(0.2)	0.01	(0)	3	0		Tr			試料：ヘビーシラップ漬 液汁を含んだもの(液汁50 %) ビタミンC：酸化防止用として添加品あり
0.02	0.01	1	0	2	Tr	(0)	0	4	0	4	Tr	(0)	0.1	0	0	0		0.01	0	0	(Tr)	0.03	(0)	1	0	0.3	Tr	-	0	ビタミンC：酸化防止用として添加品あり (100 g：80mL、100 mL：125g)

8 きのこ類

食品番号	索引番号	食品名	廃棄率	エネルギー		水分	たんぱく質		脂質			炭水化物							有機酸	灰分	無機質						
							アミノ酸組成によるたんぱく質	たんぱく質	脂肪酸のトリアシルグリセロール当量	コレステロール	脂質	利用可能炭水化物			食物繊維総量	糖アルコール	炭水化物				ナトリウム	カリウム	カルシウム	マグネシウム	リン	鉄	亜鉛
												利用可能炭水化物（単糖当量）	利用可能炭水化物（質量計）	差引き法による利用可能炭水化物												
		単位	%	kJ	kcal	(................. g ....)				mg		(................................. g ....)								(............................. mg ....)						
		成分識別子	REFUSE	ENERC	ENERC_KCAL	WATER	PROTCAA	PROT-	FATNLEA	CHOLE	FAT-	CHOAVLM	CHOAVL	CHOAVLDF-	FIB-	POLYL	CHOCDF-	OA	ASH	NA	K	CA	MG	P	FE	ZN
08001	1046	えのきたけ 生	15	144	34	88.6	1.6	2.7	0.1	0	0.2	1.0	0.9	4.8 *	3.9	0.1	7.6	-	0.9	2	340	Tr	15	110	1.1	0.6
08002	1047	えのきたけ ゆで	0	141	34	88.6	(1.6)	2.8	(0.1)	(0)	0.1	(1.0)	(0.9)	4.4 *	4.5	0.1	7.8	-	0.7	2	270	Tr	11	110	1.0	0.6
08037	1048	えのきたけ 油いため	0	296	71	83.3	(1.7)	3.0	(3.7)	(0)	3.9	(1.1)	(1.1)	5.5 *	4.6	0.2	8.8	-	1.0	3	380	Tr	16	120	1.1	0.6
08003	1049	えのきたけ 味付け瓶詰	0	320	76	74.1	2.4	3.6	(0.2)	-	0.3	10.3	9.9	14.2 *	4.1	0	16.9	-	5.1	1700	320	10	26	150	0.8	0.6
08054	1050	（きくらげ類） あらげきくらげ 生	4	57	14	93.6	0.5	0.7	0.1	0	0.1	0.1 *	0.1	0.1	5.6	-	5.4	-	0.2	7	59	10	9	16	0.1	0.1
08004	1051	（きくらげ類） あらげきくらげ 乾	0	743	184	13.1	4.5	6.9	0.4	(0)	0.7	0.9 *	0.9	0.2	79.5	0	77.0	-	2.2	46	630	82	110	110	10.0	0.8
08005	1052	（きくらげ類） あらげきくらげ ゆで	0	152	38	82.3	(0.8)	1.2	(0.1)	(0)	0.1	(0.4) *	(0.4)	0.3	16.3	-	16.1	-	0.3	10	37	35	24	11	1.7	0.1
08038	1053	（きくらげ類） あらげきくらげ 油いため	0	448	110	64.2	(1.5)	2.3	(5.0)	(0)	5.2	(0.7) *	(0.6)	27.8	28.6	-	27.8	-	0.6	11	130	29	37	18	4.3	0.3
08006	1054	（きくらげ類） きくらげ 乾	0	888	216	14.9	5.3	7.9	1.3	0	2.1	2.7	2.6	17.1 *	57.4	0	71.1	-	4.0	59	1000	310	210	230	35.0	2.1
08007	1055	（きくらげ類） きくらげ ゆで	0	56	14	93.8	(0.4)	0.6	(0.1)	(0)	0.2	(0.2) *	(0.2)	0.3	5.2	0	5.2	-	0.2	9	37	25	27	10	0.7	0.2
08008	1056	（きくらげ類） しろきくらげ 乾	0	686	170	14.6	3.4	4.9	0.5	(0)	0.7	3.6 *	3.4	7.2	68.7	0.3	74.5	-	5.3	28	1400	240	67	260	4.4	3.6
08009	1057	（きくらげ類） しろきくらげ ゆで	0	61	15	92.6	(0.3)	0.4	-	(0)	Tr	(0.3) *	(0.3)	0.4	6.4	Tr	6.7	-	0.3	2	79	27	8	11	0.2	0.3
08010	1058	くろあわびたけ 生	10	116	28	90.2	(2.3)	3.7	(0.2)	(0)	0.4	1.3	1.3	2.2 *	4.1	0.3	4.9	-	0.8	3	300	2	18	100	0.5	0.7
08039	1059	しいたけ 生しいたけ 菌床栽培 生	20	102	25	89.6	2.0	3.1	0.2	0	0.3	0.7 *	0.7	1.3	4.9	1.2	6.4	0.2	0.6	1	290	1	14	87	0.4	0.9
08040	1060	しいたけ 生しいたけ 菌床栽培 ゆで	0	89	22	91.5	(1.6)	2.5	(0.3)	(0)	0.4	(0.6) *	(0.6)	0.7	4.4	0.9	5.1	0.2	0.5	1	200	1	11	65	0.3	0.8
08041	1061	しいたけ 生しいたけ 菌床栽培 油いため	0	267	65	84.7	(2.0)	3.3	(3.8)	(0)	4.1	(0.8)	(0.7)	2.5 *	4.7	1.1	7.3	0.2	0.7	1	300	2	16	92	0.4	1.0
08057	1062	しいたけ 生しいたけ 菌床栽培 天ぷら	0	837	201	64.1	-	3.4	13.7	-	14.0	14.4 *	13.1	12.8	4.4	0.8	17.0	0.2	0.6	32	230	40	13	84	0.3	0.7
08042	1063	しいたけ 生しいたけ 原木栽培 生	20	141	34	88.3	1.9	3.1	0.2	(0)	0.4	0.8	0.7	3.2 *	5.5	-	7.6	0.2	0.7	1	270	2	16	61	0.4	0.7
08043	1064	しいたけ 生しいたけ 原木栽培 ゆで	0	111	27	90.8	(1.5)	2.4	(0.3)	(0)	0.4	(0.6)	(0.6)	2.1 *	4.8	-	5.9	0.2	0.4	Tr	170	1	10	45	0.2	0.5
08044	1065	しいたけ 生しいたけ 原木栽培 油いため	0	349	84	81.3	(2.3)	3.8	(5.1)	(Tr)	5.4	(0.9)	(0.9)	3.9 *	6.4	-	8.8	0.2	0.7	1	330	2	18	75	0.4	0.7
08013	1066	しいたけ 乾しいたけ 乾	20	1072	258	9.1	14.1	21.2	(1.7)	0	2.8	11.8	11.2	22.1 *	46.7	-	62.5	1.9	4.4	14	2200	12	100	290	3.2	2.7
08014	1067	しいたけ 乾しいたけ ゆで	0	168	40	86.2	(2.0)	3.1	(0.2)	0	0.3	(1.8)	(1.7)	4.1 *	6.7	-	9.9	0.3	0.5	3	200	4	19	38	0.5	0.3
08053	1068	しいたけ 乾しいたけ 甘煮	0	490	116	64.7	2.4	3.3	0.4	(0)	0.4	15.8	15.2	21.1 *	6.7	2.0	28.9	Tr	2.7	1000	90	13	14	44	0.7	0.9
08015	1069	（しめじ類） はたけしめじ 生	15	105	25	92.0	-	2.6	-	(0)	0.3	-	-	1.7 *	2.7	-	4.5	-	0.7	4	260	1	8	64	0.6	0.4
08045	1070	（しめじ類） はたけしめじ ゆで	0	103	25	91.3	-	2.6	-	(0)	0.3	-	-	0.5 *	4.6	-	5.1	-	0.6	3	200	1	9	61	0.6	0.4
08016	1071	（しめじ類） ぶなしめじ 生	10	90	22	91.1	1.6	2.7	0.2	0	0.5	1.4 *	1.3	2.0	3.5	0.4	4.8	0.3	0.9	2	370	1	9	96	0.5	0.5
08017	1072	（しめじ類） ぶなしめじ ゆで	0	92	22	91.1	(1.6)	2.7	(0.1)	(0)	0.2	(1.3) *	(1.3)	1.6	4.2	0.4	5.2	0.3	0.7	2	280	2	9	90	0.4	0.6

可食部 100 g 当たり

銅	マンガン	ヨウ素	セレン	クロム	モリブデン	レチノール	α-カロテン	β-カロテン	β-クリプトキサンチン	β-カロテン当量	レチノール活性当量	ビタミンD	α-トコフェロール	β-トコフェロール	γ-トコフェロール	δ-トコフェロール	ビタミンK	ビタミンB₁	ビタミンB₂	ナイアシン	ナイアシン当量	ビタミンB₆	ビタミンB₁₂	葉酸	パントテン酸	ビオチン	ビタミンC	アルコール	食塩相当量	備考
CU	MN	ID	SE	CR	MO	RETOL	CARTA	CARTB	CRYPXB	CARTBEQ	VITA_RAE	VITD	TOCPHA	TOCPHB	TOCPHG	TOCPHD	VITK	THIA	RIBF	NIA	NE	VITB6A	VITB12	FOL	PANTAC	BIOT	VITC	ALC	NACL_EQ	
0.10	0.07	0	1	0	Tr	0	(0)	0	(0)	(0)	(0)	0.9	0	0	0	0	0	0.24	0.17	6.8	7.4	0.12	(0)	75	1.40	11.0	0		0	試料：栽培品／廃棄部位：柄の基部（いしづき）
0.06	0.05	(0)	2	(0)	Tr	0	(0)	0	(0)	(0)	(0)	0.8	(0)	(0)	(0)	(0)	0	0.19	0.13	3.7	(4.3)	0.09	(0)	30	0.96	11.0	-		0	試料：栽培品／柄の基部（いしづき）を除いたもの
0.11	0.08					(0)	(0)	(0)	(0)	(0)	(0)	0.8	(0.6)	(Tr)	(1.2)	(Tr)	(4)	0.26	0.18	7.2	(7.8)	0.10	(0)	47	1.47	-	-		0	試料：栽培品／柄の基部（いしづき）を除いたもの／植物油（なたね油）／調理による脂質の増減：第1章表14参照
0.08	0.24	-	3	-	6	0	(0)	0	(0)	(0)	(0)	0.1	0	0	0	0	0	0.26	0.17	4.4	4.9	0.09	(0)	39	1.04	6.9	-		4.3	別名：なめたけ／試料：栽培品／液汁を除いたもの／ビタミンC：酸化防止用として添加品あり
0.01	0.02	Tr	1	1	1	(0)	(0)	(0)	(0)	(0)	(0)	0.1	(0)	(0)	(0)	(0)	(0)	-	0.05	0.4	0.6	0.01	Tr	5	0.10	1.9	0		Tr	別名：裏白きくらげ／試料：栽培品／廃棄部位：柄の基部（いしづき）
0.18	1.15	25	10	4	10	(0)	(0)	(0)	(0)	(0)	(0)	130.0	0	0	0	0	0	0.01	0.44	1.7	3.9	0.08	(0)	15	0.61	21.0	0		0.1	別名：裏白きくらげ／試料：栽培品
0.04	0.20	1	2	1		0	(0)	0	(0)	(0)	(0)	25.0	0	0	0	0	0	0.07	0.1	0.1	(0.5)	0.01	(0)	1	0	1.2	0		0	試料：栽培品
0.06	0.33					(0)	(0)	(0)	(0)	(0)	(0)	38.0	(0.8)	(Tr)	(1.6)	(Tr)	(6)	0.11	0.1	0.1	(0.9)	0.02	(0)	4	0.06	-	-		Tr	水戻し後、油いため／試料：栽培品／植物油（なたね油）／調理による脂質の増減：第1章表14参照
0.31	6.18	7	9	27	6	0	(0)	0	(0)	(0)	(0)	85.0	0	0	0	0	0	0.19	0.87	3.2	5.5	0.10	(0)	87	1.14	27.0	0		0.1	試料：栽培品
0.03	0.53	0	Tr	2	Tr	0	(0)	0	(0)	(0)	(0)	8.8	0	0	0	0	0	0.01	0.06	Tr	(0.2)	0.01	(0)	2	0	1.3	0		0	試料：栽培品
0.10	0.18	1	7	1	1	0	(0)	0	(0)	(0)	(0)	15.0	0	0	0	0	0	0.12	0.70	2.2	3.7	0.10	(0)	76	1.37	87.0	0		0.1	試料：栽培品
0.01	0.01	0	0	0	0	0	(0)	0	(0)	(0)	(0)	1.2	0	0	0	0	0		0.05	Tr	(0.1)	0.01	(0)	1	0	4.4	0		0	試料：栽培品
0.15	0.07		3	Tr		0	(0)	0	(0)	(0)	(0)	0.3	0	0	0	0	0	0.21	0.22	2.9	(3.6)	0.09	(0)	65	1.32	10	0		0	試料：栽培品／廃棄部位：柄の基部（いしづき）
0.10	0.21	0	5	1	4	0	(0)	0	(0)	(0)	(0)	0.5	0	0	0	0	0	0.13	0.21	3.4	4.0	0.21	0	49	1.21	7.6	0		0	試料：栽培品、廃棄部位：柄全体／食物繊維：AOAC2011.25法／廃棄率：柄の基部（いしづき）のみを除いた場合5%
0.06	0.16	-	-	-	-	(0)	(0)	(0)	(0)	(0)	(0)	0.5	0	0	0	0	0	0.08	0.11	2.0	(2.5)	0.12	(0)	14	0.71	-	-		0	試料：栽培品／柄全体を除いた傘のみ
0.09	0.24	-	-	-	-	(0)	(0)	(0)	(0)	(0)	(0)	0.5	(0.6)	(Tr)	(1.2)	(Tr)	(4)	0.16	0.18	3.3	(4.0)	0.18	(0)	20	1.28	-	0		0	試料：栽培品／柄全体を除いた傘のみ／植物油（なたね油）／調理による脂質の増減：第1章表14参照
0.08	0.25	0	4	1	5	0	-	15	-	15	1	0.3	2.4	Tr	5.3	0.1	17	0.11	0.18	2.4	2.9	0.13	0	12	0.94	5.2	-		0.1	試料：栽培品／柄全体を除いた傘のみ／植物油（なたね油）／調理による脂質の増減：第1章表13参照／食物繊維：AOAC2011.25法
0.06	0.27	0	1	Tr	1	(0)	(0)	(0)	(0)	(0)	(0)	0.4	0	0	0	0	0	0.13	0.22	3.4	4.0	0.19	(0)	75	0.95	7.7	0		0	試料：栽培品／廃棄部位：柄全体／廃棄率：柄の基部（いしづき）のみを除いた場合5%
0.05	0.19	-	-	-	-	(0)	(0)	(0)	(0)	(0)	(0)	0.4	0	0	0	0	0	0.06	0.19	2.0	(2.5)	0.10	(0)	25	0.56	-	0		0	試料：栽培品／柄全体を除いた傘のみ
0.08	0.32	-	-	-	-	(0)	(0)	(0)	(0)	(0)	(0)	0.5	(0.8)	(Tr)	(1.6)	0.1	(6)	0.14	0.26	4.4	(5.2)	0.18	(0)	51	1.15	-	0		0	試料：栽培品／柄全体を除いた傘のみ／植物油（なたね油）／調理による脂質の増減：第1章表14参照
0.60	0.96	4	5	5	3	0	(0)	0	(0)	(0)	(0)	17.0	0	0	0	0	0	0.48	1.74	19.0	23.0	0.49	-	270	8.77	41.0	20		Tr	どんこ、こうしんを含む／試料：栽培品／廃棄部位：柄全体
0.07	0.12	0	1	2	1	0	(0)	0	(0)	(0)	(0)	1.4	-	-	-	-	-	0.05	0.26	2.0	(2.6)	0.07	-	35	0.86	7.0	-		0	どんこ、こうしんを含む／試料：栽培品／柄全体を除いた傘のみ
0.09	0.25	2	3	4	10	0	(0)	0	(0)	(0)	(0)	0.2	0	0	0	0	0	0.01	0.06	0.6	1.1	0.04	Tr	11	0.10	5.5	4		2.6	
0.13	0.14	-	-	-	-	(0)	(0)	(0)	(0)	(0)	(0)	0.9	0	0	0	0	0	0.12	0.44	5.3	5.7	0.12	(0)	20	2.08	-	0			試料：栽培品及び天然物／廃棄部位：柄の基部（いしづき）
0.13	0.13	-	-	-	-	(0)	(0)	(0)	(0)	(0)	(0)	1.1	0	0	0	0	0	0.08	0.28	3.6	4.0	0.07	(0)	6	1.53	-	0			試料：栽培品及び天然物／柄の基部（いしづき）を除いたもの
0.06	0.16	1	2	0	6	0	(0)	0	(0)	(0)	(0)	0.5	0	0	0	0	0	0.15	0.17	6.1	6.4	0.09	0.1	29	0.81	8.7	0		0	試料：栽培品／廃棄部位：柄の基部（いしづき）／食物繊維：AOAC2011.25法
0.05	0.16	0	2	0	3	0	(0)	0	(0)	(0)	(0)	0.9	(0)	(0)	(0)	(0)	(0)	0.12	0.10	4.2	(4.6)	0.06	(0)	24	1.07	7.3	0		0	試料：栽培品／柄の基部（いしづき）を除いたもの／食物繊維：AOAC2011.25法

8 きのこ類

食品番号	索引番号	食品名	廃棄率	エネルギー	エネルギー	水分	アミノ酸組成によるたんぱく質	たんぱく質	脂肪酸のトリアシルグリセロール当量	コレステロール	脂質	利用可能炭水化物(単糖当量)	利用可能炭水化物(質量計)	差引き法による利用可能炭水化物	食物繊維総量	糖アルコール	炭水化物	有機酸	灰分	ナトリウム	カリウム	カルシウム	マグネシウム	リン	鉄	亜鉛
		成分識別子	REFUSE	ENERC	ENERC_KCAL	WATER	PROTCAA	PROT-	FATNLEA	CHOLE	FAT-	CHOAVLM	CHOAVL	CHOAVLDF-	FIB-	POLYL	CHOCDF-	OA	ASH	NA	K	CA	MG	P	FE	ZN
		単位	%	kJ	kcal	(............. g ....)				mg		(.......................... g ....)								(................................ mg ....)						
08046	1073	（しめじ類） ぶなしめじ 油いため	0	273	66	85.9	(1.7)	3.0	(4.9)	(0)	5.5	(1.4)*	(1.3)	1.6	4.3	0.5	4.8	0.3	0.8	2	420	1	12	110	0.6	0.6
08055	1074	（しめじ類） ぶなしめじ 素揚げ	0	693	168	70.5	2.4	3.9	13.9	1	14.3	2.2	2.1	4.7*	6.2	0.7	10.1	0.4	1.2	2	570	1	15	130	1.1	0.8
08056	1075	（しめじ類） ぶなしめじ 天ぷら	0	1034	248	55.5	2.5	3.4	16.5	1	17.1	21.0*	19.2	19.4	4.8	0.2	23.2	0.2	0.8	46	230	58	10	78	0.5	0.3
08018	1076	（しめじ類） ほんしめじ 生	20	88	21	93.6	-	2.5	-	(0)	0.4	-	-	0.9*	1.9	-	2.8	-	0.6	1	310	2	8	76	0.6	0.7
08047	1077	（しめじ類） ほんしめじ ゆで	0	109	26	92.1	-	2.8	-	(0)	0.6	-	-	0.8*	3.3	-	4.1	-	0.5	1	210	2	8	67	0.6	0.9
08019	1078	たもぎたけ 生	15	97	23	91.7	(2.2)	3.6	(0.1)	(0)	0.3	0.4	0.4	1.6*	3.3	0.4	3.7	-	0.7	1	190	2	11	85	0.8	0.6
08020	1079	なめこ 株採り 生	20	89	21	92.1	1.0	1.8	0.1	1	0.2	2.5*	2.4	2.8	3.4	Tr	5.4	-	0.5	3	240	4	10	68	0.7	0.5
08021	1080	なめこ 株採り ゆで	0	92	22	92.7	(0.9)	1.6	(0.1)	(0)	0.1	(2.3)	(2.2)	3.0*	2.8	Tr	5.1	-	0.5	3	210	4	10	56	0.6	0.5
08058	1081	なめこ カットなめこ 生	0	60	14	94.9	0.7	1.1	-	-	0.1	1.8*	1.8	2.0	1.9	0.1	3.6	-	0.4	3	130	2	6	36	0.5	0.4
08022	1082	なめこ 水煮缶詰	0	55	13	95.5	(0.6)	1.0	(0.1)	(0)	0.1	(1.4)*	(1.4)	1.2	2.5	Tr	3.2	-	0.2	8	100	3	5	39	0.8	0.5
08023	1083	ぬめりすぎたけ 生	8	97	23	92.6	(1.3)	2.3	(0.2)	(0)	0.4	2.0	1.9	2.7*	2.5	Tr	4.1	-	0.6	1	260	1	9	65	0.6	0.4
08024	1084	（ひらたけ類） うすひらたけ 生	8	156	37	88.0	(3.7)	6.1	(0.1)	(0)	0.2	1.6	1.5	3.5*	3.8	0	4.8	-	0.9	1	220	2	15	110	0.6	0.9
08025	1085	（ひらたけ類） エリンギ 生	6	128	31	90.2	1.7	2.8	0.2	(0)	0.4	3.0	2.9	3.7*	3.4	-	6.0	-	0.7	2	340	Tr	12	89	0.3	0.6
08048	1086	（ひらたけ類） エリンギ ゆで	0	134	32	89.3	(2.0)	3.2	(0.3)	(0)	0.5	(3.3)*	(3.1)	3.0	4.8	-	6.5	-	0.7	2	260	Tr	10	88	0.3	0.7
08049	1087	（ひらたけ類） エリンギ 焼き	0	170	41	85.3	(2.6)	4.2	(0.3)	(0)	0.5	(4.5)*	(4.3)	5.5	5.4	-	9.1	-	1.0	3	500	Tr	17	130	0.4	0.9
08050	1088	（ひらたけ類） エリンギ 油いため	0	286	69	84.2	(2.0)	3.2	(3.5)	(0)	3.7	(3.8)	(3.7)	5.3*	4.2	-	8.1	-	0.8	3	380	Tr	13	100	0.3	0.7
08026	1089	（ひらたけ類） ひらたけ 生	8	143	34	89.4	2.1	3.3		(0)	0.3	1.3	1.3	4.8*	2.6	0.2	6.2	-	0.8	2	340	1	15	100	0.7	1.0
08027	1090	（ひらたけ類） ひらたけ ゆで	0	139	33	89.1	(2.1)	3.4	(0.1)	(0)	0.2	(1.4)	(1.3)	4.1*	3.7	0.2	6.6	-	0.8	2	260	1	10	86	0.7	1.4
08028	1091	まいたけ 生	10	89	22	92.7	1.2	2.0	0.3	(0)	0.5	0.3	0.3	1.8*	3.5	-	4.4	-	0.6	0	230	Tr	10	54	0.2	0.7
08029	1092	まいたけ ゆで	0	113	27	91.1	(0.9)	1.6	(0.3)	(0)	0.5	(0.4)	(0.3)	3.0*	4.3	-	6.4	-	0.3	0	110	Tr	8	36	0.2	0.6
08051	1093	まいたけ 油いため	0	276	67	85.5	1.7	2.6	4.1	(0)	4.4	(0.4)	(0.4)	3.3*	4.7	-	6.8	-	0.7	0	300	Tr	13	72	0.2	0.8
08030	1094	まいたけ 乾	0	1137	273	9.3	(12.8)	21.9	(2.4)	(0)	3.9	(3.6)	(3.4)	29.5*	40.9	-	59.9	-	5.0	3	2500	2	100	700	2.6	6.9
08031	1095	マッシュルーム 生	5	62	15	93.9	1.7	2.9	0.1	0	0.3	0.1	0.1	0.2*	2.0	1.3	2.1	-	0.8	6	350	3	10	100	0.3	0.4
08032	1096	マッシュルーム ゆで	0	82	20	91.5	(2.2)	3.8	(0.1)	(0)	0.3	(0.2)*	(0.2)	0.3	3.3	1.8	3.7	-	0.8	6	310	4	11	99	0.3	0.5
08052	1097	マッシュルーム 油いため	0	236	57	86.4	(2.1)	3.6	(4.2)	(0)	4.5	(0.2)*	(0.2)	0.9	3.4	2.0	4.5	-	1.0	8	450	4	12	120	0.4	0.5

						可　食　部　100　g　当　た　り																								
無機質						ビ　タ　ミ　ン																								備　考
						ビタミンA							ビタミンE																	
銅	マンガン	ヨウ素	セレン	クロム	モリブデン	レチノール	α−カロテン	β−カロテン	β−クリプトキサンチン	β−カロテン当量	レチノール活性当量	ビタミンD	α−トコフェロール	β−トコフェロール	γ−トコフェロール	δ−トコフェロール	ビタミンk	ビタミンB₁	ビタミンB₂	ナイアシン	ナイアシン当量	ビタミンB₆	ビタミンB₁₂	葉酸	パントテン酸	ビオチン	ビタミンC	アルコール	食塩相当量	
(......mg......)						(......................................μg......................................)						μg	(............mg............)				μg	(..............mg..............)						(.......μg.......)	mg	μg	mg	(......g......)		
CU	MN	ID	SE	CR	MO	RETOL	CARTA	CARTB	CRYPXB	CARTBEQ	VITA_RAE	VITD	TOCPHA	TOCPHB	TOCPHG	TOCPHD	VITK	THIA	RIBF	NIA	NE	VITB6A	VITB12	FOL	PANTAC	BIOT	VITC	ALC	NACL_EQ	
0.06	0.18	-	-	-	-	(0)	(0)	(0)	(0)	(0)	(0)	0.5	(0.6)	(Tr)	(1.2)	(Tr)	(5)	0.17	0.19	6.5	(6.8)	0.09	(0)	28	0.73	-	0	-	-	試料：栽培品 柄の基部（いしづき）を除いたもの 植物油（なたね油） 調理による脂質の増減：第1章表14参照 食物繊維：AOAC2011.25法
0.07	0.24	0	3	Tr	9	(0)	(0)	(0)	(0)	(0)	(0)	0.4	2.8	Tr	6.4	0.2	28	0.20	0.26	7.0	7.8	0.11	Tr	30	1.19	11.0	(0)		0	試料：栽培品 柄の基部（いしづき）を除いたもの 植物油（なたね油） 調理による脂質の増減：第1章表13参照 食物繊維：AOAC2011.25法
0.05	0.21	1	1	Tr	5	0	0	24	0	24	2	0.2	3.0	0.1	6.8	0.2	27	0.09	0.18	3.0	3.6	0.06	0	13	0.42	4.2	-		0.1	試料：栽培品 柄の基部（いしづき）を除いたもの 調理による脂質の増減：第1章表13参照 食物繊維：AOAC2011.25法
0.32	0.18	-	-	-	-	(0)	(0)	(0)	(0)	(0)	(0)	0.6						0.07	0.28	5.1	5.5	0.19	(0)	24	1.59	-	-		-	別名：だいこくしめじ 試料：栽培品及び天然物 廃棄部位：柄の基部（いしづき）
0.29	0.17	-	-	-	-	(0)	(0)	(0)	(0)	(0)	(0)	1.2						0.06	0.17	3.7	4.2	0.11	(0)	11	1.11	-	-		-	試料：栽培品及び天然物 柄の基部（いしづき）を除いたもの
0.32	0.06	1	4	0	Tr	0	0	0	0	0	0							0.17	0.33	12.0	(13.0)	0.12	(0)	80	1.32	23.0	-		0	別名：にれたけ、たもきのこ 試料：栽培品 廃棄部位：柄の基部（いしづき）
0.11	0.06	Tr	2	Tr	1	(0)	(0)	(0)	(0)	(0)	(0)							0.07	0.12	5.3	5.5	0.05	Tr	60	1.29	7.4	-		-	別名：なめたけ 試料：栽培品 廃棄部位：柄の基部（いしづき） （柄の基部を除いた市販品の場合：0 %）
0.12	0.06	-	-	-	-	(0)	(0)	(0)	(0)	(0)	(0)							0.06	0.10	4.7	(4.8)	0.04	(0)	67	1.33	-	(0)		0	別名：なめたけ 試料：栽培品 柄の基部（いしづき）を除いたもの
0.04	0.04	0	1	Tr	1	0	0	0	0	0	0							0.03	0.08	3.5	3.7	0.04	0.1	57	0.48	4.3	0		-	別名：なめたけ 試料：栽培品
0.04	0.08	0	2	1	1	0	0	0	0	0	0	0.1						0.03	0.07	2.1	(2.2)	0.02	(0)	13	0.52	3.3	0		-	試料：栽培品 液汁を除いたもの ビタミンC：酸化防止用として添加品あり
0.19	0.05	1	2	0	1	0	0	0	0	0	0							0.16	0.34	5.9	(6.1)	0.08	(0)	19	1.77	9.9	1		-	試料：栽培品 廃棄部位：柄の基部（いしづき）
0.15	0.11	1	7	1	2	0	0	0	0	0	0	2.4						0.30	0.41	6.9	(8.1)	0.23	(0)	100	2.44	26.0	0		-	試料：栽培品 廃棄部位：柄の基部（いしづき）
0.10	0.06	1	2	0	2	(0)	(0)	(0)	(0)	(0)	(0)	1.2						0.11	0.22	6.1	6.5	0.14	(0)	65	1.16	6.9	0		-	試料：栽培品 廃棄部位：柄の基部（いしづき）
0.09	0.06	-	-	-	-	(0)	(0)	(0)	(0)	(0)	(0)	2.6						0.08	0.16	4.2	(5.0)	0.10	(0)	20	1.02	-	0		-	試料：栽培品 柄の基部（いしづき）を除いたもの
0.15	0.11	-	-	-	-	(0)	(0)	(0)	(0)	(0)	(0)	3.1						0.18	0.31	9.1	(10.0)	0.17	(0)	53	1.66	-	0		-	柄の基部（いしづき）を除いたもの
0.11	0.07	-	-	-	-	(0)	(0)	(0)	(0)	(0)	(0)	1.4	(0.5)	(0)	(1.1)	(Tr)	(4)	0.13	0.24	6.8	(7.5)	0.13	(0)	36	1.31	-	0		-	試料：栽培品 柄の基部（いしづき）を除いたもの 植物油（なたね油） 調理による脂質の増減：第1章表14参照
0.15	0.16	0	6	1	1	0	0	0	0	0	0	0.3						0.40	0.40	11.0	11.0	0.10	(0)	92	2.40	12.0	0		0	別名：かんたけ 試料：栽培品 廃棄部位：柄の基部（いしづき）
0.11	0.15	(0)	-	0	1	0	0	0	0	0	0	0.5						0.30	0.27	7.0	(7.6)	0.06	(0)	71	2.36	13.0	0		0	柄の基部（いしづき）を除いたもの
0.22	0.04	0	2	1	1	0	0	0	0	0	0	4.9						0.09	0.19	5.0	5.4	0.06	(0)	53	0.56	24.0	0		0	試料：栽培品 廃棄部位：柄の基部（いしづき）
0.14	0.03	(0)	-	3	Tr	0	0	0	0	0	0	5.9						0.04	0.07	1.8	(2.1)	0.04	(0)	24	0.63	22.0	-		0	試料：栽培品 柄の基部（いしづき）を除いたもの
0.27	0.06	-	-	-	-	(0)	(0)	(0)	(0)	(0)	(0)	7.7	(0.6)	(Tr)	(1.2)	(Tr)	(5)	0.11	0.21	6.1	6.7	0.07	(0)	57	0.80	-	0		0	試料：栽培品 柄の基部（いしづき）を除いたもの 植物油（なたね油） 調理による脂質の増減：第1章表14参照
1.78	0.47	1	14	2	9	(0)	(0)	(0)	(0)	(0)	(0)	20.0	0	0	0	0	0	1.24	1.92	64.0	(69.0)	0.28	(0)	220	3.67	240.0	(0)		-	試料：栽培品 柄の基部（いしづき）を除いたもの
0.32	0.04	1	14	0	Tr	(0)	(0)	(0)	(0)	(0)	(0)	0.3						0.06	0.29	3.0	3.6	0.11	(0)	28	1.54	11.0	0		0	廃棄部位：柄の基部（いしづき）
0.36	0.05	0	11	(0)	2	(0)	(0)	(0)	(0)	(0)	(0)	0.5						0.05	0.28	2.7	(3.5)	0.08	(0)	19	1.43	12.0	0		0	試料：栽培品 柄の基部（いしづき）を除いたもの
0.40	0.05	-	-	-	-	(0)	(0)	(0)	(0)	(0)	(0)	0.8	(0.6)	(Tr)	(1.3)	(Tr)	(5)	0.08	0.38	3.8	(4.5)	0.12	(0)	23	1.67	-	0		Tr	試料：栽培品 柄の基部（いしづき）を除いたもの 植物油（なたね油） 調理による脂質の増減：第1章表14参照

8 きのこ類

食品番号	索引番号	食品名	廃棄率	エネルギー		水分	たんぱく質		脂質			炭水化物							有機酸	灰分	無機質						
							アミノ酸組成によるたんぱく質	たんぱく質	脂肪酸のトリアシルグリセロール当量	コレステロール	脂質	利用可能炭水化物			食物繊維総量	糖アルコール	炭水化物				ナトリウム	カリウム	カルシウム	マグネシウム	リン	鉄	亜鉛
												利用可能炭水化物（単糖当量）	利用可能炭水化物（質量計）	差引き法による利用可能炭水化物												
		単位	%	kJ	kcal	(................. g ....)				mg		(.................................. g ....)								(................................ mg ....)						
		成分識別子	REFUSE	ENERC	ENERC_KCAL	WATER	PROTCAA	PROT-	FATNLEA	CHOLE	FAT-	CHOAVLM	CHOAVL	CHOAVLDF-	FIB-	POLYL	CHOCDF-	OA	ASH	NA	K	CA	MG	P	FE	ZN
08033	1098	マッシュルーム　水煮缶詰	0	76	18	92.0	(1.9)	3.4	(0.1)	(0)	0.2	(0.2) *	(0.2)	0	3.2	1.7	3.3	-	1.1	350	85	8	5	55	0.8	1.0
08034	1099	まつたけ　生	3	132	32	88.3	1.2	2.0	0.2	(0)	0.6	1.6	1.5	3.4 *	4.7	1.4	8.2	-	0.9	2	410	6	8	40	1.3	0.8
08036	1100	やなぎまつたけ　生	10	84	20	92.8	-	2.4	Tr	(0)	0.1	0.7	0.7	1.1 *	3.0	0	4.0	-	0.7	1	360	Tr	13	110	0.5	0.6

	無機質					ビ		タ	ミ		ン																					

可 食 部 100 g 当 た り

銅	マンガン	ヨウ素	セレン	クロム	モリブデン	レチノール	α-カロテン	β-カロテン	β-クリプトキサンチン	β-カロテン当量	レチノール活性当量	ビタミンD	α-トコフェロール	β-トコフェロール	γ-トコフェロール	δ-トコフェロール	ビタミンk	ビタミンB₁	ビタミンB₂	ナイアシン	ナイアシン当量	ビタミンB₆	ビタミンB₁₂	葉酸	パントテン酸	ビオチン	ビタミンC	アルコール	食塩相当量	備 考
(......mg......)						(										μg														
CU	MN	ID	SE	CR	MO	RETOL	CARTA	CARTB	CRYPXB	CARTBEQ	VITA_RAE	VITD	TOCPHA	TOCPHB	TOCPHG	TOCPHD	VITK	THIA	RIBF	NIA	NE	VITB6A	VITB12	FOL	PANTAC	BIOT	VITC	ALC	NACL_EQ	
0.19	0.04	1	5	(0)	2	0	(0)	0	(0)	(0)	(0)	0.4	(0)	(0)	(0)	(0)	0	0.03	0.24	1.0	(1.7)	0.01	(0)	2	0.11	10.0	0	-	0.9	試料：栽培品 液汁を除いたもの ビタミンC：酸化防止用として添加品あり
0.24	0.12	3	82	14	1	0	(0)	0	(0)	(0)	(0)	0.6	(0)	(0)	(0)	(0)	0	0.10	0.10	8.0	8.3	0.15	(0)	63	1.91	18.0	0	-	0	試料：天然物 廃棄部位：柄の基部（いしづき）
0.20	0.08	1	2	0	2	0	0	0	0	0	0	0.4	0	0	0	0	0	0.27	0.34	6.1	6.5	0.11	(0)	33	2.61	11.0	0	-	0	試料：栽培品 廃棄部位：柄の基部（いしづき）

9 藻類

食品番号	索引番号	食品名	廃棄率	エネルギー		水分	たんぱく質 アミノ酸組成によるたんぱく質	たんぱく質	脂質 トリアシルグリセロール当量	脂質 コレステロール	脂質 脂質	炭水化物 利用可能炭水化物（単糖当量）	炭水化物 利用可能炭水化物（質量計）	炭水化物 差引き法による利用可能炭水化物	食物繊維総量	糖アルコール	炭水化物	有機酸	灰分	無機質 ナトリウム	カリウム	カルシウム	マグネシウム	リン	鉄	亜鉛
		単位	%	kJ	kcal	(.........g.........)				mg		(.....................g.....................)								(.........................mg.........................)						
		成分識別子	REFUSE	ENERC	ENERC_KCAL	WATER	PROTCAA	PROT-	FATNLEA	CHOLE	FAT-	CHOAVLM	CHOAVL	CHOAVLDF-	FIB-	POLYL	CHOCDF-	OA	ASH	NA	K	CA	MG	P	FE	ZN
09001	1101	あおさ 素干し	0	840	201	16.9	16.9	22.1	0.4	1.0	0.6	-	-	18.0 *	29.1	-	41.7	-	18.7	3900	3200	490	3200	160	5.3	1.2
09002	1102	あおのり 素干し	0	1035	249	6.5	21.4	29.4	3.3	Tr	5.2	-	-	15.7 *	35.2	-	41.0	-	17.8	3200	2500	750	1400	390	77.0	1.6
09003	1103	あまのり ほしのり	0	1154	276	8.4	30.7	39.4	2.2	21	3.7	0.5	0.4	17.7 *	31.2	0	38.7	-	9.8	610	3100	140	340	690	11.0	3.7
09004	1104	あまのり 焼きのり	0	1240	297	2.3	32.0	41.4	2.2	22	3.7	1.9	1.7	19.2 *	36.0	Tr	44.3	-	8.3	530	2400	280	300	700	11.0	3.6
09005	1105	あまのり 味付けのり	0	1262	301	3.4	31.5	40.0	(2.1)	21	3.5	14.3	13.5	26.0	25.2	0	41.8	0.4	11.3	1700	2700	170	290	710	8.2	3.7
09006	1106	あらめ 蒸し干し	0	754	183	16.7	(9.9)	12.4	(0.4)	0	0.7	-	-	10.9 *	48.0	-	56.2	-	14.0	2300	3200	790	530	250	3.5	1.1
09007	1107	いわのり 素干し	0	949	228	8.4	(26.5)	34.8	(0.4)	30	0.7	(0.5)	(0.4)	11.3 *	36.4	0	39.1	-	17.0	2100	4500	86	340	530	48.0	2.3
09012	1108	うみぶどう 生	0	24	6	97.0	-	0.5	Tr	0	0.1	-	-	0.5 *	0.8	-	1.2	-	1.2	330	39	34	51	10	0.8	Tr
09008	1109	えごのり 素干し	0	734	179	15.2	-	9.0	-	14	0.1	-	-	8.9 *	53.3	-	62.2	-	13.5	2400	2300	210	570	110	6.8	2.0
09009	1110	えごのり おきうと	0	29	7	96.9	-	0.3	-	1	0.1	-	-	0 *	2.5	-	2.5	-	0.2	20	22	19	16	3	0.6	0.1
09010	1111	おごのり 塩蔵 塩抜き	0	108	26	89.0	-	1.3	-	11	0.1	-	-	1.3 *	7.5	-	8.8	-	0.8	130	1	54	110	14	4.2	0.2
09011	1112	かわのり 素干し	0	1024	246	13.7	-	38.1	(1.0)	1	1.6	(0.4) *	(0.4)	0.6	41.7	0	41.7	-	4.9	85	500	450	250	730	61.0	5.5
09013	1113	（こんぶ類） えながおにこんぶ 素干し	0	940	224	10.4	(8.8)	11.0	0.7	Tr	1.0	-	-	33.3 *	24.9	-	55.7	-	21.9	2400	7300	650	490	340	2.5	1.0
09014	1114	（こんぶ類） がごめこんぶ 素干し	0	898	216	8.3	(6.3)	7.9	(0.4)	0	0.5	-	-	29.6 *	34.2	-	62.1	-	21.2	3000	5700	750	660	320	3.3	0.8
09015	1115	（こんぶ類） ながこんぶ 素干し	0	853	205	10.0	(6.7)	8.3	(1.1)	0	1.5	-	-	23.7 *	36.8	-	58.5	-	21.7	3000	5200	430	700	320	3.0	0.9
09016	1116	（こんぶ類） ほそめこんぶ 素干し	0	945	227	11.3	(5.5)	6.9	(1.3)	0	1.7	-	-	31.8 *	32.9	-	62.9	-	17.2	2400	4000	900	590	140	9.6	1.1
09017	1117	（こんぶ類） まこんぶ 素干し 乾	0	703	170	9.5	5.1	5.8	1.0	0	1.3	0.1	0.1	9.7 *	32.1	23.4	64.3	0.1	19.1	2600	6100	780	530	180	3.2	0.9
09056	1118	（こんぶ類） まこんぶ 素干し 水煮	0	114	28	83.9	1.0	1.1	0.2	(0)	0.3	Tr *	Tr	0.3	8.7	2.8	11.6	0	3.1	370	890	200	120	24	0.7	0.3
09018	1119	（こんぶ類） みついしこんぶ 素干し	0	979	235	9.2	(6.2)	7.7	(1.5)	0	1.9	-	-	31.9 *	34.8	-	64.7	-	16.5	3000	3200	560	670	230	5.1	1.3
09019	1120	（こんぶ類） りしりこんぶ 素干し	0	878	211	13.2	(6.4)	8.0	(1.5)	0	2.0	-	-	27.2 *	31.4	-	56.5	-	20.3	2700	5300	760	540	240	2.4	1.0
09020	1121	（こんぶ類） 刻み昆布	0	486	119	15.5	(4.3)	5.4	0.2	0	0.5	0.4 *	0.4	0	39.1	12.4	46.0	-	28.4	4300	8200	940	720	300	8.6	1.1
09021	1122	（こんぶ類） 削り昆布	0	738	177	24.4	(5.2)	6.5	0.6	0	0.9	-	-	23.6 *	28.2	-	50.2	-	18.0	2100	4800	650	520	190	3.6	1.1
09022	1123	（こんぶ類） 塩昆布	0	813	193	24.1	-	16.9	-	0	0.4	-	-	23.9 *	13.1	-	37.0	-	21.6	7100	1800	280	190	170	4.2	0.7
09023	1124	（こんぶ類） つくだ煮	0	641	152	49.6	4.7	6.0	0.9	0	1.0	20.6	19.8	25.5 *	6.8	2.1	33.3	1.0	9.5	2900	770	150	98	120	1.3	0.5
09024	1125	すいぜんじのり 素干し 水戻し	0	42	10	96.1	-	1.5	-	Tr	Tr	-	-	0 *	2.1	-	2.1	-	0.3	5	12	63	18	7	2.5	0.1
09025	1126	てんぐさ 素干し	0	800	194	15.2	-	16.1	-	51	0.1	-	-	6.5 *	47.3	-	53.8	-	13.9	1900	3100	230	1100	180	6.0	3.0
09026	1127	てんぐさ ところてん	0	8	2	99.1	(0.1)	0.2	-	Tr	0	-	-	0.1 *	0.6	-	0.6	-	0.1	3	2	4	4	1	0.1	Tr
09027	1128	てんぐさ 角寒天	0	640	159	20.5	(1.0)	2.4	(0.1)	Tr	0.2	-	-	1.4 *	74.1	-	74.1	-	2.8	130	52	660	100	34	4.5	1.5
09028	1129	てんぐさ 寒天	0	12	3	98.5	-	Tr	-	0	Tr	-	-	0 *	1.5	-	1.5	-	Tr	2	1	10	2	1	0.2	Tr
09049	1130	てんぐさ 粉寒天	0	641	160	16.7	0.1	0.2	(0.2)	0	0.3	0.1 *	0.1	2.9	79.0	-	81.7	-	1.2	170	30	120	39	39	7.3	0.3
09029	1131	とさかのり 赤とさか 塩蔵 塩抜き	0	80	19	92.1	-	1.5	-	9	0.1	-	-	1.1 *	4.0	-	5.1	-	1.2	270	37	70	31	11	1.2	0.2
09030	1132	とさかのり 青とさか 塩蔵 塩抜き	0	69	17	92.2	-	0.9	-	9	0.2	-	-	0.8 *	4.1	-	4.9	-	1.8	320	40	160	220	12	0.8	0.6
09050	1133	ひじき ほしひじき ステンレス釜 乾	0	739	180	6.5	7.4	9.2	1.7	Tr	3.2	0.4	0.4	6.8 *	51.8	3.1	58.4	-	22.7	1800	6400	1000	640	93	6.2	1.0
09051	1134	ひじき ほしひじき ステンレス釜 ゆで	0	45	11	94.5	0.5	0.7	(0.2)	0	0.3	0 *	0	0.3	3.7	0	3.4	-	0.2	52	160	96	37	2	0.3	0.1
09052	1135	ひじき ほしひじき ステンレス釜 油いため	0	208	51	89.0	0.6	0.8	(4.4)	0	4.7	0 *	0	0.4	4.5	Tr	4.1	-	1.0	64	200	110	44	3	0.3	0.1
09053	1136	ひじき ほしひじき 鉄釜 乾	0	759	186	6.5	-	9.2	-	Tr	3.2	-	-	4.2 *	51.8	-	56.0	-	25.2	1800	6400	1000	640	93	58.0	1.0
09054	1137	ひじき ほしひじき 鉄釜 ゆで	0	53	13	94.5	-	0.7	-	0	0.3	-	-	0 *	3.7	-	3.4	-	0.8	52	160	96	37	2	2.7	0.1
09055	1138	ひじき ほしひじき 鉄釜 油いため	0	221	54	89.0	-	0.8	-	0	4.7	-	-	0 *	4.5	-	4.1	-	1.0	64	200	110	44	3	2.9	0.1
09032	1139	ひとえぐさ 素干し	0	709	172	16.0	-	16.6	-	Tr	1.0	-	-	2.1 *	44.2	-	46.3	-	20.1	4500	810	920	880	280	3.4	0.6
09033	1140	ひとえぐさ つくだ煮	0	626	148	56.5	11.2	14.4	0.5	1	1.3	23.8 *	22.9	20.7	4.1	0	21.1	0.3	6.7	2300	160	28	94	63	3.6	0.9
09034	1141	ふのり 素干し	0	858	207	14.7	-	13.8	(0.6)	24	1.0	-	-	15.1 *	43.1	-	57.8	-	12.7	2700	600	330	730	130	4.8	1.8
09035	1142	まつも 素干し	0	1054	252	12.6	-	27.9	(2.9)	-	4.9	-	-	14.3 *	28.5	-	40.8	-	13.8	1300	3800	920	700	530	11.0	5.2

可　食　部　100 g　当　た　り

無機質						ビタミン																								
						ビタミンA								ビタミンE																
銅	マンガン	ヨウ素	セレン	クロム	モリブデン	レチノール	α-カロテン	β-カロテン	β-クリプトキサンチン	β-カロテン当量	レチノール活性当量	ビタミンD	α-トコフェロール	β-トコフェロール	γ-トコフェロール	δ-トコフェロール	ビタミンK	ビタミンB1	ビタミンB2	ナイアシン	ナイアシン当量	ビタミンB6	ビタミンB12	葉酸	パントテン酸	ビオチン	ビタミンC	アルコール	食塩相当量	備　考
(……mg……)						(……………………… μg ………………………)							(………… mg …………)				μg	(………… mg …………)						(… μg …)	mg	μg	mg	(……g……)		
CU	MN	ID	SE	CR	MO	RETOL	CARTA	CARTB	CRYPXB	CARTBEQ	VITA_RAE	VITD	TOCPHA	TOCPHB	TOCPHG	TOCPHD	VITK	THIA	RIBF	NIA	NE	VITB6A	VITB12	FOL	PANTAC	BIOT	VITC	ALC	NACL_EQ	
0.80	17.00	2200	8	160	23	(0)	300	2500	27	2700	220	(0)	1.1	0	0	0	5	0.07	0.48	10.0	16.0	0.09	1.3	180	0.44	31.0	25	-	9.9	
0.58	13.00	2700	7	39	18	(0)	2200	20000	81	21000	1700	(0)	2.5	0	0	0	3	0.92	1.66	6.3	14.0	0.50	32.0	270	0.57	71.0	62	-	8.1	
0.62	2.51	1400	7	5	93	(0)	8800	38000	1900	43000	3600	(0)	4.3	0	0	0	2600	1.21	2.68	12.0	20.0	0.61	78.0	1200	0.93	41.0	160	-	1.5	すき干ししたもの 別名：のり
0.55	3.72	2100	9	6	220	(0)	4100	25000	980	27000	2300	(0)	4.6	0	0	0	390	0.69	2.33	12.0	20.0	0.59	58.0	1900	1.18	47.0	210	-	1.3	別名：のり
0.59	2.35	-	-	-	-	(0)	5600	29000	1200	32000	2700	(0)	3.7	0	0	0	650	0.61	2.31	12.0	20.0	0.51	58.0	1600	1.28	-	200	-	4.3	別名：のり
0.17	0.23	-	-	-	-	0	0	2700	33	2700	220	(0)	0.1	0	0	0	260	0.10	0.26	2.3	(4.7)	0.01	0.1	110	0.28	-	(0)	-	5.8	
0.39	1.58	-	-	-	-	(0)	3600	25000	1900	28000	2300	(0)	4.2	0	0	0	1700	0.57	2.07	5.4	(13.0)	0.38	40.0	1500	0.71	-	3	-	5.3	すき干ししたもの
0.01	0.08	80	0	Tr	Tr	(0)	98	74	-	120	10	(0)	0.2	0	0	0	35	Tr	0.01	Tr	(0.1)	0	0	4	0	0.1	Tr	-	0.8	別名：くびれずた（和名）、くびれづた
0.31	5.73	-	-	-	-	(0)	2	7	0	8	1	(0)	0.4	0	0	0	230	0.04	0.29	0.7	2.2	0.03	5.1	44	0.38	-	0	-	6.1	
0.01	0.34	-	-	-	-	(0)	0	0	0	0	0	(0)	Tr	0	0	0	1	0.01	0	Tr	(0)	0	0.2	7	0	-	0	-	0.1	別名：おきゅうと
0.03	1.63	-	-	-	-	(0)	0	760	54	780	65	(0)	0.1	0	0	0	160	0.02	0.18	0.1	-	0	0.2	7	0	-	0	-	0.3	
0.60	2.07	-	-	-	-	(0)	2700	5600	92	6900	580	(0)	3.2	0	0	0	4	0.38	2.10	3.0	(11.0)	0.36	5.7	1200	1.20	-	-	-	0.2	すき干ししたもの
0.07	0.20	-	-	-	-	0	0	1400	31	1400	120	(0)	0.7	0	0	0	110	0.10	0.25	1.5	(3.6)	0.03	0.1	190	0.27	-	3	-	6.1	別名：らうすこんぶ、おにこんぶ（和名）
0.03	0.22	-	-	-	-	(0)	0	1200	29	1200	98	(0)	0.6	0	0	0	170	0.21	0.32	1.5	(3.0)	0.03	0	42	0.13	-	0	-	7.6	別名：がごめ（和名）
0.19	0.41	210000	2	5	15	(0)	0	780	0	780	65	(0)	0.3	0	0	0	240	0.19	0.41	2.1	(3.7)	0.02	0.1	38	0.20	16.0	20	-	7.6	
0.11	0.21	200000	-	14	11	(0)	0	1600	43	1600	130	(0)	2.6	0	0	0	110	0.26	0.31	1.3	2.3	0.03	(0)	240	0.35	9.7	29	-	6.6	食物繊維：AOAC2011.25法
0.03	0.05	19000	Tr	2	1	(0)	(0)	360	5	360	30	(0)	0.6	(0)	(0)	0	32	0.03	0.03	0.2	0.4	Tr	0	16	0.04	1.8	1	-	0.9	食物繊維：AOAC2011.25法
0.07	0.21	-	-	-	-	(0)	0	2700	89	2700	230	(0)	1.3	0	0	0	270	0.40	0.60	2.5	(4.0)	0.03	0.1	310	0.28	-	10	-	7.6	別名：日高こんぶ
0.05	0.22	-	-	-	-	(0)	0	850	0	850	71	(0)	1.0	0	0	0	110	0.80	0.35	2.0	(3.5)	0.03	0.1	170	0.24	-	15	-	6.9	
0.07	0.34	230000	2	33	14	(0)	0	61	0	61	5	(0)	0.3	0	0	0	91	0.15	0.33	1.2	(2.2)	0.01	0.1	17	0.09	12.0	0	-	10.9	
0.08	0.19	-	-	-	-	(0)	0	760	19	760	64	(0)	0.8	0	0	0	150	0.33	0.28	1.0	(2.2)	0.01	0.1	32	0.14	-	19	-	5.3	別名：おぼろこんぶ、とろろこんぶ
0.04	0.56	-	-	-	-	(0)	0	390	0	390	33	(0)	0.4	Tr	0.1	0.1	74	0.04	0.23	0.9	3.6	0.03	Tr	19	0.33	-	0	-	18.0	
0.06	0.46	11000	3	6	19	0	0	56	0	56	5	(0)	0.1	0	0.1	0	310	0.05	0.05	1.1	-	0.05	0	15	0.12	4.7	Tr	-	7.4	試料：ごま入り
0.02	1.57	-	-	-	-	(0)	-	110	18	110	9	(0)	-	-	-	-	320	0.02	0.01	Tr	0.3	0.01	0.4	2	0.07	-	0	-	0	
0.24	0.63	-	-	-	-	(0)	130	130	13	200	17	(0)	0.2	0	0	0	730	0.08	0.83	2.2	4.9	0.08	0.5	93	0.29	-	Tr	-	4.8	別名：まくさ（和名）
0.01	0.01	240	Tr	Tr	1	(0)	0	0	0	0	0	(0)	0	0	0	0	0	0	Tr	Tr	0	0	0	0	0	Tr	Tr	-	0	別名：まくさ（和名）
0.02	3.19	-	-	-	-	(0)	-	-	-	(0)	-	(0)	-	-	-	-	0	0.01	Tr	(0.2)	-	Tr	0	-	0.46	-	0	-	0.3	別名：まくさ（和名）、棒寒天 細寒天（糸寒天）を含む
Tr	0.04	21	0	0	0	(0)	0	0	0	0	0	(0)	0	0	0	0	Tr	0	Tr	0	0	0	0	0	0	-	0	-	0	別名：まくさ（和名） 角寒天をゼリー状にしたもの 角寒天2.2ｇ使用
0.04	1.01	81	0	39	5	(0)	0	0	0	0	0	(0)	0	0	0	0	Tr	0	Tr	0.1	(0.1)	0	0.2	1	0	-	0	-	0.4	別名：まくさ（和名） 試料：てんぐさ以外の粉寒天も含む
0.02	0.10	630	0	Tr	1	(0)	0	0	0	15	1	(0)	0	0	0	0	17	0	0.3	Tr	-	0.08	-	7	0.08	-	0	-	0.7	
0.02	1.47	-	-	-	-	(0)	130	200	35	280	24	(0)	-	-	-	-	26	-	-	-	-	-	-	7	0.05	-	-	-	0.8	石灰処理したもの
0.14	0.82	45000	7	26	17	(0)	2	4400	18	4400	360	(0)	5.0	0	0.4	0	580	0.09	0.42	1.8	4.4	-	-	93	0.30	17.0	0	-	4.7	ステンレス釜で煮熟後乾燥したもの
0.01	0.06	960	Tr	1	1	(0)	0	330	1	330	28	(0)	0	0	Tr	0	40	Tr	-	-	-	-	-	2	0.07	-	0	-	0.1	09050ほしひじきステンレス釜乾を水もどし後、ゆで
0.01	0.08	1300	0	2	1	(0)	0	390	2	390	33	(0)	1.3	0	1.8	Tr	43	0.01	-	-	-	-	-	2	-	-	0	-	0.2	09050ほしひじきステンレス釜乾を水もどし後、油いため 植物油（なたね油） 調理による脂質の増減：第1章表14参照
0.14	0.82	45000	7	26	17	(0)	2	4400	18	4400	360	(0)	5.0	0	0.4	0	580	0.09	0.42	1.8	3.4	-	-	93	0.30	17.0	0	-	4.7	鉄釜で煮熟後乾燥したもの
0.01	0.06	960	Tr	1	1	(0)	0	330	1	330	28	(0)	0	0	Tr	0	40	Tr	-	-	-	-	-	2	0.07	-	0	-	0.1	09053ほしひじき鉄釜乾を水もどし後、ゆで
0.01	0.08	1300	0	2	1	(0)	0	390	2	390	33	(0)	1.3	0	1.8	Tr	43	0.01	-	-	-	-	-	2	-	-	0	-	0.2	09053ほしひじき鉄釜乾を水もどし後、油いため 植物油（なたね油） 調理による脂質の増減：第1章表14参照
0.86	1.32	-	-	-	-	(0)	140	8500	0	8600	710	(0)	2.5	0	0	0	14	0.30	0.92	2.4	5.2	0.03	0.3	280	0.88	-	38	-	11.4	すき干ししたもの
0.15	-	-	-	-	-	(0)	33	260	7	270	23	(0)	0.1	0	0	0	12	0.06	0.26	0.4	1.3	0.03	-	23	0.19	-	0	-	5.8	別名：のりのつくだ煮
0.38	0.65	-	-	-	-	(0)	38	670	34	700	59	(0)	0.7	0	0	0	430	0.16	0.61	1.7	(4.6)	0.13	0	68	0.94	-	1	-	6.9	別名：のげのり
0.26	1.25	-	-	-	-	(0)	0	30000	110	30000	2500	(0)	13.0	0.2	0	3.1	1100	0.48	1.61	5.0	(14.0)	0.06	-	720	1.24	-	5	-	3.3	すき干ししたもの

154

9 藻類

食品番号	索引番号	食品名	廃棄率	エネルギー		水分	アミノ酸組成によるたんぱく質	たんぱく質	脂肪酸のトリアシルグリセロール当量	コレステロール	脂質	利用可能炭水化物（単糖当量）	利用可能炭水化物（質量計）	差引き法による利用可能炭水化物	食物繊維総量	糖アルコール	炭水化物	有機酸	灰分	ナトリウム	カリウム	カルシウム	マグネシウム	リン	鉄	亜鉛
		単位	%	kJ	kcal			g		mg	g											mg				
		成分識別子	REFUSE	ENERC	ENERC_KCAL	WATER	PROTCAA	PROT-	FATNLEA	CHOLE	FAT-	CHOAVLM	CHOAVL	CHOAVLDF-	FIB-	POLYL	CHOCDF-	OA	ASH	NA	K	CA	MG	P	FE	ZN
09036	1143	むかでのり 塩蔵 塩抜き	0	47	12	93.7	-	0.6	0.1	2	0.1	-	-	Tr*	4.2	-	4.2	-	1.4	220	6	85	120	9	0.8	0.1
09037	1144	（もずく類）おきなわもずく 塩蔵 塩抜き	0	25	6	96.7	0.2	0.3	0.1	Tr	0.2	0*	0	0.1	2.0	0	2.0	-	0.8	240	7	22	21	2	0.2	Tr
09038	1145	（もずく類）もずく 塩蔵 塩抜き	0	18	4	97.7	0.2	0.2	(0.1)	0	0.1	-	-	0.1*	1.4	-	1.4	-	0.6	90	2	22	12	2	0.7	0.3
09039	1146	わかめ 原藻 生	35	100	24	89.0	(1.4)	1.9	(0.1)	0	0.2	-	-	2.6*	3.6	-	5.6	-	3.3	610	730	100	110	36	0.7	0.3
09040	1147	わかめ 乾燥わかめ 素干し	0	680	164	12.7	(10.4)	13.6	(0.7)	0	1.6	-	-	12.7*	32.7	-	41.3	-	30.8	6600	5200	780	1100	350	2.6	0.9
09041	1148	わかめ 乾燥わかめ 素干し 水戻し	0	90	22	90.2	(1.5)	2.0	(0.1)	0	0.3	-	-	0.7*	5.8	-	5.9	-	1.6	290	260	130	130	47	0.5	0.1
09042	1149	わかめ 乾燥わかめ 板わかめ	0	835	200	7.2	(12.7)	16.7	(0.5)	1	1.2	-	-	20.3*	31.7	-	47.4	-	27.5	3900	7400	960	620	330	6.4	5.2
09043	1150	わかめ 乾燥わかめ 灰干し 水戻し	0	39	9	96.0	(0.8)	1.1	Tr	0	0.1	-	-	0.3*	2.2	-	2.2	-	0.6	48	60	140	55	16	0.7	0.3
09044	1151	わかめ カットわかめ 乾	0	770	186	9.2	14.0	17.9	1.7	0	4.0	0	0	9.1*	39.2	-	42.1	-	26.8	9300	430	870	460	300	6.5	2.8
09058	1152	わかめ カットわかめ 水煮 （沸騰水で短時間加熱したもの）	0	69	17	93.6	(1.0)	1.3	(0.4)	-	0.8	-	-	0.8*	3.2	-	3.8	-	1.0	310	15	76	37	22	0.6	0.3
09059	1153	わかめ カットわかめ 水煮の汁	0	1	0	99.8	-	-	-	-	-	-	-	0.1*	0	-	0.1	-	0.1	68	3	1	1	Tr	0	0
09045	1154	わかめ 湯通し塩蔵わかめ 塩抜き 生	0	55	13	93.3	1.3	1.5	0.2	0	0.3	0*	0	0.6	3.2	-	3.4	0	1.4	530	10	50	16	30	0.5	0.2
09057	1155	わかめ 湯通し塩蔵わかめ 塩抜き ゆで	0	29	7	97.5	0.5	0.6	0.1	(0)	0.1	0	0	0.5*	(1)	0	1.4	0	0.3	130	2	19	5	10	0.3	0.1
09046	1157	わかめ くきわかめ 湯通し塩蔵 塩抜き	0	74	18	84.9	(0.8)	1.1	(0.1)	0	0.3	-	-	0.8*	(5)	-	5.5	-	8.2	3100	88	86	70	34	0.4	0.1
09047	1158	わかめ めかぶわかめ 生	0	59	14	94.2	0.7	0.9	0.5	0	0.6	0*	0	0.1	(3)	0.2	3.4	-	0.9	170	88	77	61	26	0.3	0.2

可 食 部 100 g 当 た り

		無機質						ビタミン																										アルコール	食塩相当量	備考
							ビタミンA							ビタミンE																						
銅	マンガン	ヨウ素	セレン	クロム	モリブデン	レチノール	α-カロテン	β-カロテン	β-クリプトキサンチン	β-カロテン当量	レチノール活性当量	ビタミンD	α-トコフェロール	β-トコフェロール	γ-トコフェロール	δ-トコフェロール	ビタミンk	ビタミンB1	ビタミンB2	ナイアシン	ナイアシン当量	ビタミンB6	ビタミンB12	葉酸	パントテン酸	ビオチン	ビタミンC			
(……mg……)		(………………………………… µg …………………………………)											(………… mg …………)				µg	(………… mg …………)						(… µg …)	mg	µg	mg	(……g……)	
CU	MN	ID	SE	CR	MO	RETOL	CARTA	CARTB	CRYPXB	CARTBEQ	VITA_RAE	VITD	TOCPHA	TOCPHB	TOCPHG	TOCPHD	VITK	THIA	RIBF	NIA	NE	VITB6A	VITB12	FOL	PANTAC	BIOT	VITC	ALC	NACL_EQ	
0.01	0.41	-	-	-	-	(0)	13	23	-	30	2	(0)	0	0	0	0	16	0	Tr	16.0	16.0	0	0	0	0	-	0		0.6	石灰処理したもの
0.01	0.01	140	1	0	0	(0)	0	220	4	220	18	(0)	0.1	0	0	0	18	Tr	0.09	0	0.1	0	0	2	0.4	0	0		0.6	
0.01	0.03	-	-	-	-	(0)	0	180	0	180	15	(0)	0.1	0	0	0	14	Tr	0.01	Tr	0.1	Tr	0.1	2	0	-	0		0.2	
0.02	0.05	1600	1	1	3	(0)	0	930	26	940	79	(0)	0.1	0	0	0	140	0.07	0.18	0.9	(1.5)	0.03	0.3	29	0.19	4.2	15		1.5	基部を除いたもの 廃棄部位：茎、中肋及びめかぶ
0.08	0.32	-	-	-	-	(0)	0	7700	93	7800	650	(0)	1.0	0	0	0	660	0.39	0.83	11.0	(14.0)	0.09	0.2	440	0.46	-	27		16.8	
0.02	0.06	1900	1	1	2	(0)	0	1200	0	1200	100	(0)	0.2	0	0	0	120	0.05	0.08	0.3	(0.9)	0.02	Tr	46	0.05	3.6	3		0.7	
0.13	1.59	-	-	-	-	(0)	0	8400	97	8500	710	(0)	2.6	0	0	0	1800	0.62	1.50	9.5	(14.0)	0.23	0.2	510	0.48	-	20		9.9	
0.08	-	-	-	-	-	0	0	37	0	37	3	0	0	0	0	0	70	0	0.03	0	(0.3)	0	0.2	1	0.05	-	0		0.1	
0.13	0.46	10000	9	19	10	0	0	2200	0	2200	190	0	0.5	0	0	0	1600	0.07	0.08	0.3	5.6	0.01	2.0	18	0.06	25.0	0		23.5	高分子量水溶性食物繊維と不溶性食物繊維は分別していない 食物繊維：AOAC2011.25法
0.01	0.04	720	1	1	0	-	-	180	-	180	15	-	Tr				-	Tr	0	0	(0.4)	0	0.1	1	0	2.6	0		0.8	高分子量水溶性食物繊維と不溶性食物繊維は分別していない 食物繊維：AOAC2011.25法
0	0	36	0	0	0			0					0					Tr	0	0			0	0	0	0.6	0		0.2	高分子量水溶性食物繊維と不溶性食物繊維は分別していない 食物繊維：AOAC2011.25法
0.04	0.03	810	Tr	1	Tr	(0)	0	210	0	210	17	(0)	0.1	0	0	0	110	0.01	0.01	0	0.5	Tr	0	6	0.07	1.9	0		1.4	別名：生わかめ 食物繊維：AOAC2011.25法
0.02	0.01	200	0	0	0	(0)	(0)	63	(0)	63	5	(0)	Tr	(0)	(0)	(0)	50	0.01	0	0	0.2	0	(0)	0	0	0.6	(0)		0.3	食物繊維：AOAC2011.25法
0.02	0.04	-	-	-	-	(0)	0	56	0	56	5	(0)	0	0	0	0	33	0.02	0.02	0.1	(0.9)	Tr	0	2	0.07	-	0		7.9	
0.02	0.03	390	Tr	1	2	(0)	0	240	2	240	20	(0)	0.1	0	0	0	40	0.02	0.03	0.2	0.4	0.01	0	36	0.05	2.2	2		0.4	試料：冷凍品 別名：めかぶ

10 魚介類

食品番号	索引番号	食品名	廃棄率	エネルギー		水分	たんぱく質		脂質			炭水化物								灰分	無機質						
							アミノ酸組成によるたんぱく質	たんぱく質	脂肪酸のトリアシルグリセロール当量	コレステロール	脂質	利用可能炭水化物			食物繊維総量	糖アルコール	炭水化物	有機酸			ナトリウム	カリウム	カルシウム	マグネシウム	リン	鉄	亜鉛
												利用可能炭水化物（単糖当量）	利用可能炭水化物（質量計）	差引き法による利用可能炭水化物													
単位			%	kJ	kcal	(............g............)				mg		(............................g............................)								(............................mg............................)						
成分識別子			REFUSE	ENERC	ENERC_KCAL	WATER	PROTCAA	PROT-	FATNLEA	CHOLE	FAT-	CHOAVLM	CHOAVL	CHOAVLDF-	FIB-	POLYL	CHOCDF-	OA	ASH		NA	K	CA	MG	P	FE	ZN
10001	1159	<魚類> あいなめ 生	50	443	105	76.0	(15.8)	19.1	2.9	76	3.4	(0.1)	(0.1)	3.9 *	(0)	-	0.1	-	1.4		150	370	55	39	220	0.4	0.5
10002	1160	<魚類> あこうだい 生	0	362	86	79.8	14.6	16.8	1.8	56	2.3	(0.1)	(0.1)	2.8 *	(0)	-	0.1	-	1.0		75	310	15	24	170	0.3	0.4
10003	1161	<魚類> （あじ類） まあじ 皮つき 生	55	471	112	75.1	16.8	19.7	3.5	68	4.5	(0.1)	(0.1)	3.3 *	(0)	-	0.1	-	1.3		130	360	66	34	230	0.6	1.1
10389	1162	<魚類> （あじ類） まあじ 皮なし 生	0	454	108	75.6	16.5	19.7	3.0	56	4.1	(0.1)	(0.2)	3.7 *	(0)	-	0.2	-	1.2		110	360	12	31	220	0.6	0.9
10004	1163	<魚類> （あじ類） まあじ 皮つき 水煮	40	574	136	70.3	(18.6)	22.4	4.6	81	5.9	(0.1)	(0.1)	5.1 *	(0)	-	0.1	-	1.3		130	350	80	36	250	0.7	1.3
10005	1164	<魚類> （あじ類） まあじ 皮つき 焼き	35	661	157	65.3	(21.5)	25.9	5.1	94	6.4	(0.1)	(0.1)	6.3 *	(0)	-	0.1	-	1.8		180	470	100	44	320	0.8	1.5
10390	1165	<魚類> （あじ類） まあじ 皮つき フライ	0	1126	270	52.3	16.6	20.1	17.0	80	18.2	8.5	7.8	12.7 *	-	-	7.9	-	1.4		160	330	100	35	250	0.8	1.2
10006	1166	<魚類> （あじ類） まあじ 開き干し 生	35	628	150	68.4	(16.8)	20.2	6.7	73	8.8	(0.1)	(0.1)	5.6 *	(0)	-	0.1	-	2.5		670	310	36	27	220	0.8	0.7
10007	1167	<魚類> （あじ類） まあじ 開き干し 焼き	30	813	194	60.0	(20.5)	24.6	9.2	96	12.3	(0.1)	(0.1)	7.3 *	(0)	-	0.1	-	3.0		770	350	57	38	270	0.9	0.9
10391	1168	<魚類> （あじ類） まあじ 小型 骨付き 生	10	479	114	73.4	15.1	17.8	5.0	130	5.0	(0.1)	(0.1)	5.0 *	(0)	-	0.1	-	2.9		120	330	780	43	570	1.1	1.2
10392	1169	<魚類> （あじ類） まあじ 小型 骨付き から揚げ	0	1119	268	50.3	19.5	24.0	16.8	140	18.6	4.4	4.0	9.8 *	-	-	3.5	-	3.6		140	420	900	54	700	1.5	1.5
10393	1170	<魚類> （あじ類） まるあじ 生	50	559	133	71.2	18.1	22.1	4.6	66	5.6	(0.2)	(0.1)	4.8 *	(0)	-	0.2	-	1.3		59	410	53	33	260	1.2	1.3
10394	1171	<魚類> （あじ類） まるあじ 焼き	25	734	175	62.4	23.7	28.7	6.2	88	7.7	(0.2)	(0.1)	6.0 *	(0)	-	0.2	-	1.7		93	540	94	41	330	1.5	1.5
10008	1172	<魚類> （あじ類） にしまあじ 生	0	651	156	69.9	17.5	19.6	8.1	78	9.1	(0.1)	(0.1)	3.2 *	(0)	-	0.1	-	1.3		160	360	26	37	230	1.0	0.9
10009	1173	<魚類> （あじ類） にしまあじ 水煮	40	672	160	68.0	18.4	21.7	7.6	94	8.8	(0.1)	(0.1)	4.7 *	(0)	-	0.1	-	1.4		180	350	30	40	230	1.1	0.9
10010	1174	<魚類> （あじ類） にしまあじ 焼き	35	781	186	63.0	21.3	24.7	9.1	100	10.4	(0.1)	(0.1)	4.8 *	(0)	-	0.1	-	1.8		220	440	58	44	300	1.2	1.2
10011	1175	<魚類> （あじ類） むろあじ 生	45	621	147	67.7	(19.5)	23.6	4.8	64	6.9	(0.4)	(0.4)	6.6 *	(0)	-	0.4	-	1.4		56	420	19	35	280	1.6	1.0
10012	1176	<魚類> （あじ類） むろあじ 焼き	25	703	167	61.9	(24.6)	29.7	4.1	86	6.2	(0.6)	(0.5)	7.8 *	(0)	-	0.6	-	1.6		74	480	28	40	330	1.8	1.2
10013	1177	<魚類> （あじ類） むろあじ 開き干し	35	590	140	67.9	(18.9)	22.9	4.7	66	6.2	(0.1)	(0.1)	5.6 *	(0)	-	0.1	-	2.9		830	320	43	35	260	1.4	0.8
10014	1178	<魚類> （あじ類） むろあじ くさや	30	928	219	38.6	-	49.9	2.0	110	3.0	(0.3) *	(0.3)	1.3	(0)	-	0.3	-	8.2		1600	850	300	65	810	3.2	3.2
10015	1179	<魚類> あなご 生	35	611	146	72.2	14.4	17.3	8.0	140	9.3	(Tr)	(Tr)	4.2 *	(0)	-	Tr	-	1.2		150	370	75	23	210	0.8	0.7
10016	1180	<魚類> あなご 蒸し	0	723	173	68.5	(14.3)	17.6	10.4	180	12.7	(Tr)	(Tr)	5.6 *	(0)	-	Tr	-	1.2		120	280	64	26	180	0.9	0.8
10017	1181	<魚類> あまご 養殖 生	50	415	99	76.8	-	18.3	2.8	66	3.6	(0.1) *	(0.1)	0.9	(0)	-	0.1	-	1.2		49	380	27	27	250	0.4	0.8
10018	1182	<魚類> あまだい 生	50	432	102	76.5	16.0	18.8	2.5	52	3.6	(Tr)	(Tr)	3.9 *	(0)	-	Tr	-	1.1		73	360	58	29	190	0.3	0.3
10019	1183	<魚類> あまだい 水煮	0	476	113	74.2	(17.2)	20.7	2.8	71	4.0	(Tr)	(Tr)	4.7 *	(0)	-	Tr	-	1.1		91	350	34	30	160	0.4	0.4
10020	1184	<魚類> あまだい 焼き	0	464	110	73.6	(18.7)	22.5	1.9	89	2.6	(Tr)	(Tr)	4.5 *	(0)	-	Tr	-	1.3		110	410	54	33	220	0.5	0.5
10021	1185	<魚類> あゆ 天然 生	45	391	93	77.7	15.0	18.3	1.9	83	2.4	(0.1)	(0.1)	3.9 *	(0)	-	0.1	-	1.5		70	370	270	24	310	0.9	0.8
10022	1186	<魚類> あゆ 天然 焼き	55	629	149	64.0	(21.3)	26.6	3.0	140	6.8	(0.1)	(0.1)	9.2 *	(0)	-	0.1	-	2.5		110	510	480	35	460	5.5	1.2
10023	1187	<魚類> あゆ 天然 内臓 生	0	747	180	68.6	-	9.5	14.2	200	17.5	(0.3)	(0.3)	3.6 *	(0)	-	0.3	-	4.1		90	210	43	44	180	24.0	2.0
10024	1188	<魚類> あゆ 天然 内臓 焼き	0	674	161	58.6	-	23.0	7.5	230	10.1	(0.4) *	(0.4)	3.0	(0)	-	0.4	-	7.9		170	520	140	76	470	63.0	2.7

						可食部 100 g 当たり																								
無機質						ビタミン																								
						ビタミンA							ビタミンE																	
銅	マンガン	ヨウ素	セレン	クロム	モリブデン	レチノール	α-カロテン	β-カロテン	β-クリプトキサンチン	β-カロテン当量	レチノール活性当量	ビタミンD	α-トコフェロール	β-トコフェロール	γ-トコフェロール	δ-トコフェロール	ビタミンK	ビタミンB1	ビタミンB2	ナイアシン	ナイアシン当量	ビタミンB6	ビタミンB12	葉酸	パントテン酸	ビオチン	ビタミンC	アルコール	食塩相当量	備考
(......mg......)						(..μg..)						μg	(..............mg..............)				μg	(..............mg..............)						(..μg..)	mg	μg	mg	(..g..)		
CU	MN	ID	SE	CR	MO	RETOL	CARTA	CARTB	CRYPXB	CARTBEQ	VITA_RAE	VITD	TOCPHA	TOCPHB	TOCPHG	TOCPHD	VITK	THIA	RIBF	NIA	NE	VITB6A	VITB12	FOL	PANTAC	BIOT	VITC	ALC	NACL_EQ	備考
0.06	-	-	-	-	-	6	0	(0)	(0)	(0)	6	9	1.7	0	0	0	(0)	0.24	0.26	2.6	(6.1)	0.18	2.2	8	0.98	-	2	-	0.4	別名：あぶらめ、あぶらこ 廃棄部位：頭部、内臓、骨、ひれ等（三枚下ろし）
0.02	Tr	-	-	-	-	26	0	0	(0)	0	26	1	3.4	0	0	0	(0)	0.11	0.04	1.1	4.1	0.05	0.7	3	0.35	-	Tr	-	0.2	切り身 （魚体全体から調理する場合、廃棄率：60%、廃棄部位：頭部、内臓、骨、ひれ等）
0.07	0.01	20	46	1	0	7	0	0	(0)	0	7	8.9	0.6	0	0	0	Tr	0.13	0.13	5.5	9.2	0.30	7.1	5	0.41	3.3	Tr	-	0.3	別名：あじ 廃棄部位：頭部、内臓、骨、ひれ等（三枚下ろし）
0.09	0.01	20	42	0	(0)	7	(0)	(0)	(0)	(0)	7	7.9	0.9	0	0	0	(Tr)	0.14	0.20	6.4	10.0	0.41	9.8	9	0.53	4.7	Tr	-	0.3	別名：あじ
0.07	0.01	14	64	Tr	-	8	0	0	(0)	0	8	11.0	0.3	0	0	0	Tr	0.13	0.12	5.3	(9.5)	0.25	5.9	5	0.38	5.2	0	-	0.3	別名：あじ 内臓等を除き水煮したもの 廃棄部位：頭部、骨、ひれ等
0.08	0.01	27	78	2	-	8	0	0	(0)	0	8	12.0	0.7	0	0	0	Tr	0.15	0.15	6.8	(12.0)	0.27	7.1	5	0.47	5.3	0	-	0.4	別名：あじ 内臓等を除き焼いたもの 廃棄部位：頭部、骨、ひれ等
0.08	0.11	-	-	-	-	16	0	0	(0)	1	16	7	3.4	Tr	5.9	0.1	23	0.12	0.15	4.6	8.2	0.15	7.5	10	0.53	-	0	-	0.4	三枚におろしたもの 調理による脂質の増減：第1章表13参照
0.09	0.01	24	50	0	0	Tr	(0)	Tr	(0)	(Tr)	(Tr)	3	0.7	0	Tr	0	(0)	0.10	0.15	3.7	(7.6)	0.31	6.3	6	0.81	4.5	(0)	-	1.7	別名：あじ 廃棄部位：頭部、骨、ひれ等
0.10	0.01	-	-	-	-	Tr	(0)	Tr	(0)	(Tr)	(Tr)	2.6	1.0	0	Tr	0	0	0.12	0.14	4.7	(9.4)	0.32	8.5	6	0.75	-	(0)	-	2.0	別名：あじ 廃棄部位：頭部、骨、ひれ等
0.07	0.05	41	52	2	(0)	33	0	0	0	0	33	5.1	0.9	0	0	0	-	0.19	0.17	4.6	7.9	0.26	5.6	11	0.47	4.4	1	-	0.3	別名：あじ 廃棄部位：内臓、うろこ等
0.09	0.08	30	53	1	(0)	39	0	0	0	0	39	4.8	4.0	0	5.2	0.1	5	0.19	0.21	5.5	9.7	0.16	6.7	12	0.55	6.3	0	-	0.3	別名：あじ 内臓、うろこ等を除いて、調理したもの 調理による脂質の増減：第1章表13参照
0.09	0.01	-	-	-	-	11	0	0	0	0	11	19.0	1.0	0	0	0	0	0.10	0.19	7.4	12.0	0.47	9.9	8	0.59	-	Tr	-	0.2	廃棄部位：頭部、内臓、骨、ひれ等（三枚おろし）
0.09	0.02	-	-	-	-	15	0	0	0	0	15	15.0	1.3	0	0	0	1	0.09	0.18	8.2	14.0	0.24	9.4	8	0.53	-	0	-	0.2	内臓等を除き焼いたもの 廃棄部位：頭部、骨、ひれ等
0.08	0.01	41	47	0	0	16	Tr	Tr	(0)	(Tr)	16	8	0.3	Tr	Tr	Tr	(0)	0.10	0.21	6.1	9.8	0.29	8.1	11	0.59	4.0	Tr	-	0.4	三枚におろしたもの （魚体全体から調理する場合、廃棄率：50%、廃棄部位：頭部、内臓、骨、ひれ等）
0.08	0.01	41	55	0	0	12	Tr	Tr	(0)	(Tr)	12	9.6	0.4	Tr	Tr	Tr	0.5	0.11	0.18	4.8	9.0	0.24	7.0	11	0.50	4.1	Tr	-	0.5	廃棄部位：頭部、骨、ひれ等 内臓等を除き水煮したもの
0.10	0.02	49	65	0	Tr	13	Tr	Tr	(0)	(Tr)	13	7.2	0.4	Tr	Tr	Tr	0.5	0.12	0.21	6.2	11.0	0.34	6.3	13	0.59	4.8	Tr	-	0.6	廃棄部位：頭部、骨、ひれ等 内臓等を除き焼いたもの
0.13	0.02	-	-	-	-	4	0	0	0	0	4	6	0.6	0	0	0	(0)	0.18	0.32	15.0	(20.0)	0.57	13.0	5	0.74	-	Tr	-	0.1	廃棄部位：頭部、内臓、骨、ひれ等（三枚下ろし）
0.15	0.03	-	-	-	-	5	0	0	0	0	5	7	0.6	0	0	0	(0)	0.28	0.30	16.0	(22.0)	0.52	13.0	6	0.76	-	Tr	-	0.2	内臓等を除き焼いたもの 廃棄部位：頭部、骨、ひれ等
0.14	0.02	-	-	-	-	Tr	Tr	0	(0)	(Tr)	(Tr)	7	0.4	Tr	0.1	0	0	0.17	0.30	14.0	(18.0)	0.59	9.4	5	0.62	-	Tr	-	2.1	廃棄部位：頭部、骨、ひれ等
0.26	-	-	-	-	-	Tr	(0)	0	0	0	0	2	1.2	Tr	Tr	Tr	(0)	0.24	0.40	16.0	(26.0)	0.64	12.0	26	1.09	-	(0)	-	4.1	廃棄部位：頭部、骨、ひれ等
0.04	0.20	15	39	0	0	500	(0)	(0)	(0)	(0)	500	0.4	2.3	0	0	0	0	0.05	0.14	3.2	6.2	0.10	2.3	9	0.86	3.3	2	-	0.4	試料：まあなご 廃棄部位：頭部、内臓、骨、ひれ等
0.04	0.22	-	-	-	-	890	(0)	(0)	(0)	(0)	890	0.8	2.9	0	0	0	Tr	0.04	0.11	2.7	(5.8)	0.10	2.5	15	0.79	-	1	-	0.3	試料：まあなご 切り身
0.04	0.01	-	-	-	-	7	0	0	0	0	7	9	1.5	0	0	0	0	0.15	0.16	3.9	(7.0)	0.24	5.5	6	0.51	-	1	-	0.1	廃棄部位：頭部、内臓、骨、ひれ等（三枚下ろし）
0.02	Tr	41	75	1	0	27	(0)	(0)	(0)	(0)	27	1	1.3	0	Tr	0	0	0.04	0.06	1.5	4.9	0.08	2.1	6	0.43	1.7	1	-	0.2	試料：あかあまだい 廃棄部位：頭部、内臓、骨、ひれ等（三枚下ろし）
0.03	Tr	-	-	-	-	11	(0)	(0)	(0)	(0)	11	0.3	1.1	0	Tr	0	0	0.04	0.06	1.3	(5.1)	0.08	2.1	5	0.39	-	1	-	0.2	試料：あかあまだい 切り身
0.04	Tr	-	-	-	-	26	(0)	(0)	(0)	(0)	26	1	1.1	0	Tr	0	0	0.04	0.06	1.7	(5.8)	0.08	3.5	5	0.46	-	Tr	-	0.3	試料：あかあまだい 切り身
0.06	0.16	13	14	1	0	35	0	0	0	0	35	1	1.2	0	0	0	0	0.13	0.15	3.1	(6.5)	0.17	10.0	27	0.67	5.6	2	-	0.2	廃棄部位：頭部、内臓、骨、ひれ等（三枚下ろし）
0.06	0.41	-	-	-	-	120	(0)	(0)	(0)	(0)	120	1.5	1.7	0	0	0	(0)	0.23	0.24	3.9	(8.8)	0.15	12.0	33	1.34	-	2	-	0.3	廃棄部位：頭部、内臓、骨、ひれ等
0.34	3.03	-	-	-	-	1700	(0)	Tr	(0)	(Tr)	1700	5	1.9	0	0	0	40	0.12	0.55	3.8	5.4	0.16	60.0	220	1.56	-	5	-	0.2	
0.44	6.19	-	-	-	-	2000	(0)	Tr	(0)	(Tr)	2000	4	3.2	0	0	0	80	0.28	1.00	8.6	12.0	0.17	50.0	250	1.67	-	5	-	0.4	魚体全体を焼いた後、取り出したもの

10 魚介類

可食部 100 g 当たり

食品番号	索引番号	食品名	廃棄率	エネルギー (kJ) ENERC	エネルギー (kcal) ENERC_KCAL	水分 WATER	たんぱく質 アミノ酸組成による PROTCAA	たんぱく質 PROT-	脂質 トリアシルグリセロール当量 FATNLEA	コレステロール CHOLE	脂質 FAT-	利用可能炭水化物 (単糖当量) CHOAVLM	利用可能炭水化物 (質量計) CHOAVL	差引き法による利用可能炭水化物 CHOAVLDF-	食物繊維総量 FIB-	糖アルコール POLYL	炭水化物 CHOCDF-	有機酸 OA	灰分 ASH	ナトリウム NA	カリウム K	カルシウム CA	マグネシウム MG	リン P	鉄 FE	亜鉛 ZN
		単位	%	kJ	kcal	(............... g ....)				mg		(............................... g ....)								(............................... mg ....)						
10025	1189	<魚類> あゆ 養殖 生	50	579	138	72.0	14.6	17.8	6.6	110	7.9	(0.6)	(0.5)	5.1 *	(0)		0.6	-	1.7	55	360	250	24	320	0.8	0.9
10026	1190	<魚類> あゆ 養殖 焼き	55	847	202	59.3	(18.2)	22.6	9.6	170	15.1	(0.8)	(0.7)	10.7 *	(0)		0.8	-	2.2	79	430	450	31	430	2.0	1.3
10027	1191	<魚類> あゆ 養殖 内臓 生	0	2002	485	36.6	-	7.4	46.8	220	55.0	(0.3)	(0.3)	8.5 *	(0)		0.3	-	0.7	75	160	55	11	120	8.0	1.3
10028	1192	<魚類> あゆ 養殖 内臓 焼き	0	2067	500	31.5	-	15.2	45.6	260	52.3	(0.4)	(0.4)	7.1 *	(0)		0.4	-	0.6	100	270	130	9	190	19.0	1.8
10029	1193	<魚類> あゆ うるか	0	654	157	59.6	-	11.4	10.3	260	13.1	(1.8)	(1.6)	4.6 *	(0)		1.8	-	14.1	5100	190	16	15	210	4.0	1.4
10030	1194	<魚類> アラスカめぬけ 生	0	405	96	78.4	(14.2)	17.2	2.6	52	3.4	(0.1)	(0.1)	3.8 *	(0)		0.1	-	0.9	81	290	22	26	170	0.2	0.4
10031	1195	<魚類> あんこう 生	0	231	54	85.4	(10.7)	13.0	0.1	78	0.2	(0.3)	(0.3)	2.7 *	(0)		0.3	-	1.1	130	210	8	19	140	0.2	0.6
10032	1196	<魚類> あんこう きも 生	0	1657	401	45.1	7.9	10.0	36.9	560	41.9	(2.2)	(2.0)	9.3 *	(0)		2.2	-	0.8	110	220	6	9	140	1.2	2.2
10033	1197	<魚類> いかなご 生	0	466	111	74.2	14.1	17.2	3.9	200	5.5	(0.1)	(0.1)	4.8 *	(0)		0.1	-	3.0	190	390	500	39	530	2.5	3.9
10034	1198	<魚類> いかなご 煮干し	0	924	218	38.0	(34.5)	43.1	3.1	510	6.1	(1.5)	(1.4)	13.1 *	(0)		1.5	-	11.3	2800	810	740	130	1200	6.6	5.9
10035	1199	<魚類> いかなご つくだ煮	0	1149	271	26.9	-	29.4	2.4	280	4.6	-	-	32.9 *	(0)		30.7	-	8.4	2200	670	470	80	820	2.3	3.6
10036	1200	<魚類> いかなご あめ煮	0	1138	268	28.1	-	25.6	1.6	270	3.7	-	-	37.9 *	(0)		35.8	-	6.8	1700	430	550	92	730	3.4	3.4
10037	1201	<魚類> いさき 生	45	487	116	75.8	(14.2)	17.2	4.8	71	5.7	(0.1)	(0.1)	4.0 *	(0)		0.1	-	1.2	160	300	22	32	220	0.4	0.6
10038	1202	<魚類> いしだい 生	55	578	138	71.6	(16.1)	19.5	5.7	56	7.8	(Tr)	(Tr)	5.5 *	(0)		Tr	-	1.1	54	390	20	26	240	0.3	0.6
10039	1203	<魚類> いとよりだい 生	0	359	85	78.8	15.6	18.1	1.0	70	1.7	(0.1)	(0.1)	3.3 *	(0)		0.1	-	1.3	85	390	46	26	200	0.5	0.4
10040	1204	<魚類> いとよりだい すり身	0	376	88	76.9	-	16.7	0.3	38	0.4	(5.1) *	(4.6)	5.2	(0)		5.1	-	0.9	290	17	26	12	110	0.1	0.3
10041	1205	<魚類> いぼだい 生	45	552	132	74.0	(13.6)	16.4	6.4	57	8.5	(Tr)	(Tr)	4.9 *	(0)		Tr	-	1.1	190	280	41	30	160	0.5	0.8
10042	1206	<魚類> （いわし類） うるめいわし 生	35	521	124	71.7	18.4	21.3	3.6	60	4.8	(0.3)	(0.3)	4.4 *	(0)		0.3	-	1.9	95	440	85	37	290	2.3	1.3
10043	1207	<魚類> （いわし類） うるめいわし 丸干し	15	928	219	40.1	(38.0)	45.0	3.6	220	5.1	(0.3)	(0.3)	8.8 *	(0)		0.3	-	9.5	2300	820	570	110	910	4.5	2.7
10044	1208	<魚類> （いわし類） かたくちいわし 生	45	713	171	68.2	15.3	18.2	9.7	70	12.1	(0.3)	(0.3)	5.7 *	(0)		0.3	-	1.2	85	300	60	32	240	0.9	1.0
10045	1209	<魚類> （いわし類） かたくちいわし 煮干し	0	1264	298	15.7	(52.9)	64.5	2.8	550	6.2	(0.3)	(0.3)	15.2 *	(0)		0.3	-	13.3	1700	1200	2200	230	1500	18.0	7.2
10046	1210	<魚類> （いわし類） かたくちいわし 田作り	0	1290	304	14.9	(54.7)	66.6	2.8	720	5.7	(0.3)	(0.3)	15.2 *	(0)		0.3	-	12.5	710	1600	2500	190	2300	3.0	7.9
10047	1211	<魚類> （いわし類） まいわし 生	60	653	156	68.9	16.4	19.2	7.3	67	9.2	(0.2)	(0.2)	6.3 *	(0)		0.2	-	1.2	81	270	74	30	230	2.1	1.6
10048	1212	<魚類> （いわし類） まいわし 水煮	20	766	182	61.7	(18.7)	22.4	6.8	82	8.7	(0.2)	(0.2)	11.5 *	(0)		0.2	-	1.3	80	280	82	32	250	2.3	1.7
10049	1213	<魚類> （いわし類） まいわし 焼き	35	837	199	57.8	(21.1)	25.3	7.3	80	9.4	(0.2)	(0.2)	12.2 *	(0)		0.2	-	1.6	100	350	98	36	300	2.5	2.3
10395	1214	<魚類> （いわし類） まいわし フライ	0	1596	384	37.8	15.9	20.0	28.0	78	30.3	11.3	10.3	17.0 *	-		10.7	-	1.3	150	290	78	33	240	2.2	1.7
10050	1215	<魚類> （いわし類） まいわし 塩いわし	45	599	143	66.3	(14.0)	16.8	7.2	74	9.6	(0.4)	(0.4)	5.6 *	(0)		0.4	-	6.9	2400	300	70	43	210	1.7	1.4
10051	1216	<魚類> （いわし類） まいわし 生干し	40	904	217	59.6	(17.2)	20.6	13.2	68	16.0	(1.1)	(1.0)	7.4 *	(0)		1.1	-	2.7	690	340	65	34	270	1.6	0.9
10052	1217	<魚類> （いわし類） まいわし 丸干し	15	749	177	54.6	(27.3)	32.8	4.3	110	5.5	(0.7)	(0.6)	7.4 *	(0)		0.7	-	6.4	1500	470	440	100	570	4.4	1.8
10053	1218	<魚類> （いわし類） めざし 生	15	860	206	59.0	(15.1)	18.2	11.0	100	18.9	(0.5)	(0.5)	11.5 *	(0)		0.5	-	3.4	1100	170	180	31	190	2.6	1.2
10054	1219	<魚類> （いわし類） めざし 焼き	15	838	200	56.2	(19.6)	23.7	8.4	120	15.0	(0.7)	(0.6)	11.4 *	(0)		0.7	-	4.4	1400	220	320	50	290	4.2	1.5
10396	1220	<魚類> （いわし類） しらす 生	0	285	67	81.8	11.6	15.0	0.8	140	1.3	(0.1)	(0.1)	3.3 *	(0)		0.1	-	2.4	380	340	210	67	340	0.4	1.1
10445	1221	<魚類> （いわし類） しらす 釜揚げしらす	0	338	80	77.4	-	17.6	(1.1)	170	1.7	(Tr) *	(Tr)	1.1	0		Tr	-	2.9	840	120	190	48	320	0.3	1.1

						可食部 100 g 当たり																								
無機質						ビタミン																								備考
						ビタミンA							ビタミンE																	
銅	マンガン	ヨウ素	セレン	クロム	モリブデン	レチノール	α-カロテン	β-カロテン	β-クリプトキサンチン	β-カロテン当量	レチノール活性当量	ビタミンD	α-トコフェロール	β-トコフェロール	γ-トコフェロール	δ-トコフェロール	ビタミンk	ビタミンB1	ビタミンB2	ナイアシン	ナイアシン当量	ビタミンB6	ビタミンB12	葉酸	パントテン酸	ビオチン	ビタミンC	アルコール	食塩相当量	
(.....mg.....)						(.........................µg.........................)							(............mg............)				µg	(...............mg...............)						(......µg......)	mg	µg	mg	(.....g.....)		
CU	MN	ID	SE	CR	MO	RETOL	CARTA	CARTB	CRYPXB	CARTBEQ	VITA_RAE	VITD	TOCPHA	TOCPHB	TOCPHG	TOCPHD	VITK	THIA	RIBF	NIA	NE	VITB6A	VITB12	FOL	PANTAC	BIOT	VITC	ALC	NACL_EQ	
0.05	Tr	-	-	-	-	55	(0)	(0)	(0)	(0)	55	8	5.0	0.1	0.1	0	(0)	0.15	0.14	3.5	6.8	0.28	2.6	28	1.22	-	2	-	0.1	廃棄部位：頭部、内臓、骨、ひれ等（三枚下ろし）
0.07	Tr	-	-	-	-	480	(0)	(0)	(0)	(0)	480	17.0	8.2	0.2	0.2	0	(0)	0.20	0.18	4.0	(8.2)	0.24	6.0	38	1.67	-	2	-	0.2	廃棄部位：頭部、内臓、骨、ひれ等
0.14	0.13	-	-	-	-	4400	(0)	Tr	(0)	(Tr)	4400	8	7.4	0.1	0.1	0	11	0.16	0.44	2.6	3.8	0.11	9.6	260	1.46	-	2	-	0.2	
0.15	0.31	-	-	-	-	6000	(0)	Tr	(0)	(Tr)	6000	8.6	24.0	0.4	0.4	0	16	0.34	0.68	4.1	6.6	0.15	7.8	280	1.33	-	1	-	0.3	魚体全体を焼いた後、取り出したもの
0.10	Tr	-	-	-	-	2000	(0)	14	(0)	14	2000	15.0	6.7	0.1	0.3	Tr	6	0.06	0.38	2.0	3.9	0.11		100	1.31	-	1	-	13.0	
0.02	0.01	-	-	-	-	20	0	0	0	0	20	3	1.0	0	0	0	(0)	0.04	0.05	1.1	(4.2)	0.07	1.6	2	0.24	-	Tr	-	0.2	別名：あかうお 切り身
0.04	Tr	-	-	-	-	13	0	0	0	0	13	1	0.7	0	0	0	(0)	0.04	0.16	1.7	(4.1)	0.11	1.2	5	0.21	-	1	-	0.3	試料：きあんこう 切り身 （魚体全体から調理する場合、廃棄率：65%、廃棄部位：頭部、内臓、骨、ひれ等）
1.00	-	96	200	Tr	5	8300	(0)	(0)	(0)	(0)	8300	110.0	14.0	0	0	0	0	0.14	0.63	1.5	3.8	0.11	39.0	88	0.89	13.0	1	-	0.3	試料：きあんこう 肝臓
0.08	0.49	-	-	-	-	200	(0)	1	(0)	1	200	21.0	0.8	0	0	Tr	0	0.19	0.81	4.6	7.9	0.15	11.0	29	0.77	-	1	-	0.5	別名：こうなご 小型魚全体
0.13	0.37	-	-	-	-	10	(0)	(0)	(0)	(0)	10	54.0	0	0	0	Tr	0	0.27		3.3	(12.0)	0.06	4.6	50	1.15	-	(0)	-	7.1	別名：こうなご
0.09	0.45	-	-	-	-	Tr	(0)	Tr	(0)	(Tr)	(Tr)	23.0	0	0	Tr	0	(0)	0.02	0.27	10.0	(16.0)	0.09	7.8	85	0.76	-	(0)	-	5.6	別名：こうなご
0.11	0.51	-	-	-	-	Tr	(0)	Tr	(0)	(Tr)	(Tr)	21.0	0.4	0	0	0	(0)	0.02	0.28	11.0	(16.0)	0.07	7.2	75	0.67	-	(0)	-	4.3	別名：こうなご
0.04	0.01	-	-	-	-	41	0	0	0	0	41	15.0	0.6	0	0	0	Tr	0.06	0.15	4.0	(7.1)	0.31	5.8	12	0.77	-	Tr	-	0.4	廃棄部位：頭部、内臓、骨、ひれ等（三枚下ろし）
0.03	0.01	-	-	-	-	39	0	0	0	0	39	3	2.1	0	0	0	(0)	0.15	0.15	4.9	(8.4)	0.34	1.3	2	0.31	-	Tr	-	0.1	別名：くちぐろ 廃棄部位：頭部、内臓、骨、ひれ等（三枚下ろし）
0.05	0.02	84	33	Tr	0	28	0	0	0	0	28	11.0	0.6	0	0	0	Tr	0.04	0.08	2.3	5.7	0.27	3.0	5	0.50	3.7	2	-	0.3	別名：いとより 三枚におろしたもの （魚体全体から調理する場合、廃棄率：50%、廃棄部位：頭部、内臓、骨、ひれ等）
0.01	0.01	-	-	-	-	2	0	0	0	0	2	3	0.2	0	0	0	(0)	Tr	0.02	0.1	(3.3)	0.01	0.3	1	0.31	-	0	-	0.7	別名：いとより
0.03	0.01	-	-	-	-	95	0	0	0	0	95	2	0.7	0	0	0	(0)	0.04	0.19	4.7	(7.7)	0.29	2.7	7	0.57	-	1	-	0.5	別名：えぼだい 廃棄部位：頭部、内臓、骨、ひれ等（三枚下ろし）
0.16	-	-	-	-	-	130	(0)	(0)	(0)	(0)	130	9	1.6	0	0	0	(0)	0.08	0.36	8.0	12.0	0.55	14.0	16	1.25	-	1	-	0.2	廃棄部位：頭部、内臓、骨、ひれ等（三枚下ろし）
0.23	0.12	-	-	-	-	0	(0)	(0)	(0)	(0)	0	8	0.1	0	0	0	Tr	0.25	0.43	16.0	(25.0)	0.69	25.0	44	0.92	-	Tr	-	5.8	廃棄部位：頭部、ひれ等
0.17	0.13	38	40	0	0	11	(0)	(0)	(0)	(0)	11	4	0.4	0	0	0	(0)	0.03	0.16	9.7	(14.0)	0.58	14.0	19	1.07	18.0	1	-	0.2	別名：しこいわし、ひしこ、せぐろ 廃棄部位：頭部、内臓、骨、ひれ等（三枚下ろし）
0.39	-	-	-	-	-	Tr	(0)	(0)	(0)	(0)	(Tr)	18.0	0.9	0	0.1	0.1	(0)	0.10	0.10	17.0	(28.0)	0.28	41.0	74	1.81	-	(0)	-	4.3	別名：しこいわし、ひしこ、せぐろ、いりこ、ちりめん 魚体全体
0.39	0.79	-	-	-	-	Tr	(0)	(0)	(0)	(0)	(Tr)	30.0	0.8	0	0.1	0	(0)	0.10	0.11	17.0	(29.0)	0.37	65.0	230	3.74	-	(0)	-	1.8	別名：しこいわし、ひしこ、せぐろ、ごまめ 幼魚の乾燥品（調理前）
0.20	0.04	24	48	Tr	Tr	8	(0)	(0)	(0)	(0)	8	32.0	2.5	0	0	0	1	0.03	0.39	7.2	11.0	0.49	16.0	10	1.14	15.0	0	-	0.2	廃棄部位：頭部、内臓、骨、ひれ等（三枚下ろし）
0.23	0.06					5	(0)	(0)	(0)	(0)	5	13.0	0.5	0	0	0	Tr	0.05	0.29	6.3	(10.0)	0.35	18.0	7	0.87	-	0	-	0.2	頭部、内臓等を除き水煮したもの 廃棄部位：骨、ひれ等
0.23	0.08					8	(0)	(0)	(0)	(0)	8	14.0	1.9	0	0	0	Tr	0.12	0.43	9.1	(14.0)	0.39	22.0	12	1.33	-	0	-	0.3	内臓等を除き焼いたもの 廃棄部位：頭部、骨、ひれ等
0.21	0.16					15	0	Tr	2	1	15	21.0	5.7	Tr	8.3	0.2	37	0.04	0.39	6.3	10.0	0.28	14.0	14	1.15	-	0	-	0.4	三枚におろしたもの 調理による脂質の増減：第1章表13参照
0.20	0.05					Tr	(0)	(0)	(0)	(0)	(Tr)	10.0	0.3	0	0	0	Tr	0.03	0.35	8.0	(11.0)	0.54	17.0	22	1.46	-	0	-	6.1	廃棄部位：頭部、内臓、骨、ひれ等
0.12	0.13					0	(0)	(0)	(0)	(0)	0	11.0	0.3	0	0	0	Tr	Tr	0.22	12.0	(16.0)	0.48	16.0	11	1.21	-	Tr	-	1.8	廃棄部位：頭部、内臓、骨、ひれ等
0.21	0.10					40	(0)	(0)	(0)	(0)	40	50.0		0	0	0	1	0.01	0.41	16.0	(22.0)	0.68	29.0	31	1.00	-	Tr	-	3.8	廃棄部位：頭部、ひれ等
0.10	1.04	-	-	-	-	77	(0)	(0)	(0)	(0)	77	11.0	0.3	0	0	0	Tr	0.01	0.21	10.0	(14.0)	0.37	15.0	34	1.27	-	Tr	-	2.8	原材料：かたくちいわし、まいわし等 廃棄部位：頭部、ひれ等
0.13	1.26	-	-	-	-	95	(0)	(0)	(0)	(0)	95	11.0	0.4	0	0	0	Tr	0.01	0.26	12.0	(17.0)	0.38	13.0	36	1.71	-	Tr	-	3.6	原材料：かたくちいわし、まいわし等 廃棄部位：頭部、ひれ等
0.02	0.07	-	-	-	-	110	0	Tr	(0)	Tr	110	6.7	0.9	0	Tr	0	Tr	0.02	0.07	3.7	6.4	0.17	4.2	56	0.51	-	5	-	1.0	かたくちいわし、まいわし等の幼魚
0.03	0.09	13	39	3	1	140	-	-	-	Tr	140	4.2	0.8	0	Tr	-	-	0.07	0.04	2.1	(5.3)	0.05	1.5	26	0.30	9.9	Tr	-	2.1	原材料：かたくちいわし、まいわし等の稚魚

10 魚介類

可食部 100 g 当たり

食品番号	索引番号	食品名	廃棄率	エネルギー		水分	たんぱく質		脂質			炭水化物						有機酸	灰分	無機質						
							アミノ酸組成によるたんぱく質	たんぱく質	脂肪酸のトリアシルグリセロール当量	コレステロール	脂質	利用可能炭水化物（単糖当量）	利用可能炭水化物（質量計）	差引き法による利用可能炭水化物	食物繊維総量	糖アルコール	炭水化物			ナトリウム	カリウム	カルシウム	マグネシウム	リン	鉄	亜鉛
		単位	%	kJ	kcal	(................ g ....)			mg	(................................ g ....)										(............................ mg ....)						
		成分識別子	REFUSE	ENERC	ENERC_KCAL	WATER	PROTCAA	PROT-	FATNLEA	CHOLE	FAT-	CHOAVLM	CHOAVL	CHOAVLDF-	FIB-	POLYL	CHOCDF-	OA	ASH	NA	K	CA	MG	P	FE	ZN
10055	1222	＜魚類＞ （いわし類） しらす干し 微乾燥品	0	480	113	67.5	19.8	24.5	1.1	250	2.1	(0.1)	(0.1)	6.0 *	0	-	0.1	-	5.6	1700	170	280	80	480	0.6	1.7
10056	1223	＜魚類＞ （いわし類） しらす干し 半乾燥品	0	792	187	46.0	33.1	40.5	1.8	390	3.5	(0.5)	(0.5)	9.6 *	(0)	-	0.5	-	9.5	2600	490	520	130	860	0.8	3.0
10057	1224	＜魚類＞ （いわし類） たたみいわし	0	1473	348	10.7	(60.0)	75.1	4.5	710	5.6	(0.7)	(0.6)	16.9 *	(0)	-	0.7	-	7.9	850	790	970	190	1400	2.6	6.6
10058	1225	＜魚類＞ （いわし類） みりん干し かたくちいわし	0	1397	330	18.5	-	44.3	5.0	110	7.0	-	-	27.0	(0)	-	25.0	-	5.2	1100	420	800	73	660	3.7	3.5
10059	1226	＜魚類＞ （いわし類） みりん干し まいわし	0	1319	314	33.5	-	31.4	12.1	76	15.7	-	-	19.9 *	(0)	-	16.3	-	3.1	670	290	240	54	360	4.3	2.3
10060	1227	＜魚類＞ （いわし類） 缶詰 水煮	0	703	168	66.3	(17.1)	20.7	8.5	80	10.6	(0.1)	(0.1)	5.8 *	(0)	-	0.1	-	2.3	330	250	320	44	360	2.6	1.4
10061	1228	＜魚類＞ （いわし類） 缶詰 味付け	0	851	203	59.1	-	20.4	10.3	85	11.9	-	-	7.3 *	(0)	-	5.7	-	2.9	560	240	370	38	380	2.3	1.9
10062	1229	＜魚類＞ （いわし類） 缶詰 トマト漬	0	696	167	68.1	-	17.5	9.6	85	10.8	-	-	2.5 *	(0)	-	1.3	-	2.3	280	310	360	35	320	1.9	1.7
10063	1230	＜魚類＞ （いわし類） 缶詰 油漬	0	1454	351	46.2	(16.8)	20.3	29.1	86	30.7	(0.3)	(0.3)	5.4 *	(0)	-	0.3	-	2.5	320	280	350	36	370	1.4	2.1
10064	1231	＜魚類＞ （いわし類） 缶詰 かば焼	0	978	234	56.1	-	16.2	14.0	70	15.6	-	-	10.9 *	(0)	-	9.3	-	2.8	610	270	250	31	290	1.2	1.2
10397	1232	＜魚類＞ （いわし類） 缶詰 アンチョビ	0	660	157	54.3	21.3	24.2	6.0	89	6.8	(0.1)	(0.1)	4.4 *	(0)	-	0.1	-	14.0	5200	140	150	39	180	2.6	3.7
10065	1233	＜魚類＞ いわな 養殖 生	50	427	101	76.1	-	19.0	2.8	80	3.6	(0.1) *	(0.1)	0.9	(0)	-	0.1	-	1.2	49	380	39	29	260	0.3	0.8
10066	1234	＜魚類＞ うぐい 生	50	394	93	77.0	(16.6)	20.1	1.2	93	1.5	(0.2)	(0.2)	4.0 *	(0)	-	0.2	-	1.2	83	340	69	27	240	0.7	3.4
10067	1235	＜魚類＞ うなぎ 養殖 生	25	947	228	62.1	14.4	17.1	16.1	230	19.3	(0.3)	(0.3)	6.2 *	(0)	-	0.3	-	1.2	74	230	130	20	260	0.5	1.4
10068	1236	＜魚類＞ うなぎ きも 生	0	429	102	77.2	-	13.0	4.1	430	5.3	(3.5) *	(3.2)	4.7	-	-	3.5	-	1.0	140	200	19	15	160	4.6	2.7
10069	1237	＜魚類＞ うなぎ 白焼き	0	1191	287	52.1	-	20.7	22.6	220	25.8	(0.1)	(0.1)	3.3	(0)	-	0.1	-	1.2	100	300	140	18	280	1.0	1.9
10070	1238	＜魚類＞ うなぎ かば焼	0	1189	285	50.5	-	23.0	19.4	230	21.0	-	-	4.7 *	(0)	-	3.1	-	2.4	510	300	150	15	300	0.8	2.7
10071	1239	＜魚類＞ うまづらはぎ 生	65	318	75	80.2	15.1	18.2	0.2	47	0.3	(Tr)	(Tr)	3.2 *	(0)	-	Tr	-	1.3	210	320	50	87	160	0.4	0.5
10072	1240	＜魚類＞ うまづらはぎ 味付け開き干し	9	1228	289	21.5	-	58.9	1.1	140	1.6	-	-	10.9 *	(0)	-	10.4	-	7.6	2400	310	190	84	370	1.5	2.4
10073	1241	＜魚類＞ えい 生	0	332	78	79.3	-	19.1	0.1	80	0.3	(0.1) *	(0.1)	0.3	(0)	-	0.1	-	1.2	270	110	4	18	170	0.9	0.5
10074	1242	＜魚類＞ えそ 生	0	368	87	77.6	17.6	20.1	0.6	74	0.8	(0.1)	(0.1)	2.8 *	(0)	-	0.1	-	1.4	120	380	80	36	260	0.3	0.4
10075	1243	＜魚類＞ おいかわ 生	55	521	124	73.8	(15.9)	19.2	4.7	91	5.8	(0.1)	(0.1)	4.5 *	(0)	-	0.1	-	1.1	48	240	45	23	210	0.6	2.5
10076	1244	＜魚類＞ おおさが 生	0	547	131	74.7	(13.5)	16.3	6.6	55	8.0	(0.1)	(0.1)	4.3 *	(0)	-	0.1	-	0.9	71	310	16	22	160	0.2	0.4
10077	1245	＜魚類＞ おこぜ 生	60	342	81	78.8	(16.2)	19.6	0.1	75	0.2	(0.2)	(0.2)	3.7 *	(0)	-	0.2	-	1.2	85	360	31	26	200	0.4	0.7
10078	1246	＜魚類＞ おひょう 生	0	386	91	77.0	-	19.9	1.7	49	1.7	(0.1) *	(0.1)	0.6	(0)	-	0.1	-	1.3	72	400	7	28	260	0.1	0.5
10079	1247	＜魚類＞ かさご 生	0	353	83	79.1	16.7	19.3	0.9	45	1.1	(0.1)	(0.1)	2.1 *	(0)	-	0.1	-	1.2	120	310	57	27	180	0.3	0.5
10080	1248	＜魚類＞ かじか 生	0	412	98	76.4	(12.4)	15.0	3.4	220	5.0	(0.2)	(0.2)	4.4 *	(0)	-	0.2	-	3.4	110	260	520	31	400	2.8	1.7
10081	1249	＜魚類＞ かじか 水煮	0	452	108	73.5	(13.1)	15.8	4.1	250	5.8	(0.2)	(0.2)	4.7 *	(0)	-	0.2	-	4.7	90	210	630	40	440	2.6	2.3
10082	1250	＜魚類＞ かじか つくだ煮	0	1240	293	23.8	-	29.4	3.6	360	5.5	-	-	35.7 *	(0)	-	33.8	-	7.5	1700	460	880	59	670	5.8	3.0
10083	1251	＜魚類＞ （かじき類） くろかじき 生	0	397	93	75.6	18.6	22.9	0.1	48	0.2	(0.1)	(0.1)	4.5 *	(0)	-	0.1	-	1.2	70	390	5	34	260	0.5	0.7
10084	1252	＜魚類＞ （かじき類） まかじき 生	0	453	107	73.8	(18.8)	23.1	1.4	46	1.8	(0.1)	(0.1)	4.8 *	(0)	-	0.1	-	1.2	65	380	5	35	270	0.6	0.6

可食部 100 g 当たり

無機質						ビタミン																								備考
						ビタミンA							ビタミンE																	
銅	マンガン	ヨウ素	セレン	クロム	モリブデン	レチノール	α-カロテン	β-カロテン	β-クリプトキサンチン	β-カロテン当量	レチノール活性当量	ビタミンD	α-トコフェロール	β-トコフェロール	γ-トコフェロール	δ-トコフェロール	ビタミンK	ビタミンB₁	ビタミンB₂	ナイアシン	ナイアシン当量	ビタミンB₆	ビタミンB₁₂	葉酸	パントテン酸	ビオチン	ビタミンC	アルコール	食塩相当量	
CU	MN	ID	SE	CR	MO	RETOL	CARTA	CARTB	CRYPXB	CARTBEQ	VITA_RAE	VITD	TOCPHA	TOCPHB	TOCPHG	TOCPHD	VITK	THIA	RIBF	NIA	NE	VITB6A	VITB12	FOL	PANTAC	BIOT	VITC	ALC	NACLEQ	
0.06	0.10	27	61	3	1	190	0	0	0	0	190	12.0	1.1	0	Tr	0	0	0.11	0.03	2.6	7.5	0.05	3.2	27	0.50	12.0	0	-	4.2	原材料：かたくちいわし、まいわし等の稚魚 主として関東向け
0.07	0.17	-	-	-	-	240	0	0	(0)	(0)	240	61.0	1.5	0	Tr	0	(0)	0.22	0.06	7.4	15.0	0.04	6.3	58	0.72	-	Tr	-	6.6	原材料：かたくちいわし、まいわし等の幼魚 主として関西向け
0.13	-	-	-	-	-	410	(0)	(0)	(0)	(0)	410	50.0	2.7	Tr	0.2	Tr	(0)	0.15	0.33	8.2	(23.0)	0.27	16.0	300	2.95	-	(0)	-	2.2	原材料：かたくちいわし、まいわし等の幼魚 ビタミンC：酸化防止用として添加品あり
0.32	0.36	-	-	-	-	13	-	-	-	-	13	25.0	1.1	0	1.8	0	(0)	0.24	0.24	8.9	(16.0)	0.38	15.0	23	1.77	-	(0)	-	2.8	
0.27	0.11	-	-	-	-	16	0	(0)	(0)	(0)	16	53.0	0.9	0	1.2	Tr	(0)	Tr	0.50	8.9	(15.0)	0.37	14.0	19	1.41	-	(0)	-	1.7	
0.19	0.13	-	-	-	-	9	(0)	(0)	(0)	(0)	9	6	2.6	0	0	0	(0)	0.03	0.30	8.5	(12.0)	0.16	16.0	7	0.63	-	(0)	-	0.8	まいわし製品 液汁を除いたもの
0.19	0.25	-	-	-	-	9	(0)	(0)	(0)	(0)	9	8	2.1	0	0	0	(0)	0.03	0.30	8.0	(12.0)	0.27	13.0	6	0.61	-	(0)	-	1.4	まいわし製品 液汁を除いたもの
0.19	0.18	-	-	-	-	12	(0)	Tr	(0)	(Tr)	12	20.0	2.4	0	0	0	(0)	0.01	0.25	6.3	(9.6)	0.27	10.0	14	0.68	-	(0)	-	0.7	まいわし製品 液汁を除いたもの
0.20	0.22	-	-	-	-	25	(0)	(0)	(0)	(0)	25	7	8.2	0.1	9.2	0.9	(0)	0.08	0.32	7.8	(12.0)	0.34	18.0	10	0.81	-	(0)	-	0.8	別名：オイルサーディン まいわし製品 液汁を含んだもの
0.13	0.17	-	-	-	-	32	(0)	(0)	(0)	(0)	32	17.0	1.8	0	0	0	(0)	0.24	0.24	6.2	(9.3)	0.24	12.0	15	0.74	-	(0)	-	1.5	まいわし製品 液汁を含んだもの
0.24	0.09	62	52	1	-	4	(0)	(0)	(0)	(0)	4	1.7	1.9	0.1	0.1	0	-	0	0.31	4.1	11.0	0.21	14.0	23	0.48	22.0	-	-	13.1	かたくちいわし製品 液汁を除いたもの
0.04	0.02	-	-	-	-	5	(0)	2	(0)	2	5	1.6	0	0	0	0	-	0.09	0.12	3.4	6.6	0.21	4.2	5	0.68	-	1	-	0.1	廃棄部位：頭部、内臓、骨、ひれ等（三枚下ろし）
0.05	0.04	-	-	-	-	41	0	(0)	(0)	(0)	41	19.0	0.8	0	0	0	-	0.03	0.11	3.5	(7.2)	0.16	8.5	8	1.11	-	Tr	-	0.2	廃棄部位：頭部、内臓、骨、ひれ等（三枚下ろし）
0.04	0.04	17	50	0	5	2400	0	1	0	1	2400	18.0	7.4	0	0.1	0	0	0.37	0.48	3.0	5.3	0.13	3.5	14	2.17	6.1	1	-	0.2	廃棄部位：頭部、内臓、骨、ひれ等
1.08	0.08	-	-	-	-	4400	(0)	(0)	(0)	(0)	4400	3	3.9	0	Tr	0	17	0.30	0.75	4.0	6.2	0.25	2.7	380	2.95	-	2	-	0.4	内臓
0.04	0.04	-	-	-	-	1500	(0)	(0)	(0)	(0)	1500	17.0	5.3	0	0.1	0	(0)	0.55	0.45	3.5	(6.2)	0.09	2.7	16	1.16	-	Tr	-	0.3	
0.07	-	77	42	2	2	1500	(0)	(0)	(0)	(0)	1500	19.0	4.9	0	0.1	0	(0)	0.75	0.74	4.1	(7.1)	0.09	2.2	13	1.29	10.0	Tr	-	1.3	
0.05	0.02	-	-	-	-	0	0	(0)	(0)	(0)	8	1.1	0				(0)	0.01	0.13	3.7	7.3	0.40	1.4	4	0.50	-	Tr	-	0.5	廃棄部位：頭部、内臓、骨、皮、ひれ等（三枚下ろし）
0.10	0.10	-	-	-	-	Tr	0	(0)	(0)	(0)	(Tr)	69.0	0.7	0	0	0	(0)	0.02	0.05	8.2	(20.0)	0.34	4.0	16	0.74	-	(0)	-	6.1	廃棄部位：骨、ひれ等
0.04	0.01	-	-	-	-	2	0	(0)	(0)	(0)	2	3	0.7	0	0	0	(0)	0.05	0.12	2.5	(4.8)	0.25	3.7	3	0.55	-	1	-	0.7	別名：かすべ 切り身 （魚体全体から調理する場合、廃棄率：60%、廃棄部位：頭部、内臓、骨、ひれ等）
0.02	0.17	17	27	0	0	0	0	0	0	0	0	0	-	-	-	-	-	0.07	0.10	3.3	7.2	0.24	1.7	13	0.51	1.7	2	-	0.3	試料：わにえそ、とかげえそ、まえそ等 三枚におろしたもの （魚体全体から調理する場合、廃棄率：45%、廃棄部位：頭部、内臓、骨、ひれ等）
0.06	0.04	-	-	-	-	10	0	0	(0)	(0)	10	10.0	-	-	-	-	-	0.01	0.16	4.0	(7.5)	0.21	11.0	21	1.02	-	2	-	0.1	別名：はや、やまべ 廃棄部位：頭部、内臓、骨、ひれ等（三枚下ろし）
0.02	0.01	-	-	-	-	85	0	0	(0)	0	85	3	4.9	0	0	0	(0)	0.01	0.03	1.0	(4.0)	0.05	3.3	1	0.21	-	1	-	0.2	別名：こうじんめぬけ 切り身 （魚体全体から調理する場合、廃棄率：60%、廃棄部位：頭部、内臓、骨、ひれ等）
0.03	0.21	-	-	-	-	-	-	-	-	-	-	-	-	-	-	-	-	0.01	0.12	2.4	(6.0)	0.08	0.6	4	0.51	-	0	-	0.2	試料：おにおこぜ 廃棄部位：頭部、内臓、骨、ひれ等（三枚下ろし）
0.02	0.01	-	-	-	-	13	0	0	(0)	0	13	-	-	-	-	-	-	0.09	0.07	7.1	(11.0)	0.41	2.1	12	0.47	-	Tr	-	0.2	別名：おおひらめ 切り身
0.01	0.01	48	50	1	-	3	0	0	(0)	0	3	-	-	-	-	-	-	0.03	0.06	5.1		0.06	1.2	4	0.47	0.8	1	-	0.3	三枚におろしたもの （魚体全体から調理する場合、廃棄率：65%、廃棄部位：頭部、内臓、骨、ひれ等）
0.15	0.31	-	-	-	-	180	0	0	0	0	180	3	1.3	0	0	0	(0)	0.07	0.38	1.5	(4.2)	0.08	28.0	15	0.54	-	1	-	0.3	別名：ごり 魚体全体
0.24	0.37	-	-	-	-	290	0	0	0	0	290	4.9	2.5	0	0	0	1	0.06	0.30	1.1	(4.0)	0.07	28.0	21	0.42	-	Tr	-	0.2	魚体全体を水煮したもの
0.15	1.64	-	-	-	-	370	0	0	0	0	370	-	3.4	0	Tr	0	-	0.07	0.48	2.4	(7.7)	0.05	16.0	53	0.80	-	0	-	4.3	
0.03	0.01	-	-	-	-	2	0	(0)	(0)	(0)	2	38.0	0.9	0	0	0	(0)	0.05	0.06	14.0	18.0	0.44	1.5	6	0.29	-	1	-	0.2	別名：くろかわ 切り身（皮なし）
0.04	0.01	11	55	0	0	8	0	0	(0)	0	8	12.0	1.2	0	0	0	(0)	0.09	0.07	10.0	(15.0)	0.44	4.3	5	1.25	13.0	2	-	0.2	切り身（皮なし）

単位：無機質 (......mg......)、ビタミンA (..........µg..........)、ビタミンE (............mg............)、ビタミンK µg、ビタミンB群 (.............mg.............)、葉酸 (......µg......)、パントテン酸 mg、ビオチン µg、ビタミンC mg、食塩相当量 (......g......)

10 魚介類

							たんぱく質		脂質			炭水化物								無機質						
													利用可能炭水化物													
食品番号	索引番号	食品名	廃棄率	エネルギー		水分	アミノ酸組成によるたんぱく質	たんぱく質	脂肪酸のトリアシルグリセロール当量	コレステロール	脂質	利用可能炭水化物(単糖当量)	利用可能炭水化物(質量計)	差引き法による利用可能炭水化物	食物繊維総量	糖アルコール	炭水化物	有機酸	灰分	ナトリウム	カリウム	カルシウム	マグネシウム	リン	鉄	亜鉛
		単位	%	kJ	kcal	(................. g ....)			mg	(.................................... g ....)								(........................... mg ....)							
		成分識別子	REFUSE	ENERC	ENERC_KCAL	WATER	PROTCAA	PROT-	FATNLEA	CHOLE	FAT-	CHOAVLM	CHOAVL	CHOAVLDF-	FIB-	POLYL	CHOCDF-	OA	ASH	NA	K	CA	MG	P	FE	ZN
10085	1253	<魚類> (かじき類) めかじき 生	0	581	139	72.2	15.2	19.2	6.6	72	7.6	(0.1)	(0.1)	4.7 *	(0)	-	0.1	-	1.3	71	440	3	29	260	0.5	0.7
10398	1254	<魚類> (かじき類) めかじき 焼き	0	845	202	59.9	22.4	27.5	9.8	99	11.1	0	0	6.0 *	(0)	-	0	-	1.9	110	630	5	41	370	0.6	0.9
10086	1255	<魚類> (かつお類) かつお 春獲り 生	0	457	108	72.2	20.6	25.8	0.4	60	0.5	(0.1)	(0.1)	5.4 *	(0)	-	0.1	-	1.4	43	430	11	42	280	1.9	0.8
10087	1256	<魚類> (かつお類) かつお 秋獲り 生	35	631	150	67.3	20.5	25.0	4.9	58	6.2	(0.2)	(0.2)	6.0 *	(0)	-	0.2	-	1.3	38	380	8	38	260	1.9	0.9
10088	1257	<魚類> (かつお類) そうだがつお 生	40	533	126	69.9	(20.9)	25.7	2.1	75	2.8	(0.3)	(0.3)	5.7 *	(0)	-	0.3	-	1.3	81	350	23	33	230	2.6	1.2
10089	1258	<魚類> (かつお類) 加工品 なまり	0	534	126	66.9	(24.3)	29.8	0.4	80	0.7	(0.4)	(0.4)	6.2 *	(0)	-	0.4	-	2.2	110	300	11	32	300	3.7	0.9
10090	1259	<魚類> (かつお類) 加工品 なまり節	0	687	162	58.8	(30.9)	38.0	0.7	95	1.1	(0.5)	(0.5)	8.0 *	(0)	-	0.5	-	1.6	95	630	20	40	570	5.0	1.2
10446	1260	<魚類> (かつお類) 加工品 裸節	0	1296	306	22.6	-	71.6	(2.1)	160	3.3	(0.2) *	(0.2)	1.0	0	-	0.2	-	2.8	310	780	15	76	570	6.5	1.9
10091	1261	<魚類> (かつお類) 加工品 かつお節	0	1410	332	15.2	64.2	77.1	1.8	180	2.9	(0.8)	(0.7)	14.8 *	(0)	-	0.8	-	4.0	130	940	28	70	790	5.5	2.8
10092	1262	<魚類> (かつお類) 加工品 削り節	0	1387	327	17.2	64.0	75.7	1.9	190	3.2	(0.4)	(0.4)	13.4 *	(0)	-	0.4	-	3.5	480	810	46	91	680	9.0	2.5
10093	1263	<魚類> (かつお類) 加工品 削り節つくだ煮	0	989	233	36.1	-	19.5	2.6	57	3.3	-	-	33.0 *	-	-	32.3	-	8.8	3100	410	54	69	290	8.0	1.3
10094	1264	<魚類> (かつお類) 加工品 角煮	0	939	221	41.4	-	31.0	1.1	56	1.6	-	-	21.9 *	(0)	-	21.4	-	4.6	1500	290	10	40	220	6.0	0.7
10095	1265	<魚類> (かつお類) 加工品 塩辛	0	231	55	72.9	-	12.0	0.7	210	1.5	(Tr) *	(Tr)	0.8	(0)	-	Tr	-	13.6	5000	130	180	37	150	5.0	12.0
10096	1266	<魚類> (かつお類) 缶詰 味付け フレーク	0	589	139	65.8	-	18.4	2.4	53	2.7	-	-	11.0 *	-	-	10.7	-	2.4	650	280	29	30	190	2.6	0.7
10097	1267	<魚類> (かつお類) 缶詰 油漬 フレーク	0	1200	289	55.5	(15.3)	18.8	23.4	41	24.2	(0.1)	(0.1)	4.4 *	(0)	-	0.1	-	1.4	350	230	5	23	160	0.9	0.5
10098	1268	<魚類> かます 生	40	573	137	72.7	15.5	18.9	6.4	58	7.2	(0.1)	(0.1)	4.3 *	(0)	-	0.1	-	1.1	120	320	41	34	140	0.3	0.5
10099	1269	<魚類> かます 焼き	40	563	134	70.3	(18.7)	23.3	4.1	83	4.9	(0.1)	(0.1)	5.5 *	(0)	-	0.1	-	1.4	150	360	59	42	190	0.5	0.6
10100	1270	<魚類> (かれい類) まがれい 生	0	377	89	77.8	17.8	19.6	1.0	71	1.3	(0.1)	(0.1)	2.2 *	(0)	-	0.1	-	1.2	110	330	43	28	200	0.2	0.8
10101	1271	<魚類> (かれい類) まがれい 水煮	35	412	97	75.6	(19.0)	21.4	0.9	87	1.1	(0.1)	(0.1)	3.3 *	(0)	-	0.1	-	1.2	100	320	56	29	200	0.3	0.9
10102	1272	<魚類> (かれい類) まがれい 焼き	35	440	104	73.9	(20.8)	23.4	1.0	100	1.3	(0.1)	(0.1)	2.9 *	(0)	-	0.1	-	1.2	130	370	70	32	240	0.3	1.0
10103	1273	<魚類> (かれい類) まこがれい 生	55	363	86	79.0	15.6	18.0	1.3	66	1.8	(0.1)	(0.1)	2.9 *	(0)	-	0.1	-	1.2	120	320	46	24	190	0.4	0.8
10399	1274	<魚類> (かれい類) まこがれい 焼き	0	585	138	66.2	23.7	28.5	2.0	110	2.8	(0.2)	(0.1)	6.3 *	(0)	-	0.2	-	1.8	180	490	75	39	300	0.8	1.2
10104	1275	<魚類> (かれい類) 子持ちがれい 生	40	516	123	72.7	-	19.9	4.8	120	6.2	(0.1) *	(0.1)	1.5	-	-	0.1	-	1.1	77	290	20	27	200	0.2	0.8
10105	1276	<魚類> (かれい類) 子持ちがれい 水煮	15	575	137	69.3	-	22.3	5.3	140	7.2	(0.1) *	(0.1)	2.0	-	-	0.1	-	1.1	83	270	40	28	210	0.2	1.0
10106	1277	<魚類> (かれい類) 干しかれい	40	437	104	74.6	-	20.2	2.5	87	3.4	(Tr) *	(Tr)	0.9	(0)	-	Tr	-	1.8	430	280	40	29	170	0.1	0.4
10107	1278	<魚類> かわはぎ 生	0	327	77	79.9	16.3	18.8	0.3	47	0.4	(Tr)	(Tr)	2.3 *	(0)	-	Tr	-	1.2	110	380	13	28	240	0.2	0.4
10108	1279	<魚類> かんぱち 三枚おろし 生	0	501	119	73.3	(17.4)	21.0	3.5	62	4.2	(0.1)	(0.1)	4.4 *	(0)	-	0.1	-	1.4	65	490	15	34	270	0.6	0.7
10424	1280	<魚類> かんぱち 背側 生	0	402	95	76.1	18.8	22.2	0.9	48	1.2	(0.1)	(0.1)	2.9 *	(0)	-	0.1	-	1.3	54	470	6	29	250	0.4	0.4

銅 CU	マンガン MN	ヨウ素 ID	セレン SE	クロム CR	モリブデン MO	レチノール RETOL	α-カロテン CARTA	β-カロテン CARTB	β-クリプトキサンチン CRYPXB	β-カロテン当量 CARTBEQ	レチノール活性当量 VITA_RAE	ビタミンD VITD	α-トコフェロール TOCPHA	β-トコフェロール TOCPHB	γ-トコフェロール TOCPHG	δ-トコフェロール TOCPHD	ビタミンK VITK	ビタミンB1 THIA	ビタミンB2 RIBF	ナイアシン NIA	ナイアシン当量 NE	ビタミンB6 VITB6A	ビタミンB12 VITB12	葉酸 FOL	パントテン酸 PANTAC	ビオチン BIOT	ビタミンC VITC	アルコール ALC	食塩相当量 NACL_EQ	備考
0.04	0	16	59	Tr	0	61	0	0	0	0	61	8.8	4.4	0	0	0	1	0.06	0.09	7.6	11.0	0.37	1.9	8	0.39	2.7	1	-	0.2	別名：めか 切り身（皮なし）
0.05	0	-	-	-	-	85	0	0	0	0	85	10.0	6.1	0	0	0	1	0.07	0.11	10.0	15.0	0.35	2.4	8	0.46	-	0	-	0.3	切り身（皮なし）
0.11	0.01	11	43	0	0	5	0	0	0	0	5	4	0.3	0	0	0	(0)	0.13	0.17	19.0	24.0	0.76	8.4	6	0.70	2.6	Tr	-	0.1	別名：ほんがつお、まがつお、初がつお 試料：第3章参照 三枚におろしたもの（魚体全体から調理する場合、廃棄率：35%、廃棄部位：頭部、内臓、骨、ひれ等）
0.10	0.01	25	100	Tr	Tr	20	0	0	0	0	20	9	0.10	0	0	0	(0)	0.10	0.16	18.0	23.0	0.76	8.6	4	0.61	5.7	Tr	-	0.1	別名：ほんがつお、まがつお、戻りがつお 廃棄部位：頭部、内臓、骨、ひれ等（三枚下ろし）
0.15	0.02	-	-	-	-	9	0	0	0	0	9	22.0	1.2	0	0	0	(0)	0.17	0.29	16.0	(21.0)	0.54	12.0	14	1.29	-	Tr	-	0.2	試料：まるそうだ、ひらそうだ 廃棄部位：頭部、内臓、骨、ひれ等（三枚下ろし）
0.17	0.02	-	-	-	-	Tr	-	-	-	(0)	(Tr)	4	0.2	0	0	0	(0)	0.19	0.18	16.0	(22.0)	0.46	21.0	16	0.58	-	(0)	-	0.3	
0.20	0.03	-	-	-	-	Tr	-	-	-	(0)	(Tr)	21.0	0.4	0	0	0	(0)	0.40	0.25	35.0	(42.0)	0.36	11.0	22	0.70	-	(0)	-	0.2	
0.29	0.03	60	240	3	2	10	-	-	-	(0)	10	6.7	1.5	0	0	0	1	0.01	0.35	45.0	(60.0)	0.65	16.0	14	0.86	15.0	-	-	0.8	
0.27	-	45	320	1	1	Tr	-	-	-	(0)	(Tr)	6	1.2	0.3	0.1	0.2	(0)	0.55	0.35	45.0	61.0	0.53	15.0	11	0.82	15.0	-	-	0.3	
0.43	0.05	-	-	-	-	24	-	-	-	(0)	24	1.1						0.38	0.57	37.0	54.0	0.53	22.0	15	0.97	-	Tr	-	1.2	試料：包装品
0.18	0.35	-	-	-	-	Tr	(0)	(0)	(0)	(0)	(Tr)	6	0.4	0.1	1.2	Tr	(0)	0.13	0.10	12.0	(16.0)	0.19	5.3	27	0.57	-	(0)	-	7.9	
0.09	0.26	-	-	-	-	Tr	(0)	(0)	(0)	(0)	(Tr)	5	0.5	0	0	0	(0)	0.15	0.12	17.0	(23.0)	0.21	4.0	15	0.42	-	(0)	-	3.8	
0.07	0.07	-	-	-	-	90	-	-	-	(0)	90	120.0	0.7	0	0	0	2	0.10	0.25	1.7	(4.0)	0.05	4.5	48	0.43	-	(0)	-	12.7	別名：酒盗
0.15	0.11	-	-	-	-	Tr	(0)	(0)	(0)	(0)	(Tr)	9	1.0	0	0	0	(0)	0.14	0.13	15.0	(19.0)	0.29	8.3	5	0.37	-	(0)	-	1.7	別名：ツナ缶 液汁を含んだもの
0.07	0.02	-	-	-	-	Tr	(0)	(0)	(0)	(0)	(Tr)	4	2.6	0.4	15.0	6.0	(0)	0.12	0.11	15.0	(19.0)	0.40	2.8	7	0.24	-	(0)	-	0.9	別名：ツナ缶 液汁を含んだもの
0.04	0.01	-	-	-	-	12	(0)	(0)	(0)	(0)	12	11.0	0.9	0	0	0	(0)	0.03	0.14	4.5	8.0	0.31	2.3	8	0.47	-	Tr	-	0.3	試料：あかかます 廃棄部位：頭部、内臓、骨、ひれ等（三枚下ろし）
0.05	0.01	-	-	-	-	13	(0)	(0)	(0)	(0)	13	10.0	0.9	0	0	0	(0)	0.03	0.14	4.2	(8.5)	0.31	3.3	13	0.52	-	Tr	-	0.4	試料：あかかます 内臓等を除き焼いたもの 廃棄部位：頭部、骨、ひれ等
0.03	0.01	21	110	0	0	5	0	0	0	0	5	13.0	0.9	0	0	0	(0)	0.03	0.35	1.7	6.3	0.31	3.1	4	0.66	22.0	1	-	0.3	五枚におろしたもの（魚体全体から調理する場合、廃棄率：50%、廃棄部位：頭部、内臓、骨、ひれ等）
0.03	0.02	15	77	0	0	5	0	0	0	0	5	17.0	0.9	0	0	0	(0)	0.03	0.27	2.6	(6.8)	0.14	3.3	4	0.73	15.0	Tr	-	0.3	廃棄部位：頭部、骨、ひれ等 内臓等を除き水煮したもの
0.04	0.02	22	97	Tr	0	7	0	0	0	0	7	18.0	2.5	0	0	0	(0)	0.03	0.41	3.1	(7.6)	0.13	4.1	6	0.75	27.0	1	-	0.3	廃棄部位：頭部、骨、ひれ等 内臓等を除き焼いたもの
0.02	0.03	-	-	-	-	5	0	1	5	4	6	6.7	1.5	0	0	0	0	0.12	0.32	3.1	6.1	0.21	1.8	8	0.67	-	1	-	0.3	廃棄部位：頭部、内臓、骨、ひれ等（五枚下ろし）
0.03	0.06	-	-	-	-	6	0	1	2	2	6	9.2	2.1	0	0	0	0	0.17	0.44	5.0	9.7	0.15	3.0	14	1.25	-	1	-	0.5	五枚におろしたもの
0.03	0.04	-	-	-	-	12	0	0	0	0	12	2.9	0.8	0	0	0	Tr	0.19	0.20	2.4		0.15	4.3	20	2.41	-	4	-	0.2	試料：あかがれい及びばばがれい 廃棄部位：頭部、内臓、骨、ひれ等
0.04	0.04	-	-	-	-	11	0	0	0	0	11	4.7	4.2	0	0	0	Tr	0.25	0.22	2.7	6.4	0.15	4.9	23	2.58	-	3	-	0.2	試料：あかがれい及びばばがれい 頭部、内臓等を除き水煮したもの 廃棄部位：骨、ひれ等
0.01	0.02	-	-	-	-	2	0	0	0	0	2	1	2.3	0	0	0	0	0.25	0.10	5.1	8.5	0.11	1.6	11	0.71	-	1	-	1.1	試料（原材料）：やなぎむしがれい及びむしがれい しがれい（生干しひと塩品） 廃棄部位：頭部、骨、ひれ等
0.03	0.02	33	35	0	0	2	0	0	(0)	(0)	2	43.0	0.6	0	0	0	0	0.02	0.07	3.0	6.6	0.45	1.3	6	0.17	0.9	Tr	-	0.3	別名：はげ 三枚におろしたもの（魚体全体から調理する場合、廃棄率：65%、廃棄部位：頭部、内臓、骨、皮、ひれ等）
0.05	0.01	11	29	0	0	4	(0)	(0)	(0)	(0)	4	0.9	0.4	0	0	0	(0)	0.15	0.16	8.0	(12.0)	0.32	5.3	10	0.52	2.4	Tr	-	0.2	三枚におろしたもの（魚体全体から調理する場合、廃棄率：40%、廃棄部位：頭部、内臓、骨、ひれ等）
0.04	Tr	53	63	0	0	4	0	0	0	0	4	1.4	1.1	0	0	0	0	0.15	0.08	10	14.0	0.56	1.0	4	0.28	1.6	1	-	0.1	三枚におろした後、腹側を除いたもの（魚体全体から調理する場合、廃棄率：80%、廃棄部位：頭部、内臓、骨、ひれ等）

10 魚介類

食品番号	索引番号	食品名	廃棄率	エネルギー		水分	たんぱく質		脂質			炭水化物			食物繊維総量	糖アルコール	炭水化物	有機酸	灰分	無機質						
							アミノ酸組成によるたんぱく質	たんぱく質	トリアシルグリセロール当量	コレステロール	脂質	利用可能炭水化物(単糖当量)	利用可能炭水化物(質量計)	差引き法による利用可能炭水化物						ナトリウム	カリウム	カルシウム	マグネシウム	リン	鉄	亜鉛
		単位	%	kJ	kcal	(................ g ....)				mg	(..................................... g ....)								(................................ mg ....)						
		成分識別子	REFUSE	ENERC	ENERC_KCAL	WATER	PROTCAA	PROT-	FATNLEA	CHOLE	FAT-	CHOAVLM	CHOAVL	CHOAVLDF-	FIB-	POLYL	CHOCDF-	OA	ASH	NA	K	CA	MG	P	FE	ZN
10109	1281	<魚類> きす 生	55	308	73	80.8	16.1	18.5	0.1	88	0.2	0	0	1.7 *	(0)	-	0	-	1.2	100	340	27	29	180	0.1	0.4
10400	1282	<魚類> きす 天ぷら	2	978	234	57.5	16.0	18.4	14.0	81	15.2	8.4	7.7	10.7 *	(1)	-	7.8	-	1.2	110	330	90	31	210	0.2	0.5
10110	1283	<魚類> きちじ 生	0	989	238	63.9	12.2	13.6	19.4	74	21.7	(Tr)	(Tr)	3.6 *	(0)	-	Tr	-	0.8	75	250	32	32	130	0.3	0.4
10111	1284	<魚類> きびなご 生	35	361	85	78.2	(15.5)	18.8	0.8	75	1.4	(0.1)	(0.1)	4.0 *	(0)	-	0.1	-	1.5	150	330	100	34	240	1.1	1.9
10112	1285	<魚類> きびなご 調味干し	0	956	226	32.2	-	47.9	3.6	370	7.4	(0.5) *	(0.5)	4.3	(0)	-	0.5	-	12.0	2600	660	1400	170	1200	5.9	0.7
10113	1286	<魚類> キャビア 塩蔵品	0	1014	242	51.0	(22.6)	26.2	13.0	500	17.1	(1.1)	(1.0)	8.8 *	(0)	-	1.1	-	4.6	1600	200	8	30	450	2.4	2.5
10114	1287	<魚類> キングクリップ 生	0	312	73	80.5	(15.0)	18.2	0.1	56	0.1	(Tr)	(Tr)	3.2 *	(0)	-	Tr	-	1.2	140	340	47	28	170	0.3	0.5
10115	1288	<魚類> ぎんだら 生	0	874	210	67.4	12.1	13.6	16.7	50	18.6	(Tr)	(Tr)	3.0 *	(0)	-	Tr	-	0.9	74	340	15	26	180	0.3	0.3
10401	1289	<魚類> ぎんだら 水煮	0	1048	253	61.2	14.6	14.9	21.6	59	23.8	0 *	0	1.8	(0)	-	0	-	0.8	63	280	15	25	150	0.3	0.4
10116	1290	<魚類> きんめだい 生	60	615	147	72.1	14.6	17.8	7.9	60	9.0	(0.1)	(0.1)	4.5 *	(0)	-	0.1	-	1.0	59	330	31	73	490	0.3	0.3
10117	1291	<魚類> ぐち 生	60	331	78	80.1	15.3	18.0	0.6	66	0.8	(Tr)	(Tr)	2.9 *	(0)	-	Tr	-	1.1	95	260	37	28	140	0.4	0.6
10118	1292	<魚類> ぐち 焼き	45	423	100	74.3	(19.5)	23.4	0.6	85	0.8	(Tr)	(Tr)	4.2 *	(0)	-	Tr	-	1.5	140	330	51	34	180	0.6	0.8
10119	1293	<魚類> こい 養殖 生	50	657	157	71.0	14.8	17.7	8.9	86	10.2	(0.2)	(0.2)	4.4 *	(0)	-	0.2	-	0.9	49	340	9	22	180	0.5	1.2
10120	1294	<魚類> こい 養殖 水煮	15	793	190	66.3	(15.7)	19.2	11.8	100	13.4	(0.2)	(0.2)	5.4 *	(0)	-	0.2	-	0.9	47	330	13	22	180	0.6	1.8
10121	1295	<魚類> こい 養殖 内臓 生	0	1067	258	62.6	-	9.0	22.6	260	25.9	(1.3)	(1.2)	4.6 *	(0)	-	1.3	-	1.2	95	240	9	19	130	3.1	7.0
10122	1296	<魚類> (こち類) まごち 生	55	401	94	75.4	(18.6)	22.5	0.3	57	0.5	(0.2)	(0.2)	4.3 *	(0)	-	0.2	-	1.4	110	450	51	33	260	0.2	0.6
10123	1297	<魚類> (こち類) めごち 生	0	310	73	81.1	17.3	17.1	0.4	57	0.6	(0.1) *	(0.1)	0	(0)	-	0.1	-	1.2	160	280	40	30	160	0.2	0.6
10124	1298	<魚類> このしろ 生	50	612	146	70.6	15.6	19.0	7.1	68	8.3	(0.4)	(0.4)	5.0 *	(0)	-	0.4	-	1.7	160	370	190	27	230	1.3	0.7
10125	1299	<魚類> このしろ 甘酢漬	0	770	184	61.5	(15.4)	19.1	8.2	74	10.1	-	-	12.0 *	(0)	-	6.4	-	2.9	890	120	160	16	170	1.8	0.9
10126	1300	<魚類> (さけ・ます類) からふとます 生	0	586	139	70.1	(17.9)	21.7	5.1	58	6.6	(0.1)	(0.1)	5.3 *	(0)	-	0.1	-	1.5	64	400	13	29	260	0.4	0.6
10127	1301	<魚類> (さけ・ます類) からふとます 焼き	0	735	175	62.1	(23.2)	28.1	6.2	88	7.7	(0.1)	(0.1)	6.5 *	(0)	-	0.1	-	2.0	85	520	20	41	370	0.6	0.7
10128	1302	<魚類> (さけ・ます類) からふとます 塩ます	30	614	146	64.6	(17.3)	20.9	6.2	62	7.4	(0.6)	(0.5)	5.5 *	(0)	-	0.6	-	6.5	2300	310	27	34	250	0.4	0.5
10129	1303	<魚類> (さけ・ます類) からふとます 水煮缶詰	0	607	145	69.7	(17.1)	20.7	6.5	89	7.2	(0.1)	(0.1)	4.3 *	(0)	-	0.1	-	2.3	360	300	110	36	320	1.5	0.9
10130	1304	<魚類> (さけ・ます類) ぎんざけ 養殖 生	0	784	188	66.0	16.8	19.6	11.4	60	12.8	(0.3)	(0.3)	4.5 *	(0)	-	0.3	-	1.3	48	350	12	25	290	0.3	0.6
10131	1305	<魚類> (さけ・ます類) ぎんざけ 養殖 焼き	0	987	236	56.7	21.0	25.2	14.1	88	15.8	(0.4)	(0.4)	6.2 *	(0)	-	0.4	-	1.9	61	460	16	34	320	0.4	0.8
10132	1306	<魚類> (さけ・ます類) さくらます 生	0	611	146	69.8	(17.3)	20.9	6.2	54	7.7	(0.1)	(0.1)	5.3 *	(0)	-	0.1	-	1.5	53	390	15	28	260	0.4	0.5
10133	1307	<魚類> (さけ・ます類) さくらます 焼き	0	871	208	57.4	(23.5)	28.4	9.1	77	12.0	(0.1)	(0.1)	7.9 *	(0)	-	0.1	-	2.1	71	520	26	38	370	0.5	0.7

可食部 100 g 当たり

CU	MN	ID	SE	CR	MO	RETOL	CARTA	CARTB	CRYPXB	CARTBEQ	VITA.RAE	VITD	TOCPHA	TOCPHB	TOCPHG	TOCPHD	VITK	THIA	RIBF	NIA	NE	VITB6A	VITB12	FOL	PANTAC	BIOT	VITC	ALC	NACLEQ	備考
銅	マンガン	ヨウ素	セレン	クロム	モリブデン	レチノール	α-カロテン	β-カロテン	β-クリプトキサンチン	β-カロテン当量	レチノール活性当量	ビタミンD	α-トコフェロール	β-トコフェロール	γ-トコフェロール	δ-トコフェロール	ビタミンK	ビタミンB1	ビタミンB2	ナイアシン	ナイアシン当量	ビタミンB6	ビタミンB12	葉酸	パントテン酸	ビオチン	ビタミンC	アルコール	食塩相当量	
(……mg……)		(……………………………………………………… μg ………………………………………………………)										μg	(…………… mg …………)				μg	(…………… mg …………)					(…… μg ……)	mg	μg	mg	(……g……)		
0.02	0.01	21	37	1	-	1	0	0	(0)	(0)	1	0.7	0.4	0	0	0	-	0.09	0.03	2.7	6.1	0.22	2.2	11	0.18	2.3	1	-	0.3	試料：しろぎす 廃棄部位：頭部、内臓、骨、ひれ等（三枚下ろし）
0.03	0.08	22	33	0	-	2	(0)	14	(0)	14	3	0.6	3.2	0	6.4	0.1	18	0.09	0.06	2.4	5.9	0.15	2.0	9	0.30	2.2	1	-	0.3	頭部、内臓、骨、ひれ等を除いたもの 廃棄部位：尾 調理による脂質の増減：第1章表13参照
0.11	-	84	58	0	0	65	0	0	(0)	(0)	65	4	2.4	0	0	0	(0)	0.03	0.07	0.8	3.1	0.04	1.0	2	0.20	0.8	2	-	0.2	別名：きんきん、きんき 三枚におろしたもの （魚体全体から調理する場合、廃棄率：60%、廃棄部位：頭部、内臓、骨、ひれ等）
0.10	0.03	-	-	-	-	0	(0)	(0)	(0)	(0)	0	10.0	0.3	0	0	0	Tr	0.02	0.25	6.2	(9.6)	0.44	8.3	8	0.87	-	3	-	0.4	廃棄部位：頭部、内臓、骨、ひれ等（三枚下ろし）
0.19	0.41	-	-	-	-	0	(0)	(0)	(0)	(0)	0	24.0	0.4	0	0.1	0.1	(0)	0.02	0.64	13.0	(22.0)	0.26	24.0	36	1.36	-	1	-	6.6	
0.07	0.12	-	-	-	-	59	0	6	(0)	6	60	1	9.3	0	0	0	1	0.01	1.31	0.6	(6.3)	0.24	19.0	49	2.38	-	4	-	4.1	
0.02	0.01	-	-	-	-	5	(0)	(0)	(0)	(0)	5	Tr	0.2	0	0	0		0.03	0.07	1.5	(4.8)	0.09	1.3	4	0.42	-	1	-	0.4	切り身
0.02	0	-	-	-	-	1500					1500	3.5	4.6					0.05	0.10	1.7	4.1	0.09	2.8	1	0.21	-	0	-	0.2	切り身
0.03	0	-	-	-	-	1800					1800	4.2	5.4				1	0.04	0.08	1.6	4.6	0.09	2.6	1	0.13	-	0	-	0.2	切り身
0.02	0.01	-	-	-	-	63					63	2	1.7					0.03	0.05	1.1	5.8	0.28	1.1		0.23			-	0.1	別名：きんめ 廃棄部位：頭部、内臓、骨、ひれ等（三枚下ろし）
0.03	0.01	-	-	-	-	5					5	2.9	0.5					0.04	0.28	2.8	6.2	0.18	2.5	6	0.46	-	Tr	-	0.2	別名：いしもち 試料：しろぐち 廃棄部位：頭部、内臓、骨、ひれ等（三枚下ろし）
0.03	0.01	-	-	-	-	7	(0)	(0)	(0)	(0)	7	3.3	0.7					0.05	0.25	3.0	(7.5)	0.11	2.8	9	0.45	-	Tr	-	0.4	別名：いしもち、にべ 試料：しろぐち 内臓等を除き焼いたもの 廃棄部位：頭部、骨、ひれ等
0.05	0.01	-	-	-	-	4	(0)	(0)	(0)	(0)	4	14.0	2.0	Tr	Tr	0		0.46	0.18	3.3	6.3	0.13	10.0	10	1.48	-	Tr	-	0.1	廃棄部位：頭部、内臓、骨、ひれ等（三枚下ろし）
0.06	0.01	-	-	-	-	3	(0)	(0)	(0)	(0)	3	12.0	2.0	Tr	Tr	0		0.37	0.17	3.1	(6.4)	0.11	7.5	9	1.51	-	1	-	0.1	頭部、尾及び内臓等を除き水煮したもの 廃棄部位：骨、ひれ等
0.31	0.10	-	-	-	-	500	(0)	Tr	(0)	(Tr)	500	3.8	Tr	0	0	0		0.07	0.54	5.3	6.8	0.05	16.0	110	2.53	-	2	-	0.2	胆のうを除いたもの
0.02	-	-	-	-	-	1	(0)	(0)	(0)	(0)	1	0.1	0.1	0	0	0		0.07	0.17	4.5	(8.6)	0.34	1.7	4	0.38	-	1	-	0.3	別名：こち、がらごち、ぜにごち、ほんごち 廃棄部位：頭部、内臓、骨、ひれ等（三枚下ろし）
0.01	0.04	26	44	Tr	0	2	0	3	(0)	3	2	11.0						0.02	0.08	2.4	5.8	0.14	3.0	6	0.16	1.1	Tr	-	0.4	関東で流通するめごち（ネズミゴチ）とは別種 三枚におろしたもの （魚体全体から調理する場合、廃棄率：60%、廃棄部位：頭部、内臓、骨、ひれ等）
0.16	-	35	31	1	0	Tr	(0)	(0)	(0)	(Tr)	9	2.5						0.17	2.1	5.6	0.33	10.0	8	1.13	7.4	0	-		0.4	別名：こはだ（小型魚）、つなし 廃棄部位：頭部、内臓、骨、ひれ等（三枚下ろし）
0.06	0.09	-	-	-	-	Tr	(0)	(0)	(0)	(Tr)	7	0.5	0.5						0.17	2.1	(5.7)	0.15	8.1	1	0.41	-	(0)	-	2.3	
0.07	0.01	-	-	-	-	13	(0)	(0)	(0)	(0)	13	22.0	0.7	0	0	0		0.25	0.18	8.0	(12.0)	0.49	4.6	16	1.30	-	1	-	0.2	別名：あおます 切り身
0.09	0.01	-	-	-	-	15	(0)	(0)	(0)	(0)	15	31.0	0.7	0	0	0		0.24	0.27	10.0	(15.0)	0.36	7.9	19	1.60	-	1	-	0.2	別名：あおます 切り身
0.06	0.01	-	-	-	-	19	(0)	(0)	(0)	(0)	19	20.0	0.4	0	0	0		0.21	0.17	6.8	(11.0)	0.48	2.1	10	1.07	-	1	-	5.8	別名：あおます 廃棄部位：頭部、骨、ひれ等
0.10	0.08	-	-	-	-	Tr	(0)	(0)	(0)	(Tr)	7	0.5	0.5					0.15	0.13	6.0	(9.8)	0.25	3.4	15	0.66	-	(0)	-	0.9	別名：あおます 液汁を除いたもの
0.05	0.01	9	29	1	0	36	-	-	-	Tr	36	15.0	1.8	Tr	Tr	Tr	(0)	0.15	0.14	5.3	9.0	0.32	5.9	9	1.37	4.5	1	-	0.1	別名：ぎんます 切り身 （魚体全体から調理する場合、廃棄率：35%、廃棄部位：頭部、内臓、骨、ひれ等）
0.07	0.01	10	37	Tr	0	37	-	-	-	Tr	37	21.0	2.7	Tr	Tr	Tr	(0)	0.13	0.19	7.4	12.0	0.31	7.5	10	1.65	6.1	1	-	0.2	別名：ぎんます 切り身
0.06	0.01	-	-	-	-	63	-	-	-	Tr	63	10.0	2.3	Tr	Tr	Tr	(0)	0.11	0.14	8.8	(13.0)	0.52	7.6	21	0.97	-	1	-	0.1	別名：ます 切り身 （魚体全体から調理する場合、廃棄率：30%、廃棄部位：頭部、内臓、骨、ひれ等）
0.08	0.01	-	-	-	-	55	0	0	0	0	55	15.0	3.3	0	0	0	(0)	0.12	0.23	10.0	(15.0)	0.32	9.2	26	1.28	-	1	-	0.2	別名：ます 切り身

10 魚介類

可食部 100 g 当たり

食品番号	索引番号	食品名	廃棄率	エネルギー		水分	たんぱく質 アミノ酸組成による	たんぱく質	脂肪酸のトリアシルグリセロール当量	コレステロール	脂質	利用可能炭水化物(単糖当量)	利用可能炭水化物(質量計)	差引き法による利用可能炭水化物	食物繊維総量	糖アルコール	炭水化物	有機酸	灰分	ナトリウム	カリウム	カルシウム	マグネシウム	リン	鉄	亜鉛
		単位	%	kJ	kcal	(............ g ....)				mg		(............ g ....)								(............ mg ....)						
		成分識別子	REFUSE	ENERC	ENERC_KCAL	WATER	PROTCAA	PROT-	FATNLEA	CHOLE	FAT-	CHOAVLM	CHOAVL	CHOAVLDF-	FIB-	POLYL	CHOCDF-	OA	ASH	NA	K	CA	MG	P	FE	ZN
10134	1308	<魚類>（さけ・ます類）しろさけ 生	0	524	124	72.3	18.9	22.3	3.7	59	4.1	(0.1)	(0.1)	3.9 *	(0)	-	0.1	-	1.2	66	350	14	28	240	0.5	0.5
10135	1309	<魚類>（さけ・ます類）しろさけ 水煮	0	597	142	68.5	21.0	25.5	4.1	78	4.7	(0.1)	(0.1)	5.2 *	(0)	-	0.1	-	1.2	63	340	19	29	250	0.6	0.6
10136	1310	<魚類>（さけ・ます類）しろさけ 焼き	0	675	160	64.2	23.7	29.1	4.6	85	5.1	(0.1)	(0.1)	6.0 *	(0)	-	0.1	-	1.5	82	440	19	35	310	0.6	0.7
10137	1311	<魚類>（さけ・ます類）しろさけ 新巻き 生	0	581	138	67.0	(18.8)	22.8	4.4	70	6.1	(0.1)	(0.1)	5.8 *	(0)	-	0.1	-	4.0	1200	380	28	29	230	1.0	0.4
10138	1312	<魚類>（さけ・ます類）しろさけ 新巻き 焼き	0	744	177	59.5	(24.1)	29.3	5.5	95	7.9	(0.1)	(0.1)	7.7 *	(0)	-	0.1	-	3.2	830	480	44	36	300	1.7	0.6
10139	1313	<魚類>（さけ・ます類）しろさけ 塩ざけ	0	766	183	63.6	19.4	22.4	9.7	64	11.1	(0.1)	(0.1)	4.4 *	(0)	-	0.1	-	2.8	720	320	16	30	270	0.3	0.4
10140	1314	<魚類>（さけ・ます類）しろさけ イクラ	0	1057	252	48.4	(28.8)	32.6	11.7	480	15.6	(0.2)	(0.2)	7.9 *	(0)	-	0.2	-	3.2	910	210	94	95	530	2.0	2.1
10141	1315	<魚類>（さけ・ます類）しろさけ すじこ	0	1099	263	45.7	27.0	30.5	13.5	510	17.4	(0.9)	(0.8)	8.4 *	(0)	-	0.9	-	5.5	1900	180	62	80	490	2.7	2.2
10142	1316	<魚類>（さけ・ます類）しろさけ めふん	0	312	74	65.4	-	16.9	0.5	300	0.9	(0.4) *	(0.4)	0.8	(0)	-	0.4	-	16.4	5800	300	35	28	220	6.8	1.5
10143	1317	<魚類>（さけ・ます類）しろさけ 水煮缶詰	0	656	156	68.2	(18.0)	21.2	7.5	66	8.5	(0.1)	(0.1)	4.4 *	(0)	-	0.1	-	2.0	230	290	190	34	310	0.4	0.8
10447	1318	<魚類>（さけ・ます類）しろさけ サケ節 削り節	0	1469	346	14.3	(65.7)	77.4	(3.0)	290	3.4	(0.2)	(0.2)	14.1 *	0	-	0.2	-	2.9	300	840	51	81	620		
10144	1319	<魚類>（さけ・ます類）たいせいようさけ 養殖 皮つき 生	0	908	218	62.1	17.3	20.1	14.4	72	16.5	(0.1)	(0.1)	4.9 *	(0)	-	0.1	-	1.4	43	370	9	27	240	0.3	0.5
10433	1320	<魚類>（さけ・ます類）たいせいようさけ 養殖 皮つき 水煮	0	980	236	58.6	19.8	22.5	17.4	82	18.4	(0.1) *	(0.1)	2.8	(0)	-	0.1	-	1.4	40	330	12	27	230	0.3	0.4
10434	1321	<魚類>（さけ・ます類）たいせいようさけ 養殖 皮つき 蒸し	0	958	230	60.2	20.0	23.8	15.3	79	15.8	(0.1)	(0.1)	3.1 *	(0)	-	0.1	-	1.4	49	360	10	28	250	0.3	0.3
10435	1322	<魚類>（さけ・ます類）たいせいようさけ 養殖 皮つき 電子レンジ調理	0	930	223	61.2	19.0	22.9	14.8	72	15.4	(0.1)	(0.1)	3.5 *	(0)	-	0.1	-	1.5	47	380	8	29	260	0.3	0.3
10145	1323	<魚類>（さけ・ます類）たいせいようさけ 養殖 皮つき 焼き	0	1125	270	54.6	19.8	24.5	19.1	93	19.7	(0.3)	(0.3)	4.9 *	(0)	-	0.3	-	1.7	55	460	17	34	310	0.3	0.5
10436	1324	<魚類>（さけ・ます類）たいせいようさけ 養殖 皮つき ソテー	0	1104	266	54.6	22.3	25.2	19.6	79	20.4	(0.1) *	(0.1)	1.9	(0)	-	0.1	-	1.7	55	450	10	33	300	0.3	0.5
10437	1325	<魚類>（さけ・ます類）たいせいようさけ 養殖 皮つき 天ぷら	0	1175	282	52.6	18.2	21.0	19.5	65	20.1	-	-	8.5 *	-	-	5.1	-	1.2	66	410	27	26	240	0.4	0.5
10438	1326	<魚類>（さけ・ます類）たいせいようさけ 養殖 皮なし 生	0	928	223	62.5	16.7	19.6	15.7	64	17.0	(0.1)	(0.1)	3.6 *	(0)	-	0.1	-	1.4	43	380	5	28	250	0.3	0.4
10439	1327	<魚類>（さけ・ます類）たいせいようさけ 養殖 皮なし 水煮	10	1016	244	58.7	19.1	22.7	16.8	75	17.9	(0.1)	(0.1)	4.0 *	(0)	-	0.1	-	1.4	39	350	5	28	240	0.3	0.3
10440	1328	<魚類>（さけ・ます類）たいせいようさけ 養殖 皮なし 蒸し	8	951	228	60.3	19.4	23.2	15.1	70	15.8	(0.1)	(0.1)	3.8 *	(0)	-	0.1	-	1.4	49	360	13	29	250	0.3	0.3
10441	1329	<魚類>（さけ・ます類）たいせいようさけ 養殖 皮なし 電子レンジ調理	8	963	231	60.2	18.5	22.7	15.7	70	16.5	(0.1)	(0.1)	3.9 *	(0)	-	0.1	-	1.6	47	400	6	30	270	0.3	0.3
10442	1330	<魚類>（さけ・ます類）たいせいようさけ 養殖 皮なし 焼き	10	953	229	59.8	19.2	23.9	15.0	72	15.7	(0.1)	(0.1)	4.2 *	(0)	-	0.1	-	1.7	52	440	5	31	280	0.3	0.3

		無機質				ビタミン																								可食部 100 g 当たり
銅	マンガン	ヨウ素	セレン	クロム	モリブデン	ビタミンA レチノール	α-カロテン	β-カロテン	β-クリプトキサンチン	β-カロテン当量	レチノール活性当量	ビタミンD	ビタミンE α-トコフェロール	β-トコフェロール	γ-トコフェロール	δ-トコフェロール	ビタミンK	ビタミンB1	ビタミンB2	ナイアシン	ナイアシン当量	ビタミンB6	ビタミンB12	葉酸	パントテン酸	ビオチン	ビタミンC	アルコール	食塩相当量	備考
(mg)		(µg)				(µg)						(µg)	(mg)				µg	(mg)						(µg)	mg	µg	mg	(g)		
CU	MN	ID	SE	CR	MO	RETOL	CARTA	CARTB	CRYPXB	CARTBEQ	VITA_RAE	VITD	TOCPHA	TOCPHB	TOCPHG	TOCPHD	VITK	THIA	RIBF	NIA	NE	VITB6A	VITB12	FOL	PANTAC	BIOT	VITC	ALC	NACL_EQ	
0.07	0.01	5	31	1	0	11	0	0	(0)	(0)	11	32.0	1.2	0	Tr	0	(0)	0.15	0.21	6.7	11.0	0.64	5.9	20	1.27	9.0	1	-	0.2	別名：さけ（標準和名）、あきさけ、あきあじ 切り身 （魚体全体から調理する場合、廃棄率：40%、廃棄部位：頭部、内臓、骨、ひれ等）
0.08	0.01	6	34	2	0	13	0	0	(0)	(0)	13	34.0	1.1	0	Tr	0	(0)	0.15	0.23	6.6	12.0	0.51	5.3	21	1.21	10.0	Tr	-	0.2	別名：さけ（標準和名）、あきさけ、あきあじ 切り身
0.08	0.01	5	41	3	0	14	0	0	(0)	(0)	14	39.0	1.4	0	Tr	0	(0)	0.17	0.26	7.1	14.0	0.57	5.9	24	1.67	12.0	1	-	0.2	別名：さけ（標準和名）、あきさけ、あきあじ 切り身
0.07	0.02	-	-	-	-	Tr	(0)	0	(0)	(0)	(Tr)	21.0	0.7	0	Tr	0	(0)	0.18	0.20	6.2	(11.0)	0.56	6.0	24	1.45	-	1	-	3.0	別名：さけ（標準和名）、あきさけ、あきあじ 切り身 （魚体全体から調理する場合、廃棄率：30%、廃棄部位：頭部、骨、ひれ等）
0.08	0.03	-	-	-	-	Tr	(0)	0	(0)	(0)	(Tr)	25.0	1.0	0	Tr	0	(0)	0.22	0.24	7.7	(13.0)	0.52	6.3	40	1.80	-	1	-	2.1	別名：さけ（標準和名）、あきさけ、あきあじ 切り身
0.05	0.01	18	43	0	0	24	0	0	(0)	(0)	24	23.0	0.4	0	Tr	0	(0)	0.14	0.15	7.1	12.0	0.58	6.9	11	0.95	11.0	1	-	1.8	別名：さけ（標準和名）、あきさけ、あきあじ 切り身 （魚体全体から調理する場合、廃棄率：20%、廃棄部位：頭部、骨、ひれ等）
0.76	0.06	-	-	-	-	330	0	0	(0)	(0)	330	44.0	9.1	0	Tr	0	(0)	0.42	0.55	0.1	(6.1)	0.06	47.0	100	2.36	-	6	-	2.3	別名：さけ（標準和名）、あきさけ、あきあじ
0.73	0.07	-	-	-	-	670	0	0	0	(0)	670	47.0	11.0	0	Tr	0	Tr	0.42	0.61	0.4	6.0	0.23	54.0	160	2.40	-	9	-	4.8	別名：さけ（標準和名）、あきさけ、あきあじ 卵巣を塩蔵したもの
0.13	0.03	-	-	-	-	250	0	(0)	(0)	(0)	250	20.0	0.4	0	Tr	0	1	Tr	6.38	2.7	5.5	0.07	330.0	60	0.91	-	(0)	-	14.7	別名：さけ（標準和名）、あきさけ、あきあじ 腎臓を塩辛にしたもの
0.07	0.03	-	-	-	-	Tr	(0)	(0)	(0)	(0)	(Tr)	8	0.6	0	Tr	0	(0.6)	0.15	0.12	7.0	(11.0)	0.10	6.0	10	0.41	-	(0)	-	0.6	別名：さけ（標準和名）、あきさけ、あきあじ 液汁を除いたもの
0.24	0.05	31	120	1	1	3	-	-	-	-	3	33.0	2.0	0	Tr	0	0	0.04	0.52	12.0	(27.0)	0.46	22.0	27	1.95	33.0	-	-	0.8	別名：さけ（標準和名）、あきさけ、あきあじ 試料：包装品
0.05	0.01	5	19	0	0	14	0	0	(0)	(0)	14	8.3	3.8	0	0	0.1	6	0.23	0.10	7.4	11.0	0.45	7.2	27	1.31	6.3	2	-	0.1	別名：アトランティックサーモン 切り身
0.05	0.01	5	20	0	Tr	15	(0)	0	(0)	(0)	15	7.5	4.9	(0)	(0)	0.1	6	0.26	0.10	6.2	11.0	0.50	7.3	34	1.16	5.7	2	-	0.1	別名：アトランティックサーモン 切り身
0.06	0.01	8	24	0	Tr	16	(0)	0	(0)	(0)	16	7.5	3.4	(0)	(0)	0.1	6	0.25	0.11	7.0	12.0	0.52	8.4	18	1.11	7.1	2	-	0.1	別名：アトランティックサーモン 切り身
0.06	0.01	7	23	Tr	Tr	18	(0)	0	(0)	(0)	18	6.1	2.9	(0)	(0)	0.1	6	0.29	0.11	7.5	12.0	0.61	8.9	17	1.24	6.5	2	-	0.1	別名：アトランティックサーモン 切り身
0.05	0.01	8	26	0	Tr	17	0	0	0	0	17	11.0	4.4	0	0.2	0	8	0.24	0.13	8.2	13.0	0.43	5.6	28	1.69	8.8	3	-	0.1	別名：アトランティックサーモン 切り身
0.06	0.01	8	23	0	Tr	22	0	0	0	0	22	6.9	5.8	Tr	2.5	0.1	9	0.23	0.13	8.8	14.0	0.51	7.9	23	1.61	7.6	2	-	0.1	別名：アトランティックサーモン 切り身 植物油（なたね油） 調理による脂質の増減：第1章表14参照
0.05	0.05	5	18	0	1	5	0	8	0	8	6	5.6	5.7	Tr	4.3	0.1	19	0.27	0.14	7.5	12.0	0.45	4.2	23	1.26	6.1	2	-	0.2	別名：アトランティックサーモン 切り身 調理による脂質の増減：第1章表13参照
0.05	0.01	6	17	0	0	14	(0)	0	(0)	(0)	14	7.3	3.6	-	-	-	6	0.24	0.08	7.7	12.0	0.49	8.0	25	1.30	6.1	2	-	0.1	別名：アトランティックサーモン 切り身。刺身と同等
0.05	0.01	5	21	0	0	16	(0)	0	(0)	(0)	16	7	4.7	(0)	(0)	0	6	0.27	0.10	6.5	11.0	0.55	7.5	17	1.25	5.9	2	-	0.1	別名：アトランティックサーモン 切り身 廃棄部位：皮、小骨
0.06	0.01	7	24	0	Tr	17	(0)	0	(0)	(0)	17	7.3	3.1	(0)	(0)	0	6	0.25	0.10	7.2	12.0	0.57	9.3	18	1.09	7.7	2	-	0.1	別名：アトランティックサーモン 切り身 廃棄部位：皮、小骨
0.07	0.01	7	24	0	Tr	22	(0)	0	(0)	(0)	22	6.4	3.1	0	(0)	(0)	7	0.29	0.11	7.2	12.0	0.58	9.7	21	1.12	6.8	2	-	0.1	別名：アトランティックサーモン 切り身 廃棄部位：皮、小骨
0.07	0.01	7	24	0	Tr	21	(0)	0	(0)	(0)	21	7.7	3.7	0	(0)	(0)	7	0.25	0.11	8.3	13.0	0.52	9.4	17	1.22	8.7	1	-	0.1	別名：アトランティックサーモン 切り身 廃棄部位：皮、小骨

10 魚介類

食品番号	索引番号	食品名	廃棄率	エネルギー		水分	たんぱく質		脂質			炭水化物							灰分	無機質						
							アミノ酸組成によるたんぱく質	たんぱく質	脂肪酸のトリアシルグリセロール当量	コレステロール	脂質	利用可能炭水化物（単糖当量）	利用可能炭水化物（質量計）	差引き法による利用可能炭水化物	食物繊維総量	糖アルコール	炭水化物	有機酸		ナトリウム	カリウム	カルシウム	マグネシウム	リン	鉄	亜鉛
		単位	%	kJ	kcal	(g)			mg			(g)								(mg)						
		成分識別子	REFUSE	ENERC	ENERC_KCAL	WATER	PROTCAA	PROT	FATNLEA	CHOLE	FAT	CHOAVLM	CHOAVL	CHOAVLDF	FIB-	POLYL	CHOCDF	OA	ASH	NA	K	CA	MG	P	FE	ZN
10443	1331	<魚類>（さけ・ます類）たいせいようさけ 養殖 皮なし ソテー	10	1119	269	53.2	22.3	25.8	20.0	78	21.0	(0.1)*	(0.1)	2.8	(0)	-	0.1	-	1.7	54	450	7	34	300	0.3	0.3
10444	1332	<魚類>（さけ・ます類）たいせいようさけ 養殖 皮なし 天ぷら	10	1107	266	54.8	17.3	20.0	17.9	58	18.6	-	-	8.9*	-	-	5.5	-	1.1	62	390	27	25	230	0.3	0.4
10146	1333	<魚類>（さけ・ます類）にじます 海面養殖 皮つき 生	0	841	201	63.0	18.7	21.4	11.7	69	14.2	(0.1)	(0.1)	5.2*	(0)	-	0.2	-	1.3	64	390	13	28	250	0.3	0.5
10402	1334	<魚類>（さけ・ます類）にじます 海面養殖 皮なし 生	0	734	176	67.5	17.8	20.5	10.1	52	10.8	(0.2)	(0.2)	3.5*	(0)	-	0.2	-	1.2	50	420	8	29	250	0.3	0.4
10147	1335	<魚類>（さけ・ます類）にじます 海面養殖 皮つき 焼き	0	994	238	55.3	(23.3)	27.2	13.3	98	15.8	(0.4)	(0.4)	6.2*	(0)	-	0.4	-	1.8	68	490	22	55	350	0.3	0.6
10148	1336	<魚類>（さけ・ます類）にじます 淡水養殖 皮つき 生	45	489	116	74.5	16.2	19.7	3.7	72	4.6	(0.1)	(0.1)	4.5*	(0)	-	0.1	-	1.1	50	370	24	28	240	0.2	0.6
10149	1337	<魚類>（さけ・ます類）べにざけ 生	0	536	127	71.4	(18.6)	22.5	3.7	51	4.5	(0.1)	(0.1)	4.8*	(0)	-	0.1	-	1.5	57	380	10	31	260	0.4	0.5
10150	1338	<魚類>（さけ・ます類）べにざけ 焼き	0	685	163	63.4	(23.6)	28.5	4.9	76	6.0	(0.1)	(0.1)	6.2*	(0)	-	0.1	-	2.0	72	490	16	39	340	0.4	0.7
10151	1339	<魚類>（さけ・ます類）べにざけ くん製	0	602	143	64.0	-	25.7	4.4	50	5.5	(0.1)*	(0.1)	1.2	(0)	-	0.1	-	4.7	1500	250	19	20	240	0.8	0.5
10152	1340	<魚類>（さけ・ます類）ますのすけ 生	0	737	176	66.5	(16.1)	19.5	9.7	54	12.5	(Tr)	(Tr)	6.2*	(0)	-	Tr	-	1.5	38	380	18	28	250	0.3	0.4
10153	1341	<魚類>（さけ・ます類）ますのすけ 焼き	0	995	238	54.9	(21.8)	26.4	13.1	79	16.7	(Tr)	(Tr)	8.1*	(0)	-	Tr	-	2.0	48	520	30	33	330	0.4	0.6
10154	1342	<魚類>（さば類）まさば 生	50	883	211	62.1	17.8	20.6	12.8	61	16.8	(0.3)	(0.3)	6.2*	(0)	-	0.3	-	1.1	110	330	6	30	220	1.2	1.1
10155	1343	<魚類>（さば類）まさば 水煮	0	1054	253	57.4	(19.2)	22.6	17.3	80	22.6	(0.3)	(0.3)	5.2*	(0)	-	0.3	-	1.0	94	280	7	29	210	1.3	1.1
10156	1344	<魚類>（さば類）まさば 焼き	0	1100	264	54.1	(21.4)	25.2	17.1		22.4	(0.4)	(0.3)	6.1*	(0)	-	0.4	-	1.3	120	370	10	34	280	1.6	1.4
10403	1345	<魚類>（さば類）まさば フライ	0	1317	316	47.2	16.7	20.0	21.9	70	25.1	6.8	6.2	13.1*	(0)	-	6.5	-	1.1	130	310	14	30	210	1.3	1.1
10404	1346	<魚類>（さば類）ごまさば 生	50	551	131	70.7	19.9	23.0	3.7	59	5.1	(0.3)	(0.2)	4.5*	(0)	-	0.3	-	1.3	66	420	12	33	260	1.6	1.1
10405	1347	<魚類>（さば類）ごまさば 水煮	0	585	139	68.8	20.9	24.8	3.8	62	5.2	(0.2)	(0.2)	5.4*	(0)	-	0.2	-	1.2	56	350	13	31	240	1.8	1.2
10406	1348	<魚類>（さば類）ごまさば 焼き	0	734	174	60.8	25.5	31.1	4.7	74	6.6	(0.3)	(0.3)	7.4*	(0)	-	0.3	-	1.6	88	540	19	46	350	2.2	1.4
10157	1349	<魚類>（さば類）ごまさば さば節	0	1399	330	14.6	(62.7)	73.9	2.8	300	5.1	(Tr)	(Tr)	13.5*	(0)	-	Tr	-	6.4	370	1100	860	140	1200	7.2	8.4
10158	1350	<魚類>（さば類）たいせいようさば 生	0	1223	295	54.5	15.3	17.2	23.4	68	26.8	(0.4)	(0.4)	5.6*	(0)	-	0.4	-	1.1	99	320	7	28	210	0.9	0.9
10159	1351	<魚類>（さば類）たいせいようさば 水煮	0	1287	310	51.4	16.3	18.6	24.0	78	28.5	(0.4)	(0.4)	7.3*	(0)	-	0.4	-	1.1	96	280	9	27	210	1.0	1.0
10160	1352	<魚類>（さば類）たいせいようさば 焼き	0	1354	326	47.0	18.2	21.8	23.8	80	29.3	(0.5)	(0.5)	9.6*	(0)	-	0.5	-	1.4	120	390	12	33	260	1.2	1.1
10161	1353	<魚類>（さば類）加工品 塩さば	0	1099	263	52.1	22.8	26.2	16.3	59	19.1	(0.1)	(0.1)	6.3*	(0)	-	0.1	-	2.5	720	300	27	35	200	2.0	0.6
10162	1354	<魚類>（さば類）加工品 開き干し	25	1260	303	50.1	16.4	18.7	22.7	65	28.5	(0.2)	(0.2)	8.3*	(0)	-	0.2	-	2.5	680	300	25	25	200	2.0	0.6
10163	1355	<魚類>（さば類）加工品 しめさば	0	1215	292	50.6	17.5	18.6	20.6	65	26.9	-	-	9.1*	(0)	-	1.7	-	2.2	640	200	9	24	160	1.1	0.4
10164	1356	<魚類>（さば類）缶詰 水煮	0	727	174	66.0	(17.3)	20.9	9.3	84	10.7	(0.2)	(0.2)	5.2*	(0)	-	0.2	-	2.2	340	260	260	31	190	1.6	1.7
10165	1357	<魚類>（さば類）缶詰 みそ煮	0	876	210	61.0	-	16.3	12.5	70	13.9	-	-	8.0*	-	-	6.6	-	2.2	430	250	210	29	250	2.0	1.2
10166	1358	<魚類>（さば類）缶詰 味付け	0	871	208	59.6	-	21.4	11.2	95	12.6	-	-	5.4*	-	-	4.0	-	2.4	530	260	180	35	300	2.0	1.3
10167	1359	<魚類>（さめ類）あぶらつのざめ 生	0	578	138	72.4	(8.3)	16.8	6.6	50	9.4	(Tr)	(Tr)	11.2*	(0)	-	Tr	-	1.4	100	450	6	19	200	1.0	0.3
10168	1360	<魚類>（さめ類）よしきりざめ 生	0	336	79	79.2	9.4	18.9	0.2	54	0.6	(Tr)	(Tr)	9.9*	(0)	-	Tr	-	1.3	210	290	5	19	150	0.4	0.5
10169	1361	<魚類>（さめ類）ふかひれ	0	1463	344	13.0	(41.7)	83.9	0.5	250	1.6	(Tr)	(Tr)	43.4*	(0)	-	Tr	-	1.5	180	3	65	94	36	1.2	3.1

						可食部 100 g 当たり																							
無機質						ビタミン																							備考
						ビタミンA							ビタミンE																
銅	マンガン	ヨウ素	セレン	クロム	モリブデン	レチノール	α-カロテン	β-カロテン	β-クリプトキサンチン	β-カロテン当量	レチノール活性当量	ビタミンD	α-トコフェロール	β-トコフェロール	γ-トコフェロール	δ-トコフェロール	ビタミンk	ビタミンB₁	ビタミンB₂	ナイアシン	ナイアシン当量	ビタミンB₆	ビタミンB₁₂	葉酸	パントテン酸	ビオチン	ビタミンC	アルコール	食塩相当量	
(.....mg.....)		(...........................μg...........................)										μg	(...........mg...........)				μg	(...............mg...............)					(.....μg.....)		mg	μg	mg	(.....g.....)		
CU	MN	ID	SE	CR	MO	RETOL	CARTA	CARTB	CRYPXB	CARTBEQ	VITA_RAE	VITD	TOCPHA	TOCPHB	TOCPHG	TOCPHD	VITK	THIA	RIBF	NIA	NE	VITB6A	VITB12	FOL	PANTAC	BIOT	VITC	ALC	NACLEQ	
0.06	0.01	7	23	0	Tr	22	(0)	(0)	(0)	(0)	22	6.6	6.0	Tr	2.8	0.1	10	0.31	0.13	9.1	15.0	0.50	7.9	24	1.56	7.8	2	-	0.1	別名：アトランティックサーモン 切り身 廃棄部位：皮、小骨 植物油（なたね油） 調理による脂質の増減：第1章表14参照
0.05	0.05	5	17	0	1	4	0	8	0	8	5	5.3	5.4	Tr	4.0	0.1	19	0.27	0.13	7.5	12.0	0.51	3.7	18	1.15	5.7	2	-	0.2	別名：アトランティックサーモン 切り身 廃棄部位：皮、小骨 調理による脂質の増減：第1章表13参照
0.04	0.01	4	22	0	(0)	57	(0)	0	0	0	57	11.0	5.5	0	1.1	0	-	0.17	0.10	6.8	11.0	0.45	5.2	12	1.78	5.4	2	-	0.2	別名：スチールヘッドトラウト、サーモントラウト 切り身
0.04	0.01	3	21	0	(0)	27	(0)	(0)	(0)	(0)	27	7	3.8	0	0.9	0	-	0.21	0.12	6.7	11.0	0.59	3.8	9	1.74	5.5	3	-	0.1	別名：スチールヘッドトラウト、サーモントラウト
0.05	0.01				(0)	74	(0)	0	0	0	74	12.0	5.9	0	-	-	-	0.20	0.15	7.0	(12.0)	0.30	2.8	15	2.68	-	5	-	0.2	別名：スチールヘッドトラウト、サーモントラウト 切り身
0.04	0.01				-	17	0	0	0	0	17	12.0	1.2	Tr	0	(0)	-	0.21	0.10	4.0	7.3	0.36	6.0	13	1.63	-	2	-	0.1	廃棄部位：頭部、内臓、骨、ひれ等（三枚下ろし）
0.07	0.01				-	27	0	(0)	(0)	(0)	27	33.0	1.3	0	0	(0)	-	0.26	0.15	6.0	(10.0)	0.41	9.4	13	1.23	-	Tr	-	0.1	切り身
0.08	0.01				-	35	0	0	0	0	35	38.0	1.8	0	0	(0)	-	0.27	0.22	7.2	(12.0)	0.39	3.8	11	1.49	-	2	-	0.2	切り身
0.07	0.01				-	43	(0)	-	-	(0)	43	28.0	1.2	0	0	(0)	-	0.23	0.23	8.5	13.0	0.52	8.0	10	1.50	-	(0)	-	3.8	切り身 皮の割合：10%
0.06	0.01				-	160	0	0	0	0	160	16.0	3.3	0	0	(0)	-	0.13	0.12	7.7	(11.0)	0.43	3.4	12	1.38	-	1	-	0.1	別名：キングサーモン 切り身
0.05	0.01				-	200	0	0	0	0	200	17.0	3.8	0	0	(0)	-	0.14	0.20	8.1	(13.0)	0.36	4.1	15	1.77	-	Tr	-	0.1	別名：キングサーモン 切り身
0.12	0.01	21	70	2	0	37	0	1	0	1	37	5.1	1.3	0	0	(0)	-	0.21	0.31	12.0	16.0	0.59	13.0	11	0.66	4.9	1	-	0.3	別名：さば 廃棄部位：頭部、内臓、骨、ひれ等（三枚下ろし）
0.14	0.01	23	66	6	0	31	0	0	0	0	31	4.3	2.0	0	0	(0)	-	0.25	0.30	11.0	(15.0)	0.48	19.0	13	0.75	8.5	0	-	0.2	別名：さば 切り身
0.16	0.01	24	21	6	1	34	0	0	0	0	34	4.9	2.1	0	0	(0)	4	0.30	0.37	13.0	(18.0)	0.54	22.0	13	0.79	8.2	0	-	0.3	別名：さば 切り身
0.13	0.08				-	42	0	1	0	1	42	3.5	3.2	0	3.7	0.1	19	0.20	0.30	9.9	14.0	0.33	11.0	16	0.70	-	0	-	0.3	別名：さば 切り身 調理による脂質の増減：第1章表13参照
0.13	0.01				-	8	0	0	0	0	8	4.3	1.2	0	0	(0)	-	0.17	0.28	14.0	20.0	0.65	13.0	10	0.72	-	Tr	-	0.2	廃棄部位：頭部、内臓、骨、ひれ等（三枚おろし）
0.15	0.01				-	8	0	0	0	0	8	4.9	1.1	0	0	(0)	4	0.15	0.28	13.0	18.0	0.51	14.0	12	0.76	-	0	-	0.1	切り身
0.14	0.01				-	11	0	0	0	0	11	5.7	1.7	0	0	(0)	5	0.21	0.36	19.0	24.0	0.55	17.0	18	1.01	-	0	-	0.2	切り身
0.43	0.05				-	Tr	(0)	(0)	(0)	(0)	(Tr)	12.0	0.9	0	0	(0)	-	0.25	0.85	15.0	(29.0)	0.68	6.0	30	1.55	-	(0)	-	0.9	
0.06	0.01	69	45	0	0	44	0	0	0	0	44	10.0	0.5	0	0	(0)	-	0.14	0.35	6.5	10.0	0.35	8.1	12	0.72	6.6	1	-	0.3	別名：ノルウェーさば 三枚におろしたもの （魚体全体から調理する場合、廃棄率：35％、廃棄部位：頭部、内臓、骨、ひれ等）
0.07	0.01	67	45	0	0	42	0	0	0	0	42	6.6	0.6	0	0	(0)	-	0.19	0.34	5.3	9.1	0.28	12.0	13	0.72	8.2	Tr	-	0.2	別名：ノルウェーさば 切り身
0.09	0.01	89	59	0	0	63	0	0	0	0	63	11.0	0.5	0	0	(0)	-	0.22	0.38	7.6	8.8	0.33	8.8	16	0.93	10	Tr	-	0.3	別名：ノルウェーさば 切り身
0.07	0.02	110	78	1	0	9	0	0	0	0	9	11.0	0.5	0	0	(0)	-	0.16	0.59	12.0	17.0	0.41	7.1	10	0.59	5.9	(0)	-	1.8	切り身
0.09	-	110	110	0	0	9	0	0	0	0	9	12.0	2.4	0	0	(0)	-	0.13	0.59	8.5	12.0	0.42	11.0	11	0.63	8.9	0	-	1.7	廃棄部位：頭部、骨、ひれ等
0.18	0.01	430	73	1	Tr	14	0	(0)	(0)	(0)	14	8	0.5	0	0	(0)	-	0.13	0.28	7.7	12.0	0.36	11.0	4	0.71	7.6	Tr	-	1.6	
0.14	0.02				-	Tr	(0)	(0)	(0)	(0)	(Tr)	11.0	3.2	0	0	(0)	-	0.15	0.40	8.0	(12.0)	0.36	12.0	12	0.55	-	(0)	-	0.9	液汁を除いたもの
0.14	0.09				-	42	0	0	0	0	42	1.9	Tr	0.3	0	(0)	-	0.04	0.37	5.9	(9.0)	0.30	9.6	21	0.50	-	0	-	1.1	液汁を含んだもの
0.16	0.09				-	31	0	0	0	0	31	5	2.4	0	0	(0)	-	0.03	0.27	7.4	(11.0)	0.33	11.0	24	0.52	-	0	-	1.3	液汁を除いたもの
0.04	0.01				-	210	0	0	0	(0)	210	1	2.2	0	0	(0)	-	0.04	0.08	1.0	(3.0)	0.33	1.7	2	0.73	-	Tr	-	0.3	別名：ふか、あぶらざめ 切り身
0.06	-				-	9	0	0	0	(0)	9	0	0.9	0	0	(0)	-	0.11	0.11	0.9	3.2	0.24	0.3	4	0.49	-	Tr	-	0.5	別名：ふか 切り身
0.06	0.09				-	(0)	(0)	(0)	(0)	(0)	1	0.4	Tr	0	0	(0)	-	Tr	Tr	0.5	(11.0)	0.02	0.9	23	0.24	-	(0)	-	0.5	別名：さめひれ、きんし

10 魚介類

食品番号	索引番号	食品名	廃棄率	エネルギー		水分	たんぱく質		脂質			炭水化物						有機酸	灰分	無機質						
							アミノ酸組成によるたんぱく質	たんぱく質	脂肪酸のトリアシルグリセロール当量	コレステロール	脂質	利用可能炭水化物			食物繊維総量	糖アルコール	炭水化物			ナトリウム	カリウム	カルシウム	マグネシウム	リン	鉄	亜鉛
												利用可能炭水化物（単糖当量）	利用可能炭水化物（質量計）	差引き法による利用可能炭水化物											
		単位	%	kJ	kcal	(................ g ....)				mg		(.................................... g ....)								(.......................... mg ....)						
		成分識別子	REFUSE	ENERC	ENERC_KCAL	WATER	PROTCAA	PROT-	FATNLEA	CHOLE	FAT-	CHOAVLM	CHOAVL	CHOAVLDF-	FIB-	POLYL	CHOCDF-	OA	ASH	NA	K	CA	MG	P	FE	ZN
10170	1362	＜魚類＞ さより 生	40	374	88	77.9	(16.2)	19.6	0.9	100	1.3	(Tr)	(Tr)	3.8 *	(0)	-	Tr	-	1.2	190	290	41	37	190	0.3	1.9
10171	1363	＜魚類＞ さわら 生	0	676	161	68.6	18.0	20.1	8.4	60	9.7	(0.1)	(0.1)	3.5 *	(0)	-	0.1	-	1.5	65	490	13	32	220	0.8	1.0
10172	1364	＜魚類＞ さわら 焼き	0	771	184	63.8	(20.7)	23.6	9.2	87	10.8	(0.1)	(0.1)	4.6 *	(0)	-	0.1	-	1.7	90	610	22	36	310	0.9	1.1
10173	1365	＜魚類＞ さんま 皮つき 生	0	1193	287	55.6	16.3	18.1	22.7	68	25.6	(0.1)	(0.1)	4.4 *	(0)	-	0.1	-	1.0	140	200	28	28	180	1.4	0.8
10407	1366	＜魚類＞ さんま 皮なし 生	0	1151	277	57.0	15.7	17.8	21.7	54	25.0	(0.1)	(0.1)	4.7 *	(0)	-	0.2	-	0.8	120	200	15	25	160	1.3	0.6
10174	1367	＜魚類＞ さんま 皮つき 焼き	35	1171	281	53.2	19.3	23.3	19.8	72	22.8	(0.2)	(0.2)	6.5 *	(0)	-	0.2	-	1.2	130	260	37	30	220	1.7	0.9
10175	1368	＜魚類＞ さんま 開き干し	30	968	232	59.7	(17.2)	19.3	15.8	80	19.0	(0.1)	(0.1)	5.5 *	(0)	-	0.1	-	1.9	500	260	60	28	140	1.1	0.7
10176	1369	＜魚類＞ さんま みりん干し	15	1598	382	25.1	-	23.9	20.3	98	25.8	-	-	25.9 *	(0)	-	20.4	-	4.8	1400	370	120	50	250	2.2	1.3
10177	1370	＜魚類＞ さんま 缶詰 味付け	0	1081	259	53.9	-	18.9	17.2	98	18.9	-	-	7.3 *	(0)	-	5.6	-	2.7	540	160	280	37	350	1.9	1.1
10178	1371	＜魚類＞ さんま 缶詰 かば焼	0	916	219	57.0	-	17.4	11.7	80	13.0	-	-	11.0 *	(0)	-	9.7	-	2.9	600	250	250	37	260	2.9	0.1
10179	1372	＜魚類＞ しいら 生	0	423	100	75.5	(17.6)	21.3	1.4	55	1.9	(Tr)	(Tr)	4.1 *	(0)	-	Tr	-	1.3	50	480	13	31	250	0.7	0.5
10180	1373	＜魚類＞ （ししゃも類） ししゃも 生干し 生	10	639	152	67.6	(17.4)	21.0	7.1	230	8.1	(0.2)	(0.2)	4.9 *	(0)	-	0.2	-	3.1	490	380	330	48	430	1.6	1.8
10181	1374	＜魚類＞ （ししゃも類） ししゃも 生干し 焼き	10	680	162	64.1	(20.1)	24.3	6.6	300	7.8	(0.2)	(0.2)	5.7 *	(0)	-	0.2	-	3.6	640	400	360	57	540	1.7	2.1
10182	1375	＜魚類＞ （ししゃも類） からふとししゃも 生干し 生	0	669	160	69.3	12.6	15.6	9.9	290	11.6	(0.5)	(0.5)	5.2 *	(0)	-	0.5	-	3.0	590	200	350	55	360	1.4	2.0
10183	1376	＜魚類＞ （ししゃも類） からふとししゃも 生干し 焼き	0	710	170	66.4	(14.3)	18.2	9.9	370	11.3	(0.6)	(0.5)	5.8 *	(0)	-	0.6	-	3.5	770	210	380	65	450	1.6	2.4
10184	1377	＜魚類＞ したびらめ 生	45	369	87	78.0	-	19.2	1.2	75	1.6	(Tr) *	(Tr)	0.4	(0)	-	Tr	-	1.2	140	310	36	31	160	0.3	0.5
10185	1378	＜魚類＞ しまあじ 養殖 生	55	617	147	68.9	-	21.9	6.6	71	8.0	(0.1) *	(0.1)	1.5	(0)	-	0.1	-	1.1	53	390	16	29	250	0.7	1.1
10186	1379	＜魚類＞ しらうお 生	0	295	70	82.6	(11.2)	13.6	1.4	220	2.0	(0.1)	(0.1)	3.1 *	(0)	-	0.1	-	1.7	170	250	150	39	270	0.4	1.2
10187	1380	＜魚類＞ シルバー 生	0	580	138	72.4	(15.4)	18.6	6.5	46	7.9	(Tr)	(Tr)	4.7 *	(0)	-	Tr	-	1.1	85	440	11	31	220	0.6	0.5
10188	1381	＜魚類＞ すずき 生	0	477	113	74.8	(16.4)	19.8	3.5	67	4.2	(Tr)	(Tr)	4.2 *	(0)	-	Tr	-	1.2	81	370	12	29	210	0.2	0.5
10189	1382	＜魚類＞ （たい類） きだい 生	60	422	100	76.9	(15.4)	18.6	2.5	67	3.1	(0.2)	(0.2)	4.0 *	(0)	-	0.2	-	1.2	73	390	23	30	210	0.2	0.4
10190	1383	＜魚類＞ （たい類） くろだい 生	55	574	137	71.4	(16.9)	20.4	5.4	78	6.7	(0.3)	(0.3)	5.1 *	(0)	-	0.3	-	1.3	59	400	13	36	250	0.3	0.8
10191	1384	＜魚類＞ （たい類） ちだい 生	0	411	97	76.8	16.6	19.4	1.9	74	2.4	(0.1)	(0.1)	3.3 *	(0)	-	0.1	-	1.3	75	390	33	32	230	0.6	0.4
10192	1385	＜魚類＞ （たい類） まだい 天然 生	50	543	129	72.2	17.8	20.6	4.6	65	5.8	(0.1)	(0.1)	4.1 *	(0)	-	0.1	-	1.3	55	440	11	31	220	0.2	0.4
10193	1386	＜魚類＞ （たい類） まだい 養殖 皮つき 生	55	669	160	68.5	18.1	20.9	7.8	69	9.4	(0.1)	(0.1)	4.4 *	(0)	-	0.1	-	1.3	52	450	12	32	240	0.2	0.5
10194	1387	＜魚類＞ （たい類） まだい 養殖 皮つき 水煮	20	761	182	65.0	(18.7)	22.2	9.3	90	11.9	(0.1)	(0.1)	5.8 *	(0)	-	0.1	-	1.2	50	440	20	29	220	0.2	0.5
10195	1388	＜魚類＞ （たい類） まだい 養殖 皮つき 焼き	35	779	186	63.8	(19.2)	22.7	9.4	91	12.0	(0.1)	(0.1)	6.1 *	(0)	-	0.1	-	1.4	55	500	24	32	260	0.2	0.5
10408	1389	＜魚類＞ （たい類） まだい 養殖 皮なし 生	0	551	131	71.9	18.5	21.2	4.8	60	5.9	(0.2)	(0.1)	3.5 *	(0)	-	0.2	-	1.3	43	490	7	33	260	0.2	0.4

可 食 部 100 g 当 た り

	無機質						ビタミン																								備考
銅 CU	マンガン MN	ヨウ素 ID	セレン SE	クロム CR	モリブデン MO	レチノール RETOL	α-カロテン CARTA	β-カロテン CARTB	β-クリプトキサンチン CRYPXB	β-カロテン当量 CARTBEQ	レチノール活性当量 VITA_RAE	ビタミンD VITD	α-トコフェロール TOCPHA	β-トコフェロール TOCPHB	γ-トコフェロール TOCPHG	δ-トコフェロール TOCPHD	ビタミンk VITK	ビタミンB1 THIA	ビタミンB2 RIBF	ナイアシン NIA	ナイアシン当量 NE	ビタミンB6 VITB6A	ビタミンB12 VITB12	葉酸 FOL	パントテン酸 PANTAC	ビオチン BIOT	ビタミンC VITC	アルコール ALC	食塩相当量 NACL_EQ	備考
---	---	---	---	---	---	---	---	---	---	---	---	---	---	---	---	---	---	---	---	---	---	---	---	---	---	---	---	---	---	---
0.03	0.02	-	-	-	-	Tr	(0)	(0)	(0)	(0)	(Tr)	3	0.9	0	0	0	(0)	Tr	0.12	5.2	(8.8)	0.33	5.5	10	0.44	-	2	-	0.5	廃棄部位：頭部、内臓、骨、ひれ等（三枚下ろし）
0.03	0.01	-	-	-	-	12	(0)	(0)	(0)	(0)	12	7	0.3	0	0	0	(0)	0.09	0.35	9.5	13.0	0.40	5.3	8	1.16	-	Tr	-	0.2	切り身（魚体全体から調理する場合、廃棄率：30%、廃棄部位：頭部、内臓、骨、ひれ等）
0.05	0.01	-	-	-	-	16	(0)	(0)	(0)	(0)	16	12.0	1.1	0	0	0	(0)	0.09	0.34	12.0	(16.0)	0.29	5.3	8	1.12	-	Tr	-	0.2	切り身
0.12	0.02	22	32	2	1	16	0	0	0	0	16	16.0	1.7	0	0	0	1	0.01	0.28	7.4	11.0	0.54	16.0	15	0.74	7.4	0	-	0.4	別名：さいら 三枚におろしたもの（魚体全体から調理する場合、廃棄率：35%、廃棄部位：頭部、内臓、骨、ひれ等）
0.13	0.01	30	25	Tr	-	26	(0)	(0)	(0)	(0)	26	11.0	2.6	0	Tr	-	0	0.32	7.9	11.0	0.58	15.0	12	0.57	8.4	1	-	0.3	別名：さいら
0.15	0.03	25	45	1	1	11	0	0	0	0	11	13.0	1.0	0	0	0	Tr	Tr	0.30	9.8	14.0	0.42	16.0	17	0.93	9.4	0	-	0.3	別名：さいら 廃棄部位：頭部、内臓、骨、ひれ等（第1章表12参照）魚体全体を焼いたもの
0.12	0.02	-	-	-	-	25	(0)	(0)	(0)	(0)	25	14.0	1.5	0	0	0	Tr	Tr	0.30	4.0	(8.0)	0.54	10.0	10	0.84	-	(0)	-	1.3	別名：さいら 廃棄部位：頭部、骨、ひれ等
0.22	0.07	-	-	-	-	31	(0)	(0)	(0)	(0)	31	20.0	0.5	0	0.1	0	(0)	Tr	0.30	3.0	(7.9)	0.35	11.0	14	1.34	-	(0)	-	3.6	別名：さいら 廃棄部位：骨、ひれ等
0.16	0.08	-	-	-	-	25	(0)	(0)	(0)	(0)	25	13.0	2.8	0	0	0	Tr	Tr	0.20	3.5	(7.4)	0.30	12.0	29	0.55	-	(0)	-	1.4	別名：さいら 液汁を除いたもの
0.14	0.09	-	-	-	-	28	(0)	(0)	(0)	(0)	28	12.0	2.4	0	0	0	Tr	Tr	0.27	6.2	(9.8)	0.28	12.0	12	0.55	-	(0)	-	1.5	別名：さいら 液汁を含んだもの
0.05	0.01	-	-	-	-	8	(0)	(0)	(0)	(0)	8	5	0.5	0	0	0	(0)	0.20	0.15	9.0	(13.0)	0.46	2.6	3	0.36	-	1	-	0.1	別名：まんびき 切り身（魚体全体から調理する場合、廃棄率：55%、廃棄部位：頭部、内臓、骨、ひれ等）
0.10	0.11	74	35	1	1	100	0	6	0	6	100	0.6	0.8	0	Tr	0	1	0.02	0.25	1.7	(5.5)	0.07	7.5	37	1.95	18.0	1	-	1.2	試料：ひと塩品 廃棄部位：頭部及び尾
0.11	0.18	-	-	-	-	75	0	11	0	11	76	0.6	1.1	0	Tr	0	1	0.04	0.29	0.9	(5.3)	0.07	8.7	36	1.93	-	1	-	1.6	試料：ひと塩品 廃棄部位：頭部及び尾
0.06	0.04	27	41	1	1	120	0	0	0	0	120	0.4	1.6	0	0.1	0	Tr	Tr	0.31	1.5	4.8	0.08	8.7	21	1.20	17.0	1	-	1.5	別名：カペリン 試料：ひと塩品 魚体全体
0.07	0.06	-	-	-	-	90	0	0	0	0	90	0.5	2.1	0	0	0	Tr	0.01	0.37	0.8	(4.6)	0.08	10.0	20	1.19	-	1	-	2.0	別名：カペリン 試料：ひと塩品 魚体全体
0.02	0.02	-	-	-	-	30	0	0	0	0	30	2	0.6	0	0	0	Tr	0.06	0.14	3.3	(6.8)	0.20	2.6	12	0.26	-	1	-	0.4	試料：くろうしのした、あかしたびらめ 廃棄部位：頭部、内臓、骨、ひれ等（五枚下ろし）
0.04	0.01	-	-	-	-	10	0	0	0	0	10	18.0	1.6	0	0	0	(0)	0.25	0.15	8.3	(12.0)	0.52	3.2	2	0.88	-	Tr	-	0.1	廃棄部位：頭部、内臓、骨、ひれ等（三枚下ろし）
0.03	0.09	-	-	-	-	50	(0)	(0)	(0)	(0)	50	1	1.8	0	Tr	0	(0)	0.08	0.10	1.8	(4.3)	0.12	3.3	58	0.94	-	4	-	0.4	
0.06	0.01	-	-	-	-	100	(0)	(0)	(0)	(0)	100	3	3.1	0	0	0	(0)	0.08	0.18	7.6	(11.0)	0.50	1.8	4	0.48	-	0	-	0.2	別名：銀ひらす、銀ワレフー 切り身
0.02	0.01	-	-	-	-	180	0	0	0	0	180	10.0	1.2	0	0	0	Tr		0.20	3.9	(7.5)	0.27	2.0	8	0.93	-	3	-	0.2	切り身（魚体全体から調理する場合、廃棄率：55%、廃棄部位：頭部、内臓、骨、ひれ等）
0.02	0.01	-	-	-	-	50	0	0	0	0	50	4	1.5	0	0	0	(0)	0.03	0.04	2.8	(6.2)	0.20	1.2	8	0.38	-	1	-	0.2	別名：れんこだい 廃棄部位：頭部、内臓、骨、ひれ等（三枚下ろし）
0.03	0.01	-	-	-	-	12	0	0	0	0	12	4	1.4	0	0	0	(0)	0.12	0.30	5.5	(9.2)	0.42	3.7	14	0.62	-	3	-	0.1	別名：ちぬ 廃棄部位：頭部、内臓、骨、ひれ等（三枚下ろし）
0.03	0.01	24	43	Tr	0	21	(0)	(0)	(0)	(0)	21	2	1.3	0	0	0	(0)	0.03	0.10	4.7	8.6	0.33	3.0	3	0.49	4.3	2	-	0.2	別名：はなだい 三枚におろしたもの（魚体全体から調理する場合、廃棄率：55%、廃棄部位：頭部、内臓、骨、ひれ等）
0.02	0.01	-	-	-	-	8	0	0	0	0	8	5	1.0	0	0	0	(0)	0.09	0.05	6.0	9.8	0.31	1.2	5	0.64	-	1	-	0.1	廃棄部位：頭部、内臓、骨、ひれ等（三枚下ろし）
0.02	0	6	36	1	0	11	0	0	0	0	11	7	2.4	0	0	0	-	0.32	0.08	5.6	9.6	0.40	1.5	4	1.34	7.7	3	-	0.1	廃棄部位：頭部、内臓、骨、ひれ等（三枚下ろし）
0.03	0	11	44	Tr	1	10	0	0	0	0	10	4.7	3.4	0	0	0	-	0.16	0.07	5.7	(10)	0.35	2.6	3	1.23	8.2	2	-	0.1	頭部、内臓等を除き水煮したもの 廃棄部位：骨、ひれ等
0.02	0.01	8	46	Tr	Tr	17	0	0	0	0	17	5.6	4.6	0	0	0	-	0.14	0.09	6.3	(11.0)	0.32	2.6	4	1.25	9.4	3	-	0.1	内臓等を除き焼いたもの 廃棄部位：頭部、骨、ひれ等
0.02	0	9	32	Tr	-	10	(0)	(0)	(0)	(0)	10	4.5	2.6	0	0	0	-	0.31	0.08	7.2	12.0	0.56	1.8	4	1.40	9.0	3	-	0.1	

単位：(......mg......)、μg、(.......mg.......)、μg、(..............mg..............)、(.....μg.....)、mg、μg、mg、(......g......)

10 魚介類

食品番号	索引番号	食品名	廃棄率	エネルギー		水分	たんぱく質		脂質			炭水化物								無機質						
							アミノ酸組成によるたんぱく質	たんぱく質	脂肪酸のトリアシルグリセロール当量	コレステロール	脂質	利用可能炭水化物（単糖当量）	利用可能炭水化物（質量計）	差引き法による利用可能炭水化物	食物繊維総量	糖アルコール	炭水化物	有機酸	灰分	ナトリウム	カリウム	カルシウム	マグネシウム	リン	鉄	亜鉛
単位			%	kJ	kcal	g	g	g	g	mg	g	g	g	g	g	g	g	g	g	mg	mg	mg	mg	mg	mg	mg
成分識別子			REFUSE	ENERC	ENERC_KCAL	WATER	PROTCAA	PROT-	FATNLEA	CHOLE	FAT-	CHOAVLM	CHOAVL	CHOAVLDF-	FIB-	POLYL	CHOCDF-	OA	ASH	NA	K	CA	MG	P	FE	ZN
10196	1390	<魚類> たかさご 生	40	392	93	76.7	(16.7)	20.2	1.1	50	1.5	(0.1)	(0.1)	4.0 *	(0)	-	0.1	-	1.5	48	510	51	36	290	0.5	0.7
10197	1391	<魚類> たかべ 生	40	618	148	71.0	(15.5)	18.7	7.4	70	9.0	(Tr)	(Tr)	4.9 *	(0)	-	Tr	-	1.3	120	380	41	34	210	0.6	1.3
10198	1392	<魚類> たちうお 生	35	991	238	61.6	14.6	16.5	17.7	72	20.9	(Tr)	(Tr)	5.1 *	(0)	-	Tr	-	1.0	88	290	12	29	180	0.2	0.5
10199	1393	<魚類>（たら類）すけとうだら 生	0	304	72	81.6	14.2	17.4	0.5	76	1.0	(0.1)	(Tr)	2.6 *	(0)	-	0.1	-	1.1	100	350	13	24	180	0.2	0.5
10409	1394	<魚類>（たら類）すけとうだら フライ	0	813	195	61.9	16.5	19.2	11.3	89	11.9	7.2 *	6.5	9.1	-	-	5.7	-	1.2	140	340	34	27	190	0.4	0.7
10200	1395	<魚類>（たら類）すけとうだら すり身	0	416	98	75.1	(13.9)	17.5	0.1	27	0.2	(0.1)	(0.1)	10.2 *	(0)	-	6.6	-	0.6	120	130	7	21	130	0.1	0.3
10201	1396	<魚類>（たら類）すけとうだら すきみだら	0	700	165	38.2	(32.3)	40.5	0.2	140	0.3	(0.1)	(0.1)	8.4 *	(0)	-	0.1	-	20.9	7400	540	130	54	340	1.9	0.1
10202	1397	<魚類>（たら類）すけとうだら たらこ 生	0	553	131	65.2	21.0	24.0	2.9	350	4.7	(0.4)	(0.4)	5.2 *	(0)	-	0.4	-	5.7	1800	300	24	13	390	0.6	3.1
10203	1398	<魚類>（たら類）すけとうだら たらこ 焼き	0	668	158	58.6	(24.2)	28.3	3.7	410	6.1	(0.5)	(0.5)	7.0 *	(0)	-	0.5	-	6.5	2100	340	27	15	470	0.7	3.8
10204	1399	<魚類>（たら類）すけとうだら からしめんたいこ	0	511	121	66.6	-	21.0	2.3	280	3.3	-	-	4.0 *	(0)	-	3.0	-	6.1	2200	180	23	11	290	0.7	2.7
10205	1400	<魚類>（たら類）まだら 生	0	307	72	80.9	14.2	17.6	0.1	58	0.2	(0.1)	(0.1)	3.5 *	(0)	-	0.1	-	1.2	110	350	32	24	230	0.2	0.5
10206	1401	<魚類>（たら類）まだら 焼き	0	439	103	72.8	(19.9)	25.2	0.2	100	0.2	(0.2)	(0.2)	5.5 *	(0)	-	0.2	-	1.6	140	480	48	33	280	0.2	0.9
10207	1402	<魚類>（たら類）まだら しらこ 生	0	253	60	83.8	(7.3)	13.4	0.4	360	0.8	(0.2)	(0.2)	6.6 *	(0)	-	0.2	-	1.8	110	390	6	23	430	0.2	0.7
10208	1403	<魚類>（たら類）まだら 塩だら	0	261	61	82.1	(12.0)	15.2	Tr	60	0.1	(Tr)	(Tr)	3.2 *	(0)	-	Tr	-	2.6	790	290	23	22	170	0.3	0.4
10209	1404	<魚類>（たら類）まだら 干しだら	45	1271	299	18.5	(57.8)	73.2	0.6	240	0.8	(0.1)	(0.1)	15.7 *	(0)	-	0.1	-	7.4	1500	1600	80	89	840	0.1	1.8
10210	1405	<魚類>（たら類）加工品 でんぶ	0	1170	276	26.9	(20.1)	25.5	0.6	130	1.1	-	-	47.3 *	(0)	-	41.5	-	5.0	1600	120	260	31	220	1.3	1.0
10448	1406	<魚類>（たら類）加工品 桜でんぶ	0	1496	351	5.6	9.6	10.6	0.1	73	0.5	83.1 *	79.4	81.6	0	-	80.2	-	3.1	930	43	300	17	180	0.4	0.6
10211	1407	<魚類> ちか 生	45	349	82	78.3	(16.1)	19.5	0.4	89	0.6	(Tr)	(Tr)	3.6 *	(0)	-	Tr	-	1.6	250	340	35	41	240	0.3	1.3
10213	1408	<魚類> どじょう 生	0	306	72	79.1	13.5	16.1	0.6	210	1.2	(Tr)	(Tr)	3.2 *	(0)	-	Tr	-	3.6	96	290	1100	42	690	5.6	2.9
10214	1409	<魚類> どじょう 水煮	0	322	76	77.9	(14.0)	17.1	0.5	220	1.2	(Tr)	(Tr)	3.8 *	(0)	-	Tr	-	3.8	100	330	1200	47	750	6.4	3.1
10215	1410	<魚類> とびうお 生	40	380	89	76.9	18.0	21.0	0.7	59	0.7	(0.1)	(0.1)	3.3 *	(0)	-	0.1	-	1.3	64	320	13	37	340	0.5	0.8
10421	1411	<魚類> とびうお 煮干し	0	1382	325	12.5	68.0	80.0	1.1	280	2.2	(0.1)	(0.1)	10.9 *	(0)	-	Tr	-	7.5	610	1200	1200	170	1300	2.2	3.3
10422	1412	<魚類> とびうお 焼き干し	0	1312	309	11.8	61.5	73.4	1.1	300	3.3	(0.1)	(0.1)	12.5 *	(0)	-	0.1	-	12.7	690	1100	3200	200	2300	2.7	5.4
10212	1413	<魚類> ナイルティラピア 生	0	521	124	73.5	17.0	19.8	4.6	59	5.3	(0.2)	(0.2)	3.7 *	(0)	-	0.2	-	1.2	60	370	29	24	180	0.5	0.4
10216	1414	<魚類> なまず 生	55	583	139	72.0	-	18.4	7.3	73	8.6	(Tr) *	(Tr)	1.3	(0)	-	Tr	-	1.2	46	320	18	23	170	0.4	0.6
10217	1415	<魚類> にぎす 生	45	358	84	78.5	(15.5)	18.7	0.9	120	1.2	(0.1)	(0.1)	3.7 *	(0)	-	0.1	-	1.5	190	320	70	27	220	0.4	0.4
10218	1416	<魚類> にしん 生	45	816	196	66.1	14.8	17.4	13.1	68	15.1	(0.1)	(0.1)	4.7 *	(0)	-	0.1	-	1.3	110	350	27	33	240	1.0	1.1
10219	1417	<魚類> にしん 身欠きにしん	9	935	224	60.6	(17.4)	20.9	14.6	230	16.7	(0.2)	(0.2)	5.8 *	(0)	-	0.2	-	1.6	170	430	66	38	290	1.5	1.3
10220	1418	<魚類> にしん 開き干し	25	996	239	59.8	(15.4)	18.5	17.1	85	19.7	(0.2)	(0.2)	5.9 *	(0)	-	0.2	-	1.3	360	350	25	33	260	1.9	1.0
10221	1419	<魚類> にしん くん製	45	1167	280	43.9	(19.2)	23.1	19.9	86	22.1	(Tr)	(Tr)	6.1 *	(0)	-	Tr	-	10.9	3900	280	150	36	400	3.5	1.1

可食部 100 g 当たり

| 無機質 | | | | | | ビタミン | | | | | | | | | | | | | | | | | | | | | | | | | 備考 |
| 銅 | マンガン | ヨウ素 | セレン | クロム | モリブデン | ビタミンA レチノール | α-カロテン | β-カロテン | β-クリプトキサンチン | β-カロテン当量 | レチノール活性当量 | ビタミンD | ビタミンE α-トコフェロール | β-トコフェロール | γ-トコフェロール | δ-トコフェロール | ビタミンk | ビタミンB1 | ビタミンB2 | ナイアシン | ナイアシン当量 | ビタミンB6 | ビタミンB12 | 葉酸 | パントテン酸 | ビオチン | ビタミンC | アルコール | 食塩相当量 | |
CU	MN	ID	SE	CR	MO	RETOL	CARTA	CARTB	CRYPXB	CARTBEQ	VITA_RAE	VITD	TOCPHA	TOCPHB	TOCPHG	TOCPHD	VITK	THIA	RIBF	NIA	NE	VITB6A	VITB12	FOL	PANTAC	BIOT	VITC	ALC	NACL_EQ	
0.04	0.01	-	-	-	-	7	0	0	-	0	7	2	0.1	0	0	0	(0)	0.03	0.07	4.3	(8.0)	0.20	4.4	3	0.46	-	Tr	-	0.1	別名：ぐるくん 廃棄部位：頭部、内臓、骨、ひれ等（三枚下ろし）
0.04	0.01	-	-	-	-	16	0	0	-	(0)	16	4	1.4	0	0	0	(0)	0.06	0.18	3.7	(7.1)	0.23	2.0	3	0.48	-	1	-	0.3	廃棄部位：頭部、内臓、骨、ひれ等（三枚下ろし）
0.02	0.02	-	-	-	-	52	0	0	-	0	52	14.0	1.2	0	0	0	(0)	0.01	0.07	3.9	6.9	0.20	0.9	2	0.56	-	1	-	0.2	廃棄部位：頭部、内臓、骨、ひれ等（三枚下ろし）
0.03	0	160	25	0	-	10	0	0	-	0	10	0.5						0.05	0.11	1.4	4.4	0.09	2.9	12	0.20	2.5	1	-	0.3	別名：すけそう、すけそうだら、すけとう 三枚におろしたもの （魚体全体から調理する場合、廃棄率：65%、廃棄部位：頭部、内臓、骨、ひれ等）
0.05	0.08	-	-	-	-	18	0	0	1	1	18	0.4	3.2	0	4.5	0.1	18	0.05	0.13	1.5	5.0	0.08	2.5	19	0.31	-	Tr	-	0.4	切り身 調理による脂質の増減：第1章表13参照
0.03	0.01	-	-	-	-	5	0	0	-	0	5	1	0.6	0	0	0	(0)	0.03	0.05	0.4	(3.4)	0.01	0.6	4	0.19	-	0	-	0.3	
0.09	0.02	-	-	-	-	Tr	-	-	-	(0)	(Tr)	1	1.1	0	0	0		0.13	0.18	2.2	(9.2)	0.10	2.5	7	0.43	-	-	-	18.8	
0.08	0.04	130	130	1	Tr	24	0	0	-	0	24	1.7	7.1	0	Tr	0	Tr	0.71	0.43	50.0	54.0	0.25	18.0	52	3.68	18.0	33	-	4.6	別名：もみじこ
0.10	0.05	-	-	-	-	34	0	0	-	0	34	1.6	8.1	0	Tr	0	Tr	0.77	0.53	57.0	(62.0)	0.27	23.0	50	3.68	-	21	-	5.3	別名：もみじこ
0.08	0.04	-	-	-	-	37	0	37	18	46	41	1	6.5	0	0	0	1	0.34	0.33	20.0	(24.0)	0.17	11.0	43	2.16	-	76	-	5.6	ビタミンC：添加品を含む
0.04	0.01	350	31	0	0	10	0	0	-	0	10	1	0.8	0	0	0	(0)	0.10	0.10	1.4	4.4	0.07	1.3	5	0.44	2.5	Tr	-	0.3	別名：たら 切り身 （魚体全体から調理する場合、廃棄率：65%、廃棄部位：頭部、内臓、骨、ひれ等）
0.05	0.02	-	-	-	-	9	0	0	-	0	9	7	1.3	0	0	0	(0)	0.09	0.11	1.4	(5.6)	0.09	3.9	7	0.53	-	Tr	-	0.4	別名：たら 切り身
0.03	0.01	-	-	-	-	8	0	0	-	0	8		1.8	0	0	0	(0)	0.24	0.13	1.5	(2.2)		3.1	11	0.68	-	2	-	0.3	別名：たら
0.02	0.01	-	-	-	-	Tr	-	-	-	(0)	(Tr)	3	0.7	0	0	0	(0)	0.13	0.20	2.0	(4.6)	0.11	1.4	6	0.26	-	Tr	-	2.0	別名：たら 切り身
0.16	0.03	-	-	-	-	Tr	-	-	-	(0)	(Tr)	6	0.3	0	0	0	(0)	0.20	0.30	4.0	(16.0)	0.34	8.6	22	1.37	-	(0)	-	3.8	別名：たら 試料：無頭開き干し品 廃棄部位：骨、皮等
0.44	0.19	-	-	-	-	Tr	-	-	-	(0)	(Tr)	0.5	0	0	0	0	(0)	0.04	0.08	1.9	(6.2)	0.04	0.4	16	0.15	-	(0)	-	4.2	別名：茶でんぶ、しょうゆでんぶ 試料：しょうゆ添加品
0.03	0.03	58	14	4	Tr	2	-	-	-	(0)	2	0.1						0.01	0.01	0.2	2.3	Tr	0.6	3	0.06	0.9	-	-	2.4	
0.08	0.03	-	-	-	-	4	0	0	(0)	0	4	1	0.9	0	0	0	(0)	0	0.14	2.7	(6.2)	0.19	5.4	7	0.71	-	Tr	-	0.6	廃棄部位：頭部、内臓、骨、ひれ等（三枚下ろし）
0.08	0.38	-	-	-	-	13	0	25	0	25	15	4					1	0.09	1.09	4.0	6.7	0.10	8.5	16	0.66	-	1	-	0.2	魚体全体
0.06	0.43	-	-	-	-	13	0	23	0	23	15	5.5	0.4	0	0	0	1	0.08	1.00	4.2	(7.1)	0.08	6.3	11	0.43	-	Tr	-	0.3	魚体全体
0.06	0.01	-	-	-	-	3	0	0	-	0	3	2	2.3	0	0	0	(0)	0.01	0.10	7.1	11.0	0.47	3.3	8	0.42	-	1	-	0.2	廃棄部位：頭部、内臓、骨、ひれ等（三枚下ろし）
0.20	0.10	42	120	1	2	9	0	0	-	0	9	3.9	4.0	0	0	0	(0)	0.32		17.0	32.0	0.24	13.0	22	0.62	14.0	0	-	1.5	別名：あご 頭部等を除いたもの
0.23	0.26	62	140	4	4	17	0	0	-	0	17	3.3					1	Tr	0.32	16.0	29.0	0.21	15.0	40	0.82	14.0	-	-	1.8	別名：あご、焼きあご 頭部等を除いたもの
0.02	0.02	-	-	-	-	3	-	-	-	(0)	3	11.0	1.9	0.1	0.1	0	(0)	0.04	0.20	3.1	6.8	0.67	2.3	5	1.08	-	1	-	0.2	別名：いずみだい、ちかだい、テラピア 切り身 （魚体全体から調理する場合、廃棄率：55%、廃棄部位：頭部、内臓、骨、ひれ等）
0.03	0.02	-	-	-	-	70	-	-	-	7	71	4	6.3	Tr	0.1	0	(0)	0.33	0.10	1.8	(4.2)	0.16	2.3	10	0.81	-	0	-	0.1	試料：なまず（国産）、アメリカなまず 廃棄部位：頭部、内臓、骨、ひれ等（三枚下ろし）
0.03	0.01	-	-	-	-	75	-	-	-	(0)	75	Tr	0.5	0	0	0	(0)	0.12	0.26	1.7	(6.9)	0.15	3.4	8	0.77	-	1	-	0.5	廃棄部位：頭部、内臓、骨、ひれ等（三枚下ろし）
0.09	0.02	-	-	-	-	18	-	-	-	(0)	18	22.0	3.1	0	0	0	(0)	0.01	0.23	4.0	7.3	0.42	17.0	13	1.06	-	Tr	-	0.3	別名：かどいわし 廃棄部位：頭部、内臓、骨、ひれ等（三枚下ろし）
0.10	0.04	-	-	-	-	Tr	-	-	-	(0)	(Tr)	50.0	2.7	0	0	0	(0)	0.01	0.03	4.7	(8.6)	0.21	13.0	12	1.24	-	(0)	-	0.4	別名：かどいわし 廃棄部位：頭部、内臓、骨、ひれ等
0.11	0.02	-	-	-	-	Tr	-	-	-	(0)	(Tr)	36.0	2.1	0	0	0	(0)	0.03	0.03	4.7	(8.2)	0.25	9.0	7	1.28	-	(0)	-	0.9	別名：かどいわし 廃棄部位：頭部、骨、ひれ等
0.16	0.03	-	-	-	-	Tr	-	-	-	(0)	(Tr)	48.0	0.5	0	0	0	(0)	0.01	0.35	5.0	(9.3)	0.10	15.0	16	1.74	-	(0)	-	9.9	別名：かどいわし 廃棄部位：頭部、骨、ひれ等

10 魚介類

							たんぱく質		脂質			炭水化物									無機質						
													利用可能炭水化物															
食品番号	索引番号	食品名	廃棄率	エネルギー		水分	アミノ酸組成によるたんぱく質	たんぱく質	トリアシルグリセロール当量	コレステロール	脂質	利用可能炭水化物（単糖当量）	利用可能炭水化物（質量計）	差引き法による利用可能炭水化物	食物繊維総量	糖アルコール	炭水化物	有機酸	灰分	ナトリウム	カリウム	カルシウム	マグネシウム	リン	鉄	亜鉛
		単位	%	kJ	kcal	(................. g ....)				mg	(.. g ....)									(................................. mg ....)						
		成分識別子	REFUSE	ENERC	ENERC_KCAL	WATER	PROTCAA	PROT-	FATNLEA	CHOLE	FAT-	CHOAVLM	CHOAVL	CHOAVLDF-	FIB-	POLYL	CHOCDF-	OA	ASH	NA	K	CA	MG	P	FE	ZN
10222	1420	＜魚類＞ にしん かずのこ 生	0	588	139	66.1	(27.1)	25.2	3.4	370	6.7	(0.2) *	(0.2)	1.7	(0)	-	0.2	-	1.8	320	210	50	34	140	1.2	2.3
10223	1421	＜魚類＞ にしん かずのこ 乾	0	1510	358	16.5	(70.1)	65.2	8.4	1000	13.6	(0.5) *	(0.5)	0.8	(0)	-	0.5	-	4.2	1400	46	65	150	500	1.9	5.4
10224	1422	＜魚類＞ にしん かずのこ 塩蔵 水戻し	0	340	80	80.0	(16.1)	15.0	1.6	230	3.0	(0.6) *	(0.5)	1.0	(0)	-	0.6	-	1.4	480	2	8	4	94	0.4	1.3
10225	1423	＜魚類＞ はぜ 生	60	332	78	79.4	16.1	19.1	0.1	92	0.2	(0.1)	(0.1)	3.2 *	(0)	-	0.1	-	1.2	93	350	42	27	190	0.2	0.6
10226	1424	＜魚類＞ はぜ つくだ煮	0	1174	277	23.2	-	24.3	1.6	270	3.0	-	-	41.3 *	(0)	-	39.9	-	9.6	2200	480	1200	73	820	12.0	3.2
10227	1425	＜魚類＞ はぜ 甘露煮	0	1103	260	29.5	-	21.1	1.1	210	2.2	-	-	41.4 *	(0)	-	40.3	-	6.9	1500	200	980	58	650	4.2	2.7
10228	1426	＜魚類＞ はたはた 生	0	425	101	78.8	12.8	14.1	4.4	100	5.7	(Tr)	(Tr)	2.6 *	(0)	-	Tr	-	1.4	180	250	60	18	120	0.5	0.6
10229	1427	＜魚類＞ はたはた 生干し	50	644	154	71.1	14.8	16.7	9.2	130	10.3	(Tr)	(Tr)	3.0 *	(0)	-	Tr	-	1.9	510	240	17	23	180	0.3	0.8
10230	1428	＜魚類＞ はまふえふき 生	55	359	85	77.7	(16.9)	20.5	0.3	47	0.3	(0.1)	(0.1)	3.8 *	(0)	-	0.1	-	1.4	80	450	43	29	250	0.3	0.5
10231	1429	＜魚類＞ はも 生	0	555	132	71.0	18.9	22.3	4.3	75	5.3	(Tr)	(Tr)	4.4 *	(0)	-	0.1	-	1.4	66	450	79	29	280	0.2	0.6
10233	1430	＜魚類＞ ひらまさ 生	0	541	128	71.1	(18.7)	22.6	3.6	68	4.9	(0.1)	(0.1)	5.3 *	(0)	-	0.1	-	1.3	47	450	12	36	300	0.4	0.7
10234	1431	＜魚類＞ ひらめ 天然 生	40	399	94	76.8	-	20.0	1.6	55	2.0	(Tr) *	(Tr)	0.4	(0)	-	Tr	-	1.2	46	440	22	26	240	0.1	0.4
10235	1432	＜魚類＞ ひらめ 養殖 皮つき 生	40	486	115	73.7	19.0	21.6	3.1	62	3.7	(0.1)	(0.1)	3.0 *	(0)	-	Tr	-	1.3	43	440	30	30	240	0.1	0.5
10410	1433	＜魚類＞ ひらめ 養殖 皮なし 生	0	424	100	76.0	17.5	21.2	1.9	53	2.5	(0.1)	(0.1)	3.4 *	(0)	-	Tr	-	1.3	41	470	8	31	230	0.1	0.3
10236	1434	＜魚類＞ （ふぐ類） とらふぐ 養殖 生	0	339	80	78.9	-	19.3	0.2	65	0.3	(0.2) *	(0.2)	0.3	(0)	-	0.2	-	1.3	100	430	6	25	250	0.2	0.9
10237	1435	＜魚類＞ （ふぐ類） まふぐ 生	0	333	78	79.3	15.6	18.9	0.3	55	0.4	(Tr)	(Tr)	3.5 *	(0)	-	Tr	-	1.4	83	470	5	24	260	0.2	1.5
10238	1436	＜魚類＞ ふな 生	50	394	93	78.0	15.3	18.2	2.0	64	2.5	(0.1)	(0.1)	3.4 *	(0)	-	0.1	-	1.2	30	340	100	23	160	1.5	1.9
10239	1437	＜魚類＞ ふな 水煮	35	439	104	75.6	(16.8)	20.3	2.3	84	2.8	(0.1)	(0.1)	4.2 *	(0)	-	0.1	-	1.2	46	310	140	24	230	1.5	2.1
10240	1438	＜魚類＞ ふな 甘露煮	0	1127	266	28.7	-	15.5	2.4	160	3.6	-	-	45.6 *	(0)	-	44.4	-	7.8	1300	240	1200	58	710	6.5	5.2
10449	1439	＜魚類＞ ふな ふなずし	20	763	181	57.0	19.1	21.3	5.6	300	7.9	-	-	13.6 *	0	-	9.2	-	4.7	1500	64	350	20	240	0.9	2.9
10241	1440	＜魚類＞ ぶり 成魚 生	0	929	222	59.6	18.6	21.4	13.1	72	17.6	(0.3)	(0.3)	7.7 *	(0)	-	0.3	-	1.1	32	380	5	26	130	1.3	0.7
10242	1441	＜魚類＞ ぶり 成魚 焼き	0	1087	260	51.8	(22.2)	26.2	14.5	89	20.4	(0.3)	(0.3)	10.2 *	(0)	-	0.3	-	1.3	40	440	6	28	170	2.3	0.9
10243	1442	＜魚類＞ ぶり はまち 養殖 皮つき 生	0	904	217	61.5	17.8	20.7	13.4	77	17.2	(0.3)	(0.3)	6.2 *	(0)	-	0.3	-	1.1	38	340	19	29	210	1.0	0.8
10411	1443	＜魚類＞ ぶり はまち 養殖 皮なし 生	0	751	180	66.4	17.6	21.0	9.9	78	12.0	(0.3)	(0.3)	5.0 *	(0)	-	0.3	-	1.1	36	390	5	29	220	1.1	0.5
10244	1444	＜魚類＞ ほうぼう 生	50	464	110	74.9	(16.2)	19.6	3.0	55	4.2	(Tr)	(Tr)	4.6 *	(0)	-	Tr	-	1.3	110	380	42	34	200	0.4	0.5
10245	1445	＜魚類＞ ホキ 生	0	331	78	80.4	(14.1)	17.0	1.0	49	1.3	(Tr)	(Tr)	3.3 *	(0)	-	Tr	-	1.3	160	330	20	24	160	0.3	0.4
10246	1446	＜魚類＞ ほっけ 生	50	435	103	77.1	15.4	17.3	3.2	73	4.4	(0.1)	(0.1)	3.1 *	(0)	-	0.1	-	1.1	81	360	22	33	220	0.4	1.1
10247	1447	＜魚類＞ ほっけ 塩ほっけ	40	475	113	72.4	(15.8)	18.1	4.1	64	4.9	(0.1)	(0.1)	3.2 *	(0)	-	0.1	-	4.5	1400	350	30	30	220	0.5	0.9
10248	1448	＜魚類＞ ほっけ 開き干し 生	35	676	161	67.0	18.0	20.6	8.3	86	9.4	(0.1)	(0.1)	3.7 *	(0)	-	0.1	-	3.0	690	390	170	37	330	0.5	0.9
10412	1449	＜魚類＞ ほっけ 開き干し 焼き	25	749	179	63.7	19.6	23.1	9.4	100	10.9	(0.2)	(0.2)	4.0 *	(0)	-	0.2	-	3.3	770	410	180	41	360	0.6	1.0
10249	1450	＜魚類＞ ぼら 生	50	500	119	74.7	15.5	19.2	4.3	65	5.0	(0.1)	(0.1)	4.5 *	(0)	-	0.1	-	1.0	87	330	17	24	170	0.7	0.5
10250	1451	＜魚類＞ ぼら からすみ	0	1481	353	25.9	-	40.4	14.9	860	28.9	(0.3)	(0.3)	14.3 *	(0)	-	0.3	-	4.5	1400	170	9	23	530	1.5	9.3
10251	1452	＜魚類＞ ほんもろこ 生	0	419	100	75.1	-	17.5	3.2	210	4.1	(0.1) *	(0.1)	1.0	(0)	-	0.1	-	3.2	86	320	850	39	640	1.3	3.4

可食部 100 g 当たり

無機質 / ビタミン（ビタミンA, ビタミンE 含む）

CU	MN	ID	SE	CR	MO	RETOL	CARTA	CARTB	CRYPXB	CARTBEQ	VITA_RAE	VITD	TOCPHA	TOCPHB	TOCPHG	TOCPHD	VITK	THIA	RIBF	NIA	NE	VITB6A	VITB12	FOL	PANTAC	BIOT	VITC	ALC	NACL_EQ	備考
(mg)	(mg)	μg	μg	μg	μg	μg	μg	μg	μg	μg	μg	μg	mg	mg	mg	mg	μg	mg	mg	mg	mg	mg	μg	μg	mg	μg	mg	g	g	
0.07	0.06	-	-	-	-	15	-	-	-	(0)	15	13.0	5.1	0	0	0	Tr	0.15	0.22	1.4	(10.0)	0.26	11.0	120	1.37	-	Tr		0.8	別名：かどいわし
0.08	0.07	-	-	-	-	7	0	0	0	0	7	32.0	6.4	0	0	0	Tr	Tr	0.07	0.4	(22.0)	0.28	4.8	23	1.13	-	0		3.6	別名：かどいわし
0.06	0.02	-	-	-	-	2	-	-	-	(0)	2	17.0	0.9	0	0	0	Tr	0.01	Tr		(5.2)	0.04	4.5	0	0	-	0		1.2	別名：かどいわし
0.02	0.10	-	-	-	-	6	0	7	4	9	7	3	1.0	0	0	0	(0)	0.04	0.04	1.4	4.8	0.07	2.7	8	0.42	-	1		0.2	廃棄部位：頭部、内臓、骨、ひれ等（三枚下ろし）
0.08	1.20	-	-	-	-	150	0	39	24	51	160	5	2.4	0	0	0	0	0.11	0.41	2.4	(6.7)	0.06	6.8	230	0.79	-	0		5.6	
0.05	1.27	-	-	-	-	21	0	8	3	10	22	6	0.6	0	0	0	0	0.05	0.11	0.9	(4.7)	0.03	5.8	15	0.23	-	0		3.8	
0.06	-	32	37	Tr	0	20	-	-	-	(0)	20	2	2.2	0	0	0		0.02	0.14	3.0	5.6	0.08	1.7	7	0.50	3.3	-		0.5	三枚におろしたもの（魚体全体から調理する場合、廃棄率：60%、廃棄部位：頭部、内臓、骨、ひれ等）
0.04	0.01	37	37	1	0	22	0	0	0	0	22	1	2.8	0	0	0		0.05	0.05	0.9	3.7	0.08	3.5	11	0.50	3.6	3		1.3	廃棄部位：頭部、骨、ひれ等
0.03	0	-	-	-	-	8	-	-	-	(0)	8	11.0	0.6	0	0	0	(0)	0.15	0.07	6.4	(10.0)	0.30	3.7	3	0.40	-	Tr		0.2	別名：たまみ 廃棄部位：頭部、内臓、骨、ひれ等（三枚下ろし）
0.03	0.07	-	-	-	-	59	-	-	-	(0)	59	5	1.1	0	0	0	(0)	0.04	0.18	3.8	7.8	0.23	1.9	21	0.46	-	1		0.2	切り身（魚体全体から調理する場合、廃棄率：40%、廃棄部位：頭部、内臓、骨、ひれ等）
0.04	0.01	-	-	-	-	19	0	0	0	0	19	5	1.4	0	0	0	(0)	0.20	0.14	7.6	(12.0)	0.52	2.1	8	0.26	-	3		0.1	切り身（魚体全体から調理する場合、廃棄率：40%、廃棄部位：頭部、内臓、骨、ひれ等）
0.03	0.01	-	-	-	-	12	0	0	0	0	12	3	0.6	0	0	0	(0)	0.04	0.11	5.0	(8.6)	0.33	1.0	16	0.82	-	3		0.1	廃棄部位：頭部、内臓、骨、ひれ等（五枚下ろし）
0.02	0.03	8	47	Tr	0	19	0	0	0	0	19	1.9	1.6	0	0	0		0.12	0.34	6.2	10.0	0.44	1.5	13	0.89	10.0	5		0.1	廃棄部位：頭部、内臓、骨、ひれ等（五枚下ろし）
0.02	0.01	11	41	0	(0)	9	(0)	(0)	(0)	(0)	9	2.3	1.6	0	0	0		0.22	0.07	6.7	11.0	0.48	1.1	12	0.86	8.4	10		0.1	
0.02	0.01	-	-	-	-	3	0	0	0	0	3	4	0.8	0	0	0	(0)	0.06	0.21	5.9	(9.6)	0.45	1.9	3	0.36	-	Tr		0.3	切り身（皮なし）(魚体全体から調理する場合、廃棄率：80%、廃棄部位：頭部、内臓、骨、皮、ひれ等)
0.02	0	-	-	-	-	7	0	0	0	0	7	4	0.6	0	0	0	(0)	0.04	0.17	7.0	11.0	0.50	3.0	3	0.23	-	0		0.2	切り身（皮なし）(魚体全体から調理する場合、廃棄率：75%、廃棄部位：頭部、内臓、骨、皮、ひれ等)
0.04	0.02	-	-	-	-	12	-	-	-	(0)	12	4	1.5	0	0	0	(0)	0.55	0.14	2.3	5.3	0.11	5.2	14	0.69	-	1		0.1	廃棄部位：頭部、内臓、骨、ひれ等（三枚下ろし）
0.04	0.02	-	-	-	-	15	-	-	-	(0)	15	3.8					(0)	0.49	0.12	1.6	(5.0)	0.10	4.4	8	0.71	-	Tr		0.1	内臓等を除去後水煮したもの 廃棄部位：頭部、骨、ひれ等
0.11	0.62	-	-	-	-	60	-	-	-	10	61	2	0.5	0	0.7	0.3	(0)	0.16	0.16	1.3	(3.9)	0.03	6.7	13	0.24	-	0		3.3	
0.23	0.34	24	48	1	36	43	-	-	-	-	43	3.6	4.6	0	0	0	4	Tr	0.07	0.3	4.1	0.14	7.4	15	0.14	28.0	3		3.9	廃棄部位：頭部、ひれ、尾 試料：魚の表面に付着した飯をヘラ等で軽く拭ったもの
0.08	0.01	24	57	Tr	0	50	-	-	-	(0)	50	8	2.0	0	0	0	(0)	0.23	0.36	9.5	14.0	0.42	3.8	7	1.01	7.7	2		0.1	切り身 (魚体全体から調理する場合、廃棄率：40%、廃棄部位：頭部、内臓、骨、ひれ等)
0.10	0.01	-	-	-	-	42	-	-	-	(0)	42	5.4	2.0	0	0	0	(0)	0.24	0.39	10.0	(15.0)	0.38	3.8	6	1.38	-	2		0.1	切り身
0.09	0.01	14	32	Tr	0	32	-	-	-	(0)	32	4	4.6	0	0	0.1	(0)	0.16	0.21	9.0	13.0	0.45	4.6	9	0.99	6.4	2		0.1	切り身（魚体全体から調理する場合、廃棄率：40%、廃棄部位：頭部、内臓、骨、ひれ等）
0.10	0.01	14	35	0	(0)	41	(0)	(0)	(0)	(0)	41	4.4	5.5	0	0	0.2	(0)	0.17	0.23	7.9	12.0	0.53	6.6	9	0.99	6.4			0.1	
0.04	0.05	-	-	-	-	9	-	-	-	(0)	9	3	0.5	0	0	0	(0)	0.09	0.15	5.0	(8.6)	0.44	2.2	5	0.82	-	3		0.3	廃棄部位：頭部、内臓、骨、ひれ等（三枚下ろし）
0.02	0.01	-	-	-	-	43	-	-	-	(0)	43	1	0.9	0	0	0	(0)	0.03	0.16	1.3	(4.4)	0.07	0.7	13	0.42	-			0.4	切り身
0.10	0.01	-	-	-	-	25	0	0	0	0	25	3	1.7	0	0	0	(0)	0.09	0.17	5.5		0.17	11.0	9	1.16	-	1		0.2	廃棄部位：頭部、内臓、骨、ひれ等（三枚下ろし）
0.04	0.01	-	-	-	-	20	-	-	-	(0)	20	3	1.6	0	0	0	(0)	0.10	0.27	2.9	(6.0)	0.18	7.3	2	0.79	-	Tr		3.6	廃棄部位：骨、ひれ、皮等
0.05	0.03	15	31	1	(0)	30				(0)	30	4.6	1.3	0	0	0	(0)	0.10	0.24	3.5	7.1	0.21	5.3	7	0.65	3.7	4		1.8	廃棄部位：頭部、骨、ひれ等
0.06	0.03	17	34	1	(0)	39	(0)	(0)	(0)	(0)	39	3.5	1.6	0	0	0	(0)	0.14	0.26	3.7	7.7	0.17	5.3	11	0.65	4.5	2		2.0	廃棄部位：頭部、骨、ひれ等
0.06	0.01	-	-	-	-	8	-	-	-	(0)	7	10.0	1.6	0	0	0	(0)	0.16	0.26	4.5	8.1	0.43	4.7	4	0.66	-	1		0.2	廃棄部位：頭部、内臓、骨、ひれ等（三枚下ろし）
0.19	0.04	-	-	-	-	350	0	8	2	8	350	33.0	9.7	0	0	0	7	0.01	0.93	2.7	9.4	0.26	28.0	62	5.17	-	10		3.6	
0.07	0.21	-	-	-	-	250	0	0	0	0	250	5	2.9	0	0	0	(0)	0.03	0.20	2.5	(5.4)	0.13	9.0	37	0.73	-	2		0.2	別名：もろこ 魚体全体

可食部 100 g 当たり

食品番号	索引番号	食品名	廃棄率	エネルギー		水分	たんぱく質		脂質			炭水化物			食物繊維総量	糖アルコール	炭水化物	有機酸	灰分	無機質						
							アミノ酸組成によるたんぱく質	たんぱく質	トリアシルグリセロール当量	コレステロール	脂質	利用可能炭水化物（単糖当量）	利用可能炭水化物（質量計）	差引き法による利用可能炭水化物						ナトリウム	カリウム	カルシウム	マグネシウム	リン	鉄	亜鉛
単位			%	kJ	kcal	(………… g …………)			mg	(………………………… g …………………………)									(……………………… mg ………………………)						
成分識別子			REFUSE	ENERC	ENERC_KCAL	WATER	PROTCAA	PROT-	FATNLEA	CHOLE	FAT-	CHOAVLM	CHOAVL	CHOAVLDF-	FIB-	POLYL	CHOCDF-	OA	ASH	NA	K	CA	MG	P	FE	ZN
10252	1453	＜魚類＞ （まぐろ類） きはだ 生	0	432	102	74.0	20.6	24.3	0.6	37	1.0	(Tr)	(Tr)	3.4 *	(0)	-	Tr	-	1.3	43	450	5	37	290	2.0	0.5
10253	1454	＜魚類＞ （まぐろ類） くろまぐろ 天然 赤身 生	0	490	115	70.4	22.3	26.4	0.8	50	1.4	(0.1)	(0.1)	4.9 *	(0)	-	0.1	-	1.7	49	380	5	45	270	1.1	0.4
10254	1455	＜魚類＞ （まぐろ類） くろまぐろ 天然 脂身 生	0	1281	308	51.4	16.7	20.1	23.5	55	27.5	(0.1)	(0.1)	7.5 *	(0)	-	0.1	-	0.9	71	230	7	35	180	1.6	0.5
10450	1456	＜魚類＞ （まぐろ類） くろまぐろ 養殖 赤身 生	0	643	153	68.8	20.5	24.8	6.7	53	7.6	(0.3)	(0.3)	2.8 *	0	-	0.3	-	1.3	28	430	3	38	270	0.8	0.5
10451	1457	＜魚類＞ （まぐろ類） くろまぐろ 養殖 赤身 水煮	0	727	173	64.1	22.5	27.2	6.8	59	8.3	(0.3)	(0.2)	5.4 *	0	-	0.3	-	1.2	25	400	3	38	270	1.0	0.6
10452	1458	＜魚類＞ （まぐろ類） くろまぐろ 養殖 赤身 蒸し	0	786	187	62.0	22.9	28.0	8.1	62	9.9	(0.2)	(0.2)	5.8 *	0	-	0.2	-	1.2	26	410	3	39	270	0.9	0.6
10453	1459	＜魚類＞ （まぐろ類） くろまぐろ 養殖 赤身 電子レンジ調理	0	802	191	60.0	24.9	30.4	7.2	65	8.7	(0.3)	(0.3)	6.6 *	0	-	0.3	-	1.4	33	490	4	44	310	1.1	0.6
10454	1460	＜魚類＞ （まぐろ類） くろまぐろ 養殖 赤身 焼き	0	848	202	59.6	24.0	29.0	9.2	66	10.6	(0.3)	(0.2)	5.8 *	0	-	0.3	-	1.4	33	500	3	42	290	0.9	0.6
10455	1461	＜魚類＞ （まぐろ類） くろまぐろ 養殖 赤身 ソテー	0	812	194	61.6	23.1	28.0	9.2	61	10.2	(0.3)	(0.3)	4.7 *	0	-	0.3	-	1.4	29	470	3	43	300	0.9	0.6
10456	1462	＜魚類＞ （まぐろ類） くろまぐろ 養殖 赤身 天ぷら	0	927	222	57.8	20.7	25.1	11.6	57	12.6	-	-	8.6 *	0	-	3.2	-	1.3	38	440	13	40	280	1.0	0.5
10255	1463	＜魚類＞ （まぐろ類） びんなが 生	0	469	111	71.8	21.6	26.0	0.6	49	0.7	(0.2)	(0.2)	4.7 *	(0)	-	0.2	-	1.3	38	440	9	41	310	0.9	0.5
10256	1464	＜魚類＞ （まぐろ類） みなみまぐろ 赤身 生	0	375	88	77.0	16.9	21.6	0.2	52	0.4	(0.1)	(0.1)	4.7 *	(0)	-	0.1	-	1.2	43	400	5	27	240	1.8	0.4
10257	1465	＜魚類＞ （まぐろ類） みなみまぐろ 脂身 生	0	1337	322	50.3	16.6	20.3	25.4	59	28.3	(0.1)	(0.1)	6.6 *	(0)	-	0.1	-	1.0	44	280	9	29	210	0.6	0.4
10258	1466	＜魚類＞ （まぐろ類） めじまぐろ 生	0	587	139	68.7	(20.5)	25.2	3.8	58	4.8	(0.1)	(0.1)	5.8 *	(0)	-	0.1	-	1.2	42	410	9	40	290	1.8	0.5
10425	1467	＜魚類＞ （まぐろ類） めばち 赤身 生	0	485	115	72.2	21.9	25.4	1.7	41	2.3	(0.3)	(0.3)	3.0 *	(0)	-	0.3	-	1.3	39	440	3	35	270	0.9	0.4
10426	1468	＜魚類＞ （まぐろ類） めばち 脂身 生	0	662	158	67.8	20.0	23.9	6.8	52	7.5	(0.4)	(0.3)	4.2 *	(0)	-	0.4	-	1.2	100	400	4	31	240	0.7	0.4
10260	1469	＜魚類＞ （まぐろ類） 缶詰 水煮 フレーク ライト	0	297	70	82.0	(13.0)	16.0	0.5	35	0.7	(0.2)	(0.2)	3.4 *	(0)	-	0.2	-	1.1	210	230	5	26	160	0.6	0.7
10261	1470	＜魚類＞ （まぐろ類） 缶詰 水煮 フレーク ホワイト	0	404	96	77.6	(14.9)	18.3	2.2	34	2.5	(0.4)	(0.4)	4.1 *	(0)	-	0.4	-	1.2	260	280	4	34	200	1.0	0.7
10262	1471	＜魚類＞ （まぐろ類） 缶詰 味付け フレーク	0	567	134	65.7	-	19.0	1.8	58	2.3	-	-	10.4 *	(0)	-	9.9	-	3.1	760	280	24	31	350	4.0	1.0
10263	1472	＜魚類＞ （まぐろ類） 缶詰 油漬 フレーク ライト	0	1098	265	59.1	(14.4)	17.7	21.3	32	21.7	(0.1)	(0.1)	3.8 *	(0)	-	0.1	-	0.9	340	230	4	25	160	0.5	0.4
10264	1473	＜魚類＞ （まぐろ類） 缶詰 油漬 フレーク ホワイト	0	1158	279	56.0	(15.3)	18.8	21.8	38	23.6	(0.1)	(0.1)	5.4 *	(0)	-	0.1	-	1.5	370	190	2	27	270	1.8	0.4
10265	1474	＜魚類＞ マジェランあいなめ 生	0	1010	243	62.8	(11.0)	13.3	19.6	59	22.9	(0.1)	(0.1)	5.7 *	(0)	-	0.1	-	0.9	65	300	10	18	210	0.2	0.3
10266	1475	＜魚類＞ まながつお 生	40	651	156	70.8	-	17.1	9.7	70	10.9	(Tr) *	(Tr)	1.2	(0)	-	Tr	-	1.3	160	370	21	25	190	0.3	0.5
10232	1476	＜魚類＞ みなみくろたち 生	0	473	112	73.8	(17.9)	21.7	2.6	63	3.0	(0.1)	(0.1)	4.3 *	(0)	-	0.1	-	1.4	120	460	22	34	240	0.6	0.5
10267	1477	＜魚類＞ みなみだら 生	0	288	68	81.9	(13.6)	16.4	0.2	65	0.3	(Tr)	(Tr)	2.9 *	(0)	-	Tr	-	1.4	220	320	23	41	160	0.3	0.4
10268	1478	＜魚類＞ むつ 生	0	729	175	69.7	14.5	16.7	11.6	59	12.6	(Tr)	(Tr)	3.2 *	(0)	-	Tr	-	1.0	85	390	25	20	180	0.5	0.4
10269	1479	＜魚類＞ むつ 水煮	0	673	161	68.3	(18.9)	22.2	7.7	70	8.4	(Tr)	(Tr)	4.1 *	(0)	-	Tr	-	1.1	80	410	49	23	230	0.6	0.4

可食部 100 g 当たり

無機質						ビタミン																						アルコール	食塩相当量	備考
						ビタミンA							ビタミンE																	
銅	マンガン	ヨウ素	セレン	クロム	モリブデン	レチノール	α-カロテン	β-カロテン	β-クリプトキサンチン	β-カロテン当量	レチノール活性当量	ビタミンD	α-トコフェロール	β-トコフェロール	γ-トコフェロール	δ-トコフェロール	ビタミンk	ビタミンB₁	ビタミンB₂	ナイアシン	ナイアシン当量	ビタミンB₆	ビタミンB₁₂	葉酸	パントテン酸	ビオチン	ビタミンC	アルコール	食塩相当量	備考
(mg)		(µg)				(µg)						µg	(mg)				µg	(mg)						(µg)	mg	µg	mg	(g)		
CU	MN	ID	SE	CR	MO	RETOL	CARTA	CARTB	CRYPXB	CARTBEQ	VITA_RAE	VITD	TOCPHA	TOCPHB	TOCPHG	TOCPHD	VITK	THIA	RIBF	NIA	NE	VITB6A	VITB12	FOL	PANTAC	BIOT	VITC	ALC	NACL_EQ	
0.06	0.01	14	74	1	0	2	Tr	Tr	-	Tr	2	6	0.4	0	0	0	(0)	0.15	0.09	18.0	22.0	0.64	5.8	5	0.36	1.4	0	-	0.1	別名：きはだまぐろ、きわだ 切り身（皮なし）
0.04	0.01	14	110	0	0	83	0	0	0	0	83	5	0.8	0	0	0	Tr	0.10	0.05	14.0	19.0	0.85	1.3	8	0.41	1.9	2	-	0.1	別名：まぐろ、ほんまぐろ、しび 切り身（皮なし）
0.04	Tr	-	-	-	-	270	0	0	0	0	270	18.0	1.5	0	0	0	(0)	0.04	0.07	9.8	14.0	0.82	1.0	8	0.47	-	4	-	0.2	別名：まぐろ、ほんまぐろ、しび、とろ 切り身（皮なし）
0.02	Tr	31	79	0	0	840	-	-	-	-	840	4	1.5	-	-	-	-	0.16	0.05	15.0	20.0	0.51	2.5	10	0.27	1.1	2	-	0.1	別名：まぐろ、ほんまぐろ、しび 蓄養を含む 切り身
0.02	Tr	34	88	0	0	900	-	-	-	-	900	4.1	1.8	-	-	-	-	0.16	0.04	14.0	20.0	0.40	3.2	12	0.28	1.3	2	-	0.1	別名：まぐろ、ほんまぐろ、しび 蓄養を含む 切り身
0.02	0.01	38	91	0	0	990	-	-	-	-	990	4.3	1.9	-	-	-	-	0.17	0.04	15.0	20.0	0.31	3.4	11	0.27	1.3	2	-	0.1	別名：まぐろ、ほんまぐろ、しび 蓄養を含む 切り身
0.02	0.01	39	94	0	0	970	-	-	-	-	970	4.3	1.8	-	-	-	-	0.19	0.05	18.0	24.0	0.29	3.4	9	0.25	1.4	2	-	0.1	別名：まぐろ、ほんまぐろ、しび 蓄養を含む 切り身
0.02	0.01	42	94	Tr	0	1100	-	-	-	-	1100	5	2.0	-	-	-	-	0.19	0.04	19.0	24.0	0.33	3.3	11	0.33	1.5	2	-	0.1	別名：まぐろ、ほんまぐろ、しび 蓄養を含む 切り身
0.02	0.01	36	90	Tr	0	910	-	-	-	-	910	4.4	1.9	-	-	-	-	0.18	0.05	17.0	23.0	0.42	3.2	10	0.25	1.4	2	-	0.1	別名：まぐろ、ほんまぐろ、しび 蓄養を含む、切り身 植物油（なたね油） 調理による脂質の増減：第1章表14参照
0.04	0.04	33	88	0	1	820	-	-	-	-	820	4.1	2.5	-	-	-	-	0.17	0.06	15.0	20.0	0.25	3.1	6	0.30	1.5	1	-	0.1	別名：まぐろ、ほんまぐろ、しび 蓄養を含む 切り身 植物油（なたね油） 調理による脂質の増減：第1章表13参照
0.05	0.01	12	71	1	0	4	0	0	0	0	4	7	0.7	0	0	0	(0)	0.13	0.10	21.0	26.0	0.94	2.8	4	0.31	1.2	1	-	0.1	別名：びんちょう、とんぼ、びんながまぐろ 切り身（皮なし）
0.04	0.01	5	73	0	0	6	0	0	0	0	6	4	1.0	0	0	0	(0)	0.03	0.05	11.0	15.0	1.08	2.2	5	0.30	2.2	Tr	-	0.1	別名：インドまぐろ 切り身（皮なし）
0.05	0.01	38	120	1	0	34	0	0	0	0	34	1.5	1.5	0	0	0	(0)	0.10	0.06	11.0	15.0	1.00	1.5	4	0.29	4.4	5	-	0.1	別名：インドまぐろ、とろ 切り身（皮なし）
0.09	0.01	-	-	-	-	61	0	0	0	0	61	12.0	1.2	0	0	0	(0)	0.19	0.19	19.0	(24.0)	0.73	6.9	6	0.59	-	1	-	0.1	くろまぐろの幼魚 別名：まめじ 切り身（皮なし）
0.03	Tr	18	75	Tr	0	17	0	0	0	0	17	3.6	0.9	0	0	0	Tr	0.09	0.05	15.0	20.0	0.76	1.4	5	0.15	1.5	1	-	0.1	別名：ばちまぐろ、めばちまぐろ 切り身（皮なし）
0.03	Tr	42	74	Tr	0	37	0	Tr	0	Tr	37	8.1	2.0	0	Tr	0	1	0.07	0.05	13.0	18.0	0.80	1.0	5	0.17	1.5	1	-	0.3	別名：ばちまぐろ、めばちまぐろ、とろ 切り身（皮なし）
0.05	0.01	-	-	-	-	10	0	0	0	0	10	3	0.4	0	0	0	(0)	0.01	0.04	9.5	(13.0)	0.26	1.1	4	0.13	-	0	-	0.5	別名：ツナ缶 原料：きはだ 液汁を含んだもの
0.04	0.02	-	-	-	-	Tr	-	-	-	(0)	(Tr)	2	0.4	0	0	0	0.7	0.07	0.03	11.0	(15.0)	0.15	1.4	7	0.13	-	(0)	-	0.7	別名：ツナ缶 原料：びんなが 液汁を含んだもの
0.12	0.13	-	-	-	-	Tr	-	-	-	(0)	(Tr)	5	0.7	0	0	0	0.7	0.07	0.03	8.0	(12.0)	0.23	3.7	13	0.23	-	(0)	-	1.9	別名：ツナ缶 液汁を含んだもの
0.04	0.01	-	-	-	-	8	0	0	0	0	8	2	2.8	0.4	17.0	6.1	44	0.01	0.03	8.8	(12.0)	0.26	1.1	3	0.09	-	0	-	0.9	別名：ツナ缶 原料：きはだ 液汁を含んだもの
0.03	0.02	-	-	-	-	Tr	-	-	-	(0)	(Tr)	4	8.3	0.1	7.6	0	0	0.05	0.13	12.0	(16.0)	0.15	2.0	2	0.12	-	(0)	-	0.9	別名：ツナ缶 原料：びんなが 液汁を含んだもの
0.01	0.01	-	-	-	-	1800	0	0	0	0	1800	17.0	2.2	0	0	0	1	0.02	0.08	0.9	(3.3)	0.04	0.6	5	0.29	-	Tr	-	0.2	別名：メロ、おおくち、マゼランあいなめ 切り身
0.02	0.01	-	-	-	-	90	0	0	0	0	90		1.4	0	0	0	0	0.13	0.22	3.6	(6.9)	0.30	1.4	7	1.37	-	1	-	0.4	廃棄部位：頭部、内臓、骨、ひれ等（三枚下ろし）
0.05	0.03	-	-	-	-	55	-	-	-	(0)	55	7	1.9	0	0	0	(0)	0.06	0.20	7.5	(11.0)	0.50	6.5	4	0.85	-	1	-	0.3	別名：バラクータ、みなみおおすみやき、おおしびかます 切り身
0.04	0.02	-	-	-	-	6	-	-	-	(0)	6	7	0.8	0	0	0	(0)	0.03	0.27	1.7	(4.7)	0.09	1.6	11	0.44	-	0	-	0.6	切り身
0.03	0.01	-	-	-	-	8	-	-	-	(0)	8	4	0.3	0	0	0	(0)	0.03	0.16	2.4	5.5	0.10	1.9	6	0.31	-	Tr	-	0.2	切り身 (魚体全体から調理する場合、廃棄率：50%、廃棄部位：頭部、内臓、骨、ひれ等)
0.03	0.01	-	-	-	-	11	-	-	-	(0)	11	3.6	0.6	0	0	0	(0)	0.04	0.16	2.8	(6.9)	0.13	2.5	4	0.25	-	Tr	-	0.2	切り身

10 魚介類

可食部 100 g 当たり

食品番号	索引番号	食品名	廃棄率	エネルギー		水分	たんぱく質		脂質			炭水化物						有機酸	灰分	無機質						
							アミノ酸組成によるたんぱく質	たんぱく質	脂肪酸のトリアシルグリセロール当量	コレステロール	脂質	利用可能炭水化物		差引き法による利用可能炭水化物	食物繊維総量	糖アルコール	炭水化物			ナトリウム	カリウム	カルシウム	マグネシウム	リン	鉄	亜鉛
												利用可能炭水化物（単糖当量）	利用可能炭水化物（質量計）													
		単位	%	kJ	kcal	(................. g ....)				mg		(................................ g ....)								(.......................... mg ....)						
		成分識別子	REFUSE	ENERC	ENERC_KCAL	WATER	PROTCAA	PROT-	FATNLEA	CHOLE	FAT-	CHOAVLM	CHOAVL	CHOAVLDF-	FIB-	POLYL	CHOCDF-	OA	ASH	NA	K	CA	MG	P	FE	ZN
10270	1480	＜魚類＞ めじな 生	0	476	113	74.7	(16.0)	19.4	3.4	56	4.5	(0.1)	(0.1)	4.5 *	(0)	-	0.1	-	1.3	91	380	27	30	240	0.3	0.9
10271	1481	＜魚類＞ めばる 生	55	423	100	77.2	15.6	18.1	2.8	75	3.5	(Tr)	(Tr)	3.2 *	(0)	-	Tr	-	1.2	75	350	80	27	200	0.4	0.4
10272	1482	＜魚類＞ メルルーサ 生	5	309	73	81.1	14.6	17.0	0.5	45	0.6	(Tr)	(Tr)	2.5 *	(0)	-	Tr	-	1.2	140	320	12	38	150	0.2	0.4
10273	1483	＜魚類＞ やつめうなぎ 生	55	1018	245	61.5	-	15.8	18.8	150	21.8	(0.2)	(0.2)	3.2 *	(0)	-	0.2	-	0.7	49	150	7	15	180	2.0	1.6
10274	1484	＜魚類＞ やつめうなぎ 干しやつめ	20	1880	449	14.3	-	50.3	24.3	480	31.2	(0.5)	(0.5)	7.4 *	(0)	-	-	-	3.7	130	650	16	49	240	32.0	5.9
10275	1485	＜魚類＞ やまめ 養殖 生	45	453	108	75.6	-	18.4	3.7	65	4.3	(0.3) *	(0.3)	0.9	(0)	-	0.3	-	1.4	50	420	85	28	280	0.5	0.8
10276	1486	＜魚類＞ わかさぎ 生	0	300	71	81.8	11.8	14.4	1.2	210	1.7	(0.1)	(0.1)	3.1 *	(0)	-	0.1	-	2.0	200	120	450	25	350	0.9	2.0
10277	1487	＜魚類＞ わかさぎ つくだ煮	0	1302	308	19.3	-	28.7	3.6	450	5.5	-	-	40.1 *	(0)	-	38.2	-	8.3	1900	480	970	69	780	2.6	4.4
10278	1488	＜魚類＞ わかさぎ あめ煮	0	1276	301	21.0	-	26.3	2.8	400	5.1	-	-	42.7 *	(0)	-	40.4	-	7.2	1600	410	960	66	740	2.1	5.2
10279	1489	＜貝類＞ あかがい 生	75	296	70	80.4	10.6	13.5	0.1	46	0.3	(3.5)	(3.2)	6.6 *	(0)	-	3.5	-	2.3	300	290	40	55	140	5.0	1.5
10280	1490	＜貝類＞ あげまき 生	35	189	44	87.1	(5.9)	8.1	0.3	38	0.6	(2.0)	(1.8)	4.5 *	(0)	-	2.0	-	2.2	600	120	66	49	120	4.1	1.5
10281	1491	＜貝類＞ あさり 生	60	115	27	90.3	4.6	6.0	0.1	40	0.3	(0.4)	(0.4)	2.0 *	(0)	-	0.4	-	3.0	870	140	66	100	85	3.8	1.0
10282	1492	＜貝類＞ あさり つくだ煮	0	927	218	38.0	(16.1)	20.8	1.0	61	2.4	-	-	36.2 *	(0)	-	30.1	-	8.7	2900	270	260	79	300	19.0	2.8
10283	1493	＜貝類＞ あさり 缶詰 水煮	0	433	102	73.2	(15.7)	20.3	0.9	89	2.2	(1.9)	(1.7)	7.8 *	(0)	-	1.9	-	2.4	390	9	110	46	260	30.0	3.4
10284	1494	＜貝類＞ あさり 缶詰 味付け	0	528	124	67.2	(12.8)	16.6	0.9	77	1.9	-	-	16.3 *	(0)	-	11.5	-	2.8	640	35	87	44	180	28.0	3.2
10427	1495	＜貝類＞ あわび くろあわび 生	55	324	76	79.5	11.2	14.3	0.3	110	0.8	3.7	3.3	7.2 *	(0)	-	3.6	0.1	1.7	430	160	25	69	82	2.2	-
10428	1496	＜貝類＞ あわび まだかあわび 生	55	316	74	80.0	(11.5)	14.6	0.1	100	0.4	(3.3)	(2.9)	6.8 *	(0)	-	3.3	-	1.5	330	250	21	58	130	1.8	-
10429	1497	＜貝類＞ あわび めがいあわび 生	55	315	74	80.1	8.8	12.2	0.1	110	0.3	(6.8)	(6.1)	9.4 *	(0)	-	6.8	-	1.4	320	230	19	50	110	0.7	-
10286	1498	＜貝類＞ あわび 干し	0	1090	257	27.9	(27.0)	38.0	0.6	390	1.6	(23.8)	(21.4)	35.8 *	(0)	-	23.8	-	8.7	2900	490	39	110	300	2.0	1.6
10287	1499	＜貝類＞ あわび 塩辛	0	393	93	72.5	(10.5)	14.8	2.6	190	3.9	(1.4)	(1.3)	7.0 *	(0)	-	1.4	-	7.4	2600	180	55	88	160	34.0	2.2
10288	1500	＜貝類＞ あわび 水煮缶詰	0	359	85	77.2	(13.8)	19.4	0.3	140	0.4	(1.0)	(0.9)	6.8 *	(0)	-	1.0	-	2.0	570	130	20	58	230	1.8	0.6
10289	1501	＜貝類＞ いがい 生	60	269	63	82.9	7.5	10.3	1.6	47	1.6	3.1	2.8	6.6 *	(0)	-	3.2	Tr	2.2	540	230	43	73	160	3.5	1.0
10290	1502	＜貝類＞ いたやがい 養殖 生	65	231	55	84.9	(7.8)	10.8	0.4	33	0.8	(1.5)	(1.4)	4.9 *	(0)	-	1.5	-	2.0	450	260	48	74	170	2.0	6.1
10291	1503	＜貝類＞ エスカルゴ 水煮缶詰	0	318	75	79.9	(11.9)	16.5	0.4	240	1.0	(0.8)	(0.7)	6.0 *	(0)	-	0.8	-	1.8	260	5	400	37	130	3.9	1.5
10292	1504	＜貝類＞ かき 養殖 生	75	245	58	85.0	4.9	6.9	1.3	38	2.2	2.5	2.3	6.7 *	(0)	-	4.9	0.1	2.1	460	190	84	65	100	2.1	14.0
10293	1505	＜貝類＞ かき 養殖 水煮	0	378	90	78.7	7.3	9.9	2.2	60	3.6	7.1	6.5	10.1 *	(0)	-	7.1	0.1	1.7	350	180	59	42	140	2.9	18.0
10430	1506	＜貝類＞ かき 養殖 フライ	0	1076	256	46.6	5.5	7.6	10.0	36	11.1	15.6	14.2	36.0 *	-	-	32.9	0.1	1.8	380	180	67	53	110	1.8	12.0
10294	1507	＜貝類＞ かき くん製油漬缶詰	0	1196	288	51.2	-	12.5	21.7	110	22.6	(11.2) *	(10.1)	12.1	(0)	-	11.2	-	2.5	300	140	35	42	260	4.5	25.0
10295	1508	＜貝類＞ さざえ 生	85	353	83	78.0	14.2	19.4	0.1	140	0.4	(0.8)	(0.7)	6.3 *	(0)	-	0.8	-	1.4	240	250	22	54	140	0.8	2.2
10296	1509	＜貝類＞ さざえ 焼き	85	387	91	75.6	(15.2)	21.3	0.1	170	0.4	(0.9)	(0.8)	7.2 *	(0)	-	0.9	-	1.8	280	220	19	67	120	0.9	2.5
10318	1510	＜貝類＞ さるぼう 味付け缶詰	0	526	124	66.1	-	15.9	1.3	110	2.2	(12.9) *	(11.6)	13.8	(0)	-	12.9	-	2.9	870	55	60	41	140	11.0	4.1
10297	1511	＜貝類＞ しじみ 生	75	230	54	86.0	5.8	7.5	0.6	62	1.4	(4.5)	(4.1)	6.4 *	(0)	-	4.5	-	1.2	180	83	240	10	120	8.3	2.3
10413	1512	＜貝類＞ しじみ 水煮	80	403	95	76.0	12.3	15.4	1.2	130	2.7	(5.5)	(5.0)	8.7 *	(0)	-	5.5	-	1.8	100	66	250	11	200	15.0	4.0
10298	1513	＜貝類＞ たいらがい 貝柱 生	0	401	94	75.2	(15.8)	21.8	0.1	23	0.2	(1.5)	(1.4)	7.7 *	(0)	-	1.5	-	1.3	260	260	16	36	150	0.6	4.3
10299	1514	＜貝類＞ たにし 生	30	308	73	78.8	(9.4)	13.0	0.3	72	1.1	(3.6)	(3.2)	7.9 *	(0)	-	3.6	-	3.5	23	70	1300	77	140	19.0	6.2
10300	1515	＜貝類＞ つぶ 生	0	347	82	78.2	13.6	17.8	0.1	110	0.2	(2.3)	(2.1)	6.6 *	(0)	-	2.3	-	1.5	380	160	60	92	120	1.3	1.2

可 食 部 100 g 当 た り

銅	マンガン	ヨウ素	セレン	クロム	モリブデン	レチノール	α-カロテン	β-カロテン	β-クリプトキサンチン	β-カロテン当量	レチノール活性当量	ビタミンD	α-トコフェロール	β-トコフェロール	γ-トコフェロール	δ-トコフェロール	ビタミンK	ビタミンB₁	ビタミンB₂	ナイアシン	ナイアシン当量	ビタミンB₆	ビタミンB₁₂	葉酸	パントテン酸	ビオチン	ビタミンC	アルコール	食塩相当量	備考
(mg)						(μg)						μg	(mg)				μg	(mg)					(μg)		mg	μg	mg	(g)		
CU	MN	ID	SE	CR	MO	RETOL	CARTA	CARTB	CRYPXB	CARTBEQ	VITA_RAE	VITD	TOCPHA	TOCPHB	TOCPHG	TOCPHD	VITK	THIA	RIBF	NIA	NE	VITB6A	VITB12	FOL	PANTAC	BIOT	VITC	ALC	NACLEQ	
0.03	0.01	-	-	-	-	55	0	0	0	0	55	1	0.8	0	0	0	(0)	0.05	0.38	2.7	(6.2)	0.16	1.8	2	0.44	-	0	-	0.2	別名：ぐれ 切り身 (魚体全体から調理する場合、廃棄率：55%、廃棄部位：頭部、内臓、骨、ひれ等)
0.05	-	-	-	-	-	11	-	-	-	(0)	11	1	1.5	0	0	0	(0)	0.07	0.17	1.6	5.0	0.11	1.5	5	0.37	-	2	-	0.2	廃棄部位：頭部、内臓、骨、ひれ等（三枚下ろし）
0.02	0.01	-	-	-	-	5	-	-	-	(0)	5	1	1.3	0	0	0	(0)	0.04	0.04	1.0	4.1	0.07	0.8	5	0.32	-	Tr	-	0.4	別名：ヘイク 切り身 廃棄部位：皮
0.15	0.03	-	-	-	-	8200	0	0	0	0	8200	3	3.8	0	0	0	(0)	0.25	0.85	3.0	(4.3)	0.20	4.9	19	1.18	-	2	-	0.1	試料：かわやつめ 廃棄部位：頭部、内臓、骨、ひれ等
1.80	0.10	-	-	-	-	1900	0	0	0	0	1900	12.0	2.4	0	0	0	(0)	0.33	1.69	7.0	15.0	0.14	55.0	100	5.76	-	(0)	-	0.3	試料：かわやつめ 内臓を含んだもの 廃棄部位：頭部、皮等
0.04	0.01	-	-	-	-	15	-	-	-	Tr	15	8	2.2	0	0	0	(0)	0.15	0.16	3.8	(6.9)	0.22	6.6	13	1.48	-	3	-	0.1	別名：やまべ 廃棄部位：頭部、内臓、骨、ひれ等（三枚下ろし）
0.19	0.13	29	22	1	1	99	0	2	0	2	99		0.7	0	0	Tr	Tr	0.01	0.14	1.6	4.0	0.17	7.9	21	0.51	4.0	1	-	0.5	
0.11	1.74	-	-	-	-	460	0	15	34	32	460	8	4.2	0	0	0	(0)	0.24	0.32	3.4	(8.3)	0.06	9.4	59	0.77	-	Tr	-	4.8	
0.08	2.29	-	-	-	-	420	0	16	75	53	420	9	3.6	0	0	0	(0)	0.28	0.35	3.6	(8.1)	0.06	11.0	52	0	-	0	-	4.1	
0.06	-	-	-	-	-	30	-	-	-	60	35	(0)	0.9	0	0	0	1	0.20	0.20	2.5	4.6	0.10	59.0	20	1.02	-	2	-	0.8	廃棄部位：貝殻及び内臓
0.40	0.20	-	-	-	-	20	0	85	0	85	27	1	0.30	0	0	0	(0)	0.30	0.14	1.3	(2.5)	0.04	59.0	11	0.37	-	0	-	1.5	廃棄部位：貝殻
0.06	0.10	55	38	4	9	2	1	21	0	22	4	0	0.4	0	0	0	Tr	0.02	0.16	1.4	2.4	0.04	52.0	11	0.39	23.0	1	-	2.2	廃棄部位：貝殻
0.18	0.94	-	-	-	-	26	25	190	0	200	43	(0)	1.4	0	0	0	4	0.02	0.18	1.1	(4.4)	0.09	15.0	42	0.40	-	0	-	7.4	
0.29	1.24	-	-	-	-	3	-	-	-	35	6	(0)	2.7	0.1	0	0	3	Tr	0.09	0.8	(4.0)	0.01	64.0	10	-	-	(0)	-	1.0	液汁を除いたもの
0.24	1.23	-	-	-	-	3	-	-	-	36	6	(0)	2.3	0	0	0	4	Tr	0.06	1.2	(3.9)	0.01	36.0	1	-	-	(0)	-	1.6	液汁を除いたもの
-	0.01	200	8	6	15	0	0	17	0	17	1	(0)	0.3	0	0	0	-	0.15	0.09	0.8	2.6	0.02	0.4	20	2.44	1.2	1	-	1.1	廃棄部位：貝殻及び内蔵
-	0.01	190	8	5	14	0	0	28	0	28	2	(0)	1.1	0	0	0	-	0.02	0.16	1.5	(3.4)	0.02	0.4	22	2.05	1.1	2	-	0.8	廃棄部位：貝殻及び内蔵
-	0.01	190	8	5	14	0	0	9	0	9	1	(0)		0	0	0	-	0.16	0.16	1.4	2.5	0.02	0.4	29	1.71	1.1	1	-	0.8	廃棄部位：貝殻及び内蔵
0.74	0.05	-	-	-	-	0	-	45	2	47	4	(0)	1.2	0	0	0	3	0.36	0.11	3.3	(8.2)	0.05	2.4	87	0.71	-	Tr	-	7.4	
0.25	0.11	-	-	-	-	Tr	-	-	-	700	58	(0)	2.5	0	0	0	92	0.20	0.70	1.5	(3.4)	0.10	12.0	130	1.13	-	(0)	-	6.6	
0.42	0.02	-	-	-	-	Tr	-	-	-	Tr	Tr	(0)	1.5	0	0	0	-	0.04	0.04	1.2	(3.5)	0.02	0.7	3	0.23	-	(0)	-	1.4	液汁を除いたもの
0.05	0.86	65	37	5	9	34	-	-	-	Tr	34	(0)	1.1	0	0	0	Tr	0.01	0.37	1.4	3.7	0.05	10.0	42	0.63	6.4	5	-	1.4	別名：ムール貝 廃棄部位：貝殻、足糸等
0.10	4.90	-	-	-	-	5	-	9	-	9	1	(0)	0.4	0	0	0	(0)	0	0.20	1.4	(2.9)	0.07	13.0	14	0.24	-	Tr	-	1.1	別名：しゃくしがい 廃棄部位：貝殻
3.07	0.38	-	-	-	-	0	-	-	-	0	(0)	0	0.6	0	0	0	5	0	0.09	0	(2.3)	0	1	1	0	-	0	-	0.7	液汁を除いたもの
1.04	0.39	67	46	3	4	24	1	6	0	6	24	0.1	1.3	0	Tr	0	0	0.07	0.14	1.5	2.6	0.07	23.0	39	0.54	4.8	3	-	1.2	試料：まがき 廃棄部位：貝殻
1.44	0.37	71	62	4	5	42	1	10	0	11	43	0.1	2.9	0	0	0	0	0.07	0.15	1.5	3.3	0.07	24.0	31	0.41	7.4	3	-	0.9	試料：まがき むき身
0.87	0.37	50	44	3	6	18	1	11	0	12	19	0.1	3.1	0.1	4.0	0.2	0	0.07	0.16	1.4	2.6	0.07	30.0	33	0.39	4.4	2	-	1.0	試料：まがき むき身 調理による脂質の増減：第1章表13参照
2.81	1.03	-	-	-	-	Tr	-	-	-	2	Tr	(0)	9.5	0	6.7	0.9	0	0.05	0.09	0	(3.5)	0.07	32.0	25	0.56	-	(0)	-	0.8	試料：まがき 液汁を含んだもの
0.39	0.02	97	19	6	5	Tr	44	340	11	360	31	(0)	2.3	0	0	0	3	0.04	0.09	1.7	4.1	0.05	1.3	16	0.24	1.9	1	-	0.6	廃棄部位：貝殻及び内臓
0.73	0.03	-	-	-	-	Tr	64	490	16	530	44	(0)	2.8	0	0	0	2	0.04	0.10	1.5	(4.1)	0.06	1.1	22	0.30	-	1	-	0.7	廃棄部位：貝殻及び内臓
0.13	1.39	-	-	-	-	Tr	-	-	-	90	8	(0)	2.5	0	0	0	2	0.01	0.07	1.6	(4.1)	0.04	25.0	11	0.19	-	(0)	-	2.2	別名：もがい、赤貝（さるぼう）味付け缶詰 液汁を除いたもの
0.41	2.78	-	-	-	-	25	13	97	1	100	33	0.2	1.7	0	0	0	2	0.02	0.44	3.1		0.10	68.0	26	0.53	-	2	-	0.4	廃棄部位：貝殻
0.61	7.30	-	-	-	-	57	29	220	1	230	76	0.6	3.9	0	0	0	5	0.02	0.57	1.5	5.0	0.05	82.0	37	0.35	-	2	-	0.3	廃棄部位：貝殻
0.01	0.03	-	-	-	-	Tr	-	-	-	Tr	Tr	(0)	0.8	0	0	0	1	0.09	0.09	1.4	(4.6)	0.06	-	25	0.51	-	1	-	0.7	別名：たいらぎ（標準和名）
1.90	2.10	-	-	-	-	15	-	-	-	960	95	(0)	0.5	0	0	0	1	0.11	0.32	2.0	(3.8)	0.05	18.0	28	0.52	-	Tr	-	0.1	試料：まるたにし、ひめたにし 廃棄部位：貝殻
0.06	0.04	-	-	-	-	0	-	-	-	19	2	(0)	1.8	0	0	0	(0)	Tr	0.12	0.9	3.4	0.11	6.5	15	0.59	-	Tr	-	1.0	別名：ばい 試料：えぞぼら、ひめえぞぼら、えぞばい むき身 （貝全体の場合、廃棄率：70%、廃棄部位：貝殻及び内臓）

10 魚介類

可食部 100 g 当たり

食品番号	索引番号	食品名	廃棄率	エネルギー		水分	たんぱく質 アミノ酸組成による	たんぱく質	脂肪酸のトリアシルグリセロール当量	コレステロール	脂質	利用可能炭水化物(単糖当量)	利用可能炭水化物(質量計)	差引き法による利用可能炭水化物	食物繊維総量	糖アルコール	炭水化物	有機酸	灰分	ナトリウム	カリウム	カルシウム	マグネシウム	リン	鉄	亜鉛
		単位	%	kJ	kcal	(.....g.....)				mg		(.................g.................)								(.............................mg.............................)						
		成分識別子	REFUSE	ENERC	ENERC_KCAL	WATER	PROTCAA	PROT-	FATNLEA	CHOLE	FAT-	CHOAVLM	CHOAVL	CHOAVLDF-	FIB-	POLYL	CHOCDF-	OA	ASH	NA	K	CA	MG	P	FE	ZN
10301	1516	<貝類> とこぶし 生	60	332	78	78.9	(11.6)	16.0	0.1	150	0.4	(3.0)	(2.7)	7.7 *	(0)	-	3.0	-	1.7	260	250	24	55	160	1.8	1.4
10303	1517	<貝類> とりがい 斧足 生	0	343	81	78.6	10.1	12.9	0.1	22	0.3	(6.9)	(6.2)	9.9 *	(0)	-	6.9	-	1.3	100	150	19	43	120	2.9	1.6
10304	1518	<貝類> ばい 生	55	345	81	78.5	(11.8)	16.3	0.2	110	0.6	(3.1)	(2.8)	7.9 *	(0)	-	3.1	-	1.5	220	320	44	84	160	0.7	1.3
10305	1519	<貝類> ばかがい 生	65	238	56	84.6	8.5	10.9	0.2	120	0.5	(2.4)	(2.2)	5.1 *	(0)	-	2.4	-	1.6	300	220	42	51	150	1.1	1.8
10306	1520	<貝類> (はまぐり類) はまぐり 生	60	149	35	88.8	4.5	6.1	0.2	25	0.6	(1.8)	(1.6)	3.7 *	(0)	-	1.8	-	2.8	780	160	130	81	96	2.1	1.7
10307	1521	<貝類> (はまぐり類) はまぐり 水煮	75	337	79	78.6	(10.6)	14.9	0.6	79	1.5	(2.9)	(2.6)	7.8 *	(0)	-	2.9	-	2.3	490	180	130	69	190	3.9	2.5
10308	1522	<貝類> (はまぐり類) はまぐり 焼き	70	299	70	79.8	(9.5)	13.3	0.4	65	1.0	(2.8)	(2.5)	7.2 *	(0)	-	2.8	-	3.1	770	230	140	87	140	3.3	2.4
10309	1523	<貝類> (はまぐり類) はまぐり つくだ煮	0	895	211	40.1	-	27.0	1.2	100	2.8	-	-	23.0 *	(0)	-	21.4	-	8.7	2800	320	120	95	340	7.2	4.2
10310	1524	<貝類> (はまぐり類) ちょうせんはまぐり 生	60	174	41	88.1	4.6	6.5	0.5	27	1.0	1.3	1.2	4.4 *	(0)	-	2.7	0.1	2.3	510	170	160	77	94	5.1	1.2
10311	1525	<貝類> ほたてがい 生	50	279	66	82.3	10.0	13.5	0.4	33	0.9	(1.5)	(1.4)	5.5 *	(0)	-	1.5	-	1.8	320	310	22	59	210	2.2	2.7
10312	1526	<貝類> ほたてがい 水煮	60	379	89	76.8	(12.7)	17.6	0.8	52	1.9	(1.7)	(1.7)	7.9 *	(0)	-	1.9	-	1.8	250	330	24	57	250	2.8	3.1
10313	1527	<貝類> ほたてがい 貝柱 生	0	347	82	78.4	12.3	16.9	0.1	35	0.3	(3.5)	(3.1)	7.9 *	(0)	-	3.5	-	1.3	120	380	7	41	230	0.2	1.5
10414	1528	<貝類> ほたてがい 貝柱 焼き	0	521	123	67.8	18.0	23.8	0.1	52	0.3	(4.6)	(4.2)	12.4 *	(0)	-	4.6	-	1.7	150	480	13	56	320	0.3	2.2
10314	1529	<貝類> ほたてがい 貝柱 煮干し	0	1279	301	17.1	(46.9)	65.7	0.5	150	1.4	(7.6)	(6.8)	27.3 *	(0)	-	7.6	-	8.2	2500	810	34	120	610	1.2	6.1
10315	1530	<貝類> ほたてがい 貝柱 水煮缶詰	0	371	87	76.4	(13.9)	19.5	0.2	62	0.6	(1.5)	(1.4)	7.5 *	(0)	-	1.5	-	2.0	390	250	50	37	170	0.7	2.7
10316	1531	<貝類> ほっきがい 生	65	278	66	82.1	(8.0)	11.1	0.3	51	1.1	(3.8)	(3.4)	7.7 *	(0)	-	3.8	-	1.9	250	260	62	75	160	4.4	1.8
10317	1532	<貝類> みるがい 水管 生	80	325	77	78.9	(13.2)	18.3	0.1	36	0.4	(0.3)	(0.3)	5.6 *	(0)	-	0.3	-	2.1	330	420	55	75	160	3.3	1.0
10319	1533	<えび・かに類> (えび類) あまえび 生	65	358	85	78.2	15.2	19.8	0.7	130	1.5	(0.1)	(0.1)	4.2 *	(0)	-	0.1	-	1.6	300	310	50	42	240	0.1	1.0
10320	1534	<えび・かに類> (えび類) いせえび 生	70	365	86	76.6	17.4	20.9	0.1	93	0.4	(Tr)	(Tr)	3.7 *	(0)	-	Tr	-	2.1	350	400	37	39	330	0.1	1.8
10321	1535	<えび・かに類> (えび類) くるまえび 養殖 生	55	383	90	76.1	18.2	21.6	0.3	170	0.6	(Tr)	(Tr)	3.7 *	(0)	-	Tr	-	1.7	170	430	41	46	310	0.7	1.4
10322	1536	<えび・かに類> (えび類) くるまえび 養殖 ゆで	55	492	116	69.3	(23.3)	28.2	0.3	240	0.5	(Tr)	(Tr)	5.1 *	(0)	-	Tr	-	2.0	200	500	61	57	390	1.0	1.8
10323	1537	<えび・かに類> (えび類) くるまえび 養殖 焼き	55	410	97	74.4	(19.5)	23.5	0.2	200	0.4	(Tr)	(Tr)	4.3 *	(0)	-	Tr	-	1.7	180	400	55	49	330	1.0	1.8
10431	1538	<えび・かに類> (えび類) さくらえび 生	0	331	78	78.9	12.0	16.6	1.2	200	2.0	(0.1)	(0.1)	4.9 *	-	-	0.1	-	3.1	270	310	630	69	330	0.3	1.3
10324	1539	<えび・かに類> (えび類) さくらえび ゆで	0	335	79	75.6	-	18.2		230	1.5	(Tr) *	(Tr)	0.8	-	-	Tr	-	4.7	830	250	690	92	360	0.5	1.4
10325	1540	<えび・かに類> (えび類) さくらえび 素干し	0	1181	278	19.4	-	64.9	2.1	700	4.0	(0.1) *	(0.1)	2.0	-	-	0.1	-	11.6	1200	1200	2000	310	1200	3.2	4.9
10326	1541	<えび・かに類> (えび類) さくらえび 煮干し	0	1047	247	23.2	-	59.1	1.1	700	2.5	(0.1) *	(0.1)	1.5	-	-	0.1	-	15.1	3400	680	1500	260	860	3.0	4.1
10327	1542	<えび・かに類> (えび類) 大正えび 生	55	379	89	76.3	(17.9)	21.7	0.1	160	0.3	(0.1)	(0.1)	4.1 *	(0)	-	0.1	-	1.6	200	360	34	45	300	0.1	1.4
10328	1543	<えび・かに類> (えび類) しばえび 生	50	330	78	79.3	15.7	18.7	0.2	170	0.4	(0.1)	(0.1)	3.3 *	(0)	-	0.1	-	1.5	250	260	56	30	270	1.0	1.0
10415	1544	<えび・かに類> (えび類) バナメイえび 養殖 生	20	348	82	78.6	16.5	19.6	0.3	160	0.6	(0.7)	(0.6)	3.3 *	(0)	-	0.7	-	1.3	140	270	68	37	220	1.4	1.2
10416	1545	<えび・かに類> (えび類) バナメイえび 養殖 天ぷら	10	810	194	62.0	17.1	20.0	9.6	160	10.3	7.1	6.5	9.2 *	(1)	-	6.5	-	1.2	140	250	96	36	200	0.5	1.3
10329	1546	<えび・かに類> (えび類) ブラックタイガー 養殖 生	15	326	77	79.9	(15.2)	18.4	0.1	150	0.3	(0.3)	(0.3)	3.7 *	(0)	-	0.3	-	1.1	150	230	67	36	210	0.2	1.4
10330	1547	<えび・かに類> (えび類) 加工品 干しえび	0	876	207	24.2	-	48.6	1.2	510	2.8	(0.3) *	(0.3)	1.9	-	-	0.3	-	24.1	1500	740	7100	520	990	15.0	3.9
10331	1548	<えび・かに類> (えび類) 加工品 つくだ煮	0	1015	239	31.8	-	25.9	1.3	230	2.2	-	-	31.0 *	(0)	-	30.1	-	10.0	1900	350	1800	110	440	3.9	3.1
10332	1549	<えび・かに類> (かに類) がざみ 生	65	258	61	83.1	(10.7)	14.4	0.1	79	0.3	(0.3)	(0.3)	4.2 *	(0)	-	0.3	-	1.9	360	300	110	60	200	0.3	3.7
10333	1550	<えび・かに類> (かに類) 毛がに 生	70	286	67	81.9	12.1	15.8	0.3	47	0.5	(0.2)	(0.2)	4.1 *	(0)	-	0.2	-	1.6	220	340	61	38	260	0.5	3.3

						可食部 100 g 当 た り																								
無機質						ビタミン																								
						ビタミンA							ビタミンE																	
銅	マンガン	ヨウ素	セレン	クロム	モリブデン	レチノール	α-カロテン	β-カロテン	β-クリプトキサンチン	β-カロテン当量	レチノール活性当量	ビタミンD	α-トコフェロール	β-トコフェロール	γ-トコフェロール	δ-トコフェロール	ビタミンK	ビタミンB1	ビタミンB2	ナイアシン	ナイアシン当量	ビタミンB6	ビタミンB12	葉酸	パントテン酸	ビオチン	ビタミンC	アルコール	食塩相当量	備考
(......mg......)		(..μg..)											(.............. mg ....)				μg	(.............. mg ....)						(...... μg......)	mg	μg	mg	(......g......)		
CU	MN	ID	SE	CR	MO	RETOL	CARTA	CARTB	CRYPXB	CARTBEQ	VITA.RAE	VITD	TOCPHA	TOCPHB	TOCPHG	TOCPHD	VITK	THIA	RIBF	NIA	NE	VITB6A	VITB12	FOL	PANTAC	BIOT	VITC	ALC	NACLEQ	
0.30	0.06	-	-	-	-	0	7	54	0	58	5	(0)	1.3	0	0	0	(0)	0.15	0.14	1.7	(4.0)	0.07	3.2	24	1.57	-	1	-	0.7	廃棄部位：貝殻及び内臓
0.05	0.11	-	-	-	-	Tr	-	-	-	Tr	Tr	(0)	1.2	0	0	0	(0)	0.16	0.06	1.7	3.7	0.04	10.0	18	1.10	-	1	-	0.3	
0.09	0.04	-	-	-	-	0	-	-	-	10	1	(0)	2.2	0	0	0	0	0.03	0.14	1.3	(3.6)	0.11	4.3	14	1.02	-	2	-	0.6	別名：つぶ 試料：ちぢみえぞぼら、おおえっちゅうばい等 廃棄部位：貝殻及び内臓
0.05	0.07	-	-	-	-	4	0	5	0	5	5	(0)	0.8	0	0	0	0	0.14	0.06	2.1	3.8	0.08	7.9	18	0.79	-	1	-	0.8	別名：あおやぎ 廃棄部位：貝殻及び内臓
0.10	0.14	-	-	-	-	7	0	25	0	25	9	(0)	0.6	0	0	0	Tr	0.08	0.16	1.1	2.1	0.08	28.0	20	0.37	-	1	-	2.0	廃棄部位：貝殻
0.23	0.30	-	-	-	-	12	0	50	0	50	16	(0)	2.8	0	0	0	1	0.15	0.27	1.6	(4.1)	0.05	20.0	23	0.45	-	1	-	1.2	廃棄部位：貝殻
0.20	0.30	-	-	-	-	12	0	48	0	48	16	(0)	2.3	0	0	0	Tr	0.13	0.29	1.9	(4.1)	0.12	33.0	27	0.57	-	2	-	2.0	液汁を含んだもの 廃棄部位：貝殻
0.20	1.03	-	-	-	-	Tr	-	-	-	Tr	Tr	(0)	1.9	0	0	0	2	0.02	0.10	1.6	(6.1)	0.11	45.0	49	0.34	-	(0)	-	7.1	
0.11	0.22	27	21	4	6	3	4	28	0	30	6	(0)	0.5	0	0	0	0	0.13	0.12	1.2	2.2	0.07	19.0	21	0.57	13.0	1	-	1.3	廃棄部位：貝殻
0.13	0.12	-	-	-	-	10	1	150	0	150	23	(0)	0.9	0	0	0	1	0.05	0.29	1.7	3.4	0.07	11.0	87	0.66	-	3	-	0.8	廃棄部位：貝殻
0.17	0.12	-	-	-	-	15	2	230	0	230	34	(0)	1.7	0	0	0	1	0.04	0.29	1.9	(4.1)	0.06	18.0	83	0.64	-	2	-	0.6	廃棄部位：貝殻
0.03	0.02	2	18	3	1	1	0	0	0	0	1	(0)	0.5	0	0	0	0	0.01	0.06	1.9	4.1	0.11	1.7	61	0.28	1.7	2	-	0.3	
0.04	0.03	-	-	-	-	1	0	0	0	0	1	(0)	1.1	0	0	0	Tr	0.01	0.08	2.7	5.9	0.14	2.1	41	0.34	-	1	-	0.4	
0.08	0.10	-	-	-	-	Tr	-	-	-	Tr	Tr	(0)	2.5	0	0	0	(0)	0.12	0.30	4.6	(14.0)	0.12	5.2	22	0.75	-	(0)	-	6.4	
0.03	0.07	-	-	-	-	Tr	-	-	-	Tr	Tr	(0)	1.1	0	0	0	(0)	Tr	0.05	1.0	(3.7)	0.09	2.6	7	0	-	(0)	-	1.0	液汁を除いたもの
0.15	0.11	-	-	-	-	6	-	-	-	10	7	(0)	1.4	0	0	0	0	0.01	0.16	1.9	(3.5)	0.12	48.0	45	0.20	-	2	-	0.6	別名：うばがい（標準和名） 廃棄部位：貝殻
0.04	0.16	-	-	-	-	Tr	-	-	-	Tr	Tr	(0)	0.6	0	0	0	0	Tr	0.14	2.0	(4.6)	0.05	9.1	13	0.64	-	1	-	0.8	別名：みるくい（標準和名） 廃棄部位：貝殻及び内臓
0.44	0.02	18	33	Tr	1	3	0	0	0	0	3	(0)	3.4	0	0	0	0	0.02	0.03	1.1	4.4	0.04	2.4	25	0.21	2.1	Tr	-	0.8	別名：ほっこくあかえび（標準和名） 廃棄部位：頭部、殻、内臓、尾部等
0.65	-	-	-	-	-	0	0	0	0	0	0	(0)	3.8	0	0	0	0	0.03	0.03	2.1	5.2	0.14	0.3	15	0.41	-	1	-	0.9	廃棄部位：頭部、殻、内臓、尾部等
0.42	0.02	4	35	0	1	0	0	49	0	49	4	(0)	1.6	0	0	0	0	0.11	0.06	3.8	7.0	0.12	1.9	23	1.11	2.6	Tr	-	0.4	廃棄部位：頭部、殻、内臓、尾部等
0.62	0.03	-	-	-	-	0	0	56	0	56	5	(0)	2.3	0	0	0	0	0.09	0.05	4.5	(8.6)	0.08	2.9	17	1.07	-	Tr	-	0.5	廃棄部位：頭部、殻、内臓、尾部等
0.58	0.02	-	-	-	-	0	0	53	0	53	4	(0)	2.7	0	0	0	0	0.11	0.05	3.6	(7.0)	0.08	2.3	15	1.06	-	1	-	0.5	廃棄部位：頭部、殻、内臓、尾部等
0.90	0.05	110	64	1	3	1	Tr	6	0	6	1	0.1	2.3	0	Tr	0	0	0.10	0.08	2.3	5.1	0.10	4.5	94	0.29	5.2	1	-	0.7	殻付き
2.05	0.09	-	-	-	-	6	0	3	0	3	0	(0)	2.8	0	0	0	0	0.10	0.08	1.1	(4.2)	0.09	4.3	41	0.37	-	0	-	2.1	殻つき
3.34	0.23	-	-	-	-	Tr	-	-	-	(0)	(Tr)	(0)	(7.2)	0	(0.1)	0	0	0.17	0.15	5.5	(17.0)	0.21	11.0	230	1.16	-	0	-	3.0	殻つき
2.61	0.20	-	-	-	-	Tr	-	-	-	(0)	(Tr)	(0)	(3.4)	0	(0.1)	0	0	0.16	0.11	3.5	(14.0)	0.05	3.5	82	0.51	-	0	-	8.6	殻つき
0.61	0.02	-	-	-	-	6	0	4	0	4	6	(0)	1.7	0	0	0	0	0.03	0.04	2.4	(5.8)	0.07	2.1	45	0.61	-	1	-	0.5	別名：こうらいえび（標準和名） 廃棄部位：頭部、殻、内臓、尾部等
0.35	0.11	-	-	-	-	3	0	20	0	20	4	(0)	1.7	0	0	0	0	0.02	0.06	2.2	5.5	0.10	1.1	57	0.38	-	2	-	0.6	廃棄部位：頭部、殻、内臓、尾部等
0.33	0.10	10	27	2	-	0	0	0	0	0	0	(0)	1.7	0	0	0	0	0.04	0.04	3.6	6.8	0.14	1.9	38	0.23	1.9	Tr	-	0.3	廃棄部位：頭部、殻、内臓、尾部等
0.29	0.11	9	28	1	-	0	(0)	16	(0)	16	1	(0)	3.6	0	4.7	0.1	13	0.04	0.04	3.3	6.8	0.10	1.1	34	0.23	1.8	Tr	-	0.3	頭部、殻、内臓等除いたもの 廃棄部位：殻及び尾部 調理による脂質の増減：第1章表13参照
0.39	0.03	4	26	2	1	1	0	0	0	0	1	(0)	1.4	0	0	0	0	0.07	0.03	2.6	(5.5)	0.07	0.9	15	0.59	1.9	Tr	-	0.4	別名：うしえび（標準和名） 無頭、殻つき 廃棄部位：殻及び尾部
5.17	3.93	-	-	-	-	14	0	5	0	5	14	(0)	2.5	0	0	0	0	0.10	0.19	4.3	(12.0)	0.19	11.0	46	0.72	-	0	-	3.8	試料（原材料）：さるえび
1.56	1.24	-	-	-	-	Tr	-	-	-	(0)	(Tr)	(0)	6.3	0	0.2	0	0	0.14	0.11	5.0	(9.1)	0.08	6.3	35	0.65	-	(0)	-	4.8	
1.10	0.06	-	-	-	-	0	0	7	0	7	1	(0)	1.8	0	0	0	0	0.02	0.15	4.2	(6.3)	0.18	4.7	22	0.78	-	Tr	-	0.9	別名：わたりがに 廃棄部位：殻、内臓等
0.47	0.03	-	-	-	-	Tr	-	-	-	(0)	(Tr)	(0)	2.2	0	0	0	0	0.07	0.23	2.3	4.5	0.16	1.9	13	0.41	-	Tr	-	0.6	廃棄部位：殻、内臓等

10 魚介類

可食部 100 g 当たり

食品番号	索引番号	食品名	廃棄率	エネルギー (kJ)	エネルギー (kcal)	水分	たんぱく質 アミノ酸組成による	たんぱく質	脂肪酸のトリアシルグリセロール当量	コレステロール	脂質	利用可能炭水化物 (単糖当量)	利用可能炭水化物 (質量計)	差引き法による利用可能炭水化物	食物繊維総量	糖アルコール	炭水化物	有機酸	灰分	ナトリウム	カリウム	カルシウム	マグネシウム	リン	鉄	亜鉛
成分識別子			REFUSE	ENERC	ENERC_KCAL	WATER	PROTCAA	PROT-	FATNLEA	CHOLE	FAT-	CHOAVLM	CHOAVL	CHOAVLDF-	FIB-	POLYL	CHOCDF-	OA	ASH	NA	K	CA	MG	P	FE	ZN
単位			%	kJ	kcal	(………… g …………)			mg			(………………… g …………………)								(………………… mg …………………)						
10334	1551	<えび・かに類> (かに類) 毛がに ゆで	60	330	78	79.2	(13.7)	18.4	0.3	53	0.5	(0.2)	(0.2)	5.2 *	(0)	-	0.2	-	1.7	240	280	66	39	200	0.6	3.8
10335	1552	<えび・かに類> (かに類) ずわいがに 生	70	249	59	84.0	10.6	13.9	0.2	44	0.4	(0.1)	(0.1)	3.6 *	(0)	-	0.1	-	1.6	310	310	90	42	170	0.5	2.6
10336	1553	<えび・かに類> (かに類) ずわいがに ゆで	55	274	65	82.5	(11.2)	15.0	0.3	61	0.6	(0.1)	(0.1)	4.2 *	(0)	-	0.1	-	1.8	240	240	120	55	150	0.7	3.1
10337	1554	<えび・かに類> (かに類) ずわいがに 水煮缶詰	0	291	69	81.1	(12.1)	16.3	0.4	70	0.4	(0.2)	(0.2)	4.6 *	(0)	-	0.2	-	2.0	670	21	68	29	120	0.5	4.7
10338	1555	<えび・かに類> (かに類) たらばがに 生	70	239	56	84.7	10.1	13.0	0.9	34	0.9	(0.2)	(0.2)	2.9 *	(0)	-	0.2	-	1.8	340	280	51	41	220	0.3	3.2
10339	1556	<えび・かに類> (かに類) たらばがに ゆで	60	328	77	80.0	14.3	17.5	1.5	53	1.5	(0.3)	(0.3)	3.2 *	(0)	-	0.3	-	1.7	310	230	48	51	190	0.2	4.2
10340	1557	<えび・かに類> (かに類) たらばがに 水煮缶詰	0	360	85	77.0	(15.3)	20.6	0.3	60	0.3	(0.1)	(0.1)	5.5 *	(0)	-	0.1	-	2.0	580	90	52	34	220	0.2	6.3
10341	1558	<えび・かに類> (かに類) 加工品 がん漬	0	246	58	54.7	-	8.4	0.4	36	0.4	-	-	5.6 *	-	-	5.4	-	31.1	7500	250	4000	530	200	1.7	2.4
10342	1559	<いか・たこ類> (いか類) あかいか 生	25	343	81	79.3	13.4	17.9	0.8	280	1.5	(Tr)	(Tr)	5.1 *	(0)	-	Tr	-	1.4	200	330	12	46	280	0.1	1.2
10343	1560	<いか・たこ類> (いか類) けんさきいか 生	20	325	77	80.0	(12.7)	17.5	0.4	350	1.0	(0.1)	(0.1)	5.5 *	(0)	-	0.1	-	1.4	210	330	12	46	260	0.1	1.3
10344	1561	<いか・たこ類> (いか類) こういか 生	35	272	64	83.4	10.6	14.9	0.6	210	1.3	(0.1)	(0.1)	4.1 *	(0)	-	0.1	-	1.3	280	220	17	48	170	0.1	1.5
10345	1562	<いか・たこ類> (いか類) するめいか 生	30	321	76	80.2	(13.4)	17.9	0.8	250	0.8	(0.1)	(0.1)	4.7 *	(0)	-	0.1	-	1.3	210	300	11	46	250	0.1	1.5
10346	1563	<いか・たこ類> (いか類) するめいか 水煮	0	415	98	74.6	(16.1)	21.9	0.4	310	0.9	(0.1)	(0.1)	7.5 *	(0)	-	0.1	-	1.4	230	310	14	52	280	0.1	1.8
10347	1564	<いか・たこ類> (いか類) するめいか 焼き	0	460	108	71.8	(17.3)	23.6	0.4	350	1.0	(0.1)	(0.1)	8.9 *	(0)	-	0.1	-	1.6	330	360	14	57	300	0.1	1.9
10417	1565	<いか・たこ類> (いか類) するめいか 胴 皮つき 生	0	329	78	79.8	13.8	18.6	0.7	210	0.7	(0.1)	(0.1)	4.7 *	(0)	-	0.1	-	1.4	200	330	10	48	280	0.1	1.4
10418	1566	<いか・たこ類> (いか類) するめいか 胴 皮なし 生	0	339	80	79.1	13.8	18.6	0.6	180	0.6	(0.1)	(0.1)	5.4 *	(0)	-	0.1	-	1.4	200	340	10	48	270	0.1	1.5
10419	1567	<いか・たこ類> (いか類) するめいか 胴 皮なし 天ぷら	0	734	175	64.9	13.1	16.7	9.8	150	10.8	9.0 *	8.2	10.2	(1)	-	6.3	-	1.2	180	280	26	40	230	0.1	1.3
10420	1568	<いか・たこ類> (いか類) するめいか 耳・足 生	0	317	75	80.8	13.0	16.9	0.6	290	0.9	0	0	4.4 *	(0)	-	0	-	1.3	230	270	13	45	210	0.1	1.6
10348	1569	<いか・たこ類> (いか類) ほたるいか 生	0	310	74	83.0	7.8	11.8	2.3	240	3.5	(0.2)	(0.2)	5.4 *	(0)	-	0.2	-	1.5	270	290	14	39	170	0.8	1.3
10349	1570	<いか・たこ類> (いか類) ほたるいか ゆで	0	386	91	78.1	(11.5)	17.7	1.5	380	2.9	(0.4)	(0.4)	8.1 *	(0)	-	0.4	-	0.9	240	240	22	32	200	1.1	1.9
10350	1571	<いか・たこ類> (いか類) ほたるいか くん製	0	1291	305	23.0	-	43.1	3.4	930	7.5	-	-	25.4 *	(0)	-	21.3	-	5.1	1500	240	55	56	650	10.0	5.2
10351	1572	<いか・たこ類> (いか類) ほたるいか つくだ煮	0	1037	245	39.8	-	27.0	3.8	390	6.7	-	-	25.8 *	(0)	-	22.9	-	3.6	1200	96	26	31	270	2.7	3.3
10352	1573	<いか・たこ類> (いか類) やりいか 生	25	333	79	79.7	13.1	17.6	0.5	320	1.0	(0.4)	(0.4)	5.3 *	(0)	-	0.4	-	1.3	170	300	10	42	280	0.1	1.2
10353	1574	<いか・たこ類> (いか類) 加工品 するめ	0	1290	304	20.2	(50.1)	69.2	1.7	980	4.3	(0.4)	(0.4)	22.1 *	-	-	0.4	-	5.9	890	1100	43	170	1100	0.8	5.4
10354	1575	<いか・たこ類> (いか類) 加工品 さきいか	0	1136	268	26.4	-	45.5	0.8	370	3.1	-	-	19.6 *	(0)	-	17.3	-	7.7	2700	230	23	82	430	1.6	2.8
10355	1576	<いか・たこ類> (いか類) 加工品 くん製	0	856	202	43.5	-	35.2	0.7	280	1.5	-	-	13.6 *	(0)	-	12.8	-	7.0	2400	240	9	34	330	0.7	2.1
10356	1577	<いか・たこ類> (いか類) 加工品 切りいかあめ煮	0	1312	310	22.8	(16.4)	22.7	3.1	360	4.7	-	-	54.0 *	(0)	-	46.1	-	3.7	1100	210	65	81	300	0.8	2.2
10357	1578	<いか・たこ類> (いか類) 加工品 いかあられ	0	1225	289	26.7	(14.5)	20.0	1.1	190	1.8	-	-	55.4 *	(0)	-	49.1	-	2.4	700	230	18	41	260	0.4	1.3
10358	1579	<いか・たこ類> (いか類) 加工品 塩辛	0	480	114	67.3	-	15.2	2.7	230	3.4	-	-	7.2 *	(0)	-	6.5	-	7.6	2700	170	16	48	210	1.1	1.7
10359	1580	<いか・たこ類> (いか類) 加工品 味付け缶詰	0	540	127	66.9	-	21.4	0.7	420	1.8	-	-	8.8 *	(0)	-	7.7	-	2.2	700	110	16	38	220	0.6	2.5
10360	1581	<いか・たこ類> (たこ類) いいだこ 生	0	271	64	83.2	(10.6)	14.6	0.4	150	0.8	(0.1)	(0.1)	4.6 *	(0)	-	0.1	-	1.3	250	200	20	43	190	2.2	3.1
10361	1582	<いか・たこ類> (たこ類) まだこ 生	15	297	70	81.1	11.7	16.4	0.2	150	0.7	(0.1)	(0.1)	5.3 *	(0)	-	0.1	-	1.7	280	290	16	55	160	0.6	1.6
10362	1583	<いか・たこ類> (たこ類) まだこ ゆで	0	387	91	76.2	(15.1)	21.7	0.2	150	0.7	(0.1)	(0.1)	7.2 *	(0)	-	0.1	-	1.3	230	240	19	52	120	0.2	1.8
10432	1584	<いか・たこ類> (たこ類) みずだこ 生	20	258	61	83.5	9.4	13.4	0.4	100	0.9	(0.1)	(0.1)	5.0 *	(0)	-	0.1	-	1.8	430	270	19	60	150	0.1	1.6
10363	1585	<その他> あみ つくだ煮	0	975	230	35.0	-	19.1	1.1	120	1.8	-	-	35.8 *	-	-	35.1	-	9.0	2700	350	490	100	410	7.1	1.7

可食部 100 g 当たり

銅 CU	マンガン MN	ヨウ素 ID	セレン SE	クロム CR	モリブデン MO	レチノール RETOL	α-カロテン CARTA	β-カロテン CARTB	β-クリプトキサンチン CRYPXB	β-カロテン当量 CARTBEQ	レチノール活性当量 VITA_RAE	ビタミンD VITD	α-トコフェロール TOCPHA	β-トコフェロール TOCPHB	γ-トコフェロール TOCPHG	δ-トコフェロール TOCPHD	ビタミンK VITK	ビタミンB$_1$ THIA	ビタミンB$_2$ RIBF	ナイアシン NIA	ナイアシン当量 NE	ビタミンB$_6$ VITB6A	ビタミンB$_{12}$ VITB12	葉酸 FOL	パントテン酸 PANTAC	ビオチン BIOT	ビタミンC VITC	アルコール ALC	食塩相当量 NACL_EQ	備考
(...mg...)						(...............µg...............)						µg	(.........mg.........)				µg	(.............mg.............)						(...µg...)	mg	µg	mg	(...g...)		
0.46	0.02	-	-	-	-	Tr	-	-	-	(0)	(Tr)	(0)	3.7	0	0	0	(0)	0.07	0.23	2.4	(5.1)	0.13	2.5	10	0.40	-	Tr	-	0.6	殻つきでゆでたもの 廃棄部位：殻、内臓等
0.35	0.02	58	97	1	2	Tr	-	-	-	(0)	(Tr)	(0)	2.1	0	0	0	(0)	0.24	0.60	8.0	10.0	0.13	4.3	15	0.48	3.0	Tr	-	0.8	別名：まつばがに 廃棄部位：殻、内臓等
0.56	0.02	-	-	-	-	Tr	-	-	-	(0)	(Tr)	(0)	2.6	0	0	0	(0)	0.21	0.57	6.1	(8.3)	0.11	7.2	9	0.54	-	Tr	-	0.6	別名：まつばがに 殻つきでゆでたもの 廃棄部位：殻、内臓等
0.35	0.10	-	-	-	-	0	-	-	-	(0)	(0)	(0)	2.0	0	0	0	(0)	0	0.03	0.1	(2.5)	Tr	0.2	1	0	-	0	-	1.7	別名：まつばがに 液汁を除いたもの
0.43	0.03	43	25	1		0	0	0	7	7	1	(0)	1.9	0	0	0	(0)	0.05	0.07	2.1	4.3	0.14	5.8	21	0.65	4.9	1	-	0.9	廃棄部位：殻、内臓等
0.41	0.04	62	35	1	2	0	0	0	8	8	1	(0)	3.0	0	0	0	(0)	0.07	0.06	1.8	5.1	0.13	9.9	15	0.48	5.4	Tr	-	0.8	廃棄部位：殻、内臓等 殻つきでゆでたもの
0.58	0.06	-	-	-	-	Tr	-	-	-	(0)	(Tr)	(0)	2.9	0	0	0	(0)	0.02	0.10	0.2	(3.3)	0.04	6.1	4	0.26	-	(0)	-	1.5	液汁を除いたもの
1.36	4.43	-	-	-	-	Tr	-	-	-	Tr	Tr	(0)	1.8	0	0.2	0	1	0.10	0.50	2.0	(3.2)	0.07	2.2	7	0.26	-	(0)	-	19.1	しおまねきの塩辛
0.21	0.02	5	28	1	1	4	0	0	0	0	4	(0)	2.2	0	0	0	(0)	0.01	0.02	2.1	4.7	0.10	2.4	2	0.31	4.0	1	-	0.5	別名：ばかいか、むらさきいか 廃棄部位：内臓等
0.16	0.02	-	-	-	-	7	0	0	0	0	7	(0)	1.6	0	0	0	(0)	0.01	0.02	2.5	(5.0)	0.11	2.5	4	0.28	-	2	-	0.5	廃棄部位：内臓等
0.45	0.02	4	23	0	0	5	Tr	Tr	0	Tr	5	(0)	2.2	Tr	Tr	Tr	(0)	0.03	0.05	1.3	3.3	0.06	1.4	3	0.52	1.6	1	-	0.7	別名：すみいか 廃棄部位：内臓等
0.29	Tr	7	41	Tr	1	13	0	0	0	0	13	0.3	2.1	0	Tr	0	-	0.07	0.05	4.0	(6.5)	0.21	4.9	5	0.34	4.9	1	-	0.5	廃棄部位：内臓等 胴55.9 %、足・耳44.1 %
0.40	0.01	10	42	0	0	16	0	0	0	0	16	0	2.5	0	Tr	0	-	0.05	0.06	4.9	(8.0)	0.23	5.3	5	0.42	5.4	1	-	0.6	内臓等を除き水煮したもの
0.41	Tr	10	46	Tr	-	22	0	0	0	0	22	0	2.9	0	Tr	0	-	0.07	0.07	5.8	(9.1)	0.26	5.4	5	0.44	6.3	1	-	0.8	内臓等を除き焼いたもの
0.27	0.01	6	40	Tr	-	12	(0)	(0)	(0)	(0)	12	0.3	1.9	0	0	0	-	0.06	0.04	5.1	7.8	0.27	4.4	6	0.36	5.3	2	-	0.5	
0.27	0.01	6	38	Tr	-	11	(0)	(0)	(0)	(0)	11	0.2	2.0	0	0	0	-	0.06	0.04	4.7	7.4	0.29	4.3	2	0.31	5.3	2	-	0.5	
0.16	0.06	5	31	Tr	-	10	(0)	(0)	(0)	13	11	0.3	1.9	0	4.0	0.1	6	0.07	0.04	4.1	6.6	0.24	3.8	3	0.31	4.4	1	-	0.4	調理による脂質の増減：第1章表13参照
0.31	0	8	42	Tr	-	15	(0)	(0)	(0)	(0)	15	0.4	2.4	0	Tr	0	-	0.09	0.06	2.6	5.0	0.14	5.6	4	0.32	4.4	1	-	0.6	
3.42	0.05	-	-	-	-	1500	-	-	-	Tr	1500	(0)	4.3	0	0.1	0	Tr	0.19	0.27	2.6	4.6	0.15	14.0	34	1.09	-	5	-	0.7	内臓等を含んだもの
2.97	0.08	-	-	-	-	1900	-	-	-	Tr	1900	(0)	4.5	0	0.1	0	1	0.20	0.30	2.3	(5.3)	0.09	14.0	29	0.64	-	Tr	-	0.6	内臓等を含んだもの
12.00	0.34	-	-	-	-	150	-	-	-	Tr	150	(0)	2.3	0	0.1	0	1	0.40	0.50	4.5	(12.0)	0.04	27.0	25	1.28	-	0	-	3.8	
6.22	0.19	-	-	-	-	690	-	-	-	Tr	690	(0)	1.9	0	0.1	0	1	0.09	0.21	1.3	(5.9)	0.03	17.0	10	0.64	-	0	-	3.0	
0.25	0.02	-	-	-	-	8	0	0	0	0	8	(0)	1.4	0	0	0	(0)	0.04	0.03	3.5	5.9	0.10	1.1	5	0.27	-	2	-	0.4	廃棄部位：内臓等
0.99	0.06	-	-	-	-	22	0	0	0	0	22	(0)	4.4	0	0	Tr	(0)	0.10	0.10	14.0	(24.0)	0.34	12.0	11	1.57	-	0	-	2.3	
0.27	0.07	-	-	-	-	3	0	0	0	(0)	3	(0)	1.7	0	0	0	(0)	0.06	0.09	8.9	(15.0)	0.32	6.9	1	0.47	-	0	-	6.9	
0.26	0.02	-	-	-	-	Tr	-	-	-	(0)	(Tr)	(0)	1.8	0	0	0	(0)	0.15	0.10	9.0	(14.0)	0.10	5.3		0.17	-	0	-	6.1	
0.50	0.12	-	-	-	-	Tr	-	-	-	(0)	(Tr)	(0)	1.9	0	0.3	0	(0)	0.06	0.10	7.0	(10.0)	0.10	10.0	12	0.17	-	(0)	-	2.8	
0.02	0.12	-	-	-	-	Tr	-	-	-	(0)	(Tr)	(0)	1.1	0	0	0	(0)	0.07	0.10	7.0	(9.8)	0.14	3.3	6	0.31	-	(0)	-	1.8	
1.91	0.03	-	-	-	-	200	Tr	Tr	0	1	200	(0)	3.3	0	0.1	0	Tr	Tr	0.10	3.3	(5.5)	0.31	17.0	13	0.61	-	Tr	-	6.9	試料：赤作り
1.12	0.05	-	-	-	-	7	-	-	-	(0)	7	(0)	2.8	0	0.1	0	Tr	0.02	0.07	2.2	(5.2)	0.11	3.8	4	0.20	-	Tr	-	1.8	液汁を除いたもの
2.96	0.06	-	-	-	-	35	0	9	0	9	36	(0)	2.7	0	0.1	0	Tr	0.01	0.08	3.2	(5.3)	0.11	2.0	37	0.70	-	Tr	-	0.6	内臓等を含んだもの
0.30	0.03	-	-	-	-	5	-	-	-	(0)	5	(0)	1.9	0	0	0	Tr	0.03	0.09	2.2	4.3	0.07	1.3	4	0.24	-	Tr	-	0.7	廃棄部位：内臓等
0.43	0.04	8	28	1	1	5	0	0	0	0	5	(0)	1.9	0	0	0	(0)	0.03	0.05	1.9	(4.6)	0.07	1.2	2	0.17	5.6	Tr	-	0.6	内臓等を除きゆでたもの
0.64	0.04	8	46	0	1	4	0	0	0	0	4	0.1	1.1	0	0	0	0	0.04	0.05	1.9	3.7	0.05	0.8	6	0.43	2.4	1	-	1.1	廃棄部位：頭部、内臓
0.97	0.63	-	-	-	-	170	0	16	0	16	170	(0)	4.7	0	0.1	0	7	0.13	0.21	1.8	(4.7)	0.08	7.0	35	0.78	-	0	-	6.9	別名：にほんいさざあみ（標準和名）

10 魚介類

食品番号	索引番号	食品名	廃棄率	エネルギー		水分	たんぱく質		脂質			炭水化物						有機酸	灰分	無機質						
							アミノ酸組成によるたんぱく質	たんぱく質	脂肪酸のトリアシルグリセロール当量	コレステロール	脂質	利用可能炭水化物			食物繊維総量	糖アルコール	炭水化物			ナトリウム	カリウム	カルシウム	マグネシウム	リン	鉄	亜鉛
												利用可能炭水化物(単糖当量)	利用可能炭水化物(質量計)	差引き法による利用可能炭水化物												
		単位	%	kJ	kcal	(..........g..........)			mg	(..........g..........)									(..........mg..........)						
		成分識別子	REFUSE	ENERC	ENERC_KCAL	WATER	PROTCAA	PROT-	FATNLEA	CHOLE	FAT-	CHOAVLM	CHOAVL	CHOAVLDF-	FIB-	POLYL	CHOCDF-	OA	ASH	NA	K	CA	MG	P	FE	ZN
10364	1586	＜その他＞ あみ 塩辛	0	264	62	63.7	(8.6)	12.9	0.6	140	1.1	-	-	5.6 *	-	-	0.8	-	21.5	7800	280	460	82	270	0.5	0.8
10365	1587	＜その他＞ うに 生うに	0	460	109	73.8	11.7	16.0	2.5	290	4.8	(3.3)	(3.0)	9.8 *	(0)	-	3.3	-	2.1	220	340	12	27	390	0.9	2.0
10366	1588	＜その他＞ うに 粒うに	0	726	172	51.8	-	17.2	3.5	280	5.8	-	-	17.9 *	(0)	-	15.6	-	9.6	3300	280	46	63	310	1.1	1.9
10367	1589	＜その他＞ うに 練りうに	0	701	166	53.1	-	13.5	2.9	250	2.9	-	-	23.2 *	(0)	-	22.4	-	8.1	2800	230	38	41	220	1.8	1.3
10368	1590	＜その他＞ おきあみ 生	0	356	84	78.5	10.2	15.0	2.1	60	3.2	(0.2)	(0.2)	6.1 *	-	-	0.2	-	3.1	420	320	360	85	310	0.8	1.0
10369	1591	＜その他＞ おきあみ ゆで	0	327	78	79.8	(9.2)	13.8	2.1	62	3.0	(Tr)	(Tr)	5.6 *	-	-	Tr	-	3.4	620	200	350	110	310	0.6	0.9
10370	1592	＜その他＞ くらげ 塩蔵 塩抜き	0	90	21	94.2	-	5.2	Tr	31	0.1	(Tr) *	(Tr)	0.1	(0)	-	Tr	-	0.5	110	1	2	4	26	0.3	Tr
10371	1593	＜その他＞ しゃこ ゆで	0	375	89	77.2	15.3	19.2	0.8	150	1.7	(0.2)	(0.2)	5.0 *	(0)	-	0.2	-	1.7	310	230	88	40	250	0.8	3.3
10372	1594	＜その他＞ なまこ 生	20	94	22	92.2	3.6	4.6	0.1	1	0.3	(0.5)	(0.5)	1.7 *	(0)	-	0.5	-	2.4	680	54	72	160	25	0.1	0.2
10373	1595	＜その他＞ なまこ このわた	0	227	54	80.2	-	11.4	0.7	3	1.8	(0.5) *	(0.5)	1.6	(0)	-	0.5	-	6.1	1800	330	41	95	170	4.0	1.4
10374	1596	＜その他＞ ほや 生	80	116	27	88.8	-	5.0	0.5	33	0.8	(0.8) *	(0.7)	1.1	(0)	-	0.8	-	4.6	1300	570	32	41	55	5.7	5.3
10375	1597	＜その他＞ ほや 塩辛	0	293	69	79.7	-	11.6	0.6	34	1.1	-	-	4.3 *	(0)	-	3.8	-	3.8	1400	79	14	25	75	3.0	2.5
10376	1598	＜水産練り製品＞ かに風味かまぼこ	0	378	89	75.6	-	12.1	0.4	17	0.5	-	-	9.3 *	(0)	-	9.2	-	2.6	850	76	120	19	77	0.2	0.2
10423	1599	＜水産練り製品＞ 黒はんぺん	0	501	119	70.4	9.5	11.2	2.0	35	2.9	14.0	12.9	15.2 *	(1)	0.1	13.7	-	1.9	560	110	110	17	150	1.0	0.6
10377	1600	＜水産練り製品＞ 昆布巻きかまぼこ	0	353	83	76.4	-	8.9	0.3	17	0.5	-	-	11.2 *	-	-	11.0	-	3.2	950	430	70	39	55	0.3	0.2
10378	1601	＜水産練り製品＞ す巻きかまぼこ	0	378	89	75.8	-	12.0	0.6	19	0.8	-	-	8.9 *	(0)	-	8.7	-	2.7	870	85	25	13	60	0.2	0.2
10379	1602	＜水産練り製品＞ 蒸しかまぼこ	0	394	93	74.4	11.2	12.0	0.5	15	0.9	-	-	11.0 *	(0)	-	9.7	-	3.0	1000	110	25	14	60	0.3	0.2
10380	1603	＜水産練り製品＞ 焼き抜きかまぼこ	0	434	102	72.8	-	16.2	0.8	27	1.0	-	-	7.6 *	(0)	-	7.4	-	2.6	930	100	25	16	60	0.2	0.2
10381	1604	＜水産練り製品＞ 焼き竹輪	0	506	119	69.9	-	12.2	1.7	25	2.0	-	-	13.8 *	(0)	-	13.5	-	2.4	830	95	15	15	110	1.0	0.3
10382	1605	＜水産練り製品＞ だて巻	0	800	190	58.8	-	14.6	6.3	180	7.5	-	-	18.8 *	(0)	-	17.6	-	1.5	350	110	25	11	120	0.6	0.6
10383	1606	＜水産練り製品＞ つみれ	0	440	104	75.4	-	12.0	2.6	40	4.3	-	-	8.2 *	(0)	-	6.5	-	1.8	570	180	60	17	120	1.0	0.6
10384	1607	＜水産練り製品＞ なると	0	339	80	77.8	-	7.6	0.3	17	0.4	-	-	11.7 *	(0)	-	11.6	-	2.6	800	160	15	11	110	0.5	0.2
10385	1608	＜水産練り製品＞ はんぺん	0	396	93	75.7	-	9.9	0.9	15	1.0	-	-	11.5 *	(0)	-	11.4	-	2.0	590	160	15	13	110	0.5	0.1
10386	1609	＜水産練り製品＞ さつま揚げ	0	571	135	67.5	-	12.5	3.0	20	3.7	-	-	14.6 *	(0)	-	13.9	-	2.4	730	60	60	14	70	0.8	0.3
10387	1610	＜水産練り製品＞ 魚肉ハム	0	653	155	66.0	-	13.4	6.1	28	6.7	-	-	11.7 *	(0)	-	11.1	-	2.8	900	110	45	15	50	1.0	0.7
10388	1611	＜水産練り製品＞ 魚肉ソーセージ	0	662	158	66.1	10.3	11.5	6.5	30	7.2	-	-	14.5 *	(0)	-	12.6	-	2.6	810	70	100	11	200	1.0	0.4

可食部 100 g 当たり																														
無機質						ビタミン																								備考
銅	マンガン	ヨウ素	セレン	クロム	モリブデン	レチノール	α-カロテン	β-カロテン	β-クリプトキサンチン	β-カロテン当量	レチノール活性当量	ビタミンD	α-トコフェロール	β-トコフェロール	γ-トコフェロール	δ-トコフェロール	ビタミンK	ビタミンB1	ビタミンB2	ナイアシン	ナイアシン当量	ビタミンB6	ビタミンB12	葉酸	パントテン酸	ビオチン	ビタミンC	アルコール	食塩相当量	
CU	MN	ID	SE	CR	MO	RETOL	CARTA	CARTB	CRYPXB	CARTBEQ	VITA.RAE	VITD	TOCPHA	TOCPHB	TOCPHG	TOCPHD	VITK	THIA	RIBF	NIA	NE	VITB6A	VITB12	FOL	PANTAC	BIOT	VITC	ALC	NACL_EQ	
0.70	0.13	-	-	-	-	65	0	0	0	0	65	(0)	2.4	0	0	0	0	0.07	0.07	1.8	(3.8)	0.09	2.7	22	0.61	-	0	-	19.8	別名：にほんいさざあみ（標準和名）
0.05	0.05	-	-	-	-	0	63	650	23	700	58	(0)	3.6	0	Tr	0	27	0.10	0.44	1.1	4.4	0.15	1.3	360	0.72	-	3	-	0.6	試料：むらさきうに、ばふんうに 生殖巣のみ （うに全体の場合、廃棄率：95%、廃棄部位：殻等）
0.10	0.05	-	-	-	-	Tr	-	-	-	1000	83	(0)	3.6	0.1	4.9	4.1	22	0.14	0.65	1.4	(4.9)	0.07	5.4	98	1.32	-	0	-	8.4	
0.06	0.05	-	-	-	-	Tr	-	-	-	300	25	(0)	4.4	0.3	7.7	3.8	15	Tr	0.30	0.7	(3.5)	0.06	4.8	87	1.22	-	0	-	7.1	
2.30	0.15	-	-	-	-	180	-	-	-	16	180	(0)	2.5	0	0	0	(0)	0.15	0.26	1.9	4.2	0.09	6.2	49	0.50	-	2	-	1.1	試料：なんきょくおきあみ、冷凍品（殻つき）
1.83	0.11	-	-	-	-	150	-	-	-	13	150	(0)	2.2	0	0	0	(0)	0.21	0.25	1.4	(3.5)	0.07	4.0	36	0.30	-	1	-	1.6	試料：なんきょくおきあみ 海水でゆでた後冷凍したもの
0.06	Tr	-	-	-	-	0	0	0	0	0	0	(0)	0	0	0	0	(0)	Tr	0.01	0	0.9	0	0.2	3	0	-	0	-	0.3	
3.46	0.13	-	-	-	-	180	0	15	0	15	180	(0)	2.8	0	0	0	(0)	0.26	0.13	1.2	4.8	0.06	13.0	15	0.30	-	0	-	0.8	ゆでしゃこ（むきみ）
0.04	0.03	78	37	2	3	0	0	5	0	5	Tr	(0)	0.4	0	0	0	(0)	0.05	0.02	0.1	0.7	0.04	2.3	4	0.71	2.6	0	-	1.7	廃棄部位：内臓等
0.10	0.44	-	-	-	-	60	-	-	-	75	66	(0)	0.4	0	0	0	23	0.20	0.50	4.6	6.5	0.13	11.0	78	2.13	-	0	-	4.6	内臓を塩辛にしたもの
0.19	-	-	-	-	-	Tr	-	-	-	0	Tr	(0)	1.2	0	0	0	(0)	0.01	0.13	0.5	1.3	0.02	3.8	32	0.33	-	3	-	3.3	試料：まぼや、あかぼや 廃棄部位：外皮及び内臓
0.10	0.08	-	-	-	-	Tr	-	-	-	(0)	(Tr)	(0)	1.3	0	0	0	(0)	0.01	0.18	0.6	2.5	0.03	5.6	13	0.07	-	(0)	-	3.6	
0.04	0.02	-	-	-	-	21	0	0	0	0	21	1	0.9	0	0.4	0.3	0	0.04	0.04	0.2	(2.5)	0.01	0.7	3	0.08	-	1	-	2.2	別名：かにかま
0.07	0.05	13	30	2	2	4	0	0	0	0	4	4.8	0.1	0	0	0	Tr	Tr	0.10	2.4	4.6	0.10	4.8	3	0.25	4.2	0	-	1.4	
0.03	0.03	-	-	-	-	Tr	-	-	-	75	6	Tr	0.3	0	0	0	(0)	0.03	0.08	0.4	1.9	0.01	0	7	0.05	-	Tr	-	2.4	昆布10%を使用したもの
0.03	0.03	-	-	-	-	Tr	-	-	-	(0)	(Tr)	1	0.3	0	0.3	0.1	(0)	Tr	0.01	0.5	(2.8)	0.01	0.5	2	0.06	-	(0)	-	2.2	
0.03	0.03	-	-	-	-	Tr	-	-	-	(0)	(Tr)	2	0.2	0	0	0	(0)	Tr	0.01	0.5	2.8	0.01	0.3	5	0.04	-	0	-	2.5	蒸し焼きかまぼこを含む
0.02	0.05	-	-	-	-	Tr	-	-	-	(0)	(Tr)	2	0.3	0	0	0	(0)	0.05	0.08	0.7	(3.8)	0.02	0.1	2	0.04	-	(0)	-	2.4	
0.03	0.03	-	-	-	-	Tr	-	-	-	(0)	(Tr)	1	0.4	0	0.7	0.1	(0)	0.05	0.08	0.8	(3.1)	0.01	0.8	4	0.04	-	(0)	-	2.1	
0.04	0.03	-	-	-	-	60	-	-	-	Tr	60	(0)	1.8	0	0	0	(0)	0.04	0.20	0.4	2.6	0.03	2	16	0.52	-	(0)	-	0.9	
0.06	0.06	-	-	-	-	Tr	-	-	-	(0)	(Tr)	5	0	0	0.1	0	(0)	0.02	0.20	4.5	6.5	0.09	2	9	0.15	-	(0)	-	1.4	
0.01	0.02	-	-	-	-	Tr	-	-	-	(0)	(Tr)	Tr	0.1	0	0	0	(0)	Tr	0.01	0.7	2.0	Tr	4	1	0.04	-	(0)	-	2.0	
0.02	0.01	-	-	-	-	Tr	-	-	-	(0)	(Tr)	Tr	0	0	0.7	0.2	(0)	Tr	0.01	0.7	2.4	0.07	4	0.10	-	(0)	-	1.5		
0.08	0.04	-	-	-	-	Tr	-	-	-	(0)	(Tr)	1	0.4	Tr	0.6	0.3	(0)	0.05	0.10	0.9	2.6	0.05	1.2	5	0.04	-	(0)	-	1.9	別名：あげはん
0.06	0.11	-	-	-	-	Tr	-	-	-	(0)	(Tr)	1.6	0.6	0.1	0.6	0.2	(0)	0.20	0.60	5.0	(7.3)	0.05	2	4	0.21	-	(0)	-	2.3	別名：フィッシュハム
0.06	0.11	-	-	-	-	Tr	-	-	-	(0)	(Tr)	0.9	0.2	0	0.1	0	(0)	0.20	0.60	5.0	7.0	0.02	2	4	0.06	-	(0)	-	2.1	別名：フィッシュソーセージ

11 肉類

食品番号	索引番号	食品名	廃棄率	エネルギー		水分	たんぱく質		脂質			炭水化物								灰分	無機質						
							アミノ酸組成によるたんぱく質	たんぱく質	トリアシルグリセロール当量	コレステロール	脂質	利用可能炭水化物			食物繊維総量	糖アルコール	炭水化物	有機酸			ナトリウム	カリウム	カルシウム	マグネシウム	リン	鉄	亜鉛
												利用可能炭水化物（単糖当量）	利用可能炭水化物（質量計）	差引き法による利用可能炭水化物													
		単位	%	kJ	kcal	(............... g ....)				mg		(.......................... g ....)								(.......................... mg ....)							
		成分識別子	REFUSE	ENERC	ENERC_KCAL	WATER	PROTCAA	PROT-	FATNLEA	CHOLE	FAT-	CHOAVLM	CHOAVL	CHOAVLDF-	FIB-	POLYL	CHOCDF-	OA	ASH		NA	K	CA	MG	P	FE	ZN
11001	1612	＜畜肉類＞ いのしし 肉 脂身つき 生	0	1014	244	60.1	-	18.8	18.6	86	19.8	(0.5) *	(0.5)	1.7	(0)	-	0.5	-	0.8		45	270	4	20	170	2.5	3.2
11002	1613	＜畜肉類＞ いのぶた 肉 脂身つき 生	0	1172	283	56.7	-	18.1	23.2	66	24.1	(0.3) *	(0.3)	1.2	(0)	-	0.3	-	0.8		50	280	4	19	150	0.8	1.8
11003	1614	＜畜肉類＞ うさぎ 肉 赤肉 生	0	550	131	72.2	18.0	20.5	4.7	63	6.3	(Tr)	(Tr)	4.1 *	(0)	-	Tr	-	1.0		35	400	5	27	300	1.3	1.0
11004	1615	＜畜肉類＞ うし ［和牛肉］ かた 脂身つき 生	0	1069	258	58.8	-	17.7	20.6	72	22.3	(0.3)	(0.3)	2.0	-	-	0.3	-	0.9		47	280	4	19	150	0.9	4.9
11005	1616	＜畜肉類＞ うし ［和牛肉］ かた 皮下脂肪なし 生	0	993	239	60.7	-	18.3	18.3	71	19.8	(0.3)	(0.3)	1.9	-	-	0.3	-	0.9		48	290	4	19	160	0.8	5.1
11006	1617	＜畜肉類＞ うし ［和牛肉］ かた 赤肉 生	0	762	183	66.3	-	20.2	11.2	66	12.2	(0.3)	(0.3)	1.3	-	-	0.3	-	1.0		52	320	4	21	170	2.7	5.7
11007	1618	＜畜肉類＞ うし ［和牛肉］ かた 脂身 生	0	2850	692	17.8	-	4.0	72.8	110	78.0	0	0	5.2 *	(0)	-	0	-	0.2		19	81	2	4	35	0.6	0.4
11008	1619	＜畜肉類＞ うし ［和牛肉］ かた ロース 脂身つき 生	0	1573	380	47.9	(11.8)	13.8	(35.0)	89	37.4	(0.2)	(0.2)	4.6 *	(0)	-	0.2	-	0.7		42	210	3	14	120	0.7	4.6
11009	1620	＜畜肉類＞ うし ［和牛肉］ かた ロース 皮下脂肪なし 生	0	1544	373	48.6	(11.9)	14.0	(34.1)	88	36.5	(0.2)	(0.2)	4.6 *	(0)	-	0.2	-	0.7		42	210	3	14	120	0.7	4.6
11010	1621	＜畜肉類＞ うし ［和牛肉］ かた ロース 赤肉 生	0	1215	293	56.4	(13.9)	16.5	24.4	84	26.1	(0.2)	(0.2)	4.5 *	(0)	-	0.2	-	0.8		49	240	3	16	140	2.4	5.6
11011	1622	＜畜肉類＞ うし ［和牛肉］ リブ ロース 脂身つき 生	0	2119	514	34.5	8.4	9.7	53.4	86	56.5	(0.1) *	(0.1)	3.4	(0)	-	0.1	-	0.4		39	150	2	10	84	1.2	2.6
11249	1623	＜畜肉類＞ うし ［和牛肉］ リブ ロース 脂身つき ゆで	0	2223	539	29.2	11.3	12.6	54.8	92	58.2	(0.1) *	(0.1)	4.4	(0)	-	0.1	-	0.2		20	75	2	8	62	1.4	3.2
11248	1624	＜畜肉類＞ うし ［和牛肉］ リブ ロース 脂身つき 焼き	0	2232	541	27.7	12.9	14.6	54.3	95	56.8	(0.2)	(0.2)	4.5	(0)	-	0.2	-	0.6		50	200	3	13	110	1.6	3.6
11012	1625	＜畜肉類＞ うし ［和牛肉］ リブ ロース 皮下脂肪なし 生	0	2069	502	36.1	9.4	10.3	51.5	85	54.4	(0.1) *	(0.1)	2.5	(0)	-	0.1	-	0.5		41	160	3	10	88	1.3	2.8
11013	1626	＜畜肉類＞ うし ［和牛肉］ リブ ロース 赤肉 生	0	1632	395	47.2	12.1	14.0	38.5	76	40.0	(0.2)	(0.2)	1.6	(0)	-	0.2	-	0.7		53	210	3	14	120	1.7	3.9
11014	1627	＜畜肉類＞ うし ［和牛肉］ リブ ロース 脂身 生	0	2775	674	17.7	4.6	4.2	72.9	100	78.0	0 *	0	4.6	-	-	0	-	0.2		20	69	2	4	39	0.6	0.9
11015	1628	＜畜肉類＞ うし ［和牛肉］ サーロイン 脂身つき 生	0	1900	460	40.0	(10.2)	11.7	(44.4)	86	47.5	(0.3)	(0.3)	4.9 *	(0)	-	0.3	-	0.5		32	180	3	12	100	0.9	2.8
11016	1629	＜畜肉類＞ うし ［和牛肉］ サーロイン 皮下脂肪なし 生	0	1742	422	43.7	11.4	12.9	(39.8)	83	42.5	(0.3)	(0.3)	4.6 *	(0)	-	0.3	-	0.6		34	200	3	13	110	0.8	3.1
11017	1630	＜畜肉類＞ うし ［和牛肉］ サーロイン 赤肉 生	0	1219	294	55.9	(14.5)	17.1	24.1	72	25.8	(0.4)	(0.4)	4.7 *	(0)	-	0.4	-	0.8		42	260	3	18	150	2.0	4.2
11018	1631	＜畜肉類＞ うし ［和牛肉］ ばら 脂身つき 生	0	1950	472	38.4	(9.6)	11.0	45.6	98	50.0	(0.1) *	(0.1)	6.0 *	(0)	-	0.1	-	0.5		44	160	4	10	87	1.4	3.0
11019	1632	＜畜肉類＞ うし ［和牛肉］ もも 脂身つき 生	0	979	235	61.2	(16.2)	19.2	16.8	75	18.7	(0.5)	(0.5)	4.8 *	(0)	-	0.5	-	1.0		45	320	4	22	160	2.5	4.0
11020	1633	＜畜肉類＞ うし ［和牛肉］ もも 皮下脂肪なし 生	0	882	212	63.4	17.4	20.2	13.9	73	15.5	(0.6)	(0.5)	4.3 *	(0)	-	0.6	-	1.0		47	330	4	23	170	2.7	4.3
11251	1634	＜畜肉類＞ うし ［和牛肉］ もも 皮下脂肪なし ゆで	0	1257	302	50.1	23.1	25.7	20.9	110	23.3	(0.2)	(0.2)	5.4 *	(0)	-	0.2	-	0.6		23	120	4	15	120	3.4	6.4
11250	1635	＜畜肉類＞ うし ［和牛肉］ もも 皮下脂肪なし 焼き	0	1249	300	49.5	23.9	27.7	20.5	100	22.7	(0.5)	(0.5)	4.9 *	(0)	-	0.5	-	1.1		50	350	5	25	190	3.8	6.3
11021	1636	＜畜肉類＞ うし ［和牛肉］ もも 赤肉 生	0	736	176	67.0	(17.9)	21.3	9.7	69	10.7	(0.6)	(0.5)	4.4 *	(0)	-	0.6	-	1.0		48	350	4	24	180	2.8	4.5
11022	1637	＜畜肉類＞ うし ［和牛肉］ もも 脂身 生	0	2735	664	20.3	(4.1)	4.4	69.2	110	75.4	(0)	(0)	6.1 *	(0)	-	0	-	0.3		24	99	2	5	44	0.8	0.7
11023	1638	＜畜肉類＞ うし ［和牛肉］ そともも 脂身つき 生	0	1015	244	60.8	(15.5)	17.8	(18.2)	68	20.0	(0.5)	(0.5)	4.6 *	(0)	-	0.5	-	0.9		46	310	3	20	170	1.1	3.7
11024	1639	＜畜肉類＞ うし ［和牛肉］ そともも 皮下脂肪なし 生	0	910	219	63.3	(16.2)	18.7	(15.1)	66	16.6	(0.5)	(0.5)	4.5 *	(0)	-	0.5	-	0.9		47	320	3	21	180	1.0	3.9
11025	1640	＜畜肉類＞ うし ［和牛肉］ そともも 赤肉 生	0	666	159	69.0	(17.9)	20.7	7.8	59	8.7	(0.5)	(0.5)	4.3 *	(0)	-	0.5	-	1.0		50	360	3	23	200	2.4	4.3
11026	1641	＜畜肉類＞ うし ［和牛肉］ ランプ 脂身つき 生	0	1321	319	53.8	(13.2)	15.1	(27.5)	81	29.9	(0.4)	(0.4)	4.7 *	(0)	-	0.4	-	0.9		40	260	3	17	150	1.4	3.8
11027	1642	＜畜肉類＞ うし ［和牛肉］ ランプ 皮下脂肪なし 生	0	1213	293	56.3	(14.0)	16.0	(24.3)	78	26.4	(0.4)	(0.4)	4.6 *	(0)	-	0.4	-	0.9		42	270	3	18	150	1.3	4.0
11028	1643	＜畜肉類＞ うし ［和牛肉］ ランプ 赤肉 生	0	817	196	65.7	(16.6)	19.2	12.5	69	13.6	(0.5)	(0.5)	4.1 *	(0)	-	0.5	-	1.0		47	320	3	22	180	2.9	4.9
11029	1644	＜畜肉類＞ うし ［和牛肉］ ヒレ 赤肉 生	0	861	207	64.6	(16.6)	19.1	13.8	66	15.0	(0.3)	(0.3)	4.0 *	(0)	-	0.3	-	1.0		40	340	3	22	180	2.5	4.2

						可　食　部　100　g　当　た　り																								備　考
無機質						ビ　タ　ミ　ン																								
						ビタミンA							ビタミンE																	
銅	マンガン	ヨウ素	セレン	クロム	モリブデン	レチノール	α-カロテン	β-カロテン	β-クリプトキサンチン	β-カロテン当量	レチノール活性当量	ビタミンD	α-トコフェロール	β-トコフェロール	γ-トコフェロール	δ-トコフェロール	ビタミンk	ビタミンB₁	ビタミンB₂	ナイアシン	ナイアシン当量	ビタミンB₆	ビタミンB₁₂	葉酸	パントテン酸	ビオチン	ビタミンC	アルコール	食塩相当量	
(......mg.....)		(					μg						(		mg	)	μg	(		mg		)		(.....μg.....)	mg	μg	mg	(......g.....)		
CU	MN	ID	SE	CR	MO	RETOL	CARTA	CARTB	CRYPXB	CARTBEQ	VITA_RAE	VITD	TOCPHA	TOCPHB	TOCPHG	TOCPHD	VITK	THIA	RIBF	NIA	NE	VITB6A	VITB12	FOL	PANTAC	BIOT	VITC	ALC	NACL_EQ	
0.12	0.01	0	11	Tr	1	4	-	-	-	Tr	4	0.4	0.5	0	0.1	0	1	0.24	0.29	5.2	(9.0)	0.35	1.7	1	1.02	5.0	1	-	0.1	別名：ぼたん肉
0.06	0.01	-	-	-	-	11	-	-	-	(0)	11	1.1	0.4	0	Tr	0	3	0.62	0.16	6.2	(9.9)	0.48	0.7	Tr	1.23	-	1	-	0.1	
0.05	0.01	-	-	-	-	3	-	-	-	Tr	3	0	0.5	0	0	0	1	0.10	0.19	8.5	12.0	0.53	5.6	7	0.74	-	1	-	0.1	試料：家うさぎ
0.07	0	-	-	-	-	Tr	-	-	-	Tr	Tr	0	0.4	0	Tr	0	7	0.08	0.21	4.3	7.3	0.32	1.5	6	1.00	-	1	-	0.1	試料：黒毛和種（去勢）皮下脂肪：4.3 %、筋間脂肪：11.0 %
0.08	0	-	-	-	-	Tr	-	-	-	Tr	Tr	0	0.4	0	Tr	0	6	0.08	0.22	4.5	7.6	0.33	1.6	6	1.04	-	1	-	0.1	試料：黒毛和種（去勢）筋間脂肪：11.5 %
0.09	0	-	-	-	-	0	-	-	-	Tr	0	0	0.3	0	Tr	0	4	0.09	0.24	4.9	8.3	0.37	1.7	7	1.14	-	1	-	0.1	試料：黒毛和種（去勢）皮下脂肪及び筋間脂肪を除いたもの
0.02	0	-	-	-	-	3	-	-	-	(0)	3	0	0.9	Tr	0.1	0	23	0.02	0.03	1.0	1.7	0.06	0.5	1	0.24	-	0	-	0.1	試料：黒毛和種（去勢）皮下脂肪及び筋間脂肪
0.06	0.01	-	-	-	-	3	-	-	-	3	3	0	0.4	0	Tr	0	8	0.06	0.17	3.2	(5.9)	0.18	1.1	6	0.90	-	1	-	0.1	試料：黒毛和種（去勢）皮下脂肪：1.8 %、筋間脂肪：17.0 %
0.06	0.01	-	-	-	-	3	-	-	-	3	3	0	0.4	0	Tr	0	8	0.06	0.17	3.3	(6.1)	0.18	1.1	6	0.91	-	1	-	0.1	試料：黒毛和種（去勢）筋間脂肪：17.4 %
0.07	0.01	-	-	-	-	3	-	-	-	Tr	3	0	0.4	0	Tr	0	7	0.07	0.21	3.8	(7.1)	0.21	1.2	7	1.07	-	1	-	0.1	試料：黒毛和種（去勢）皮下脂肪及び筋間脂肪を除いたもの
0.03	0	1	8	0	-	10	0	3	-	3	11	0	0.6	0	0.1	0	8	0.04	0.09	2.4	4.2	0.15	1.1	3	0.35	1.1	1	-	0.1	試料：黒毛和種（去勢）皮下脂肪：8.8 %、筋間脂肪：34.6 %
0.03	0	1	9	0	Tr	8	0	3	-	3	9	0	0.7	0	0.1	0	9	0.03	0.08	1.6	3.9	0.13	1.2	3	0.20	1.2	0	-	0.1	試料：黒毛和種（去勢）
0.04	0	1	11	Tr	1	7	0	3	-	3	8	0	0.7	0	0.1	0	9	0.05	0.12	3.2	5.6	0.19	1.7	5	0.49	1.5	1	-	0.1	試料：黒毛和種（去勢）
0.03	0	1	8	0	-	10	0	3	-	3	10	0	0.6	0	0.1	0	8	0.04	0.09	2.6	4.5	0.16	1.2	4	0.37	1.1	1	-	0.1	試料：黒毛和種（去勢）筋間脂肪：37.9 %
0.04	0	1	11	0	1	6	0	2	-	2	7	0	0.4	0	0.1	0	7	0.05	0.13	3.5	6.3	0.23	1.5	5	0.50	1.4	1	-	0.1	試料：黒毛和種（去勢）皮下脂肪及び筋間脂肪を除いたもの
0.01	0	Tr	4	1	Tr	15	0	4	-	4	16	0	0.9	0	0.1	0	10	0.02	0.03	1.0	1.6	0.05	0.7	2	0.15	0.7	Tr	-	0.1	試料：黒毛和種（去勢）皮下脂肪及び筋間脂肪
0.05	0	-	-	-	-	3	-	-	-	Tr	3	0	0.6	0	0.1	0	10	0.05	0.12	3.6	(5.8)	0.23	1.1	5	0.66	-	1	-	0.1	試料：黒毛和種（去勢）皮下脂肪：11.5 %、筋間脂肪：24.5 %
0.05	0	-	-	-	-	3	-	-	-	1	3	0	0.5	0	0.1	0	9	0.05	0.13	4.0	6.5	0.26	1.1	6	0.72	-	1	-	0.1	試料：黒毛和種（去勢）筋間脂肪：27.7 %
0.07	0	-	-	-	-	2	-	-	-	Tr	2	0	0.4	0	0.1	0	7	0.07	0.17	5.3	(8.7)	0.35	1.4	8	0.93	-	1	-	0.1	試料：黒毛和種（去勢）皮下脂肪及び筋間脂肪を除いたもの
0.09	0	-	-	-	-	3	-	-	-	Tr	3	0	0.6	0	0.1	0	16	0.04	0.11	3.1	(5.2)	0.16	1.2	2	0.74	-	1	-	0.1	別名：カルビ 試料：黒毛和種（去勢）
0.07	0.01	-	-	-	-	Tr	0	0	0	0	Tr	0	0.3	0	Tr	0	6	0.09	0.20	5.6	(9.6)	0.34	1.2	8	1.09	-	1	-	0.1	試料：黒毛和種（去勢）皮下脂肪：5.6 %、筋間脂肪：6.8 %
0.08	0.01	1	14	Tr	Tr	0	0	0	0	0	0	0	0.4	0	Tr	0	5	0.09	0.21	5.9	10.0	0.36	1.2	9	1.14	2.1	1	-	0.1	試料：黒毛和種（去勢）筋間脂肪：7.2 %
0.10	0	Tr	19	1	1	0	0	0	0	0	0	0	0.4	0	0	0	11	0.05	0.19	3.3	9.0	0.23	1.3	6	0.89	2.5	0	-	0.1	試料：黒毛和種（去勢）
0.10	0	Tr	19	1	1	0	0	0	0	0	0	0	0.4	0	0	0	10	0.09	0.24	6.6	12.0	0.35	1.9	7	1.18	2.9	1	-	0.1	試料：黒毛和種（去勢）
0.08	0.01	-	-	-	-	0	0	0	0	0	0	0	0.4	0	Tr	0	4	0.10	0.22	6.2	(11.0)	0.38	1.3	8	1.19	-	1	-	0.1	試料：黒毛和種（去勢）皮下脂肪及び筋間脂肪を除いたもの
0.02	0	-	-	-	-	3	0	0	0	0	3	0	0.9	0	0.1	0	24	0.02	0.02	1.3	(1.7)	0.07	0.4	1	0.35	-	1	-	0.1	試料：黒毛和種（去勢）皮下脂肪及び筋間脂肪
0.07	0	-	-	-	-	1	-	-	-	0	1	0	0.3	0	Tr	0	8	0.08	0.18	5.7	(9.4)	0.39	1.1	5	0.89	-	1	-	0.1	試料：黒毛和種（去勢）皮下脂肪：6.0 %、筋間脂肪：11.4 %
0.08	0	-	-	-	-	Tr	-	-	-	0	0	0	0.2	0	Tr	0	7	0.08	0.19	6.0	(9.9)	0.41	1.1	5	0.92	-	1	-	0.1	試料：黒毛和種（去勢）筋間脂肪：12.2 %
0.09	0	-	-	-	-	0	-	-	-	Tr	0	0	0.2	0	Tr	0	5	0.09	0.22	6.6	(11.0)	0.46	1.2	5	1.00	-	1	-	0.1	試料：黒毛和種（去勢）皮下脂肪及び筋間脂肪を除いたもの
0.08	0	-	-	-	-	2	-	-	-	0	2	0	0.5	0	Tr	0	10	0.08	0.19	4.3	(7.3)	0.33	1.2	7	1.22	-	1	-	0.1	試料：黒毛和種（去勢）皮下脂肪：7.4 %、筋間脂肪：19.8 %
0.08	0	-	-	-	-	2	-	-	-	0	2	0	0.4	0	Tr	0	9	0.09	0.20	4.5	(7.7)	0.35	1.3	8	1.29	-	1	-	0.1	試料：黒毛和種（去勢）筋間脂肪：21.4 %
0.10	0	-	-	-	-	1	-	-	-	Tr	1	0	0.4	0	Tr	0	5	0.10	0.25	5.4	(9.5)	0.42	1.6	9	1.54	-	1	-	0.1	試料：黒毛和種（去勢）皮下脂肪及び筋間脂肪を除いたもの
0.09	0.01	-	-	-	-	1	-	-	-	Tr	1	0	0.4	0	Tr	0	4	0.09	0.24	4.3	(8.4)	0.37	1.6	8	1.28	-	1	-	0.1	試料：黒毛和種（去勢）

11 肉類

食品番号	索引番号	食品名	廃棄率	エネルギー		水分	アミノ酸組成によるたんぱく質	たんぱく質	脂肪酸のトリアシルグリセロール当量	コレステロール	脂質	利用可能炭水化物（単糖当量）	利用可能炭水化物（質量計）	差引き法による利用可能炭水化物	食物繊維総量	糖アルコール	炭水化物	有機酸	灰分	ナトリウム	カリウム	カルシウム	マグネシウム	リン	鉄	亜鉛
		単位	%	kJ	kcal	(g)				mg		(g)								(mg)						
		成分識別子	REFUSE	ENERC	ENERC_KCAL	WATER	PROTCAA	PROT-	FATNLEA	CHOLE	FAT-	CHOAVLM	CHOAVL	CHOAVLDF-	FIB-	POLYL	CHOCDF-	OA	ASH	NA	K	CA	MG	P	FE	ZN
11030	1645	＜畜肉類＞ うし ［乳用肥育牛肉］ かた 脂身つき 生	0	961	231	62.0	-	17.1	18.0	66	19.8	(0.3)*	(0.3)	2.1	0	-	0.3	-	0.9	59	290	4	18	160	2.1	4.5
11309	1646	＜畜肉類＞ うし ［乳用肥育牛肉］ かた 脂身つき ゆで	0	1285	309	54.9	-	20.8	-	75	23.8	(0.1)	(0.1)	10.4*	0	-	0.1	-	0.4	22	88	3	12	89	2.3	5.5
11310	1647	＜畜肉類＞ うし ［乳用肥育牛肉］ かた 脂身つき 焼き	0	1237	298	50.3	-	23.0	-	77	25.5	(0.1)*	(0.1)	0	0	-	0	-	1.0	67	290	4	20	170	2.8	5.8
11031	1648	＜畜肉類＞ うし ［乳用肥育牛肉］ かた 皮下脂肪なし 生	0	1098	262	65.9	-	17.9	13.4	60	14.9	(0.2)	(0.2)	12.4*	0	-	0.4	-	0.9	59	310	4	20	170	0.9	4.5
11032	1649	＜畜肉類＞ うし ［乳用肥育牛肉］ かた 赤肉 生	0	577	138	71.7	17.4	20.4	5.7	57	6.7	(0.2)	(0.1)	3.4*	0	-	0.2	0.6	1.0	69	340	4	22	190	2.5	5.5
11301	1650	＜畜肉類＞ うし ［乳用肥育牛肉］ かた 赤肉 ゆで	0	733	174	63.2	24.5	27.9	6.0	77	7.1	(1.0)	(0.9)	5.6*	0	-	1.0	-	0.7	43	220	4	19	160	3.4	7.2
11302	1651	＜畜肉類＞ うし ［乳用肥育牛肉］ かた 赤肉 焼き	0	737	175	63.4	23.6	26.9	6.7	71	7.7	(0.8)	(0.7)	5.2*	0	-	0.8	-	1.1	71	380	4	25	220	3.1	6.3
11033	1652	＜畜肉類＞ うし ［乳用肥育牛肉］ かた 脂身 生	0	2676	650	21.9	-	4.5	67.7	110	73.3	0	0	5.6*	0	-	0	-	0.3	21	84	2	5	44	0.7	0.5
11034	1653	＜畜肉類＞ うし ［乳用肥育牛肉］ かたロース 脂身つき 生	0	1222	295	56.4	(13.7)	16.2	(24.7)	71	26.4	(0.2)	(0.2)	4.4*	(0)	-	0.2	-	0.8	50	260	4	16	140	0.9	4.7
11035	1654	＜畜肉類＞ うし ［乳用肥育牛肉］ かたロース 皮下脂肪なし 生	0	1183	285	57.3	(13.9)	16.5	(23.5)	70	25.2	(0.2)	(0.2)	4.4*	(0)	-	0.2	-	0.8	51	270	4	17	140	0.9	4.8
11036	1655	＜畜肉類＞ うし ［乳用肥育牛肉］ かたロース 赤肉 生	0	818	196	65.9	(16.1)	19.1	12.7	67	13.9	(0.2)	(0.2)	4.4*	(0)	-	0.2	-	0.9	57	310	4	19	160	2.4	5.7
11037	1656	＜畜肉類＞ うし ［乳用肥育牛肉］ リブロース 脂身つき 生	0	1573	380	47.9	12.5	14.1	35.0	81	37.1	(0.2)	(0.2)	3.9*	(0)	-	0.2	-	0.7	40	230	4	14	120	1.0	3.7
11039	1657	＜畜肉類＞ うし ［乳用肥育牛肉］ リブロース 脂身つき ゆで	0	1771	428	39.1	16.8	17.2	40.0	100	43.0	(0.3)*	(0.3)	3.7	(0)	-	0.3	-	0.4	26	130	5	12	96	1.2	4.9
11038	1658	＜畜肉類＞ うし ［乳用肥育牛肉］ リブロース 脂身つき 焼き	0	1891	457	33.4	18.9	20.4	42.3	110	45.0	(0.3)*	(0.3)	4.5	(0)	-	0.3	-	0.7	53	290	4	18	160	1.2	5.3
11040	1659	＜畜肉類＞ うし ［乳用肥育牛肉］ リブロース 皮下脂肪なし 生	0	1454	351	50.7	(13.0)	15.0	31.4	81	33.4	(0.2)	(0.2)	4.2*	(0)	-	0.2	-	0.7	42	240	4	15	130	0.9	4.0
11041	1660	＜畜肉類＞ うし ［乳用肥育牛肉］ リブロース 赤肉 生	0	955	230	62.2	16.2	18.8	16.4	78	17.8	(0.3)	(0.3)	4.3*	(0)	-	0.3	-	0.9	51	300	4	19	160	2.1	5.2
11042	1661	＜畜肉類＞ うし ［乳用肥育牛肉］ リブロース 脂身 生	0	2893	703	15.6	3.2	3.7	76.7	89	80.5	0*	0	4.3	(0)	-	0	-	0.2	18	72	3	4	37	0.6	0.5
11043	1662	＜畜肉類＞ うし ［乳用肥育牛肉］ サーロイン 脂身つき 生	0	1295	313	54.4	(14.0)	16.5	(26.7)	69	27.9	(0.4)	(0.4)	4.1*	(0)	-	0.4	-	0.8	48	270	4	16	150	1.0	2.9
11044	1663	＜畜肉類＞ うし ［乳用肥育牛肉］ サーロイン 皮下脂肪なし 生	0	1051	253	60.0	16.0	18.4	(19.3)	66	20.2	(0.5)	(0.5)	3.8*	(0)	-	0.5	-	0.9	53	300	4	17	170	1.0	3.3
11045	1664	＜畜肉類＞ うし ［乳用肥育牛肉］ サーロイン 赤肉 生	0	699	167	68.2	(18.0)	21.1	8.8	62	9.1	(0.6)	(0.5)	4.1*	(0)	-	0.6	-	1.0	60	340	4	20	190	2.1	3.8
11046	1665	＜畜肉類＞ うし ［乳用肥育牛肉］ ばら 脂身つき 生	0	1574	381	47.4	11.1	12.8	37.3	79	39.4	(0.3)*	(0.2)	3.5	(0)	-	0.3	-	0.6	56	190	3	12	110	1.4	2.8
11252	1666	＜畜肉類＞ うし ［乳用肥育牛肉］ ばら 脂身つき 焼き	0	1865	451	38.7	13.8	15.9	41.7	88	44.2	(0.3)	(0.2)	5.0*	(0)	-	0.3	-	0.7	60	220	3	14	120	1.8	3.6
11047	1667	＜畜肉類＞ うし ［乳用肥育牛肉］ もも 脂身つき 生	0	817	196	65.8	(16.0)	19.5	12.6	69	13.3	(0.4)	(0.4)	4.6*	(0)	-	0.4	-	1.0	49	330	4	22	180	1.4	4.5
11048	1668	＜畜肉類＞ うし ［乳用肥育牛肉］ もも 皮下脂肪なし 生	0	708	169	68.2	17.1	20.5	9.2	67	9.9	(0.4)	(0.4)	4.4*	(0)	-	0.4	-	1.0	50	340	4	23	190	1.3	4.7
11050	1669	＜畜肉類＞ うし ［乳用肥育牛肉］ もも 皮下脂肪なし ゆで	0	983	235	56.4	25.0	28.4	12.8	94	13.8	(0.4)	(0.4)	5.0*	(0)	-	0.4	-	1.0	35	220	4	20	160	1.7	6.6
11049	1670	＜畜肉類＞ うし ［乳用肥育牛肉］ もも 皮下脂肪なし 焼き	0	951	227	56.9	23.4	28.0	12.0	87	13.2	(0.6)	(0.5)	6.4*	(0)	-	0.6	-	1.3	65	430	5	28	230	1.7	6.4
11051	1671	＜畜肉類＞ うし ［乳用肥育牛肉］ もも 赤肉 生	0	546	130	71.7	(17.9)	21.9	4.2	65	4.9	(0.4)	(0.4)	5.2*	(0)	-	0.4	-	1.1	52	360	4	24	200	2.7	5.1
11052	1672	＜畜肉類＞ うし ［乳用肥育牛肉］ もも 脂身 生	0	2446	594	30.2	(4.8)	5.1	63.8	92	64.1	(0.2)*	(0.2)	0.8	(0)	-	0.2	-	0.4	30	140	2	7	56	1.1	0.7
11053	1673	＜畜肉類＞ うし ［乳用肥育牛肉］ そともも 脂身つき 生	0	915	220	64.0	(15.0)	18.2	(15.9)	68	16.3	(0.6)	(0.5)	4.2*	(0)	-	0.6	-	0.9	55	310	4	20	150	1.4	3.2
11054	1674	＜畜肉類＞ うし ［乳用肥育牛肉］ そともも 皮下脂肪なし 生	0	747	179	67.8	(16.0)	19.6	(10.7)	66	11.1	(0.6)	(0.5)	4.5*	(0)	-	0.6	-	0.9	57	330	4	21	160	1.3	3.5
11055	1675	＜畜肉類＞ うし ［乳用肥育牛肉］ そともも 赤肉 生	0	551	131	72.0	(17.4)	21.3	4.6	63	5.0	(0.7)	(0.6)	5.0*	(0)	-	0.7	-	1.0	61	360	4	23	170	2.4	3.8
11056	1676	＜畜肉類＞ うし ［乳用肥育牛肉］ ランプ 脂身つき 生	0	971	234	62.1	(15.3)	18.6	(17.1)	65	17.8	(0.6)	(0.5)	4.6*	(0)	-	0.6	-	0.9	54	300	4	20	150	1.4	3.7
11057	1677	＜畜肉類＞ うし ［乳用肥育牛肉］ ランプ 皮下脂肪なし 生	0	845	203	64.9	(16.1)	19.7	(13.2)	63	13.9	(0.6)	(0.5)	4.9*	(0)	-	0.6	-	0.9	56	310	4	21	160	1.3	3.9

						可食部 100 g 当たり																									
無機質						ビタミン																									備考
						ビタミンA							ビタミンE																		
銅	マンガン	ヨウ素	セレン	クロム	モリブデン	レチノール	α-カロテン	β-カロテン	β-クリプトキサンチン	β-カロテン当量	レチノール活性当量	ビタミンD	α-トコフェロール	β-トコフェロール	γ-トコフェロール	δ-トコフェロール	ビタミンK	ビタミンB1	ビタミンB2	ナイアシン	ナイアシン当量	ビタミンB6	ビタミンB12	葉酸	パントテン酸	ビオチン	ビタミンC	アルコール	食塩相当量	
(......mg......)						(........................μg........................)							(............mg............)				μg	(..............mg..............)					(......μg......)		mg	μg	mg	(......g......)		
CU	MN	ID	SE	CR	MO	RETOL	CARTA	CARTB	CRYPXB	CARTBEQ	VITA_RAE	VITD	TOCPHA	TOCPHB	TOCPHG	TOCPHD	VITK	THIA	RIBF	NIA	NE	VITB6A	VITB12	FOL	PANTAC	BIOT	VITC	ALC	NACLEQ	
0.07	0.01	Tr	14	0	1	5	0	1	0	1	5	0	0.4	0	Tr	0	9	0.08	0.20	3.9	6.7	0.33	2.8	6	1.00	1.7	1	-	0.2	試料：ホルスタイン種（去勢、肥育牛）皮下脂肪：7.9 %、筋間脂肪：12.2 %]
0.08	0	0	15	0	0	Tr	0	Tr	0	1	1	0	0.5	0	Tr	0	12	0.05	0.16	1.7	5.2	0.22	3.1	3	0.56	2.1	0	-	0.1	
0.10	0	1	15	0	0	0	0	1	0	1	1	0	0.5	0	Tr	0	13	Tr	0.01	6.1	9.9	0.05	4.0	50	0.40	2.6	0	-	0.1	
0.09	Tr	-	-	-	-	4	-	-	-	0	4	0	0.4	0	Tr	0	6	0.09	0.21	4.3	7.3	0.34	2.3	7	1.15	-	1	-	0.1	試料：ホルスタイン種（去勢、肥育牛）筋間脂肪：13.1 %
0.08	0.01	1	17	0	1	3	0	1	0	1	3	0	0.3	0	0	0	5	0.10	0.24	4.6	8.9	0.40	3.4	8	1.16	2.2	1	-	0.2	試料：ホルスタイン種（去勢、肥育牛）皮下脂肪及び筋間脂肪を除いたもの
0.12	0.01	1	25	0	Tr	1	-	-	-	0	1	0.1	0.5	0	Tr	0	8	0.08	0.26	4.2	11.0	0.34	2.9	9	0.82	2.9	1	-	0.1	試料：ホルスタイン種（去勢、肥育牛）皮下脂肪及び筋間脂肪を除いたもの
0.10	0.01	1	23	0	1	1	-	-	-	0	1	0	0.5	0	0	0	8	0.12	0.30	6.2	12.0	0.48	3.3	11	1.27	2.8	1	-	0.2	試料：ホルスタイン種（去勢、肥育牛）皮下脂肪及び筋間脂肪を除いたもの
0.02	0.01	-	-	-	-	17	-	-	-	(0)	17	0	0.8	0	0	0	23	0.02	0.03	1.3	2.1	0.08	0.5	1	0.42	-	1	-	0.1	試料：ホルスタイン種（去勢、肥育牛）皮下脂肪及び筋間脂肪
0.06	0.01	-	-	-	-	7	-	-	-	3	7	0.1	0.5	0	0	0	8	0.06	0.17	3.6	(6.7)	0.21	1.7	7	0.84	-	1	-	0.1	試料：ホルスタイン種（去勢、肥育牛）皮下脂肪：2.2 %、筋間脂肪：16.6 %
0.07	0.01	-	-	-	-	7	-	-	-	3	7	0.1	0.6	0	0	0	8	0.06	0.17	3.7	(6.9)	0.22	1.7	7	0.85	-	1	-	0.1	試料：ホルスタイン種（去勢、肥育牛）筋間脂肪：16.9 %
0.08	0.01	-	-	-	-	5	-	-	-	Tr	5	0	0.7	0	0	0	8	0.07	0.20	4.1	(7.9)	0.25	2.0	8	0.97	-	1	-	0.1	試料：ホルスタイン種（去勢、肥育牛）皮下脂肪及び筋間脂肪を除いたもの
0.05	0.01	Tr	10	2	Tr	12	0	8	0	8	13	0.1	0.5	0	0.1	0	10	0.05	0.12	4.0	6.6	0.22	1.0	6	0.64	1.1	1	-	0.1	試料：ホルスタイン種（去勢、肥育牛）皮下脂肪：7.7 %、筋間脂肪：23.1 %
0.04	0	Tr	13	2	Tr	13	0	9	0	9	14	0.1	0.5	0	0.1	0	12	0.04	0.11	3.2	6.9	0.17	1.0	7	0.38	1.3	0	-	0.1	試料：ホルスタイン種（去勢、肥育牛）
0.06	0.01	1	15	4	Tr	13	0	10	0	10	14	0.1	0.6	0	0.1	0	12	0.07	0.17	5.1	9.3	0.25	1.4	10	0.58	1.7	1	-	0.1	試料：ホルスタイン種（去勢、肥育牛）
0.05	0.01	Tr	11	2	0	12	0	7	0	7	12	0.1	0.5	0	0.1	0	9	0.05	0.13	4.2	(7.1)	0.23	1.1	6	0.67	1.1	1	-	0.1	試料：ホルスタイン種（去勢、肥育牛）筋間脂肪：24.9 %
0.06	0.01	Tr	14	2	Tr	10	0	4	0	4	10	0.2	0.7	0	0.1	0	6	0.06	0.17	5.2	9.0	0.29	1.3	8	0.81	1.1	2	-	0.1	試料：ホルスタイン種（去勢、肥育牛）皮下脂肪及び筋間脂肪を除いたもの
0.02	0.01	0	2	1	0	17	0	15	0	15	18	0	Tr	0	Tr	0	17	0.02	0.02	1.3	1.6	0.05	0.4	1	0.26	0.9	1	-	0.1	試料：ホルスタイン種（去勢、肥育牛）皮下脂肪及び筋間脂肪
0.06	Tr	-	-	-	-	8	-	-	-	4	8	0	0.4	0	0	0	7	0.06	0.10	5.3	(8.4)	0.38	0.8	6	0.66	-	1	-	0.1	試料：ホルスタイン種（去勢、肥育牛）皮下脂肪：12.7 %、筋間脂肪：13.7 %
0.06	Tr	-	-	-	-	7	-	-	-	2	7	0	0.4	0	Tr	0	6	0.06	0.11	5.9	9.5	0.43	0.8	7	0.72	-	1	-	0.1	試料：ホルスタイン種（去勢、肥育牛）筋間脂肪：15.6 %
0.07	0	-	-	-	-	5	-	-	-	Tr	5	0	0.4	0	0	0	4	0.07	0.12	6.7	(11.0)	0.50	0.8	7	0.80	-	2	-	0.2	試料：ホルスタイン種（去勢、肥育牛）皮下脂肪及び筋間脂肪を除いたもの
0.04	0	Tr	10	1	Tr	13	0	1	1	2	13	0	0.6	0	0.1	0	11	0.05	0.12	3.2	5.4	0.21	1.9	3	0.60	1.5	1	-	0.1	別名：カルビ 試料：ホルスタイン種（去勢、肥育牛）
0.05	0	1	13	1	1	12	0	1	1	2	12	0	0.8	0	0.1	0	13	0.06	0.14	4.0	6.9	0.26	2.1	5	0.60	1.9	Tr	-	0.2	別名：カルビ 試料：ホルスタイン種（去勢、肥育牛）
0.08	0.01	-	-	-	-	3	0	0	0	0	3	0	0.6	0	Tr	0	5	0.08	0.20	4.9	(8.9)	0.32	1.9	9	1.02	-	1	-	0.1	試料：ホルスタイン種（去勢、肥育牛）皮下脂肪：6.2 %、筋間脂肪：8.0 %
0.08	0.01	Tr	20	0	Tr	2	0	0	0	0	2	0	0.5	0	Tr	0	4	0.08	0.21	5.1	9.4	0.33	1.9	9	1.06	2.1	1	-	0.1	試料：ホルスタイン種（去勢、肥育牛）筋間脂肪：8.5 %
0.11	0.01	Tr	25	0	0	0	0	0	0	0	0	0	0.7	0	Tr	0	7	0.07	0.23	4.1	10.0	0.40	1.5	11	0.78	2.5	1	-	0.1	試料：ホルスタイン種（去勢、肥育牛）
0.11	0.02	1	24	Tr	1	0	0	0	0	0	0	0	0.6	0	Tr	0	6	0.10	0.27	7.6	13.0	0.39	1.9	12	1.08	2.5	1	-	0.2	試料：ホルスタイン種（去勢、肥育牛）
0.09	0.01	-	-	-	-	1	0	0	0	0	1	0	0.4	0	Tr	0	5	0.09	0.22	5.4	(10)	0.35	1.6	10	1.12	-	1	-	0.1	試料：ホルスタイン種（去勢、肥育牛）皮下脂肪及び筋間脂肪を除いたもの
0.02	0.01	-	-	-	-	17	0	0	0	0	17	0	1.9	Tr	0	0	23	0.03	0.03	1.9	(2.4)	0.11	0.4	2	0.43	-	1	-	0.1	試料：ホルスタイン種（去勢、肥育牛）皮下脂肪及び筋間脂肪
0.06	Tr	-	-	-	-	5	-	-	-	0	5	0	0.5	0	0.1	0	8	0.08	0.17	4.4	(8.1)	0.34	1.6	6	0.91	-	1	-	0.1	試料：ホルスタイン種（去勢、肥育牛）皮下脂肪：9.9 %、筋間脂肪：9.3 %
0.07	Tr	-	-	-	-	4	-	-	-	0	4	0	0.4	0	Tr	0	6	0.09	0.19	4.6	(8.7)	0.37	1.7	6	0.96	-	1	-	0.1	試料：ホルスタイン種（去勢、肥育牛）筋間脂肪：10.4 %
0.07	0	-	-	-	-	2	-	-	-	Tr	2	0	0.5	0	0.1	0	5	0.09	0.21	5.0	(9.5)	0.40	1.9	7	1.02	-	1	-	0.2	試料：ホルスタイン種（去勢、肥育牛）皮下脂肪及び筋間脂肪を除いたもの
0.08	Tr	-	-	-	-	6	-	-	-	0	6	0	0.7	0	0.1	0	8	0.08	0.19	3.7	(7.5)	0.30	1.6	6	0.93	-	1	-	0.1	試料：ホルスタイン種（去勢、肥育牛）皮下脂肪：7.7 %、筋間脂肪：12.4 %
0.09	Tr	-	-	-	-	5	-	-	-	0	5	0	0.6	0	0.1	0	6	0.09	0.20	3.9	(8.0)	0.31	1.7	6	0.98	-	1	-	0.1	試料：ホルスタイン種（去勢、肥育牛）筋間脂肪：13.4 %

11 肉類

可食部 100 g 当たり

食品番号	索引番号	食品名	廃棄率	エネルギー (kJ)	エネルギー (kcal)	水分	アミノ酸組成によるたんぱく質	たんぱく質	トリアシルグリセロール当量	コレステロール	脂質	利用可能炭水化物(単糖当量)	利用可能炭水化物(質量計)	差引き法による利用可能炭水化物	食物繊維総量	糖アルコール	炭水化物	有機酸	灰分	ナトリウム	カリウム	カルシウム	マグネシウム	リン	鉄	亜鉛
成分識別子			REFUSE	ENERC	ENERC_KCAL	WATER	PROTCAA	PROT-	FATNLEA	CHOLE	FAT-	CHOAVLM	CHOAVL	CHOAVLDF-	FIB-	POLYL	CHOCDF-	OA	ASH	NA	K	CA	MG	P	FE	ZN
単位			%	kJ	kcal	(……… g ………)				mg	(………………………… g …………………………)									(………………………… mg …………………………)						
11058	1678	<畜肉類> うし [乳用肥育牛肉] ランプ 赤肉 生	0	596	142	70.2	(17.9)	22.0	5.3	59	6.1	(0.7)	(0.6)	5.5 *	(0)	-	0.7	-	1.0	60	340	4	23	180	2.7	4.4
11059	1679	<畜肉類> うし [乳用肥育牛肉] ヒレ 赤肉 生	0	740	177	67.3	17.7	20.8	10.1	60	11.2	(0.5)	(0.4)	3.8 *	(0)	-	0.5	-	1.0	56	380	4	23	200	2.4	3.4
11253	1680	<畜肉類> うし [乳用肥育牛肉] ヒレ 赤肉 焼き	0	993	238	56.3	24.8	27.2	13.6	74	15.2	(0.4)	(0.4)	4.0 *	(0)	-	0.5	-	1.3	74	440	5	28	230	3.5	6.0
11254	1681	<畜肉類> うし [交雑牛肉] リブロース 脂身つき 生	0	2016	489	36.2	10.3	12.0	49.6	88	51.8	(0.3) *	(0.2)	3.3	(0)	-	0.3	-	0.6	42	190	3	11	99	1.2	3.0
11256	1682	<畜肉類> うし [交雑牛肉] リブロース 脂身つき ゆで	0	2228	540	29.1	12.4	13.2	54.5	100	56.5	(0.1) *	(0.1)	3.8	(0)	-	0	-	0.4	16	58	2	7	56	1.3	3.7
11255	1683	<畜肉類> うし [交雑牛肉] リブロース 脂身つき 焼き	0	2371	575	26.4	12.6	14.5	58.2	100	60.1	(0.2) *	(0.2)	2.2	(0)	-	0.3	-	0.5	47	190	3	12	100	1.5	3.8
11257	1684	<畜肉類> うし [交雑牛肉] リブロース 皮下脂肪なし 生	0	1808	438	41.0	11.7	13.6	43.3	84	45.2	(0.3)	(0.3)	3.3	(0)	-	0.3	-	0.6	48	220	3	13	110	1.3	3.5
11258	1685	<畜肉類> うし [交雑牛肉] リブロース 赤肉 生	0	1400	338	50.5	14.0	16.7	31.0	75	32.3	(0.4)	(0.3)	3.2	(0)	-	0.3	-	0.7	59	270	3	16	140	1.7	4.5
11259	1686	<畜肉類> うし [交雑牛肉] リブロース 脂身 生	0	3121	759	10.6	2.9	3.6	83.0	110	86.7	0 *	0	3.3	(0)	-	0	-	0.2	13	39	2	2	25	0.3	0.3
11260	1687	<畜肉類> うし [交雑牛肉] ばら 脂身つき 生	0	1839	445	41.4	10.8	12.2	42.6	98	44.4	(0.3)	(0.3)	4.6 *	(0)	-	0.3	-	0.5	59	200	3	12	110	1.4	3.0
11261	1688	<畜肉類> うし [交雑牛肉] もも 脂身つき 生	0	1291	312	53.9	14.6	16.4	28.0	85	28.9	(0.4) *	(0.3)	2.7	(0)	-	0.3	-	0.9	63	270	3	17	140	2.1	3.9
11262	1689	<畜肉類> うし [交雑牛肉] もも 皮下脂肪なし 生	0	1037	250	59.5	16.2	18.3	20.4	76	21.6	(0.4) *	(0.4)	3.0	(0)	-	0	-	0.9	68	300	3	19	160	2.3	4.5
11264	1690	<畜肉類> うし [交雑牛肉] もも 皮下脂肪なし ゆで	0	1374	331	49.8	22.7	25.7	26.6	98	28.2	(0.2) *	(0.2)	0.5	(0)	-	0	-	0.9	29	130	3	15	150	2.8	5.8
11263	1691	<畜肉類> うし [交雑牛肉] もも 皮下脂肪なし 焼き	0	1298	313	49.7	21.4	25.0	22.7	94	27.6	(0.5) *	(0.4)	2.8	(0)	-	0.5	-	1.0	63	320	4	21	190	2.9	5.6
11265	1692	<畜肉類> うし [交雑牛肉] もも 赤肉 生	0	922	222	62.7	17.1	19.3	16.9	71	17.5	(0.5) *	(0.4)	2.4	(0)	-	0.5	-	1.0	71	340	4	20	170	2.4	4.8
11266	1693	<畜肉類> うし [交雑牛肉] もも 脂身 生	0	2807	682	17.6	4.6	4.8	73.7	140	75.8	(0.1) *	(0.1)	3.9	(0)	-	0	-	0.2	29	81	2	4	37	0.5	0.4
11267	1694	<畜肉類> うし [交雑牛肉] ヒレ 赤肉 生	0	954	229	62.3	16.8	19.0	16.4	60	18.0	(0.4)	(0.3)	3.6 *	(0)	-	0	-	0.9	56	330	4	21	180	2.7	3.8
11060	1695	<畜肉類> うし [輸入牛肉] かた 脂身つき 生	0	667	160	69.4	-	19.0	9.3	59	10.6	(0.1)	(0.1)	1.4	(0)	-	0	-	0.9	54	320	4	20	170	1.1	5.0
11061	1696	<畜肉類> うし [輸入牛肉] かた 皮下脂肪なし 生	0	580	138	71.5	-	19.6	6.6	59	7.8	(0.1)	(0.1)	1.3	(0)	-	0	-	1.0	56	330	4	21	180	1.0	5.3
11062	1697	<畜肉類> うし [輸入牛肉] かた 赤肉 生	0	481	114	73.9	-	20.4	3.6	59	4.6	(0.1)	(0.1)	1.1	(0)	-	0	-	1.0	58	340	4	22	180	2.4	5.5
11063	1698	<畜肉類> うし [輸入牛肉] かた 脂身 生	0	2210	537	32.0	-	7.1	56.5	65	60.5	0 *	0	4.0	(0)	-	0	-	0.4	24	140	6	7	65	0.9	1.1
11064	1699	<畜肉類> うし [輸入牛肉] かたロース 脂身つき 生	0	918	221	63.8	(15.1)	17.9	(15.8)	69	17.4	(0.1)	(0.1)	4.5 *	(0)	-	0	-	0.8	49	300	4	18	150	1.2	5.8
11065	1700	<畜肉類> うし [輸入牛肉] かたロース 皮下脂肪なし 生	0	909	219	64.0	(15.2)	18.0	(15.5)	69	17.1	(0.1)	(0.1)	4.5 *	(0)	-	0	-	0.8	49	300	4	18	150	1.2	5.8
11066	1701	<畜肉類> うし [輸入牛肉] かたロース 赤肉 生	0	670	160	69.8	(16.6)	19.7	8.6	69	9.5	(0.1)	(0.1)	4.1 *	(0)	-	0	-	0.9	54	320	4	20	170	2.4	6.4
11067	1702	<畜肉類> うし [輸入牛肉] リブロース 脂身つき 生	0	883	212	63.8	17.3	20.1	14.2	66	15.4	(0.4)	(0.4)	3.8 *	(0)	-	0	-	0.8	44	330	4	20	170	2.2	4.7
11269	1703	<畜肉類> うし [輸入牛肉] リブロース 脂身つき ゆで	0	1276	307	50.2	23.0	25.8	21.9	94	23.9	(0.1)	(0.1)	4.4 *	(0)	-	0	-	0.5	18	130	2	14	110	2.7	6.5
11268	1704	<畜肉類> うし [輸入牛肉] リブロース 脂身つき 焼き	0	1275	306	49.8	21.6	25.0	21.9	89	23.9	(0.3)	(0.3)	5.7 *	(0)	-	0.3	-	1.0	41	320	4	20	180	2.9	6.3
11068	1705	<畜肉類> うし [輸入牛肉] リブロース 皮下脂肪なし 生	0	848	203	64.5	(17.1)	20.3	13.1	66	14.4	(0.4)	(0.3)	4.3 *	(0)	-	0	-	0.9	45	330	4	20	170	2.2	4.8
11069	1706	<畜肉類> うし [輸入牛肉] リブロース 赤肉 生	0	681	163	68.6	(18.3)	21.7	8.2	66	9.1	(0.4)	(0.3)	3.9 *	(0)	-	0	-	1.0	47	350	4	21	180	2.3	5.2
11070	1707	<畜肉類> うし [輸入牛肉] リブロース 脂身 生	0	2690	653	19.9	(4.7)	5.7	66.7	71	73.1	(0.1)	(0.1)	8.3 *	(0)	-	0	-	0.3	17	130	1	6	53	1.1	1.1
11071	1708	<畜肉類> うし [輸入牛肉] サーロイン 脂身つき 生	0	1135	273	57.7	(14.7)	17.4	(21.5)	59	23.7	(0.4)	(0.4)	5.4 *	(0)	-	0	-	0.8	39	290	3	18	150	1.4	3.1
11072	1709	<畜肉類> うし [輸入牛肉] サーロイン 皮下脂肪なし 生	0	910	218	63.1	(16.1)	19.1	(14.9)	57	16.5	(0.4)	(0.4)	5.0 *	(0)	-	0	-	0.9	42	320	4	20	170	1.3	3.4
11073	1710	<畜肉類> うし [輸入牛肉] サーロイン 赤肉 生	0	534	127	72.1	(18.5)	22.0	3.8	55	4.4	(0.5)	(0.5)	4.5 *	(0)	-	0.5	-	1.0	48	360	4	23	190	2.2	3.9
11074	1711	<畜肉類> うし [輸入牛肉] ばら 脂身つき 生	0	1396	338	51.8	-	14.4	31.0	67	32.9	(0.2) *	(0.2)	2.1	(0)	-	0	-	0.7	52	230	4	14	130	1.5	3.0
11075	1712	<畜肉類> うし [輸入牛肉] もも 脂身つき 生	0	620	148	71.4	(16.5)	19.6	7.5	61	8.6	(0.4)	(0.4)	3.6 *	(0)	-	0	-	1.0	41	310	3	21	170	2.4	3.8

可食部 100 g 当たり

銅	マンガン	ヨウ素	セレン	クロム	モリブデン	レチノール	α-カロテン	β-カロテン	β-クリプトキサンチン	β-カロテン当量	レチノール活性当量	ビタミンD	α-トコフェロール	β-トコフェロール	γ-トコフェロール	δ-トコフェロール	ビタミンK	ビタミンB₁	ビタミンB₂	ナイアシン	ナイアシン当量	ビタミンB₆	ビタミンB₁₂	葉酸	パントテン酸	ビオチン	ビタミンC	アルコール	食塩相当量	備 考
CU	MN	ID	SE	CR	MO	RETOL	CARTA	CARTB	CRYPXB	CARTBEQ	VITA_RAE	VITD	TOCPHA	TOCPHB	TOCPHG	TOCPHD	VITK	THIA	RIBF	NIA	NE	VITB6A	VITB12	FOL	PANTAC	BIOT	VITC	ALC	NACLEQ	
0.10	0	-	-	-	-	3	-	-	-	Tr	3	0	0.4	0	0.1	0	4	0.10	0.23	4.2	(8.8)	0.34	1.9	7	1.06	-	2	-	0.2	試料：ホルスタイン種（去勢、肥育牛）皮下脂肪及び筋間脂肪を除いたもの
0.08	0.01	1	15	0	1	4	0	1	Tr	2	4	0	0.5	0	0	0	4	0.12	0.26	4.7	9.2	0.43	3.0	11	0.90	2.1	-	-	0.1	試料：ホルスタイン種（去勢、肥育牛）
0.12	0.01	1	19	1	1	3	0	1	0	1	3	0	0.3	0	0	0	6	0.16	0.35	6.2	12.0	0.45	4.9	10	1.16	3.9	Tr	-	0.2	試料：ホルスタイン種（去勢、肥育牛）
0.03	0	1	10	1	1	3	0	2	1	2	3	0	0.6	0	0.1	0	7	0.05	0.10	3.2	5.4	0.21	1.1	7	0.45	1.4	1	-	0.1	皮下脂肪：15.8%、筋間脂肪：20.0%
0.03	0	Tr	11	1	Tr	3	0	2	1	2	Tr	0	0.7	0	0.1	0	9	0.03	0.08	1.4	4.1	0.14	1.3	3	0.25	1.6	0	-	Tr	
0.04	0	1	11	1	1	1	0	1	0	1	1	0	0.6	0	0.1	0	10	0.06	0.11	3.3	5.1	0.20	1.8	14	0.50	1.8	1	-		
0.04	0	1	11	1	1	3	0	1	0	1	3	0	0.5	0	0.1	0	6	0.05	0.11	3.6	6.2	0.24	1.2	6	0.50	1.5	1	-	0.1	筋間脂肪：23.7%
0.04	0	1	14	1	2	2	0	1	Tr	1	2	0	0.4	0	0.1	0	7	0.07	0.14	4.6	7.9	0.31	1.4	7	0.61	1.6	1	-	0.1	皮下脂肪及び筋間脂肪を除いたもの
0.01	0	1	2	1	Tr	4	0	3	1	4	5	0	0.5	0	0.1	0	11	0.01	0.02	0.6	0.9	0.02	0.7	5	0.16	0.9	Tr	-	Tr	皮下脂肪及び筋間脂肪
0.03	0	1	10	1	1	3	0	2	1	2	3	0	0.5	0	Tr	0	10	0.05	0.12	3.7	5.5	0.23	1.7	6	0.40	1.6	1	-	0.2	
0.06	0	1	14	1	1	2	0	1	0	2	2	0	0.3	0	Tr	0	8	0.08	0.16	3.9	7.3	0.31	2.1	12	0.62	2.0	1	-	0.2	皮下脂肪：13.5%、筋間脂肪：6.0%
0.07	0	1	16	1	1	1	0	1	0	1	1	0	0.2	0	0	0	6	0.09	0.18	4.3	8.2	0.35	2.3	14	0.69	2.2	1	-	0.2	筋間脂肪：7.0%
0.08	0	1	27	1	Tr	0	0	1	0	1	0	0	0.6	0	0	0	7	0.05	0.15	3.3	8.8	0.32	1.6	12	0.38	2.6	0	-	0.1	
0.08	0	1	23	1	1	1	0	1	0	1	1	0	0.5	0	0.1	0	6	0.09	0.18	5.1	10.0	0.40	2.1	15	0.77	2.7	1	-	0.2	
0.07	0	1	17	1	1	1	0	1	0	1	1	0	0.2	0	0	0	5	0.10	0.19	4.5	8.7	0.38	2.4	15	0.73	2.3	1	-	0.2	皮下脂肪及び筋間脂肪を除いたもの
0.01	0	1	3	2	1	4	0	4	1	4	5	0	0.8	0	0.1	0	19	0.02	0.02	1.1	1.6	0.04	0.8	3	0.17	1.1	Tr	-	0.1	皮下脂肪及び筋間脂肪
0.07	0	Tr	15	0													2	0.11	0.23	4.4	8.6	0.39	2.0	9	0.85	1.8		-	0.1	
0.08	Tr	-	-	-	-	7	-	-	-	0	7	0.3	0.6	0	0	0	3	0.08	0.22	3.0	6.2	0.26	2.2	5	0.89	-	1	-	0.1	皮下脂肪：5.3%、筋間脂肪：5.4%
0.09	Tr	-	-	-	-	5	-	-	-	0	5	0.3	0.6	0	0	0	2	0.08	0.23	3.1	6.4	0.27	2.3	6	0.92	-	1	-	0.1	筋間脂肪：5.7%
0.09	0	-	-	-	-	4	-	-	-	Tr	4	0.2	0.6	0	0	0	1	0.09	0.25	3.2	6.6	0.27	2.4	6	0.95	-	1	-	0.1	皮下脂肪及び筋間脂肪を除いたもの
0.03	0.01	-	-	-	-	30	-	-	-	(0)	30	1.2	1.2	0	0	0	15	0.03	0.04	1.6	2.8	0.14	0.5	3	0.36	-	1	-	0.1	皮下脂肪及び筋間脂肪
0.07	0.01	-	-	-	-	10	-	-	-	2	10	0.4	0.7	0	0	0	5	0.07	0.20	3.5	(7.1)	0.25	1.8	7	1.00	-	1	-	0.1	皮下脂肪：0.5%、筋間脂肪：12.1%
0.07	0.01	-	-	-	-	10	-	-	-	2	10	0.4	0.7	0	0	0	5	0.07	0.20	3.5	(7.2)	0.25	1.8	8	1.00	-	1	-	0.1	筋間脂肪：12.1%
0.08	0.01	-	-	-	-	7	-	-	-	Tr	7	0.2	0.5	0	0	Tr	3	0.07	0.23	3.8	(7.9)	0.27	2.1	8	1.11	-	2	-	0.1	皮下脂肪及び筋間脂肪を除いたもの
0.07	0.01	1	20	0	1	9	0	2	0	2	9	0.4	0.7	0	0	0	4	0.08	0.16	5.0	9.1	0.37	1.3	7	0.85	1.4	2	-	0.1	皮下脂肪：1.8%、筋間脂肪：8.2%
0.08	0	1	24	Tr	1	14	0	2	0	2	14	0.5	1.0	0	-	0	5	0.04	0.14	2.7	8.2	0.26	1.3	6	0.50	1.7	0	-	Tr	
0.08	Tr	1	23	Tr	1	12	0	2	0	2	12	0.5	1.1	0	0	0	5	0.08	0.18	5.0	10.0	0.40	1.6	8	1.07	1.9	1	-	0.1	
0.07	0.01	1	21	0	1	9	0	2	0	2	9	0.4	0.7	0	0	0	4	0.08	0.16	5.1	(9.2)	0.38	1.4	7	0.87	1.4	2	-	0.1	筋間脂肪：8.3%
0.07	0.01	1	22	0	1	7	0	2	0	2	7	0.4	0.6	0	0	0	3	0.09	0.17	5.4	(9.9)	0.40	1.5	7	0.93	1.5	2	-	0.1	皮下脂肪及び筋間脂肪を除いたもの
0.02	0	Tr	4	Tr	0	28	0	17	0	17	29	2.2	1.6	0	0.1	0	16	0.01	0.02	1.6	(2.0)	0.11	0.3	2	0.21	0.5	0	-	Tr	皮下脂肪及び筋間脂肪
0.06	0	-	-	-	-	10	-	-	-	5	11	0.6	0.7	0	0	0	5	0.05	0.12	4.9	(8.4)	0.42	0.8	5	0.52	-	1	-	0.1	皮下脂肪：12.8%、筋間脂肪：15.5%
0.07	0	-	-	-	-	8	-	-	-	3	9	0.4	0.7	0	0	0	4	0.06	0.12	5.4	(9.3)	0.46	0.7	5	0.57	-	1	-	0.1	筋間脂肪：17.8%
0.08	0	-	-	-	-	4	-	-	-	Tr	4	0	0.4	0	0	0	1	0.06	0.16	6.2	(11.0)	0.54	0.8	6	0.65	-	2	-	0.1	皮下脂肪及び筋間脂肪を除いたもの
0.05	0	-	-	-	-	24	-	-	-	Tr	24	0.4	1.1	0	0	0	13	0.05	0.12	3.9	6.3	0.28	1.3	7	0.50	-	1	-	0.1	別名：カルビ
0.08	0.01	-	-	-	-	5	0	2	0	2	5	0.2	0.5	0	0	0	4	0.08	0.19	5.0	(9.0)	0.44	1.5	8	0.78	-	1	-	0.1	皮下脂肪：3.4%、筋間脂肪：4.0%

11 肉類

可食部 100 g 当たり

食品番号	索引番号	食品名	廃棄率	エネルギー (kJ)	エネルギー (kcal)	水分	アミノ酸組成によるたんぱく質	たんぱく質	脂肪酸のトリアシルグリセロール当量	コレステロール	脂質	利用可能炭水化物(単糖当量)	利用可能炭水化物(質量計)	差引き法による利用可能炭水化物	食物繊維総量	糖アルコール	炭水化物	有機酸	灰分	ナトリウム	カリウム	カルシウム	マグネシウム	リン	鉄	亜鉛
		成分識別子	REFUSE	ENERC	ENERC_KCAL	WATER	PROTCAA	PROT-	FATNLEA	CHOLE	FAT-	CHOAVLM	CHOAVL	CHOAVLDF-	FIB-	POLYL	CHOCDF-	OA	ASH	NA	K	CA	MG	P	FE	ZN
		単位	%	kJ	kcal	g	g	g	g	mg	g	g	g	g	g	g	g	g	g	mg	mg	mg	mg	mg	mg	mg
11076	1713	＜畜肉類＞ うし ［輸入牛肉］ もも 皮下脂肪なし 生	0	558	133	73.0	17.2	20.0	5.7	61	6.7	(0.4)	(0.4)	3.1 *	(0)	-	0.4	-	1.0	42	320	3	22	170	2.5	3.9
11271	1714	＜畜肉類＞ うし ［輸入牛肉］ もも 皮下脂肪なし ゆで	0	854	204	60.0	27.1	30.0	9.2	96	11.0	(0.2)	(0.2)	3.1 *	(0)	-	0.2	-	0.6	19	130	3	16	130	3.5	7.5
11270	1715	＜畜肉類＞ うし ［輸入牛肉］ もも 皮下脂肪なし 焼き	0	858	205	60.4	24.1	28.0	11.9	89	14.1	(0.4) *	(0.4)	2.5	(0)	-	0.4	-	1.1	41	320	4	23	190	3.3	6.6
11077	1716	＜畜肉類＞ うし ［輸入牛肉］ もも 赤肉 生	0	493	117	74.2	(17.8)	21.2	3.6	62	4.3	(0.4)	(0.4)	3.4 *	(0)	-	0.4	-	1.0	44	340	4	23	180	2.6	4.1
11078	1717	＜畜肉類＞ うし ［輸入牛肉］ もも 脂身 生	0	2391	580	28.1	(6.0)	6.3	58.7	77	64.4	(0.2)	(0.1)	6.9 *	(0)	-	0.2	-	0.4	19	120	2	7	61	0.9	0.8
11079	1718	＜畜肉類＞ うし ［輸入牛肉］ そともも 脂身つき 生	0	820	197	65.8	(15.8)	18.7	(12.7)	59	14.3	(0.3)	(0.3)	4.8 *	(0)	-	0.3	-	0.9	48	320	4	20	170	1.1	2.9
11080	1719	＜畜肉類＞ うし ［輸入牛肉］ そともも 皮下脂肪なし 生	0	745	178	67.6	(16.3)	19.3	(10.5)	64	11.9	(0.3)	(0.3)	4.7 *	(0)	-	0.3	-	0.9	49	330	4	20	180	1.0	3.0
11081	1720	＜畜肉類＞ うし ［輸入牛肉］ そともも 赤肉 生	0	494	117	73.6	(17.8)	21.2	3.1	64	3.9	(0.3)	(0.3)	4.4 *	(0)	-	0.3	-	1.0	53	360	4	22	190	1.9	3.3
11082	1721	＜畜肉類＞ うし ［輸入牛肉］ ランプ 脂身つき 生	0	892	214	63.8	(15.6)	18.4	(14.7)	64	16.4	(0.4)	(0.4)	4.9 *	(0)	-	0.4	-	1.0	45	310	3	20	170	1.3	3.4
11083	1722	＜畜肉類＞ うし ［輸入牛肉］ ランプ 皮下脂肪なし 生	0	729	174	67.7	(16.6)	19.7	(9.8)	64	11.1	(0.5)	(0.5)	4.8 *	(0)	-	0.5	-	1.0	47	330	4	21	190	1.1	3.7
11084	1723	＜畜肉類＞ うし ［輸入牛肉］ ランプ 赤肉 生	0	475	112	73.8	(18.2)	21.6	2.4	60	3.0	(0.5)	(0.5)	4.5 *	(0)	-	0.5	-	1.1	52	360	4	23	210	2.6	4.1
11085	1724	＜畜肉類＞ うし ［輸入牛肉］ ヒレ 赤肉 生	0	519	123	73.3	(18.5)	20.5	4.2	62	4.8	(0.3)	(0.3)	2.9 *	(0)	-	0.3	-	1.1	45	370	4	24	180	2.8	2.8
11086	1725	＜畜肉類＞ うし ［子牛肉］ リブロース 皮下脂肪なし 生	0	399	94	76.0	(17.9)	21.7	0.5	64	0.9	(0.2)	(0.2)	4.5 *	(0)	-	0.2	-	1.0	67	360	5	23	190	1.6	2.8
11087	1726	＜畜肉類＞ うし ［子牛肉］ ばら 皮下脂肪なし 生	0	475	113	74.5	(17.2)	20.9	2.9	71	3.6	0	0	4.4 *	(0)	-	0	-	1.0	100	320	6	19	160	1.7	3.6
11088	1727	＜畜肉類＞ うし ［子牛肉］ もも 皮下脂肪なし 生	0	452	107	74.8	(17.4)	21.2	2.1	71	2.7	(0.2)	(0.2)	4.6 *	(0)	-	0.2	-	1.0	54	390	4	23	200	1.3	2.8
11089	1728	＜畜肉類＞ うし ［ひき肉］ 生	0	1040	251	61.4	14.4	17.1	19.8	64	21.1	(0.3)	(0.3)	3.6 *	(0)	-	0.3	-	0.8	64	260	6	17	100	2.4	5.2
11272	1729	＜畜肉類＞ うし ［ひき肉］ 焼き	0	1168	280	52.2	22.7	25.9	18.8	83	21.3	(0.4)	(0.3)	5.1 *	(0)	-	0.4	-	1.2	92	390	8	26	150	3.4	7.6
11090	1730	＜畜肉類＞ うし ［副生物］ 舌 生	0	1313	318	54.0	12.3	13.3	29.7	97	31.8	(0.2) *	(0.2)	3.2	(0)	-	0.2	-	0.7	60	230	3	15	130	2.0	2.8
11273	1731	＜畜肉類＞ うし ［副生物］ 舌 焼き	0	1662	401	41.4	17.9	20.2	34.1	120	37.1	(0.2)	(0.2)	5.7 *	(0)	-	0.2	-	1.0	78	320	4	22	180	2.9	4.6
11091	1732	＜畜肉類＞ うし ［副生物］ 心臓 生	0	535	128	74.8	13.7	16.5	6.2	110	7.6	(0.1)	(0.1)	4.3 *	(0)	-	0.1	-	1.0	70	260	5	23	170	3.3	2.1
11092	1733	＜畜肉類＞ うし ［副生物］ 肝臓 生	0	502	119	71.5	17.4	19.6	2.1	240	3.7	(3.7)	(3.3)	7.4 *	(0)	-	3.7	-	1.5	55	300	5	17	330	4.0	3.8
11093	1734	＜畜肉類＞ うし ［副生物］ じん臓 生	0	497	118	75.7	13.6	16.7	5.4	310	6.4	(0.2)	(0.2)	4.6 *	(0)	-	0.2	-	1.0	80	280	6	12	200	4.5	2.1
11094	1735	＜畜肉類＞ うし ［副生物］ 第一胃 ゆで	0	697	166	66.6	(19.2)	24.5	6.9	240	8.4	0	0	6.8 *	(0)	-	0	-	0.5	51	130	11	14	82	0.7	4.2
11095	1736	＜畜肉類＞ うし ［副生物］ 第二胃 ゆで	0	772	186	71.6	(9.7)	12.4	14.7	130	15.7	0	0	3.7 *	(0)	-	0	-	0.3	39	64	7	6	55	0.6	1.5
11096	1737	＜畜肉類＞ うし ［副生物］ 第三胃 生	0	240	57	86.6	(9.2)	11.7	0.9	120	1.3	0	0	2.9 *	(0)	-	0	-	0.4	50	83	16	10	80	6.8	2.6
11097	1738	＜畜肉類＞ うし ［副生物］ 第四胃 ゆで	0	1272	308	58.5	(8.7)	11.1	28.7	190	30.0	0	0	3.7 *	(0)	-	0	-	0.4	38	51	8	8	86	1.8	1.4
11098	1739	＜畜肉類＞ うし ［副生物］ 小腸 生	0	1106	268	63.3	(7.8)	9.9	24.7	210	26.1	0	0	3.5 *	(0)	-	0	-	0.7	77	180	7	10	140	1.2	1.3
11099	1740	＜畜肉類＞ うし ［副生物］ 大腸 生	0	624	150	77.2	(7.3)	9.3	12.2	150	13.0	0	0	2.8 *	(0)	-	0	-	0.7	61	120	9	8	77	0.8	1.3
11100	1741	＜畜肉類＞ うし ［副生物］ 直腸 生	0	444	106	80.7	(9.1)	11.6	6.4	160	7.0	0	0	3.1 *	(0)	-	0	-	0.7	87	190	9	10	100	0.6	1.7
11101	1742	＜畜肉類＞ うし ［副生物］ 腱 ゆで	0	640	152	66.5	-	28.3	4.3	67	4.9	0 *	0	0.6	(0)	-	0	-	0.3	93	19	15	4	23	0.7	0.1
11102	1743	＜畜肉類＞ うし ［副生物］ 子宮 ゆで	0	402	95	78.2	-	18.4	2.4	150	3.0	0 *	0	0.6	(0)	-	0	-	0.4	79	74	8	7	63	1.2	1.7
11103	1744	＜畜肉類＞ うし ［副生物］ 尾 生	40	1814	440	40.7	-	11.6	43.7	76	47.1	(Tr) *	(Tr)	3.4	(0)	-	Tr	-	0.6	50	110	7	13	85	2.0	4.3
11274	1745	＜畜肉類＞ うし ［副生物］ 横隔膜 生	0	1194	288	57.0	13.1	14.8	25.9	70	27.3	(0.3) *	(0.3)	2.8	(0)	-	0.3	0.4	0.7	48	250	2	16	140	3.2	3.7
11296	1746	＜畜肉類＞ うし ［副生物］ 横隔膜 ゆで	0	1717	414	39.6	20.2	21.3	35.0	100	36.7	(0.2)	(0.2)	4.5 *	(0)	-	0.2	0.2	0.7	25	120	3	14	130	4.2	5.6
11297	1747	＜畜肉類＞ うし ［副生物］ 横隔膜 焼き	0	1661	401	39.4	19.8	21.1	35.5	100	37.2	(0.3) *	(0.2)	4.0	(0)	-	0.3	0.4	0.8	49	270	3	19	170	4.1	5.3
11104	1748	＜畜肉類＞ うし ［加工品］ ローストビーフ	0	795	190	64.0	18.9	21.7	10.7	70	11.7	1.4	1.4	4.1 *	(0)	0	0.9	0.7	1.7	310	260	6	24	200	2.3	4.1

可食部 100 g 当たり

無機質						ビタミン																								備考
銅	マンガン	ヨウ素	セレン	クロム	モリブデン	ビタミンA						ビタミンD	ビタミンE				ビタミンK	ビタミンB1	ビタミンB2	ナイアシン	ナイアシン当量	ビタミンB6	ビタミンB12	葉酸	パントテン酸	ビオチン	ビタミンC	アルコール	食塩相当量	
						レチノール	α-カロテン	β-カロテン	β-クリプトキサンチン	β-カロテン当量	レチノール活性当量		α-トコフェロール	β-トコフェロール	γ-トコフェロール	δ-トコフェロール														
CU	MN	ID	SE	CR	MO	RETOL	CARTA	CARTB	CRYPXB	CARTBEQ	VITA.RAE	VITD	TOCPHA	TOCPHB	TOCPHG	TOCPHD	VITK	THIA	RIBF	NIA	NE	VITB6A	VITB12	FOL	PANTAC	BIOT	VITC	ALC	NACL_EQ	
(mg)		μg				μg							mg				μg	mg						μg	mg	μg	mg	(g)		
0.08	0.01	1	12	0	1	4	0	1	0	1	4	0.1	0.4	0	0	0	4	0.09	0.20	5.1	9.2	0.45	1.5	8	0.78	1.9	1	-	0.1	筋間脂肪：4.2 %
0.10	0.01	1	19	1	Tr	8	0	2	0	2	8	0	0.7	0	0	0	5	0.05	0.18	3.2	9.7	0.35	1.2	7	0.62	2.5	Tr	-	Tr	
0.09	0.02	1	17	1	1	8	0	2	0	2	8	0	0.6	0	0	0	8	0.08	0.22	5.6	11.0	0.53	1.7	10	0.88	2.6	1	-	0.1	
0.08	0.01	-	-	-	-	3	0	0	0	0	3	0.1	0.4	0	0	0	3	0.09	0.21	5.4	(9.7)	0.48	1.6	8	0.82	-	1	-	0.1	皮下脂肪及び筋間脂肪を除いたもの
0.02	0.01	-	-	-	-	35	0	31	0	31	38	0.9	1.2	0	0	0	19	0.02	0.03	1.6	(2.2)	0.13	0.4	2	0.46	-	-	-	Tr	皮下脂肪及び筋間脂肪
0.08	Tr	-	-	-	-	9	-	-	-	6	9	0.3	0.7	0	0	0	6	0.06	0.16	4.3	(8.1)	0.37	1.3	6	0.80	-	1	-	0.1	皮下脂肪：4.5 %、筋間脂肪：12.2 %
0.08	Tr	-	-	-	-	7	-	-	-	4	8	0.3	0.7	0	0	0	5	0.06	0.17	4.4	(8.3)	0.38	1.4	6	0.82	-	1	-	0.1	筋間脂肪：12.8 %
0.09	0	-	-	-	-	3	-	-	-	Tr	3	0.3	0.7	0	0	0	3	0.07	0.19	4.9	(9.3)	0.42	1.5	7	0.87	-	1	-	0.1	皮下脂肪及び筋間脂肪を除いたもの
0.10	Tr	-	-	-	-	10	-	-	-	7	11	0.4	0.8	0	0	0	5	0.09	0.24	4.0	(7.7)	0.44	1.9	7	0.91	-	1	-	0.1	皮下脂肪：9.7 %、筋間脂肪：11.5 %
0.11	Tr	-	-	-	-	4	-	-	-	Tr	4	0.3	0.7	0	0	0	4	0.10	0.26	4.2	(8.2)	0.47	2.0	7	0.96	-	1	-	0.1	筋間脂肪：12.8 %
0.12	0	-	-	-	-	4	-	-	-	Tr	4	0.2	0.7	0	0	0	1	0.11	0.29	4.6	(9.0)	0.52	2.3	8	1.03	-	1	-	0.1	皮下脂肪及び筋間脂肪を除いたもの
0.11	0.02	-	-	-	-	4	-	-	-	4	4	0.4	0.7	0	0	0	2	0.10	0.25	4.7	(8.7)	0.39	2.0	5	1.26	-	1	-	0.1	
0.07	0	-	-	-	-	0	-	-	-	Tr	0	0.1	0.1	0	0	0	Tr	0.09	0.17	8.9	(13.0)	0.48	1.2	6	0.72	-	1	-	0.2	
0.07	0	-	-	-	-	3	-	-	-	Tr	3	0.1	0.1	0	0	0	1	0.10	0.18	6.2	(9.7)	0.26	1.6	3	0.84	-	1	-	0.3	
0.06	0	-	-	-	-	3	-	-	-	Tr	3	0.1	0.1	0	0	0	1	0.08	0.16	9.3	(13.0)	0.44	0.8	5	0.72	-	1	-	0.1	
0.06	Tr	1	11	2	1	12	0	11	0	11	13	0.1	0.5	0	0	0	9	0.08	0.19	4.2	7.5	0.25	1.6	5	0.72	1.8	1	-	0.2	
0.09	0.01	1	15	3	2	5	0	13	0	13	6	0.1	0.5	0	0	0	9	0.11	0.26	6.3	11.0	0.34	1.7	7	1.02	2.9	Tr	-	0.2	
0.09	0.01	1	10	0	2	3	0	4	1	5	3	0	0.3	0	0	0	9	0.10	0.23	3.8	6.4	0.14	3.8	14	0.68	1.9	1	-	0.2	別名：たん
0.12	0.01	1	16	0	2	3	0	6	1	5	3	0	0.6	0	0	0	11	0.11	0.36	5.2	9.1	0.16	5.4	14	0.99	3.1	1	-	0.2	別名：たん焼き
0.42	-	-	-	-	-	9	-	-	-	Tr	9	0	0.6	0	0.1	0	5	0.42	0.90	5.8	9.4	0.29	12.0	16	2.16	-	4	-	0.2	別名：はつ
5.30	-	4	50	Tr	94	1100	-	-	-	40	1100	0.3	0.3	0	0.1	0	1	0.22	3.00	14.0	18.0	0.89	53.0	1000	6.40	76.0	30	-	0.1	別名：レバー 試料：和牛
0.28	-	6	210	0	43	4	-	-	-	14	5	0	0.3	0	0.1	0	6	0.46	0.85	5.5	9.8	0.45	22.0	250	4.08	90.0	3	-	0.2	別名：まめ
0.08	0.03	-	-	-	-	1	-	-	-	(Tr)	1	Tr	0.4	0	0	0	6	0.04	0.14	1.7	(5.6)	0.01	2.0	3	0.49	-	2	-	0.1	別名：みの、がつ
0.04	0.07	-	-	-	-	3	-	-	-	(Tr)	3	0.1	0.1	0	0	0	16	0.02	0.10	1.0	(3.0)	0.01	2.0	12	0.44	-	0	-	0.1	別名：はちのす
0.08	0.07	-	-	-	-	4	-	-	-	(Tr)	4	0	0.1	0	0	0	4	0.04	0.32	1.7	(3.6)	0.02	4.6	33	0.64	-	4	-	0.1	別名：せんまい
0.11	0.07	-	-	-	-	5	-	-	-	(Tr)	5	0	0.5	0	0	0	35	0.05	0.14	0.6	(2.4)	0.01	3.6		0.34	-	6	-	0.1	別名：あかせんまい、ギアラ、あぼみ
0.07	0.10	-	-	-	-	2	-	-	-	(Tr)	2	0	0.1	0	0	0	9	0.07	0.23	3.1	(4.7)	0.05	21.0	15	1.21	-	15	-	0.2	別名：ひも
0.05	0.05	-	-	-	-	2	-	-	-	(Tr)	2	0	0.1	0	0	0	15	0.04	0.14	2.1	(3.6)	0.01	1.3	8	0.66	-	6	-	0.2	別名：しまちょう、てっちゃん
0.05	0.04	-	-	-	-	2	-	-	-	(Tr)	2	0	0.1	0	0	0	12	0.05	0.15	2.3	(4.2)	0.01	1.7	24	0.85	-	6	-	0.2	別名：てっぽう
0.02	Tr	-	-	-	-	0	-	-	-	(Tr)	(0)	0	0.1	0	0	0	0	0	0.04	0.2	4.9	0	0.4	3	0.11	-	0	-	0.2	別名：すじ
0.06	0.02	-	-	-	-	0	-	-	-	(Tr)	0	0	0.1	0	0	0	5	0.05	0.10		(3.6)	0	3.6	10	0.35	-	0	-	0.2	別名：こぶくろ
0.08	-					20	-	-	-	Tr	20	0	0.3	0	0.1	0	Tr	0.06	0.17	2.6	4.5	0.26	1.8	3	1.95					別名：テール 皮を除いたもの 廃棄部位：骨
0.13	0.01	1	14	0	1	4	0	3	1	3	4	0	0.7	0	0.1	0	5	0.14	0.35	4.0	7.1	0.18	3.8	6	1.06	2.9	1	-	0.1	別名：はらみ、さがり
0.19	0.01	2	20	(0)	1	5	(0)	2	1	2	5	(0)	1.0	(0)	0.1	(0)	7	0.08	0.35	2.7	7.4	0.13	3.9	7	0.71	-	Tr	-	0.1	別名：はらみ、さがり
0.19	0.01	2	19	(0)	1	4	(0)	2	1	2	4	(0)	1.1	(0)	0.1	(0)	7	0.15	0.46	5.0	9.6	0.21	6.3	7	1.29	-	1	-	0.1	別名：はらみ、さがり
0.10	0.01	1	15	1	1	Tr	-	-	-	Tr	Tr	0.1	0	0	0	0	4	0.08	0.25	6.3	11.0	0.47	1.6	9	0.98	2.1	0	-	0.8	ビタミンC：酸化防止用として添加された食品を含む

11 肉類

可食部 100 g 当たり

食品番号	索引番号	食品名	廃棄率	エネルギー	エネルギー	水分	アミノ酸組成によるたんぱく質	たんぱく質	脂肪酸のトリアシルグリセロール当量	コレステロール	脂質	利用可能炭水化物（単糖当量）	利用可能炭水化物（質量計）	差引き法による利用可能炭水化物	食物繊維総量	糖アルコール	炭水化物	有機酸	灰分	ナトリウム	カリウム	カルシウム	マグネシウム	リン	鉄	亜鉛
		単位	%	kJ	kcal	g	g	g	g	mg	g	g	g	g	g	g	g	g	g	mg	mg	mg	mg	mg	mg	mg
		成分識別子	REFUSE	ENERC	ENERC_KCAL	WATER	PROTCAA	PROT-	FATNLEA	CHOLE	FAT-	CHOAVLM	CHOAVL	CHOAVLDF-	FIB-	POLYL	CHOCDF-	OA	ASH	NA	K	CA	MG	P	FE	ZN
11105	1749	＜畜肉類＞ うし ［加工品］ コンビーフ缶詰	0	795	191	63.4	18.1	19.8	12.6	68	13.0	1.0 *	0.9	3.4	(0)	0	1.7	0.3	2.1	690	110	15	13	120	3.5	4.1
11106	1750	＜畜肉類＞ うし ［加工品］ 味付け缶詰	0	659	156	64.3	17.4	19.2	4.1	48	4.4	12.9 *	12.3	11.6	(0)	0	9.9	0.3	2.2	720	180	8	16	110	3.4	4.0
11107	1751	＜畜肉類＞ うし ［加工品］ ビーフジャーキー	0	1285	304	24.4	47.5	54.8	5.8	150	7.8	9.6	9.2	14.1 *	(0)	0	6.4	1.6	6.6	1900	760	13	54	420	6.4	8.8
11108	1752	＜畜肉類＞ うし ［加工品］ スモークタン	0	1134	273	55.9	16.0	18.1	21.0	120	23.0	1.2	1.2	4.5 *	(0)	0	0.9	0.3	2.1	630	190	6	15	150	2.6	4.2
11109	1753	＜畜肉類＞ うま 肉 赤肉 生	0	433	102	76.1	17.6	20.1	2.2	65	2.5	(0.3)	(0.3)	3.1 *	(0)	-	0.3	-	1.0	50	300	11	18	170	4.3	2.8
11110	1754	＜畜肉類＞ くじら 肉 赤肉 生	0	425	100	74.3	19.9	24.1	0.3	38	0.4	(0.2)	(0.2)	4.5 *	(0)	-	0.2	-	1.0	62	260	3	29	210	2.5	1.1
11111	1755	＜畜肉類＞ くじら うねす 生	0	1361	328	49.0	-	18.8	28.1	190	31.4	(0.2)	(0.2)	3.5	(0)	-	0.2	-	0.6	150	70	8	10	98	0.4	3.3
11112	1756	＜畜肉類＞ くじら 本皮 生	0	2386	577	21.0	-	9.7	52.4	120	68.8	(0.2)	(0.2)	16.6 *	(0)	-	0.2	-	0.3	59	44	6	3	33	0.2	0.2
11113	1757	＜畜肉類＞ くじら さらしくじら	0	120	28	93.7	-	5.3	-	16	0.9	0 *	0	0.1	(0)	-	0.1	-	0.1	1	Tr	1	Tr	13	0	Tr
11114	1758	＜畜肉類＞ しか あかしか 赤肉 生	0	432	102	74.6	(18.9)	22.3	0.9	69	1.5	(0.5)	(0.5)	4.5 *	(0)	-	0.5	-	1.1	58	350	4	26	200	3.1	3.1
11275	1759	＜畜肉類＞ しか にほんじか 赤肉 生	0	501	119	71.4	22.0	23.9	3.0	59	4.0	(0.3) *	(0.3)	1.8	(0)	-	0.3	-	1.2	55	390	4	27	230	3.9	2.9
11294	1760	＜畜肉類＞ しか にほんじか えぞしか 赤肉 生	0	528	126	71.4	20.8	22.6	4.5	59	5.2	(0.6)	(0.6)	2.3	(0)	-	0.6	-	1.1	52	350	4	26	210	3.4	2.8
11295	1761	＜畜肉類＞ しか にほんじか ほんしゅうじか・きゅうしゅうじか 赤肉 生	0	452	107	74.4	18.5	22.6	1.8	52	2.5	(0.1)	(0.1)	3.6 *	(0)	-	0.5	-	1.1	51	380	3	26	220	3.9	2.7
11115	1762	＜畜肉類＞ ぶた ［大型種肉］ かた 脂身つき 生	0	836	201	65.7	-	18.5	14.0	65	14.6	(0.2)	(0.2)	0.8	(0)	-	0.2	-	1.0	53	320	4	21	180	0.5	2.7
11116	1763	＜畜肉類＞ ぶた ［大型種肉］ かた 皮下脂肪なし 生	0	663	158	69.8	-	19.7	8.8	64	9.3	(0.2)	(0.2)	0.7	(0)	-	0.2	-	1.0	55	340	4	22	190	0.4	2.9
11117	1764	＜畜肉類＞ ぶた ［大型種肉］ かた 赤肉 生	0	481	114	74.0	-	20.9	3.3	64	3.8	(0.2)	(0.2)	0.7	(0)	-	0.2	-	1.1	58	360	4	24	200	1.1	3.1
11118	1765	＜畜肉類＞ ぶた ［大型種肉］ かた 脂身 生	0	2727	663	22.0	-	5.3	71.3	68	72.4	0 *	0	1.1	(0)	-	0	-	0.3	23	98	2	5	54	0.4	0.6
11119	1766	＜畜肉類＞ ぶた ［大型種肉］ かたロース 脂身つき 生	0	986	237	62.6	(14.7)	17.1	18.4	69	19.2	(0.1)	(0.1)	3.4 *	(0)	-	0.1	-	1.0	54	300	4	18	160	0.6	2.7
11120	1767	＜畜肉類＞ ぶた ［大型種肉］ かたロース 皮下脂肪なし 生	0	880	212	65.1	(15.2)	17.8	15.2	69	16.0	(0.1)	(0.1)	3.5 *	(0)	-	0.1	-	1.0	55	310	4	19	170	0.6	2.9
11121	1768	＜畜肉類＞ ぶた ［大型種肉］ かたロース 赤肉 生	0	611	146	71.3	(16.7)	19.7	7.1	68	7.8	(0.1)	(0.1)	3.8 *	(0)	-	0.1	-	1.1	61	340	4	21	190	1.1	3.2
11122	1769	＜畜肉類＞ ぶた ［大型種肉］ かたロース 脂身 生	0	2650	644	23.6	(5.4)	5.4	69.1	73	70.7	0 *	0	1.5	(0)	-	0	-	0.3	21	98	2	5	56	0.4	0.6
11123	1770	＜畜肉類＞ ぶた ［大型種肉］ ロース 脂身つき 生	0	1029	248	60.4	17.2	19.3	18.5	61	19.2	(0.2)	(0.2)	3.0 *	(0)	-	0.2	-	0.9	42	310	4	22	180	0.3	1.6
11125	1771	＜畜肉類＞ ぶた ［大型種肉］ ロース 脂身つき ゆで	0	1241	299	51.0	21.7	23.9	23.4	77	24.1	(0.3) *	(0.3)	3.1	(0)	-	0.3	-	0.7	25	180	5	19	140	0.4	2.2
11124	1772	＜畜肉類＞ ぶた ［大型種肉］ ロース 脂身つき 焼き	0	1288	310	49.1	23.2	26.7	22.1	76	22.7	(0.3)	(0.3)	4.4 *	(0)	-	0.3	-	1.2	52	400	6	29	250	0.4	2.2
11276	1773	＜畜肉類＞ ぶた ［大型種肉］ ロース 脂身つき とんかつ	0	1780	429	31.2	19.0	22.0	35.1	60	35.9	9.6 *	8.8	12.9	(1)	-	9.8	-	1.1	110	340	14	27	200	0.6	1.9
11126	1774	＜畜肉類＞ ぶた ［大型種肉］ ロース 皮下脂肪なし 生	0	793	190	65.7	(18.4)	21.1	11.3	61	11.9	(0.3)	(0.3)	3.6 *	(0)	-	0.3	-	1.1	45	340	4	23	200	0.3	1.8
11127	1775	＜畜肉類＞ ぶた ［大型種肉］ ロース 赤肉 生	0	589	140	70.3	19.7	22.7	5.1	61	5.6	(0.3)	(0.3)	3.8 *	(0)	-	0.3	-	1.1	48	360	4	26	210	0.7	1.9
11128	1776	＜畜肉類＞ ぶた ［大型種肉］ ロース 脂身 生	0	2860	695	18.3	5.3	5.1	74.9	62	76.3	0 *	0	1.3	(0)	-	0	-	0.3	15	110	4	5	54	0.2	0.3
11129	1777	＜畜肉類＞ ぶた ［大型種肉］ ばら 脂身つき 生	0	1511	366	49.4	12.8	14.4	34.9	70	35.4	(0.1)	(0.1)	2.2	(0)	-	0.1	-	0.7	50	240	3	15	130	0.6	1.8
11277	1778	＜畜肉類＞ ぶた ［大型種肉］ ばら 脂身つき 焼き	0	1833	444	37.1	16.5	19.6	41.9	81	43.9	(0.1)	(0.1)	3.6	(0)	-	0.1	-	0.8	56	270	4	17	140	0.7	2.2
11130	1779	＜畜肉類＞ ぶた ［大型種肉］ もも 脂身つき 生	0	715	171	68.1	(16.9)	20.5	9.5	67	10.2	(0.2)	(0.2)	4.6 *	(0)	-	0.2	-	1.0	47	350	4	24	200	0.7	2.0
11131	1780	＜畜肉類＞ ぶた ［大型種肉］ もも 皮下脂肪なし 生	0	579	138	71.2	18.0	21.5	5.4	66	6.0	(0.2)	(0.2)	4.3 *	(0)	-	0.2	-	1.1	49	360	4	25	210	0.7	2.1
11133	1781	＜畜肉類＞ ぶた ［大型種肉］ もも 皮下脂肪なし ゆで	0	777	185	61.8	25.2	28.9	7.1	91	8.1	(0.3)	(0.3)	4.9 *	(0)	-	0.3	-	0.9	27	200	5	24	190	0.9	3.0
11132	1782	＜畜肉類＞ ぶた ［大型種肉］ もも 皮下脂肪なし 焼き	0	781	186	60.4	26.8	30.2	6.7	88	7.6	(0.3)	(0.3)	4.6 *	(0)	-	0.3	-	1.5	58	450	5	33	270	1.0	3.1
11134	1783	＜畜肉類＞ ぶた ［大型種肉］ もも 赤肉 生	0	502	119	73.0	(18.0)	22.1	3.1	66	3.6	(0.2)	(0.2)	4.8 *	(0)	-	0.2	-	1.1	50	370	4	26	220	0.9	2.2
11135	1784	＜畜肉類＞ ぶた ［大型種肉］ もも 脂身 生	0	2517	611	25.5	(6.5)	6.5	65.0	79	67.6	(0) *	(0)	2.5	(0)	-	0	-	0.4	22	140	1	8	73	0.7	0.5

可食部 100 g 当たり

無機質						ビタミン																							食塩相当量	備考
						ビタミンA						ビタミンD	ビタミンE				ビタミンk	ビタミンB1	ビタミンB2	ナイアシン	ナイアシン当量	ビタミンB6	ビタミンB12	葉酸	パントテン酸	ビオチン	ビタミンC	アルコール		
銅	マンガン	ヨウ素	セレン	クロム	モリブデン	レチノール	α-カロテン	β-カロテン	β-クリプトキサンチン	β-カロテン当量	レチノール活性当量		α-トコフェロール	β-トコフェロール	γ-トコフェロール	δ-トコフェロール														
(......mg......)		(..μg...)											(............ mg ....)				μg	(.............. mg ....)						(...... μg......)	mg	μg	mg	(......g......)		
CU	MN	ID	SE	CR	MO	RETOL	CARTA	CARTB	CRYPXB	CARTBEQ	VITA_RAE	VITD	TOCPHA	TOCPHB	TOCPHG	TOCPHD	VITK	THIA	RIBF	NIA	NE	VITB6A	VITB12	FOL	PANTAC	BIOT	VITC	ALC	NACL_EQ	
0.11	0.04	9	10	4	1	Tr	-	-	-	Tr	Tr	0	0.8	0	0.3	0.2	5	0.02	0.14	7.6	12.0	0.04	1.3	5	0.20	1.6	0		1.8	
0.09	0.09	2	11	2	3	Tr	-	-	-	Tr	Tr	0	0.7	0	0	0	3	0.33	0.19	2.4	6.1	0.06	1.4	8	0.22	1.5	0		1.8	試料：大和煮缶詰 液汁を含んだもの（液汁36％）
0.25	0.13	5	38	11	3	5	-	-	-	(0)	5	0.3	2.2	0	0.2	0.1	8	0.13	0.45	12.0	23.0	0.85	3.5	12	1.25	4.5	1		4.8	ビタミンE及びビタミンC：酸化防止用として添加された食品を含む
0.12	0.02	3	18	2	3	18	-	-	-	(0)	18	0.1	0.7	0	0.2	0.1	16	0.08	0.27	3.4	6.9	0.13	4.7	4	1.12	4.5	1		1.6	ビタミン及びビタミンC：酸化防止用として添加された食品を含む
0.11	-	0	17	0	1	9	-	-	-	Tr	9	-	0.9	0	0	0	2	0.10	0.24	5.8	9.9	0.02	7.1	4	1.01	1.1	1		0.1	別名：さくら肉 皮下脂肪及び筋間脂肪を除いたもの
0.06	0.01	2	32	Tr	0	7	-	-	-	(0)	7	0.1	0.6	Tr	Tr	Tr	Tr	0.06	0.23	12.0	17.0	0.46	2.0	4	0.31	1.6	1		0.2	試料：ミンクくじら 皮下脂肪及び筋間脂肪を除いたもの
0.03	Tr	-	-	-	-	130	-	-	-	(0)	130	0.8	3.1	Tr	Tr	Tr	2	0.11	0.20	2.4	5.5	0.06	0.7	3	0.29	-	6		0.4	試料：ミンクくじら
0.02	Tr	-	-	-	-	130	-	-	-	(0)	130	4.8	4.8	Tr	Tr	Tr	3	0.11	0.05	0.5	2.1	0.01	0.4	1	0.11	-	5		0.1	試料：ミンクくじら
0.01	0	-	-	-	-	8	-	-	-	Tr	8	0.1	0.1	0	0	0	Tr	0	0	0	0.9	0	0	0	0	-	1		0	試料：ミンクくじら
0.18	0.02	-	-	-	-	3	-	-	-	(0)	3	Tr	0.5	0	0	0	4	0.21	0.35	8.0	(8.0)	0.54	0.6	1	0.81	-	1		0.1	試料：冷凍品、ニュージーランド産
0.15	0.02	1	7	0	0	4	0	0	0	0	4	0	0.8	0	0	0	1	0.20	0.35	6.9	12.0	0.60	1.3	4	0.76	2.2	1		0.1	試料：えぞしか、ほんしゅうじか・きゅうしゅうじか
0.14	0.01	1	6	0	0	5	0	0	0	0	5	0	0.6	0	0	0	0	0.21	0.32	7.9	13.0	0.55	1.3	4	0.75	2.1	1		0.1	試料：えぞしか
0.15	0.02	Tr	6	0	0	3	-	-	-	0	3	0	0.6	0	0	0	2	0.18	0.34	5.2	10.0	0.58	1.1	3	0.70	2.0	1		0.1	試料：ほんしゅうじか・きゅうしゅうじか
0.09	0.01	-	-	-	-	5	-	-	-	0	5	0.2	0.3	0	Tr	0	1	0.66	0.23	4.9	8.0	0.32	0.4	2	1.16	-	2		0.1	皮下脂肪：8.2％、筋間脂肪：7.5％
0.09	0.01	-	-	-	-	4	-	-	-	0	4	0.2	0.3	0	Tr	0	1	0.71	0.25	5.3	8.6	0.34	0.4	2	1.23	-	2		0.1	筋間脂肪：8.0％
0.10	0.01	-	-	-	-	3	-	-	-	Tr	3	0.1	0.3	0	0	0	1	0.75	0.27	5.6	9.1	0.37	0.4	2	1.29	-	2		0.1	皮下脂肪及び筋間脂肪を除いたもの
0.03	0.01	-	-	-	-	16	-	-	-	(0)	16	0.7	0.5	0	0.1	0	4	0.20	0.05	1.4	2.3	0.06	0.5	2	0.48	-	1		0.1	皮下脂肪及び筋間脂肪
0.09	0.01	-	-	-	-	6	-	-	-	0	6	0.3	0.4	0	Tr	0	2	0.63	0.23	3.6	(7.0)	0.28	0.5	2	1.18	-	2		0.1	皮下脂肪：5.7％、筋間脂肪：12.4％
0.09	0.01	-	-	-	-	6	-	-	-	0	6	0.2	0.4	0	Tr	0	2	0.66	0.25	3.7	(7.2)	0.30	0.5	2	1.23	-	2		0.1	筋間脂肪：13.1％
0.10	0.01	-	-	-	-	4	-	-	-	Tr	4	0.2	0.3	0	0	0	1	0.72	0.28	4.0	(8.0)	0.33	0.4	2	1.34	-	2		0.2	皮下脂肪及び筋間脂肪を除いたもの
0.03	0	-	-	-	-	16	-	-	-	0	16	0.2	0.3	0	0.1	0	2	0.23	0.05	1.5	(2.0)	0.07	0.5	2	0.48	-	1		0.1	皮下脂肪及び筋間脂肪
0.05	0.01	1	21	3	Tr	6	-	-	-	0	6	0.1	0.3	0	Tr	0	3	0.69	0.15	7.3	11.0	0.32	0.3	1	0.98	3.7	1		0.1	皮下脂肪：11.4％、筋間脂肪：7.9％
0.06	0.01	Tr	26	3	Tr	3	-	-	-	0	3	0.1	Tr	0	0	0	3	0.54	0.16	4.9	10.0	0.32	0.6	1	0.67	4.3	Tr		0.1	
0.07	0.01	2	29	2	1	2	-	-	-	0	2	0.1	0.1	0	0	0	3	0.90	0.21	9.2	15.0	0.33	0.5	1	1.19	5.2	1		0.1	
0.07	0.12	Tr	23	Tr	4	11	(0)	6	0	6	11	0.7	3.5	0	7.5	0.2	16	0.75	0.15	7.0	11.0	0.31	0.6	6	0.79	5.0	1		0.3	増加した脂質量：第1章表13参照
0.06	0.01	Tr	23	2	1	5	-	-	-	0	5	0.1	0.3	0	Tr	0	2	0.75	0.16	8.0	(12.0)	0.35	0.4	1	1.05	3.3	1		0.1	筋間脂肪：8.9％
0.06	0.01	1	25	3	1	4	-	-	-	Tr	4	0.1	0.3	0	0	0	2	0.80	0.18	8.6	13.0	0.38	0.3	1	1.11	3.0	1		0.1	皮下脂肪及び筋間脂肪を除いたもの
0.03	0	0	4	0	Tr	15	-	-	-	(0)	15	0.2	0.3	0	0.1	0	4	0.22	0.05	1.8	2.3	0.07	0.4	2	0.44	6.9	1		0	皮下脂肪及び筋間脂肪
0.04	0.01	0	13	0	Tr	11	0	0	0	0	11	0.5	0.4	0	0.1	0	6	0.51	0.13	4.7	7.3	0.24	0.4	2	0.64	3.7	1		0.1	
0.05	0	Tr	18	0	1	11	0	0	0	0	11	0.6	0.6	0	0.1	0	8	0.57	0.14	6.5	10.0	0.27	0.3	1	0.68	4.7	Tr		0.1	
0.08	0.01	-	-	-	-	4	-	-	-	0	4	0.6	0.4	0	Tr	0	2	0.90	0.21	6.2	(10.0)	0.31	0.2	1	0.84	-	1		0.1	皮下脂肪：6.9％、筋間脂肪：3.4％
0.08	0.01	0	23	0	1	3	-	-	-	0	3	0.1	0.3	0	Tr	0	2	0.94	0.22	6.5	11.0	0.32	0.2	1	0.87	2.7	1		0.1	筋間脂肪：3.7％
0.12	0.02	0	34	Tr	1	1	-	-	-	0	1	0.1	Tr	0	0	0	3	0.82	0.21	5.8	12.0	0.38	0.4	1	0.74	3.4	1		0.1	
0.11	0.02	Tr	31	1	1	1	-	-	-	0	1	0.1	Tr	0	0	0	3	1.19	0.28	9.4	16.0	0.43	0.5	1	1.07	3.8	-		0.1	
0.08	0.01	-	-	-	-	3	-	-	-	Tr	3	0.1	0.3	0	Tr	0	2	0.96	0.23	6.6	(11.0)	0.33	0.3	2	0.88	-	1		0.1	皮下脂肪及び筋間脂肪を除いたもの
0.04	0.01	-	-	-	-	13	-	-	-	(0)	13	0.5	0.7	Tr	0.1	0	6	0.34	0.05	2.5	(3.2)	0.13	0.5	1	0.49	-	1		0.1	皮下脂肪及び筋間脂肪

11 肉類

食品番号	索引番号	食品名	廃棄率	エネルギー (kJ)	エネルギー (kcal)	水分	たんぱく質 アミノ酸組成による	たんぱく質	トリアシルグリセロール当量	コレステロール	脂質	利用可能炭水化物(単糖当量)	利用可能炭水化物(質量計)	差引き法による利用可能炭水化物	食物繊維総量	糖アルコール	炭水化物	有機酸	灰分	ナトリウム	カリウム	カルシウム	マグネシウム	リン	鉄	亜鉛
		成分識別子	REFUSE	ENERC	ENERC_KCAL	WATER	PROTCAA	PROT-	FATNLEA	CHOLE	FAT-	CHOAVLM	CHOAVL	CHOAVLDF-	FIB-	POLYL	CHOCDF-	OA	ASH	NA	K	CA	MG	P	FE	ZN
		単位	%	kJ	kcal	(......g......)				mg		(..............g..............)								(.................mg.................)						
11136	1785	＜畜肉類＞ ぶた ［大型種肉］ そともも 脂身つき 生	0	921	221	63.5	(15.6)	18.8	15.9	69	16.5	(0.2)	(0.2)	4.0 *	(0)	-	0.2	-	1.0	51	320	4	22	190	0.5	1.9
11137	1786	＜畜肉類＞ ぶた ［大型種肉］ そともも 皮下脂肪なし 生	0	731	175	67.9	(16.6)	20.2	10.1	69	10.7	(0.2)	(0.2)	4.4 *	(0)	-	0.2	-	1.0	54	340	4	23	200	0.5	2.1
11138	1787	＜畜肉類＞ ぶた ［大型種肉］ そともも 赤肉 生	0	560	133	71.8	(17.5)	21.4	5.5	68	5.5	(0.2)	(0.2)	4.7 *	(0)	-	0.2	-	1.1	57	360	4	25	210	0.9	2.3
11139	1788	＜畜肉類＞ ぶた ［大型種肉］ そともも 脂身 生	0	2599	631	24.9	(6.6)	6.6	67.2	76	68.1	0 *	0	0.9	(0)	-	0	-	0.4	22	130	1	7	64	0.5	0.4
11140	1789	＜畜肉類＞ ぶた ［大型種肉］ ヒレ 赤肉 生	0	498	118	73.4	18.5	22.2	3.7	59	3.7	(0.3)	(0.3)	3.7 *	(0)	-	0.3	-	1.2	56	430	3	27	230	0.9	2.2
11278	1790	＜畜肉類＞ ぶた ［大型種肉］ ヒレ 赤肉 焼き	0	851	202	53.8	33.2	39.3	4.9	100	5.9	(0.4)	(0.4)	6.1 *	(0)	-	0.4	-	2.0	92	690	4	45	380	1.6	3.6
11279	1791	＜畜肉類＞ ぶた ［大型種肉］ ヒレ 赤肉 とんかつ	0	1582	379	33.3	21.8	25.1	24.0	71	25.3	15.6	14.2	18.5 *	(1)	-	14.9	-	1.4	140	440	17	33	260	1.3	2.7
11141	1792	＜畜肉類＞ ぶた ［中型種肉］ かた 脂身つき 生	0	932	224	63.6	-	18.3	16.8	69	17.2	0 *	0	0.4	(0)	-	0	-	0.9	53	320	4	20	180	0.5	3.0
11142	1793	＜畜肉類＞ ぶた ［中型種肉］ かた 皮下脂肪なし 生	0	719	172	68.5	-	19.7	10.4	67	10.8	0 *	0	0.4	(0)	-	0	-	1.0	57	350	5	22	190	0.5	3.3
11143	1794	＜畜肉類＞ ぶた ［中型種肉］ かた 赤肉 生	0	477	113	74.0	-	21.4	3.1	66	3.5	0 *	0	0.4	(0)	-	0	-	1.1	61	380	5	24	210	1.2	3.6
11144	1795	＜畜肉類＞ ぶた ［中型種肉］ かた 脂身 生	0	2872	698	19.1	-	4.9	75.4	80	75.7	0 *	0	0.3	(0)	-	0	-	0.3	20	91	2	5	50	0.4	0.4
11145	1796	＜畜肉類＞ ぶた ［中型種肉］ かたロース 脂身つき 生	0	1002	241	62.0	(15.2)	17.7	18.6	76	19.3	0	0	3.2 *	(0)	-	0	-	1.0	55	310	4	20	180	0.7	3.2
11146	1797	＜畜肉類＞ ぶた ［中型種肉］ かたロース 皮下脂肪なし 生	0	882	212	64.8	(15.8)	18.5	15.0	75	15.7	0	0	3.4 *	(0)	-	0	-	1.0	57	330	4	21	180	0.6	3.4
11147	1798	＜畜肉類＞ ぶた ［中型種肉］ かたロース 赤肉 生	0	588	140	71.5	(17.4)	20.6	6.1	73	6.8	0	0	3.9 *	(0)	-	0	-	1.1	63	360	4	23	200	1.3	3.8
11148	1799	＜畜肉類＞ ぶた ［中型種肉］ かたロース 脂身 生	0	2730	663	22.3	(5.4)	5.4	71.3	88	71.9	0 *	0	0.6	(0)	-	0	-	0.4	22	110	2	6	59	0.5	0.7
11149	1800	＜畜肉類＞ ぶた ［中型種肉］ ロース 脂身つき 生	0	1140	275	58.0	(15.6)	18.3	22.1	62	22.6	(0.2)	(0.2)	3.5 *	(0)	-	0.2	-	0.9	39	310	3	20	170	0.3	1.6
11150	1801	＜畜肉類＞ ぶた ［中型種肉］ ロース 皮下脂肪なし 生	0	846	203	64.6	17.8	20.6	13.1	62	13.6	(0.2)	(0.2)	3.5 *	(0)	-	0.2	-	1.0	43	340	4	23	190	0.4	1.8
11151	1802	＜畜肉類＞ ぶた ［中型種肉］ ロース 赤肉 生	0	553	131	71.2	(19.3)	22.9	4.1	61	4.6	(0.2)	(0.2)	4.3 *	(0)	-	0.2	-	1.1	47	380	4	26	210	0.6	2.0
11152	1803	＜畜肉類＞ ぶた ［中型種肉］ ロース 脂身 生	0	2944	716	17.3	(4.1)	4.1	77.7	66	78.3	0 *	0	0.6	(0)	-	0	-	0.3	15	82	1	5	45	0.2	0.3
11153	1804	＜畜肉類＞ ぶた ［中型種肉］ ばら 脂身つき 生	0	1643	398	45.8	(11.6)	13.4	39.0	70	40.1	0 *	0	2.8	(0)	-	0	-	0.7	43	220	3	14	120	0.6	1.6
11154	1805	＜畜肉類＞ ぶた ［中型種肉］ もも 脂身つき 生	0	878	211	64.2	(16.1)	19.5	14.3	71	15.1	(0.2)	(0.2)	4.4 *	(0)	-	0.2	-	1.0	48	330	4	22	190	0.5	2.0
11155	1806	＜畜肉類＞ ぶた ［中型種肉］ もも 皮下脂肪なし 生	0	641	153	69.6	(17.4)	21.3	7.1	70	7.8	(0.2)	(0.2)	4.8 *	(0)	-	0.2	-	1.1	51	360	4	24	200	0.5	2.2
11156	1807	＜畜肉類＞ ぶた ［中型種肉］ もも 赤肉 生	0	559	133	71.5	(17.9)	21.9	4.7	70	5.3	(0.2)	(0.2)	4.9 *	(0)	-	0.2	-	1.1	53	370	4	25	210	0.9	2.3
11157	1808	＜畜肉類＞ ぶた ［中型種肉］ もも 脂身 生	0	2765	672	20.7	(5.2)	5.2	72.3	81	73.8	0 *	0	1.5	(0)	-	0	-	0.3	18	110	2	6	58	0.5	0.4
11158	1809	＜畜肉類＞ ぶた ［中型種肉］ そともも 脂身つき 生	0	1047	252	60.6	(14.9)	18.0	19.6	70	20.3	(0.2)	(0.2)	4.0 *	(0)	-	0.2	-	0.9	49	320	4	21	170	0.6	2.2
11159	1810	＜畜肉類＞ ぶた ［中型種肉］ そともも 皮下脂肪なし 生	0	664	159	69.2	(17.2)	21.0	8.0	68	8.5	(0.2)	(0.2)	4.5 *	(0)	-	0.2	-	1.1	55	360	4	25	190	0.5	2.6

						可　食　部　100　g　当　た　り																								
無機質						ビタミン																								備　考
						ビタミンA							ビタミンE																	
銅	マンガン	ヨウ素	セレン	クロム	モリブデン	レチノール	α-カロテン	β-カロテン	β-クリプトキサンチン	β-カロテン当量	レチノール活性当量	ビタミンD	α-トコフェロール	β-トコフェロール	γ-トコフェロール	δ-トコフェロール	ビタミンk	ビタミンB₁	ビタミンB₂	ナイアシン	ナイアシン当量	ビタミンB₆	ビタミンB₁₂	葉酸	パントテン酸	ビオチン	ビタミンC	アルコール	食塩相当量	
(......mg......)		(.. μg ....)										μg	(................. mg ....)					(................. mg ....)						(...... μg ......)	mg	μg	mg	(......g......)		
CU	MN	ID	SE	CR	MO	RETOL	CARTA	CARTB	CRYPXB	CARTBEQ	VITA_RAE	VITD	TOCPHA	TOCPHB	TOCPHG	TOCPHD	VITK	THIA	RIBF	NIA	NE	VITB6A	VITB12	FOL	PANTAC	BIOT	VITC	ALC	NACLEQ	
0.07	0.01	-	-	-	-	5	-	-	-	0	5	0.2	0.4	0	Tr	0	2	0.79	0.18	5.1	(9.0)	0.36	0.3	1	0.97	-	1	-	0.1	皮下脂肪：10.2 %、筋間脂肪：7.4 %
0.07	0.01	-	-	-	-	4	-	-	-	0	4	0.2	0.4	0	Tr	0	2	0.85	0.20	5.4	(9.6)	0.39	0.3	1	1.04	-	2	-	0.1	筋間脂肪：8.3 %
0.08	0.01	-	-	-	-	3	-	-	-	0	3	0.2	0.3	0	Tr	0	2	0.90	0.21	5.7	(10.0)	0.41	0.3	1	1.10	-	2	-	0.1	皮下脂肪及び筋間脂肪を除いたもの
0.03	0	-	-	-	-	16	-	-	-	(0)	16	0.4	0.5	Tr	0.1	0	5	0.27	0.05	2.2	(2.9)	0.11	0.4	2	0.38	-	1	-	0.1	皮下脂肪及び筋間脂肪
0.07	0.01	1	21	1	-	3	(0)	0	(0)	(0)	3	0.3	0.3	0	0	0	3	1.32	0.36	6.9	12.0	0.54	0.3	1	0.93	3.0	1	-	0.1	
0.12	0.01	1	40	0	1	2	-	-	-	0	2	0.3	0.3	0	Tr	0	6	2.09	0.44	13.0	21.0	0.76	0.9	1	1.55	6.4	1	-	0.2	
0.12	0.15	Tr	30	Tr	6	3	(0)	7	0	7	3	0.3	4.1	0	9.3	0.2	32	1.09	0.32	7.1	13.0	0.33	0.6	6	1.16	4.6	1	-	0.4	増加した脂質量：第1章表13参照
0.08	0.02	-	-	-	-	5	-	-	-	0	5	Tr	0.3	0	Tr	0	Tr	0.70	0.22	4.8	7.9	0.30	0.3	1	0.92	-	1	-	0.1	別名：黒豚　試料：バークシャー種　皮下脂肪：9.9 %、筋間脂肪：9.1 %
0.08	0.02	-	-	-	-	3	-	-	-	0	3	Tr	0.3	0	Tr	0	Tr	0.75	0.24	5.2	8.5	0.33	0.3	1	0.99	-	1	-	0.1	別名：黒豚　試料：バークシャー種　筋間脂肪：10.1 %
0.09	0.02	-	-	-	-	2	-	-	-	Tr	2	0.3	0.3	0	Tr	0	0	0.82	0.27	5.6	9.2	0.36	0.3	1	1.07	-	2	-	0.2	別名：黒豚　試料：バークシャー種　皮下脂肪及び筋間脂肪を除いたもの
0.04	0	-	-	-	-	15	-	-	-	(0)	15	0.2	0.4	0	0.1	0	1	0.19	0.04	1.4	2.2	0.07	0.3	1	0.28	-	1	-	0.1	別名：黒豚　試料：バークシャー種　皮下脂肪及び筋間脂肪
0.09	0.01	-	-	-	-	4	-	-	-	0	4	Tr	0.3	0	Tr	0	Tr	0.70	0.24	4.8	(8.3)	0.33	0.4	1	0.98	-	1	-	0.1	別名：黒豚　試料：バークシャー種　皮下脂肪：6.6 %、筋間脂肪：12.6 %
0.09	0.01	-	-	-	-	4	-	-	-	0	4	Tr	0.3	0	Tr	0	Tr	0.74	0.25	5.0	(8.7)	0.35	0.4	1	1.01	-	1	-	0.1	別名：黒豚　試料：バークシャー種　筋間脂肪：13.6 %
0.10	0.01	-	-	-	-	3	-	-	-	Tr	3	Tr	0.3	0	Tr	0	Tr	0.82	0.29	5.4	(9.6)	0.39	0.4	1	1.10	-	1	-	0.2	別名：黒豚　試料：バークシャー種　皮下脂肪及び筋間脂肪を除いたもの
0.03	0	-	-	-	-	11	-	-	-	(0)	11	0.2	0.6	0	0.1	0	1	0.21	0.04	2.2	(2.7)	0.09	0.3	1	0.47	-	0	-	0.1	別名：黒豚　試料：バークシャー種　皮下脂肪及び筋間脂肪
0.05	0.01	Tr	22	0	1	6	-	-	-	0	6	0.1	0.3	0	Tr	0	2	0.77	0.13	7.1	(11.0)	0.35	0.3	1	0.66	4.4	1	-	0.1	別名：黒豚　試料：バークシャー種　皮下脂肪：13.8 %、筋間脂肪：10.6 %
0.05	0.01	Tr	24	0	1	5	-	-	-	0	5	0.1	0.3	0	Tr	0	3	0.86	0.14	7.9	12.0	0.39	0.3	1	0.71	4.0	1	-	0.1	別名：黒豚　試料：バークシャー種　筋間脂肪：12.2 %
0.05	0.01	Tr	27	0	1	4	-	-	-	Tr	4	0.1	0.3	0	0	0	3	0.96	0.15	8.8	(13.0)	0.43	0.3	1	0.77	3.6	1	-	0.1	別名：黒豚　試料：バークシャー種　皮下脂肪及び筋間脂肪を除いたもの
0.02	0	0	7	0	1	14	-	-	-	(0)	14	0.1	0.4	0	0.1	0	1	0.19	0.04	2.0	(2.4)	0.08	0.4	1	0.31	7.1	1	-	0	別名：黒豚　試料：バークシャー種　皮下脂肪及び筋間脂肪
0.04	0.01	-	-	-	-	9	-	-	-	Tr	9	0.1	0.3	0	Tr	0	1	0.45	0.11	4.2	(6.6)	0.23	0.3	2	0.62	-	1	-	0.1	別名：黒豚　試料：バークシャー種
0.07	0.01	-	-	-	-	5	-	-	-	0	5	0.1	0.3	0	Tr	0	3	0.90	0.19	7.2	(11.0)	0.37	0.3	1	0.92	-	1	-	0.1	別名：黒豚　試料：バークシャー種　皮下脂肪：11.1 %、筋間脂肪：3.2 %
0.07	0.01	-	-	-	-	4	-	-	-	0	4	0.1	0.3	0	Tr	0	4	0.98	0.20	7.8	(12.0)	0.40	0.3	1	0.99	-	1	-	0.1	別名：黒豚　試料：バークシャー種　筋間脂肪：3.6 %
0.07	0.01	-	-	-	-	4	-	-	-	Tr	4	0.1	0.3	0	Tr	0	4	1.01	0.21	8.1	(13.0)	0.42	0.3	1	1.02	-	1	-	0.1	別名：黒豚　試料：バークシャー種　皮下脂肪及び筋間脂肪を除いたもの
0.03	0.01	-	-	-	-	13	-	-	-	(0)	13	0.1	0.3	0	0	0	1	0.23	0.04	2.0	(2.5)	0.08	0.3	1	0.30	-	0	-	0.1	別名：黒豚　試料：バークシャー種　皮下脂肪及び筋間脂肪
0.08	0.02	-	-	-	-	4	-	-	-	0	4	Tr	0.3	0	Tr	0	Tr	0.70	0.18	5.7	(9.4)	0.34	0.3	1	0.76	-	1	-	0.1	別名：黒豚　試料：バークシャー種　皮下脂肪：18.4 %、筋間脂肪：4.5 %
0.09	0.02	-	-	-	-	3	-	-	-	0	3	Tr	0.3	0	Tr	0	Tr	0.81	0.21	6.5	(11.0)	0.41	0.3	1	0.86	-	1	-	0.1	別名：黒豚　試料：バークシャー種　筋間脂肪：5.5 %

11 肉類

可食部 100 g 当たり

食品番号	索引番号	食品名	廃棄率	エネルギー	エネルギー	水分	アミノ酸組成によるたんぱく質	たんぱく質	脂肪酸のトリアシルグリセロール当量	コレステロール	脂質	利用可能炭水化物(単糖当量)	利用可能炭水化物(質量計)	差引き法による利用可能炭水化物	食物繊維総量	糖アルコール	炭水化物	有機酸	灰分	ナトリウム	カリウム	カルシウム	マグネシウム	リン	鉄	亜鉛
		単位	%	kJ	kcal	g	g	g	g	mg	g	g	g	g	g	g	g	g	g	mg	mg	mg	mg	mg	mg	mg
		成分識別子	REFUSE	ENERC	ENERC_KCAL	WATER	PROTCAA	PROT-	FATNLEA	CHOLE	FAT-	CHOAVLM	CHOAVL	CHOAVLDF-	FIB-	POLYL	CHOCDF-	OA	ASH	NA	K	CA	MG	P	FE	ZN
11160	1811	<畜肉類> ぶた [中型種肉] そともも 赤肉 生	0	544	129	72.0	(17.9)	21.9	4.3	68	4.8	(0.2)	(0.2)	4.7 *	(0)	-	0.2	-	1.1	57	380	4	26	200	1.1	2.7
11161	1812	<畜肉類> ぶた [中型種肉] そともも 脂身 生	0	2714	660	22.2	(4.9)	4.9	71.1	79	72.5	0 *	0	1.4	(0)	-	0	-	0.4	21	120	1	6	63	0.5	0.5
11162	1813	<畜肉類> ぶた [中型種肉] ヒレ 赤肉 生	0	443	105	74.2	(18.5)	22.7	1.3	65	1.7	(0.1)	(0.1)	4.7 *	(0)	-	0.1	-	1.3	48	400	4	28	220	1.2	2.3
11163	1814	<畜肉類> ぶた [ひき肉] 生	0	868	209	64.8	15.9	17.7	16.1	74	17.2	(0.1) *	(0.1)	2.3	(0)	-	0.1	-	0.9	57	290	6	20	120	1.0	2.8
11280	1815	<畜肉類> ぶた [ひき肉] 焼き	0	1202	289	51.5	22.3	25.7	19.9	94	21.5	(0.1)	(0.1)	5.0 *	(0)	-	0.1	-	1.3	80	440	7	29	170	1.6	3.7
11164	1816	<畜肉類> ぶた [副生物] 舌 生	0	853	205	66.7	12.6	15.9	15.2	110	16.3	(0.1)	(0.1)	4.6 *	(0)	-	0.1	-	1.0	80	220	8	15	160	2.3	2.0
11165	1817	<畜肉類> ぶた [副生物] 心臓 生	0	497	118	75.7	13.4	16.2	5.0	110	7.0	(0.1)	(0.1)	4.8 *	(0)	-	0.1	-	1.0	80	270	5	17	170	3.5	1.7
11166	1818	<畜肉類> ぶた [副生物] 肝臓 生	0	484	114	72.0	17.3	20.4	1.9	250	3.4	(2.5)	(2.3)	7.1 *	(0)	-	2.5	-	1.7	55	290	5	20	340	13.0	6.9
11167	1819	<畜肉類> ぶた [副生物] じん臓 生	0	404	96	79.0	11.4	14.1	3.3	370	5.8	(Tr)	(Tr)	5.2 *	(0)	-	Tr	-	1.1	160	200	7	11	220	3.7	2.4
11168	1820	<畜肉類> ぶた [副生物] 胃 ゆで	0	465	111	76.8	(13.9)	17.4	4.1	250	5.1	0	0	4.4 *	(0)	-	0	-	0.7	100	150	9	15	140	1.5	2.4
11169	1821	<畜肉類> ぶた [副生物] 小腸 ゆで	0	663	159	73.7	(11.2)	14.0	11.9	240	11.9	0	0	3.5 *	(0)	-	0	-	0.4	13	14	21	13	130	1.4	2.0
11170	1822	<畜肉類> ぶた [副生物] 大腸 ゆで	0	691	166	74.1	(9.4)	11.7	12.9	210	13.8	0	0	3.2 *	(0)	-	0	-	0.4	21	27	15	10	93	1.6	1.8
11171	1823	<畜肉類> ぶた [副生物] 子宮 生	0	273	64	83.8	(11.7)	14.6	0.5	170	0.9	0	0	3.3 *	(0)	-	0	-	0.7	130	150	7	8	100	1.9	1.3
11172	1824	<畜肉類> ぶた [副生物] 豚足 ゆで	40	944	227	62.7	-	20.1	16.3	110	16.8	(Tr) *	(Tr)	0.5	(0)	-	Tr	-	0.4	110	50	12	5	32	1.4	1.0
11173	1825	<畜肉類> ぶた [副生物] 軟骨 ゆで	0	952	229	63.5	(15.1)	17.8	17.3	140	17.9	0	0	3.3 *	(0)	-	0	-	0.8	120	110	100	13	120	1.6	1.5
11174	1826	<畜肉類> ぶた [ハム類] 骨付きハム	10	866	208	62.9	14.4	16.7	14.4	64	16.6	0.9	0.9	5.0 *	(0)	-	0.8	0.4	3.0	970	200	6	19	210	0.7	1.6
11175	1827	<畜肉類> ぶた [ハム類] ボンレスハム	0	483	115	72.0	15.8	18.7	3.4	49	4.0	1.2	1.1	4.8 *	(0)	-	1.8	0.5	3.5	1100	260	8	20	340	0.7	1.6
11176	1828	<畜肉類> ぶた [ハム類] ロースハム ロースハム	0	881	211	61.1	16.0	18.6	13.5	61	14.5	1.2	1.1	6.0 *	(0)	-	2.0	0.5	3.0	910	290	4	20	280	0.5	1.6
11303	1829	<畜肉類> ぶた [ハム類] ロースハム ゆで	0	971	233	58.9	17.4	19.7	15.6	69	16.6	0.9	0.9	5.8 *	(0)	-	1.6	-	2.3	730	220	4	21	250	0.5	1.8
11304	1830	<畜肉類> ぶた [ハム類] ロースハム 焼き	0	1001	240	54.6	20.6	23.6	14.5	77	15.1	1.3	1.3	6.6 *	(0)	-	2.4	-	3.6	1100	370	4	24	340	0.6	1.8
11305	1831	<畜肉類> ぶた [ハム類] ロースハム フライ	0	1796	432	27.8	15.4	17.3	30.6	50	32.3	1.2	1.2	23.2 *	(0)	-	20.0	0.4	2.5	820	260	24	22	240	0.6	1.3
11177	1832	<畜肉類> ぶた [ハム類] ショルダーハム	0	917	221	62.7	13.9	16.1	16.2	56	18.2	1.1	1.1	4.4 *	(0)	-	0.6	0.3	2.4	640	290	7	19	270	1.0	2.0
11181	1833	<畜肉類> ぶた [ハム類] 生ハム 促成	0	1014	243	55.0	20.6	24.0	16.6	78	16.6	3.4 *	3.3	3.3	(0)	-	3.3	-	3.9	1100	470	6	27	200	0.7	2.2
11182	1834	<畜肉類> ぶた [ハム類] 生ハム 長期熟成	0	1051	253	49.5	22.0	25.7	18.0	98	18.4	0.1 *	0.1	3.4	(0)	-	0	0.7	6.4	2200	480	11	25	200	1.2	3.0
11178	1835	<畜肉類> ぶた [プレスハム類] プレスハム	0	477	113	73.3	12.9	15.4	3.7	43	4.5	4.9	4.5	6.8 *	(0)	-	3.9	0.5	3.4	930	150	8	13	260	1.2	1.5
11180	1836	<畜肉類> ぶた [プレスハム類] チョップドハム	0	558	132	68.0	10.1	11.7	3.6	39	4.2	8.8	8.1	14.6 *	(0)	-	12.7	0.3	3.4	1000	290	15	13	260	0.8	1.5
11183	1837	<畜肉類> ぶた [ベーコン類] ばらベーコン	0	1652	400	45.0	11.2	12.9	38.1	50	39.1	2.7 *	2.6	2.4	(0)	-	0.3	0.6	2.7	800	210	6	18	230	0.6	1.8
11184	1838	<畜肉類> ぶた [ベーコン類] ロースベーコン	0	843	202	62.5	14.6	16.8	12.8	50	14.6	1.3	1.3	6.7 *	(0)	-	3.2	0.6	2.9	870	260	6	19	270	0.5	1.6
11185	1839	<畜肉類> ぶた [ベーコン類] ショルダーベーコン	0	744	178	65.4	16.2	17.2	10.4	51	11.9	1.6	1.6	4.3 *	(0)	-	2.5	0.6	3.0	940	240	12	19	290	0.8	1.6
11186	1840	<畜肉類> ぶた [ソーセージ類] ウインナーソーセージ ウインナーソーセージ	0	1319	319	52.3	10.5	11.5	29.3	60	30.6	3.4 *	3.1	5.4	0	-	3.3	0.2	2.3	740	180	6	12	200	0.5	1.3

						可 食 部 100 g 当 た り																								
	無機質					ビタミン																								備 考
						ビタミンA							ビタミンE																	
銅	マンガン	ヨウ素	セレン	クロム	モリブデン	レチノール	α-カロテン	β-カロテン	β-クリプトキサンチン	β-カロテン当量	レチノール活性当量	ビタミンD	α-トコフェロール	β-トコフェロール	γ-トコフェロール	δ-トコフェロール	ビタミンK	ビタミンB1	ビタミンB2	ナイアシン	ナイアシン当量	ビタミンB6	ビタミンB12	葉酸	パントテン酸	ビオチン	ビタミンC	アルコール	食塩相当量	
(......mg......)		(.. µg ....)										µg	(............ mg ....)				µg	(............... mg ....)					(....... µg.......)		mg	µg	mg	(......g......)		
CU	MN	ID	SE	CR	MO	RETOL	CARTA	CARTB	CRYPXB	CARTBEQ	VITA_RAE	VITD	TOCPHA	TOCPHB	TOCPHG	TOCPHD	VITK	THIA	RIBF	NIA	NE	VITB6A	VITB12	FOL	PANTAC	BIOT	VITC	ALC	NACL_EQ	
0.09	0.02	-	-	-	-	3	-	-	-	Tr	3	0	0.3	0	0	0	0	0.84	0.22	6.7	(11.0)	0.43	0.3	1	0.89	-	1	-	0.1	別名：黒豚 試料：バークシャー種 皮下脂肪及び筋間脂肪を除いたもの
0.03	0	-	-	-	-	10	-	-	-	(0)	10	0.1	0.3	0	0	0.1	1	0.24	0.05	2.5	(3.0)	0.01	0.3	1	0.31	-	0	-	0.1	別名：黒豚 試料：バークシャー種 皮下脂肪及び筋間脂肪
0.09	0.02	-	-	-	-	2	-	-	-	Tr	2	0	0.3	0	0	0	0	1.22	0.25	5.4	(10.0)	0.48	0.2	1	0.90	-	1	-	0.1	別名：黒豚 試料：バークシャー種
0.07	0.01	1	19	2	1	9	0	0	0	0	9	0.4	0.3	0	0	0	5	0.69	0.23	5.5	8.9	0.36	0.6	1	1.22	3.3	1	-	0.1	
0.09	0.03	1	28	4	1	10	-	-	-	(0)	10	0.1	0.3	0	0	0	5	0.94	0.30	8.1	13.0	0.42	0.9	1	1.61	5.0	1	-	0.2	
0.20	-	-	-	-	-	7	-	-	-	Tr	7	2	0.3	0	0	0	Tr	0.37	0.43	4.5	7.8	0.21	2.2	4	1.49	-	3	-	0.2	別名：たん
0.35	-	-	-	-	-	9	-	-	-	Tr	9	0.7	0.4	0	0	0	1	0.38	0.95	6.0	9.5	0.32	2.5	5	2.70	-	4	-	0.2	別名：はつ
0.99	-	1	67	0	120	13000	-	-	-	Tr	13000	1.3	0.4	0	0	0	Tr	0.34	3.60	14.0	19.0	0.57	25.0	810	7.19	80.0	20	-	0.1	別名：レバー
0.41	-	2	240	0	72	75	-	-	-	Tr	75	1.7	0.2	0	0	0	Tr	0.33	1.75	6.0	9.7	0.43	15.0	130	4.36	100.0	15	-	0.4	別名：まめ
0.19	0.05	-	-	-	-	4	-	-	-	(0)	4	0.5	0.2	0	0	0	14	0.10	0.23	2.9	(6.4)	0.04	0.9	31	0.59	-	5	-	0.3	別名：がつ、ぶたみの
0.08	0.04	-	-	-	-	15	-	-	-	(0)	15	0.3	0.2	0	0	0	4	0.01	0.03	0.1	(2.9)	0	0.4	1	0.24	-	0	-	0.1	別名：ひも
0.12	0.03	-	-	-	-	8	-	-	-	(0)	8	0.5	0.5	0	0	0	26	0.03	0.07	0.1	(2.4)	0	1.0	25	0.27	-	0	-	0.1	別名：しろ、しろころ
0.11	0.01	-	-	-	-	8	-	-	-	(0)	8	0.5	0.4	0	0	0	6	0.06	0.14	2.2	(5.1)	0.01	3.8	8	0.38	-	11	-	0.3	別名：こぶくろ
0.07	-	-	-	-	-	6	-	-	-	(0)	6	0.4	0.4	0	0	0	1	0.05	0.12	0.7	4.1	0.02	0.4	1	0.16	-	0	-	0.3	皮付きのもの 廃棄部位：骨
0.11	0.02	-	-	-	-	7	-	-	-	(0)	7	0.5	0.1	0	0	0	13	0.08	0.15	1.7	(2.3)	0.05	0.6	2	0.47	-	2	-	0.3	別名：ふえがらみ
0.05	0.01	1	24	6	1	4	-	-	-	(0)	4	0.5	0.2	Tr	Tr	Tr	4	0.24	0.24	3.5	7.0	0.25	1.1	Tr	0.66	3.9	39	-	2.5	廃棄部位：皮及び骨 ビタミンC：酸化防止用として添加された食品を含む
0.07	0.01	1	19	4	1	Tr	-	-	-	(0)	(Tr)	0.6	0.2	0	Tr	Tr	2	0.90	0.28	6.5	10.0	0.24	1.3	1	0.70	2.1	49	-	2.8	ビタミンC：酸化防止用として添加された食品を含む
0.04	0.01	0	21	12	1	3	0	0	0	0	3	0.2	0.1	0	0	0	3	0.70	0.12	7.3	11.0	0.28	0.6	1	0.71	3.8	25	-	2.3	ビタミンC：酸化防止用として添加された食品を含む
0.04	0.01	0	24	11	1	3	-	-	-	-	3	0.3	0.1	0	0	0	5	0.64	0.12	6.1	10.0	0.28	0.6	1	0.72	4.0	19	-	1.9	ビタミンC：添加品を含む
0.05	0.01	0	30	11	1	3	-	-	-	-	3	0.2	0.1	0	0	0	4	0.86	0.16	9.5	15.0	0.32	0.6	1	1.03	4.2	27	-	2.8	ビタミンC：添加品を含む
0.07	0.19	0	20	8	6	1	-	0	0	0	1	0.1	0.7	0	0	0	2	0.52	0.13	5.4	9.0	0.20	0.6	9	0.59	3.8	15	-	2.1	ビタミンC：添加品を含む 植物油（なたね油）増加した脂質量、衣等の割合：第1章表13参照
0.09	0.02	1	17	1	1	4	-	-	-	(0)	4	0.2	0.3	0	0.1	Tr	2	0.70	0.35	5.7	9.0	0.27	1.9	2	0.92	3.9	55	-	1.6	ビタミンC：酸化防止用として添加された食品を含む
0.08	0.02	180	19	1	1	5	-	-	-	(0)	5	0.2	0.3	0	0	0	7	0.92	0.18	9.9	15.0	0.43	0.4	1	1.36	3.3	18	-	2.8	ラックスハムを含む ビタミンC：酸化防止用として添加された食品を含む ヨウ素：第3章参照
0.11	0.03	1	28	1	1	5	-	-	-	(0)	5	0.8	0.3	0	0	0	12	0.90	0.27	7.6	13.0	0.52	0.6	2	1.81	5.6	Tr	-	5.6	プロシュートを含む
0.09	0.03	41	21	5	3	Tr	-	-	-	(0)	(Tr)	0.3	0.2	0	0.1	0.1	3	0.55	0.18	3.8	7.0	0.14	1.8	3	0.50	2.0	43	-	2.4	ビタミンC：酸化防止用として添加された食品を含む
0.06	0.03	100	14	16	6	Tr	-	-	-	(0)	(Tr)	0.3	0.2	Tr	0.6	0.2	6	0.17	0.20	1.8	4.2	0.16	0.8	2	0.50	3.5	32	-	2.5	ビタミンC：酸化防止用として添加された食品を含む ヨウ素：第3章参照
0.08	-	60	15	1	1	6	-	-	-	(0)	6	0.6	0.6	Tr	0.1	Tr	1	0.47	0.14	3.0	5.5	0.18	0.7	1	0.64	6.3	35	-	2.0	別名：ベーコン ビタミンC：酸化防止用として添加された食品を含む ヨウ素：第3章参照
0.04	0.01	2	23	1	1	4	-	-	-	(0)	4	0.6	0.3	0	0.1	Tr	6	0.59	0.19	5.6	9.1	0.22	0.9	1	0.62	2.9	50	-	2.2	ビタミンC：酸化防止用として添加された食品を含む
0.07	0.02	130	28	2	4	4	-	-	-	(0)	4	0.6	0.2	0	0.1	Tr	4	0.58	0.34	4.0	7.9	0.18	1.0	4	0.74	3.4	39	-	2.4	ビタミンC：酸化防止用として添加された食品を含む ヨウ素：第3章参照
0.05	0.03	3	17	2	2	2	0	Tr	0	Tr	2	0.4	0.4	0	0.1	0	9	0.35	0.12	3.6	5.7	0.14	0.6	1	0.60	4.0	32	-	1.9	ビタミンC：添加品を含む

食品番号	索引番号	食品名	廃棄率	エネルギー	エネルギー	水分	アミノ酸組成によるたんぱく質	たんぱく質	脂肪酸のトリアシルグリセロール当量	コレステロール	脂質	利用可能炭水化物(単糖当量)	利用可能炭水化物(質量計)	差引き法による利用可能炭水化物	食物繊維総量	糖アルコール	炭水化物	有機酸	灰分	ナトリウム	カリウム	カルシウム	マグネシウム	リン	鉄	亜鉛
			%	kJ	kcal	g	g	g	g	mg	g	g	g	g	g	g	g	g	g	mg	mg	mg	mg	mg	mg	mg
			REFUSE	ENERC	ENERC_KCAL	WATER	PROTCAA	PROT-	FATNLEA	CHOLE	FAT-	CHOAVLM	CHOAVL	CHOAVLDF-	FIB-	POLYL	CHOCDF-	OA	ASH	NA	K	CA	MG	P	FE	ZN
11306	1841	＜畜肉類＞ ぶた [ソーセージ類] ウインナーソーセージ ゆで	0	1356	328	52.3	10.9	12.1	30.7	62	32.0	1.8 *	1.8	3.6	0	-	1.4	0.3	2.2	700	170	5	12	200	0.6	1.4
11307	1842	＜畜肉類＞ ぶた [ソーセージ類] ウインナーソーセージ 焼き	0	1426	345	50.2	11.8	13.0	31.2	64	31.8	0	-	4.1 *	0	-	2.4	0.3	2.5	810	200	6	13	220	0.6	1.5
11308	1843	＜畜肉類＞ ぶた [ソーセージ類] ウインナーソーセージ フライ	0	1557	376	45.8	11.2	12.8	33.8	60	34.9	0	-	6.5 *	-	-	4.2	0.3	2.3	730	180	9	13	210	0.6	1.4
11187	1844	＜畜肉類＞ ぶた [ソーセージ類] セミドライソーセージ	0	1387	335	46.8	14.6	16.9	28.9	81	29.7	3.9 *	3.7	5.6	(0)	-	2.9	0.4	3.7	1200	240	34	17	210	2.2	2.7
11188	1845	＜畜肉類＞ ぶた [ソーセージ類] ドライソーセージ	0	1935	467	23.5	23.1	26.7	39.8	95	42.0	3.5 *	3.3	7.4	(0)	-	2.6	0.8	5.3	1700	430	27	22	250	2.6	3.9
11189	1846	＜畜肉類＞ ぶた [ソーセージ類] フランクフルトソーセージ	0	1224	295	54.0	11.0	12.7	24.2	59	24.7	4.9	4.5	8.0 *	(0)	-	6.2	0.4	2.4	740	200	12	13	170	0.9	1.8
11190	1847	＜畜肉類＞ ぶた [ソーセージ類] ボロニアソーセージ	0	1002	242	60.9	11.0	12.5	20.5	64	21.0	3.2 *	3.0	5.6	(0)	-	2.9	0.4	2.7	830	180	9	13	210	1.0	1.5
11191	1848	＜畜肉類＞ ぶた [ソーセージ類] リオナソーセージ	0	786	188	65.2	13.4	14.9	12.4	49	13.1	1.6	1.5	5.8 *	(0)	-	3.7	0.3	3.1	910	200	13	16	240	1.0	1.7
11192	1849	＜畜肉類＞ ぶた [ソーセージ類] レバーソーセージ	0	1346	324	47.7	12.8	14.7	24.7	86	33.5	2.0	2.0	12.4 *	(0)	-	1.9	0.3	2.2	650	150	16	14	200	3.2	2.2
11193	1850	＜畜肉類＞ ぶた [ソーセージ類] 混合ソーセージ	0	961	231	58.2	10.2	11.8	16.6	39	22.7	10.6 *	9.7	12.1	(0)	-	4.7	0.3	2.6	850	110	19	13	190	1.3	1.4
11194	1851	＜畜肉類＞ ぶた [ソーセージ類] 生ソーセージ	0	1111	269	58.6	12.2	14.0	24.0	66	24.4	0.6 *	0.6	2.6	(0)	-	0.8	0.3	2.2	680	200	8	14	140	0.9	1.7
11195	1852	＜畜肉類＞ ぶた [その他] 焼き豚	0	696	166	64.3	16.3	19.4	7.2	46	8.2	4.9	4.7	8.4 *	(0)	0.2	5.1	0.7	3.0	930	290	9	20	260	0.7	1.3
11196	1853	＜畜肉類＞ ぶた [その他] レバーペースト	0	1532	370	45.8	11.0	12.9	33.1	130	34.7	2.9	2.7	6.9 *	(0)	-	3.6	0.1	3.0	880	160	27	15	260	7.7	2.9
11197	1854	＜畜肉類＞ ぶた [その他] スモークレバー	0	768	182	57.6	24.9	29.6	4.5	480	7.7	2.9	2.9	10.3 *	(0)	-	2.6	0.1	2.5	690	280	8	24	380	20.0	8.7
11198	1855	＜畜肉類＞ ぶた [その他] ゼラチン	0	1474	347	11.3	86.0	87.6	-	2	0.3	0 *	-	1.6	-	-	-	-	0.8	260	8	16	3	7	0.7	0.1
11199	1856	＜畜肉類＞ めんよう [マトン] ロース 脂身つき 生	0	800	192	68.2	17.6	19.3	13.4	65	15.0	(0.2) *	(0.2)	0	(0)	-	0.2	-	0.8	62	330	3	17	180	2.7	2.5
11281	1857	＜畜肉類＞ めんよう [マトン] ロース 脂身つき 焼き	0	1265	304	52.3	23.5	25.8	23.3	97	24.9	(0.2) *	(0.2)	0	(0)	-	0.2	-	0.9	69	370	4	20	220	3.6	3.9
11245	1858	＜畜肉類＞ めんよう [マトン] ロース 皮下脂肪なし 生	0	581	139	72.3	17.6	22.2	6.3	66	7.4	0.1	0.1	2.3 *	(0)	-	0.1	-	0.9	61	350	4	23	190	2.8	3.1
11200	1859	＜畜肉類＞ めんよう [マトン] もも 脂身つき 生	0	824	198	65.0	-	18.8	13.6	78	15.3	(0.1) *	(0.1)	1.8	(0)	-	0.1	-	0.8	37	230	4	21	140	2.5	3.4
11201	1860	＜畜肉類＞ めんよう [ラム] かた 脂身つき 生	0	857	206	64.8	-	17.1	15.3	80	17.1	(0.1) *	(0.1)	1.9	(0)	-	0.1	-	0.9	70	310	4	23	120	2.2	5.0
11202	1861	＜畜肉類＞ めんよう [ラム] ロース 脂身つき 生	0	1189	287	56.5	13.6	15.6	23.2	66	25.9	(0.2)	(0.2)	5.9 *	(0)	-	0.2	-	0.8	72	250	10	17	140	1.2	2.6
11282	1862	＜畜肉類＞ めんよう [ラム] ロース 脂身つき 焼き	0	1488	358	43.5	19.0	21.8	27.2	88	31.4	(0.2)	(0.2)	9.4 *	(0)	-	0.2	-	1.0	80	290	11	21	160	1.7	3.3
11246	1863	＜畜肉類＞ めんよう [ラム] ロース 皮下脂肪なし 生	0	539	128	72.3	18.0	22.3	4.3	67	5.2	0	-	3.7 *	0	-	0	0.7	1.0	77	330	7	23	190	1.9	2.7
11203	1864	＜畜肉類＞ めんよう [ラム] もも 脂身つき 生	0	684	164	69.7	17.6	20.0	10.3	64	12.0	(0.3) *	(0.3)	1.4	(0)	-	0.3	-	1.0	59	340	3	22	200	2.0	3.1
11283	1865	＜畜肉類＞ めんよう [ラム] もも 脂身つき 焼き	0	1111	267	53.5	25.0	28.6	18.4	99	20.3	(0.3) *	(0.2)	2.1	(0)	-	0.3	-	1.0	64	370	4	24	220	2.5	4.5
11179	1866	＜畜肉類＞ めんよう 混合プレスハム	0	420	100	75.8	-	14.4	3.4	31	4.1	(3.0) *	(2.7)	3.7	0	-	3.0	-	2.7	880	140	11	12	210	1.1	1.7
11204	1867	＜畜肉類＞ やぎ 肉 赤肉 生	0	420	99	75.4	18.9	21.9	1.0	70	1.5	(0.2)	(0.2)	3.8 *	(0)	-	0.2	-	1.0	45	310	4	25	170	3.8	4.7
11207	1868	＜鳥肉類＞ うずら 肉 皮つき 生	0	808	194	65.4	(17.8)	20.5	11.9	120	12.9	(0.1)	(0.1)	3.8 *	(0)	-	0.1	-	1.1	35	280	15	27	100	2.9	0.8
11239	1869	＜鳥肉類＞ がちょう フォアグラ ゆで	0	1938	470	39.7	(7.0)	8.3	48.5	650	49.9	(1.5) *	(1.4)	4.2	-	-	1.5	-	0.6	44	130	3	10	150	2.7	1.0

可食部 100 g 当たり

銅 CU	マンガン MN	ヨウ素 ID	セレン SE	クロム CR	モリブデン MO	レチノール RETOL	α-カロテン CARTA	β-カロテン CARTB	β-クリプトキサンチン CRYPXB	β-カロテン当量 CARTBEQ	レチノール活性当量 VITA_RAE	ビタミンD VITD	α-トコフェロール TOCPHA	β-トコフェロール TOCPHB	γ-トコフェロール TOCPHG	δ-トコフェロール TOCPHD	ビタミンK VITK	ビタミンB1 THIA	ビタミンB2 RIBF	ナイアシン NIA	ナイアシン当量 NE	ビタミンB6 VITB6A	ビタミンB12 VITB12	葉酸 FOL	パントテン酸 PANTAC	ビオチン BIOT	ビタミンC VITC	アルコール ALC	食塩相当量 NACL_EQ	備考
0.05	0.03	3	16	2	2	2	0	0	0	0	2	0.3	0.4	0	0.1	0	8	0.36	0.12	3.3	5.6	0.14	0.6	1	0.48	4.2	30	-	1.8	ビタミンC：添加品を含む
0.06	0.03	3	18	2	2	2	0	0	0	0	2	0.4	0.5	0	0.1	0	9	0.38	0.13	4.0	6.4	0.15	0.6	1	0.71	4.6	32	-	2.0	ビタミンC：添加品を含む
0.05	0.05	2	17	2	3	2	0	Tr	0	Tr	2	0.3	1.1	0	1.8	Tr	10	0.35	0.13	3.3	5.6	0.12	0.6	3	0.49	4.5	30	-	1.9	ビタミンC：添加品を含む 植物油（なたね油）増加した脂質量：第1章表13参照
0.12	0.08	1	17	2	2	8	-	-	-	(0)	8	0.7	0.8	0	0.1	0	12	0.26	0.23	11.0	14.0	0.20	1.3	4	0.61	4.3	14	-	2.9	ソフトサラミを含む ビタミンC：酸化防止用として添加された食品を含む
0.12	0.10	2	25	2	3	3	-	-	-	(0)	3	0.5	1.1	0	0.1	Tr	11	0.64	0.39	6.7	12.0	0.24	1.6	4	0.85	6.2	3	-	4.4	サラミを含む ビタミンC：酸化防止用として添加された食品を含む
0.08	0.05	36	15	4	4	5	-	-	-	(0)	5	0.4	0.4	Tr	0.1	0	6	0.21	0.13	2.1	4.6	0.15	0.4	2	0.61	4.3	10	-	1.9	ビタミンC：酸化防止用として添加された食品を含む
0.10	0.05	3	13	2	3	5	-	-	-	(0)	5	0.3	0.4	Tr	0.1	0	5	0.20	0.13	2.4	4.9	0.15	0.4	4	0.88	3.8	10	-	2.1	ビタミンC：酸化防止用として添加された食品を含む
0.11	0.06	9	13	2	2	4	0	0	0	0	4	0.4	0.4	0	0.1	0	4	0.33	0.14	3.1	5.9	0.20	0.4	5	0.68	3.1	43	-	2.3	ビタミンC：酸化防止用として添加された食品を含む
0.14	0.16	6	36	13	60	2800	-	-	-	(0)	2800	0.4	0.4	0	0.1	0	8	0.23	1.42	6.5	9.8	0.16	4.7	15	1.36	34.0	5	-	1.7	
0.10	0.12	2	17	2	4	3	-	-	-	(0)	3	1.2	0.3	Tr	0.1	0	6	0.12	0.10	1.8	3.9	0.08	1.0	9	0.42	2.5	35	-	2.2	ビタミンC：酸化防止用として添加された食品を含む
0.08	0.06	1	18	5	1	12	-	-	-	(0)	12	0.7	0.4	0	0	0	4	0.51	0.14	3.3	5.9	0.25	0.4	1	0.74	3.8	2	-	1.7	別名：フレッシュソーセージ
0.06	0.04	6	17	2	5	Tr	-	-	-	Tr	Tr	0.6	0.4	0	0.3	0.1	6	0.85	0.20	14.0	17.0	0.20	1.2	3	0.64	3.3	20	-	2.4	試料：蒸し焼きしたもの ビタミンC：酸化防止用として添加された食品を含む
0.33	0.26	3	28	3	48	4300	-	-	-	Tr	4300	0.4	0.4	0	0.2	0	1	1.45	6.8	9.5	0.23	7.8	140	2.35	29.0	3	-	2.2		
0.92	0.30	4	81	1	190	17000	-	-	-	(0)	17000	0.9	0.6	0	0	0	1	0.29	5.17	18.0	26.0	0.66	24.0	310	7.28	130.0	10	-	1.8	
0.01	0.03	2	7	6	2	(0)	-	-	-	(0)	(0)	0	0	(0)	(0)	(0.1)	0	(0)	(0)	(0)	(0.1)	0	0.2	2	0.08	0.4	(0)	-	0.7	試料：家庭用 (100 g：154mL、100 mL：65g)
0.08	0.01	1	8	1	1	12	0	0	0	0	12	0.7	0.7	0	0	0	19	0.16	0.21	5.9	9.8	0.32	1.3	1	0.51	1.4	1	-	0.2	別名：ひつじ 試料：ニュージーランド及びオーストラリア産
0.11	0	1	7	1	1	14	0	0	0	0	14	0.7	1.0	0	0	0	22	0.16	0.26	6.2	12.0	0.37	1.5	Tr	0.66	1.9	Tr	-	0.2	別名：ひつじ 試料：ニュージーランド及びオーストラリア産
0.10	0.01	1	10	1	1	8	0	0	0	0	8	0.2	0.5	0	0	0	14	0.14	0.24	7.2	12.0	0.33	1.5	2	0.75	1.5	1	-	0.2	別名：ひつじ 試料：オーストラリア産
0.13	0.01	-	-	-	-	7	-	-	-	(0)	7	0.4	1.3	0	0	0	18	0.14	0.33	4.6	8.5	0.30	1.6	1	1.12	-	1	-	0.1	別名：ひつじ 試料：ニュージーランド及びオーストラリア産
0.13	-	-	-	-	-	8	-	-	-	(0)	8	0.9	0.5	0	0	0	23	0.13	0.26	4.2	7.5	0.12	2.0	2	0.94	-	1	-	0.2	別名：ひつじ 試料：ニュージーランド及びオーストラリア産
0.08	0.01	1	8	1	Tr	30	0	0	0	0	30	0.6	0.6	0	0	0	22	0.12	0.16	4.2	7.3	0.23	1.4	1	0.64	2.0	1	-	0.2	別名：ひつじ 試料：ニュージーランド及びオーストラリア産
0.11	0	1	5	1	Tr	37	0	Tr	0	Tr	37	0	0.6	0	0	0	29	0.13	0.21	5.4	9.8	0.27	2.1	1	0.69	2.7	1	-	0.2	別名：ひつじ 試料：ニュージーランド及びオーストラリア産
0.12	0.01	1	11	0	Tr	7	-	-	-	-	7	0	0.1	0	0	0	11	0.15	0.25	8.1	13.0	0.36	1.6	1	0.77	1.8	1	-	0.2	別名：ひつじ 試料：ニュージーランド及びオーストラリア産 筋間脂肪：6.4 %
0.10	0.01	1	9	Tr	-	9	0	0	0	0	9	0.1	0.4	0	0	0	15	0.18	0.27	6.9	11.0	0.29	2.1	4	0.80	2.1	1	-	0.2	別名：ひつじ 試料：ニュージーランド及びオーストラリア産
0.15	0	1	13	1	-	14	0	0	0	0	14	0.5	0.4	0	0	0	23	0.19	0.32	7.4	14.0	0.29	2.1	4	0.84	2.5	Tr	-	0.2	別名：ひつじ 試料：ニュージーランド及びオーストラリア産
0.06	0.04	-	-	-	-	Tr	-	-	-	(0)	(Tr)	0.4	0.4	0	0.2	0.2	6	0.10	0.18	1.8	4.2	0.09	2.1	5	0.29	-	31	-	2.2	マトンに、つなぎとして魚肉を混合したもの ビタミンC：添加品を含む
0.11	0.02	-	-	-	-	3	-	-	-	0	3	0	1.0	0	0	0	2	0.07	0.28	6.7	11.0	0.26	2.8	2	0.45	-	1	-	0.1	
0.11	0.02	-	-	-	-	45	-	-	Tr	-	45	0.1	0.8	Tr	0.2	0	53	0.12	0.50	5.8	(11.0)	0.53	0.7	11	1.85	-	Tr	-	0.1	
1.85	0.05	-	-	-	-	1000	-	-	-	(0)	1000	0.9	0.3	0	Tr	0	6	0.27	0.81	2.4	(4.4)	0.30	7.6	220	4.38	-	7	-	0.1	試料：調味料無添加品

11 肉類

食品番号	索引番号	食品名	廃棄率	エネルギー		水分	たんぱく質		脂肪酸のトリアシルグリセロール当量	コレステロール	脂質	利用可能炭水化物（単糖当量）	利用可能炭水化物（質量計）	差引き法による利用可能炭水化物	食物繊維総量	糖アルコール	炭水化物	有機酸	灰分	ナトリウム	カリウム	カルシウム	マグネシウム	リン	鉄	亜鉛
							アミノ酸組成によるたんぱく質	たんぱく質																		
		単位	%	kJ	kcal	(............ g ....)				mg	(............ g ....)									(............ mg ....)						
		成分識別子	REFUSE	ENERC	ENERC_KCAL	WATER	PROTCAA	PROT-	FATNLEA	CHOLE	FAT-	CHOAVLM	CHOAVL	CHOAVLDF-	FIB-	POLYL	CHOCDF-	OA	ASH	NA	K	CA	MG	P	FE	ZN
11208	1870	<鳥肉類> かも まがも 肉 皮なし 生	0	498	118	72.1	(19.8)	23.6	2.2	86	3.0	(0.1)	(0.1)	4.7 *	(0)	-	0.1	-	1.2	72	400	5	27	260	4.3	1.4
11205	1871	<鳥肉類> かも あいがも 肉 皮つき 生	0	1257	304	56.0	(12.4)	14.2	28.2	86	29.0	(0.1) *	(0.1)	2.7	(0)	-	0.1	-	0.7	62	220	5	16	130	1.9	1.4
11206	1872	<鳥肉類> かも あひる 肉 皮つき 生	0	985	237	62.7	(13.3)	14.9	18.2	85	19.8	(0.1) *	(0.1)	5.0 *	(0)	-	0.1	-	0.8	67	250	5	17	160	1.6	1.6
11247	1873	<鳥肉類> かも あひる 肉 皮なし 生	0	398	94	77.2	17.2	20.1	1.5	88	2.2	(0.2)	(0.2)	3.0 *	(0)	-	0.2	-	1.1	84	360	5	26	230	2.4	2.3
11284	1874	<鳥肉類> かも あひる 皮 生	0	1852	448	41.3	7.6	7.3	42.9	79	45.8			7.9 *	(0)	-	0.3	-	0.3	42	84	5	5	59	0.4	0.7
11209	1875	<鳥肉類> きじ 肉 皮なし 生	0	427	101	75.0	(19.7)	23.0	0.8	73	1.1	(0.1)	(0.1)	3.7 *	(0)	-	0.1	-	0.8	38	220	8	27	190	1.0	1.0
11210	1876	<鳥肉類> しちめんちょう 肉 皮なし 生	0	422	99	74.6	19.8	23.5	0.4	62	0.7	(0.1)	(0.1)	4.0 *	(0)	-	0.1	-	1.1	37	190	8	29	140	1.1	0.8
11211	1877	<鳥肉類> すずめ 肉 骨・皮つき 生	0	479	114	72.2	-	18.1	4.6	230	5.9	(0.1) *	(0.1)	1.4	-	-	0.1	-	3.7	80	160	1100	42	660	8.0	2.7
11212	1878	<鳥肉類> にわとり ［親・主品目］ 手羽 皮つき 生	40	760	182	66.0	(20.8)	23.0	9.6	140	10.4	0	0	3.0 *	(0)	-	0.1	-	0.6	44	120	16	14	100	1.2	1.7
11213	1879	<鳥肉類> にわとり ［親・主品目］ むね 皮つき 生	0	954	229	62.6	(15.5)	19.5	16.5	86	17.2	0	0	4.7 *	(0)	-	0.1	-	0.7	31	190	4	20	120	0.3	0.7
11214	1880	<鳥肉類> にわとり ［親・主品目］ むね 皮なし 生	0	477	113	72.8	(19.7)	24.4	1.5	73	1.9	0	0	5.1 *	(0)	-	0.1	-	0.9	34	210	5	26	150	0.4	0.7
11215	1881	<鳥肉類> にわとり ［親・主品目］ もも 皮つき 生	0	971	234	62.9	(17.4)	17.3	18.3	90	19.1	0 *	0	0.8	(0)	-	0.1	-	0.7	42	160	8	16	110	2.1	1.7
11216	1882	<鳥肉類> にわとり ［親・主品目］ もも 皮なし 生	0	539	128	72.3	(18.5)	22.0	4.2	77	4.8	0	0	4.1 *	(0)	-	0.1	-	0.9	50	220	9	21	150	2.1	2.3
11217	1883	<鳥肉類> にわとり ［親・副品目］ ささみ 生	5	446	105	73.2	-	24.6	0.8	52	1.1	0 *	0	0.3	(0)	-	-	-	1.1	40	280	8	21	200	0.6	2.4
11218	1884	<鳥肉類> にわとり ［若どり・主品目］ 手羽 皮つき 生	35	788	189	68.1	(16.5)	17.8	13.7	110	14.3	0 *	0	0.9	(0)	-	0.1	-	0.8	79	220	14	17	150	0.5	1.2
11285	1885	<鳥肉類> にわとり ［若どり・主品目］ 手羽さき 皮つき 生	40	859	207	67.1	16.3	17.4	15.7	120	16.2	0 *	0	0.1	(0)	-	0.1	-	0.8	78	210	20	16	140	0.6	1.5
11286	1886	<鳥肉類> にわとり ［若どり・主品目］ 手羽もと 皮つき 生	30	730	175	68.9	16.7	18.2	12.1	100	12.8	0 *	0	1.6	(0)	-	0.1	-	0.8	80	240	10	19	150	0.5	1.0
11219	1887	<鳥肉類> にわとり ［若どり・主品目］ むね 皮つき 生	0	558	133	72.6	17.3	21.3	5.5	73	5.9	(0.1)	(Tr)	3.6 *	(0)	-	0.1	-	1.0	42	340	4	27	200	0.3	0.6
11287	1888	<鳥肉類> にわとり ［若どり・主品目］ むね 皮つき 焼き	0	904	215	55.1	29.2	34.7	8.4	120	9.1	(0.1)	(0.1)	5.8 *	(0)	-	0.1	-	1.6	65	510	6	40	300	0.4	1.0
11220	1889	<鳥肉類> にわとり ［若どり・主品目］ むね 皮なし 生	0	445	105	74.6	19.2	23.3	1.6	72	1.9	(0.1)	(0.1)	3.4 *	(0)	-	0.1	-	1.1	45	370	4	29	220	0.3	0.6
11288	1890	<鳥肉類> にわとり ［若どり・主品目］ むね 皮なし 焼き	0	747	177	57.6	33.2	38.8	2.8	120	3.3	(0.1)	(0.1)	4.7 *	(0)	-	0.1	-	1.7	73	570	7	47	340	0.5	1.1
11221	1891	<鳥肉類> にわとり ［若どり・主品目］ もも 皮つき 生	0	790	190	68.5	17.0	16.6	13.5	89	14.2	0 *	0	0.1	(0)	-	0	-	0.9	62	290	5	21	170	0.6	1.6
11223	1892	<鳥肉類> にわとり ［若どり・主品目］ もも 皮つき ゆで	1	902	216	62.9	(22.1)	22.0	14.2	130	15.2	0 *	0	0	(0)	-	0	-	0.8	47	210	9	23	160	1.0	2.0
11222	1893	<鳥肉類> にわとり ［若どり・主品目］ もも 皮つき 焼き	1	920	220	58.4	(26.4)	26.3	12.7	130	13.9	0 *	0	1.3	(0)	-	0	-	1.2	92	390	6	29	230	0.9	2.5
11289	1894	<鳥肉類> にわとり ［若どり・主品目］ もも 皮つき から揚げ	0	1282	307	41.2	20.5	24.2	17.2	110	18.1	14.3	13.0	17.0 *	(1)	-	13.3	-	3.2	990	430	11	32	240	1.0	2.1
11224	1895	<鳥肉類> にわとり ［若どり・主品目］ もも 皮なし 生	0	477	113	76.1	16.3	19.0	4.3	87	5.0	0	0	2.3 *	(0)	-	0	-	1.0	69	320	5	24	190	0.6	1.8
11226	1896	<鳥肉類> にわとり ［若どり・主品目］ もも 皮なし ゆで	0	593	141	69.1	(21.1)	25.1	4.6	120	5.2	0	0	4.6 *	(0)	-	0	-	0.9	56	260	5	25	190	0.8	2.2
11225	1897	<鳥肉類> にわとり ［若どり・主品目］ もも 皮なし 焼き	0	612	145	68.1	(21.5)	25.5	4.5	120	5.7	0	0	4.7 *	(0)	-	0	-	1.2	81	380	5	29	220	0.9	2.6
11290	1898	<鳥肉類> にわとり ［若どり・主品目］ もも 皮なし から揚げ	0	1045	249	47.1	20.8	25.4	10.5	100	11.4	14.7	13.4	17.3 *	(1)	-	12.7	-	3.4	1100	440	12	34	250	1.0	2.3
11227	1899	<鳥肉類> にわとり ［若どり・副品目］ ささみ 生	5	414	98	75.0	19.7	23.9	0.5	66	0.8	(0.1)	(Tr)	2.8 *	(0)	-	0	-	1.2	40	410	4	32	240	0.3	0.6
11229	1900	<鳥肉類> にわとり ［若どり・副品目］ ささみ ゆで	0	515	121	69.2	25.4	29.6	0.6	77	1.0	0	0	3.1 *	(0)	-	0	-	0.6	38	360	5	34	240	0.3	0.8
11228	1901	<鳥肉類> にわとり ［若どり・副品目］ ささみ 焼き	0	562	132	66.4	26.9	31.7	0.8	84	1.4	0	0	3.5 *	(0)	-	0	-	0.8	1.4	53	520	5	41	310	0.4	0.8

可食部 100 g 当たり

無機質						ビタミン																								備考
						ビタミンA						ビタミンD	ビタミンE				ビタミンK	ビタミンB₁	ビタミンB₂	ナイアシン	ナイアシン当量	ビタミンB₆	ビタミンB₁₂	葉酸	パントテン酸	ビオチン	ビタミンC	アルコール	食塩相当量	
銅	マンガン	ヨウ素	セレン	クロム	モリブデン	レチノール	α-カロテン	β-カロテン	β-クリプトキサンチン	β-カロテン当量	レチノール活性当量		α-トコフェロール	β-トコフェロール	γ-トコフェロール	δ-トコフェロール														
(......mg......)		(..................................... µg ....)											(............ mg ....)				µg	(.............. mg ....)					(....... µg.......)		mg	µg	mg	(......g......)		
CU	MN	ID	SE	CR	MO	RETOL	CARTA	CARTB	CRYPXB	CARTBEQ	VITA_RAE	VITD	TOCPHA	TOCPHB	TOCPHG	TOCPHD	VITK	THIA	RIBF	NIA	NE	VITB6A	VITB12	FOL	PANTAC	BIOT	VITC	ALC	NACLEQ	
0.36	0.03	-	-	-	-	15	-	-	-	Tr	15	3.1	Tr	0	0	0	14	0.40	0.69	9.3	(14.0)	0.61	3.5	3	2.17	-	1	-	0.2	試料：冷凍品 皮下脂肪を除いたもの
0.26	0.02	-	-	-	-	46	-	-	-	(0)	46	1	0.2	0	0.2	0	21	0.24	0.35	3.8	(6.5)	0.32	1.1	2	1.67	-	1	-	0.2	試料：冷凍品
0.20	0.01	7	16	Tr	2	62	0	-	-	0	62	0.8	0.5	0	0.1	0	41	0.30	0.26	5.3	(8.2)	0.34	2.1	10	1.20	4.0	2	-	0.2	皮及び皮下脂肪：40.4 %
0.31	0.02	11	21	0	2	9	0	-	-	0	9	0.4	0.4	0	0.1	0	22	0.46	0.41	7.9	12.0	0.54	3.0	14	1.83	5.6	3	-	0.2	皮下脂肪を除いたもの
0.03	0	2	10	0	1	140	0	-	-	0	140	1.4	0.8	0	0.2	0	70	0.07	0.05	1.4	2.1	0.05	0.8	5	0.27	1.5	2	-	0.1	皮下脂肪を含んだもの
0.10	0.03	-	-	-	-	7	-	-	-	Tr	7	0.5	0.3	0	0.1	0	19	0.08	0.24	8.4	(14.0)	0.65	1.7	12	1.07	-	1	-	0.1	試料：冷凍品 皮下脂肪を除いたもの
0.05	0.02	-	-	-	-	Tr	-	-	-	Tr	Tr	0.1	Tr	0	0.1	0	18	0.07	0.24	7.0	12.0	0.72	0.6	10	1.51	-	2	-	0.1	皮下脂肪を除いたもの
0.41	0.12	-	-	-	-	15	-	-	-	Tr	15	0.2	0.2	0	0.2	0	4	0.28	0.80	2.8	5.8	0.59	5.0	16	4.56	-	Tr	-	0.2	試料：冷凍品 くちばし、内臓及び足先を除いたもの
0.05	0.01	-	-	-	-	60	-	-	-	Tr	60	0.1	0.2	0	0.1	0	70	0.04	0.11	3.3	(7.3)	0.20	0.7	10	1.33	-	1	-	0.1	廃棄部位：骨
0.05	0.01	-	-	-	-	72	-	-	-	Tr	72	0.1	0.1	0	0.1	0	70	0.05	0.08	7.9	(12.0)	0.35	0.3	5	0.97	-	1	-	0.1	皮及び皮下脂肪：32.8 %
0.05	0.01	-	-	-	-	50	-	-	-	Tr	50	0.1	0.1	0	0.1	0	20	0.06	0.10	8.4	(13.0)	0.47	0.2	5	1.13	-	1	-	0.1	皮下脂肪を除いたもの
0.07	0.01	-	-	-	-	47	-	-	-	Tr	47	0.1	0.1	0	0.1	0	62	0.07	0.23	3.8	(7.6)	0.17	0.5	6	1.57	-	1	-	0.1	皮及び皮下脂肪：30.6 %
0.09	0.01	-	-	-	-	17	-	-	-	Tr	17	0.1	0.1	0	0.1	0	38	0.10	0.31	4.1	(8.7)	0.22	0.6	7	2.15	-	1	-	0.1	皮下脂肪を除いたもの
0.09	-	-	-	-	-	9	-	-	-	Tr	9	0	0.1	0	0.1	0	18	0.09	0.12	11.0	(16.0)	0.66	0.1	7	1.68	-	Tr	-	0.1	廃棄部位：すじ
0.02	0	2	14	1	4	47	0	-	0	0	47	0.4	0.6	0	0.1	0	42	0.07	0.10	6.2	(9.4)	0.38	0.4	10	0.87	3.1	2	-	0.2	別名：ブロイラー 廃棄部位：骨 手羽先：44.5 %、手羽元：55.5 %
0.02	0	1	14	2	4	51	0	0	0	0	51	0.6	0.6	0	0.1	0	45	0.07	0.09	5.4	8.2	0.30	0.4	8	0.84	3.0	2	-	0.2	別名：ブロイラー 廃棄部位：骨
0.02	0	2	14	1	4	44	0	0	0	0	44	0.3	0.5	0	0.1	0	39	0.08	0.10	6.9	10.0	0.45	0.4	12	0.89	3.1	2	-	0.2	別名：ブロイラー 廃棄部位：骨
0.03	0.01	0	17	1	2	18	0	0	0	0	18	0.1	0.3	0	0.1	0	23	0.09	0.10	11.0	15.0	0.57	0.2	12	1.74	2.9	3	-	0.1	別名：ブロイラー 皮及び皮下脂肪：9.0 %
0.05	0.01	0	28	1	3	27	0	0	Tr	0	27	0.1	0.5	0	0.1	0	44	0.12	0.17	17.0	24.0	0.60	0.4	17	2.51	5.4	3	-	0.2	別名：ブロイラー
0.02	0.02	0	17	Tr	3	9	0	0	0	0	9	0.1	0.5	0	Tr	0	16	0.10	0.11	12.0	17.0	0.64	0.2	13	1.92	3.2	3	-	0.1	別名：ブロイラー 皮下脂肪を除いたもの
0.04	0.01	0	29	1	4	14	0	0	0	0	14	0.1	0.6	0	0.1	0	29	0.14	0.18	18.0	27.0	0.66	0.2	18	2.58	5.3	4	-	0.2	別名：ブロイラー 皮下脂肪を除いたもの
0.04	0.01	Tr	17	0	2	40	-	0	-	-	40	0.4	0.7	0	0.1	0	29	0.10	0.15	4.8	8.5	0.25	0.3	13	0.81	3.5	3	-	0.2	別名：ブロイラー 皮及び皮下脂肪：21.2 %
0.07	0.02	0	3	0	0	47	-	0	-	-	47	0.2	0.2	0	0.1	0	47	0.07	0.21	4.6	(9.4)	0.22	0.3	7	1.06	0.2	2	-	0.1	別名：ブロイラー
0.05	0.01	Tr	29	0	3	25	-	-	-	-	25	0.1	0.2	0	0.1	0	34	0.14	0.24	6.8	(13.0)	0.28	0.3	8	1.20	5.6	2	-	0.1	別名：ブロイラー
0.07	0.17	Tr	25	1	6	28	-	5	3	6	28	0.2	2.5	Tr	3.6	0.1	45	0.12	0.23	6.0	10.0	0.21	0.3	23	1.19	4.8	2	-	2.5	別名：ブロイラー 増加した脂質量：第1章表13参照
0.04	0.01	0	19	0	2	16	-	0	-	-	16	0.2	0.6	0	0.1	0	23	0.12	0.19	5.5	9.5	0.31	0.3	10	1.06	3.6	3	-	0.2	別名：ブロイラー 皮下脂肪を除いたもの
0.05	0.01	-	-	-	-	14	-	-	-	-	14	0.1	0.5	0	Tr	0	25	0.12	0.18	5.3	(11.0)	0.36	0.3	8	0.99	-	1	-	0.1	別名：ブロイラー 皮下脂肪を除いたもの
0.06	0.01	-	-	-	-	13	-	-	-	-	13	0	0.1	0	Tr	0	29	0.14	0.23	6.7	(12.0)	0.37	0.4	10	1.33	-	1	-	0.2	別名：ブロイラー 皮下脂肪を除いたもの
0.07	0.18	Tr	25	1	6	16	-	5	4	7	17	0.2	2.2	Tr	3.0	0.1	33	0.15	0.25	6.8	12.0	0.23	0.4	22	1.11	5.6	2	-	2.7	別名：ブロイラー 皮下脂肪を除いたもの 増加した脂質量：第1章表13参照
0.03	0.01	0	22	0	4	5	-	-	-	Tr	5	0	0.1	0	0	0	12	0.09	0.11	12.0	17.0	0.62	0.2	15	2.07	2.8	2	-	0.1	別名：ブロイラー 廃棄部位：すじ
0.03	0.01	-	-	-	-	4	-	-	-	Tr	4	0	0.1	0	0	0	8	0.09	0.13	11.0	18.0	0.63	0.2	11	1.72	-	2	-	0.1	別名：ブロイラー すじを除いたもの
0.04	0.02	-	-	-	-	4	-	-	-	Tr	4	0	0.1	0	0	0	11	0.11	0.16	18.0	25.0	0.59	0.2	13	2.37	-	2	-	0.1	別名：ブロイラー すじを除いたもの

204

11 肉類

食品番号	索引番号	食品名	廃棄率	エネルギー		水分	アミノ酸組成によるたんぱく質	たんぱく質	脂肪酸のトリアシルグリセロール当量	コレステロール	脂質	利用可能炭水化物(単糖当量)	利用可能炭水化物(質量計)	差引き法による利用可能炭水化物	食物繊維総量	糖アルコール	炭水化物	有機酸	灰分	ナトリウム	カリウム	カルシウム	マグネシウム	リン	鉄	亜鉛
		単位	%	kJ	kcal	(……………… g ………………)				mg		(……………………… g ………………………)								(……………………… mg ………………………)						
		成分識別子	REFUSE	ENERC	ENERC_KCAL	WATER	PROTCAA	PROT-	FATNLEA	CHOLE	FAT-	CHOAVLM	CHOAVL	CHOAVLDF-	FIB-	POLYL	CHOCDF-	OA	ASH	NA	K	CA	MG	P	FE	ZN
11298	1902	<鳥肉類> にわとり [若どり・副品目] ささみ ソテー	0	786	186	57.3	30.6	36.1	4.6	100	5.4	(0.1)	(0.1)	4.7 *	(0)	-	0.1	1.0	1.8	61	630	5	44	340	0.4	1.0
11300	1903	<鳥肉類> にわとり [若どり・副品目] ささみ フライ	0	1030	246	52.4	22.4	26.8	12.2	71	12.8	7.5	6.9	11.1 *	-	-	6.7	0.7	1.3	95	440	14	36	260	0.4	0.8
11299	1904	<鳥肉類> にわとり [若どり・副品目] ささみ 天ぷら	0	806	192	59.3	22.2	25.7	6.9	71	7.4	7.1	6.5	9.6 *	-	-	6.2	0.7	1.3	65	430	24	34	250	0.4	0.8
11230	1905	<鳥肉類> にわとり [二次品目] ひき肉 生	0	712	171	70.2	14.6	17.5	11.0	80	12.0	0	0	3.4 *	(0)	-	0	-	0.8	55	250	8	24	110	0.8	1.1
11291	1906	<鳥肉類> にわとり [二次品目] ひき肉 焼き	0	981	235	57.1	23.1	27.5	13.7	120	14.8	0	0	4.8 *	(0)	-	0	-	1.3	85	400	19	37	170	1.4	1.8
11231	1907	<鳥肉類> にわとり [副品目] 心臓 生	0	773	186	69.0	12.2	14.5	13.2	160	15.5	(Tr)	(Tr)	4.6 *	(0)	-	Tr	-	1.0	85	240	5	15	170	5.1	2.3
11232	1908	<鳥肉類> にわとり [副品目] 肝臓 生	0	422	100	75.7	16.1	18.9	1.9	370	3.1	(0.6)	(0.5)	4.7 *	(0)	-	0.6	-	1.7	85	330	5	19	300	9.0	3.3
11233	1909	<鳥肉類> にわとり [副品目] すなぎも 生	0	365	86	79.0	15.5	18.3	1.2	200	1.8	(Tr)	(Tr)	3.5 *	(0)	-	Tr	-	0.9	55	230	7	14	140	2.5	2.8
11234	1910	<鳥肉類> にわとり [副品目] 皮 むね 生	0	1922	466	41.5	6.8	9.4	46.7	110	48.1	0	0	4.6 *	(0)	-	0	-	0.4	23	140	3	8	63	0.3	0.5
11235	1911	<鳥肉類> にわとり [副品目] 皮 もも 生	0	1951	474	41.6	5.3	6.6	50.3	120	51.6	0 *	0	2.6	(0)	-	0	-	0.2	23	33	6	6	34	0.3	0.5
11236	1912	<鳥肉類> にわとり [副品目] なんこつ（胸肉） 生	0	228	54	85.0	-	12.5	0.3	29	0.4	(0.4) *	(0.4)	0.5	(0)	-	0.4	-	1.7	390	170	47	15	78	0.3	0.3
11237	1913	<鳥肉類> にわとり [その他] 焼き鳥缶詰	0	726	173	62.8	15.5	18.4	7.6	76	7.8	11.1 *	10.6	11.0	(0)	-	8.2	0.3	2.8	850	200	12	21	75	2.9	1.6
11292	1914	<鳥肉類> にわとり [その他] チキンナゲット	0	982	235	53.7	13.0	15.5	12.3	45	13.7	13.9	12.6	17.1 *	(1)	0	14.9	0.4	2.3	630	260	48	24	220	0.6	0.6
11293	1915	<鳥肉類> にわとり [その他] つくね	0	979	235	57.9	13.5	15.2	14.8	85	15.2	11.5 *	10.8	9.1	(1.9)	0.4	9.3	-	2.4	720	260	33	25	170	1.1	1.4
11238	1916	<鳥肉類> はと 肉 皮なし 生	0	551	131	71.5	(19.0)	21.8	4.4	160	5.1	(0.3)	(0.3)	3.8 *	(0)	-	0.3	-	1.3	88	380	3	28	260	4.4	0.6
11240	1917	<鳥肉類> ほろほろちょう 肉 皮なし 生	0	417	98	75.2	19.4	22.5	0.7	75	1.0	(0.2)	(0.2)	3.6 *	(0)	-	0.2	-	1.1	67	350	6	27	230	1.1	1.1
11241	1918	<その他> いなご つくだ煮	0	1031	243	33.7	-	26.3	0.6	77	1.4	-	-	33.1 *	(0)	-	32.3	-	6.3	1900	260	28	32	180	4.7	3.2
11242	1919	<その他> かえる 肉 生	0	392	92	76.3	-	22.3	0.2	43	0.4	(0.3) *	(0.3)	0.5	(0)	-	0.3	-	0.7	33	230	9	23	140	0.4	1.2
11243	1920	<その他> すっぽん 肉 生	0	729	175	69.1	-	16.4	12.0	95	13.4	(0.5) *	(0.5)	1.9	(0)	-	0.5	-	0.6	69	150	18	10	88	0.9	1.6
11244	1921	<その他> はち はちの子缶詰	0	1008	239	44.3	-	16.2	6.8	55	7.2	(30.2) *	(27.2)	30.6	(0)	-	30.2	-	2.1	680	110	11	24	110	3.0	1.7

	無機質						ビタミン																							アルコール	食塩相当量	備考
							ビタミンA						ビタミンD	ビタミンE				ビタミンK	ビタミンB₁	ビタミンB₂	ナイアシン	ナイアシン当量	ビタミンB₆	ビタミンB₁₂	葉酸	パントテン酸	ビオチン	ビタミンC			
銅	マンガン	ヨウ素	セレン	クロム	モリブデン	レチノール	α-カロテン	β-カロテン	β-クリプトキサンチン	β-カロテン当量	レチノール活性当量		α-トコフェロール	β-トコフェロール	γ-トコフェロール	δ-トコフェロール														
CU	MN	ID	SE	CR	MO	RETOL	CARTA	CARTB	CRYPXB	CARTBEQ	VITA_RAE	VITD	TOCPHA	TOCPHB	TOCPHG	TOCPHD	VITK	THIA	RIBF	NIA	NE	VITB6A	VITB12	FOL	PANTAC	BIOT	VITC	ALC	NACL_EQ	
0.03	0.01	(0)	33	(0)	6	8	-	-	-	-	8	(0)	1.8	0	2.4	Tr	26	0.10	0.18	18.0	26.0	0.65	0.2	19	2.95	5.5	4	-	0.2	別名：ブロイラー すじを除いたもの 植物油（なたね油） 調理による脂質の増減：第1章表14参照
0.04	0.08	2	26	Tr	5	4	0	4	0	4	4	-	3.2	Tr	5.0	0.1	35	0.09	0.15	12.0	17.0	0.39	0.1	15	1.84	3.9	2	-	0.2	別名：ブロイラー すじを除いたもの 増加した脂質量：第1章表13参照
0.03	0.06	1	22	1	4	4	0	9	0	9	5	-	2.3	Tr	2.8	0.1	25	0.09	0.16	11.0	17.0	0.51	0.1	16	1.79	3.8	3	-	0.2	別名：ブロイラー すじを除いたもの 増加した脂質量：第1章表13参照
0.04	0.01	2	17	1	2	37	0	0	0	0	37	0.1	0.9	0	0.1	0	26	0.09	0.17	5.9	9.3	0.52	0.3	10	1.40	3.3	1	-	0.1	
0.05	0.02	5	27	2	4	47	0	0	0	0	47	0.2	1.3	0	0.1	0	41	0.14	0.26	9.3	15.0	0.61	0.4	13	2.00	5.5	1	-	0.2	
0.32	-	-	-	-	-	700	-	-	-	Tr	700	0.4	1.0	0	0.3	0	51	0.22	1.10	6.0	9.4	0.21	1.7	43	4.41	-	5	-	0.2	別名：はつ
0.32	0.33	1	60	1	82	14000	-	-	-	30	14000	0.4	0.4	0	0.1	0	14	0.38	1.80	4.5	9.0	0.65	44.0	1300	10.00	230.0	20	-	0.2	別名：レバー
0.10	-	-	-	-	-	4	-	-	-	Tr	4	0	0.3	0	0	0	28	0.06	0.26	3.9	6.7	0.04	1.7	36	1.30	-	5	-	0.1	別名：砂ぎも
0.05	0.01	-	-	-	-	120	0	0	0	0	120	0.3	0.2	0	0.2	0	110	0.02	0.05	6.7	7.6	0.11	0.4	2	0.64	-	1	-	0.1	皮下脂肪を含んだもの
0.02	0.01	1	9	3	1	120	-	-	-	Tr	120	0.3	0.2	0	0.1	0	120	0.01	0.05	3.0	3.5	0.04	0.2	2	0.25	2.9	1	-	0.1	皮下脂肪を含んだもの
0.03	0.02	-	-	-	-	1	-	-	-	(0)	1	0	Tr	0	0	0	5	0.03	0.03	3.6	5.7	0.03	0.1	5	0.64	-	3	-	1.0	別名：やげん
0.08	0.07	1	15	3	4	60	-	-	-	(0)	60	0.3	0.3	0	0.1	0	21	0.01	0.18	3.1	6.6	0.08	0.4	7	0.65	3.3	(0)	-	2.2	液汁を含んだもの（液汁33%）
0.04	0.13	4	13	3	7	16	1	98	8	100	24	0.2	2.9	Tr	1.6	0.2	27	0.08	0.09	6.6	9.7	0.28	0.1	13	0.87	2.8	1	-	1.6	
0.07	0.21	38	16	4	12	38	0	5	2	6	38	0.4	1.0	0	0.5	0	47	0.11	0.18	3.8	6.7	0.16	0.3	18	0.74	5.5	0	-	1.8	
0.17	0.04	-	-	-	-	16	-	-	-	Tr	16	0.2	0.3	0	0.1	0	5	0.32	1.89	9.9	(16.0)	0.53	2.0	2	4.48	-	3	-	0.2	試料：冷凍品
0.10	0.02	-	-	-	-	9	-	-	-	0	9	0.1	0.4	0	0.1	0	32	0.16	0.20	8.2	(13.0)	0.57	0.5	2	1.13	-	3	-	0.2	試料：冷凍品 皮下脂肪を除いたもの
0.77	1.21	-	-	-	-	Tr	-	-	-	900	75	0.3	2.8	Tr	0.2	0	7	0.06	1.00	1.7	6.1	0.12	0.1	54	0.43	-	(0)	-	4.8	
0.05	0.01	-	-	-	-	0	-	-	-	(0)	(0)	0.9	0.1	0	0.1	0	1	0.04	0.13	4.1	7.8	0.22	0.1	4	0.18	-	0	-	0.1	試料：うしがえる、冷凍品
0.04	0.02	-	-	-	-	94	-	-	-	Tr	94	3.6	1.0	0	0.2	0	5	0.91	0.41	3.0	5.7	0.11	1.2	16	0.20	-	1	-	0.2	甲殻、頭部、脚、内臓、皮等を除いたもの
0.36	0.76	-	-	-	-	0	-	-	-	500	42	0	1.0	0	0.8	0.2	4	0.17	1.22	3.8	6.5	0.04	0.1	28	0.52	-	(0)	-	1.7	原材料：主として地ばち（くろすずめばち）の幼虫

12 卵類

食品番号	索引番号	食品名	廃棄率	エネルギー		水分	アミノ酸組成によるたんぱく質	たんぱく質	脂肪酸のトリアシルグリセロール当量	コレステロール	脂質	利用可能炭水化物（単糖当量）	利用可能炭水化物（質量計）	差引き法による利用可能炭水化物	食物繊維総量	糖アルコール	炭水化物	有機酸	灰分	ナトリウム	カリウム	カルシウム	マグネシウム	リン	鉄	亜鉛
		単位	%	kJ	kcal	(......... g ....)				mg		(................ g ....)								(........................ mg ....)						
		成分識別子	REFUSE	ENERC	ENERC_KCAL	WATER	PROTCAA	PROT-	FATNLEA	CHOLE	FAT-	CHOAVLM	CHOAVL	CHOAVLDF-	FIB-	POLYL	CHOCDF-	OA	ASH	NA	K	CA	MG	P	FE	ZN
12020	1922	あひる卵 ピータン	45	783	188	66.7	-	13.7	13.5	680	16.5	0	0	3.0 *	(0)	-	0	-	3.1	780	65	90	6	230	3.0	1.3
12001	1923	うこっけい卵 全卵 生	15	642	154	73.7	(10.7)	12.0	10.5	550	13.0	0.3	(0.3)	4.2 *	(0)	-	0.4	-	0.9	140	150	53	11	220	2.2	1.6
12002	1924	うずら卵 全卵 生	15	655	157	72.9	11.4	12.6	10.7	470	13.1	(0.3)	(0.3)	3.9 *	(0)	-	0.3	-	1.1	130	150	60	11	220	3.1	1.8
12003	1925	うずら卵 水煮缶詰	0	675	162	73.3	(9.7)	11.0	11.9	490	14.1	(0.3)	(0.3)	4.1 *	(0)	-	0.5	-	1.0	210	28	47	8	160	2.8	1.8
12004	1926	鶏卵 全卵 生	14	594	142	75.0	(11.3)	12.2	9.3	370	10.2	0.3	0.3	3.4 *	0	-	0.4	-	1.0	140	130	46	10	170	1.5	1.1
12005	1927	鶏卵 全卵 ゆで	11	559	134	76.7	(11.2)	12.5	9.0	380	10.4	0.3	0.3	2.1 *	0	-	0.3	-	1.0	140	130	47	11	170	1.5	1.1
12006	1928	鶏卵 全卵 ポーチドエッグ	0	605	145	74.9	(10.6)	12.3	9.7	420	11.7	(0.3)	(0.3)	3.9 *	(0)	-	0.3	-	0.9	110	100	55	11	200	2.2	1.5
12021	1929	鶏卵 全卵 目玉焼き	0	853	205	67.0	12.7	14.8	15.5	470	17.6	(0.3)	(0.3)	3.9 *	0	-	0.3	-	1.0	180	150	60	14	230	2.1	1.4
12022	1930	鶏卵 全卵 いり	0	787	190	70.0	12.1	13.3	14.6	400	16.7	(0.3)	(0.3)	2.5 *	0	-	0.3	-	0.9	160	140	58	13	200	1.8	1.4
12023	1931	鶏卵 全卵 素揚げ	0	1326	321	54.8	12.8	14.3	29.9	460	31.9	(0.3) *	(0.2)	1.7	0	-	0.3	-	0.9	180	160	58	13	220	2.0	1.4
12007	1932	鶏卵 全卵 水煮缶詰	0	546	131	77.5	(9.3)	10.8	9.1	400	10.6	(0.3)	(0.3)	3.0 *	(0)	-	Tr	-	1.1	310	25	40	8	150	1.7	1.2
12008	1933	鶏卵 全卵 加糖全卵	0	838	199	58.2	(8.4)	9.8	8.9	330	10.6	22.8 *	21.7	23.7	(0)	-	20.7	-	0.7	100	95	44	10	160	1.5	1.0
12009	1934	鶏卵 全卵 乾燥全卵	0	2258	542	4.5	(42.3)	49.1	(35.3)	1500	42.0	(0.6)	(0.6)	13.7 *	(0)	-	0.2	-	4.2	490	560	210	35	700	3.0	2.0
12010	1935	鶏卵 卵黄 生	0	1394	336	49.6	13.8	16.5	28.2	1200	34.3	0.2	0.2	4.2 *	0	-	0.2	-	1.7	53	100	140	11	540	4.8	3.6
12011	1936	鶏卵 卵黄 ゆで	0	1374	331	50.3	13.5	16.1	27.6	1200	34.1	0.2	0.2	4.6 *	0	-	0.2	-	1.7	58	87	140	12	530	4.7	3.3
12012	1937	鶏卵 卵黄 加糖卵黄	0	1365	327	42.0	(9.9)	12.1	20.0	820	23.9	22.1	21.1	26.7 *	(0)	-	20.7	-	1.3	38	80	110	12	400	2.0	1.2
12013	1938	鶏卵 卵黄 乾燥卵黄	0	2645	638	3.2	(24.8)	30.3	52.9	2300	62.9	(0.2)	(0.2)	15.7 *	(0)	-	0.2	-	3.4	80	190	280	29	1000	4.4	2.9
12014	1939	鶏卵 卵白 生	0	188	44	88.3	9.5	10.1	0	1	Tr	0	0.4	1.7 *	0	-	0.5	-	0.7	180	140	5	10	11	Tr	0
12015	1940	鶏卵 卵白 ゆで	0	195	46	87.9	9.9	10.5	Tr	1	0.1	0.4	0.4	1.5 *	0	-	0.4	-	0.7	170	140	6	11	12	Tr	0
12016	1941	鶏卵 卵白 乾燥卵白	0	1487	350	7.1	(77.0)	86.5	0.3	25	0.4	(3.0)	(3.0)	9.8 *	(0)	-	0.2	-	5.8	1300	1300	60	48	110	0.1	0.2
12017	1942	鶏卵 たまご豆腐	0	318	76	(85.2)	(5.8)	(6.5)	(4.5)	(190)	(5.3)	(0.1)	(0.1)	(3.1) *	0	-	(0.9)	0	(1.4)	(390)	(99)	(26)	(8)	(95)	(0.8)	(0.6)
12018	1943	鶏卵 たまご焼 厚焼きたまご	0	609	146	(71.9)	(9.4)	(10.5)	(8.1)	(320)	(9.2)	(6.7)	(6.4)	(8.9) *	0	-	(6.5)	0	(1.8)	(450)	(130)	(41)	(11)	(150)	(1.3)	(0.9)
12019	1944	鶏卵 たまご焼 だし巻きたまご	0	511	123	(77.5)	(9.8)	(11.0)	(8.0)	(330)	(9.2)	(0.3)	(0.3)	(2.9) *	0	-	(0.5)	0	(1.8)	(470)	(130)	(42)	(11)	(160)	(1.3)	(1.0)

可食部 100 g 当たり

銅	マンガン	ヨウ素	セレン	クロム	モリブデン	レチノール	α-カロテン	β-カロテン	β-クリプトキサンチン	β-カロテン当量	レチノール活性当量	ビタミンD	α-トコフェロール	β-トコフェロール	γ-トコフェロール	δ-トコフェロール	ビタミンk	ビタミンB1	ビタミンB2	ナイアシン	ナイアシン当量	ビタミンB6	ビタミンB12	葉酸	パントテン酸	ビオチン	ビタミンC	アルコール	食塩相当量	備考
CU	MN	ID	SE	CR	MO	RETOL	CARTA	CARTB	CRYPXB	CARTBEQ	VITA_RAE	VITD	TOCPHA	TOCPHB	TOCPHG	TOCPHD	VITK	THIA	RIBF	NIA	NE	VITB6A	VITB12	FOL	PANTAC	BIOT	VITC	ALC	NACL_EQ	
0.11	0.03	34	29	Tr	5	220	-	-	-	22	220	6.2	1.9	0.1	0.5	Tr	26	Tr	0.27	0.1	2.4	0.01	1.1	63	0.94	16.0	(0)		2.0	廃棄部位：泥状物及び卵殻（卵殻：15 %）
0.08	0.04	-	-	-	-	160	-	-	-	26	160	1	1.3	0	0.5	0	4	0.10	0.32	0.1	(2.8)	0.10	1.1	6	1.78	-	0		0.4	廃棄部位：付着卵白を含む卵殻（卵殻：13 %）卵黄：卵白＝38：62
0.11	0.03	140	46	0	8	350	0	9	14	16	350	2.5	0.9	0	0.4	0	15	0.14	0.72	0.1	3.2	0.13	4.7	91	0.98	19.0	(0)		0.3	廃棄部位：付着卵白を含む卵殻（卵殻：12 %）卵黄：卵白＝38：62
0.13	0.02	73	42	0	9	480	-	-	-	7	480	2.6	1.6	0	0.4	0	21	0.03	0.33	0	(2.7)	0.05	3.3	47	0.53	8.4	(0)		0.5	液汁を除いたもの
0.05	0.02	33	24	0	4	210	Tr	1	12	0	0	3.8	1.3	0	0.4	0	12	0.06	0.37	0.1	(3.2)	0.09	1.1	49	1.16	24.0	(0)		0.4	廃棄部位：卵殻（付着卵白を含む）付着卵白は含まない卵殻：13 %卵黄：卵白＝32：68 ビタミンD：ビタミンD活性代謝物を含む（ビタミンD活性代謝物を含まない場合：1.3 µg）試料：通常の鶏卵（栄養成分が増減されていないもの）
0.05	0.03	20	25	0	2	160	1	Tr	7	4	170	2.5	1.2	0	0.4	0	11	0.06	0.32	0.1	(3.3)	0.09	1.0	48	1.18	25.0	(0)		0.3	廃棄部位：卵殻 卵黄：卵白＝31：69 ビタミンD：ビタミンD活性代謝物を含む（ビタミンD活性代謝物を含まない場合：0.8 µg）試料：通常の鶏卵（栄養成分が増減されていないもの）
0.09	0.03	-	-	-	-	160	0	3	35	21	160	0.9	1.0	Tr	0.6	0	13	0.06	0.40	0.1	(3.0)	0.08	1.1	46	1.45	-	(0)		0.3	
0.06	0.04	25	35	0	6	200	-	-	-	-	200	3.9	2.1	Tr	2.1	Tr	19	0.07	0.41	0.1	3.7	0.11	1.2	58	1.29	27.0	0		-	植物油（なたね油）調理による脂質の増減：第1章表14参照 ビタミンD：ビタミンD活性代謝物を含む（ビタミンD活性代謝物を含まない場合：1.7 µg）試料：通常の鶏卵（栄養成分が増減されていないもの）、栄養強化卵
0.05	0.03	22	31	0	5	180	-	-	-	-	180	4.7	2.4	Tr	2.7	0.1	21	0.07	0.42	0.1	3.5	0.11	1.1	48	1.16	26.0	0		-	別名：スクランブルエッグ 植物油（なたね油）調理による脂質の増減：第1章表14参照 ビタミンD：ビタミンD活性代謝物を含む（ビタミンD活性代謝物を含まない場合：2.0 µg）試料：通常の鶏卵（栄養成分が増減されていないもの）、栄養強化卵
0.06	0.04	23	38	0	5	200	-	-	-	-	200	4.5	5.7	Tr	7.5	0.1	35	0.08	0.43	0.1	3.6	0.08	1.2	54	1.09	27.0	0		-	植物油（なたね油）増加した脂質量：第1章表13参照 ビタミンD：ビタミンD活性代謝物を含む（ビタミンD活性代謝物を含まない場合：1.9 µg）試料：通常の鶏卵（栄養成分が増減されていないもの）、栄養強化卵
0.09	0.01	-	-	-	-	85	-	-	-	-	85	0.7	1.1	Tr	0.5	0	16	0.02	0.31	Tr	(2.6)	0.03	0.9	23	0.30	-	(0)		0.8	液汁を除いたもの
0.04	0.02	44	18	0	7	130	0	3	27	17	130	0.6	0.9	0	0.5	0	8	0.06	0.38	0.1	(2.4)	0.06	0.6	61	1.33	19.0	(0)		0.3	試料：冷凍品 しょ糖：21.4 g
0.15	0.08	-	-	-	-	420	0	4	52	30	420	3.3	6.6	0	2.4	Tr	56	0.29	1.24	0.2	(12.0)	0.21	2.7	180	0.13	-	0		1.2	
0.13	0.08	110	47	0	12	690	2	2	41	24	690	12.0	4.5	Tr	1.6	0	39	0.21	0.45	0	3.8	0.31	3.8	150	3.60	65.0	0		0.1	ビタミンD：ビタミンD活性代謝物を含む（ビタミンD活性代謝物を含まない場合：4.5 µg）試料：通常の鶏卵（栄養成分が増減されていないもの）
0.14	0.07	200	36	0	13	520	2	7	66	41	520	7.1	3.6	Tr	1.5	0	37	0.16	0.43	0	3.7	0.29	3.1	140	2.70	54.0	0		0.1	ビタミンD：ビタミンD活性代謝物を含む（ビタミンD活性代謝物を含まない場合：2.9 µg）試料：通常の鶏卵（栄養成分が増減されていないもの）
0.05	0.05	50	34	1	19	390	0	3	55	31	400	2	3.3	Tr	1.6	0	16	0.42	0.82	Tr	(2.6)	0.15	1.6	99	1.85	36.0	(0)		0.1	試料：冷凍品 しょ糖：20.9 g
0.16	0.12	-	-	-	-	630	0	6	79	45	630	4.9	9.9	0	3.7	Tr	83	0.42	0.82	Tr	(6.5)	0.31	3.8	250	0.18	-	0		0.2	
0.02	0	2	15	0	2	0	-	-	-	0	0	0	0	-	-	-	1	0	0.35	0.1	2.9	0	Tr	0	0.13	6.7	0		0.5	試料：通常の鶏卵（栄養成分が増減されていないもの）
0.02	0	4	15	0	3	0	-	-	-	0	0	0	0	-	-	-	1	0.02	0.26	0.1	3.0	0	0.1	0	0.33	11.0	0		0.4	試料：通常の鶏卵（栄養成分が増減されていないもの）
0.14	0.01	-	-	-	-	(0)	-	-	-	(0)	0	0	1.0	Tr	2.0	Tr	-	0.03	2.09	0.7	(23.0)	0.02	0.3	43	0.04	-	(0)		3.3	
(0.03)	(0.02)	(770)	(15)	0	(1)	(83)	0	0	(4)	0	(83)	(0.6)	(0.6)	0	(0.2)	0	-	(0.04)	(0.17)	(0.5)	(1.6)	(0.05)	(0.7)	(25)	(0.62)	(13.0)	0	(0.7)	(1.0)	
(0.05)	(0.03)	(540)	(22)	0	(2)	(140)	(Tr)	(Tr)	(6)	(4)	(140)	(2.1)	(1.1)	(Tr)	(0.7)	(0.1)	(11)	(0.06)	(0.27)	(0.4)	(2.1)	(0.08)	(1.0)	(40)	(0.99)	(21.0)	0	(Tr)	(1.2)	
(0.05)	(0.03)	(450)	(23)	0	(3)	(140)	(Tr)	(Tr)	(6)	(4)	(140)	(2.2)	(1.1)	(Tr)	(0.5)	(Tr)	(10)	(0.06)	(0.28)	(0.3)	(2.2)	(0.09)	(1.0)	(42)	(1.03)	(22.0)	0	(Tr)	(1.2)	

13 乳類

食品番号	索引番号	食品名	廃棄率	エネルギー		水分	たんぱく質		脂質			炭水化物						有機酸	灰分	無機質						
							アミノ酸組成によるたんぱく質	たんぱく質	トリアシルグリセロール当量	コレステロール	脂質	利用可能炭水化物〈単糖当量〉	利用可能炭水化物〈質量計〉	差引き法による利用可能炭水化物	食物繊維総量	糖アルコール	炭水化物			ナトリウム	カリウム	カルシウム	マグネシウム	リン	鉄	亜鉛
		単位	%	kJ	kcal	g	g	g	g	mg	g	g	g	g	g	g	g	g	g	mg	mg	mg	mg	mg	mg	mg
		成分識別子	REFUSE	ENERC	ENERC_KCAL	WATER	PROTCAA	PROT-	FATNLEA	CHOLE	FAT-	CHOAVLM	CHOAVL	CHOAVLDF-	FIB-	POLYL	CHOCDF-	OA	ASH	NA	K	CA	MG	P	FE	ZN
13001	1945	<牛乳及び乳製品> （液状乳類）生乳 ジャージー種	0	322	77	85.5	3.5	3.9	5.0	17	5.2	4.7 *	4.5	5.1	(0)	-	4.7	0.2	0.7	58	140	140	13	110	0.1	0.4
13002	1946	<牛乳及び乳製品> （液状乳類）生乳 ホルスタイン種	0	263	63	87.7	2.8	3.2	3.8	12	3.7	4.7 *	4.4	4.9	(0)	-	4.7	0.1	0.7	40	140	110	10	91	Tr	0.4
13003	1947	<牛乳及び乳製品> （液状乳類）普通牛乳	0	256	61	87.4	3.0	3.3	3.5	12	3.8	4.7 *	4.4	5.3	(0)	-	4.8	0.2	0.7	41	150	110	10	93	0.02	0.4
13006	1948	<牛乳及び乳製品> （液状乳類）脱脂乳	0	134	31	91.0	3.1	3.4	0.1	3	0.1	4.8 *	4.6	5.0	(0)	-	4.8	0.2	0.8	51	150	100	10	97	0.1	0.4
13004	1949	<牛乳及び乳製品> （液状乳類）加工乳 濃厚	0	291	70	86.3	3.0	3.4	4.2	16	4.2	5.0 *	4.8	5.5	(0)	-	5.3	0.2	0.8	55	170	110	13	100	0.1	0.4
13005	1950	<牛乳及び乳製品> （液状乳類）加工乳 低脂肪	0	178	42	88.8	3.4	3.8	1.0	6	1.0	5.1 *	4.9	5.7	(0)	-	5.5	0.2	0.9	60	190	130	14	90	0.1	0.4
13059	1951	<牛乳及び乳製品> （液状乳類）乳児用液体ミルク	0	278	66	87.6	-	1.5	-	11	3.6	-	-	7.1 *	0	-	7.1	-	0.3	-	81	45	5	29	0.6	0.4
13007	1952	<牛乳及び乳製品> （液状乳類）乳飲料 コーヒー	0	234	56	88.1	1.9	2.2	2.0	8	2.0	8.0 *	7.7	7.4	(0)	-	7.2	0.1	0.5	30	85	80	10	55	0.1	0.2
13008	1953	<牛乳及び乳製品> （液状乳類）乳飲料 フルーツ	0	196	46	88.3	-	1.2	0.2	2	0.2	-	-	9.9 *	(0)	-	9.9	-	0.4	20	65	40	6	36	Tr	0.1
13009	1954	<牛乳及び乳製品> （粉乳類） 全粉乳	0	2049	490	3.0	(22.3)	25.5	25.5	93	26.2	(35.9)	(34.2)	42.0 *	(0)	-	39.3	1.2	6.0	430	1800	890	92	730	0.4	2.5
13010	1955	<牛乳及び乳製品> （粉乳類） 脱脂粉乳	0	1503	354	3.8	30.6	34.0	0.7	25	1.0	50.3	47.9	55.2 *	(0)	-	53.3	1.8	7.9	570	1800	1100	110	1000	0.5	3.9
13011	1956	<牛乳及び乳製品> （粉乳類） 乳児用調製粉乳	0	2135	510	2.6	10.8	12.4	26.0	63	26.8	53.9	51.3	57.9 *	(0)	-	55.9	0.4	2.3	140	500	370	40	220	6.5	2.8
13012	1957	<牛乳及び乳製品> （練乳類） 無糖練乳	0	561	134	72.5	(6.0)	6.8	7.5	27	7.9	(11.3) *	(10.8)	12.4	(0)	-	11.2	-	1.6	140	330	270	21	210	0.2	1.0
13013	1958	<牛乳及び乳製品> （練乳類） 加糖練乳	0	1329	314	26.1	7.0	7.7	8.4	19	8.5	55.9 *	53.2	56.5	(0)	-	56.0	0.4	1.6	96	400	260	25	220	0.1	0.8
13014	1959	<牛乳及び乳製品> （クリーム類）クリーム 乳脂肪	0	1665	404	48.2	1.6	1.9	39.6	64	43.0	2.9	2.7	10.1 *	0	-	6.5	0.1	0.4	43	76	49	5	84	0.1	0.2
13015	1960	<牛乳及び乳製品> （クリーム類）クリーム 乳脂肪・植物性脂肪	0	1600	388	49.8	(3.9)	4.4	(40.2)	63	42.1	(2.9) *	(2.8)	5.4	(0)	-	3.0	0.1	0.4	140	76	47	4	130	0.1	0.3
13016	1961	<牛乳及び乳製品> （クリーム類）クリーム 植物性脂肪	0	1455	353	55.5	1.1	1.3	37.6	21	39.5	2.7 *	2.5	5.2	(0)	-	3.3	0.1	0.4	40	67	50	6	79	0	0.2
13017	1962	<牛乳及び乳製品> （クリーム類）ホイップクリーム 乳脂肪	0	1691	409	44.3	(1.5)	1.8	(37.5)	110	40.7	(12.8)	(12.2)	16.3 *	(0)	-	12.9	0.1	0.4	24	72	54	4	45	0.1	0.2
13018	1963	<牛乳及び乳製品> （クリーム類）ホイップクリーム 乳脂肪・植物性脂肪	0	1630	394	44.0	(3.5)	4.0	(36.7)	57	38.4	(13.2)	(12.6)	15.0	(0)	-	12.9	0.1	0.7	130	69	42	3	120	0.1	0.3
13019	1964	<牛乳及び乳製品> （クリーム類）ホイップクリーム 植物性脂肪	0	1652	399	43.7	(5.6)	6.3	(35.8)	5	36.1	(14.4) *	(13.8)	13.8	(0)	0	12.9	0.1	1.0	230	65	30	3	190	0.2	0.4
13020	1965	<牛乳及び乳製品> （クリーム類）コーヒーホワイトナー 液状 乳脂肪	0	849	205	70.3	4.8	5.2	17.8	50	18.3	(1.7)	(1.6)	6.4 *	(0)	-	5.5	Tr	0.7	150	55	30	3	150	0.1	0.4
13021	1966	<牛乳及び乳製品> （クリーム類）コーヒーホワイトナー 液状 乳脂肪・植物性脂肪	0	936	227	69.2	(4.2)	4.8	(21.2)	27	21.6	(1.8)	(1.7)	4.6 *	(0)	-	3.7	0.1	0.6	160	50	26	3	140	0.1	0.3
13022	1967	<牛乳及び乳製品> （クリーム類）コーヒーホワイトナー 液状 植物性脂肪	0	1006	244	68.4	(3.8)	4.3	24.6	3	24.8	(1.9) *	(1.8)	2.4	(0)	-	1.8	Tr	0.7	160	45	21	2	130	0.1	0.3
13023	1968	<牛乳及び乳製品> （クリーム類）コーヒーホワイトナー 粉末状 乳脂肪	0	2110	504	2.8	(6.3)	7.6	24.4	86	27.3	60.6	57.7	64.7 *	0	-	60.4	-	1.8	360	360	87	9	240	0	0.4
13024	1969	<牛乳及び乳製品> （クリーム類）コーヒーホワイトナー 粉末状 植物性脂肪	0	2261	542	2.7	(1.8)	2.1	32.8	1	36.2	29.0	27.1	59.3 *	0	-	56.4	0.7	2.6	720	220	120	1	600	0.1	0.2
13025	1970	<牛乳及び乳製品> （発酵乳・乳酸菌飲料） ヨーグルト 全脂無糖	0	233	56	87.7	3.3	3.6	2.8	12	3.0	3.9 *	3.8	4.6	(0)	-	4.9	0.9	0.8	48	170	120	12	100	Tr	0.4
13053	1971	<牛乳及び乳製品> （発酵乳・乳酸菌飲料） ヨーグルト 低脂肪無糖	0	168	40	89.2	3.4	3.7	0.9	5	1.0	4.1 *	3.9	4.8	(0)	-	5.2	0.8	0.8	48	180	130	13	100	Tr	0.5
13054	1972	<牛乳及び乳製品> （発酵乳・乳酸菌飲料） ヨーグルト 無脂肪無糖	0	158	37	89.1	3.8	4.0	0.3	4	0.3	4.3 *	4.1	4.9	(0)	-	5.7	1.1	0.8	54	180	140	13	110	Tr	0.4
13026	1973	<牛乳及び乳製品> （発酵乳・乳酸菌飲料） ヨーグルト 脱脂加糖	0	275	65	82.6	4.0	4.3	0.2	4	0.2	11.7 *	11.2	11.3	(0)	-	11.9	0.9	1.0	60	150	120	22	100	0.1	0.4

可食部 100 g 当たり

銅	マンガン	ヨウ素	セレン	クロム	モリブデン	レチノール	α-カロテン	β-カロテン	β-クリプトキサンチン	β-カロテン当量	レチノール活性当量	ビタミンD	α-トコフェロール	β-トコフェロール	γ-トコフェロール	δ-トコフェロール	ビタミンk	ビタミンB1	ビタミンB2	ナイアシン	ナイアシン当量	ビタミンB6	ビタミンB12	葉酸	パントテン酸	ビオチン	ビタミンC	アルコール	食塩相当量	備考
CU	MN	ID	SE	CR	MO	RETOL	CARTA	CARTB	CRYPXB	CARTBEQ	VITA_RAE	VITD	TOCPHA	TOCPHB	TOCPHG	TOCPHD	VITK	THIA	RIBF	NIA	NE	VITB6A	VITB12	FOL	PANTAC	BIOT	VITC	ALC	NACL_EQ	
0.01	0	22	4	0	5	51	0	26	Tr	27	53	0.1	0.1	0	Tr	0	1	0.02	0.21	0.1	1.0	0.03	0.4	3	0.25	2.1	1	-	0.1	未殺菌のもの (100 g : 96.7 mL、100 mL : 103.4 g)
Tr	Tr	14	3	0	4	37	0	8	0	8	38	Tr	0.1	0	0	0	1	0.04	0.15	0.1	0.8	0.03	0.3	5	0.53	2.4	1	-	0.1	未殺菌のもの (100 g : 96.9 mL、100 mL : 103.2 g)
0.01	Tr	16	3	0	4	38	0	6	0	6	38	0.3	0.1	0	0	0	2	0.04	0.15	0.1	0.9	0.03	0.3	5	0.55	1.8	1	-	0.1	鉄：Trであるが、利用上の便宜のため小数第2位まで記載 ビタミンD：ビタミンD活性代謝物を含む（ビタミンD活性代謝物を含まない場合：Tr）(100 g : 96.9 mL、100 mL : 103.2 g)
0.01	0	25	4	0	3	Tr	0	0	0	0	Tr	Tr	Tr	0	0	0	0	0.04	0.15	0.1	0.9	0.04	0.6	0	0.60	3.1	2	-	0.1	(100 g : 96.6 mL、100 mL : 103.5 g)
Tr	0	24	3	0	4	34	0	14	0	14	35	0.1	0.1	Tr	Tr	Tr	1	0.03	0.17	0.1	0.9	0.05	0.4	0	0.52	3.5	Tr	-	0.1	(100 g : 96.5 mL、100 mL : 103.6 g)
0.01	0.01	19	3	0	4	13	0	3	0	3	13	Tr	Tr	Tr	Tr	Tr	Tr	0.04	0.18	0.1	1.0	0.04	0.4	Tr	0.52	2.0	Tr	-	0.2	(100 g : 96.4 mL、100 mL : 103.7 g)
0.04	-	-	2	-	-	-	-	-	-	-	66	1.1	1.9	0	0	0	4	0.08	0.11	0.6	0.9	0.05	0.2	21	0.68	2.5	31	-	Tr	(100 g : 98mL、100 mL : 101g)
Tr	0.01	8	1	0	2	5	-	-	Tr	5	Tr	0.1	Tr	Tr	Tr	Tr	1	0.02	0.09	0.1	0.6	Tr	0.1	Tr	0.27	1.7	Tr	-	0.1	(100 g : 95.0 mL、100 mL : 105.3 g)
Tr	0.01	-	-	-	-	(0)	-	-	-	(0)	(0)	Tr	Tr	0	0	0	Tr	0.01	0.06	0.1	0.4	Tr	0.1	Tr	0.15	-	-	-	0.1	(100 g : 95.1 mL、100 mL : 105.1 g)
0.04	0.02	-	-	-	-	170	-	-	-	-	70	180	0.2	0.6	0	0	0	8	0.25	1.10	0.8	(6.7)	0.13	1.6	2	3.59	-	5	1.1	(100 g : 222mL、100 mL : 45g)
0.10	-	120	27	1	35	6	-	-	-	Tr	6	0	Tr	0	0	0	Tr	0.30	1.60	1.1	(9.0)	0.27	1.8	1	4.17	19.0	5	-	1.4	別名：スキムミルク (100 g : 222mL、100 mL : 45g)
0.34	0.05	41	8	4	16	560	-	-	-	85	560	9.3	5.5	0	0	0	24	0.41	0.72	5.4	8.1	0.35	1.6	82	2.20	4.4	53	-	0.4	別名：育児用粉ミルク 育児用栄養強化品 (100 g : 222mL、100 mL : 45g)
0.02	-	-	-	-	-	48	-	-	-	18	50	0.2	0.2	0	Tr	0	3	0.06	0.35	0.2	(1.7)	0.01	0.1	1	1.10	-	Tr	-	0.4	別名：エバミルク (100 g : 78mL、100 mL : 128g)
0.02	0.01	35	6	0	9	120	0	20	1	20	120	0.1	0.2	0	Tr	0	0	0.08	0.37	0.3	1.9	0.02	0.7	1	1.29	3.2	2	-	0.2	別名：コンデンスミルク (100 g : 78mL、100 mL : 128g) しょ糖：44 g
0.02	-	8	1	2	14	150	1	110	2	110	160	0.3	0.4	0	Tr	0	14	0.02	0.13	Tr	0.4	Tr	0.2	0	0.13	1.2	0	-	0.1	別名：生クリーム、フレッシュクリーム (100 g : 95mL、100 mL : 105g)
0.02	0.01	8	2	2	8	190	Tr	100	1	110	200	0.3	0.4	0	0.1	Tr	8	0.01	0.07	Tr	(0.8)	Tr	0.2	2	0.09	1.0	Tr	-	0.4	脂質：乳脂肪由来22.5 g、植物性脂肪由来19.6 g
0.03	0	7	1	2	2	1	0	99	0	99	9	0	4.0	0	2.7	0.2					0.4				0.17	0.7	0	-	0.1	別名；植物性生クリーム (100 g : 99mL、100 mL : 102g)
0.02	-	7	2	1	13	340	1	98	2	99	350	0.5	0.2	0	Tr	0	13	0.02	0.08	Tr	(0.4)	Tr	0.2	Tr	0.12	1.1	Tr	-	0.1	クリームにグラニュー糖を加えて泡だてたもの
0.02	-	7	1	1	7	170	Tr	96	1	96	180	0.4	0.4	0	Tr	(Tr)	7	0.01	0.06	(Tr)	(0.8)	(Tr)	0.1	2	0.08	0.9	(Tr)	-	0.3	クリームにグラニュー糖を加えて泡だてたもの 脂質：乳脂肪由来19.1 g、植物性脂肪由来17.1 g
0.02	-	6	1	2	2	1	0	94	0	94	9	0	4.0	0	(1.1)	0		0	0.05	Tr	(1.1)	0	0	3	0.05	0.7	0	-	0.6	クリームにグラニュー糖を加えて泡だてたもの
0.01	0.01	-	-	-	-	150	-	-	-	22	150	0.3	0.3	0	Tr	0	5	0.01	0.05	0.1	1.2	0.01	0.2	2	0.07	-	Tr	-	0.4	別名：コーヒー用ミルク、コーヒー用クリーム
0.01	0.01	-	-	-	-	75	-	-	-	24	77	0.1	0.1	0	Tr	0	3	0.01	0.04	0.1	(1.0)	0.01	0.2	2	0.05	-	Tr	-	0.4	別名：コーヒー用ミルク、コーヒー用クリーム 脂質：乳脂肪由来9.2 g、植物性脂肪由来12.4 g
0.01	0.01	2	2	1	1	1	0	0	0	0	25	3	0		0.1	0		(0.8)	0			2	0.03	0.3		-	0.4				別名：コーヒー用ミルク、コーヒー用クリーム
0.02	-	15	3	Tr	10	310	0	100	0	100	320	0.2	0.2	0	Tr	0	5	0.02	0.65	0.1	(1.6)	0.03	0.2	10	0.25	7.9	0	-	0.9	別名：コーヒー用ミルク、コーヒー用クリーム (100 g : 300mL、100 mL : 33g)
0.02	0.01	Tr	1	1	1	0	0	0	0	0	0	0	1.0	Tr	0.2	0		0.01	0	(0.4)		0	2	0	Tr	0	-	1.8		別名：コーヒー用ミルク、コーヒー用クリーム (100 g : 250mL、100 mL : 40g)
0.01	Tr	17	3	0	4	33	0	3	0	3	33	0	0.1	0	0	0	1	0.04	0.14	0.1	0.9	0.04	0.1	11	0.49	2.5	1	-	0.1	別名：プレーンヨーグルト
0.01	0	14	2	0	4	12	0	4	0	4	12	0	0.1	0	0	0	1	0.04	0.19	0.1	0.4	0.04	0.2	15	0.41	1.6	2	-	0.1	
0	0	16	2	0	4	3	0	2	0	2	3	0	0.1	0	0	0	1	0.04	0.17	0.1	1.1	0.04	0.2	16	0.35	2.1	1	-	0.1	
0.01	0.01	14	3	0	4	(0)	-	-	-	(0)	(0)	Tr	Tr	0	0	0	Tr	0.03	0.15	0.1	1.0	0.02	0.3	3	0.44	2.0	Tr	-	0.2	別名：普通ヨーグルト

13 乳類

可食部 100 g 当たり

食品番号	索引番号	食品名	廃棄率 (%)	エネルギー kJ	エネルギー kcal	水分	アミノ酸組成によるたんぱく質	たんぱく質	脂肪酸のトリアシルグリセロール当量	コレステロール	脂質	利用可能炭水化物(単糖当量)	利用可能炭水化物(質量計)	差引き法による利用可能炭水化物	食物繊維総量	糖アルコール	炭水化物	有機酸	灰分	ナトリウム	カリウム	カルシウム	マグネシウム	リン	鉄	亜鉛
		成分識別子	REFUSE	ENERC	ENERC_KCAL	WATER	PROTCAA	PROT-	FATNLEA	CHOLE	FAT-	CHOAVLM	CHOAVL	CHOAVLDF-	FIB-	POLYL	CHOCDF-	OA	ASH	NA	K	CA	MG	P	FE	ZN
		単位	%	kJ	kcal	g	g	g	g	mg	g	g	g	g	g	g	g	g	g	mg	mg	mg	mg	mg	mg	mg
13027	1974	<牛乳及び乳製品>（発酵乳・乳酸菌飲料）ヨーグルト ドリンクタイプ 加糖	0	272	64	83.8	2.6	2.9	0.5	3	0.5	10.5	10.1	11.5 *	(0)	-	12.2	1.0	0.6	50	130	110	11	80	0.1	Tr
13028	1975	<牛乳及び乳製品>（発酵乳・乳酸菌飲料）乳酸菌飲料 乳製品	0	273	64	82.1	0.9	1.1	Tr	1	0.1	15.4 *	15.1	16.0	(0)	-	16.4	0.6	0.3	18	48	43	5	30	Tr	0.4
13029	1976	<牛乳及び乳製品>（発酵乳・乳酸菌飲料）乳酸菌飲料 殺菌乳製品	0	921	217	45.5	1.3	1.5	-	2	0.1	-	-	51.6 *	(0)	-	52.6	1.2	0.3	19	60	55	7	40	0.1	0.2
13030	1977	<牛乳及び乳製品>（発酵乳・乳酸菌飲料）乳酸菌飲料 非乳製品	0	166	39	89.3	0.3	0.4	0.1	1	0.1	9.3 *	9.2	9.4	(0)	0.2	10.0	0.3	0.1	10	44	16	3	13	Tr	Tr
13031	1978	<牛乳及び乳製品>（チーズ類）ナチュラルチーズ エダム	0	1338	321	41.0	(29.4)	28.9	22.6	65	25.0	0 *	0	3.2	(0)	-	1.4	-	3.7	780	65	660	40	470	0.3	4.6
13032	1979	<牛乳及び乳製品>（チーズ類）ナチュラルチーズ エメンタール	0	1653	398	33.5	(27.2)	27.3	29.5	85	33.6	0	-	5.8 *	(0)	-	1.6	-	4.0	500	110	1200	32	720	0.3	4.3
13033	1980	<牛乳及び乳製品>（チーズ類）ナチュラルチーズ カテージ	0	416	99	79.0	13.2	13.3	4.1	20	4.5	0.5	0.5	2.2 *	(0)	-	1.9	0.2	1.3	400	50	55	4	130	0.1	0.5
13034	1981	<牛乳及び乳製品>（チーズ類）ナチュラルチーズ カマンベール	0	1208	291	51.8	17.7	19.1	22.5	87	24.7	0	0	4.2 *	(0)	-	0.9	0.3	3.5	800	120	460	20	330	0.2	2.8
13035	1982	<牛乳及び乳製品>（チーズ類）ナチュラルチーズ クリーム	0	1291	313	55.5	7.6	8.2	30.1	99	33.0	2.5 *	2.4	5.3	(0)	-	2.3	0.4	1.0	260	70	70	8	85	0.1	0.7
13036	1983	<牛乳及び乳製品>（チーズ類）ナチュラルチーズ ゴーダ	0	1479	356	40.0	(26.3)	25.8	26.2	83	29.0	-	-	3.7 *	(0)	-	1.4	-	3.8	800	75	680	31	490	0.3	3.6
13037	1984	<牛乳及び乳製品>（チーズ類）ナチュラルチーズ チェダー	0	1618	390	35.3	23.9	25.7	32.1	100	33.8	(0.4) *	(0.4)	3.7	(0)	-	1.4	1.3	3.8	800	85	740	24	500	0.3	4.0
13038	1985	<牛乳及び乳製品>（チーズ類）ナチュラルチーズ パルメザン	0	1856	445	15.4	(41.1)	44.0	27.6	96	30.8	0	0	8.0 *	(0)	-	1.9	-	7.9	1500	120	1300	55	850	0.4	7.3
13039	1986	<牛乳及び乳製品>（チーズ類）ナチュラルチーズ ブルー	0	1351	326	45.6	(17.5)	18.8	26.1	90	29.0	-	-	5.3 *	(0)	-	1.0	-	5.6	1500	120	590	19	440	0.3	2.5
13055	1987	<牛乳及び乳製品>（チーズ類）ナチュラルチーズ マスカルポーネ	0	1130	273	62.4	4.1	4.4	25.3	83	28.2	3.6	3.5	7.2 *	(0)	-	4.3	0.2	0.8	35	140	150	10	99	0.1	0.5
13056	1988	<牛乳及び乳製品>（チーズ類）ナチュラルチーズ モッツァレラ	0	1119	269	56.3	-	18.4	-	62	19.9	0	-	4.2 *	(0)	-	4.2	-	1.3	70	20	330	11	260	0.1	2.8
13057	1989	<牛乳及び乳製品>（チーズ類）ナチュラルチーズ やぎ	0	1165	280	52.9	18.5	20.6	20.1	88	21.7	1.0	1.0	5.9 *	(0)	-	2.7	0.5	2.2	480	260	130	20	270	0.5	0.5
13058	1990	<牛乳及び乳製品>（チーズ類）ナチュラルチーズ リコッタ	0	662	159	72.9	-	7.1	-	57	11.5	-	-	6.7 *	(0)	-	6.7	-	1.7	160	210	340	20	200	0.1	0.3
13040	1991	<牛乳及び乳製品>（チーズ類）プロセスチーズ	0	1300	313	45.0	21.6	22.7	24.7	78	26.0	0.1 *	0.1	2.4	(0)	-	1.3	1.3	5.0	1100	60	630	19	730	0.3	3.2
13041	1992	<牛乳及び乳製品>（チーズ類）チーズスプレッド	0	1180	284	53.8	-	15.9	23.1	87	25.7	-	-	3.2 *	(0)	-	0.6	-	4.0	1000	50	460	14	620	0.2	1.6
13042	1993	<牛乳及び乳製品>（アイスクリーム類）アイスクリーム 高脂肪	0	858	205	61.3	3.1	3.5	10.8	32	12.0	18.1	17.3	23.6 *	(0)	-	22.4	0.2	0.8	80	160	130	14	110	0.1	0.5
13043	1994	<牛乳及び乳製品>（アイスクリーム類）アイスクリーム 普通脂肪	0	749	178	63.9	3.5	3.9	7.7	53	8.0	18.0	17.1	23.6 *	(0)	-	23.2	0.1	1.0	110	190	140	13	120	0.1	0.4
13044	1995	<牛乳及び乳製品>（アイスクリーム類）アイスミルク	0	703	167	65.6	(3.0)	3.4	6.5	18	6.4	-	-	24.2 *	(0)	-	23.9	-	0.7	75	140	110	14	100	0.1	0.3
13045	1996	<牛乳及び乳製品>（アイスクリーム類）ラクトアイス 普通脂肪	0	906	217	60.4	2.7	3.1	14.1	21	13.6	20.9 *	20.0	21.8	(0)	-	22.2	-	0.7	61	150	95	12	93	0.1	0.4
13046	1997	<牛乳及び乳製品>（アイスクリーム類）ラクトアイス 低脂肪	0	456	108	75.2	(1.6)	1.8	2.0	4	2.0	-	-	20.8 *	(0)	-	20.6	-	0.4	45	80	60	9	45	0.1	0.1
13047	1998	<牛乳及び乳製品>（アイスクリーム類）ソフトクリーム	0	614	146	69.6	(3.3)	3.8	5.6	13	5.6	-	-	20.5 *	(0)	-	20.1	-	0.9	65	190	130	14	110	0.1	0.4
13048	1999	<牛乳及び乳製品>（その他）カゼイン	0	1520	358	10.6	83.4	86.2	1.4	26	1.5	-	-	2.8 *	(0)	-	-	-	1.7	10	2	26	3	120	0.8	2.6
13049	2000	<牛乳及び乳製品>（その他）シャーベット	0	541	128	69.1	-	0.9	1.0	1	1.0	-	-	28.7 *	(0)	-	28.7	-	0.3	13	95	22	3	22	0.1	0.1
13050	2001	<牛乳及び乳製品>（その他）チーズホエーパウダー	0	1444	339	2.2	10.3	12.5	1.2	28	1.2	74.7 *	71.2	76.5	(0)	-	77.0	2.7	7.1	690	1800	620	130	690	0.4	0.3
13051	2002	<その他>人乳	0	255	61	88.0	0.8	1.1	3.6	15	3.5	(6.7) *	(6.4)	7.3	-	-	7.2	-	0.2	15	48	27	3	14	0.04	0.3
13052	2003	<その他>やぎ乳	0	240	57	88.0	(2.6)	3.1	3.2	13	3.6	(4.8) *	(4.5)	5.4	(0)	-	4.5	-	0.8	35	220	120	12	90	0.1	0.3

可 食 部 100 g 当 た り

銅	マンガン	ヨウ素	セレン	クロム	モリブデン	レチノール	α-カロテン	β-カロテン	β-クリプトキサンチン	β-カロテン当量	レチノール活性当量	ビタミンD	α-トコフェロール	β-トコフェロール	γ-トコフェロール	δ-トコフェロール	ビタミンK	ビタミンB1	ビタミンB2	ナイアシン	ナイアシン当量	ビタミンB6	ビタミンB12	葉酸	パントテン酸	ビオチン	ビタミンC	アルコール	食塩相当量	備考
CU	MN	ID	SE	CR	MO	RETOL	CARTA	CARTB	CRYPXB	CARTBEQ	VITA_RAE	VITD	TOCPHA	TOCPHB	TOCPHG	TOCPHD	VITK	THIA	RIBF	NIA	NE	VITB6A	VITB12	FOL	PANTAC	BIOT	VITC	ALC	NACLEQ	
(....mg....)		(....µg....)				(.................µg.................)						µg	(........mg........)				µg	(........mg........)					(..µg..)		mg	µg	mg	(..g..)		
Tr	0.01	10	2	0	3	5	-	-	-	1	5	Tr	Tr	0	0	0	Tr	0.01	0.12	0.1	0.8	0.03	0.2	1	0.30	1.2	Tr		0.1	(100 g：93mL、100 mL：108g)
Tr	-	6	1	0	1	0				0	0	Tr	0	0	0	0	Tr	0.01	0.05	Tr	0.2	Tr	Tr	Tr	0.11	0.6	Tr		0	無脂乳固形分3.0％以上 (100 g：92.9 mL、100 mL：107.6 g)
0.01	0.01	10	1	0	2	(0)				(0)	(0)	Tr	Tr	Tr	Tr	Tr	Tr	0.02	0.08	0.1	0.4	Tr	Tr	Tr	0.09	0.6	0		0	無脂乳固形分3.0％以上 希釈後飲用 (100 g：81.0 mL、100 mL：123.5 g)
0.01	0.02	2	0	1	1	1	0	0	0	1	1	0.1	Tr	0	0.1	0	0	0.01	0.01	Tr	0.1	0.01	Tr	Tr	0.05	0.4	5		Tr	無脂乳固形分3.0％未満 (100 g：95.9 mL、100 mL：104.3 g)
0.03	0.01	-	-	-	-	240				150	250	0.2	0.8	0	0	0	14	0.04	0.42	0.1	(6.9)	0.06	2.8	39	0.17	-	(0)		2.0	
0.76	0.01					200				180	220	0.1	1.3	0	0	0	8	0.04	0.48	0.1	(6.9)	0.07	1.0	10	0.72	-	(0)		1.3	
0.03	-	9	14	0	4	35				20	37	0	0.1	0	0	0	2	0.02	0.15	0.1	3.2	0.03	1.0	21	0.48	2.2	(0)		1.0	クリーム入りを含む
0.02	0.01	17	14	1	8	230				140	240	0.2	0.9	0	0	0	8	0.03	0.48	0.7	4.7	0.08	1.3	47	0.49	6.3	(0)		2.0	
0.01	0.01	14	7	0	10	240				170	250	0.2	1.2	0	0	0	12	0.02	0.22	0.1	2.1	0.03	0.1	11	0.42	2.2	(0)		0.7	
0.02	0.01					260				170	270	0.2	1.2	0	0	0	12	0.03	0.33	0.1	(6.2)	0.05	1.9	29	0.32	-	(0)		2.0	
0.07	-	20	12	0	7	310				210	330	0.2	1.6	0	0	0	12	0.04	0.45	0.1	5.5	0.07	1.9	32	0.43	2.7	(0)		2.0	
0.15	-					230				120	240	0.2	0.6	0	0	0	15	0.05	0.68	0.1	(10)	0.05	2.5	10	0.50	-	(0)		3.8	粉末状
0.02	0.01					270				170	280	0.2	0.6	0	0	0	11	0.03	0.42	0.1	(5.4)	0.15	1.1	57	1.22	-	(0)		3.8	
0.01	0	16	3	1	8	390	Tr	76	-	77	390	0.2	0.6	0	Tr	0	10	0.03	0.17	0.1	1.1	0.03	0.2	2	0.31	2.0	0		0.1	
0.02	0.01					280					280		0.6	0	0	0	6	0.01	0.19	0.1	3.1	0.02	1.6	9	0.06				0.2	
0.07	0.03					290	0	0	0	0	290	0.3	0.4	0	0	0	10	0.09	0.88	1.4	6.3	0.23	0.3	100	1.16	-			1.2	別名：シェーブルチーズ
0.02	Tr					160					160	0	0.2	0	0	0	0	0.04	0.21	0.1	1.3	0.06	-	4	0.52	-			0.4	
0.08	-	19	13	2	10	240				230	260	Tr	1.1	0	0	0	2	0.03	0.38	0.1	5.0	0.01	3.2	27	0.14	2.1	0		2.8	
0.05	0.01					180				150	190	0.3	1.1	0	0	0	6	0.02	0.35	0.1	2.7	0.01	2.2	16	0.16	-	(0)		2.5	
0.01	0.01	13	4	0	7	100				45	100	0.1	0.2	0	0	0	5	0.06	0.18	0.1	0.9	0.03	0.4	Tr	0.72	2.6	Tr		0.2	乳固形分15.0％以上、乳脂肪分12.0％以上 試料：バニラアイスクリーム
0.01	0.01	17	4	Tr	6	55				30	58	0.1	0.2	0	Tr	0	3	0.06	0.20	0.1	1.0	0.02	0.4	Tr	0.50	2.7	Tr		0.3	乳固形分15.0％以上、乳脂肪分8.0％ 試料：バニラアイスクリーム
Tr	0.01					21				9	22	0.1	0.1	0	0	0	1	0.03	0.14	0.1	(0.8)	0.02	0.3	Tr	0.43	-	Tr		0.2	乳固形分10.0％以上、乳脂肪分3.0％以上、植物性脂肪を含む
0.01	0.01	19	3	0	3	10				-	10	Tr	0.6	0	0.3	0.4	1	0.03			1.0			1	0.51	1.7	Tr		0.2	乳固形分3.0％以上、主な脂質：植物性脂肪
0.01	0.04					0				-	0	0	0.1	0	0	0	0	0.02	0.12	Tr	(0.3)	Tr	Tr	Tr	0.15	-	(0)		0.1	乳固形分3.0％以上、主な脂質：植物性脂肪
Tr	0.01					17				9	18	0.1	0.2	0	Tr	0	2	0.05	0.22	0.1	(0.9)	0.02	Tr	Tr	0.58	-	(0)		0.2	主な脂質：乳脂肪 コーンカップを除いたもの
0.09	0.02	7	40	1	14	Tr				(0)	(Tr)	Tr	Tr	0	0	0	Tr	Tr	Tr	Tr	19.0	0.01	2.3	6	0.17	2.4	(0)		0	試料：酸カゼイン
0.01	0.09					(0)				(0)	(0)	0	Tr	0	0	0	1	0.04	0.05	0.2	0.4	Tr	Tr	Tr	0.04	-	0		0	試料：乳成分入り氷菓
0.03	0.03	80	7	1	47	11				10	12	Tr	Tr	0	0	0	Tr	0.22	2.35	1.4	4.8	0.25	3.4	6	5.95	23.0	3		1.8	
0.03	Tr	*	2	0	0	45				12	46	0.3	0.1	0	0.1	0	1	0.01	0.03	0.2	0.4	0.04	0	Tr	0.50	0.5	5		0	試料：成熟乳 鉄：Trであるが、利用上の便宜のため小数第2位まで記載 ヨウ素：第3章参照 ビタミンD：ビタミンD活性代謝物を含む（ビタミンD活性代謝物を含まない場合：Tr） (100 g：98.3 mL、100 mL：101.7 g)
Tr	Tr					36				(0)	36	0	0.1	0	0	0	2	0.04	0.14	0.3	(0.9)	0.04	0	1	0.39	-	1		0.1	

14 油脂類

食品番号	索引番号	食品名	廃棄率 (%) REFUSE	エネルギー (kJ) ENERC	エネルギー (kcal) ENERC_KCAL	水分 WATER	たんぱく質〔アミノ酸組成による〕 PROTCAA	たんぱく質 PROT-	脂肪酸のトリアシルグリセロール当量 FATNLEA	コレステロール (mg) CHOLE	脂質 FAT-	利用可能炭水化物〔単糖当量〕 CHOAVLM	利用可能炭水化物〔質量計〕 CHOAVL	差引き法による利用可能炭水化物 CHOAVLDF-	食物繊維総量 FIB-	糖アルコール POLYL	炭水化物 CHOCDF-	有機酸 OA	灰分 ASH	ナトリウム NA	カリウム K	カルシウム CA	マグネシウム MG	リン P	鉄 FE	亜鉛 ZN
14023	2004	（植物油脂類）あまに油	0	3688	897	Tr	-	0	99.5	2	100	-	-	0.5 *	0	-	0	-	0	0	0	Tr	0	0	0	0
14024	2005	（植物油脂類）えごま油	0	3690	897	Tr	-	0	99.5	0	100	-	-	0	-	-	0	-	0	Tr	Tr	1	Tr	1	0.1	0
14001	2006	（植物油脂類）オリーブ油	0	3677	894	0	-	0	98.9	0	100	-	-	1.1 *	0	-	0	-	0	Tr	0	Tr	0	0	0	0
14002	2007	（植物油脂類）ごま油	0	3662	890	0	-	0	98.1	0	100	-	-	1.9 *	0	-	0	-	0	Tr	Tr	1	Tr	1	0.1	Tr
14003	2008	（植物油脂類）米ぬか油	0	3621	880	0	-	0	96.1	0	100	-	-	3.9 *	0	-	0	-	0	0	Tr	Tr	0	Tr	0	0
14004	2009	（植物油脂類）サフラワー油 ハイオレイック	0	3669	892	0	-	0	98.5	0	100	-	-	1.5 *	0	-	0	-	0	0	0	0	0	Tr	0	0
14025	2010	（植物油脂類）サフラワー油 ハイリノール	0	3632	883	0	-	0	96.6	0	100	-	-	3.4 *	0	-	0	-	0	0	0	0	0	Tr	0	0
14005	2011	（植物油脂類）大豆油	0	3640	885	0	-	0	97.0	1	100	-	-	3.0 *	0	-	0	-	0	0	0	0	0	0	0	0
14006	2012	（植物油脂類）調合油	0	3644	886	0	-	0	97.2	2	100	-	-	2.8 *	0	-	0	-	0	0	0	Tr	0	Tr	0	Tr
14007	2013	（植物油脂類）とうもろこし油	0	3636	884	0	-	0	96.8	0	100	-	-	3.2 *	0	-	0	-	0	0	0	Tr	0	0	0	0
14008	2014	（植物油脂類）なたね油	0	3649	887	0	-	0	97.5	2	100	-	-	2.5 *	0	-	0	-	0	0	0	Tr	0	Tr	0	Tr
14009	2015	（植物油脂類）パーム油	0	3646	887	0	-	0	97.3	1	100	-	-	2.7 *	0	-	0	-	0	0	0	0	0	0	0	0
14010	2016	（植物油脂類）パーム核油	0	3672	893	0	-	0	98.6	1	100	-	-	1.4 *	0	-	0	-	0	0	0	0	0	0	0	0
14011	2017	（植物油脂類）ひまわり油 ハイリノール	0	3697	899	0	-	0	99.9	0	100	-	-	0.1 *	0	-	0	-	0	0	0	0	0	0	0	0
14026	2018	（植物油脂類）ひまわり油 ミッドオレイック	0	3668	892	0	-	0	98.4	0	100	-	-	1.6 *	0	-	0	-	0	0	0	0	0	0	0	0
14027	2019	（植物油脂類）ひまわり油 ハイオレイック	0	3695	899	0	-	0	99.7	0	100	-	-	0.3 *	0	-	0	-	0	0	0	0	0	0	0	0
14028	2020	（植物油脂類）ぶどう油	0	3629	882	0	-	0	96.5	0	100	-	-	3.5 *	0	-	0	-	0	0	0	0	0	0	0	0
14012	2021	（植物油脂類）綿実油	0	3632	883	0	-	0	96.6	0	100	-	-	3.4 *	0	-	0	-	0	0	0	0	0	0	0	0
14013	2022	（植物油脂類）やし油	0	3655	889	0	-	0	97.7	1	100	-	-	2.3 *	0	-	0	-	0	0	0	Tr	0	0	0	Tr
14014	2023	（植物油脂類）落花生油	0	3628	882	0	-	0	96.4	0	100	-	-	3.6 *	0	-	0	-	0	0	0	Tr	0	Tr	0	Tr
14015	2024	（動物油脂類）牛脂	0	3577	869	Tr	-	0.2	93.8	100	99.8	-	-	6.0 *	0	-	0	-	0	1	1	Tr	0	1	0.1	Tr
14016	2025	（動物油脂類）ラード	0	3639	885	0	-	0	97.0	100	100	-	-	3.0 *	0	-	0	-	0	0	0	0	0	0	0	Tr
14017	2026	（バター類）無発酵バター 有塩バター	0	2880	700	16.2	0.5	0.6	74.5	210	81.0	0.6	0.5	6.8 *	(0)	-	0.2	-	2.0	750	28	15	2	15	0.1	0.1
14032	2027	（動物油脂類）たらのあぶら	0	3511	853	0.1	Tr	0.1	90.6	310	99.8	-	-	9.2 *	-	-	0	-	0	1	1	Tr	0	2	Tr	0
14018	2028	（バター類）無発酵バター 食塩不使用バター	0	2964	720	15.8	(0.4)	0.5	77.0	220	83.0	(0.6)	(0.6)	6.3 *	(0)	-	0.2	-	0.5	11	22	14	2	18	0.4	0.1
14019	2029	（バター類）発酵バター 有塩バター	0	2938	713	13.6	(0.5)	0.6	74.6	230	80.0	-	-	9.9 *	(0)	-	4.4	-	1.4	510	25	12	2	16	0.4	0.1
14020	2030	（マーガリン類）マーガリン 家庭用 有塩	0	2939	715	14.7	0.4	0.4	78.9	5	83.1	0.9 *	0.8	4.7	(0)	-	0.5	-	1.3	500	27	14	2	17	Tr	0.1
14033	2031	（マーガリン類）マーガリン 家庭用 無塩	0	2939	715	14.7	0.4	0.4	78.9	5	83.1	0.9 *	0.8	4.7	(0)	-	0.5	-	1.3	(Tr)	27	14	2	17	Tr	0.1
14029	2032	（マーガリン類）マーガリン 業務用 有塩	0	3046	740	14.8	-	0.3	80.3	5	84.3	-	-	4.1 *	(0)	-	0.1	-	0.5	490	27	14	2	17	Tr	0.1
14034	2033	（マーガリン類）マーガリン 業務用 無塩	0	3046	740	14.8	-	0.3	80.3	5	84.3	-	-	4.1 *	(0)	-	0.1	-	0.5	(Tr)	27	14	2	17	Tr	0.1
14021	2034	（マーガリン類）ファットスプレッド	0	2383	579	30.2	0.1	0.2	64.1	4	69.1	0.6 *	0.6	4.5	(0)	-	0.1	-	1.2	420	17	8	2	10	Tr	Tr
14022	2035	（その他）ショートニング 家庭用	0	3654	889	0.1	-	0	97.8	4	99.9	-	-	2.2 *	(0)	-	0	-	0	0	0	0	0	0	0	0

可 食 部 100 g 当 た り

	無機質					ビタミン																									備　考
						ビタミンA						ビタミンD	ビタミンE				ビタミンK													
銅	マンガン	ヨウ素	セレン	クロム	モリブデン	レチノール	α-カロテン	β-カロテン	β-クリプトキサンチン	β-カロテン当量	レチノール活性当量		α-トコフェロール	β-トコフェロール	γ-トコフェロール	δ-トコフェロール		ビタミンB₁	ビタミンB₂	ナイアシン	ナイアシン当量	ビタミンB₆	ビタミンB₁₂	葉酸	パントテン酸	ビオチン	ビタミンC	アルコール	食塩相当量	
(……mg……)		(……………………………………… µg …………………………………………)											(………… mg …………)				µg	(…………… mg ……………)				(……… µg………)		mg	µg	mg	(……g……)		
CU	MN	ID	SE	CR	MO	RETOL	CARTA	CARTB	CRYPXB	CARTBEQ	VITA_RAE	VITD	TOCPHA	TOCPHB	TOCPHG	TOCPHD	VITK	THIA	RIBF	NIA	NE	VITB6A	VITB12	FOL	PANTAC	BIOT	VITC	ALC	NACL_EQ	
0	0	-	-	-	-	0	0	10	3	11	1	(0)	0.5	0	39.0	0.6	11	0	0	0	0	-	-	-	-	-	(0)	-	0	試料：食用油
0	0.01	-	-	-	-	0	Tr	22	2	23	2	(0)	2.4	0.6	59.0	4.6	5	0	0	0	0	-	-	-	-	-	(0)	-	0	試料：食用油
0	0	0	0	Tr	0	0	0	180	5	180	15	(0)	7.4	0.2	1.2	0.1	42	0	0	0	(0)	(0)	(0)	(0)	0	-	(0)	-	0	別名：オリーブオイル 試料：エキストラバージンオイル (100 g：200mL、100 mL：91g)
0.01	0	0	1	1	0	0	0	Tr	0	Tr	0	(0)	0.4	Tr	44.0	0.7	5	0	0	0.1	0.1	(0)	(0)	(0)	0	-	(0)	-	0	試料：精製油 (100 g：109mL、100 mL：92g)
0	0	0	0	1	0	0	0	0	0	0	0	(0)	26.0	1.5	3.4	0.4	36	0	0	0	0	0	0	0	0	-	0	-	0	別名：米油 試料：精製油 (100 g：109mL、100 mL：92g)
0	0	-	-	-	-	0	0	0	0	0	0	(0)	27.0	0.6	2.3	0.3	10	0	0	0	(0)	(0)	(0)	(0)	(0)	-	(0)	-	0	別名：べにばな油、サフラワーオイル、試料：精製油 (100 g：200mL、100 mL：91g)
0	0	-	-	-	-	0	0	0	0	0	0	(0)	27.0	0.6	2.3	0.3	10	0	0	0	(0)	(0)	(0)	(0)	(0)	-	(0)	-	0	別名：べにばな油、サフラワーオイル 試料：精製油 (100 g：200mL、100 mL：91g)
0	0	-	-	-	-	0	0	0	0	0	0	(0)	10.0	2.0	81.0	21.0	210	0	0	0	(0)	(0)	(0)	(0)	(0)	-	(0)	-	0	試料：精製油及びサラダ油 (100 g：109mL、100 mL：92g)
0	0	0	0	0	0	0	0	0	0	0	0	(0)	13.0	1.2	56.0	11.0	170	0	0	0	(0)	(0)	(0)	(0)	(0)	-	(0)	-	0	試料：精製油及びサラダ油 配合割合：なたね油1、大豆油1 (100 g：109mL、100 mL：92g)
0	0	0	0	Tr	0	0	0	0	0	0	0	(0)	17.0	0.3	70.0	3.4	5	0	0	0	(0)	(0)	(0)	(0)	(0)	-	(0)	-	0	別名：コーンオイル、コーン油 試料：精製油 (100 g：109mL、100 mL：92g)
0	0	0	0	0	0	0	0	0	0	0	0	(0)	15.0	0.3	32.0	1.0	120	0	0	0	(0)	(0)	(0)	(0)	(0)	-	(0)	-	0	試料：低エルカ酸の精製油及びサラダ油 別名：キャノーラ油、カノーラ油 (100 g：200mL、100 mL：91g)
0	0	-	-	-	-	0	0	0	0	0	0	(0)	8.6	0.4	1.3	0.2	4	0	0	0	(0)	(0)	(0)	(0)	(0)	-	(0)	-	0	試料：精製油 (100 g：111mL、100 mL：90g)
0	0	-	-	-	-	0	0	0	0	0	0	(0)	0.4	Tr	0.1	Tr	Tr	0	0	0	(0)	(0)	(0)	(0)	(0)	-	(0)	-	0	試料：精製油 (100 g：200mL、100 mL：91g)
0	0	-	-	-	-	0	0	0	0	0	0	(0)	39.0	0	2.0	0.4	11	0	0	0	(0)	(0)	(0)	(0)	(0)	-	(0)	-	0	試料：精製油 (100 g：109mL、100 mL：92g)
0	0	-	-	-	-	0	0	0	0	0	0	(0)	39.0	0	2.0	0.4	11	0	0	0	(0)	(0)	(0)	(0)	(0)	-	(0)	-	0	試料：精製油
0	0	-	-	-	-	0	0	0	0	0	0	(0)	39.0	0	2.0	0.4	11	0	0	0	(0)	(0)	(0)	(0)	(0)	-	(0)	-	0	試料：精製油 (100 g：200mL、100 mL：91g)
0.02	0	-	-	-	-	-	0	6	0	6	Tr	(0)	28.0	0.7	5.8	1.2	190	0	0	0	(0)	(0)	(0)	(0)	(0)	(0)	(0)	-	0	別名：グレープシードオイル、ぶどう種子油
0	0	-	-	-	-	0	0	0	0	0	0	(0)	28.0	0.3	27.0	0.4	29	0	0	0	(0)	(0)	(0)	(0)	(0)	-	(0)	-	0	試料：精製油 (100 g：109mL、100 mL：92g)
0	0	-	-	-	-	0	0	0	0	0	0	(0)	0.3	0	0.2	Tr	Tr	0	0	0	(0)	(0)	(0)	(0)	(0)	-	(0)	-	0	別名：ココナッツオイル 試料：精製油 (100 g：200mL、100 mL：91g)
0	0	-	-	-	-	0	0	0	0	0	0	(0)	6.0	0.3	5.4	0.5	4	0	0	0	(0)	(0)	(0)	(0)	(0)	-	(0)	-	0	別名：ピーナッツオイル、ピーナッツ油 試料：精製油 (100 g：200mL、100 mL：91g)
Tr	-	-	-	-	-	85	-	-	-	0	85	0.6	0.6	0	0.1	0.6	26	0	0	0	Tr	-	-	-	-	-	0	-	0	別名：ヘット 試料：いり取りしたもの
Tr	0	0	0	0	0	0	0	0	0	0	0	0.2	0.3	Tr	0.1	Tr	7	0	0	0	0	0	0	0	0	0	0	-	0	別名：豚脂。試料：精製品 (100 g：118mL、100 mL：85g)
Tr	0	2	Tr	1	3	500	2	190	6	190	520	0.6	1.5	0	0.1	0	17	0.01	0.03	0	0.1	Tr	0.1	Tr	0.06	0.4	0	-	1.9	
Tr	0	450	9	Tr	0	37000	0	0	0	0	37000	8.7	14.0	0	0	0	5	0	0.1	0.1			1		Tr		0	-		
0.01	0.01	3	1	0	3	780	1	190	3	190	800	0.7	1.5	0	0.1	0	24	0	0.03	Tr	(0.1)	Tr	0.1	1	0.08	0.3	0	-	0	別名：無塩バター
0.01	0.01	-	-	-	-	760	-	-	-	180	780	0.7	1.3	0	0.1	0	30	0	0.02	0	(0.1)	Tr	0.1	-	-	-	0	-	1.3	
Tr	Tr	2	1	0	2	0	12	290	0	300	25	11.0	15.0	0.7	37.0	6.2	53	0.01	0.03	0	0.1	Tr	Tr	Tr	Tr	0.2	0	-	1.3	β-カロテン：着色料として添加品含む ビタミンD：添加品含む
Tr	Tr	2	1	0	2	0	12	290	0	300	25	11.0	15.0	0.7	37.0	6.2	53	0.01	0.03	Tr	0.1	Tr	Tr	Tr	Tr	0.2	(0)	-	(0)	
Tr	Tr	2	1	0	2	0	-	290	-	290	24	11.0	15.0	0.7	36.0	6.2	53	0.01	0.03	Tr	(Tr)	Tr	Tr	Tr	Tr	0.2	0	-	1.3	β-カロテン：着色料として添加品含む ビタミンD：添加品含む
Tr	Tr	2	1	0	2	0		290		290	24	11.0	15.0	0.7	36.0	6.2	53	0.01	0.03	Tr	(Tr)	Tr	Tr	Tr	Tr	0.2	(0)	-	(0)	
Tr	Tr	1	0	Tr	1	0	Tr	380	0	380	31	1.1	16.0	0.7	21.0	5.7	71	0.02	0.02	Tr	Tr	0	Tr	Tr	Tr	0.1	0	-	1.1	β-カロテン：着色料として添加品含む
0	0	0	0	Tr	0	0	0	0	0	0	0	0.1	9.5	0.1	12.0	5.0	6	0	0	0	0	0	0	0	0	0	0	-	0	(100 g：125mL、100 mL：80g)

14 油脂類

食品番号	索引番号	食品名	廃棄率	エネルギー		水分	たんぱく質 アミノ酸組成による	たんぱく質	脂質 トリアシルグリセロール当量	コレステロール	脂質	炭水化物 利用可能炭水化物（単糖当量）	利用可能炭水化物（質量計）	差引き法による利用可能炭水化物	食物繊維総量	糖アルコール	炭水化物	有機酸	灰分	ナトリウム	カリウム	カルシウム	マグネシウム	リン	鉄	亜鉛
		単位	%	kJ	kcal	(................ g ....)				mg	(.......................... g ....)									(........................... mg ....)						
		成分識別子	REFUSE	ENERC	ENERC_KCAL	WATER	PROTCAA	PROT-	FATNLEA	CHOLE	FAT-	CHOAVLM	CHOAVL	CHOAVLDF-	FIB-	POLYL	CHOCDF-	OA	ASH	NA	K	CA	MG	P	FE	ZN
14030	2036	（その他）　ショートニング　業務用　製菓	0	3625	881	Tr	-	0	96.3	4	99.9	-	-	3.6 *	(0)	-	0	-	0	0	0	0	0	0	0	0
14031	2037	（その他）　ショートニング　業務用　フライ	0	3645	886	0.1	-	0	97.3	4	99.9	-	-	2.7 *	(0)	-	0	-	0	0	0	0	0	0	0	0

可 食 部 100 g 当 た り																																			
無機質						ビ タ ミ ン																														備　考
						ビタミンA								ビタミンE																					
銅	マンガン	ヨウ素	セレン	クロム	モリブデン	レチノール	α─カロテン	β─カロテン	β─クリプトキサンチン	β─カロテン当量	レチノール活性当量	ビタミンD	α─トコフェロール	β─トコフェロール	γ─トコフェロール	δ─トコフェロール	ビタミンk	ビタミンB₁	ビタミンB₂	ナイアシン	ナイアシン当量	ビタミンB₆	ビタミンB₁₂	葉酸	パントテン酸	ビオチン	ビタミンC	アルコール	食塩相当量							
(......mg......)						(...μg...)							(............ mg ....)				μg	(.............. mg ....)						(...... μg......)	mg	μg	mg	(......g......)							
CU	MN	ID	SE	CR	MO	RETOL	CARTA	CARTB	CRYPXB	CARTBEQ	VITA_RAE	VITD	TOCPHA	TOCPHB	TOCPHG	TOCPHD	VITK	THIA	RIBF	NIA	NE	VITB6A	VITB12	FOL	PANTAC	BIOT	VITC	ALC	NACL_EQ							
0	0	0	0	Tr	0	0	-	-	-	0	0	0.1	9.5	0.1	12.0	5.0	6	0	0	0	0	0	0	0	0	0	0	-	0	(100 g：125mL、100 mL：80g)						
0	0	0	0	Tr	0	0	-	-	-	0	0	0.1	9.5	0.1	12.0	5.0	6	0	0	0	0	0	0	0	0	0	0	-	0							

15 菓子類

食品番号	索引番号	食品名	廃棄率	エネルギー		水分	たんぱく質		脂質			炭水化物						有機酸	灰分	無機質						
							アミノ酸組成によるたんぱく質	たんぱく質	脂肪酸のトリアシルグリセロール当量	コレステロール	脂質	利用可能炭水化物（単糖当量）	利用可能炭水化物（質量計）	差引き法による利用可能炭水化物	食物繊維総量	糖アルコール	炭水化物			ナトリウム	カリウム	カルシウム	マグネシウム	リン	鉄	亜鉛
		単位	%	kJ	kcal	g	g	g	g	mg	g	g	g	g	g	g	g	g	g	mg	mg	mg	mg	mg	mg	mg
		成分識別子	REFUSE	ENERC	ENERC_KCAL	WATER	PROTCAA	PROT-	FATNLEA	CHOLE	FAT-	CHOAVLM	CHOAVL	CHOAVLDF-	FIB-	POLYL	CHOCDF-	OA	ASH	NA	K	CA	MG	P	FE	ZN
15001	2038	<和生菓子・和半生菓子類> 甘納豆 あずき	0	1207	284	26.2	(3.0)	3.4	(0.1)	0	0.3	(69.6)*	(66.0)	65.4	4.8	-	69.5	-	0.5	45	170	11	17	38	0.7	0.4
15002	2039	<和生菓子・和半生菓子類> 甘納豆 いんげんまめ	0	1221	287	25.2	(2.9)	3.8	(0.3)	0	0.5	(69.8)*	(66.3)	65.5	5.5	-	69.9	-	0.7	45	170	26	19	55	0.8	0.4
15003	2040	<和生菓子・和半生菓子類> 甘納豆 えんどう	0	1246	293	23.1	(3.1)	3.8	(0.4)	0	0.4	(72.4)*	(68.7)	69.9	3.2	-	72.2	-	0.4	47	110	12	17	27	0.9	0.6
15005	2041	<和生菓子・和半生菓子類> 今川焼 こしあん入り	0	922	217	(45.5)	(4.1)	(4.5)	(0.9)	(21)	(1.1)	(50.6)*	(47.2)	47.7	(1.4)	-	(48.3)	-	(0.4)	(56)	(68)	(28)	(7)	(57)	(0.5)	(0.3)
15145	2042	<和生菓子・和半生菓子類> 今川焼 つぶしあん入り	0	935	220	(45.5)	(4.1)	(4.5)	(1.2)	(29)	(1.4)	(50.5)*	(47.0)	(47.1)	(1.7)	-	(48.2)	-	(0.5)	(65)	(89)	(24)	(4)	(36)	(0.2)	(0.1)
15146	2043	<和生菓子・和半生菓子類> 今川焼 カスタードクリーム入り	0	952	224	(45.5)	(4.3)	(4.7)	(2.3)	(62)	(2.6)	(49.2)*	(45.7)	46.5	(0.9)	-	(46.7)	-	(0.5)	(51)	(85)	(35)	(5)	(50)	(0.2)	(0.1)
15006	2044	<和生菓子・和半生菓子類> ういろう 白	0	770	181	(54.5)	(0.9)	(1.0)	(0.1)	0	(0.2)	(46.8)*	(43.8)	(44.3)	(0.1)	0	(44.2)	-	(0.1)	(1)	(17)	(2)	(4)	(18)	(0.2)	(0.2)
15147	2045	<和生菓子・和半生菓子類> ういろう 黒	0	742	174	(54.5)	(1.1)	(1.5)	(0.2)	0	(0.2)	(44.8)*	(41.9)	(43.1)	(0.1)	0	(42.7)	-	(1.1)	(8)	(330)	(69)	(13)	(27)	(1.5)	(0.3)
15007	2046	<和生菓子・和半生菓子類> うぐいすもち こしあん入り	0	1005	236	(40.0)	(3.1)	(3.5)	(0.3)	0	(0.4)	(58.1)*	(54.4)	(54.6)	(1.8)	0	(55.8)	-	(0.3)	(35)	(21)	(19)	(7)	(30)	(0.9)	(0.5)
15148	2047	<和生菓子・和半生菓子類> うぐいすもち つぶしあん入り	0	1009	237	(40.0)	(2.3)	(2.7)	(0.4)	0	(0.4)	(59.4)*	(55.5)	(56.0)	(1.2)	0	(56.8)	-	(0.2)	(13)	(33)	(5)	(6)	(26)	(0.6)	(0.4)
15008	2048	<和生菓子・和半生菓子類> かしわもち こしあん入り	0	866	203	(48.5)	(3.5)	(4.0)	(0.3)	0	(0.4)	(48.9)*	(45.2)	(45.7)	(1.7)	0	(46.7)	-	(0.4)	(55)	(40)	(18)	(13)	(47)	(0.9)	(0.5)
15149	2049	<和生菓子・和半生菓子類> かしわもち つぶしあん入り	0	870	204	(48.5)	(3.4)	(3.9)	(0.4)	0	(0.5)	(48.9)*	(45.0)	(45.5)	(1.7)	0	(46.6)	-	(0.4)	(67)	(78)	(7)	(15)	(58)	(0.7)	(0.6)
15009	2050	<和生菓子・和半生菓子類> カステラ	0	1326	312	(25.6)	(6.5)	(7.1)	(4.3)	(160)	(5.0)	(65.7)*	(61.8)	(62.6)	(0.5)	0	(61.8)	-	(0.5)	(71)	(86)	(27)	(7)	(85)	(0.7)	(0.6)
15010	2051	<和生菓子・和半生菓子類> かのこ	0	1105	260	(34.0)	(4.1)	(4.8)	(0.2)	-	(0.4)	(62.4)*	(59.0)	(57.5)	(3.8)	-	(60.4)	-	(0.3)	(22)	(61)	(22)	(19)	(56)	(1.6)	(0.6)
15011	2052	<和生菓子・和半生菓子類> かるかん	0	965	226	(42.5)	(1.7)	(2.1)	(0.2)	0	(0.2)	(57.7)*	(54.1)	(54.8)	(0.4)	-	(54.8)	(0.1)	(0.3)	(2)	(120)	(3)	(8)	(32)	(0.3)	(0.3)
15012	2053	<和生菓子・和半生菓子類> きび団子	0	1273	298	(24.4)	(1.4)	(1.6)	(0.2)	0	(0.2)	(77.5)*	(72.9)	(73.8)	(0.1)	-	(73.7)	-	(0.1)	(1)	(2)	(2)	(1)	(11)	(0.2)	(0.3)
15013	2054	<和生菓子・和半生菓子類> ぎゅうひ	0	1078	253	(36.0)	(1.2)	(1.3)	(0.2)	0	(0.2)	(65.6)*	(61.7)	(62.5)	(0.1)	0	(62.4)	-	(Tr)	(1)	(1)	(1)	(1)	(10)	(0.2)	(0.3)
15014	2055	<和生菓子・和半生菓子類> きりざんしょ	0	1045	245	(38.0)	(1.8)	(2.1)	(0.2)	0	(0.3)	(62.6)*	(58.5)	(59.4)	(0.2)	0	(59.3)	-	(0.2)	(66)	(31)	(2)	(4)	(32)	(0.3)	(0.3)
15015	2056	<和生菓子・和半生菓子類> きんぎょく糖	0	1203	282	(28.0)	(Tr)	(Tr)	0	0	0	(74.8)*	(71.2)	(71.2)	(0.8)	0	(71.9)	-	(Tr)	(2)	(2)	(7)	(1)	(Tr)	(0.1)	(Tr)
15016	2057	<和生菓子・和半生菓子類> きんつば	0	1104	260	(34.0)	(5.3)	(6.0)	(0.2)	0	(0.4)	(59.8)*	(56.1)	(54.1)	(5.5)	-	(58.6)	-	(0.7)	(120)	(160)	(20)	(22)	(73)	(1.4)	(0.7)
15017	2058	<和生菓子・和半生菓子類> 草もち こしあん入り	0	956	224	(43.0)	(3.6)	(4.2)	(0.3)	0	(0.4)	(54.3)*	(50.4)	(50.9)	(1.9)	0	(52.1)	-	(0.3)	(17)	(46)	(22)	(14)	(50)	(1.0)	(0.6)
15150	2059	<和生菓子・和半生菓子類> 草もち つぶしあん入り	0	967	227	(43.0)	(4.4)	(4.8)	(0.6)	0	(0.7)	(53.1)*	(49.1)	(49.0)	(2.7)	0	(51.1)	-	(0.3)	(25)	(93)	(17)	(11)	(45)	(0.7)	(0.3)
15018	2060	<和生菓子・和半生菓子類> くし団子 あん こしあん入り	0	845	198	(50.0)	(3.3)	(3.8)	(0.4)	0	(0.4)	(47.8)*	(43.9)	(44.8)	(1.2)	0	(45.4)	-	(0.3)	(22)	(43)	(13)	(13)	(50)	(0.7)	(0.5)
15151	2061	<和生菓子・和半生菓子類> くし団子 あん つぶしあん入り	0	847	199	(50.0)	(3.3)	(3.8)	(0.4)	0	(0.5)	(47.8)*	(43.8)	(44.7)	(1.3)	0	(45.4)	-	(0.3)	(24)	(68)	(6)	(15)	(57)	(0.6)	(0.6)
15019	2062	<和生菓子・和半生菓子類> くし団子 みたらし	0	827	194	(50.5)	(2.7)	(3.2)	(0.4)	0	(0.4)	(47.4)*	(43.5)	(45.1)	(0.3)	0	(44.9)	(Tr)	(0.9)	(250)	(59)	(4)	(13)	(52)	(0.4)	(0.5)
15121	2063	<和生菓子・和半生菓子類> くずもち 関西風 くずでん粉製品	0	399	93	(77.4)	-	(0.1)	-	0	(0.1)	(24.7)*	(22.5)	(22.5)	0	-	(22.5)	-	(Tr)	(1)	(1)	(5)	(1)	(3)	(0.5)	0
15122	2064	<和生菓子・和半生菓子類> くずもち 関東風 小麦でん粉製品	0	400	94	(77.4)	-	(0.1)	-	0	(0.1)	(24.6)*	(22.4)	(22.4)	0	-	(22.4)	-	(0.1)	(1)	(1)	(4)	(1)	(9)	(0.2)	(Tr)
15020	2065	<和生菓子・和半生菓子類> げっぺい	0	1469	347	(20.9)	(4.2)	(4.7)	(8.3)	(Tr)	(8.5)	(67.1)*	(62.6)	(64.1)	(2.1)	-	(65.5)	-	(0.4)	(2)	(64)	(41)	(24)	(64)	(1.1)	(0.7)
15123	2066	<和生菓子・和半生菓子類> 五平もち	0	755	178	(54.7)	(2.5)	(3.0)	(0.5)	0	(0.5)	(38.3)	(35.2)	(40.2)*	(1.3)	-	(40.9)	-	(0.8)	(240)	(58)	(10)	(9)	(41)	(0.6)	(0.6)
15022	2067	<和生菓子・和半生菓子類> 桜もち 関西風 こしあん入り	2	836	196	(50.0)	(3.0)	(3.5)	(0.1)	0	(0.3)	(47.9)*	(44.7)	(45.0)	(1.7)	-	(46.0)	-	(0.2)	(33)	(22)	(18)	(8)	(27)	(0.7)	(0.5)
15153	2068	<和生菓子・和半生菓子類> 桜もち 関西風 つぶしあん入り	2	839	197	(50.0)	(2.6)	(3.0)	(0.2)	0	(0.3)	(48.6)*	(45.2)	(45.7)	(1.3)	-	(46.5)	-	(0.2)	(26)	(43)	(5)	(7)	(25)	(0.4)	(0.6)

可食部 100 g 当たり

	無機質					ビタミン																								備考
銅	マンガン	ヨウ素	セレン	クロム	モリブデン	レチノール	α-カロテン	β-カロテン	β-クリプトキサンチン	β-カロテン当量	レチノール活性当量	ビタミンD	α-トコフェロール	β-トコフェロール	γ-トコフェロール	δ-トコフェロール	ビタミンK	ビタミンB1	ビタミンB2	ナイアシン	ナイアシン当量	ビタミンB6	ビタミンB12	葉酸	パントテン酸	ビオチン	ビタミンC	アルコール	食塩相当量	
CU	MN	ID	SE	CR	MO	RETOL	CARTA	CARTB	CRYPXB	CARTBEQ	VITA_RAE	VITD	TOCPHA	TOCPHB	TOCPHG	TOCPHD	VITK	THIA	RIBF	NIA	NE	VITB6A	VITB12	FOL	PANTAC	BIOT	VITC	ALC	NACLEQ	
(mg)						(μg)							(mg)				μg	(mg)						(μg)	mg	μg	mg	(g)		
0.12	0.18	0	1	5	38	0	0	2	-	2	0	0	-	-	-	-	1	0.06	0.02	0.2	(0.9)	0.04	0	9	0.17	1.5	0	-	0.1	
0.13	0.34	0	0	0	11	0	0	1	-	1	0	0	-	-	-	-	1	0.09	0.03	0.2	(1.0)	0.03	0	13	0.06	1.5	0	-	0.1	
0.09	-	0	2	1	26	0	0	18	-	18	2	0	-	-	-	-	3	0.11	0.02	0.3	(0.9)	0	0	2	0.16	2.4	0	-	0.1	
(0.05)	(0.20)	(3)	(3)	(1)	(9)	(16)	-	0	(1)	(1)	0	(0.3)	(0.2)	(Tr)	(0.2)	(0.4)	(2)	(0.04)	(0.04)	(0.2)	(1.1)	(0.02)	(0.1)	(7)	(0.26)	(2.5)	0	-	(0.1)	別名：大判焼、小判焼、回転焼、二重焼、太鼓まんじゅう、ともえ焼、たい焼を含む 小豆こしあん入り 部分割合：皮2、あん1
(0.06)	(0.20)	(3)	(3)	(1)	(12)	(17)	-	0	0	(1)	0	(0.3)	(0.2)	(0.1)	(0.2)	(0.3)	(2)	(0.04)	(0.04)	(0.2)	(1.0)	(0.02)	(0.1)	(8)	(0.29)	(2.5)	0	-	(0.2)	小豆つぶしあん入り 部分割合：皮2、あん1
(0.04)	(0.15)	(5)	(4)	(1)	(5)	(38)	-	(1)	(2)	(1)	(21)	(0.6)	(0.3)	(0.1)	(0.1)	(0.1)	(2)	(0.05)	(0.07)	(0.2)	(1.0)	(0.03)	(0.1)	(11)	(0.43)	(2.6)	0	-	(0.1)	カスタードクリーム入り 部分割合：皮2、あん1
(0.04)	(0.13)	0	0	0	(13)	0	0	0	0	0	0	0	-	-	-	-	0	(0.02)	(Tr)	(0.2)	(0.5)	(0.02)	0	(2)	(0.11)	(0.2)	-	-	0	別名：外郎餅 試料：白ういろう 食塩添加品あり
(0.10)	(0.39)	(4)	-	(4)	(16)	0	-	(4)	-	(4)	0	-	-	-	-	-	0	(0.03)	(0.02)	(0.4)	(0.7)	(0.22)	0	(5)	(0.50)	(9.6)	0	-	(Tr)	別名：外郎餅
(0.09)	(0.28)	(1)	(1)	(Tr)	(25)	0	0	0	0	0	0	0	0	0	(0.4)	(1.0)	0	(0.01)	(0.01)	(0.2)	(0.8)	(Tr)	0	(3)	(0.21)	(0.9)	0	-	(0.1)	小豆こしあん入り 部分割合：もち10、あん8、きな粉0.05
(0.08)	(0.21)	(1)	(1)	(1)	(24)	0	0	0	0	0	0	0	(Tr)	0	(0.2)	(0.4)	(1)	(0.01)	(0.01)	(0.1)	(0.6)	(0.01)	0	(5)	(0.04)	(0.6)	0	-	(Tr)	小豆つぶしあん入り 部分割合：もち10、あん8、きな粉0.05
(0.11)	-	(Tr)	(1)	(1)	(36)	0	-	-	0	0	0	0	-	-	-	-	(2)	(0.03)	(0.02)	(0.4)	(1.2)	(0.04)	-	(4)	(0.21)	(0.9)	0	-	(0.1)	小豆こしあん入り 部分割合：皮3、あん2 葉を除いたもの
(0.13)	-	(Tr)	(2)	(1)	(44)	0	-	-	0	0	0	0	-	-	-	-	(2)	(0.04)	(0.02)	(0.5)	(1.2)	(0.06)	-	(7)	(0.31)	(0.9)	0	-	(0.2)	小豆つぶしあん入り 部分割合：皮3、あん2 葉を除いたもの
(0.03)	(0.10)	(8)	(15)	(Tr)	(4)	(90)	-	(1)	(13)	(7)	(91)	(2.3)	(2.3)	(Tr)	(0.3)	0	(6)	(0.05)	(0.18)	(0.2)	(1.9)	(0.05)	(0.4)	(22)	(0.54)	(11.0)	0	-	(0.2)	試料：長崎カステラ
(0.10)	(0.12)	0	(1)	(2)	(26)	0	0	0	0	(Tr)	0	0	0	0	(0.7)	(2.1)	(5)	(0.01)	(0.03)	(0.1)	(1.0)	(0.02)	-	(1)	(0.02)	(0.2)	0	-	(0.1)	
(0.08)	(0.17)	(Tr)	(1)	0	(17)	0	0	0	0	0	0	0	(0.1)	0	(0.3)	(0.8)	0	(0.05)	(0.01)	(0.3)	(0.8)	(0.04)	-	(5)	(0.29)	(0.7)	(1)	-	-	
(0.05)	(0.14)	(1)	(1)	0	(14)	0	0	0	0	0	0	0	(0.01)	0	(0.1)	(0.5)	0	(0.01)	(Tr)	(0.1)	(0.5)	(Tr)	-	(3)	0	(0.2)	0	-	-	
(0.04)	(0.12)	(1)	(1)	0	(12)	0	0	0	0	0	0	0	(0.01)	0	(0.1)	(0.4)	0	(0.01)	(Tr)	(0.1)	(0.4)	(Tr)	-	(3)	0	(0.2)	0	-	-	
(0.07)	(0.25)	(Tr)	(1)	(Tr)	(26)	0	0	0	0	0	0	0	(0.1)	-	-	-	0	(0.03)	(0.01)	(0.4)	(0.9)	(0.04)	-	(4)	(0.22)	(0.4)	0	-	(0.2)	
(0.01)	(0.03)	0	0	0	0	0	0	0	0	0	0	0	0	0	0	0	0	0	0	0	0	0	0	0	(Tr)	(Tr)	0	-	0	
(0.19)	(0.41)	0	(1)	(1)	(47)	0	0	0	0	0	0	0	(0.1)	-	-	-	(6)	(0.03)	(0.03)	(0.4)	(1.2)	(0.03)	-	(8)	(0.22)	(1.7)	0	-	(0.3)	小豆つぶしあん入り 部分割合：皮1、あん9
(0.12)	(0.40)	(Tr)	(1)	(1)	(36)	0	0	(150)	0	(150)	(13)	0	(0.1)	-	(0.3)	(0.9)	(11)	(0.03)	(0.02)	(0.4)	(1.3)	(0.04)	-	(5)	(0.21)	(0.9)	0	-	(Tr)	小豆こしあん入り 部分割合：皮6、あん4
(0.09)	(0.29)	0	(2)	(1)	(17)	0	0	(210)	0	(210)	(17)	0	(0.2)	-	-	-	(15)	(0.05)	(0.02)	(0.3)	(1.1)	(0.02)	-	(7)	(0.26)	(0.9)	0	-	(0.1)	小豆つぶしあん入り 部分割合：皮6、あん4
(0.11)	(0.40)	(Tr)	(2)	(1)	(39)	0	0	0	0	0	0	0	(0.1)	-	(0.2)	(0.6)	(1)	(0.04)	(0.02)	(0.5)	(1.3)	(0.05)	-	(5)	(0.27)	(0.8)	0	-	(0.1)	小豆こしあん入り 部分割合：団子8、あん3 くしを除いたもの
(0.12)	(0.41)	(1)	(2)	(1)	(44)	0	0	0	0	0	0	0	(0.1)	-	(0.2)	(0.3)	(1)	(0.04)	(0.01)	(0.6)	(1.2)	(0.06)	-	(7)	(0.34)	(0.8)	0	-	(0.1)	部分割合：団子8、あん3 くしを除いたもの
(0.09)	(0.39)	(1)	(2)	(1)	(37)	0	0	0	0	0	0	0	(0.1)	0	0	0	(1)	(0.04)	(0.02)	(0.7)	(1.3)	(0.06)	-	(7)	(0.33)	(1.1)	0	-	(0.6)	別名：しょうゆ団子 部分割合：団子9、たれ2 くしを除いたもの
(0.01)	(0.01)	-	-	-	-	0	-	-	-	0	0	0	-	-	-	-	0	0	0	0	0	0	-	0	0	-	0	-	0	
(0.01)	(0.02)	-	-	-	-	0	-	-	-	0	0	0	-	-	-	-	0	0	0	0	0	0	-	0	0	-	0	-	0	
(0.18)	(0.53)	(Tr)	(1)	(1)	(36)	0	-	(1)	0	(1)	0	0	(0.6)	(Tr)	(2.1)	(1.2)	(1)	(0.05)	(0.03)	(0.5)	(1.5)	(0.06)	-	(8)	(0.23)	(1.1)	0	-	0	あん（小豆あん、くるみ、水あめ、ごま等）入り 部分割合：皮5、あん4
(0.10)	(0.29)	0	(1)	0	(25)	0	0	0	0	0	0	0	(Tr)	0	(0.3)	(0.2)	(1)	(0.02)	(0.02)	(0.3)	(1.0)	(0.04)	-	(5)	(0.21)	(0.4)	0	-	(0.6)	みそだれ付き
(0.09)	(0.32)	0	0	0	(14)	0	0	0	0	0	0	0	0	0	(0.3)	(0.9)	(2)	(0.01)	(0.01)	(0.1)	(0.8)	(0.01)	-	(1)	(0.05)	(0.6)	0	-	(0.1)	別名：道明寺 小豆こしあん入り 部分割合：道明寺種皮3、あん2 廃棄部位：桜葉
(0.10)	(0.33)	0	0	0	(9)	0	0	0	0	0	0	0	(Tr)	0	(0.2)	(0.4)	(1)	(0.01)	(0.01)	(0.1)	(0.6)	(0.02)	-	(3)	(0.10)	(0.3)	0	-	(0.1)	別名：道明寺 小豆つぶしあん入り 部分割合：道明寺種皮3、あん2 廃棄部位：桜葉

15 菓子類

食品番号	索引番号	食品名	廃棄率	エネルギー		水分	たんぱく質		脂質			炭水化物								無機質						
							アミノ酸組成によるたんぱく質	たんぱく質	脂肪酸のトリアシルグリセロール当量	コレステロール	脂質	利用可能炭水化物（単糖当量）	利用可能炭水化物（質量計）	差引き法による利用可能炭水化物	食物繊維総量	糖アルコール	炭水化物	有機酸	灰分	ナトリウム	カリウム	カルシウム	マグネシウム	リン	鉄	亜鉛
		単位	%	kJ	kcal	(................. g ....)			mg		(...................................... g ....)								(.................................. mg ....)						
		成分識別子	REFUSE	ENERC	ENERC_KCAL	WATER	PROTCAA	PROT-	FATNLEA	CHOLE	FAT-	CHOAVLM	CHOAVL	CHOAVLDF-	FIB-	POLYL	CHOCDF-	OA	ASH	NA	K	CA	MG	P	FE	ZN
15021	2069	<和生菓子・和半生菓子類> 桜もち 関東風 こしあん入り	0	1000	235	(40.5)	(4.0)	(4.5)	(0.3)	0	(0.4)	(56.3) *	(52.6)	(52.3)	(2.6)	0	(54.2)	-	(0.3)	(45)	(37)	(26)	(11)	(37)	(1.0)	(0.4)
15152	2070	<和生菓子・和半生菓子類> 桜もち 関東風 つぶしあん入り	0	1007	237	(40.5)	(3.8)	(4.2)	(0.5)	0	(0.6)	(56.6) *	(52.7)	(52.4)	(2.5)	0	(54.4)	-	(0.3)	(44)	(82)	(12)	(11)	(41)	(0.7)	(0.3)
15124	2071	<和生菓子・和半生菓子類> 笹だんご こしあん入り	0	965	227	(40.5)	(3.5)	(4.0)	(0.4)	0	(0.5)	(54.8)	(50.8)	(53.3) *	(1.9)	-	(54.6)	-	(0.4)	(18)	(88)	(15)	(15)	(50)	(0.5)	(0.7)
15154	2072	<和生菓子・和半生菓子類> 笹だんご つぶしあん入り	0	970	228	(40.5)	(4.1)	(4.7)	(0.6)	0	(0.8)	(54.0) *	(49.8)	(52.2)	(2.2)	0	(53.8)	-	(0.4)	(32)	(91)	(17)	(17)	(61)	(0.7)	(0.8)
15143	2073	<和生菓子・和半生菓子類> ずんだ	0	805	190	(52.7)	(5.4)	(6.3)	(3.2)	0	(3.4)	(35.8) *	(34.1)	(35.2)	(2.5)	-	(36.6)	-	(1.0)	(87)	(270)	(42)	(40)	(94)	(1.4)	(0.7)
15144	2074	<和生菓子・和半生菓子類> ずんだもち	0	899	212	(47.8)	(4.4)	(4.9)	(1.6)	0	(1.7)	(44.4)	(40.9)	(44.5) *	(1.3)	-	(45.1)	-	(0.5)	(35)	(130)	(19)	(19)	(51)	(0.6)	(0.8)
15023	2075	<和生菓子・和半生菓子類> 大福もち こしあん入り	0	950	223	(41.5)	(4.1)	(4.6)	(0.3)	0	(0.5)	(53.4) *	(49.3)	(52.0)	(1.8)	0	(53.2)	-	(0.3)	(33)	(33)	(18)	(10)	(32)	(0.7)	(0.8)
15155	2076	<和生菓子・和半生菓子類> 大福もち つぶしあん入り	0	950	223	(41.5)	(4.2)	(4.7)	(0.5)	0	(0.6)	(52.7) *	(48.6)	(50.9)	(2.7)	0	(52.8)	-	(0.4)	(56)	(86)	(10)	(13)	(44)	(0.7)	(0.8)
15024	2077	<和生菓子・和半生菓子類> タルト（和菓子）	0	1222	287	(30.0)	(5.4)	(5.9)	(2.6)	(91)	(3.0)	(63.9) *	(60.1)	(60.1)	(1.5)	-	(60.7)	-	(0.4)	(37)	(64)	(28)	(10)	(66)	(0.9)	(0.5)
15025	2078	<和生菓子・和半生菓子類> ちまき	0	642	150	(62.0)	(1.1)	(1.3)	(0.2)	0	(0.2)	(38.5) *	(35.9)	(36.5)	(0.1)	-	(36.5)	-	(0.1)	(1)	(17)	(1)	(4)	(18)	(0.2)	(0.5)
15026	2079	<和生菓子・和半生菓子類> ちゃつう	0	1359	320	(22.5)	(5.5)	(6.2)	(4.1)	(Tr)	(4.3)	(67.7) *	(63.6)	(63.4)	(3.8)	0	(66.4)	-	(0.6)	(5)	(63)	(120)	(41)	(79)	(1.9)	(0.9)
15156	2080	<和生菓子・和半生菓子類> どら焼 こしあん入り	0	1197	282	(31.5)	(6.0)	(6.6)	(2.8)	(98)	(3.1)	(61.2) *	(57.2)	(57.5)	(1.5)	0	(58.4)	-	(0.7)	(160)	(71)	(26)	(9)	(71)	(0.9)	(0.5)
15027	2081	<和生菓子・和半生菓子類> どら焼 つぶしあん入り	0	1242	292	(31.5)	(6.1)	(6.6)	(2.9)	(98)	(3.2)	(63.7) *	(59.9)	(56.9)	(2.1)	0	(57.9)	-	(0.8)	(170)	(98)	(22)	(11)	(76)	(0.8)	(0.5)
15157	2082	<和生菓子・和半生菓子類> 生八つ橋 あん入り こしあん入り	0	1169	274	(30.5)	(3.1)	(3.6)	(0.3)	0	(0.3)	(68.4) *	(64.0)	(64.3)	(1.6)	0	(65.4)	-	(0.2)	(2)	(35)	(17)	(12)	(42)	(0.8)	(0.5)
15004	2083	<和生菓子・和半生菓子類> 生八つ橋 あん入り こしあん・つぶしあん混合	0	1167	274	(30.5)	(3.0)	(3.5)	(0.2)	0	(0.3)	(68.2) *	(64.1)	(63.9)	(2.1)	0	(65.5)	-	(0.2)	(10)	(51)	(16)	(12)	(41)	(0.8)	(0.5)
15158	2084	<和生菓子・和半生菓子類> 生八つ橋 あん入り つぶしあん入り	0	1170	275	(30.5)	(3.2)	(3.7)	(0.5)	0	(0.5)	(67.8) *	(63.5)	(63.4)	(2.3)	0	(65.1)	-	(0.3)	(22)	(83)	(9)	(14)	(52)	(0.8)	(0.5)
15028	2085	<和生菓子・和半生菓子類> ねりきり	0	1102	259	(34.0)	(4.6)	(5.3)	(0.2)	0	(0.3)	(61.9) *	(58.2)	(57.4)	(3.6)	0	(60.1)	-	(0.3)	(2)	(33)	(39)	(16)	(46)	(1.5)	(0.6)
15029	2086	<和生菓子・和半生菓子類> まんじゅう カステラまんじゅう こしあん入り	0	1242	292	(27.9)	(6.1)	(6.7)	(1.8)	(56)	(2.1)	(65.9) *	(61.6)	(61.2)	(2.4)	0	(62.6)	-	(0.6)	(42)	(71)	(38)	(11)	(86)	(1.1)	(0.5)
15159	2087	<和生菓子・和半生菓子類> まんじゅう カステラまんじゅう つぶしあん入り	0	1239	292	(27.9)	(6.2)	(6.9)	(2.0)	(57)	(2.3)	(64.7) *	(60.3)	(59.9)	(3.2)	0	(62.2)	-	(0.7)	(66)	(130)	(29)	(14)	(99)	(1.0)	(0.5)
15160	2088	<和生菓子・和半生菓子類> まんじゅう かるかんまんじゅう こしあん入り	0	961	226	(42.5)	(2.5)	(3.0)	(0.2)	0	(0.3)	(56.3) *	(53.4)	(53.0)	(1.4)	0	(53.8)	-	(0.3)	(24)	(92)	(14)	(10)	(35)	(0.6)	(0.4)
15161	2089	<和生菓子・和半生菓子類> まんじゅう かるかんまんじゅう つぶしあん入り	0	962	226	(42.5)	(2.6)	(3.1)	(0.2)	0	(0.4)	(55.8) *	(53.0)	(52.3)	(1.9)	0	(53.6)	-	(0.4)	(41)	(130)	(8)	(12)	(43)	(0.6)	(0.4)
15030	2090	<和生菓子・和半生菓子類> まんじゅう くずまんじゅう こしあん入り	0	922	216	(45.0)	(2.7)	(3.1)	(0.1)	0	(0.2)	(53.5) *	(57.5)	(49.8)	(2.2)	0	(51.4)	-	(0.3)	(48)	(22)	(24)	(10)	(30)	(0.9)	(0.3)
15162	2091	<和生菓子・和半生菓子類> まんじゅう くずまんじゅう つぶしあん入り	0	930	218	(45.0)	(1.1)	(1.3)	(0.2)	0	(0.3)	(56.2) *	(52.9)	(52.4)	(1.3)	0	(53.4)	-	(0.2)	(30)	(41)	(6)	(6)	(22)	(0.6)	(0.2)
15031	2092	<和生菓子・和半生菓子類> まんじゅう くりまんじゅう こしあん入り	0	1261	296	(24.0)	(5.8)	(6.5)	(1.1)	(30)	(1.4)	(68.4) *	(64.1)	(65.5)	(3.3)	-	(68.1)	-	(0.4)	(26)	(65)	(42)	(15)	(67)	(1.4)	(0.6)
15163	2093	<和生菓子・和半生菓子類> まんじゅう くりまんじゅう つぶしあん入り	0	1225	295	(24.0)	(6.0)	(6.7)	(1.2)	(31)	(1.6)	(66.8) *	(62.6)	(63.5)	(4.7)	-	(67.0)	-	(0.6)	(66)	(160)	(26)	(20)	(87)	(1.3)	(0.7)
15032	2094	<和生菓子・和半生菓子類> まんじゅう とうまんじゅう こしあん入り	0	1259	296	(28.0)	(6.2)	(6.8)	(2.7)	(97)	(3.1)	(65.7) *	(61.8)	(61.6)	(1.7)	0	(61.6)	0	(0.4)	(39)	(46)	(24)	(8)	(59)	(0.9)	(0.5)
15164	2095	<和生菓子・和半生菓子類> まんじゅう とうまんじゅう つぶしあん入り	0	1247	294	(28.0)	(6.3)	(6.9)	(2.9)	(99)	(3.3)	(63.6) *	(59.5)	(60.1)	(2.3)	0	(61.3)	-	(0.5)	(56)	(84)	(18)	(10)	(64)	(0.8)	(0.5)
15033	2096	<和生菓子・和半生菓子類> まんじゅう 蒸しまんじゅう こしあん入り	0	1095	257	(35.0)	(4.1)	(4.6)	(0.4)	0	(0.5)	(61.4) *	(57.5)	(60.3)	(2.4)	0	(59.5)	-	(0.4)	(38)	(43)	(24)	(11)	(46)	(0.7)	(0.4)
15165	2097	<和生菓子・和半生菓子類> まんじゅう 蒸しまんじゅう つぶしあん入り	0	1096	257	(35.0)	(4.2)	(4.7)	(0.4)	0	(0.7)	(61.3) *	(57.2)	(56.4)	(3.4)	0	(59.1)	-	(0.5)	(65)	(100)	(14)	(14)	(59)	(0.9)	(0.4)
15034	2098	<和生菓子・和半生菓子類> まんじゅう 中華まんじゅう あんまん こしあん入り	0	1157	273	(36.6)	(5.6)	(6.1)	(5.3)	(3)	(5.6)	(52.9) *	(48.8)	(49.5)	(2.6)	-	(51.3)	-	(0.4)	(11)	(65)	(58)	(23)	(57)	(1.1)	(0.6)
15166	2099	<和生菓子・和半生菓子類> まんじゅう 中華まんじゅう あんまん つぶしあん入り	0	1180	279	(36.6)	(5.7)	(6.2)	(5.7)	(3)	(6.0)	(52.9) *	(48.8)	(48.2)	(3.3)	0	(51.3)	-	(0.5)	(29)	(110)	(55)	(26)	(67)	(1.1)	(0.6)

可 食 部 100 g 当 た り

	無機質					ビタミンA						ビタミンD	ビタミンE				ビタミンK														備 考
銅	マンガン	ヨウ素	セレン	クロム	モリブデン	レチノール	α-カロテン	β-カロテン	β-クリプトキサンチン	β-カロテン当量	レチノール活性当量		α-トコフェロール	β-トコフェロール	γ-トコフェロール	δ-トコフェロール		ビタミンB₁	ビタミンB₂	ナイアシン	ナイアシン当量	ビタミンB₆	ビタミンB₁₂	葉酸	パントテン酸	ビオチン	ビタミンC	アルコール	食塩相当量	
CU	MN	ID	SE	CR	MO	RETOL	CARTA	CARTB	CRYPXB	CARTBEQ	VITA_RAE	VITD	TOCPHA	TOCPHB	TOCPHG	TOCPHD	VITK	THIA	RIBF	NIA	NE	VITB6A	VITB12	FOL	PANTAC	BIOT	VITC	ALC	NACL_EQ	
(......mg......)						(.................. µg ....)						µg	(.......... mg ....)				µg	(.......... mg ....)					(..... µg .....)		mg	µg	mg	(......g......)		
(0.09)	(0.31)	0	(1)	(1)	(22)	0	0	0	0	0	0	0	(Tr)	(Tr)	(0.4)	(1.2)	(2)	(0.02)	(0.02)	(0.1)	(1.0)	(Tr)	0	(2)	(0.10)	(1.0)	0	-	(0.1)	小豆こしあん入り 部分割合：小麦粉皮4、あん5 廃棄部位：桜葉
(0.09)	(0.26)	0	(1)	(1)	(21)	0	0	0	0	0	0	0	(0.1)	(Tr)	(0.3)	(0.6)	(2)	(0.04)	(0.02)	(0.2)	(0.9)	(0.02)	0	(5)	(0.20)	(0.9)	0	-	(0.1)	小豆つぶしあん入り 部分割合：小麦粉皮4、あん5 廃棄部位：桜葉
(0.14)	(0.51)	0	(1)	0	(28)	0	0	(400)	0	(400)	(34)	-	(0.3)	(Tr)	(0.2)	(0.4)	(26)	(0.06)	(0.02)	(0.5)	(1.2)	(0.05)	0	(10)	(0.25)	(0.7)	0	-	(Tr)	小豆こしあん入り
(0.16)	(0.57)	0	(1)	0	(33)	0	0	(400)	0	(400)	(33)	-	(0.3)	(Tr)	(0.3)	(0.5)	(27)	(0.05)	(0.03)	(0.6)	(1.3)	(0.04)	0	(10)	(0.26)	(0.8)	0	-	(0.1)	小豆つぶしあん入り
(0.20)	(0.41)	0	0	(1)	0	0	(26)	(140)	(4)	(160)	(13)	0	(0.1)		(3.2)	(1.2)	(18)	(0.13)	(0.07)	(0.6)	(1.6)	(0.04)	0	(140)	(0.25)	0	(8)	-	(0.2)	別名：ずんだあん
(0.16)	(0.51)	0	(1)	0	(34)	0	(11)	(57)	(2)	(64)	(5)	0	(0.2)	(Tr)	(1.3)	(0.5)	(7)	(0.07)	(0.03)	(0.2)	(1.2)	(0.03)	0	(60)	(0.31)	(0.4)	(3)	-	(0.1)	部分割合：ずんだ4、もち6
(0.13)	(0.51)	0	(1)	0	(46)	0	0	0	0	0	0	0	(Tr)	0	(0.3)	(0.9)	(2)	(0.02)	(0.01)	(0.1)	(1.1)	(0.02)	0	(3)	(0.22)	(0.9)	0	-	(0.1)	小豆こしあん入り 部分割合：もち皮10、あん7
(0.16)	(0.51)	0	(1)	(1)	(54)	0	0	0	0	0	0	0	(0.1)	0	(0.4)	(0.8)	(5)	(0.03)	(0.02)	(0.2)	(0.9)	(0.03)	0	(6)	(0.28)	(1.1)	0	-	(0.1)	小豆つぶしあん入り 部分割合：もち皮10、あん7
(0.07)	(0.19)	(8)	(7)	(Tr)	(13)	(53)	0	0	(3)	0	(53)	(1.0)	(Tr)	(Tr)	(0.4)	(0.7)	-	(0.03)	(0.11)	(0.1)	(1.4)	(0.03)	(0.3)	(14)	(0.38)	(6.6)	(1)	-	(0.1)	あん入りロールカステラ 柚子風味小豆こしあん入り 部分割合：皮2、あん1
(0.04)	(0.15)	0	(1)	0	(15)	0	-	-	-	-	0	0	(Tr)	0	0	0	(Tr)	(0.02)	(Tr)	(0.2)	(0.5)	(0.02)	0	(3)	(0.12)	(0.2)	0	-	0	上新粉製品
(0.23)	(0.50)	0	(1)	(1)	(33)	0	0	0	(1)	0	0	0	(Tr)	(Tr)	(2.2)	(1.6)	(4)	(0.08)	(0.05)	(0.4)	(1.8)	(0.05)	0	(8)	(0.10)	(2.1)	0	-	(Tr)	小豆こしあん入り 部分割合：皮1、あん9
(0.07)	(0.21)	(9)	(7)	(1)	(11)	(55)	0	0	(3)	0	(55)	(1.0)	(Tr)	0	(0.3)	(0.4)	(4)	(0.05)	(0.11)	(0.3)	(1.3)	(0.03)	(0.3)	(15)	(0.45)	(6.9)	0	-	(0.4)	小豆つぶしあん入り 部分割合：皮5、あん4
(0.08)	(0.21)	(9)	(8)	(1)	(15)	(56)	0	0	(3)	0	(56)	(1.0)	(0.4)	0	(0.3)	(0.4)	(5)	(0.05)	(0.11)	(0.2)	(1.7)	(0.04)	(0.3)	(17)	(0.49)	(7.0)	0	-	(0.4)	小豆つぶしあん入り 部分割合：皮5、あん4
(0.10)	(0.34)	(Tr)	(1)	(Tr)	(32)	0	0	0	(3)	0	0	0	(Tr)	0	(0.3)	(0.8)	(1)	(0.03)	(0.02)	(0.3)	(0.9)	(0.03)	0	(3)	(0.18)	(0.8)	0	-	(Tr)	小豆こしあん入り 部分割合：皮4、あん6
(0.10)	(0.30)	(Tr)	(1)	(1)	(30)	0	0	0	(2)	0	0	0	(Tr)	0	(0.4)	(0.9)	(2)	(0.02)	(0.02)	(0.2)	(0.9)	(0.02)	0	(4)	(0.15)	(0.9)	0	-	(Tr)	あん（小豆こしあん、小豆つぶしあん）入り 部分割合：皮4、あん6
(0.13)	(0.34)	(Tr)	(1)	(1)	(38)	0	0	0	0	0	0	0	(0.1)	0	(0.3)	(0.7)	(2)	(0.03)	(0.03)	(0.4)	(1.0)	(0.04)	0	(6)	(0.24)	(1.0)	0	-	(0.1)	小豆つぶしあん入り 部分割合：皮4、あん6
(0.13)	(0.39)	0	(Tr)	(1)	(33)	0	0	0	0	0	0	0	0	0	(0.7)	(2.0)	(4)	(0.01)	(0.03)	(0.1)	(1.0)	0	0	(1)	(0.04)	(1.3)	0	-	0	
(0.09)	(0.31)	(5)	(5)	(1)	(19)	(32)	0	0	(2)	0	(32)	(0.6)	(0.3)	0	(0.4)	(0.9)	(4)	(0.05)	(0.08)	(0.2)	(1.6)	(0.02)	(0.2)	(10)	(0.35)	(4.6)	0	-	(0.1)	小豆こしあん入り 部分割合：皮5、あん7
(0.12)	(0.31)	(5)	(5)	(1)	(26)	(32)	0	0	(2)	0	(32)	(0.6)	(0.3)	0	(0.5)	(0.8)	(5)	(0.05)	(0.08)	(0.2)	(1.4)	(0.04)	(0.2)	(14)	(0.42)	(4.8)	0	-	(0.2)	小豆つぶしあん入り 部分割合：皮5、あん7
(0.09)	(0.24)	(Tr)	(1)	(Tr)	(21)	0	0	0	(1)	0	0	0	(0.1)	0	(0.2)	(0.6)	(1)	(0.03)	(0.02)	(0.3)	(0.8)	(0.03)	0	(4)	(0.21)	(0.9)	(1)	-	(0.1)	小豆こしあん入り 部分割合：皮1、あん2
(0.11)	(0.23)	(Tr)	(1)	(1)	(26)	0	0	0	0	0	0	0	(0.1)	0	(0.3)	(0.6)	(2)	(0.04)	(0.02)	(0.3)	(0.8)	(0.04)	0	(6)	(0.25)	(1.0)	(1)	-	(0.1)	小豆つぶしあん入り 部分割合：皮1、あん2
(0.08)	(0.23)	0	0	(1)	(19)	0	0	0	0	0	0	0	0	0	(0.4)	(1.2)	(2)	(0.01)	(0.02)	(Tr)	(0.6)	(0.02)	0	(2)	(0.02)	(0.8)	0	-	(0.1)	別名：くずざくら 小豆こしあん入り 部分割合：皮2、あん3
(0.05)	(0.09)	0	0	(1)	(11)	0	0	0	0	0	0	0	(Tr)	0	(0.2)	(0.4)	(2)	(0.01)	(Tr)	(0.1)	(0.4)	(0.01)	0	(2)	(0.04)	(0.1)	0	-	(0.1)	小豆つぶしあん入り 部分割合：皮2、あん3
(0.12)	(0.40)	(3)	(3)	(1)	-	(17)	(1)	(1)	(1)	(1)	(17)	(0.3)	(0.2)	(Tr)	(0.7)	(1.5)	(4)	(0.04)	(0.06)	(0.2)	(1.5)	(0.01)	(0.1)	(7)	(0.23)	(3.2)	0	-	(0.1)	栗入り小豆こしあん入り 部分割合：皮1、あん2
(0.17)	(0.40)	(3)	(3)	(1)	(39)	(18)	(1)	(1)	(1)	(1)	(18)	(0.3)	(0.2)	(Tr)	(0.8)	(1.4)	(5)	(0.04)	(0.06)	(0.2)	(1.3)	(0.04)	(0.1)	(12)	(0.34)	(3.5)	0	-	(0.2)	栗入り小豆つぶしあん入り 部分割合：皮1、あん2
(0.06)	(0.14)	(9)	(6)	(1)	(14)	(55)	0	0	(3)	0	(55)	(0.4)	(0.4)	0	(0.4)	(0.6)	(4)	(0.05)	(0.11)	(0.2)	(1.6)	(0.03)	(0.3)	(15)	(0.44)	(7.0)	0	-	(0.1)	小豆こしあん入り 部分割合：皮4、あん5
(0.08)	(0.13)	(9)	(6)	(1)	(19)	(56)	0	0	(3)	0	(56)	(0.4)	(0.4)	0	(0.3)	(0.6)	(5)	(0.05)	(0.12)	(0.2)	(1.4)	(0.04)	(0.3)	(17)	(0.49)	(7.2)	0	-	(0.1)	小豆つぶしあん入り 部分割合：皮4、あん5
(0.08)	(0.30)	0	(1)	0	(19)	0	0	0	0	0	0	0	(0.1)	0	(0.4)	(1.0)	(3)	(0.03)	(0.02)	(0.2)	(1.0)	(0.02)	0	(3)	(0.14)	(1.0)	0	-	(0.1)	薬まんじゅう等 小豆こしあん入り 部分割合：皮1、あん2
(0.12)	(0.30)	0	(1)	(1)	(27)	0	0	0	0	0	0	0	(0.1)	0	(0.4)	(0.9)	(2)	(0.04)	(0.02)	(0.2)	(0.9)	(0.02)	0	(6)	(0.22)	(1.1)	0	-	(0.2)	小豆つぶしあん入り 部分割合：皮10、あん7
(0.14)	(0.36)	0	(7)	(1)	(20)	0	0	0	0	0	0	0	(0.1)	(0.1)	(1.0)	(0.7)	(2)	(0.08)	(0.03)	(0.5)	(1.7)	(0.04)	0	(9)	(0.27)	(1.4)	0	-	(Tr)	小豆こしあん入り 部分割合：皮10、あん7
(0.17)	(0.36)	0	(6)	(1)	(26)	0	0	0	0	(Tr)	0	0	(0.1)	(0.1)	(1.1)	(0.7)	(3)	(0.08)	(0.03)	(0.5)	(1.5)	(0.05)	0	(12)	(0.32)	(1.6)	0	-	(0.1)	小豆つぶしあん入り 部分割合：皮1、あん9

15 菓子類

可食部 100 g 当たり

食品番号	索引番号	食品名	廃棄率 REFUSE (%)	エネルギー ENERC (kJ)	エネルギー ENERC_KCAL (kcal)	水分 WATER (g)	アミノ酸組成によるたんぱく質 PROTCAA (g)	たんぱく質 PROT- (g)	トリアシルグリセロール当量 FATNLEA (g)	コレステロール CHOLE (mg)	脂質 FAT- (g)	利用可能炭水化物（単糖当量）CHOAVLM (g)	利用可能炭水化物（質量計）CHOAVL (g)	差引き法による利用可能炭水化物 CHOAVLDF- (g)	食物繊維総量 FIB- (g)	糖アルコール POLYL (g)	炭水化物 CHOCDF- (g)	有機酸 OA (g)	灰分 ASH (g)	ナトリウム NA (mg)	カリウム K (mg)	カルシウム CA (mg)	マグネシウム MG (mg)	リン P (mg)	鉄 FE (mg)	亜鉛 ZN (mg)
15035	2100	〈和生菓子・和半生菓子類〉 まんじゅう 中華まんじゅう 肉まん	0	1024	242	(39.5)	(8.6)	(10.0)	(4.6)	(16)	(5.1)	(42.4)*	(39.0)	(42.0)	(3.2)	-	(43.4)	-	(1.9)	(460)	(310)	(28)	(20)	(87)	(0.8)	(1.2)
15036	2101	〈和生菓子・和半生菓子類〉 もなか こしあん入り	0	1180	277	(29.0)	(4.3)	(4.9)	(0.2)	0	(0.3)	(67.3)*	(63.2)	(63.3)	(3.1)	0	(65.5)	-	(0.2)	(2)	(32)	(33)	(14)	(41)	(1.2)	(0.6)
15167	2102	〈和生菓子・和半生菓子類〉 もなか つぶしあん入り	0	1181	278	(29.0)	(5.6)	(6.4)	(0.3)	0	(0.7)	(64.0)*	(60.1)	(58.4)	(6.1)	0	(63.3)	-	(0.5)	(59)	(170)	(21)	(25)	(80)	(1.6)	(0.8)
15037	2103	〈和生菓子・和半生菓子類〉 ゆべし	0	1363	321	(22.0)	(2.1)	(2.4)	(3.6)	0	(3.5)	(74.1)*	(69.8)	(70.9)	(0.5)	0	(71.2)	(Tr)	(0.8)	(230)	(62)	(6)	(15)	(41)	(0.4)	(0.4)
15038	2104	〈和生菓子・和半生菓子類〉 ようかん 練りようかん	0	1232	289	(26.0)	(3.1)	(3.6)	(0.1)	0	(0.2)	(73.9)*	(68.0)	(67.4)	(3.1)	0	(69.9)	-	(0.2)	(3)	(24)	(33)	(12)	(32)	(1.1)	(0.4)
15039	2105	〈和生菓子・和半生菓子類〉 ようかん 水ようかん	0	713	168	(57.0)	(2.3)	(2.6)	(0.1)	0	(0.2)	(40.9)*	(38.7)	(38.2)	(2.2)	0	(39.9)	-	(0.3)	(57)	(17)	(23)	(8)	(23)	(0.8)	(0.3)
15040	2106	〈和生菓子・和半生菓子類〉 ようかん 蒸しようかん	0	1010	237	(39.5)	(3.8)	(4.4)	(0.2)	0	(0.2)	(57.3)*	(53.8)	(53.2)	(2.8)	0	(55.4)	-	(0.4)	(83)	(32)	(30)	(13)	(37)	(1.1)	(0.4)
15041	2107	〈和干菓子類〉 あめ玉	0	1643	385	(2.5)	-	0	0	0	0	(102.7)*	(97.5)	(97.5)	0	-	(97.5)	-	0	(1)	(2)	(1)	0	(Tr)	(Tr)	
15042	2108	〈和干菓子類〉 芋かりんとう	0	1957	465	(5.5)	(1.2)	(1.4)	(19.8)	(Tr)	(20.6)	(73.9)*	(69.5)	(73.9)	(2.6)	0	(71.3)	-	(1.2)	(13)	(550)	(41)	(28)	(54)	(0.7)	(0.8)
15043	2109	〈和干菓子類〉 おこし	0	1604	376	(5.0)	(3.2)	(3.8)	(0.6)	0	(0.8)	(95.2)*	(88.5)	(90.4)	(0.4)	0	(90.2)	-	(0.3)	(95)	(25)	(4)	(5)	(22)	(0.2)	(0.8)
15044	2110	〈和干菓子類〉 おのろけ豆	0	1849	438	(3.0)	(10.3)	(11.3)	(13.8)	0	(13.6)	(71.6)*	(65.3)	(68.6)	(2.3)	0	(70.2)	(0.1)	(1.9)	(390)	(270)	(17)	(70)	(180)	(1.1)	(1.6)
15045	2111	〈和干菓子類〉 かりんとう 黒	0	1776	420	(3.5)	(6.9)	(7.5)	(11.1)	(Tr)	(11.6)	(77.3)*	(72.0)	(76.1)	(1.2)	0	(76.3)	-	(1.1)	(7)	(300)	(66)	(27)	(57)	(1.6)	(0.7)
15046	2112	〈和干菓子類〉 かりんとう 白	0	1792	424	(2.5)	(9.1)	(9.7)	(10.7)	(Tr)	(11.2)	(76.7)*	(70.8)	(75.6)	(1.7)	0	(76.2)	-	(0.4)	(1)	(71)	(17)	(27)	(68)	(0.8)	(0.8)
15047	2113	〈和干菓子類〉 ごかぼう	0	1555	367	(10.0)	(9.8)	(10.6)	(6.0)	0	(6.4)	(70.5)*	(65.7)	(68.4)	(4.5)	0	(71.7)	-	(1.3)	(1)	(500)	(48)	(64)	(170)	(2.0)	(1.4)
15048	2114	〈和干菓子類〉 小麦粉せんべい 磯部せんべい	0	1608	377	(4.2)	(3.9)	(4.3)	(0.8)	0	(0.8)	(94.1)*	(87.9)	(88.4)	(1.3)	0	(89.3)	-	(1.5)	(500)	(59)	(11)	(6)	(31)	(0.3)	(0.1)
15049	2115	〈和干菓子類〉 小麦粉せんべい かわらせんべい	0	1651	388	(4.3)	(6.5)	(7.0)	(2.6)	(90)	(3.2)	(89.6)*	(83.7)	(84.8)	(1.2)	0	(84.9)	-	(0.6)	(57)	(54)	(10)	(6)	(70)	(0.6)	(0.4)
15050	2116	〈和干菓子類〉 小麦粉せんべい 巻きせんべい	0	1645	386	(3.5)	(4.0)	(4.3)	(1.0)	(30)	(1.4)	(95.1)*	(89.2)	(89.9)	(1.0)	0	(90.4)	-	(0.4)	(39)	(57)	(21)	(6)	(53)	(0.3)	(0.2)
15051	2117	〈和干菓子類〉 小麦粉せんべい 南部せんべい ごま入り	0	1786	423	(3.3)	(10.6)	(11.2)	(10.8)	0	(11.1)	(73.3)*	(66.7)	(68.7)	(4.2)	0	(72.0)	-	(2.4)	(430)	(170)	(240)	(78)	(150)	(2.2)	(1.3)
15052	2118	〈和干菓子類〉 小麦粉せんべい 南部せんべい 落花生入り	0	1781	421	(3.3)	(11.0)	(11.7)	(9.2)	0	(9.5)	(76.6)*	(69.9)	(71.4)	(3.5)	(0.1)	(73.9)	-	(1.6)	(340)	(230)	(26)	(40)	(120)	(0.7)	(0.7)
15053	2119	〈和干菓子類〉 しおがま	0	1481	347	(10.0)	(2.1)	(2.6)	(0.2)	0	(0.2)	(89.6)*	(84.2)	(85.5)	(0.6)	-	(85.5)	-	(1.6)	(580)	(42)	(14)	(7)	(17)	(0.2)	(0.6)
15056	2120	〈和干菓子類〉 ひなあられ 関西風	0	1631	384	(2.6)	(7.2)	(8.0)	(1.2)	0	(1.4)	(84.5)	(76.8)	(85.6)*	(1.3)	-	(85.8)	-	(2.1)	(680)	(150)	(15)	(35)	(150)	(0.5)	(2.4)
15055	2121	〈和干菓子類〉 ひなあられ 関東風	0	1610	380	(4.7)	(8.7)	(9.6)	(2.5)	0	(2.8)	(78.4)	(71.5)	(79.4)*	(2.5)	-	(80.7)	-	(2.2)	(600)	(260)	(26)	(47)	(180)	(1.1)	(2.4)
15057	2122	〈和干菓子類〉 米菓 揚げせんべい	0	1928	458	(4.0)	(4.9)	(5.6)	(16.9)	(Tr)	(17.4)	(75.9)*	(69.0)	(72.0)	(0.5)	-	(71.3)	-	(1.6)	(490)	(82)	(5)	(21)	(87)	(0.7)	(0.9)
15058	2123	〈和干菓子類〉 米菓 甘辛せんべい	0	1595	374	(4.5)	(5.8)	(6.7)	(0.8)	0	(1.0)	(91.0)*	(83.1)	(86.5)	(0.6)	(0.1)	(86.2)	-	(1.6)	(460)	(120)	(7)	(28)	(110)	(0.8)	(1.0)
15059	2124	〈和干菓子類〉 米菓 あられ	0	1603	378	(4.4)	(6.7)	(7.5)	(0.8)	0	(1.0)	(82.9)	(75.4)	(85.0)*	(0.8)	(Tr)	(84.9)	(0.1)	(2.0)	(660)	(99)	(8)	(17)	(55)	(0.3)	(1.6)
15060	2125	〈和干菓子類〉 米菓 しょうゆせんべい	0	1566	368	(5.9)	(6.3)	(7.3)	(0.9)	0	(1.0)	(88.4)*	(80.4)	(84.3)	(0.6)	(0.1)	(83.9)	(0.1)	(1.8)	(500)	(130)	(8)	(30)	(120)	(1.0)	(1.1)
15061	2126	〈和干菓子類〉 ボーロ 小粒	0	1663	391	(4.5)	(2.3)	(2.5)	(1.9)	(74)	(2.1)	(97.3)*	(90.7)	(91.1)	0	-	(90.6)	-	(0.3)	(30)	(44)	(15)	(5)	(54)	(0.6)	(0.2)
15062	2127	〈和干菓子類〉 ボーロ そばボーロ	0	1692	398	(2.0)	(7.0)	(7.7)	(3.0)	(87)	(3.4)	(90.4)*	(84.4)	(85.5)	(1.5)	0	(86.1)	-	(0.8)	(130)	(130)	(21)		(110)	(0.9)	(0.7)
15063	2128	〈和干菓子類〉 松風	0	1612	378	(5.3)	(3.7)	(4.0)	(0.6)	0	(0.7)	(94.7)*	(88.4)	(88.9)	(1.2)	0	(89.7)	-	(0.2)	(27)	(54)	(10)	(6)	(29)	(0.3)	(0.1)
15064	2129	〈和干菓子類〉 みしま豆	0	1700	402	(1.6)	(11.5)	(12.3)	(8.2)	0	(8.6)	(72.0)*	(68.6)	(71.0)	(6.0)	0	(75.8)	-	(1.7)	(1)	(680)	(65)	(86)	(220)	(2.7)	(1.4)
15065	2130	〈和干菓子類〉 八つ橋	0	1663	390	(1.8)	(2.9)	(3.3)	(0.3)	0	(0.5)	(99.7)*	(93.0)	(94.4)	(0.3)	0	(94.2)	-	(0.2)	(1)	(49)	(3)	(13)	(51)	(0.4)	(0.8)
15066	2131	〈和干菓子類〉 らくがん らくがん	0	1636	384	(3.0)	(2.2)	(2.4)	(0.2)	0	(0.2)	(99.6)*	(93.4)	(94.5)	(0.2)	0	(94.3)	-	(0.1)	(2)	(19)	(3)	(5)	(17)	(0.2)	(0.5)
15067	2132	〈和干菓子類〉 らくがん 麦らくがん	0	1685	396	(2.4)	(4.2)	(4.8)	(1.5)	0	(1.8)	(94.6)*	(88.7)	(85.8)	(5.4)	0	(90.4)	-	(0.7)	(2)	(170)	(16)	(46)	(120)	(1.1)	(1.4)
15068	2133	〈和干菓子類〉 らくがん もろこしらくがん	0	1591	374	(2.5)	(5.7)	(6.6)	(0.2)	0	(0.3)	(89.5)*	(84.4)	(84.1)	(6.9)	0	(89.9)	-	(0.6)	(130)	(51)	(16)	(22)	(58)	(1.8)	(0.7)
15125	2134	〈菓子パン類〉 揚げパン	0	1543	369	27.7	7.5	8.7	17.8	3	18.7	-	-	43.8*	1.8	-	43.5	-	1.4	450	110	42	19	86	0.6	0.7
15069	2135	〈菓子パン類〉 あんパン こしあん入り	0	1075	253	(35.5)	(6.2)	(6.8)	(3.4)	(18)	(3.6)	(51.6)*	(48.0)	(51.9)	(2.5)	-	(53.5)	(Tr)	(0.6)	(110)	(66)	(31)	(16)	(57)	(1.0)	(0.7)
15168	2136	〈菓子パン類〉 あんパン つぶしあん入り	0	1126	266	(35.5)	(6.3)	(7.0)	(3.5)	(18)	(3.8)	(54.1)*	(50.3)	(50.7)	(3.3)	-	(53.0)	(Tr)	(0.7)	(130)	(120)	(23)	(18)	(68)	(1.0)	(0.7)
15126	2137	〈菓子パン類〉 あんパン 薄皮タイプ こしあん入り	0	1089	257	(37.4)	(6.0)	(6.6)	(3.0)	(17)	(3.5)	(53.6)*	(50.3)	(50.4)	(2.4)	-	(51.9)	(Tr)	(0.6)	(110)	(64)	(30)	(15)	(55)	(1.0)	(0.6)

可食部 100 g 当たり

	無機質						ビタミン																							アルコール	食塩相当量	備 考
							ビタミンA						ビタミンD	ビタミンE				ビタミンK	ビタミンB₁	ビタミンB₂	ナイアシン	ナイアシン当量	ビタミンB₆	ビタミンB₁₂	葉酸	パントテン酸	ビオチン	ビタミンC			
銅	マンガン	ヨウ素	セレン	クロム	モリブデン	レチノール	α-カロテン	β-カロテン	β-クリプトキサンチン	β-カロテン当量	レチノール活性当量			α-トコフェロール	β-トコフェロール	γ-トコフェロール	δ-トコフェロール														
(……mg……)		(…………………………… μg ……………………………)												(………… mg …………)				μg	(………… mg …………)						(… μg …)	mg	μg	mg	(……g……)		
CU	MN	ID	SE	CR	MO	RETOL	CARTA	CARTB	CRYPXB	CARTBEQ	VITA.RAE	VITD	TOCPHA	TOCPHB	TOCPHG	TOCPHD	VITK	THIA	RIBF	NIA	NE	VITB6A	VITB12	FOL	PANTAC	BIOT	VITC	ALC	NACLEQ	
(0.12)	(0.45)	(Tr)	(12)	(1)	(9)	(2)	-	-	-	(20)	(3)	(0.1)	-	-	-	-	(9)	(0.23)	(0.10)	(2.0)	(3.9)	(0.16)	(0.1)	(38)	(0.80)	(1.9)	(7)	(Tr)	(1.2)	部分割合：皮10、肉あん4.5
(0.12)	(0.41)	(0)	(Tr)	(Tr)	(34)	0	0	0	0	0	0	0	0	0	(0.6)	(1.7)	(3)	(0.01)	(0.02)	(0.1)	(1.0)	(Tr)	0	(1)	(0.08)	(1.2)	0		0	小豆こしあん入り 部分割合：皮1、あん9
(0.23)	(0.49)	(0)	(1)	(0)	(59)	0	0	0	0	0	0	0	(0.1)	(0)	(1.0)	(2.0)	(6)	(0.02)	(0.03)	(0.1)	(1.2)	(0.03)	0	(9)	(0.23)	(1.9)	0		(0.2)	小豆つぶしあん入り 部分割合：パン10、あん7
(0.11)	(0.38)	(0)	(1)	(Tr)	(18)	0	0	0	0	(1)	0	0	0	0	(1.1)	(0.1)	(Tr)	(0.03)	(0.02)	(0.4)	(0.9)	(0.06)	0	(8)	(0.19)	(0.7)	0	(0.1)	(0.6)	試料：くるみ入り
(0.09)	(0.30)	(0)	(0)	(Tr)	(22)	0	0	0	0	0	0	0	0	0	(0.5)	(1.4)	(3)	(0.01)	(0.02)	(Tr)	(0.7)	(Tr)		(1)	(0.03)	(0.9)	0		0	
(0.06)	(0.21)	(0)	(0)	(0)	(16)	0	0	0	0	0	0	0	0	0	(0.4)	(1.0)	(2)	(0.01)	(0.02)	(Tr)	(0.5)	(Tr)		(1)	(0.02)	(0.7)	0		(0.1)	
(0.10)	(0.32)	(0)	(Tr)	(1)	(24)	0	0	0	0	0	0	0	(Tr)	(Tr)	(0.5)	(1.5)	(3)	(0.02)	(0.02)	(0.1)	(0.9)	(Tr)	0	(1)	(0.06)	(1.1)	0		(0.2)	
(0.01)	(Tr)	(0)	(0)	(0)	(0)	0	-	-	-	0	0	0	0	0	0	0	0	0	0	0	0	0		0	0	(0.1)	0		0	食塩添加品あり
(0.20)	(0.47)	(1)	(1)	(Tr)	(5)	0	-	(33)	(1)	(33)	(3)	0	(4.3)	(0.3)	(12.0)	(2.2)	(35)	(0.13)	(0.05)	(0.9)	(1.2)	(0.30)	0	(57)	(1.03)	(5.7)	(33)	(Tr)	0	別名：芋けんぴ
(0.12)	(0.48)	(0)	(0)	(0)	(0)	0	0	0	0	0	0	0	(Tr)	(0)	(0.2)	(Tr)	(1)	(0.02)	(0.01)	(0.2)	(1.1)	(0.02)	0	(3)	(0.12)				(0.2)	米おこし、あわおこしを含む
(0.33)	(1.14)	(1)	(4)	(1)	(85)	0	0	(1)	0	(2)	0	0	(2.9)	(0.1)	(1.8)	(0.1)	(0)	(0.13)	(0.05)	(7.0)	(9.3)	(0.21)	0	(24)	(1.09)	(28.0)	0		(1.0)	らっかせい製品
(0.16)	(0.53)	(3)	(28)	(4)	(19)	0	0	(3)	0	(3)	0	(Tr)	(1.6)	(0.3)	(6.0)	(1.2)	(18)	(0.10)	(0.05)	(2.4)	(2.4)	(0.21)		(25)	(0.84)	(9.7)	0		(Tr)	
(0.15)	(0.44)	(0)	(37)	(1)	(23)	0	0	(1)	0	(1)	0	(Tr)	(1.6)	(0.3)	(5.6)	(1.1)	(17)	(0.12)	(0.05)	(1.1)	(3.0)	(0.07)	0	(31)	(0.72)	(2.9)	0		0	
(0.33)	(0.89)	-	-	-	-	0	0	(1)	0	(1)	0	0	(0.4)	(0.3)	(2.8)	(2.1)	(6)	(0.03)	(0.06)	(0.6)	(3.1)	(0.13)		(55)	(0.30)	(7.4)	0		0	
(0.05)	(0.22)	(0)	(2)	(1)	(6)								(0.1)	(0.1)	(0.3)	(0.2)		(0.06)	(0.02)	(0.3)	(1.2)	(0.02)		(4)	(0.27)	(0.6)	0		(1.3)	
(0.05)	(0.21)	(8)	(8)	(1)	(7)	(51)	0	0	(3)	0	0	(0.3)	(0.4)	(0.1)	(0.1)	(0.1)	(3)	(0.07)	(0.11)	(0.3)	(1.9)	(0.04)	(0.3)	(16)	(0.54)	(6.4)	0		(0.1)	
(0.04)	(0.17)	(3)	(4)	(1)	(5)	(17)	0	0	(1)	0	0	(0.3)	(0.2)	(0.1)	(Tr)	(0)	(0)	(0.05)	(0.04)	(0.2)	(1.2)	(0.02)	(0.1)	(7)	(0.31)	(2.4)	0		(0.1)	別名：有平巻き
(0.38)	(0.80)	(Tr)	(6)	(2)	(28)	0	0	(2)	0	(2)	0	0	(0.3)	(0.2)	(4.0)	(0.1)	(1)	(0.27)	(0.08)	(1.5)	(4.2)	(0.14)	0	(25)	(0.59)	(3.2)	0		(1.1)	
(0.18)	(0.65)	(1)	(7)	(2)	(26)	0	0	(2)	0	(2)	0	0	(0.2)	(0.2)	(1.2)	(0.1)	(1)	(0.17)	(0.05)	(3.9)	(6.3)	(0.11)	0	(21)	(0.91)	(17.0)	0		(0.9)	
(0.09)	(0.40)	(0)	(0)	(0)	(0)	0	(510)	0		(510)	(85)	-	(0.2)	(0)	(0.2)	(0.8)	(33)	(0.02)	(0.02)	(0.2)	(0.8)	(0.02)		(7)	(1.33)	(Tr)	0		(1.5)	
(0.38)	(1.37)	(10)	(7)	(5)	(130)	0	-	-	-	0	0	0	(0.1)				(0)	(0.09)	(0.05)	(1.0)	(2.8)	(0.09)		(15)	(1.02)	(2.5)	0		(1.7)	部分割合：あられ100
(0.40)	(1.36)	(9)	(7)	(5)	(140)	0							(0.1)		(0.8)	(0.7)	(2)	(0.08)	(0.06)	(1.0)	(2.6)	(0.12)		(27)	(0.95)	(4.2)	0		(1.5)	部分割合：あられ88、甘納豆6、いり大豆6
(0.17)	(0.68)	(1)	(5)	(1)	(70)	0							(2.3)	(0.2)	(9.4)	(1.8)	(28)	(0.08)	(0.06)	(1.2)	(2.5)	(0.11)			(0.61)	(1.0)	0		(1.2)	
(0.19)	(0.81)	(1)	(5)	(1)	(79)	0		(1)		(1)			(0.1)	(Tr)	(0.7)	(0.1)	(9)	(0.09)	(0.03)	(1.2)	(2.5)	(0.13)		(14)	(0.69)	(2.1)	0		(1.2)	別名：ざらめせんべい
(0.21)	(1.07)	(1)	(4)	(Tr)	(98)	0							(0.1)	(Tr)	(0.5)	(2.2)		(0.06)	(0.03)	(0.5)	(2.2)	(0.06)		(11)	(0.63)	(2.5)	0		(1.7)	
(0.20)	(0.88)	(1)	(5)	(1)	(86)	0							(0.2)	(0.1)	(1.5)	(3.0)	(1)	(0.10)	(0.04)	(1.5)	(3.0)	(0.14)		(16)	(0.75)	(2.3)	0		(1.3)	
(0.03)	(Tr)	(7)	(5)	(3)	(1)	(42)	0	0	(2)	0	0	(0.8)			(0.1)		(2)	(0.01)	(0.07)	(Tr)	(0.6)	(0.02)		(10)	(0.23)	(4.8)	0		(0.1)	別名：たまごボーロ、乳ボーロ、栄養ボーロ、衛生ボーロ 乳児用としてカルシウム、ビタミン等の添加品あり
(0.12)	(0.32)	(8)	(8)	(1)	(11)	(49)	0	0	(3)	0	0	(0.9)	(0.1)	(0)	(0.9)	(Tr)		(0.12)	(0.11)	(0.8)	(2.6)	(0.07)		(21)	(0.68)	(8.1)	0		(0.3)	
(0.05)	(0.21)	(2)	(1)	(0)	(6)	0							(0.1)	(0)	(0.3)	(1.1)		(0.05)	(0.02)	(0.3)	(1.1)	(0.01)		(4)	(0.26)	(0.6)	0		(0.1)	
(0.38)	(0.92)	(0)	(2)	(4)	(130)	0	0	(1)	0	(1)	0	0	(0.6)	(0.4)	(3.8)	(2.9)	(9)	(0.02)	(0.08)	(0.7)	(3.6)	(0.17)	0	(75)	(0.34)	(10.0)	0		0	糖衣のいり大豆
(0.13)	(0.44)	(0)	(1)	(0)	(38)	0	0	(1)	0	(1)	0	0	(0.4)	(0.1)	(0.7)	(1.4)	(1)	(0.04)	(0.01)	(0.7)	(1.4)	(0.07)		(7)	(0.36)	(0.8)	0		0	
(0.08)	(0.30)	(0)	(0)	(0)	(0)	0							(0.1)	(0)	(Tr)	(0.7)		(0.01)	(0.01)	(0.1)	(0.7)	(0.03)		(2)	(0.07)	(Tr)	0		0	みじん粉製品
(0.16)	(0.68)	(0)	(0)	(0)	(0)	0		(1)		(1)			(0.3)	(0.1)	(2.7)	(3.8)	(0)	(0.04)	(0.04)	(0.7)				(9)	(0.11)	(Tr)	0		0	麦こがし製品
(0.13)	(0.43)	(Tr)	(1)	(0)	(46)	0							(Tr)	(0)	(0.9)	(1.0)	(1)	(0.01)	(0.01)	(0.2)	(1.5)	(0.01)		(1)	(0.08)	(2.0)	0		(0.3)	さらしあん製品
0.09	0.29	22	13	1	11	1	0	3	0	3	2	0	4.3	0.2	4.5	0.2	(0)	0.18	0.13	1.2	2.7	0.05	0.1	33	0.32	4.0	0		1.1	揚げパン部分のみ
(0.11)	(0.27)	(2)	(13)	(1)	(22)	(10)	0	0	(1)	0	0	(0.2)	(0.4)	(0)	(0.6)	(1.0)	(2)	(0.06)	(0.07)	(0.5)	(1.7)	(0.03)	(0.1)	(28)	(0.36)	(3.4)	0		(0.3)	小豆こしあん入り 部分割合：パン10、あん7
(0.14)	(0.27)	(2)	(14)	(1)	(29)	(10)	0	0	(1)	0	0	(0.2)	(0.4)	(0)	(0.7)	(1.0)	(2)	(0.06)	(0.07)	(0.6)	(1.7)	(0.04)	(0.1)	(32)	(0.43)	(3.6)	0		(0.3)	ミニあんパン 小豆こしあん入り 部分割合：パン22、あん78
(0.10)	(0.26)	(2)	(13)	(1)	(21)	(10)	0	0	(1)	0	0	(0.2)	(0.4)	(0)	(0.6)	(1.0)	(2)	(0.06)	(0.07)	(0.5)	(1.7)	(0.03)	(0.1)	(27)	(0.35)	(3.3)	0		(0.3)	ミニあんパン 小豆つぶしあん入り 部分割合：パン22、あん78

15 菓子類

食品番号	索引番号	食品名	廃棄率	エネルギー		水分	たんぱく質		脂質			炭水化物 利用可能炭水化物			食物繊維総量	糖アルコール	炭水化物	有機酸	灰分	無機質						
							アミノ酸組成によるたんぱく質	たんぱく質	トリアシルグリセロール当量	コレステロール	脂質	利用可能炭水化物(単糖当量)	利用可能炭水化物(質量計)	差引き法による利用可能炭水化物						ナトリウム	カリウム	カルシウム	マグネシウム	リン	鉄	亜鉛
		成分識別子	REFUSE	ENERC (kJ)	ENERC_KCAL (kcal)	WATER	PROTCAA	PROT-	FATNLEA	CHOLE (mg)	FAT-	CHOAVLM	CHOAVL	CHOAVLDF-	FIB-	POLYL	CHOCDF-	OA	ASH	NA	K	CA	MG	P	FE	ZN
15169	2138	<菓子パン類> あんパン 薄皮タイプ つぶしあん入り	0	1095	258	(37.4)	(6.1)	(6.8)	(3.4)	(17)	(3.7)	(52.5)*	(48.8)	(49.2)	(3.2)	-	(51.4)	(Tr)	(0.7)	(130)	(110)	(22)	(18)	(66)	(0.9)	(0.7)
15127	2139	<菓子パン類> カレーパン 皮及び具	0	1264	302	(41.3)	(5.7)	(6.6)	(17.3)	(13)	(18.3)	(32.0)	(29.5)	(32.5)	(1.6)	0	(32.3)	(0.1)	(1.5)	(490)	(130)	(24)	(17)	(91)	(0.7)	(0.6)
15128	2140	<菓子パン類> カレーパン 皮のみ	0	1516	363	30.8	6.2	7.2	21.2	14	22.4	38.5*	35.3	39.2	1.3	0	38.4	-	1.2	390	100	23	16	100	0.7	0.6
15129	2141	<菓子パン類> カレーパン 具のみ	0	703	168	64.5	4.5	5.3	8.7	11	9.3	17.7*	16.7	17.5	2.4	0	18.8	0.3	2.1	710	200	28	19	69	0.7	0.6
15070	2142	<菓子パン類> クリームパン	0	1206	286	(35.5)	(7.1)	(7.9)	(6.8)	(98)	(7.4)	(45.7)	(42.3)	(48.3)	(1.3)	-	(48.3)	(0.1)	(0.9)	(150)	(110)	(56)	(15)	(110)	(0.8)	(0.8)
15130	2143	<菓子パン類> クリームパン 薄皮タイプ	0	919	218	(52.2)	(5.4)	(6.0)	(6.3)	(140)	(7.1)	(33.4)	(31.1)	(34.6)	(0.6)	-	(33.9)	(0.1)	(0.8)	(83)	(110)	(71)	(11)	(120)	(0.7)	(0.8)
15071	2144	<菓子パン類> ジャムパン	0	1205	285	(32.0)	(4.9)	(5.3)	(3.7)	(20)	(3.9)	(56.2)	(52.5)	(57.2)	(1.6)	-	(58.1)	(Tr)	(0.6)	(120)	(84)	(20)	(12)	(47)	(0.6)	(0.6)
15072	2145	<菓子パン類> チョココロネ	0	1348	321	(33.5)	(5.2)	(5.8)	(14.6)	(21)	(15.3)	(44.3)*	(40.9)	(44.6)	(1.1)	0	(44.4)	(0.1)	(0.9)	(170)	(160)	(76)	(18)	(92)	(0.6)	(0.6)
15131	2146	<菓子パン類> チョコパン 薄皮タイプ	0	1425	340	(35.0)	(4.1)	(4.7)	(18.5)	(16)	(19.4)	(41.4)*	(38.2)	(40.5)	(0.8)	0	(40.0)	(0.1)	(0.9)	(160)	(190)	(98)	(18)	(100)	(0.5)	(0.5)
15132	2147	<菓子パン類> メロンパン	0	1475	349	20.9	6.7	8	10.2	37	10.5	60.6*	56.2	59.6	1.7	-	59.9	-	0.8	210	110	26	16	84	0.6	0.6
15181	2148	<菓子パン類> 菓子パン あんなし	0	1246	294	(30.7)	(7.6)	(8.2)	(5.8)	(31)	(6.1)	(55.5)*	(51.1)	(53.4)	(1.7)	(Tr)	(54.1)	(Tr)	(0.9)	(190)	(92)	(26)	(18)	(67)	(0.6)	(0.7)
15073	2149	<ケーキ・ペストリー類> シュークリーム	0	933	223	(56.3)	(5.3)	(6.0)	(10.4)	(200)	(11.4)	(25.3)	(23.8)	(26.8)*	-	0	(25.5)	(Tr)	(0.9)	(73)	(100)	(65)	(7)	(70)	(0.2)	(0.3)
15074	2150	<ケーキ・ペストリー類> スポンジケーキ	0	1197	283	(32.0)	(7.3)	(7.9)	(6.0)	(170)	(7.5)	(52.8)	(49.3)	(49.3)	(0.7)	0	(52.1)	-	(0.6)	(Tr)	(33)	(6)	(3)	(18)	(0.2)	(0.1)
15075	2151	<ケーキ・ペストリー類> ショートケーキ 果実なし	0	1338	318	(35.0)	(6.4)	(6.9)	(13.9)	(140)	(15.2)	(44.6)*	(41.7)	(41.7)	(0.6)	0	(42.3)	(Tr)	(0.6)	(Tr)	(25)	(5)	(5)	(14)	(0.1)	(0.1)
15170	2152	<ケーキ・ペストリー類> ショートケーキ いちご	0	1320	314	(35.0)	(6.3)	(6.9)	(13.4)	(140)	(14.7)	(44.3)*	(41.5)	(43.5)	(0.9)	0	(42.7)	(0.2)	(0.7)	(Tr)	(24)	(5)	(5)	(21)	(0.1)	(0.1)
15133	2153	<ケーキ・ペストリー類> タルト（洋菓子）	0	1038	248	(50.3)	(4.1)	(4.7)	(12.3)	(100)	(13.5)	(30.9)*	(28.9)	(30.3)	(1.4)	0	(30.5)	(0.6)	(1.0)	(27)	(12)	(28)	(2)	(69)	(0.3)	(0.3)
15134	2154	<ケーキ・ペストリー類> チーズケーキ ベイクドチーズケーキ	0	1248	299	(46.1)	(7.9)	(8.5)	(19.3)	(160)	(21.2)	(24.4)*	(23.0)	(25.2)	(0.2)	0	(23.3)	(0.5)	(0.9)	(190)	(90)	(54)	(9)	(97)	(0.5)	(0.7)
15135	2155	<ケーキ・ペストリー類> チーズケーキ レアチーズケーキ	0	1448	348	(43.1)	(5.3)	(5.8)	(25.2)	(64)	(27.5)	(21.9)	(20.5)	(24.7)*	(0.3)	0	(21.9)	-	(1.0)	(210)	(93)	(98)	(9)	(75)	-	(0.4)
15182	2156	<ケーキ・ペストリー類> デニッシュペストリー アメリカンタイプ プレーン	0	1595	382	(31.3)	(5.7)	(6.2)	(25.0)	(41)	(26.3)	(34.8)*	(31.9)	(34.8)	(2.1)	0	(35.1)	(Tr)	(1.1)	(300)	(92)	(27)	(13)	(68)	(0.6)	(0.7)
15076	2157	<ケーキ・ペストリー類> デニッシュペストリー デンマークタイプ プレーン	0	1900	457	(25.5)	(5.9)	(6.5)	(32.3)	(62)	(34.0)	(32.1)	(29.3)	(30.5)*	(2.7)	-	(33.2)	-	(0.8)	(220)	(80)	(17)	(13)	(70)	(0.7)	(0.7)
15183	2158	<ケーキ・ペストリー類> デニッシュペストリー アメリカンタイプ あん入り こしあん	0	1385	330	(32.8)	(5.3)	(6.0)	(14.8)	(24)	(15.6)	(45.3)*	(42.2)	(43.5)	(2.9)	0	(44.9)	(Tr)	(0.7)	(180)	(68)	(33)	(15)	(60)	(1.0)	(0.6)
15184	2159	<ケーキ・ペストリー類> デニッシュペストリー アメリカンタイプ あん入り つぶしあん	0	1356	323	(34.6)	(5.3)	(6.0)	(14.8)	(24)	(15.7)	(43.0)*	(40.0)	(40.8)	(3.6)	0	(42.9)	(Tr)	(0.8)	(200)	(120)	(23)	(15)	(70)	(1.0)	(0.7)
15171	2160	<ケーキ・ペストリー類> デニッシュペストリー デンマークタイプ あん入り こしあん	0	1609	384	(25.5)	(5.8)	(6.5)	(20.1)	(39)	(21.3)	(46.2)*	(42.9)	(44.6)	(3.3)	0	(46.1)	-	(0.6)	(130)	(65)	(29)	(16)	(64)	(1.1)	(0.7)
15172	2161	<ケーキ・ペストリー類> デニッシュペストリー デンマークタイプ あん入り つぶしあん	0	1619	387	(25.5)	(5.9)	(6.6)	(20.7)	(40)	(22.0)	(44.9)*	(41.7)	(42.9)	(4.2)	0	(45.2)	-	(0.7)	(160)	(120)	(19)	(17)	(77)	(1.1)	(0.7)
15185	2162	<ケーキ・ペストリー類> デニッシュペストリー アメリカンタイプ あん入り カスタードクリーム	0	1273	304	(42.8)	(5.2)	(5.8)	(18.1)	(93)	(19.3)	(31.3)*	(29.0)	(31.5)	(1.4)	0	(31.2)	(Tr)	(0.9)	(200)	(100)	(51)	(12)	(96)	(0.5)	(0.6)
15173	2163	<ケーキ・ペストリー類> デニッシュペストリー デンマークタイプ あん入り カスタードクリーム	0	1745	419	(25.5)	(6.6)	(7.3)	(27.8)	(130)	(29.6)	(36.3)*	(33.5)	(36.3)	(2.1)	0	(36.6)	(Tr)	(0.9)	(180)	(110)	(55)	(14)	(120)	(0.9)	(0.7)
15077	2164	<ケーキ・ペストリー類> ドーナッツ イーストドーナッツ プレーン	0	1586	379	(27.5)	(6.6)	(7.2)	(19.4)	(19)	(20.2)	(45.2)	(33.2)	(43.8)*	(1.5)	-	(43.9)	(0.1)	(1.2)	(310)	(100)	(41)	(13)	(73)	(0.5)	(0.6)
15174	2165	<ケーキ・ペストリー類> ドーナッツ イーストドーナッツ あん入り こしあん	0	1434	341	(27.5)	(6.1)	(6.8)	(12.0)	(12)	(12.6)	(53.7)	(44.8)	(50.9)*	(2.6)	0	(52.2)	(Tr)	(0.9)	(190)	(77)	(43)	(15)	(66)	(1.0)	(0.6)
15175	2166	<ケーキ・ペストリー類> ドーナッツ イーストドーナッツ あん入り つぶしあん	0	1431	341	(27.5)	(6.3)	(7.0)	(12.4)	(12)	(13.0)	(52.6)	(43.7)	(49.4)*	(3.4)	0	(51.5)	(Tr)	(1.0)	(190)	(64)	(26)	(8)	(46)	(0.3)	(0.4)
15176	2167	<ケーキ・ペストリー類> ドーナッツ イーストドーナッツ あん入り カスタードクリーム	0	1554	371	(27.5)	(7.0)	(7.7)	(17.7)	(97)	(18.9)	(46.1)	(36.3)	(45.3)*	(1.2)	-	(44.6)	(0.1)	(1.3)	(240)	(77)	(31)	(10)	(56)	(0.4)	(0.5)
15078	2168	<ケーキ・ペストリー類> ドーナッツ ケーキドーナッツ プレーン	0	1552	368	(20.0)	(6.6)	(7.2)	(11.2)	(90)	(11.7)	(63.4)*	(58.7)	(60.1)	(1.2)	0	(60.2)	(Tr)	(0.9)	(130)	(85)	(31)	(6)	(55)	(0.2)	(0.2)

可食部 100 g 当たり

CU	MN	ID	SE	CR	MO	RETOL	CARTA	CARTB	CRYPXB	CARTBEQ	VITA_RAE	VITD	TOCPHA	TOCPHB	TOCPHG	TOCPHD	VITK	THIA	RIBF	NIA	NE	VITB6A	VITB12	FOL	PANTAC	BIOT	VITC	ALC	NACL_EQ	備考
銅	マンガン	ヨウ素	セレン	クロム	モリブデン	レチノール	α-カロテン	β-カロテン	β-クリプトキサンチン	β-カロテン当量	レチノール活性当量	ビタミンD	α-トコフェロール	β-トコフェロール	γ-トコフェロール	δ-トコフェロール	ビタミンk	ビタミンB1	ビタミンB2	ナイアシン	ナイアシン当量	ビタミンB6	ビタミンB12	葉酸	パントテン酸	ビオチン	ビタミンC	アルコール	食塩相当量	
(....mg....)						(.......................µg.......................)						µg	(......... mg ....)				µg	(............. mg ....)						(...... µg ......)	mg	µg	mg	(....g....)		
(0.13)	(0.26)	(2)	(13)	(1)	(28)	(10)	0	0	(1)	0	0	(0.2)	(0.4)	(0.1)	(0.7)	(0.9)	(3)	(0.06)	(0.07)	(0.5)	(1.7)	(0.04)	(0.1)	(31)	(0.41)	(3.5)	0		(0.3)	デコレーションケーキを含む 部分割合：スポンジケーキ3、ホイップクリーム1、イチゴ1
(0.07)	(0.28)	(4)	(14)	(3)	(11)	(7)	(110)	(270)	(2)	(320)	(34)	(0)	(2.1)	(0.1)	(1.6)	(0.5)	(8)	(0.11)	(0.15)	(1.1)	(2.2)	(0.05)	(0.1)	(17)	(0.26)	(3.3)	0		(1.2)	製品全体 部分割合：パン69、具31
0.08	0.28	3	18	2	13	9	2	10	1	11	10	0	2.7	0.2	2.0	0.5	9	0.11	0.18	1.1	2.4	0.04	0.1	21	0.26	3.7	0		1.0	
0.07	0.28	4	6	5	8	2	340	850	5	1000	87	0	0.7	Tr	0.8	0.5	5	0.11	0.07	1.1	2.0	0.07	0.1	9	0.24	2.3	0		1.8	
(0.08)	(0.15)	(13)	(20)	(1)	(13)	(64)	0	(2)	(3)		(52)	(1.1)	(0.8)	(0.1)	(0.5)		(4)	(0.10)	(0.14)	(0.7)	(2.0)	(0.07)	(0.4)	(46)	(0.81)	(8.0)	(Tr)		(0.4)	部分割合：パン5、カスタードクリーム3
(0.05)	(0.09)	(19)	(14)	0	(8)	(91)	0	(3)	(4)	(5)	(86)	(1.4)	(0.7)	(Tr)	(0.3)	(0.1)	(5)	(0.07)	(0.15)	(0.3)	(1.6)	(0.06)	(0.5)	(34)	(0.82)	(8.9)	(Tr)		(0.3)	ミニクリームパン 部分割合：パン31、カスタードクリーム69
(0.07)	(0.17)	(3)	(15)	(1)	(10)	(11)	0	(3)	(1)	(4)	(11)	(0.2)	(0.7)	(0.1)	(0.4)	(0.1)	(2)	(0.07)	(0.07)	(0.3)	(1.6)	(0.04)	(0.1)	(40)	(0.42)	(3.3)	(3)		(0.3)	部分割合：パン5、いちごジャム3
(0.09)	(0.12)	(6)	(12)	(3)	(9)	(26)	0	(34)	(1)	(37)	(21)	(1.4)	(2.0)	(0.1)	(4.5)	(0.8)	(7)	(0.07)	(0.14)	(0.5)	(1.6)	(0.04)	(0.2)	(25)	(0.59)	(3.1)	(Tr)		(0.4)	部分割合：パン5、チョコクリーム4 テオブロミン：Tr、ポリフェノール：Tr
(0.08)	(0.08)	(6)	(7)	(3)	(6)	(30)	(Tr)	(50)	(Tr)	(53)	(30)	(1.9)	(2.6)	(0.1)	(6.3)	(1.0)	(9)	(0.06)	(0.15)	(0.4)	(1.3)	(0.03)	(0.2)	(14)	(0.58)	(2.3)	(Tr)		(0.4)	ミニチョコパン 部分割合：パン31、チョコクリーム69 テオブロミン：Tr、ポリフェノール：0.1 g
0.09	0.28	4	15	1	12	37	10	24	2	31	40	0.2	1.2	0.1	0.7	0.2	3	0.09	0.10	1.0	2.4	0.05	0.1	29	0.38	3.2	0		0.5	
(0.09)	(0.18)	(4)	(24)	(1)	(15)	(17)	0	0	(1)	0	0	(0.4)	(0.7)	(0.1)	(0.6)	(0.2)	(1)	(0.10)	(0.11)	(0.9)	(2.3)	(0.05)	(0.1)	(49)	(0.61)	(5.0)			(0.5)	
(0.02)	(0.03)	(12)	(4)	0	(6)	(150)	(Tr)	(13)	(4)	(15)	(130)	(0.8)	(Tr)	0	0		(8)	(0.07)	(0.18)	(0.2)	(1.6)	(0.04)	(0.2)	(27)	(0.91)	(3.5)	(1)		(0.2)	エクレアを含む 部分割合：皮1、カスタードクリーム5
(0.03)	(0.13)	0	(1)	(1)	(6)	(120)	0	(6)	(6)	(6)	(24)	(1.7)	(0.7)	(Tr)	(0.2)	0	(6)	(0.06)	(0.18)	(0.2)	(2.1)	(0.05)	(0.5)	(24)	(0.68)	(11.0)	0	0	0	デコレーションケーキを含む（果実などの具材は含まない。）スポンジとクリーム部分のみ 部分割合：スポンジケーキ3、ホイップクリーム1
(0.02)	(0.10)	0	(1)	(1)	(6)	(130)	0	(28)	(4)	(28)	(63)	(1.3)	(0.6)	(Tr)	(0.2)	0	(5)	(0.05)	(0.15)	(0.2)	(1.8)	(0.04)	(0.4)	(19)	(0.53)	(8.5)			0	デコレーションケーキを含む（果実などの具材は含まない。）スポンジとクリーム部分のみ 部分割合：スポンジケーキ3、ホイップクリーム1
(0.03)	(0.14)	(Tr)	(1)	(1)	(8)	(130)	0	(31)	(4)	(32)	(61)	(1.4)	(0.7)	(Tr)	(0.2)	0	(7)	(0.05)	(0.15)	(0.3)	(1.4)	(0.05)	(0.4)	(40)	(0.59)	(8.4)	(15)			部分割合：スポンジケーキ3、ホイップクリーム1、イチゴ1
(0.05)	(0.21)	(5)	(13)	(Tr)	(11)	(120)	0	(37)	(4)	(39)	(110)	(0.9)	(0.8)	(Tr)	(0.3)	(Tr)	(7)	(0.06)	(0.12)	(0.4)	(1.4)	(0.06)	(0.1)	(80)	(0.70)	(2.8)	(46)	(0.1)	(0.1)	
(0.02)	(0.05)	(13)	(13)	0	(7)	(190)	0	(1)	(8)	(98)	(190)	(1.2)	(2.1)	(Tr)	(0.2)	0	(10)	(0.04)	(0.23)	(0.1)	(2.2)	(0.04)	(0.3)	(20)	(0.55)	(8.2)	(2)		(0.5)	
(0.03)	(0.08)	(10)	(4)	(1)	(8)	(150)	0	(38)	(3)	(93)	(160)	(0.2)	(0.7)	(0.1)	(Tr)	(0.1)	(8)	(0.04)	(0.16)	(0.2)	(1.3)	(0.03)	(0.1)	(8)	(0.34)	(1.9)	(2)	(0.8)	(0.5)	
(0.07)	(0.11)	(4)	(14)	(Tr)	(8)	(53)	(0)	(41)	(Tr)	(41)	(4)	(1.6)	(3.1)	(0.2)	(5.5)	(1.3)	(9)	(0.11)	(0.12)	(0.6)	(2.2)	(0.05)	(0.1)	(63)	(0.50)	(5.4)	(0)		(0.8)	デニッシュ部分のみ
(0.07)	(0.10)	(5)	(14)	(Tr)	(8)	(78)	(0)	(52)	(2)	(52)	(56)	(2.1)	(3.9)	(0.2)	(6.8)	(1.6)	(11)	(0.11)	(0.12)	(0.9)	(2.3)	(0.06)	(0.1)	(62)	(0.51)	(6.0)	(0)		(0.5)	デニッシュ部分のみ
(0.10)	(0.24)	(3)	(9)	(1)	(19)	(31)	(0)	(24)	(1)	(24)	(24)	(0.9)	(1.8)	(0.1)	(3.6)	(1.6)	(7)	(0.07)	(0.08)	(0.6)	(1.7)	(0.03)	(0.1)	(38)	(0.31)	(3.7)	(0)		(0.5)	部分割合：デニッシュペストリープレーン10、並練りあん7
(0.12)	(0.23)	(3)	(9)	(Tr)	(26)	(31)	(0)	(24)	(1)	(24)	(24)	(0.9)	(1.9)	(0.1)	(3.6)	(1.5)	(8)	(0.07)	(0.08)	(0.6)	(1.8)	(0.04)	(0.1)	(41)	(0.37)	(3.9)	(0)		(0.5)	部分割合：デニッシュペストリープレーン10、つぶし練りあん7
(0.10)	(0.25)	(3)	(9)	(Tr)	(20)	(48)	(0)	(32)	(1)	(32)	(35)	(1.3)	(2.4)	(0.1)	(4.6)	(1.9)	(7)	(0.07)	(0.09)	(0.6)	(1.8)	(0.03)	(0.1)	(39)	(0.33)	(4.4)	(0)		(0.3)	部分割合：デニッシュペストリープレーン10、並練りあん7
(0.14)	(0.24)	(3)	(9)	(1)	(27)	(50)	(0)	(33)	(1)	(33)	(36)	(1.3)	(2.5)	(0.1)	(4.7)	(1.9)	(10)	(0.08)	(0.09)	(0.6)	(1.9)	(0.05)	(0.2)	(43)	(0.41)	(4.6)	(Tr)		(0.4)	部分割合：デニッシュペストリープレーン10、つぶし練りあん7
(0.06)	(0.08)	(12)	(12)	(Tr)	(8)	(79)	(0)	(27)	(3)	(28)	(71)	(1.7)	(3.5)	(Tr)	(3.5)	(0.8)	(8)	(0.09)	(0.14)	(0.6)	(1.9)	(0.06)	(0.3)	(49)	(0.65)	(7.3)	(Tr)		(0.5)	部分割合：デニッシュペストリープレーン5、カスタードクリーム3
(0.07)	(0.10)	(15)	(15)	(Tr)	(9)	(120)	(0)	(41)	(4)	(43)	(100)	(2.5)	(3.3)	(0.1)	(5.3)	(1.2)	(12)	(0.11)	(0.16)	(0.6)	(2.3)	(0.07)	(0.4)	(60)	(0.8)	(9.4)	(Tr)		(0.5)	部分割合：デニッシュペストリープレーン5、カスタードクリーム3
(0.07)	(0.17)	(5)	(17)	(1)	(12)	(10)	0	(1)	0	(Tr)		(0.2)	(2.2)	(0.1)	(8.6)	(1.8)	(25)	(0.09)	(0.11)	(0.7)	(1.9)	(0.05)	(0.1)	(37)	(0.56)	(3.9)	(Tr)		(0.8)	
(0.10)	(0.29)	(3)	(10)	(1)	(22)	(6)	0	0	(Tr)	0		(0.1)	(1.5)	(0.1)	(5.6)	(2.0)	(17)	(0.06)	(0.08)	(0.5)	(1.6)	(0.03)	(0.1)	(23)	(0.36)	(3.0)	0		(0.5)	部分割合：イーストドーナッツプレーン10、並練りあん7
(0.05)	(0.11)	(3)	(10)	(1)	(29)	(7)	0	0	(Tr)	0		(0.1)	(1.6)	(0.1)	(5.8)	(2.0)	(18)	(0.06)	(0.08)	(0.5)	(1.7)	(0.04)	(0.1)	(27)	(0.43)	(3.2)	0		(0.5)	部分割合：イーストドーナッツプレーン10、つぶし練りあん7
(0.06)	(0.13)	(4)	(13)	(1)	(11)	(64)	(Tr)	(2)	(3)	(1)	(56)	(1.0)	(2.2)	(0.1)	(6.7)	(1.4)	(22)	(0.10)	(0.16)	(0.6)	(1.5)	(0.07)	(0.2)	(40)	(0.84)	(3.6)	(Tr)		(0.6)	部分割合：イーストドーナッツプレーン5、カスタードクリーム3
(0.04)	(0.20)	(2)	(2)	(1)	(7)	(53)	0	(1)	(3)	(1)	(4)	(0.9)	(1.3)	(0.1)	(2.7)	(0.6)	(9)	(0.07)	(0.12)	(0.3)	(2.0)	(0.04)	(0.3)	(16)	(0.58)	(6.4)	0		(0.3)	

15 菓子類

可食部 100 g 当たり

食品番号	索引番号	食品名	廃棄率	エネルギー kJ	エネルギー kcal	水分	たんぱく質 アミノ酸組成による	たんぱく質	脂肪酸のトリアシルグリセロール当量	コレステロール	脂質	利用可能炭水化物（単糖当量）	利用可能炭水化物（質量計）	差引き法による利用可能炭水化物	食物繊維総量	糖アルコール	炭水化物	有機酸	灰分	ナトリウム	カリウム	カルシウム	マグネシウム	リン	鉄	亜鉛
		成分識別子	REFUSE	ENERC	ENERC_KCAL	WATER	PROTCAA	PROT-	FATNLEA	CHOLE	FAT-	CHOAVLM	CHOAVL	CHOAVLDF-	FIB-	POLYL	CHOCDF-	OA	ASH	NA	K	CA	MG	P	FE	ZN
		単位 % kJ kcal (g) mg (g) (mg)	%	kJ	kcal					mg																
15177	2169	＜ケーキ・ペストリー類＞ ドーナッツ ケーキドーナッツ あん入り こしあん	0	1483	351	(20.0)	(7.6)	(8.3)	(7.7)	(120)	(5.4)	(66.4)*	(62.2)	(62.4)	(2.5)	0	(63.7)	-	(0.6)	(1)	(41)	(25)	(11)	(37)	(0.9)	(0.4)
15178	2170	＜ケーキ・ペストリー類＞ ドーナッツ ケーキドーナッツ あん入り つぶしあん	0	1488	352	(20.0)	(7.8)	(8.6)	(8.0)	(120)	(5.7)	(65.4)*	(61.3)	(60.9)	(3.4)	0	(63.1)	-	(0.7)	(29)	(110)	(14)	(14)	(50)	(0.9)	(0.4)
15179	2171	＜ケーキ・ペストリー類＞ ドーナッツ ケーキドーナッツ あん入り カスタードクリーム	0	1566	371	(20.0)	(8.8)	(9.6)	(12.7)	(250)	(10.5)	(59.6)*	(55.8)	(57.7)	(0.7)	0	(56.7)	(0.1)	(0.9)	(Tr)	(30)	(6)	(3)	(16)	(0.1)	(0.1)
15079	2172	＜ケーキ・ペストリー類＞ パイ パイ皮	0	1613	386	(32.0)	(4.6)	(5.0)	(24.8)	(1)	(25.4)	(38.0)*	(34.5)	(36.1)	(1.3)	0	(36.4)	-	(1.2)	(390)	(50)	(9)	(9)	(31)	(0.3)	(0.3)
15080	2173	＜ケーキ・ペストリー類＞ パイ アップルパイ	0	1230	294	(45.0)	(3.6)	(4.0)	(16.0)	(1)	(17.5)	(39.5)	(36.9)	(33.2)*	(1.2)	(0.1)	(32.8)	(0.1)	(0.8)	(260)	(64)	(6)	(6)	(32)	(0.2)	(0.2)
15081	2174	＜ケーキ・ペストリー類＞ パイ ミートパイ	0	1583	381	(36.2)	(8.7)	(9.7)	(27.4)	(13)	(29.9)	(31.8)	(29.0)	(23.9)*	(1.8)		(22.2)	(0.1)	(2.0)	(620)	(170)	(14)	(15)	(74)	(0.6)	(0.8)
15082	2175	＜ケーキ・ペストリー類＞ バターケーキ	0	1768	422	(20.0)	(5.3)	(5.8)	(23.2)	(160)	(25.3)	(50.8)*	(47.4)	(49.8)	(0.7)		(48.0)	-	(0.9)	(240)	(74)	(22)	(7)	(67)	(0.4)	(0.4)
15083	2176	＜ケーキ・ペストリー類＞ ホットケーキ	0	1070	253	(40.0)	(7.0)	(7.7)	(4.9)	(77)	(5.4)	(47.4)*	(43.8)	(45.2)	(1.1)		(45.3)	(0.1)	(1.6)	(260)	(210)	(110)	(13)	(160)	(0.5)	(0.5)
15084	2177	＜ケーキ・ペストリー類＞ ワッフル カスタードクリーム入り	0	1019	241	(45.9)	(6.6)	(7.3)	(7.0)	(140)	(7.9)	(40.0)*	(37.0)	(38.7)	(0.8)		(38.1)	(0.1)	(0.9)	(62)	(150)	(83)	(11)	(110)	(0.4)	(0.5)
15085	2178	＜ケーキ・ペストリー類＞ ワッフル ジャム入り	0	1184	279	(33.0)	(4.5)	(4.9)	(4.2)	(53)	(4.2)	(59.6)*	(55.9)	(56.6)	(1.3)		(57.3)	(Tr)	(0.6)	(51)	(130)	(52)	(11)	(80)	(0.4)	(0.4)
15086	2179	＜デザート菓子類＞ カスタードプリン	0	488	116	(74.1)	(5.3)	(5.7)	(4.5)	(120)	(5.5)	(14.5)*	(13.8)	(15.3)	0		(14.0)	(0.1)	(0.9)	(69)	(130)	(81)	(9)	(110)	(0.5)	(0.6)
15136	2180	＜デザート菓子類＞ 牛乳寒天	0	259	61	(85.2)	(1.0)	(1.1)	(1.2)	(4)	(1.3)	(12.1)*	(11.6)	(11.9)	(0.5)	0	(12.2)	(0.1)	(0.2)	(15)	(51)	(38)	(4)	(32)	(0.1)	(0.1)
15142	2181	＜デザート菓子類＞ こんにゃくゼリー	0	275	65	(83.2)	-	0		0	(0.1)	(11.6)	(11.5)	(15.6)*	(0.8)	(Tr)	(16.4)	-	(0.4)	(58)	(110)	(15)	(15)	(37)	(Tr)	(Tr)
15087	2182	＜デザート菓子類＞ ゼリー オレンジ	0	339	79	(77.6)	(1.6)	(2.1)	(0.1)	(0)	(0.1)	(18.4)	(17.8)	(19.1)	(0.2)	0	(19.8)	(1.0)	(0.3)	(5)	(180)	(9)	(10)	(17)	(0.1)	(0.1)
15088	2183	＜デザート菓子類＞ ゼリー コーヒー	0	186	44	(87.8)	(1.5)	(1.6)	0		0	(14.8)*	(9.6)	(14.1)	0	-	(10.3)	-	(0.1)	(5)	(47)	(2)	(5)	(5)	(Tr)	0
15089	2184	＜デザート菓子類＞ ゼリー ミルク	0	432	103	(76.8)	(4.0)	(4.3)	(3.4)	(12)	(3.7)	(14.8)*	(14.1)	(15.0)	0	0	(14.4)	(0.1)	(0.7)	(43)	(150)	(110)	(10)	(91)	(Tr)	(0.4)
15090	2185	＜デザート菓子類＞ ゼリー ワイン	0	275	65	(84.1)	(1.7)	(1.7)	(Tr)		0	(13.7)*	(13.1)	(13.2)	0	0	(13.2)	(Tr)	(Tr)	(5)	(11)	(2)	(1)	(1)	(0.1)	0
15091	2186	＜デザート菓子類＞ ババロア	0	854	204	(60.9)	(5.0)	(5.6)	(11.7)	(150)	(12.9)	(20.8)*	(19.9)	(21.6)	0		(19.9)	(0.1)	(0.6)	(52)	(90)	(72)	(6)	(130)	(0.6)	(0.6)
15092	2187	＜ビスケット類＞ ウエハース	0	1852	438	2.1	(6.9)	7.6	12.0	18	13.6	(80.1)*	(74.5)	76.4	1.2	0	75.3	Tr	1.4	480	76	21	9	63	0.6	0.4
15141	2188	＜ビスケット類＞ ウエハース クリーム入り	0	2082	495	(2.7)	(7.0)	(7.5)	(21.2)	(1)	(21.8)	(72.9)*	(68.1)	(65.2)	(2.1)	0	(65.5)	-	(2.1)	(500)	(170)	(56)	(25)	(120)	(0.8)	(0.6)
15093	2189	＜ビスケット類＞ クラッカー オイルスプレークラッカー	0	2016	481	2.7	(7.5)	8.5	21.1	-	22.5			64.2*	2.1		63.9		2.4	610	110	180	18	190	0.8	0.5
15094	2190	＜ビスケット類＞ クラッカー ソーダクラッカー	0	1775	421	3.1	(9.4)	10.4	9.3	-	9.8			73.8*	2.1		74.4		2.3	730	140	55	21	85	0.7	0.4
15095	2191	＜ビスケット類＞ サブレ	0	1937	459	3.1	(5.7)	(6.1)	(16.1)	(54)	(16.6)	(77.2)*	(71.7)	(73.2)	(1.3)		(73.5)		(0.7)	(73)	(110)	(36)	(8)	(84)	(0.5)	(0.3)
15054	2192	＜ビスケット類＞ 中華風クッキー	0	2154	514	(3.0)	(4.7)	(5.1)	(27.6)	(75)	(29.5)	(65.2)*	(60.7)	(63.0)	(1.1)		(61.8)		(0.6)	(97)	(81)	(25)	(6)	(63)	(0.4)	(0.3)
15097	2193	＜ビスケット類＞ ビスケット ハードビスケット	0	1780	422	2.6	6.4	7.6	8.9	10	10.0	78.0	71.9	77.8*	2.3		77.8		2.0	320	140	330	22	96	0.9	0.5
15098	2194	＜ビスケット類＞ ビスケット ソフトビスケット	0	2147	511	3.2	(5.2)	5.7	23.9	58	27.6	(72.6)*	(67.0)	65.4	1.4		62.6	Tr	0.9	220	110	20	12	66	0.5	0.4
15099	2195	＜ビスケット類＞ プレッツェル	0	1956	465	1.0	(8.6)	9.9	16.8	-	18.6			68.8*	2.6		68.2		2.3	750	160	36	22	140	0.9	0.5
15096	2196	＜ビスケット類＞ リーフパイ	0	2333	558	2.5	(5.3)	5.8	(34.7)	(1)	35.5	(59.1)*	(53.9)	55.4	1.7	0	55.8		0.4	54	77	14	8	42	0.4	0.2
15100	2197	＜ビスケット類＞ ロシアケーキ	0	2038	486	(4.0)	(5.4)	(5.8)	(22.9)	(-)	(23.4)	(67.8)*	(63.3)	(64.9)	(1.8)	0	(65.8)	0	(1.0)	(200)	(140)	(41)	(32)	(75)	(0.5)	(0.4)
15101	2198	＜スナック類＞ 小麦粉あられ	0	2004	476	(2.0)	(7.0)	(7.6)	(18.9)	(1)	(19.5)	(72.9)*	(66.3)	(67.6)	(2.3)		(68.8)		(2.2)	(710)	(100)	(18)	(11)	(55)	(0.5)	(0.3)
15102	2199	＜スナック類＞ コーンスナック	0	2159	516	0.9	(4.7)	5.2	25.4	(0)	27.1			66.4*	1.0		65.3		1.5	470	89	50	13	70	0.4	0.3
15103	2200	＜スナック類＞ ポテトチップス ポテトチップス	0	2255	541	2.0	(4.4)	4.7	(34.2)	Tr	35.2			51.8*	4.2		54.7		3.4	400	1200	17	70	100	1.7	0.5
15104	2201	＜スナック類＞ ポテトチップス 成形ポテトチップス	0	2149	515	2.2	(6.3)	5.8	28.8	-	32.0			55.2*	4.8		57.3		2.7	360	900	49	53	140	1.2	0.7
15109	2202	＜キャンデー類＞ かわり玉	0	1671	392	(0.5)	-	0		0	0	(104.4)*	(99.5)	(99.5)	0	-	(99.5)	-	0	(1)	(2)	(1)	0	0	0	0

可食部 100 g 当たり

無機質	銅(CU)、マンガン(MN)、ヨウ素(ID)、セレン(SE)、クロム(CR)、モリブデン(MO) 〔mg／μg〕
ビタミンA	レチノール(RETOL)、α-カロテン(CARTA)、β-カロテン(CARTB)、β-クリプトキサンチン(CRYPXB)、β-カロテン当量(CARTBEQ)、レチノール活性当量(VITA.RAE) 〔μg〕
ビタミンD(VITD) 〔μg〕	
ビタミンE	α-トコフェロール(TOCPHA)、β-トコフェロール(TOCPHB)、γ-トコフェロール(TOCPHG)、δ-トコフェロール(TOCPHD) 〔mg〕
ビタミンK(VITK) 〔μg〕	
ビタミンB1(THIA)、ビタミンB2(RIBF)、ナイアシン(NIA)、ナイアシン当量(NE)、ビタミンB6(VITB6A) 〔mg〕	
ビタミンB12(VITB12)、葉酸(FOL) 〔μg〕	
パントテン酸(PANTAC) 〔mg〕、ビオチン(BIOT) 〔μg〕、ビタミンC(VITC) 〔mg〕	
アルコール(ALC)、食塩相当量(NACLEQ) 〔g〕	
備考	

CU	MN	ID	SE	CR	MO	RETOL	CARTA	CARTB	CRYPXB	CARTBEQ	VITA.RAE	VITD	TOCPHA	TOCPHB	TOCPHG	TOCPHD	VITK	THIA	RIBF	NIA	NE	VITB6A	VITB12	FOL	PANTAC	BIOT	VITC	ALC	NACLEQ	備考
(0.09)	(0.30)	0	(1)	(1)	(21)	(82)	0	(4)	(4)	(4)	(17)	(0.7)	(0.5)	(Tr)	(0.5)	(1.1)	(6)	(0.05)	(0.14)	(0.2)	(1.6)	(0.04)	(0.3)	(18)	(0.50)	(8.5)	0	-		部分割合：ケーキドーナッツプレーン10、並練りあん7
(0.12)	(0.30)	0	(1)	(1)	(29)	(84)	0	(4)	(4)	(4)	(17)		(0.6)	(Tr)	(0.6)	(1.0)	(8)	(0.05)	(0.14)	(0.2)	(1.6)	(0.05)	(0.3)	(22)	(0.58)	(8.8)	0	-	(0.1)	部分割合：ケーキドーナッツプレーン10、つぶし練りあん7
(0.03)	(0.11)	0	(1)	(1)	(8)	(170)	(Tr)	(7)	(8)	(9)	(86)	(1.8)	(1.0)	(0.1)	(0.3)	(0.1)	(9)	(0.09)	(0.24)	(0.1)	(1.8)	(0.08)	(0.5)	(35)	(1.07)	(10.0)	(Tr)	-		部分割合：ケーキドーナッツプレーン5、カスタードクリーム3
(0.06)	(0.19)	0	(11)	(1)	(9)	0	-	-	-	0	0	(Tr)	(2.5)	(0.1)	(3.1)	(1.2)	(5)	(0.05)	(0.02)	(0.3)	(1.3)	(0.02)	0	(6)	(0.32)	(0.7)	0	-	(1.0)	
(0.05)	(0.13)	1	(5)	(1)	(5)	0	-	-	(2)	-	0	(0.2)	(2.2)	(Tr)	(5.2)	(0.5)	(9)	(0.02)	(0.01)	(0.3)	(1.1)	(0.02)	0	(4)	(0.05)	(0.5)	(1)	-	(0.7)	部分割合：パイ皮1、甘煮りんご1
(0.09)	(0.22)	0	(13)	(1)	(8)	(1)	(300)	(640)	0	(790)	(67)	(0.4)	(3.6)	(0.2)	(8.2)	(0.7)	(16)	(0.17)	(0.06)	(1.6)	(3.5)	(0.11)	(0.1)	(9)	(0.33)	(1.5)	(1)	-	(1.6)	
(0.04)	(0.12)	10	(8)	(1)	(5)	(190)	(1)	(51)	(5)	(52)	(140)	(1.2)	(0.8)	(Tr)	(0.2)	(0.1)	(8)	(0.05)	(0.12)	(0.2)	(1.5)	(0.03)	(0.3)	(16)	(0.48)	(7.0)	0	-	(0.6)	パウンドケーキ、マドレーヌを含む
(0.05)	(Tr)	(12)	(6)	(3)	(9)	(51)	0	(3)	(2)	(4)	(15)	(0.7)	(0.8)	(Tr)	(0.3)	(0.1)	(3)	(0.08)	(0.16)	(0.3)	(2.1)	(0.05)	(0.3)	(15)	(0.68)	(5.1)	(Tr)	-	(0.7)	
(0.04)	(0.13)	14	(6)	(1)	(7)	(100)	0	(4)	(5)	(4)	(72)	(1.6)	(0.8)	(Tr)	(0.3)	(0.1)	(8)	(0.05)	(0.18)	(0.1)	(1.9)	(0.04)	(0.3)	(23)	(0.90)	(4.7)	(1)	-	(0.2)	部分割合：皮1、カスタードクリーム1
(0.05)	(0.19)	9	(5)	(1)	(6)	(38)	0	(2)	(2)	(2)	(10)	(0.6)	(0.5)	(Tr)	(0.2)	(0.1)	(4)	(0.05)	(0.10)	(0.3)	(1.4)	(0.04)	(0.2)	(22)	(0.48)	(4.2)	(5)	-	(0.1)	部分割合：皮1、いちごジャム1
(0.02)	(0.01)	20	(9)	(0)	(4)	(87)	0	(4)	(4)	(4)	(23)	(1.4)	(0.5)	(Tr)	(0.2)	(0.1)	(8)	(0.04)	(0.20)	(0.1)	(1.0)	(0.05)	(0.5)	(18)	(0.69)	(8.4)	(1)	-	(0.2)	別名：プリン、カスタードプディング プリン部分のみ
(Tr)	(0.01)	6	(1)	(0)	(1)	(13)	0	(4)	(4)	(2)	(13)	(0.1)	(Tr)	0	0	0	(1)	(0.01)	(0.05)	(Tr)	(0.3)	(0.01)	(0.1)	(2)	(0.19)	(0.6)	(Tr)	-	(Tr)	杏仁豆腐を含む
(Tr)	(0.01)	0	0	(1)	0	0	0	(1)	(Tr)	0	0	0	(Tr)	0	(Tr)	(Tr)	(Tr)	0	0	0	0	0	0	(Tr)	0	(Tr)	0	-	(0.1)	
(0.03)	(0.03)	(1)	0	(1)	(1)	0	(7)	(16)	(50)	(45)	(4)	0	(0.3)	0	(Tr)	0	(0)	(0.07)	(0.02)	(0.3)	(0.3)	(0.06)	0	(26)	(0.22)	(0.3)	(40)	-	(Tr)	別名：オレンジゼリー ゼラチンゼリー ゼリー部分のみ
(Tr)	(0.02)	0	0	0	0	0	-	-	-	0	0	0	0	0	0	0	0	(Tr)	0	(0.6)	(0.6)	0	0	0	(Tr)	(1.1)	0	-	(Tr)	別名：コーヒーゼリー ゼラチンゼリー ゼリー部分のみ カフェイン：0.1g
(0.01)	0	(16)	(3)	0	(4)	(37)	0	(6)	0	(6)	(37)	(0.3)	(0.1)	0	0	0	(2)	(0.04)	(0.15)	(0.1)	(0.7)	(0.03)	(0.3)	(5)	(0.54)	(1.8)	(1)	-	(0.1)	別名：ミルクゼリー ゼラチンゼリー ゼリー部分のみ
(Tr)	(0.02)	0	0	(Tr)	0	0	-	-	-	0	0	0	0	0	0	0	0	(Tr)	(Tr)	0	(Tr)	(Tr)	0	0	(0.01)	(0.2)	0	(0.9)	(Tr)	別名：ワインゼリー ゼラチンゼリー ゼリー部分のみ アルコール：0.9g
(0.02)	(0.01)	(21)	(7)	(Tr)	(5)	(130)	0	(21)	(5)	(24)	(130)	(1.6)	(0.6)	-	(0.2)	-	(7)	(0.04)	(0.13)	(Tr)	(1.0)	(0.05)	(0.6)	(20)	(0.67)	(8.4)	(Tr)	-	(0.1)	ババロア部分のみ
0.14	0.23	-	-	-	-	16	0	9	0	9	17	0	1.1	0.1	1.0	0.1	4	0.03	0.08	0.5	2.2	0.02	Tr	6	0.24	-	0	-	1.2	乳幼児用としてカルシウム、ビタミン等添加品あり
(0.15)	-	0	(2)	(2)	(11)	0	-	-	-	0	0	(Tr)	-	-	-	-	(1)	(0.17)	(0.03)	(0.8)	(2.5)	(0.07)	0	(11)	(0.50)	(2.0)	0	-	(1.3)	乳幼児用としてカルシウム、ビタミン等添加品あり
0.12	0.49	0	3	2	10	(0)	-	-	-	(0)	(0)	-	12.0	0.1	1.9	0.8	4	0.08	0.04	0.8	(2.5)	0.04	-	12	0.45	1.7	0	-	1.5	別名：スナッククラッカー
0.14	0.55	-	-	-	-	(0)	-	-	-	(0)	(0)	-	1.5	0.3	0.6	0.2	1	0.05	0.04	0.8	(2.9)	0.04	-	22	0.54	-	(0)	-	1.9	
(0.06)	(0.23)	(5)	(6)	-	(7)	(30)	0	(2)	0	(2)	(30)	(0.6)	(1.7)	(0.1)	(1.8)	(0.7)	(3)	(0.07)	(0.07)	(0.3)	(1.7)	(0.03)	-	(12)	(0.45)	(4.1)	(0)	-		
(0.05)	(0.19)	(4)	(5)	(1)	(6)	(27)	0	(2)	0	(2)	(27)	(0.5)	(0.4)	(0.1)	(0.1)	(0.1)	(4)	(0.06)	(0.06)	(0.3)	(1.4)	(0.02)	(0.1)	(10)	(0.37)	(3.6)	(0)	-	(0.2)	ラードを用いたもの
0.12	0.58	4	4	2	9	18	0	6	0	6	18	Tr	0.9	0.3	0.8	0.4	2	0.13	0.22	1.0	2.4	0.06	-	16	0.63	2.2	(0)	-	0.8	乳幼児用としてカルシウム、ビタミン等添加品あり
0.08	0.33	3	4	1	9	130	0	180	0	180	150	Tr	2.2	0.4	1.7	0.6	6	0.06	0.05	0.6	(1.8)	0.04	-	7	0.45	2.3	(0)	-	0.6	クッキーを含む
0.12	0.43	-	-	-	-	(0)	3	53	10	59	5	-	2.6	0.4	3.8	0.9	7	0.13	0.11	1.1	(3.1)	0.06	-	27	0.51	-	-	-	1.9	
0.06	0.30	Tr	3	1	8	0	-	-	-	0	0	Tr	3.5	0.2	4.3	1.7	4	0.14	0.02	0.4	(1.4)	0.02	-	6	0.37	0.6	-	-	0.1	パルミエを含む 別名：パフ
(0.14)	(0.37)	(Tr)	(3)	(1)	(4)	(1)	0	(1)	0	(1)	(Tr)		(4.5)	(0.1)	(2.3)	(0.9)	(1)	(0.06)	(0.14)	(0.6)	(1.8)	(0.02)	(Tr)	(9)	(0.27)	(1.0)	(0)	-	(0.5)	部分割合：ビスケット4、マカロン2、クリーム1
(0.08)	(0.39)	(Tr)	(4)	(2)	(11)	0	-	-	-	0	0	(Tr)	(2.0)	(0.2)	(2.3)	(0.9)	(1)	(0.10)	(0.03)	(0.5)	(1.8)	(0.03)	-	(8)	(0.48)	(1.1)	(0)	-	(1.8)	別名：小麦粉系スナック
0.05	0.08	-	-	-	-	(0)	12	84	79	130	11	-	3.7	0.4	3.8	1.8	-	0.02	0.05	0.7	(1.3)	0.06	-	8	0.30	-	(0)	-	1.2	
0.21	0.40	260	0	3	10	(0)	-	-	-	(0)	(0)	-	6.2	0.1	0.8	0.1	-	0.26	0.06	4.3	(5.6)		-	70	0.94	1.6	15	-	1.0	別名：ポテトチップ
0.20	0.30	-	-	-	-	0	0	0	0	0	0	-	2.6	0.3	0.8	0.1	4	0.25	0.05	4.2	(5.2)	0.54	-	36	1.08	-	9	-	0.9	別名：ポテトチップ
(0.01)	0	0	0	0	0	0	-	-	-	0	0	0	0	0	0	0	0	0	0	0	0	0	0	0	(0.1)	0	0	-	0	別名：チャイナマーブル

15 菓子類

可食部 100 g 当たり

食品番号	索引番号	食品名	廃棄率	エネルギー		水分	たんぱく質		脂質			炭水化物						有機酸	灰分	無機質						
							アミノ酸組成によるたんぱく質	たんぱく質	脂肪酸のトリアシルグリセロール当量	コレステロール	脂質	利用可能炭水化物(単糖当量)	利用可能炭水化物(質量計)	差引き法による利用可能炭水化物	食物繊維総量	糖アルコール	炭水化物			ナトリウム	カリウム	カルシウム	マグネシウム	リン	鉄	亜鉛
		単位	%	kJ	kcal	(········· g ·········)				mg		(········· g ·········)								(·········· mg ··········)						
		成分識別子	REFUSE	ENERC	ENERC_KCAL	WATER	PROTCAA	PROT-	FATNLEA	CHOLE	FAT-	CHOAVLM	CHOAVL	CHOAVLDF-	FIB-	POLYL	CHOCDF-	OA	ASH	NA	K	CA	MG	P	FE	ZN
15105	2203	<キャンデー類> キャラメル	0	1799	426	(5.4)	(3.4)	(4.0)	(10.4)	(14)	(11.7)	-	-	(79.8)*	0	-	(77.9)	-	(1.0)	(110)	(180)	(190)	(13)	(100)	(0.3)	(0.4)
15107	2204	<キャンデー類> ゼリーキャンデー	0	1426	334	(16.0)	(Tr)	(Tr)	0	0	0	(88.7)*	(83.1)	(83.1)	(0.9)	0	(83.9)	-	(0.1)	(2)	(1)	(8)	(1)	(1)	(0.1)	(Tr)
15108	2205	<キャンデー類> ゼリービーンズ	0	1527	358	(9.5)	(Tr)	(Tr)	0	0	(Tr)	(95.0)*	(89.5)	(89.5)	(0.9)	0	(90.4)	-	(0.1)	(2)	(6)	(10)	(2)	(6)	(0.2)	(Tr)
15110	2206	<キャンデー類> ドロップ	0	1662	389	(2.0)	-	-	0	0	(0)	(103.8)*	(98.0)	(98.0)	0	-	(98.0)	-	(Tr)	(1)	(1)	(1)	0	(Tr)	(Tr)	0
15111	2207	<キャンデー類> バタースコッチ	0	1758	414	(2.0)	(Tr)	(Tr)	(6.0)	(17)	(6.5)	(95.9)*	(91.1)	(91.5)	0	-	(91.0)	-	(0.4)	(150)	(4)	(2)	(Tr)	(2)	(Tr)	(Tr)
15112	2208	<キャンデー類> ブリットル	0	2118	506	(1.5)	(11.8)	(12.6)	(27.0)	0	(26.5)	(55.5)*	(52.5)	(54.6)	(3.6)	-	(58.1)	(0.2)	(1.4)	(72)	(380)	(26)	(100)	(200)	(0.9)	(1.5)
15113	2209	<キャンデー類> マシュマロ	0	1382	324	(18.5)	(2.1)	(2.1)	0	0	0	(84.1)*	(79.3)	(79.4)	0	-	(79.3)	-	(Tr)	(7)	(1)	(1)	(0)	(1)	(0.1)	(Tr)
15106	2210	<キャンデー類> ラムネ	0	1586	373	7.0	-	-	-	(0)	0.5	-	-	92.2*	(0)	-	92.2	-	0.3	67	5	110	2	5	0.1	0
15137	2211	<チョコレート類> アーモンドチョコレート	0	2339	562	(2.0)	(10.4)	(11.4)	(39.6)	(12)	(40.4)	(40.1)*	(38.2)	(38.8)	(6.1)	0	(43.3)	(0.2)	(2.2)	(41)	(550)	(240)	(150)	(320)	(2.8)	(2.3)
15114	2212	<チョコレート類> カバーリングチョコレート	0	2049	488	(2.0)	(6.0)	(7.1)	(23.1)	(15)	(24.3)	(66.4)*	(62.2)	(63.1)	(3.2)	0	(64.2)	(0.2)	(1.9)	(170)	(320)	(270)	(53)	(180)	(1.8)	(1.2)
15115	2213	<チョコレート類> ホワイトチョコレート	0	2457	588	0.8	-	7.2	37.8	22	39.5	(58.2)*	(55.4)	52.0	0.6	0	50.9	-	1.6	92	340	250	24	210	0.1	0.8
15116	2214	<チョコレート類> ミルクチョコレート	0	2301	551	0.5	(5.8)	6.9	32.8	19	34.1	(59.3)*	(56.5)	53.9	3.9	0	55.8	0.3	1.8	64	440	240	74	240	2.4	1.6
15117	2215	<果実菓子類> マロングラッセ	0	1291	303	21.0	(0.9)	1.1	(0.2)	(0)	0.3	(79.1)*	(75.0)	77.6	-	0	77.4	-	0.2	28	60	8	-	20	0.6	-
15118	2216	<チューインガム類> 板ガム	20	1647	388	(3.1)	-	0	0	0	0	-	-	(96.9)*	0	-	(96.9)	-	(Tr)	(3)	(3)	(3)	-	(Tr)	(0.1)	-
15119	2217	<チューインガム類> 糖衣ガム	20	1659	390	(2.4)	-	0	0	0	0	-	-	(97.6)*	0	-	(97.6)	-	(Tr)	(2)	(4)	(1)	-	(Tr)	(0.1)	-
15120	2218	<チューインガム類> 風船ガム	25	1644	387	(3.3)	-	0	0	0	0	-	-	(96.7)*	0	-	(96.7)	-	(Tr)	(3)	(3)	(3)	-	(Tr)	(0.1)	-
15138	2219	<その他> カスタードクリーム	0	725	172	(61.8)	(4.4)	(5.1)	(6.5)	(180)	(7.6)	(26.1)*	(24.6)	(26.5)	(0.2)	0	(24.8)	(0.1)	(0.7)	(34)	(120)	(93)	(9)	(140)	(0.7)	(0.9)
15139	2220	<その他> しるこ こしあん	0	899	211	(46.1)	(4.0)	(4.7)	(0.1)	0	(0.3)	(50.0)*	(47.1)	(46.3)	(3.2)	0	(48.7)	-	(0.2)	(2)	(29)	(35)	(14)	(40)	(1.3)	(0.5)
15140	2221	<その他> しるこ つぶしあん	0	760	179	(54.5)	(3.6)	(4.2)	(0.2)	0	(0.4)	(41.0)*	(38.6)	(37.0)	(4.3)	0	(40.5)	-	(0.4)	(42)	(120)	(14)	(17)	(55)	(1.1)	(0.5)
15180	2222	<その他> チョコレートクリーム	0	2007	481	(14.6)	(4.0)	(4.6)	(30.6)	(15)	(32.0)	(50.1)*	(47.0)	(48.8)	(0.6)	0	(47.3)	-	(1.2)	(200)	(310)	(160)	(26)	(150)	(0.6)	(0.6)

						可　食　部　100　g　当　た　り																								
無機質						ビ　タ　ミ　ン																								
						ビタミンA							ビタミンE																	
銅	マンガン	ヨウ素	セレン	クロム	モリブデン	レチノール	α-カロテン	β-カロテン	β-クリプトキサンチン	β-カロテン当量	レチノール活性当量	ビタミンD	α-トコフェロール	β-トコフェロール	γ-トコフェロール	δ-トコフェロール	ビタミンk	ビタミンB1	ビタミンB2	ナイアシン	ナイアシン当量	ビタミンB6	ビタミンB12	葉酸	パントテン酸	ビオチン	ビタミンC	アルコール	食塩相当量	備　考
(......mg......)						(... µg ....)							(............ mg ....)				µg	(............. mg ....)						(...... µg......)	mg	µg	mg	(......g......)		
CU	MN	ID	SE	CR	MO	RETOL	CARTA	CARTB	CRYPXB	CARTBEQ	VITA_RAE	VITD	TOCPHA	TOCPHB	TOCPHG	TOCPHD	VITK	THIA	RIBF	NIA	NE	VITB6A	VITB12	FOL	PANTAC	BIOT	VITC	ALC	NACL_EQ	
(0.03)	(0.06)	(14)	(3)	(1)	(6)	(110)	0	(15)	0	(15)	(110)	(3)	(0.5)	(Tr)	(0.9)	(0.5)	(3)	(0.09)	(0.18)	(1.1)	(2.0)	(0.02)	-	(5)	(0.58)	(2.7)	(0)		(0.3)	試料：ハードタイプ
(0.01)	(0.04)	0	0	0	0	0	0	0	0	0	0	0	0	0	0	0	0	0	0	0	0	0	0	0	(0.01)	0	0		0	寒天ゼリー
(0.01)	(0.04)	0	0	(1)	0	0	0	0	0	0	0	0	0	0	0	0	0	0	0	0	0	0	0	0	(0.01)	(Tr)	0		0	部分割合：糖衣5、ゼリー6
(0.01)	(Tr)	0	0	0	0	0	0	0	0	0	0	0	0	0	0	0	0	0	0	0	0	0	0	0	(Tr)	0	0		0	
(0.01)	(Tr)	0	0	0	(Tr)	(61)	0	(15)	0	(15)	(62)	(0.1)	(0.1)	0	0	0	(2)	0	(Tr)	0	0	0	0	0	(0.01)	(0.1)	0		(0.4)	
(0.35)	(1.08)	(Tr)	(1)	0	(48)	0	0	(2)	(2)	(3)	0	0	(5.4)	(0.2)	(3.7)	(0.2)	0	(0.12)	(0.07)	(12.0)	(14.0)	(0.23)	0	(29)	(1.10)	(53.0)	0		(0.2)	いり落花生入り
(0.01)	(Tr)	0	0	0	0	0	0	0	0	0	0	0	0	0	0	0	0	0	0	0	0	0	0	0	(Tr)	(Tr)	0		(Tr)	
0.05	0	1	0	1	Tr	(0)	(0)	(0)	(0)	(0)	(0)	0	(0)	0	(0)	0	(0)	0	0	0	0	0	0	Tr	0	0	2		0.2	
(0.77)	(1.14)	(12)	(4)	(15)	(7)	(41)	(3)	(26)	(1)	(28)	(43)	(0.6)	(11.0)	(0.1)	(4.5)	(0.3)	(4)	(0.19)	(0.64)	(2.1)	(4.3)	(0.10)	0	(35)	(1.18)	(4.9)	0		(0.1)	部分割合：チョコレート27、アーモンド15 テオブロミン：0.1g、カフェイン：0g、ポリフェノール：0.5g
(0.38)	(0.47)	(13)	(5)	(15)	(10)	(45)	(2)	(23)	0	(24)	(46)	(0.6)	(0.8)	(0.1)	(4.2)	(0.4)	(4)	(0.16)	(0.33)	(1.1)	(2.6)	(0.09)	-	(17)	(1.18)	(5.4)	0		(0.4)	別名：エンローバーチョコレート ビスケット等をチョコレートで被覆したもの 部分割合：チョコレート3、ビスケット2 テオブロミン：0.1g、カフェイン：Tr、ポリフェノール：0.4g
0.02	0.02	20	5	1	8	47	4	38	0	39	50	Tr	0.8	Tr	5.8	0.5	9	0.08	0.39	0.2	1.4	0.05	-	8	1.05	4.4	-		0.2	ポリフェノール：Tr
0.55	0.41	19	6	24	11	63	4	35	0	37	66	1	0.7	Tr	6.5	0.4	6	0.19	0.41	1.2	(2.8)	0.11	-	18	1.56	7.6	(0)		0.2	テオブロミン：0.2g、カフェイン：Tr、ポリフェノール：0.7g
-	-	-	-	-	-	0	-	-	-	10	1	(0)	-	-	-	-	-	0.03	0.1	(0.3)	-	-	-	-	-	-	0		0.1	
-	-	-	-	-	-	0	-	-	-	0	0	0	-	-	-	-	-	0	0	0	-	-	-	-	-	-	0		0	廃棄部位：ガムベース
-	-	-	-	-	-	0	-	-	-	0	0	(0)	-	-	-	-	-	0	0	0	-	-	-	-	-	-	0		0	別名：粒ガム 廃棄部位：ガムベース
-	-	-	-	-	-	0	-	-	-	0	0	0	-	-	-	-	-	0	0	0	-	-	-	-	-	-	0		0	廃棄部位：ガムベース
(0.02)	(0.04)	(18)	(10)	0	(5)	(120)	0	(5)	(14)	(12)	(120)	(1.9)	(2.5)	(Tr)	(0.3)	0	(7)	(0.07)	(0.16)	(0.1)	(1.3)	(0.07)	(0.6)	(26)	(0.83)	(11.0)	(1)		(0.1)	業務用
(0.11)	(0.35)	0	0	(Tr)	(28)	0	0	0	0	0	0	0	0	0	(0.7)	(1.8)	(3)	(0.01)	(0.02)	(Tr)	(0.9)	0	0	(1)	(0.03)	(1.2)	0			別名：御膳しるこ 具材は含まない
(0.15)	(0.30)	0	0	(1)	(37)	0	0	0	0	0	0	0	(0.1)	-	(0.7)	(1.4)	(4)	(0.01)	(0.02)	(0.1)	(0.8)	(0.02)	0	(6)	(0.13)	(1.3)	-		(0.1)	別名：田舎しるこ、ぜんざい 具材は含まない
(0.10)	(0.07)	(10)	(2)	(6)	(4)	(45)	(1)	(89)	0	(95)	(53)	(3.2)	(4.3)	(0.2)	(11.0)	(1.7)	(16)	(0.07)	(0.23)	(0.3)	(1.1)	(0.03)	(0.3)	(3)	(0.77)	(1.8)	(1)		(0.5)	

16 し好飲料類

食品番号	索引番号	食品名	廃棄率	エネルギー		水分	たんぱく質		脂質			炭水化物							有機酸	灰分	無機質						
							アミノ酸組成によるたんぱく質	たんぱく質	脂肪酸のトリアシルグリセロール当量	コレステロール	脂質	利用可能炭水化物			食物繊維総量	糖アルコール	炭水化物			ナトリウム	カリウム	カルシウム	マグネシウム	リン	鉄	亜鉛
												利用可能炭水化物（単糖当量）	利用可能炭水化物（質量計）	差引き法による利用可能炭水化物												
		単位	%	kJ	kcal	(........................ g ....)				mg		(.. g ....)								(................................ mg ....)						
		成分識別子	REFUSE	ENERC	ENERC_KCAL	WATER	PROTCAA	PROT-	FATNLEA	CHOLE	FAT-	CHOAVLM	CHOAVL	CHOAVLDF-	FIB-	POLYL	CHOCDF-	OA	ASH	NA	K	CA	MG	P	FE	ZN
16001	2223	＜アルコール飲料類＞ （醸造酒類） 清酒 普通酒	0	447	107	82.4	0.3	0.4	0	0	Tr	2.5	2.5	5.0 *	0	-	4.9	-	Tr	2	5	3	1	7	Tr	0.1
16002	2224	＜アルコール飲料類＞ （醸造酒類） 清酒 純米酒	0	425	102	83.7	(0.3)	0.4	0	0	Tr	(2.3)	(2.3)	3.7 *	0	-	3.6	-	Tr	4	5	3	1	9	0.1	0.1
16003	2225	＜アルコール飲料類＞ （醸造酒類） 清酒 本醸造酒	0	440	106	82.8	(0.3)	0.4	0	0	0	(2.6)	(2.6)	4.6 *	0	-	4.5	-	Tr	2	5	3	1	8	Tr	0.1
16004	2226	＜アルコール飲料類＞ （醸造酒類） 清酒 吟醸酒	0	429	103	83.6	(0.2)	0.3	0	0	0	(2.4)	(2.4)	3.7 *	0	-	3.6	-	Tr	2	7	2	1	7	Tr	0.1
16005	2227	＜アルコール飲料類＞ （醸造酒類） 清酒 純米吟醸酒	0	425	102	83.5	(0.3)	0.4	0	0	0	(2.5)	(2.5)	4.2 *	0	-	4.1	-	Tr	3	5	2	1	8	Tr	0.1
16006	2228	＜アルコール飲料類＞ （醸造酒類） ビール 淡色	0	165	39	92.8	0.2	0.3	0	0	0	Tr	Tr	3.1 *	0	-	3.1	0.1	0.1	3	34	3	7	15	Tr	Tr
16007	2229	＜アルコール飲料類＞ （醸造酒類） ビール 黒	0	188	45	91.6	(0.3)	0.4	0	0	Tr	-	-	3.5 *	0.2	-	3.6	-	0.2	3	55	3	10	33	0.1	Tr
16008	2230	＜アルコール飲料類＞ （醸造酒類） ビール スタウト	0	260	62	88.4	(0.3)	0.5	0	0	Tr	-	-	4.8 *	0.3	-	4.9	-	0.3	4	65	3	14	43	0.1	Tr
16009	2231	＜アルコール飲料類＞ （醸造酒類） 発泡酒	0	185	44	92.0	(0.1)	0.1	0	0	0	0	0	3.6 *	0	-	3.6	-	0.1	1	13	4	4	8	0	Tr
16010	2232	＜アルコール飲料類＞ （醸造酒類） ぶどう酒 白	0	313	75	88.6	-	0.1	-	(0)	Tr	(2.5) *	(2.2)	1.4	-	-	2.0	0.6	0.2	3	60	8	7	12	0.3	Tr
16011	2233	＜アルコール飲料類＞ （醸造酒類） ぶどう酒 赤	0	282	68	88.7	-	0.2	-	(0)	Tr	(0.2) *	(0.2)	1.0	-	-	1.5	0.5	0.3	2	110	7	9	13	0.4	Tr
16012	2234	＜アルコール飲料類＞ （醸造酒類） ぶどう酒 ロゼ	0	296	71	87.4	-	0.1	0	0	Tr	(2.5) *	(2.5)	3.4	-	-	4.0	0.6	Tr	4	60	10	7	10	0.4	Tr
16013	2235	＜アルコール飲料類＞ （醸造酒類） 紹興酒	0	525	126	78.8	-	1.7	-	(0)	Tr	-	-	5.1 *	Tr	-	5.1	-	0.3	15	55	25	19	37	0.3	0.4
16014	2236	＜アルコール飲料類＞ （蒸留酒類） しょうちゅう 連続式蒸留しょうちゅう	0	841	203	71.0	-	0	-	(0)	0	-	-	0 *	(0)	-	0	-	0	-	-	-	-	-	-	-
16015	2237	＜アルコール飲料類＞ （蒸留酒類） しょうちゅう 単式蒸留しょうちゅう	0	595	144	79.5	-	0	-	(0)	0	-	-	0 *	(0)	-	0	-	0	-	-	-	-	-	-	-
16060	2238	＜アルコール飲料類＞ （蒸留酒類） しょうちゅう 泡盛	0	852	206	70.6	-	Tr	-	0	Tr	-	-	0 *	-	-	0	-	0	1	1	Tr	0	Tr	Tr	Tr
16016	2239	＜アルコール飲料類＞ （蒸留酒類） ウイスキー	0	969	234	66.6	-	0	-	(0)	0	-	-	0 *	(0)	-	0	-	0	2	1	0	0	Tr	Tr	Tr
16017	2240	＜アルコール飲料類＞ （蒸留酒類） ブランデー	0	969	234	66.6	-	0	-	(0)	0	-	-	0 *	(0)	-	0	-	0	4	1	0	0	Tr	0	Tr
16018	2241	＜アルコール飲料類＞ （蒸留酒類） ウオッカ	0	980	237	66.2	-	0	-	(0)	0	-	-	Tr *	(0)	-	Tr	-	0	Tr	Tr	(0)	-	(0)	(0)	-
16019	2242	＜アルコール飲料類＞ （蒸留酒類） ジン	0	1162	280	59.9	-	0	-	(0)	Tr	-	-	0.1 *	(0)	-	0.1	-	0	Tr	Tr	(0)	-	(0)	(0)	-
16020	2243	＜アルコール飲料類＞ （蒸留酒類） ラム	0	982	237	66.1	-	0	-	(0)	Tr	-	-	0.1 *	(0)	-	0.1	-	0	3	Tr	0	0	Tr	0	Tr
16021	2244	＜アルコール飲料類＞ （蒸留酒類） マオタイ酒	0	1314	317	54.7	-	0	-	(0)	Tr	-	-	0 *	(0)	-	0	-	0	Tr	Tr	2	0	Tr	0.3	Tr
16022	2245	＜アルコール飲料類＞ （混成酒類） 梅酒	0	649	155	68.9	-	0.1	-	-	Tr	-	-	20.7 *	-	-	20.7	-	0.1	4	39	1	2	3	Tr	Tr
16023	2246	＜アルコール飲料類＞ （混成酒類） 合成清酒	0	449	108	82.2	-	0.1	-	0	0	-	-	5.3 *	-	-	5.3	-	0.1	11	3	2	1	5	0	0
16024	2247	＜アルコール飲料類＞ （混成酒類） 白酒	0	999	236	44.7	-	1.9	-	-	Tr	-	-	48.5 *	-	-	48.1	-	Tr	5	14	3	4	14	0.1	0.3
16025	2248	＜アルコール飲料類＞ （混成酒類） みりん 本みりん	0	1015	241	47.0	0.2	0.3	-	-	Tr	26.8	26.6	43.3 *	-	-	43.2	-	Tr	3	7	2	2	7	0	0
16026	2249	＜アルコール飲料類＞ （混成酒類） みりん 本直し	0	748	179	68.2	(0.1)	0.1	-	-	Tr	-	-	14.4 *	-	-	14.4	-	Tr	3	2	2	2	3	0	Tr
16027	2250	＜アルコール飲料類＞ （混成酒類） 薬味酒	0	763	181	62.6	-	Tr	-	-	Tr	-	-	26.8 *	-	-	26.8	-	Tr	1	14	1	1	2	Tr	Tr

可食部 100 g 当たり

無機質 ／ ビタミン（ビタミンA：レチノール・α-カロテン・β-カロテン・β-クリプトキサンチン・β-カロテン当量・レチノール活性当量、ビタミンD、ビタミンE：α-トコフェロール・β-トコフェロール・γ-トコフェロール・δ-トコフェロール、ビタミンk、ビタミンB1、ビタミンB2、ナイアシン、ナイアシン当量、ビタミンB6、ビタミンB12、葉酸、パントテン酸、ビオチン、ビタミンC）／ アルコール ／ 食塩相当量 ／ 備考

単位：CU・MN (mg)、ID・SE・CR・MO (µg)、ビタミンA群 (µg)、ビタミンE群 (mg)、VITK (µg)、THIA・RIBF・NIA・NE・VITB6A (mg)、VITB12・FOL (µg)、PANTAC (mg)、BIOT (µg)、VITC (mg)、ALC・NACL_EQ (g)

CU	MN	ID	SE	CR	MO	RETOL	CARTA	CARTB	CRYPXB	CARTBEQ	VITA.RAE	VITD	TOCPHA	TOCPHB	TOCPHG	TOCPHD	VITK	THIA	RIBF	NIA	NE	VITB6A	VITB12	FOL	PANTAC	BIOT	VITC	ALC	NACL_EQ	備考
Tr	0.16	1	0	0	1	0	0	0	0	0	0	0	0	0	0	0	0	Tr	0	0	Tr	0.07	0	0	0	0	0	12.3	0	別名：日本酒 アルコール：15.4 容量 % (100 g：100.1 mL、100 mL：99.9 g)
Tr	0.18	-	-	-	-	0	0	0	0	0	0	0	0	0	0	0	0	Tr	0	0	(Tr)	0.12	0	0	0.02	-	0	12.3	0	別名：日本酒 アルコール：15.4 容量 % (100 g：100.2 mL、100 mL：99.8 g)
Tr	0.19	-	-	-	-	0	0	0	0	0	0	0	0	0	0	0	0	Tr	0	0	(Tr)	0.09	0	0	0	-	0	12.3	0	別名：日本酒 アルコール：15.4 容量 % (100 g：100.2 mL、100 mL：99.8 g)
0.01	0.16	-	-	-	-	0	0	0	0	0	0	0	0	0	0	0	0	Tr	0	0	(Tr)	0.12	0	0	0.06	-	0	12.5	0	別名：日本酒 アルコール：15.7 容量 % (100 g：100.3 mL、100 mL：99.7 g)
0.01	0.20	-	-	-	-	0	0	0	0	0	0	0	0	0	0	0	0	Tr	0	0	(Tr)	0.14	0	0	0.06	-	0	12.0	0	別名：日本酒 アルコール：15.1 容量 % (100 g：100.2 mL、100 mL：99.8 g)
Tr	0.01	1	Tr	0	0	0	0	0	0	0	0	0	0	0	0	0	0	0	0.02	0.8	0.9	0.05	0.1	7	0.08	0.9	0	3.7	0	生ビールを含む アルコール：4.6 容量 % (100 g：99.2 mL、100 mL：100.8 g)
Tr	0.02	-	-	-	-	0	0	0	0	0	0	0	0	0	0	0	0	0	0.04	1.0	(1.1)	0.07	Tr	9	0.04	-	0	4.2	0	生ビールを含む アルコール：5.3 容量 % (100 g：99.0 mL、100 mL：101.0 g)
Tr	0.06	-	-	-	-	0	0	0	0	0	0	0	0	0	0	0	0	0	0.05	1.0	(1.1)	0.06	Tr	10	0.12	-	0	5.9	0	アルコール：7.6 容量 % (100 g：98.1 mL、100 mL：101.9 g)
Tr	0.01	-	-	-	-	0	0	0	0	0	0	0	0	0	0	0	0	0	0.01	0.3	(0.3)	0.01	Tr	4	0.10	-	0	4.2	0	アルコール：5.3 容量 % (100 g：99.1 mL、100 mL：100.9 g)
0.01	0.09	-	-	-	-	(0)	-	-	-	(0)	(0)	(0)	-	-	-	-	(0)	0	0	0.1	0.1	0.02	0	0	0.07	-	0	9.1	0	別名：白ワイン アルコール：11.4 容量 % (100 g：100.2 mL、100 mL：99.8 g)
0.02	0.15	Tr	0	2	1	(0)	-	-	-	(0)	(0)	-	-	-	-	-	0	0.01	0.01	0.1	0.1	0.03	Tr	1	0.07	1.9	0	9.3	0	別名：赤ワイン アルコール：11.6 容量 % (100 g：100.4 mL、100 mL：99.6 g)
0.02	0.10	-	-	-	-	0	0	0	0	0	0	0	0	0	0	0	0	Tr	0	0.1	0.1	0.02	0	0	0	-	0	8.5	0	別名：ロゼワイン アルコール：10.7 容量 % (100 g：99.8 mL、100 mL：100.2 g)
0.02	0.49	-	-	-	-	(0)	-	-	-	(0)	(0)	(0)	-	-	-	-	(0)	Tr	0.03	0.6	0.9	0.03	Tr	1	0.19	-	0	14.1	0	アルコール：17.8 容量 % (100 g：99.4 mL、100 mL：100.6 g)
-	-	-	-	-	-	(0)	-	-	-	(0)	(0)	-	(0)	(0)	(0)	0	(0)	(0)	(0)	(0)	(0)	(0)	(0)	(0)	(0)	-	(0)	29.0	0	アルコール：35.0 容量 % (100 g：104.4 mL、100 mL：95.8 g)
-	-	-	-	-	-	(0)	-	-	-	(0)	(0)	-	(0)	(0)	(0)	0	(0)	(0)	(0)	(0)	(0)	(0)	(0)	(0)	(0)	-	(0)	20.5	0	アルコール：25.0 容量 % (100 g：103.1 mL、100 mL：97.0 g)
Tr	Tr	-	-	-	-	-	-	-	-	-	-	-	-	-	-	-	-	-	-	-	0	-	-	-	-	-	-	29.3	0	(100g：104.4mL、100mL：95.8g) アルコール：35.4容量%
0.01	0	-	-	-	-	(0)	-	-	-	(0)	(0)	-	(0)	(0)	(0)	0	(0)	(0)	(0)	(0)	(0)	(0)	(0)	(0)	(0)	-	(0)	33.4	0	アルコール：40.0 容量 % (100 g：105.0 mL、100 mL：95.2 g)
0.03	0	-	-	-	-	(0)	-	-	-	(0)	(0)	-	(0)	(0)	(0)	0	(0)	(0)	(0)	(0)	0	(0)	(0)	(0)	(0)	-	(0)	33.4	0	アルコール：40.0 容量 % (100 g：105.0 mL、100 mL：95.2 g)
-	-	-	-	-	-	(0)	-	-	-	(0)	(0)	-	(0)	(0)	(0)	0	(0)	(0)	(0)	(0)	(0)	(0)	(0)	(0)	(0)	-	(0)	33.8	0	アルコール：40.4 容量 % (100 g：105.3 mL、100 mL：95.0 g)
-	-	-	-	-	-	(0)	-	-	-	(0)	(0)	-	(0)	(0)	(0)	0	(0)	(0)	(0)	(0)	(0)	(0)	(0)	(0)	(0)	-	(0)	40.0	0	アルコール：47.4 容量 % (100 g：106.4 mL、100 mL：94.0 g)
Tr	0	-	-	-	-	(0)	-	-	-	(0)	(0)	-	(0)	(0)	(0)	0	(0)	(0)	(0)	(0)	(0)	(0)	(0)	(0)	(0)	-	(0)	33.8	0	アルコール：40.5 容量 % (100 g：105.2 mL、100 mL：95.1 g)
0.02	0.01	-	-	-	-	(0)	-	-	-	(0)	(0)	-	(0)	(0)	(0)	0	(0)	(0)	(0)	(0)	(0)	(0)	(0)	(0)	(0)	-	(0)	45.3	0	アルコール：53.0 容量 % (100 g：107.5 mL、100 mL：93.0 g)
0.01	0.01	0	0	1	Tr	(0)	-	-	-	(0)	(0)	-	-	-	-	-	-	0	0.01	Tr	Tr	0.01	0	0	0.1	0	0	10.2	0	アルコール：13.0 容量 % (100 g：96.2 mL、100 mL：103.9 g)
Tr	0	-	-	-	-	(0)	-	-	-	(0)	(0)	-	-	-	-	-	-	0	0	0	Tr	0.01	0	0	0	-	0	12.3	0	アルコール：15.5 容量 % (100 g：99.7 mL、100 mL：100.3 g)
0.08	0.27	-	-	-	-	(0)	-	-	-	(0)	(0)	-	-	-	-	-	-	0.02	0.01	0.1	0.4	0.02	0	1	0.10	-	1	4.9	0	アルコール：7.4 容量 % (100 g：82.6 mL、100 mL：121.0 g)
0.05	0.04	-	-	-	-	(0)	-	-	-	(0)	(0)	-	-	-	-	-	-	Tr	0	Tr	Tr	0.01	0	0	0	-	0	9.5	0	アルコール：14.0 容量 % (100 g：85.5 mL、100 mL：117.0 g)
Tr	0.06	-	-	-	-	(0)	-	-	-	(0)	(0)	-	-	-	-	-	-	0	0	0	0	0	0	0	0	-	0	17.3	0	別名：やなぎかげ アルコール：22.4 容量 % (100 g：97.0 mL、100 mL：103.1 g)
Tr	0.08	-	-	-	-	(0)	-	-	-	(0)	(0)	-	-	-	-	-	-	0	0	0.1	0.1	0.01	0	0	0	-	0	10.6	0	アルコール：14.6 容量 % (100 g：91.5 mL、100 mL：109.3 g)

16 し好飲料類

食品番号	索引番号	食品名	廃棄率	エネルギー kJ	エネルギー kcal	水分	アミノ酸組成によるたんぱく質	たんぱく質	トリアシルグリセロール当量 脂肪酸の	コレステロール	脂質	利用可能炭水化物(単糖当量)	利用可能炭水化物(質量計)	差引き法による利用可能炭水化物	食物繊維総量	糖アルコール	炭水化物	有機酸	灰分	ナトリウム	カリウム	カルシウム	マグネシウム	リン	鉄	亜鉛
成分識別子			REFUSE	ENERC	ENERC_KCAL	WATER	PROTCAA	PROT-	FATNLEA	CHOLE	FAT-	CHOAVLM	CHOAVL	CHOAVLDF-	FIB-	POLYL	CHOCDF-	OA	ASH	NA	K	CA	MG	P	FE	ZN
単位			%	kJ	kcal	g	g	g	g	mg	g	g	g	g	g	g	g	g	g	mg	mg	mg	mg	mg	mg	mg
16028	2251	＜アルコール飲料類＞（混成酒類）キュラソー	0	1333	319	43.1	-	Tr	-	-	Tr	-	-	26.4 *	-	-	26.4	-	Tr	1	Tr	Tr	0	0	0	Tr
16029	2252	＜アルコール飲料類＞（混成酒類）スイートワイン	0	524	125	75.2	-	0.1	-	-	0	(12.2) *	(12.2)	13.0	-	-	13.4	0.4	0.2	5	70	5	5	7	0.3	Tr
16030	2253	＜アルコール飲料類＞（混成酒類）ペパーミント	0	1260	300	41.0	-	0	-	-	0	-	-	37.6 *	-	-	37.6	-	0	4	1	Tr	0	Tr	0	Tr
16031	2254	＜アルコール飲料類＞（混成酒類）ベルモット 甘口タイプ	0	631	151	71.3	-	0	-	-	0	-	-	16.4 *	-	-	16.4	-	0.1	4	29	5	5	7	0.3	Tr
16032	2555	＜アルコール飲料類＞（混成酒類）ベルモット 辛口タイプ	0	468	113	81.7	-	0.1	-	-	0	(3.1) *	(3.0)	3.7	-	-	3.7	-	0.1	4	26	8	8	8	0.3	Tr
16059	2256	＜アルコール飲料類＞（混成酒類）缶チューハイ レモン風味	0	211	51	91.4	-	0	-	(0)	Tr	1.8	1.8	2.6 *	0.1	-	2.9	0.3	Tr	10	13	1	Tr	Tr	Tr	0
16033	2257	＜茶類＞（緑茶類）玉露 茶	0	998	241	3.1	(22.7)	29.1	-	(0)	4.1	-	-	6.4 *	43.9	-	43.9	-	6.3	11	2800	390	210	410	10.0	4.3
16034	2258	＜茶類＞（緑茶類）玉露 浸出液	0	22	5	97.8	(1.0)	1.3	-	(0)	(0)	-	-	0.3 *	-	-	Tr	-	0.5	2	340	4	15	30	0.2	0.3
16035	2259	＜茶類＞（緑茶類）抹茶 茶	0	984	237	5.0	23.1	29.6	3.3	(0)	5.3	1.6	1.5	9.5 *	38.5	-	39.5	-	7.4	6	2700	420	230	350	17.0	6.3
16036	2260	＜茶類＞（緑茶類）せん茶 茶	0	948	229	2.8	(19.1)	24.5	2.9	(0)	4.7	-	-	8.4 *	46.5	-	47.7	-	5.0	3	2200	450	200	290	20.0	3.2
16037	2261	＜茶類＞（緑茶類）せん茶 浸出液	0	7	2	99.4	(0.2)	0.2	-	(0)	(0)	-	-	0.3 *	-	-	0.2	-	0.1	3	27	3	2	2	0.2	Tr
16038	2262	＜茶類＞（緑茶類）かまいり茶 浸出液	0	2	1	99.7	(0.1)	0.1	-	(0)	(0)	-	-	0.1 *	-	-	Tr	-	0.1	1	29	4	1	1	Tr	Tr
16039	2263	＜茶類＞（緑茶類）番茶 浸出液	0	1	0	99.8	-	Tr	-	(0)	(0)	-	-	0.1 *	-	-	0.1	-	0.1	2	32	5	1	2	0.2	Tr
16040	2264	＜茶類＞（緑茶類）ほうじ茶 浸出液	0	1	0	99.8	-	Tr	-	(0)	(0)	-	-	Tr *	-	-	0.1	-	0.1	1	24	2	Tr	1	Tr	Tr
16041	2265	＜茶類＞（緑茶類）玄米茶 浸出液	0	0	0	99.9	-	0	-	(0)	(0)	-	-	0 *	0	-	0	-	0.1	2	7	2	1	1	Tr	Tr
16042	2266	＜茶類＞（発酵茶類）ウーロン茶 浸出液	0	1	0	99.8	-	Tr	-	(0)	(0)	-	-	0.1 *	-	-	0.1	-	0.1	1	13	2	1	1	Tr	Tr
16043	2267	＜茶類＞（発酵茶類）紅茶 茶	0	974	234	6.2	-	20.3	-	(0)	2.5	-	-	13.6 *	38.1	-	51.7	-	5.4	3	2000	470	220	320	17.0	4.0
16044	2268	＜茶類＞（発酵茶類）紅茶 浸出液	0	3	1	99.7	-	0.1	-	(0)	(0)	-	-	0.1 *	-	-	0.1	-	Tr	1	8	1	1	2	0	Tr
16045	2269	＜コーヒー・ココア類＞コーヒー 浸出液	0	16	4	98.6	(0.1)	0.2	Tr	0	Tr	0	0	0.8 *	-	-	0.7	-	0.2	1	65	2	6	7	Tr	Tr
16046	2270	＜コーヒー・ココア類＞コーヒー インスタントコーヒー	0	1220	287	3.8	(6.0)	14.7	0.2	0	0.3	-	-	65.3 *	-	-	56.5	-	8.7	32	3600	140	410	350	3.0	0.4
16047	2271	＜コーヒー・ココア類＞コーヒー コーヒー飲料 乳成分入り 加糖	0	161	38	90.5	-	0.7	-	-	0.3	-	-	8.3 *	-	-	8.2	-	0.3	30	60	22	6	19	0.1	0.1
16048	2272	＜コーヒー・ココア類＞ココア ピュアココア	0	1603	386	4.0	13.5	18.5	20.9	1	21.6	10.6	9.6	23.5 *	23.9	-	42.4	0.7	7.5	16	2800	140	440	660	14.0	7.0
16049	2273	＜コーヒー・ココア類＞ココア ミルクココア	0	1690	400	1.6	-	7.4	6.6	-	6.8	-	-	75.1 *	5.5	-	80.4	-	2.6	270	730	180	130	240	2.9	2.1
16056	2274	＜その他＞青汁 ケール	0	1307	312	2.3	10.8	13.8	2.8	0	4.4	-	-	46.7 *	28.0	-	70.2	-	8.6	230	2300	1200	210	270	2.9	1.8
16050	2275	＜その他＞甘酒	0	322	76	79.7	(1.3)	1.7	-	(0)	0.1	(18.3) *	(16.9)	18.3	0.4	-	18.3	-	0.2	60	14	3	5	21	0.1	0.3
16051	2276	＜その他＞昆布茶	0	734	173	1.4	7.5	5.2	-	0	0.2	35.1 *	33.4	34.5	2.8	2.3	42.0	-	51.3	20000	580	88	51	14	0.5	0.3
16057	2277	＜その他＞スポーツドリンク	0	88	21	94.7	-	0	-	0	Tr	-	-	5.1 *	Tr	-	5.1	-	0.1	31	26	8	3	0	Tr	Tr
16052	2278	＜その他＞（炭酸飲料類）果実色飲料	0	218	51	87.2	-	Tr	-	(0)	Tr	-	-	12.8 *	-	-	12.8	-	Tr	2	1	3	Tr	Tr	Tr	Tr
16053	2279	＜その他＞（炭酸飲料類）コーラ	0	196	46	88.5	-	0.1	-	(0)	Tr	(12.2) *	(12.0)	11.4	-	-	11.4	-	Tr	2	Tr	2	Tr	11	Tr	Tr
16054	2280	＜その他＞（炭酸飲料類）サイダー	0	173	41	89.8	-	Tr	-	(0)	Tr	(9.0)	(9.0)	10.2 *	-	-	10.2	-	0	4	Tr	1	Tr	0	Tr	0.1
16058	2281	＜その他＞（炭酸飲料類）ビール風味炭酸飲料	0	23	5	98.6	0.1	0.1	-	(0)	Tr	-	-	1.2 *	-	-	1.2	-	Tr	3	9	2	1	8	0	0

	可 食 部 100 g 当 た り																													
無機質						ビタミン																								備考
						ビタミンA							ビタミンE																	
銅	マンガン	ヨウ素	セレン	クロム	モリブデン	レチノール	α-カロテン	β-カロテン	β-クリプトキサンチン	β-カロテン当量	レチノール活性当量	ビタミンD	α-トコフェロール	β-トコフェロール	γ-トコフェロール	δ-トコフェロール	ビタミンK	ビタミンB1	ビタミンB2	ナイアシン	ナイアシン当量	ビタミンB6	ビタミンB12	葉酸	パントテン酸	ビオチン	ビタミンC	アルコール	食塩相当量	
(......mg......)		(.... µg ....)											(............ mg ....)				µg	(.............. mg ....)						(..... µg .....)	mg	µg	mg	(..... g .....)		
CU	MN	ID	SE	CR	MO	RETOL	CARTA	CARTB	CRYPXB	CARTBEQ	VITA.RAE	VITD	TOCPHA	TOCPHB	TOCPHG	TOCPHD	VITK	THIA	RIBF	NIA	NE	VITB6A	VITB12	FOL	PANTAC	BIOT	VITC	ALC	NACLEQ	
0.01	0	-	-	-	-	(0)				(0)	(0)						0	0	0	0		0	0	0	0		0	30.5	0	試料：オレンジキュラソー アルコール：40.4 容量 % (100 g：95.0 mL、100 mL：105.3 g)
Tr	0.01					(0)				(0)	(0)						0	Tr	Tr	Tr	0.01	0	0	0	0		0	11.1	0	アルコール：14.5 容量 %、酢酸：0.1 g
Tr	0					(0)				(0)	(0)						0	0	0	0	(0)	0	0	0	0		0	21.4	0	アルコール：30.2 容量 % (100 g：89.3 mL、100 mL：112.0 g)
0.01	0.01					(0)				(0)	(0)						0	0	0.1	0.1	Tr	0	0	0	0.06		0	12.1	0	アルコール：16.0 容量 % (100 g：95.5 mL、100 mL：104.7 g)
0.01	0.01					(0)				(0)	(0)						0	0	0.1	0.1	0	0	0	0	0		0	14.4	0	アルコール：18.0 容量 % (100 g：100.5 mL、100 mL：99.5 g)
Tr	0	0	0	0	0	0	0	0	0	0	(0)	0	0	0	0	0	(0)	0	0	0	0	0	0	0	0	0	0	5.6	Tr	アルコール：7.1 容量 % (100 g：99.9 mL、100 mL：100.1 g)
0.84	71.00					(0)			-	21000	1800	(0)	16.0	0.1	1.5	0	4000	0.30	1.16	6.0	(14.0)	0.69	(0)	1000	4.10		110	0	0	カフェイン：3.5 g、タンニン：10.0 g
0.02	4.60					(0)				(0)	(0)						Tr	0.02	0.11	0.6	(1.0)	0.07	(0)	150	0.24		19			浸出法：茶 10 g/60 °C 60 mL、2.5分 カフェイン：0.16 g、タンニン：0.23 g
0.60	-								-	29000	2400	(0)	28.0				2900	0.60	1.35	4.0	12.0	0.96	(0)	1200	3.70		60			粉末製品 (100 g：182mL、100 mL：55g)カフェイン：3.2 g、タンニン：10.0 g、硝酸イオン：Tr
1.30	55.00	4	3	8	1	(0)			-	13000	1100	(0)	65.0	6.2	7.5	0	1400	0.36	1.43	4.1	(11.0)	0.46	(0)	1300	3.10	52.0	260		0	カフェイン：2.3 g、タンニン：13.0 g
0.01	0.31	0	0	0	0	(0)				(0)	(0)						Tr	0	0.05	0.2	(0.3)	0.01	(0)	16	0.04	0.8	6		0	浸出法：茶 10 g/90 °C 430 mL、1分 カフェイン：0.02 g、タンニン：0.07 g
Tr	0.37					(0)				(0)	(0)						-	0	0.04	0.1	(0.1)	0.01	(0)	18	0		4			浸出法：茶 10 g/90 °C 430 mL、1分 カフェイン：0.01 g、タンニン：0.05 g
0.01	0.19					(0)				(0)	(0)						Tr	0	0.03	0.2	0.2	0.01	(0)	7	0		3		0	浸出法：茶 15 g/90 °C 650 mL、0.5分 カフェイン：0.01 g、タンニン：0.03 g
0.01	0.26					(0)				(0)	(0)						-	0	0.02	0	0.1	Tr	(0)	13	0		Tr		0	浸出法：茶 15 g/90 °C 650 mL、0.5分 カフェイン：0.02g、タンニン：0.04 g
0.01	0.15					(0)	(0)	(0)	(0)	(0)	(0)						0	0	0.01	0.1	0.1	0.01	(0)	3	0		1		0	浸出法：茶 15 g/90 °C 650 mL、0.5分 カフェイン：0.01 g、タンニン：0.01 g
Tr	0.24	0	0	0	0	(0)											-	0	0.03	0.1	0.1	0.01	(0)	3	0	0.2	0		0	浸出法：茶 15 g/90 °C 650 mL、0.5分 カフェイン：0.02 g、タンニン：0.03 g
2.10	21.00	6	8	18	2	(0)			-	900	75	(0)	9.8	0.1	1.6	0	1500	0.10	0.80	10.0	13.0	0.28	(0)	210	2.00	32.0	0		0	カフェイン：2.9 g、タンニン：11.0 g
0.01	0.22	0	0	0	0	(0)											6	0	0.01	0.2	0.2	Tr	(0)	3	0	0	0		0	浸出法：茶 5 g/熱湯 360 mL、1.5分～4分 カフェイン：0.03 g、タンニン：0.10 g
0	0.03	0	0	0	0	0	0	0	0	0	0	0	0	0	0	0	0	0	0.01	0.8	(0.8)	0	0	0	0	1.7	0			浸出法：コーヒー粉末 10 g/熱湯150 mL カフェイン：0.06 g、タンニン：0.25 g
0.03	1.90	8	5	2	7	0				0	0	0	0.1	0	0.2	0	Tr	0.02	0.14	47.0	(48.0)	0.01	0.1	0	0	88.0	0		0.1	顆粒製品 カフェイン：4.0 g、タンニン：12.0 g
0.01	0.02	2	Tr	0	Tr	0				0	0		0	0	0	0	0	0.01	0.04	0.3	0.4	Tr	-	0	0.11	2.5	(0)		0.1	別名：缶コーヒー 試料：缶製品
3.80	-					0			-	30	3	(0)	0.3	0	4.3	0.1	2	0.16	0.22	2.3	6.6	0.08	-	31	0.85		0		0	別名：純ココア 粉末製品 (100 g：98mL、100 mL：102g)テオブロミン：1.7 g、カフェイン：0.2 g、ポリフェノール：4.1 g
0.93	0.74					8			-	Tr	8		0.4	0	1.2	0	Tr	0.07	0.42	0.3	1.6	0.07	-	12	0.90		(0)		0.7	別名：インスタントココア、調整ココア 粉末製品 テオブロミン：0.3 g、カフェイン：Tr、ポリフェノール：0.9 g
0.17	2.75	5	9	12	130	0	24	10000	110	10000	860	0	9.4	0	0	0	1500	0.31	0.80	6.0	10.0	0.75	0	820	1.31	20.0	1100		0.6	粉末製品 硝酸イオン：0.7 g
0.05	0.17					(0)				(0)	(0)						Tr	0	0.03	0.2	(0.6)	0.02	-	8	0		(0)		0.2	(100 g：96mL、100 mL：104g)
Tr	0.03	26000	2	13	1	0	0	30	0	31	3	0	0				13	0.01	0.02	0.1	0.1	Tr	0	11	0.01	0.5	6	51.3	0	粉末製品 (100 g：198mL、100 mL：51g)
0	0					0				0	0	0					0	0	0	0	0.8	0.12	0	0	Tr		-		0.1	(100 g：99mL、100 mL：101g)
Tr	0	1	0	0	0	0				0	0						0	0	0	0	0	0	0	0	0		0		0	試料：無果汁のもの (100 g：98mL、100 mL：102g) ビタミンC：添加品あり
Tr	0					(0)											0	0	0	0	0	0			Tr				0	(100 g：98mL、100 mL：103g)
0.02	0					(0)				(0)	(0)						0	0	0	0	0	0			0				0	(100 g：98mL、100 mL：103g)
Tr	0					(0)	(0)	(0)	(0)	(0)	(0)						0	0	0.1	0.1	0.1	Tr	0	1	0.02		8		0	別名：ノンアルコールビール (100 g：99.5 mL、100 mL：100.5 g)

16 し好飲料類

食品番号	索引番号	食品名	廃棄率	エネルギー (kJ)	エネルギー (kcal)	水分	アミノ酸組成によるたんぱく質	たんぱく質	脂肪酸のトリアシルグリセロール当量	コレステロール	脂質	利用可能炭水化物（単糖当量）	利用可能炭水化物（質量計）	差引き法による利用可能炭水化物	食物繊維総量	糖アルコール	炭水化物	有機酸	灰分	ナトリウム	カリウム	カルシウム	マグネシウム	リン	鉄	亜鉛
成分識別子			REFUSE	ENERC	ENERC_KCAL	WATER	PROTCAA	PROT-	FATNLEA	CHOLE	FAT-	CHOAVLM	CHOAVL	CHOAVLDF-	FIB-	POLYL	CHOCDF-	OA	ASH	NA	K	CA	MG	P	FE	ZN
単位			%	kJ	kcal	(................ g ....)			mg	(........................... g ....)											(........................... mg ....)						
16061	2282	＜その他＞　なぎなたこうじゅ　浸出液	0	1	0	99.9	-	0	-	-	Tr	-	-	Tr *	-	-	Tr	-	0	Tr	7	1	Tr	1	Tr	0
16055	2283	＜その他＞　麦茶　浸出液	0	5	1	99.7	-	Tr	-	(0)	(0)	-	-	0.3 *	-	-	0.3	-	Tr	1	6	2	Tr	1	Tr	0.1

	無機質						ビタミン																								
							ビタミンA						ビタミンD	ビタミンE				ビタミンk	ビタミンB₁	ビタミンB₂	ナイアシン	ナイアシン当量	ビタミンB₆	ビタミンB₁₂	葉酸	パントテン酸	ビオチン	ビタミンC	アルコール	食塩相当量	備　考
銅	マンガン	ヨウ素	セレン	クロム	モリブデン	レチノール	α－カロテン	β－カロテン	β－クリプトキサンチン	β－カロテン当量	レチノール活性当量			α－トコフェロール	β－トコフェロール	γ－トコフェロール	δ－トコフェロール														
(……mg……)						(……………………………………………… μg………………………………………………)							μg	(…………… mg …………)				μg	(…………… mg ……………)						(…… μg……)	mg	μg	mg	(……g……)	
CU	MN	ID	SE	CR	MO	RETOL	CARTA	CARTB	CRYPXB	CARTBEQ	VITA_RAE	VITD	TOCPHA	TOCPHB	TOCPHG	TOCPHD	VITK	THIA	RIBF	NIA	NE	VITB6A	VITB12	FOL	PANTAC	BIOT	VITC	ALC	NACLEQ	
Tr	Tr	0	0	0	0	-	-	-	-	-	-	-	0	0	Tr	Tr	0		Tr	Tr		0		1	0	Tr	0			浸出法：焙煎した茎葉及び花6g/水2000mL、加熱・沸騰後10分煮出し、タンニン：0g
Tr	Tr	0	0	0	0	(0)	-	-	-	(0)	(0)	(0)	0	0	0	0	0	0	0	0	0	0	-	0	0	0.1	(0)		0	浸出法：麦茶50g/湯1500mL、沸騰後5分放置

17 調味料及び香辛料類

食品番号	索引番号	食品名	廃棄率	エネルギー		水分	たんぱく質		脂質			炭水化物								有機酸	灰分	無機質						
							アミノ酸組成によるたんぱく質	たんぱく質	脂肪酸のトリアシルグリセロール当量	コレステロール	脂質	利用可能炭水化物 利用可能炭水化物(単糖当量)	利用可能炭水化物(質量計)	差引き法による利用可能炭水化物	食物繊維総量	糖アルコール	炭水化物				ナトリウム	カリウム	カルシウム	マグネシウム	リン	鉄	亜鉛
		単位	%	kJ	kcal	(................... g ....)			mg			(................................... g ....)										(............................. mg ....)						
		成分識別子	REFUSE	ENERC	ENERC_KCAL	WATER	PROTCAA	PROT-	FATNLEA	CHOLE	FAT-	CHOAVLM	CHOAVL	CHOAVLDF-	FIB-	POLYL	CHOCDF-			OA	ASH	NA	K	CA	MG	P	FE	ZN
17001	2284	<調味料類> （ウスターソース類） ウスターソース	0	516	122	61.3	0.7	1.0	Tr	-	0.1	24.1	23.8	27.0 *	0.5	0	27.1			1.5	9.0	3300	190	59	24	11	1.6	0.1
17002	2285	<調味料類> （ウスターソース類） 中濃ソース	0	561	132	60.9	0.5	0.8	Tr	-	0.1	26.9	26.6	30.1 *	1.0	0	30.9			1.3	6.3	2300	210	61	23	16	1.7	0.1
17003	2286	<調味料類> （ウスターソース類） 濃厚ソース	0	566	133	60.7	-	0.9	-	-	0.1	(27.1)	(26.7)	29.8 *	1.0	0	30.9			1.3	6.2	2200	210	61	26	17	1.5	0.1
17085	2287	<調味料類> （ウスターソース類） お好み焼きソース	0	618	146	58.1	1.2	1.6	Tr	Tr	0.1	29.6	29.1	33.5 *	0.9	0	33.7			0.8	5.5	1900	240	31	20	28	0.9	0.2
17004	2288	<調味料類> （辛味調味料類） トウバンジャン	0	205	49	69.7	-	2.0	1.8	3	2.3	-	-	4.1 *	4.3	-	7.9			-	18.1	7000	200	32	42	49	2.3	0.3
17005	2289	<調味料類> （辛味調味料類） チリペッパーソース	0	246	58	84.1	(0.5)	0.7	(0.4)	-	0.5	-	-	13.1 *	-	-	12.8			-	1.9	630	130	15	13	24	1.5	0.1
17006	2290	<調味料類> （辛味調味料類） ラー油	0	3648	887	0.1	-	0.1	(97.5)	(0)	99.8	-	-	2.3 *	-	-	Tr			-	Tr	Tr	Tr	Tr	Tr	Tr	0.1	Tr
17007	2291	<調味料類> （しょうゆ類） こいくちしょうゆ	0	326	77	67.1	6.1	7.7	-	(0)	0	1.6	1.6	8.7 *	(Tr)	0.1	7.9			0.9	15.1	5700	390	29	65	160	1.7	0.9
17086	2292	<調味料類> （しょうゆ類） こいくちしょうゆ 減塩	0	291	68	74.4	(6.4)	8.1	-	(0)	Tr	(1.3)	(1.3)	10.0 *	(0)	0.1	9.0			0.7	8.5	3300	260	31	74	170	2.1	0.9
17008	2293	<調味料類> （しょうゆ類） うすくちしょうゆ	0	254	60	69.7	4.9	5.7	-	(0)	0	2.6	2.6	6.1 *	(Tr)	0.1	5.8			-	16.8	6300	320	24	50	130	1.1	0.5
17139	2294	<調味料類> （しょうゆ類） うすくちしょうゆ 低塩	0	326	77	70.9	5.5	6.4	-	-	Tr	2.5	2.5	7.9 *	-	-	7.6			0.8	12.1	5000	330	19	54	130	1.0	0.5
17009	2295	<調味料類> （しょうゆ類） たまりしょうゆ	0	471	111	57.3	9.2	11.8	-	(0)	0	-	-	18.5 *	(0)	-	15.9			-	15.0	5100	810	40	100	260	2.7	1.0
17010	2296	<調味料類> （しょうゆ類） さいしこみしょうゆ	0	432	102	60.7	(7.6)	9.6	-	(0)	0	(2.0)	(1.9)	16.7 *	(0)	-	15.9			1.1	13.8	4900	530	23	89	220	2.1	1.1
17011	2297	<調味料類> （しょうゆ類） しろしょうゆ	0	367	87	63.0	(2.0)	2.5	-	(0)	0	(1.8)	(1.8)	18.6 *	(0)	0.1	19.2			1.0	15.3	5600	95	13	34	76	0.7	0.3
17087	2298	<調味料類> （しょうゆ類） だししょうゆ	0	168	40	(83.2)	(3.1)	(4.0)	-	0	0	(0.8)	(0.8)	(4.5) *	(Tr)	(0.1)	(4.1)			(0.4)	(7.7)	(2800)	(230)	(16)	(35)	(89)	(0.9)	(0.4)
17088	2299	<調味料類> （しょうゆ類） 照りしょうゆ	0	727	172	(55.0)	(1.9)	(2.4)	-	0	0	(20.5)	(20.4)	(36.0) *	(Tr)	(Tr)	(35.7)			(0.1)	(4.2)	(1600)	(110)	(10)	(20)	(51)	(0.5)	(0.2)
17012	2300	<調味料類> （食塩類） 食塩	0	0	0	0.1	-	0	-	(0)	0	-	-	0 *	(0)	-	0			-	99.9	39000	100	22	18	(0)	Tr	Tr
17013	2301	<調味料類> （食塩類） 並塩	0	0	0	1.8	-	0	-	(0)	0	-	-	0 *	(0)	-	0			-	98.2	38000	160	55	73	(0)	Tr	Tr
17146	2302	<調味料類> （食塩類） 減塩タイプ食塩 調味料含む	0	217	50	Tr	-	(0)	-	(0)	(0)	-	-	0 *	0	-	(16.7)			16.7	(83.2)	19000	19000	2	240	(0)	0.1	Tr
17147	2303	<調味料類> （食塩類） 減塩タイプ食塩 調味料不使用	0	0	0	2.0	-	(0)	-	(0)	(0)	-	-	0 *	0	-	(98.0)			-	(98.0)	18000	25000	390	530	(0)	0.1	Tr
17014	2304	<調味料類> （食塩類） 精製塩 家庭用	0	0	0	Tr	-	0	-	(0)	0	-	-	0 *	(0)	-	0			-	100	39000	2	0	87	(0)	0	0
17089	2305	<調味料類> （食塩類） 精製塩 業務用	0	0	0	Tr	-	0	-	(0)	0	-	-	0 *	(0)	-	0			-	100	39000	2	0	(0)	(0)	0	0
17090	2306	<調味料類> （食酢類） 黒酢	0	282	66	85.7	-	1.0	-	(0)	0	-	-	9.0 *	(0)	-	9.0			4.0	0.2	10	47	5	21	52	0.2	0.3
17015	2307	<調味料類> （食酢類） 穀物酢	0	158	37	93.3	-	0.1	-	(0)	0	-	-	2.4 *	(0)	-	2.4			4.2	Tr	6	4	2	1	2	Tr	0.1
17016	2308	<調味料類> （食酢類） 米酢	0	251	59	87.9	-	0.2	-	(0)	0	-	-	7.4 *	(0)	-	7.4			4.4	0.1	12	16	2	6	15	0.1	0.2
17091	2309	<調味料類> （食酢類） バルサミコ酢	0	491	116	74.2	-	0.5	-	(0)	0	(16.4)	(16.4)	19.4 *	(0)	-	19.4			5.6	0.2	29	140	17	11	22	0.7	0.1
17017	2310	<調味料類> （食酢類） 果実酢 ぶどう酢	0	155	36	93.7	-	0.1	-	0	Tr	-	-	1.2 *	(0)	-	1.2			4.8	0.2	4	22	3	2	8	0.2	Tr
17018	2311	<調味料類> （食酢類） 果実酢 りんご酢	0	172	41	92.6	-	0.1	-	(0)	0	(0.5)	(0.5)	2.4 *	(0)	-	2.4			4.7	0.2	18	59	4	4	6	0.2	Tr
17130	2312	<調味料類> （だし類） あごだし	0	2	0	99.8	Tr	0.1	-	-	0	-	-	Tr *	Tr	-	Tr			-	0.1	10	19	Tr	1	8	Tr	Tr
17019	2313	<調味料類> （だし類） かつおだし 荒節	0	8	2	99.4	0.2	0.4	-	-	Tr	-	-	0.2 *	0	-	0			-	0.1	21	29	2	3	18	Tr	Tr
17131	2314	<調味料類> （だし類） かつおだし 本枯れ節	0	9	2	99.4	0.2	0.5	-	-	Tr	-	-	0.3 *	0	-	0			-	0.1	21	32	Tr	3	18	Tr	Tr
17020	2315	<調味料類> （だし類） 昆布だし 水出し	0	17	4	98.5	(0.1)	0.1	-	-	Tr	-	-	0.9 *	-	-	0.9			-	0.5	61	140	3	4	6	Tr	Tr

	無機質					ビタミン																								備考
						ビタミンA							ビタミンE																	可食部100g当たり
銅	マンガン	ヨウ素	セレン	クロム	モリブデン	レチノール	α-カロテン	β-カロテン	β-クリプトキサンチン	β-カロテン当量	レチノール活性当量	ビタミンD	α-トコフェロール	β-トコフェロール	γ-トコフェロール	δ-トコフェロール	ビタミンK	ビタミンB1	ビタミンB2	ナイアシン	ナイアシン当量	ビタミンB6	ビタミンB12	葉酸	パントテン酸	ビオチン	ビタミンC	アルコール	食塩相当量	備考
(mg)		(µg)				(µg)							(mg)				µg	(mg)					µg	(µg)	mg	µg	mg	(g)		
CU	MN	ID	SE	CR	MO	RETOL	CARTA	CARTB	CRYPXB	CARTBEQ	VITA_RAE	VITD	TOCPHA	TOCPHB	TOCPHG	TOCPHD	VITK	THIA	RIBF	NIA	NE	VITB6A	VITB12	FOL	PANTAC	BIOT	VITC	ALC	NACL_EQ	
0.10	-	3	1	9	4	(0)	10	41	0	47	4	(0)	0.2	0.1	0	0	1	0.01	0.02	0.3	0.3	0.03	Tr	1	0.15	6.5	0	-	8.5	(100 g：83.7 mL、100 mL：119.5 g)
0.18	0.23	3	1	7	3	(0)	5	85	0	87	7	(0)	0.5	0.1	Tr	0	2	0.02	0.04	0.4	0.4	0.04	Tr	1	0.18	5.8	(0)	-	5.8	(100 g：86 mL、100 mL：116 g)
0.23	0.23	-	-	-	-	(0)	14	100	1	110	9	(0)	0.5	0.1	0.1	0	2	0.04	0.04	0.6	0.8	0.06	Tr	1	0.21	-	(0)	-	5.6	
0.10	0.13	2	2	5	6	-	3	200	0	200	17	0	0.8	Tr	Tr	0	1	0.03	0.03	0.8	0.8	0.06	0.1	6	0.19	4.5	3	0	4.9	(100 g：86 mL、100 mL：117g)
0.13	0.28	-	-	-	-	(0)	21	1400	-	1400	120	(0)	3.0	0.1	1.1	0.4	12	0.17	0.1	1.3		0.20	0.8		0.24		3	-	17.8	(100 g：88 mL、100 mL：113g)
0.08	0.10	-	-	-	-	(0)	62	1400	250	1600	130	(0)						0.03	0.08	0.3	(0.5)						0	-	1.6	タバスコソース等を含む
0.01	-	-	-	-	-	(0)	0	570	270	710	59	(0)	3.7	0.1	48.0	1.2	5	0	0	0.1	0.1						(0)	-	0	使用油配合割合：ごま油8、とうもろこし油2
0.01	1.00	1	11	3	48	0	0	0	0	0	0	(0)					0	0.05	0.17	1.3	1.6	0.17	0.1	33	0.48	12.0	0	2.1	14.5	食物繊維：AOAC2011.25法 (100 g：84.7 mL、100 mL：118.1 g)
Tr	1.17	1	10	3	84	-	-	-	-	-	-	(0)					(0)	0.07	0.17	1.5	(1.8)	0.17	0	57	0.46	11.0	(0)	-	8.3	(100 g：89.3 mL、100 mL：112.0 g)
0.01	0.66	1	6	2	40							(0)					0	0.05	0.11	1.2	1.2	0.13	0.1	31	0.37	8.4	0	2.0	16.0	食物繊維：AOAC2011.25法 (100 g：84.7 mL、100 mL：118.1 g)
0	0.70	Tr	4	4	26	(0)	(0)	(0)	(0)	(0)	(0)	-					0	0.25	0.08	0.8	1.1	0.11	Tr	36	0.34	6.0	4	2.9	12.8	食物繊維：AOAC2011.25法 (100 g：87.8 mL、100 mL：113.9 g)
0.02	-					0					(0)	(0)						0.07	0.17	1.6	2.0	0.22	0.1	37	0.59	-	0	-	13.0	(100 g：82.6 mL、100 mL：121.1 g)
0.01	-					0					(0)	(0)						0.17	0.15	1.3	(1.7)	0.18	0.2	29	0.57	-	0	-	12.4	(100 g：82.6 mL、100 mL：121.1 g)
0.01	-					0					(0)	(0)						0.14	0.06	0.9	(1.0)	0.08	0.2	14	0.28				14.2	(100 g：82.6 mL、100 mL：121.1 g)
(Tr)	(0.50)	(750)	(8)	(1)	(24)	0											0	(0.03)	(0.09)	(1.1)	(1.2)	(0.09)	(0.2)	(17)	(0.26)	(6.2)	0	(1.0)	(7.3)	こいくちしょうゆ1：かつお昆布だし1
(0.04)	(0.31)	(Tr)	(3)	(1)	(13)	0				0	0	(0)					(0)	(0.01)	(0.05)	(0.4)	(0.5)	(0.06)	(Tr)	(9)	(0.13)	(3.4)	0	(2.8)	(4.0)	本みりん126、こいくちしょうゆ45
0.01	Tr	1	1	0	0	(0)				(0)	(0)	(0)					(0)	(0)	(0)	(0)	(0)	(0)		(0)	(0)		(0)	-	99.1	塩事業センター及び日本塩工業会の品質規格では塩化ナトリウム99%以上 (100 g：83mL、100 mL：120g)
0.02	Tr					(0)				(0)	(0)	(0)					(0)	(0)	(0)	(0)	(0)	(0)		(0)	(0)		(0)	-	96.5	別名：あら塩 塩事業センター及び日本塩工業会の品質規格では塩化ナトリウム95%以上 (100 g：111mL、100 mL：90g)
0	0.02					(0)				(0)	(0)	(0)					(0)	(0)	(0)	(0)	(0)	(0)		(0)	(0)		(0)	-	49.4	別名：減塩 調味料（無機塩、有機酸）を含む
0	0.02					(0)				(0)	(0)	(0)					(0)	(0)	(0)	(0)	(0)	(0)		(0)	(0)		(0)	-	45.7	別名：減塩 塩化カリウムを含む
Tr	0					(0)				(0)	(0)	(0)					(0)	(0)	(0)	(0)	(0)	(0)		(0)	(0)		(0)	-	99.1	塩事業センターの品質規格では塩化ナトリウム99.5%以上 (100 g：83mL、100 mL：120g)
Tr	0					(0)				(0)	(0)	(0)					(0)	(0)	(0)	(0)	(0)	(0)		(0)	(0)		(0)	-	99.1	塩事業センターの品質規格では塩化ナトリウム99.5%以上 (100 g：83mL、100 mL：120g)
0.01	0.55	0	0	2	9	(0)	(0)	(0)	(0)	(0)	(0)	(0)	(0)	(0)	(0)	(0)	0	0.02	0.01	0.6	0.8	0.06	0.1	1	0.07	1.0	-	-	Tr	
Tr	-	0	0	1	1					0	0	(0)					(0)	0.01	0.01	0.1	0.1	0.01	0.1	Tr	0.1	-	0	-	0	(100 g：100mL、100 mL：100g)
Tr	-	0	Tr	1	4					0	0	(0)					(0)	0.01	0.01	0.3	0.3	0.02	0.1	0	0.08	0.4	0	-	0	(100 g：100mL、100 mL：100g)
0.01	0.13	2	0	5	2					0	0	(0)					(0)	0.01	0.01	0.2	0.2	0.05	Tr	0	0.03	1.4	0	-	0.1	(100 g：100mL、100 mL：100g)
0.01	0.03	Tr	0	1	1	(0)	Tr	Tr	-	0	0	(0)	Tr	Tr	Tr	Tr	(Tr)	Tr	Tr	Tr	Tr	0.1	Tr	Tr	0.08	0.1	Tr	-	0	別名：ワインビネガー、ワイン酢
Tr	-	-	-	-	-	-	(0)	(0)	-	(0)	(0)	(Tr)	-	-	-	-	Tr	Tr	Tr	Tr	Tr	0.06		Tr	0.06		Tr	-	0	別名：サイダービネガー
0	0	1	Tr	0	0	(0)				(0)	(0)	(0)					Tr	Tr	Tr	Tr	Tr	(0)	Tr	Tr	0.1		Tr	-	0.2	液状だし 2%のあごでとっただし
Tr	0	1	4	0	0												Tr	0.01	1.4	1.4	0.02	0.4	0	0.04	0.1			-	0.1	液状だし 3%の荒節でとっただし
0.01	0	1	3	0	0												Tr	0.01	1.4	1.4	0.01	0.2	Tr	Tr				-	0.1	液状だし 3%の本枯れ節でとっただし
Tr	0.01	5300	0	0	0	(0)				(0)	(0)	(0)					Tr	Tr	Tr	(0)	0	0	Tr		0.1		Tr	-	0.2	液状だし 3%の真昆布でとっただし

17 調味料及び香辛料類

可食部 100 g 当たり

食品番号	索引番号	食品名	廃棄率	エネルギー	エネルギー	水分	たんぱく質 アミノ酸組成による	たんぱく質	脂肪酸のトリアシルグリセロール当量	コレステロール	脂質	利用可能炭水化物 (単糖当量)	利用可能炭水化物 (質量計)	差引き法による利用可能炭水化物	食物繊維総量	糖アルコール	炭水化物	有機酸	灰分	ナトリウム	カリウム	カルシウム	マグネシウム	リン	鉄	亜鉛
		単位	%	kJ	kcal	g	g	g	g	mg	g	g	g	g	g	g	g	g	g	mg	mg	mg	mg	mg	mg	mg
		成分識別子	REFUSE	ENERC	ENERC_KCAL	WATER	PROTCAA	PROT-	FATNLEA	CHOLE	FAT-	CHOAVLM	CHOAVL	CHOAVLDF-	FIB-	POLYL	CHOCDF-	OA	ASH	NA	K	CA	MG	P	FE	ZN
17132	2316	＜調味料類＞（だし類）昆布だし 煮出し	0	23	5	98.1	0.2	0.1	-	0	0	-	-	1.1 *	0.1	-	1.3	-	0.5	73	160	5	8	4	Tr	0
17021	2317	＜調味料類＞（だし類）かつお・昆布だし 荒節・昆布だし	0	10	2	99.2	(0.2)	0.3	-	Tr	-	-	-	0.4 *	-	-	0.3	-	0.2	34	63	3	4	13	Tr	Tr
17148	2318	＜調味料類＞（だし類）かつお・昆布だし 本枯れ節・昆布だし	1	10	2	99.2	0.1	0.3	-	0	-	-	-	0.5 *	Tr	-	0.4	-	0.2	30	58	3	3	11	Tr	Tr
17022	2319	＜調味料類＞（だし類）しいたけだし	0	17	4	98.8	-	0.1	-	0	-	-	-	0.9 *	-	-	0.9	-	0.2	3	29	1	3	8	0.1	Tr
17023	2320	＜調味料類＞（だし類）煮干しだし	0	5	1	99.7	-	0.1	-	-	0.1	-	-	0	(0)	-	0	-	0.1	38	25	3	2	7	Tr	Tr
17024	2321	＜調味料類＞（だし類）鶏がらだし	0	28	7	98.6	0.8	0.9	0.4	1	0.4	-	-	Tr *	(0)	-	Tr	-	0.2	40	60	1	1	15	0.1	Tr
17025	2322	＜調味料類＞（だし類）中華だし	0	14	3	99.0	(0.7)	0.8	-	-	-	-	-	0.1 *	-	-	Tr	-	0.2	20	90	3	5	40	Tr	Tr
17026	2323	＜調味料類＞（だし類）洋風だし	0	27	6	97.8	(0.6)	1.3	-	-	0	-	-	1.0 *	-	-	0.3	-	0.6	180	110	5	6	37	0.1	0.1
17027	2324	＜調味料類＞（だし類）固形ブイヨン	0	987	233	0.8	(8.2)	7.0	4.1	Tr	4.3	-	-	40.8 *	0.3	-	42.1	-	45.8	17000	200	26	19	76	0.4	0.1
17092	2325	＜調味料類＞（だし類）顆粒おでん用	0	706	166	(0.9)	(9.9)	(9.6)	(0.1)	(7)	(0.1)	(21.3)	(20.3)	(31.2) *	(Tr)	-	(31.7)	(0.3)	(57.6)	(22000)	(210)	(30)	(33)	(130)	(0.8)	(0.4)
17093	2326	＜調味料類＞（だし類）顆粒中華だし	0	892	210	1.2	10.6	12.6	1.5	7	1.6	-	-	38.7 *	(0)	-	36.6	-	48.1	19000	910	84	33	240	0.6	0.5
17028	2327	＜調味料類＞（だし類）顆粒和風だし	0	949	223	1.6	(26.8)	24.2	0.2	23	0.3	-	-	28.6 *	-	-	31.1	-	42.8	16000	180	42	20	260	1.0	0.5
17140	2328	＜調味料類＞（だし類）なべつゆ ストレート しょうゆ味	0	87	20	(93.0)	(0.8)	(1.0)	-	-	0	(3.2)	(3.1)	(4.3) *	-	-	(4.1)	-	(1.9)	(700)	(53)	(4)	(8)	(23)	(0.2)	(0.1)
17029	2329	＜調味料類＞（だし類）めんつゆ ストレート	0	185	44	85.4	(2.0)	2.2	-	-	0	-	-	8.9 *	-	-	8.7	-	3.7	1300	100	8	15	48	0.4	0.4
17141	2330	＜調味料類＞（だし類）めんつゆ 二倍濃縮	0	301	71	75.2	-	3.4	-	-	0	-	-	14.4 *	-	-	14.4	-	7.2	2600	160	12	25	67	0.6	0.3
17030	2331	＜調味料類＞（だし類）めんつゆ 三倍濃縮	0	417	98	64.9	(4.1)	4.5	-	-	0	-	-	20.4 *	-	-	20.0	-	10.6	3900	220	16	35	85	0.8	0.5
17142	2332	＜調味料類＞（だし類）ラーメンスープ 濃縮 しょうゆ味 ストレートしょうゆ味	0	652	157	(57.5)	(2.7)	(3.3)	(11.4)	(12)	(11.7)	(3.7)	(3.6)	(10.9) *	(Tr)	-	(9.9)	-	(17.5)	(6700)	(200)	(22)	(31)	(69)	(0.6)	(0.6)
17143	2333	＜調味料類＞（だし類）ラーメンスープ 濃縮 みそ味 ストレートみそ味	0	782	187	(48.4)	(5.5)	(6.4)	(10.7)	(9)	(11.0)	(5.4)	(5.1)	(16.4) *	(1.6)	-	(16.8)	-	(17.4)	(6500)	(270)	(61)	(43)	(100)	(1.8)	(0.6)
17094	2334	＜調味料類＞（調味ソース類）甘酢	0	535	125	(67.2)	-	(0.1)	-	0	0	(27.9) *	(26.6)	(28.4)	0	-	(28.4)	(3.1)	(1.2)	(470)	(5)	(1)	(1)	(1)	0	(0.1)
17095	2335	＜調味料類＞（調味ソース類）エビチリの素	0	228	54	(85.8)	(0.8)	(1.2)	(1.3)	-	(1.4)	(7.8)	(7.5)	(9.2) *	(0.6)	-	(9.5)	(0.1)	(2.0)	(680)	(150)	(8)	(10)	(45)	(0.1)	(0.1)
17031	2336	＜調味料類＞（調味ソース類）オイスターソース	0	448	105	61.6	(6.1)	7.7	0.1	2	0.3	-	-	19.9 *	0.2	-	18.3	-	12.1	4500	260	25	63	120	1.2	1.6
17096	2337	＜調味料類＞（調味ソース類）黄身酢	0	930	222	(52.6)	(5.6)	(6.3)	(13.1)	(460)	(10.8)	(20.3)	(19.4)	(23.3) *	0	-	(20.0)	(1.6)	(6.4)	(2300)	(47)	(57)	(6)	(210)	(1.8)	(1.4)
17133	2338	＜調味料類＞（調味ソース類）魚醤油 いかなごしょうゆ	0	274	64	63.0	9.4	13.9	0	0	0	Tr	Tr	5.8 *	Tr	-	2.1	0.9	20.8	8300	480	3	14	180	0.4	1.0
17134	2339	＜調味料類＞（調味ソース類）魚醤油 いしる（いしり）	0	285	67	61.2	8.4	12.8	0	0	0	0.1	0.1	7.9 *	0.3	-	4.2	0.4	21.8	8600	260	54	53	180	1.5	4.5
17135	2340	＜調味料類＞（調味ソース類）魚醤油 しょっつる	0	122	29	69.4	4.4	6.1	0	0	0	Tr	Tr	2.4 *	Tr	-	1.1	0.3	23.3	9600	190	6	14	70	0.2	0.2
17107	2341	＜調味料類＞（調味ソース類）魚醤油 ナンプラー	0	201	47	65.5	6.3	9.1	-	0	0.1	-	-	5.5 *	(0)	-	2.7	-	22.7	9000	230	20	90	57	1.2	0.7
17097	2342	＜調味料類＞（調味ソース類）ごま酢	0	913	217	(53.2)	(3.6)	(4.0)	(7.6)	-	(8.0)	(25.1)	(24.0)	(28.7) *	(1.9)	-	(29.9)	(1.9)	(2.6)	(670)	(110)	(180)	(61)	(100)	(1.7)	(1.0)
17098	2343	＜調味料類＞（調味ソース類）ごまだれ	0	1191	285	(40.7)	(6.7)	(7.2)	(14.2)	-	(15.1)	(20.7)	(19.9)	(27.4) *	(3.0)	-	(29.2)	(1.1)	(5.7)	(1700)	(210)	(220)	(100)	(200)	(2.3)	(1.6)
17099	2344	＜調味料類＞（調味ソース類）三杯酢	0	400	94	(76.2)	(0.6)	(0.9)	-	0	0	(12.9)	(12.3)	(18.0) *	0	-	(17.8)	(3.0)	(2.1)	(780)	(56)	(5)	(11)	(27)	(0.2)	(0.2)
17100	2345	＜調味料類＞（調味ソース類）二杯酢	0	284	67	(78.7)	(2.7)	(3.5)	-	0	0	(0.7)	(0.7)	(8.1) *	(Tr)	-	(7.6)	(2.8)	(6.8)	(2500)	(180)	(14)	(32)	(81)	(0.8)	(0.5)

可食部 100 g 当たり

	無機質					ビタミン																								備考
						ビタミンA							ビタミンE																	
銅	マンガン	ヨウ素	セレン	クロム	モリブデン	レチノール	α-カロテン	β-カロテン	β-クリプトキサンチン	β-カロテン当量	レチノール活性当量	ビタミンD	α-トコフェロール	β-トコフェロール	γ-トコフェロール	δ-トコフェロール	ビタミンK	ビタミンB₁	ビタミンB₂	ナイアシン	ナイアシン当量	ビタミンB₆	ビタミンB₁₂	葉酸	パントテン酸	ビオチン	ビタミンC	アルコール	食塩相当量	
(.....mg.....)						(.. µg ....)							(............. mg ....)				µg	(............... mg ....)					(..... µg .....)	mg	µg	mg	(.....g.....)		
CU	MN	ID	SE	CR	MO	RETOL	CARTA	CARTB	CRYPXB	CARTBEQ	VITA_RAE	VITD	TOCPHA	TOCPHB	TOCPHG	TOCPHD	VITK	THIA	RIBF	NIA	NE	VITB6A	VITB12	FOL	PANTAC	BIOT	VITC	ALC	NACL_EQ	備考
0.01	0	11000	0	0	0	0	0	0	0	0	0	0	0	0	0	0	Tr	0.01	Tr	Tr	Tr	0		1	0.01	0.1	0		0.2	液状だし 3%の真昆布でとっただし
Tr	Tr	1500	4	0	0	(Tr)	0	0	0	0	(Tr)	-	0	0	0	0	0	0.01	0.01	0.9	(0.9)	0.01	0.3	1	0.04	0.1	Tr		0.1	液状だし 2%の荒節と1%の真昆布でとっただし
Tr	0	2900	2	0	0	0	0	0	0	0	0	0	0	0	0	0	0	Tr		0.7	0.8	0.01	0.1	Tr	Tr	0	0		0.1	液状だし 2%の本枯れ節と1%の真昆布でとっただし
0.01	-					0	0	0	0	0	0	0	0	0	0	0	Tr	0.02	0.6	0.6	0.02	0	2	0.57		0				液状だし 7%のしいたけでとっただし
Tr	Tr					0	0	0	0	0	0	0	0	0	0	0	0	0.01	Tr	0.3	0.3	Tr	0.2	1			0			液状だし 3%の煮干しでとっただし
0.01	0	Tr	1	0	0	1	0	0	0	0	1	0	0	0	0	0	2	0.01	0.04	1.1	1.1	0.02	0.1	2	0.31	0.5	0		0.1	別名：鶏ガラスープ 試料：調理した液状だし 鶏がらからとっただし
Tr	0.01					0	0	0	0	0	0	0	0	0	0	0	0	0.15	0.03	1.3	(1.3)	0.05	0	1	0.26		0		0.1	別名：湯（たん） 液状だし 鶏肉、豚もも肉、ねぎ、しょうがなどでとっただし
0.01	0.01					0	0	0	0	0	0	0	0	0	0	0	0	0.02	0.05	1.1	(1.1)	0.06	0.2	3	0.25		0		0.5	別名：スープストック、ブイヨン 液状だし 牛もも肉、にんじん、たまねぎ、セロリーなどでとっただし
0.10	0.10	1	2	2	2	0	0	0	0	0	0	0	0.7	Tr	0.3	0	0	0.03	0.08	1.1	(1.1)	0.40	0.1	16	0.28	0.5	0		43.2	別名：固形コンソメ 顆粒状の製品を含む 固形だし
(0.05)	(0.33)	(2)	(26)	(3)	(15)	0	0	0	0	0	0	(0.2)	(Tr)	0			0	(0.02)	(0.11)	(2.0)	(2.5)	(0.07)	(0.4)	(14)	(0.20)	(4.9)	0	0	(56.4)	顆粒だし
0.05	0.16	31	8	8	6	2	2	7	0	8	3	0	0.9	0.1	5.0	1.4	-	0.06	0.56	8.0	8.5	0.29	0.3	170	1.48	5.1	0		47.5	粉末製品を含む 顆粒だし
0.12	0.09	5	74	8	1	0	0	0	0	0	0	0	0	0	0	0	0	0.03	0.20	5.5	(6.9)	0.06	1.4	14	0.18	3.8	0		40.6	別名：顆粒風味調味料 粉末製品を含む 顆粒だし (100 g：155mL、100 mL：64g)
(Tr)	(0.12)	0	0	(Tr)	(6)	0						0	(0.01)	(0.02)	(0.3)	(0.5)	(0.02)	(Tr)	(4)	(0.06)	(1.5)	0	0	(1.8)						液状だし
0.01	-					0	0	0	0	0	0	(0)					0	0.01	0.04	1.2	(1.2)	0.04	0.3	17	0.18		0		3.3	液状だし
0.01	-					0	0	0	0	0	0	(0)					0	0.03	0.06	1.3	(1.9)	0.06	0.3	13	0.19		0		6.6	液状だし
0.01						0	0	0	0	0	0						0	0.04	0.07	1.4	(1.4)	0.07	0.2	9	0.19		0		9.9	液状だし (100 g：86mL、100 mL：116g)
(0.03)	(0.33)	(2)	(4)	(1)	(14)	0	0	(Tr)	0	(Tr)	0	(Tr)	(0.1)	0	(0.3)	(0.1)	(1)	(0.03)	(0.08)	(0.9)	(1.4)	(0.10)	(0.2)	(20)	(0.24)	(3.7)	0		(17.1)	ペーストタイプ 濃縮割合：第3章参照
(0.14)	(0.09)	(2)	(4)	(1)	(31)	0	(Tr)	(18)	(7)	(22)	(2)	(Tr)	(0.3)	(0.1)	(2.2)	(1.3)	(5)	(0.02)	(0.08)	(1.1)	(2.2)	(0.08)	(Tr)	(27)	(0.20)	(6.5)	0		(16.5)	ペーストタイプ 濃縮割合：第3章参照
(Tr)	0	0	0	0	(1)	0						0	0	0	0	0	(0.01)	(0.01)	(0.1)	(0.1)	(0.01)	(0.1)	0		(0.1)		0		(1.2)	
(0.03)	(0.22)	0	(1)	(1)	(2)	0		(150)	0	(150)	(13)	0	(0.6)	0	(0.8)	(0.2)	(3)	(0.14)	(0.04)	(1.3)	(1.5)	(0.10)		(5)	(0.28)	(0.7)	0		(1.8)	
0.17	0.40	-	-	-	-	-	Tr	Tr	(0)	(Tr)	-		0.1	Tr	Tr	Tr	1	0.01	0.07	0.8	(0.8)	0.04		9	0.14	-	Tr		11.4	別名：かき油 (100 g：81mL、100 mL：123g)
(0.05)	(Tr)	(41)	(18)	(Tr)	(5)	(260)	(1)	(1)	(16)	(9)	(270)	(4.6)	(1.7)	(0)	(0.6)	(0)	(15)	(0.08)	(0.18)	(Tr)	(1.5)	(0.12)	(1.4)	(59)	(1.38)	(24.7)	0	-	(5.7)	
0.01	0	150	43	1	Tr	0	0	0	0	0	0	0	0	0	0	0	0		0.31	4.6	6.1	0.09	1.0	51	0.65	17.0	0		21.2	(100 g：82.0 mL、100 mL：121.9 g)
1.45	0.05	61	140	19	3	0	0	0	0	0	0	0	0	0	0	0	0		0.25	2.4	3.1	0.16	3.9	66	0.98	32.0	0		21.9	別名：原材料がいかの場合はいしり、いわし等の場合はいしる又はよしる等 (100 g：81.4 mL、100 mL：122.9 g)
0.01	0	29	11	11	1	0	0	0	0	0	0	0	0	0	0	0	0	0.03	0.06	1.0	1.2	0.03	1.6	26	0.31	3.0	0		24.3	(100 g：83.1 mL、100 mL：120.3 g)
0.03	0.03	27	46	5	1	0	0	0	0	0	0	0	0	0	0	0	0	0.01	0.10	3.3	4.3	0.10	1.6	26	0.56	7.9	0		22.9	別名：魚醤 (100 g：81.9 mL、100 mL：122.1 g)
(0.26)	(0.49)	0		(5)	(23)	0		(1)	0	(1)	0	0	(Tr)	(Tr)	(3.5)	(0.1)	(2)	(0.08)	(0.06)	(1.0)	(1.9)	(0.12)	(0.1)	(26)	(0.13)	(3.7)	0	(0.5)	(1.7)	
(0.42)	(0.75)	(Tr)	(10)	(2)	(46)	0	0	(2)	0	(2)	(4)	(Tr)	(7.0)	(0)	(2.0)	(0)	(1)	(0.11)	(0.09)	(2.0)	(3.5)	(0.19)	(0.1)	(38)	(0.20)	(6.1)	0	(1.1)	(4.3)	
(Tr)	(0.08)	(150)	(1)	(1)	(8)	0	0	0	0	0	0	0	0	0	0	0	0	(0.01)	(0.02)	(0.4)	(0.6)	(0.03)	(0.1)	(4)	(0.10)	(1.3)	0	0	(2.0)	材料割合：米酢100、上白糖18、うすくちしょうゆ18、かつお・昆布だし15
(Tr)	(0.44)	(1)	(5)	(2)	(24)	0	0	0	0	0	0	0	0	0	0	0	0	(0.03)	(0.08)	(0.7)	(1.3)	(0.09)	(0.1)	(15)	(0.26)	(5.7)	0	(0.9)	(6.4)	材料割合：米酢10、こいくちしょうゆ8

17 調味料及び香辛料類

可食部 100 g 当たり

食品番号	索引番号	食品名	廃棄率	エネルギー	エネルギー	水分	アミノ酸組成によるたんぱく質	たんぱく質	トリアシルグリセロール当量	コレステロール	脂質	利用可能炭水化物（単糖当量）	利用可能炭水化物（質量計）	差引き法による利用可能炭水化物	食物繊維総量	糖アルコール	炭水化物	有機酸	灰分	ナトリウム	カリウム	カルシウム	マグネシウム	リン	鉄	亜鉛
		単位	%	kJ	kcal	(g)				mg		(g)								(mg)						
		成分識別子	REFUSE	ENERC	ENERC_KCAL	WATER	PROTCAA	PROT-	FATNLEA	CHOLE	FAT-	CHOAVLM	CHOAVL	CHOAVLDF-	FIB-	POLYL	CHOCDF-	OA	ASH	NA	K	CA	MG	P	FE	ZN
17101	2346	<調味料類>（調味ソース類）すし酢 ちらし・稲荷用	0	675	159	(55.5)	-	(0.1)	-	0	0	(31.6)	(30.1)	(34.9) *	-	-	(34.9)	(2.9)	(6.6)	(2500)	(18)	(3)	(5)	(10)	(0.1)	(0.1)
17102	2347	<調味料類>（調味ソース類）すし酢 にぎり用	0	346	81	(72.0)	-	(0.2)	-	0	0	(8.6)	(8.2)	(14.3) *	0	-	(14.3)	(3.6)	(10.0)	(3900)	(23)	(4)	(7)	(12)	(0.1)	(0.2)
17103	2348	<調味料類>（調味ソース類）すし酢 巻き寿司・箱寿司用	0	497	117	(64.1)	-	(0.1)	-	0	0	(19.2)	(18.3)	(23.8) *	0	-	(23.8)	(3.2)	(8.7)	(3400)	(21)	(4)	(6)	(11)	(0.1)	(0.1)
17104	2349	<調味料類>（調味ソース類）中華風合わせ酢	0	666	158	(60.5)	(2.3)	(3.0)	(3.3)	-	(3.4)	(20.5)	(19.6)	(25.2) *	(Tr)	-	(24.8)	(2.0)	(5.8)	(2200)	(160)	(12)	(28)	(69)	(0.7)	(0.4)
17105	2350	<調味料類>（調味ソース類）デミグラスソース	0	347	82	81.5	-	2.9	-	-	3.0	-	-	11.0 *	-	-	11.0	-	1.6	520	180	11	11	53	0.3	0.3
17106	2351	<調味料類>（調味ソース類）テンメンジャン	0	1049	249	37.5	-	8.5	-	0	7.7	-	-	35.0 *	3.1	-	38.1	-	8.2	2900	350	45	61	140	1.6	1.0
17108	2352	<調味料類>（調味ソース類）冷やし中華のたれ	0	495	117	67.1	1.9	2.1	1.1	1	1.2	19.5	19.5	23.2 *	-	-	23.1	1.1	5.6	2300	89	7	13	29	0.3	0.2
17109	2353	<調味料類>（調味ソース類）ホワイトソース	0	411	99	81.7	(1.2)	1.8	(6.2)	6	6.2	(5.6)	(5.3)	9.4 *	0.4	-	9.2	-	1.1	380	62	34	5	42	0.1	0.2
17110	2354	<調味料類>（調味ソース類）ぽん酢しょうゆ	0	207	49	(82.1)	(2.7)	(3.4)	-	0	(0.1)	(0.7)	(0.7)	(7.9) *	(0.2)	-	(7.4)	-	(6.3)	(2300)	(280)	(24)	(33)	(72)	(0.7)	(0.4)
17137	2355	<調味料類>（調味ソース類）ぽん酢しょうゆ 市販品	0	261	62	77.0	3.2	3.7	-	0	0.1	7.0	6.9	10.7 *	(0.3)	-	10.8	1.8	7.6	3100	180	16	25	60	0.7	0.3
17032	2356	<調味料類>（調味ソース類）マーボー豆腐の素	0	481	115	75.0	-	4.2	-	-	6.3	-	-	10.4 *	-	-	10.4	-	4.1	1400	55	12	-	35	0.8	-
17111	2357	<調味料類>（調味ソース類）マリネ液	0	294	70	(83.9)	-	(0.1)	-	0	0	(11.1) *	(10.5)	(10.8)	0	0	(10.9)	(1.4)	(1.1)	(370)	(26)	(4)	(3)	(6)	(0.2)	0
17033	2358	<調味料類>（調味ソース類）ミートソース	0	404	96	78.8	-	3.8	-	-	5.0	(9.6) *	(9.4)	10.1	-	-	10.1	-	2.3	610	250	17	-	47	0.8	-
17144	2359	<調味料類>（調味ソース類）焼きそば粉末ソース	0	1069	251	0.1	6.8	5.6	0.6	Tr	0.7	54.2 *	51.5	57.1	3.3	-	62.4	2.0	30.1	12000	82	110	10	18	0.6	0.1
17112	2360	<調味料類>（調味ソース類）焼き鳥のたれ	0	559	132	(61.4)	(2.6)	(3.3)	-	0	0	(19.1)	(18.5)	(29.0) *	(Tr)	-	(28.5)	(0.3)	(6.1)	(2300)	(160)	(13)	(27)	(71)	(0.7)	(0.4)
17113	2361	<調味料類>（調味ソース類）焼き肉のたれ	0	698	165	52.4	3.6	4.3	2.1	(Tr)	2.2	28.4	27.2	32.2 *	(0.4)	-	32.3	0.5	8.8	3300	230	23	35	90	0.9	0.5
17114	2362	<調味料類>（調味ソース類）みたらしのたれ	0	540	127	(66.3)	(0.8)	(0.9)	-	0	0	(29.8) *	(28.2)	(30.9)	0	(Tr)	(30.8)	(0.1)	(1.9)	(650)	(120)	(6)	(10)	(24)	(0.2)	(0.1)
17115	2363	<調味料類>（調味ソース類）ゆずこしょう	0	153	37	64.5	-	1.3	-	(0)	0.8	-	-	3.1 *	6.2	-	9.3	-	24.1	9900	280	61	44	24	0.6	0.1
17034	2364	<調味料類>（トマト加工品類）トマトピューレー	0	187	44	86.9	(1.4)	1.9	(0.1)	(0)	0.1	(5.2)	(5.2)	8.7 *	1.8	-	9.9	-	1.2	19	490	19	27	37	0.8	0.3
17035	2365	<調味料類>（トマト加工品類）トマトペースト	0	399	94	71.3	(3.2)	3.8	(0.1)	(0)	0.1	(13.5)	(13.4)	17.9 *	4.7	-	22.0	-	2.8	55	1100	46	64	93	1.6	0.6
17036	2366	<調味料類>（トマト加工品類）トマトケチャップ	0	450	106	66.0	1.2	1.6	0.1	0	0.2	(24.3) *	(24.0)	25.9	1.7	-	27.6	1.2	3.9	1200	380	16	18	35	0.5	0.2
17037	2367	<調味料類>（トマト加工品類）トマトソース	0	174	41	87.1	(1.9)	2.0	(0.1)	(0)	0.2	(5.3)	(5.3)	7.6 *	1.1	-	8.5	-	2.2	240	340	18	20	42	0.9	0.2
17038	2368	<調味料類>（トマト加工品類）チリソース	0	474	112	67.3	(1.7)	1.8	(0.1)	(0)	0.1	-	-	25.2 *	1.9	-	26.3	-	3.9	1200	500	27	23	32	0.9	0.2
17042	2369	<調味料類>（ドレッシング類）半固形状ドレッシング マヨネーズ 全卵型	0	2753	669	16.6	1.3	1.4	72.5	55	76.0	(2.1) *	(2.1)	7.2	(0)	-	3.6	0.5	1.9	730	13	8	2	29	0.3	0.2
17043	2370	<調味料類>（ドレッシング類）半固形状ドレッシング マヨネーズ 卵黄型	0	2753	669	19.7	2.2	2.5	72.8	140	74.7	(0.5) *	(0.5)	2.8	(0)	-	0.6	0.5	2.0	770	21	20	3	72	0.6	0.5
17118	2371	<調味料類>（ドレッシング類）半固形状ドレッシング マヨネーズタイプ調味料 低カロリータイプ	0	1089	264	60.9	2.6	2.9	26.4	58	28.3	2.7 *	2.6	4.7	0.8	-	3.3	0.7	3.9	1500	36	10	2	35	0.3	0.2
17040	2372	<調味料類>（ドレッシング類）分離液状ドレッシング フレンチドレッシング 分離液状	0	1369	331	(47.8)	0	(Tr)	(30.6)	(1)	(31.5)	(11.4) *	(11.3)	13.4	0	-	(12.4)	(1.9)	(6.3)	(2500)	(2)	(1)	(Tr)	(1)	(Tr)	(Tr)
17116	2373	<調味料類>（ドレッシング類）分離液状ドレッシング 和風ドレッシング 分離液状	0	750	181	(69.4)	(1.6)	(1.9)	(14.0)	(1)	(14.5)	(6.6)	(6.6)	(9.7) *	(0.2)	(Tr)	(9.3)	(0.7)	(3.8)	(1400)	(75)	(7)	(16)	(43)	(0.4)	(0.2)
17039	2374	<調味料類>（ドレッシング類）分離液状ドレッシング 和風ドレッシングタイプ調味料 ノンオイルタイプ	0	350	83	71.8	-	3.1	-	-	0.1	-	-	17.2 *	0.2	-	16.1	-	7.6	2900	130	10	34	54	0.3	0.2
17117	2375	<調味料類>（ドレッシング類）乳化液状ドレッシング ごまドレッシング	0	1659	401	(38.1)	(2.3)	(2.7)	(37.1)	(7)	(38.3)	(13.1) *	(12.5)	(15.5)	(0.8)	(Tr)	(15.0)	(0.8)	(4.9)	(1800)	(91)	(86)	(34)	(66)	(1.0)	(0.6)
17041	2376	<調味料類>（ドレッシング類）乳化液状ドレッシング サウザンアイランドドレッシング	0	1625	393	(44.1)	(0.2)	(0.3)	(38.1)	(9)	(39.2)	(12.1) *	(11.9)	(13.4)	(0.4)	0	(12.8)	(0.6)	(3.1)	(1200)	(32)	(7)	(3)	(9)	(0.1)	(0.1)

可食部 100 g 当たり

銅 CU	マンガン MN	ヨウ素 ID	セレン SE	クロム CR	モリブデン MO	レチノール RETOL	α-カロテン CARTA	β-カロテン CARTB	β-クリプトキサンチン CRYPXB	β-カロテン当量 CARTBEQ	レチノール活性当量 VITA_RAE	ビタミンD VITD	α-トコフェロール TOCPHA	β-トコフェロール TOCPHB	γ-トコフェロール TOCPHG	δ-トコフェロール TOCPHD	ビタミンK VITK	ビタミンB1 THIA	ビタミンB2 RIBF	ナイアシン NIA	ナイアシン当量 NE	ビタミンB6 VITB6A	ビタミンB12 VITB12	葉酸 FOL	パントテン酸 PANTAC	ビオチン BIOT	ビタミンC VITC	アルコール ALC	食塩相当量 NACL_EQ	備考
(Tr)	0	0	0	(1)	(3)	0	-	-	-	0	0	0	0	0	0	0	0	(0.01)	(0.01)	(0.2)	(0.2)	(0.01)	(0.1)	0	(0.05)	(0.3)	0	-	(6.5)	材料割合：米酢15、上白糖7、食塩1.5
(Tr)	0	0	0	(1)	(3)	0	-	-	-	0	0	0	0	0	0	0	0	(0.01)	(0.01)	(0.2)	(0.3)	(0.02)	(0.1)	0	(0.07)	(0.3)	0	-	(9.8)	材料割合：米酢10、上白糖1、食塩1.2
(Tr)	0	0	0	(1)	(3)	0	-	-	-	0	0	0	0	0	0	0	0	(0.01)	(0.01)	(0.2)	(0.2)	(0.01)	(0.1)	0	(0.06)	(0.3)	0	-	(8.6)	材料割合：米酢12、上白糖3、食塩1.4
(0.01)	(0.47)	(Tr)	(4)	(1)	(20)	0	0	0	0	0	0	(Tr)	0	(1.5)	(Tr)	0	0	(0.02)	(0.07)	(0.6)	(1.1)	(0.08)	(0.1)	(13)	(0.22)	(4.9)	0	(0.8)	(5.5)	材料割合：こいくちしょうゆ45、米酢45、砂糖22.5、ごま油4、しょうが2
0.03	0.09	2	1	7	3	-	-	-	-	-	-	-	-	-	-	-	-	0.04	0.07	1.7	2.1	0.05	0.2	25	0.18	1.8	-	-	1.3	別名：ドミグラスソース
0.27	0.54	1	5	7	58	-	-	-	Tr	3	0	(0)	0.8	0.1	6.7	2.1	14	0.04	0.11	1.0	2.4	0.11	0	20	0.77	7.7	0	-	7.3	別名：中華甘みそ
Tr	0.18	1	3	1	11	-	-	0	1	Tr	1	0	0	Tr	0.6	0	0	0.22	0.03	0.3	0.3	0.03	Tr	6	0.07	1.7	0	-	5.8	別名：冷やし中華用スープ (100 g：87.6 mL、100 mL：114.1 g)
0.01	0.03	5	1	1	2	-	-	-	-	-	-	-	0.6	Tr	0.9	0.2	2	0.01	0.05	0.2	(0.5)	0.02	0	3	0.17	0.9	0	-	1.0	別名：ベシャメルソース
(0.02)	(0.46)	(1)	(4)	(1)	(19)	0	-	-	-	(9)	(4)	(0)	(0.1)	0	(0)	(0)	0	(0.05)	(0.08)	(0.6)	(1.2)	(0.08)	(Tr)	(20)	(0.37)	(4.9)	(24)	(0.8)	(5.8)	別名：ポン酢
0.01	0.36	*	3	2	18	0	0	Tr	1	1	0	-	Tr	0	(0)	0	0	0.02	0.02	0.7	0.7	0.06	Tr	17	0.17	3.1	Tr	-	7.8	別名：ポン酢 *ヨウ素：第3章参照 (100 g：89.4 mL、100 mL：111.8 g)
-	-	-	-	-	-	4	-	-	-	63	9	-	-	-	-	-	-	0.05	0.03	1.0	1.7	-	-	-	-	-	2	-	3.6	試料：レトルトパウチのストレート製品
(0.01)	(0.04)	0	0	0	(Tr)	0	-	-	-	0	0	0	0	0	0	0	0	(Tr)	(Tr)	(0.01)	(Tr)	0	-	-	(0.04)	(Tr)	0	(2.7)	(0.9)	
-	-	-	-	-	-	5	-	-	-	530	49	-	-	-	-	-	-	0.14	0.05	1.4	2.0	-	-	-	-	-	6	-	1.5	試料：缶詰及びレトルトパウチ製品 (100 g：94mL、100 mL：107g)
0.02	0.47	4	2	7	3	0	3	34	15	43	4	0	0.4	Tr	0.3	0	7	0.01	0.01	0.3	0.3	0.03	0	4	0.08	0.8	0	-	30.6	食物繊維：AOAC2011.25法
(0.02)	(0.46)	(1)	(5)	(1)	(20)	0	0	0	0	0	0	(0)	-	-	-	-	-	(0.02)	(0.07)	(0.5)	(0.7)	(0.10)	-	(13)	(0.20)	(5.0)	0	(0.6)	(5.8)	
(0.03)	(0.51)	(1)	(7)	(2)	(24)	0	-	(3)	(2)	(4)	(Tr)	(Tr)	(Tr)	0	(0.9)	(Tr)	-	(0.03)	(0.09)	(0.8)	(1.0)	(0.10)	(0.1)	(18)	(0.25)	(6.2)	(1)	0	(8.3)	
(0.01)	(0.13)	(2700)	(1)	(1)	(5)	0	-	-	-	0	0	0	(0)	0	(0)	0	0	(0.01)	(0.02)	(0.1)	(0.2)	(0.03)	0	(5)	(0.05)	(1.4)	0	0	(1.7)	
0.06	0.10	24	2	5	4	(0)	36	230	47	270	22	(0)	2.0	-	-	-	-	0.04	0.05	0.9	1.1	0.17	-	13	0.22	3.6	2	-	25.2	
0.19	0.19	0	1	2	9	0	0	630	0	630	52	(0)	2.7	0.1	0.3	0	10	0.09	0.07	1.5	(1.7)	0.20	-	29	0.47	8.9	10	-	Tr	別名：トマトピューレ 食塩無添加品 (100 g：95mL、100 mL：105g)
0.31	0.38	-	-	-	-	0	0	1000	0	1000	85	(0)	6.2	0.1	0.6	0	18	0.21	0.14	3.7	(4.2)	0.38	-	42	0.95	-	15	-	0.1	食塩無添加品
0.09	0.11	1	4	2	9	0	1	510	0	510	43	0	2.0	Tr	0.1	0	6	0.06	0.04	1.5	1.7	0.11	Tr	13	0.30	5.2	8	-	3.1	(100 g：87mL、100 mL：115g)
0.16	-	-	-	-	-	(0)	0	480	0	480	40	0	2.0	Tr	0.1	0	8	0.09	0.08	1.3	(1.6)	0.12	Tr	3	0.24	-	(Tr)	-	0.6	(100 g：103mL、100 mL：97g)
0.15	0.15	-	-	-	-	(0)	0	500	5	500	42	(0)	2.1	0.1	0.2	0	5	0.07	0.07	1.5	(1.8)	0.15	0	5	0.32	-	(Tr)	-	3.0	
0.01	0.01	3	3	1	1	24	0	0	3	1	24	0.3	13.0	0.2	33.0	2.1	120	0.01	0.03	Tr	0.2	0.02	0.1	1	0.16	3.1	0	-	1.9	使用油：なたね油、とうもろこし油、大豆油 (100 g：95mL、100 mL：105g)
0.02	0.02	9	8	1	2	53	0	1	6	5	54	0.6	11.0	0.3	41.0	10.0	140	0.03	0.07	Tr	0.5	0.05	0.4	3	0.43	7.2	0	-	2.0	使用油：なたね油、大豆油、とうもろこし (100 g：95mL、100 mL：105g)
0.01	0.01	4	5	Tr	2	20	130	250	4	310	46	0	4.8	0.1	12.0	1.6	53	0.02	0.05	Tr	0.4	0.02	0.1	3	0.19	3.1	0	-	3.9	別名：低カロリーマヨネーズ 使用油：なたね油、大豆油、とうもろこし油 カロテン：色素として添加品あり
0	0	0	0	(Tr)	(Tr)	0	-	-	-	0	0	0	(4.0)	(0.4)	(18.0)	(3.4)	(54)	(Tr)	(Tr)	(Tr)	(0.1)	(Tr)	(Tr)	0	0	(Tr)	0	-	(6.3)	
(0.03)	(0.19)	0	(4)	(1)	(10)	0	-	-	-	(4)	(Tr)	-	(1.5)	(0.1)	(7.9)	(1.3)	-	(0.03)	(0.03)	(0.4)	(0.5)	(0.04)	-	(7)	(0.09)	(2.2)	0	(0.7)	(3.5)	オイル入り
0.01	-	-	-	-	-	(0)	0	3	0	3	Tr	(0)	0	0	0	0	1	0.02	0.03	0.3	0.8	0.04	0	6	0.11	-	(Tr)	-	7.4	別名：和風ノンオイルドレッシング
(0.12)	(0.32)	(1)	(4)	(1)	(15)	(4)	0	(Tr)	(1)	(Tr)	(Tr)	(0.1)	(4.4)	(0.4)	(21.0)	(3.8)	(60)	(0.04)	(0.05)	(0.6)	(1.0)	(0.07)	(Tr)	(16)	(0.14)	(3.3)	0	(0.3)	(4.4)	クリームタイプ
(0.02)	(0.01)	(1)	(1)	(Tr)	(1)	(4)	0	(42)	(1)	(43)	(8)	(0.1)	(5.2)	(0.5)	(22.0)	(4.2)	(72)	(Tr)	(0.01)	(0.1)	(0.2)	(0.02)	(Tr)	(3)	(0.05)	(0.8)	(2)	-	(3.0)	

単位：無機質 (mg)、ビタミンA (µg)、ビタミンE (mg)、ビタミンK (µg)、ビタミンB₁〜B₆ (mg)、葉酸 (µg)、パントテン酸 (mg)、ビオチン (µg)、ビタミンC (mg)、アルコール・食塩相当量 (g)

17 調味料及び香辛料類

可　食　部　100　g　当　た　り

食品番号	索引番号	食品名	廃棄率 REFUSE (%)	エネルギー ENERC (kJ)	エネルギー ENERC_KCAL (kcal)	水分 WATER	アミノ酸組成によるたんぱく質 PROTCAA	たんぱく質 PROT-	トリアシルグリセロール当量 FATNLEA	コレステロール CHOLE (mg)	脂質 FAT-	利用可能炭水化物(単糖当量) CHOAVLM	利用可能炭水化物(質量計) CHOAVL	差引き法による利用可能炭水化物 CHOAVLDF-	食物繊維総量 FIB-	糖アルコール POLYL	炭水化物 CHOCDF-	有機酸 OA	灰分 ASH	ナトリウム NA	カリウム K	カルシウム CA	マグネシウム MG	リン P	鉄 FE	亜鉛 ZN
17149	2377	<調味料類>（ドレッシング類）乳化液状ドレッシング フレンチドレッシング 乳化液状	0	1552	376	(44.1)	(0.1)	(0.1)	(37.7)	(7)	(38.9)	(8.5)*	(8.5)	(10.4)	0	0	(9.3)	(1.2)	(6.5)	(2500)	(3)	(1)	(1)	(4)	(Tr)	(Tr)
17044	2378	<調味料類>（みそ類）米みそ 甘みそ	0	869	206	42.6	8.7	9.7	3.0	(0)	3.0	-	-	33.3*	5.6	-	37.9		6.8	2400	340	80	32	130	3.4	0.9
17045	2379	<調味料類>（みそ類）米みそ 淡色辛みそ	0	762	182	45.4	11.1	12.5	5.9	(0)	6.0	11.9	11.8	18.5*	4.9	-	21.9		14.2	4900	380	100	75	170	4.0	1.1
17046	2380	<調味料類>（みそ類）米みそ 赤色辛みそ	0	746	178	45.7	11.3	13.1	5.4	(0)	5.5	-	-	18.9*	4.1	-	21.1		14.6	5100	440	130	80	200	4.3	1.2
17120	2381	<調味料類>（みそ類）米みそ だし入りみそ	0	707	169	49.9	(9.8)	11.0	(5.6)	2	5.6	(9.8)	(9.7)	17.6*	4.1	-	20.6	0.1	12.9	4700	420	67	61	160	1.4	1.0
17145	2382	<調味料類>（みそ類）米みそ だし入りみそ 減塩	0	689	164	52.5	9.4	10.3	4.7	1	5.1	10.5	10.3	18.2*	4.9	-	22.2	0.4	9.8	3800	410	63	55	150	1.0	1.0
17047	2383	<調味料類>（みそ類）麦みそ	0	775	184	44.0	8.1	9.7	4.2	(0)	4.3	-	-	25.5*	6.3	-	30.0		12.0	4200	340	80	55	120	3.0	0.9
17048	2384	<調味料類>（みそ類）豆みそ	0	864	207	44.9	14.8	17.2	10.2	(0)	10.5	-	-	10.7*	6.5	-	14.5		12.9	4300	930	150	130	250	6.8	2.0
17119	2385	<調味料類>（みそ類）減塩みそ	0	798	190	46.0	9.1	11.0	(5.7)	(0)	5.9	12.9	12.5	23.3*	4.3	-	25.7	0.2	11.4	4200	480	62	71	170	1.7	1.4
17049	2386	<調味料類>（みそ類）即席みそ 粉末タイプ	0	1350	321	2.4	(19.4)	21.9	7.4	(0)	9.3	(21.3)	(21.0)	40.7*	6.6	-	43.0		23.5	8100	600	85	140	300	2.8	1.8
17050	2387	<調味料類>（みそ類）即席みそ ペーストタイプ	0	513	122	61.5	(7.9)	8.9	3.1	(0)	3.7	(8.4)	(8.3)	14.3*	2.8	-	15.4		10.4	3800	310	47	54	130	0.9	0.9
17121	2388	<調味料類>（みそ類）辛子酢みそ	0	926	219	(43.6)	(4.2)	(5.0)	(2.1)	0	(2.1)	(25.1)	(23.9)	(42.7)*	(2.7)	-	(44.6)	(1.0)	(3.6)	(1300)	(170)	(42)	(20)	(69)	(1.7)	(0.5)
17122	2389	<調味料類>（みそ類）ごまみそ	0	1026	245	(42.7)	(8.6)	(9.4)	(9.5)	0	(9.9)	(5.4)	(5.2)	(28.5)*	(5.5)	-	(32.9)	0	(5.2)	(1600)	(280)	(230)	(74)	(170)	(3.7)	(1.5)
17123	2390	<調味料類>（みそ類）酢みそ	0	906	214	(44.2)	(4.4)	(4.9)	(1.5)	(0)	(1.5)	(26.3)	(25.1)	(42.5)*	(2.8)	-	(44.8)	(1.1)	(3.4)	(1200)	(170)	(41)	(16)	(66)	(1.7)	(0.5)
17124	2391	<調味料類>（みそ類）練りみそ	0	1131	267	(29.9)	(5.0)	(5.5)	(1.7)	(0)	(1.7)	(38.8)	(36.9)	(56.5)*	(3.2)	-	(59.1)	0	(3.8)	(1400)	(190)	(46)	(18)	(74)	(1.9)	(0.5)
17051	2392	<調味料類>（ルウ類）カレールウ	0	1975	474	3.0	5.7	6.5	32.8	20	34.1	38.1*	35.1	40.0	6.4	-	44.7	0.4	11.7	4200	320	90	31	110	3.5	0.5
17052	2393	<調味料類>（ルウ類）ハヤシルウ	0	2086	501	2.2	-	5.8	31.9	20	33.2	-	-	46.3*	2.5	-	47.5	-	11.3	4200	150	30	21	55	1.0	0.3
17125	2394	<調味料類>（その他）お茶漬けの素 さけ	0	1060	251	(2.9)	(17.8)	(20.2)	(2.7)	(64)	(3.7)	(29.7)	(27.9)	(37.2)*	(3.5)	-	(37.1)	-	(35.6)	(13000)	(560)	(72)	(55)	(230)	(2.1)	(0.9)
17136	2395	<調味料類>（その他）キムチの素	0	532	126	58.2	5.3	5.3		3		13.0	12.6	21.6*	3.6	0.1	26.0	1.1	9.4	3600	350	29	31	52	1.3	0.4
17053	2396	<調味料類>（その他）酒かす	0	904	215	51.1	(14.2)	14.9		(0)	1.5	-	-	19.3*	5.2	-	23.8	-	0.5	5	28	8	9	8	0.8	2.3
17126	2397	<調味料類>（その他）即席すまし汁	0	824	194	(2.8)	(17.0)	(18.3)	(0.5)	(16)	(0.8)	(10.9)	(10.4)	(28.7)*	(3.3)	-	(30.5)	-	(47.6)	(18000)	(490)	(76)	(61)	(220)	(2.3)	(1.0)
17127	2398	<調味料類>（その他）ふりかけ たまご	0	1784	426	(2.5)	(20.8)	(23.4)	(19.3)	(420)	(21.9)	(31.1)	(29.3)	(39.7)*	(5.1)	-	(39.7)	-	(12.3)	(3600)	(490)	(390)	(120)	(490)	(4.5)	(2.9)
17054	2399	<調味料類>（その他）みりん風調味料	0	959	226	43.6		0.1		0	0	39.9	39.2	55.6*	(0)	-	55.7	0.1	0.2	68	3	Tr	1	15	0.1	Tr
17138	2400	<調味料類>（その他）料理酒	0	368	88	82.4	0.2	0.2		0	Tr	3.6*	3.5	4.7	0	0	4.7	-	2.1	870	6	2	2	4	Tr	Tr
17055	2401	<香辛料類>オールスパイス 粉	0	1543	364	9.2		5.6	(3.7)	(0)	5.6	-	-	77.1*		-	75.2		4.4	53	1300	710	130	110	4.7	1.2
17056	2402	<香辛料類>オニオンパウダー	0	1541	363	5.0	(5.8)	8.8	(0.8)	(0)	1.1	-	-	83.0*		-	79.8		5.3	52	1300	140	160	290	3.1	3.2
17057	2403	<香辛料類>からし 粉	0	1831	435	4.9		33.0	(14.2)	(0)	14.3	-	-	43.8*		-	43.7		4.1	34	890	250	380	1000	11.0	6.6
17058	2404	<香辛料類>からし 練り	0	1316	314	31.7		5.9	(14.4)	(0)	14.5	-	-	40.2*		-	40.1		7.8	2900	190	60	83	120	2.1	1.0
17059	2405	<香辛料類>からし 練りマスタード	0	729	175	65.7	(4.3)	4.8	(10.5)	(Tr)	10.6	(9.2)	(8.9)	15.6*		-	13.1		3.8	1200	170	71	60	140	1.8	0.8
17060	2406	<香辛料類>からし 粒入りマスタード	0	955	229	57.2	(6.9)	7.6	(15.9)	(Tr)	16.0	(5.1)	(5.1)	14.7*		-	12.7		5.3	1600	190	130	110	260	2.4	1.4
17061	2407	<香辛料類>カレー粉	0	1405	338	5.7	(10.2)	13.0	11.6	8	12.2	-	-	29.8*	36.9	-	63.3		5.8	40	1700	540	220	400	29.0	2.9
17062	2408	<香辛料類>クローブ 粉	0	1679	398	7.5	(5.1)	7.2	(9.8)	(0)	13.6	-	-	72.2*		-	66.4		5.3	280	1400	640	250	95	9.9	1.1
17063	2409	<香辛料類>こしょう 黒 粉	0	1532	362	12.7	(8.9)	11.0	(5.5)	(0)	6.0	(0.6)	(0.6)	69.2*		-	66.6		3.7	65	1300	410	150	160	20.0	1.1
17064	2410	<香辛料類>こしょう 白 粉	0	1590	376	12.3	(7.0)	10.1	(5.9)	(0)	6.4	(0.6)	(0.6)	73.7*		-	70.1		1.1	4	60	240	80	140	7.3	0.9
17065	2411	<香辛料類>こしょう 混合 粉	0	1561	369	12.5	(7.4)	10.6	(5.7)	(0)	6.2	(0.6)	(0.6)	72.0*		-	68.3		2.4	35	680	330	120	150	14.0	0.9
17066	2412	<香辛料類>さんしょう 粉	0	1588	375	8.3		10.3			6.2	-	-	69.6*		-	69.6		5.6	10	1700	750	100	210	10.0	0.9
17067	2413	<香辛料類>シナモン 粉	0	1512	356	9.4	(2.7)	3.6	(1.9)	(0)	3.5	-	-	82.1*		-	79.6		3.9	23	550	1200	87	50	7.1	0.9
17068	2414	<香辛料類>しょうが 粉	0	1546	365	10.6	(5.3)	7.8		(0)	4.9	(59.2)	(55.6)	75.0*		-	72.5		4.2	31	1400	110	300	150	14.0	1.7
17069	2415	<香辛料類>しょうが おろし	0	176	41	88.2	(0.3)	0.7	(0.4)	(0)	0.6	(5.1)	(4.7)	9.0*		-	8.6	0.2	1.9	580	140	16	17	14	0.3	0.1
17070	2416	<香辛料類>セージ 粉	0	1593	377	9.2		6.4	(8.8)	(0)	10.1	-	-	68.2*		-	66.9		7.4	120	1600	1500	270	100	50.0	3.3

可食部 100 g 当たり

CU	MN	ID	SE	CR	MO	RETOL	CARTA	CARTB	CRYPXB	CARTBEQ	VITA.RAE	VITD	TOCPHA	TOCPHB	TOCPHG	TOCPHD	VITK	THIA	RIBF	NIA	NE	VITB6A	VITB12	FOL	PANTAC	BIOT	VITC	ALC	NACL_EQ	備考
銅	マンガン	ヨウ素	セレン	クロム	モリブデン	レチノール	α-カロテン	β-カロテン	β-クリプトキサンチン	β-カロテン当量	レチノール活性当量	ビタミンD	α-トコフェロール	β-トコフェロール	γ-トコフェロール	δ-トコフェロール	ビタミンK	ビタミンB₁	ビタミンB₂	ナイアシン	ナイアシン当量	ビタミンB₆	ビタミンB₁₂	葉酸	パントテン酸	ビオチン	ビタミンC	アルコール	食塩相当量	
(……mg……)		(……………………………… μg …………………………………)										μg	(………… mg ………)				μg	(…………… mg …………)					(……… µg ……)	mg	µg	mg	(……g……)		
(Tr)	0	(1)	0	0	(Tr)	(3)	0	0	0	(0)	(3)	(0.1)	(5.0)	(0.5)	(22.0)	(4.2)	(66)	(Tr)	(0.01)	(Tr)	(0.1)	(0.01)	(Tr)	(1)	(0.02)	(0.3)	(1)	-	(6.4)	
0.22	-	Tr	2	2	33	(0)	-	-	-	(0)	(0)	(0)	0.3	0.1	3.0	1.6	8	0.05	0.10	1.5	3.5	0.04	0.1	21	Tr	5.4	(0)	-	6.1	別名：西京みそ、関西白みそ等 (100 g：87mL、100 mL：115g)
0.39	-	1	9	2	57	(0)	-	-	-	(0)	(0)	(0)	0.6	0.2	5.7	3.1	11	0.03	0.10	1.5	3.9	0.11	0.1	68	Tr	12.0	(0)	-	12.4	別名：信州みそ等 (100 g：87mL、100 mL：115g)
0.35	-	1	8	1	72	(0)	-	-	-	(0)	(0)	(0)	0.5	0.1	5.2	3.2	11	0.03	0.10	1.5	3.5	0.12	Tr	42	0.23	14.0	(0)	-	13.0	(100 g：87mL、100 mL：115g)
0.26	0.65	26	8	2	51	(0)	-	0	3	Tr	3	(0)	0.7	0.1	5.2	2.4		0.10	0.35	0	(2.8)	0.13	0.1	37	0.24	9.9	(0)	-	11.9	(100 g：87mL、100 mL：115g)
0.32	0.64	29	8	2	60	(0)	-	0	2	0	2	(0)	0.6	0.1	4.8	1.7	14	0.10	0.09	0.3	2.6	0.13	0.1	40	0.27	8.9	(0)	-	9.7	食物繊維：AOAC2011.25法 (100 g：87mL、100 mL：115g)
0.31	-	16	2	2	15	(0)	-	-	-	(0)	(0)	(0)	0.4	0.1	3.5	2.0		0.04	0.10	1.4	2.9	0.10	Tr	35	0.26	8.4	-	-	10.7	別名：田舎みそ (100 g：87mL、100 mL：115g)
0.66	-	31	19	9	64	(0)	-	-	-	(0)	(0)	(0)	1.1	0.3	11.0	5.0	19	0.04	0.12	1.2	3.4	0.13	Tr	54	0.36	17.0	(0)	-	10.9	別名：東海豆みそ、名古屋みそ、八丁みそ (100 g：87mL、100 mL：115g)
0.29	0.73	1	5	5	150	0	-	0	3	1	3	(0)						0.10	0.11	1.1	2.7	0.16	0.1	75	0.27	11.0	0	-	10.7	(100 g：87mL、100 mL：115g)
0.44	1.19	-	-	-	-	(0)	-	0	6	0	6	Tr	(0)	0.7	0.2	7.1	3.8	15	0.11	2.58	0.8	(4.9)	0.12	-	65	0.75	-	(0)	-	20.6	別名：インスタントみそ汁
0.25	0.47	-	-	-	-	(0)	-	0	1	0	1	0	(0)	0.5	0.1	3.9	0.7	6	0.04	0.27	0.4	(2.1)	0.07	-	29	0.42	-	-	-	9.6	別名：インスタントみそ汁
(0.12)	(0.02)	0	(1)	(1)	(16)	0	-	-	-	(1)	0	0	(0.1)	(Tr)	(1.4)	(0.8)	(4)	(0.04)	(0.05)	(0.8)	(1.8)	(0.02)	(0.1)	(10)	0	(2.6)	0	0	(3.3)	
(0.39)	(0.40)	0	(5)	(2)	(38)	0	0	(1)	0	(1)	0	0	(0.2)	(0.1)	(5.4)	(1.1)	(7)	(0.10)	(0.10)	(1.8)	(3.9)	(0.14)	(0.1)	(36)	(0.08)	(5.7)	0	0	(4.0)	
(0.11)	0	0	(1)	(1)	(17)	0	-	-	-	0	0	0	(0.2)	(0.1)	(1.5)	(0.8)	(4)	(0.03)	(0.05)	(0.8)	(1.8)	(0.02)	(0.1)	(11)	0	(2.8)	0	0	(3.1)	
(0.13)	(0.02)	0	(1)	(1)	(19)	0	-	-	-	0	0	0	(0.2)	(0.1)	(1.7)	(0.9)	(5)	(0.03)	(0.06)	(0.8)	(1.8)	(0.03)	(0.1)	(12)	(Tr)	(3.1)	0	0	(3.4)	
0.13	0.58	0	10	7	14	(0)	0	60	19	69	6	(0)	2.0	0.2	3.2	1.1		0.09	0.06	0.1	1.0	0.07	Tr	9	0.38	4.1	(0)	-	10.6	食物繊維：AOAC2011.25法
0.12	0.32	-	-	-	-	(0)	0	990	310	1100	95	(0)	2.5	0.1	1.6	1.1		0.14	0.06	1.0	2.0	0.08	0	9	0.29	-	-	-	10.7	
(0.14)	(0.27)	(3700)	(27)	(2)	(12)	(10)	(190)	(1200)	(47)	(2100)	(180)	(8.3)	(1.5)	(0.1)	(0.1)	0	(100)	(0.16)	(0.29)	(5.7)	(9.3)	(0.25)	(5.4)	(140)	(0.93)	(4.7)	(12)	0	(33.8)	
0.12	0.16	1900	11	18	6	17	100	1500	940	2100	190	(0)	2.9	0.1	0.4	Tr	8	0.04	0.11	1.6	1.9	0.31	0.2	84	0.20	3.7	0	-	9.3	
0.39	-									(0)		(0)	0	0	0	0		0.03	0.26	2.0	(5.3)	0.94	0	170	0.48	-		8.2	0	
(0.13)	(0.60)	(140)	(39)	(3)	(29)	0	(260)	(2200)	(65)	(2300)	(200)	(0.5)	(0.8)	(0.1)	(0.3)	(0.2)	(57)	(0.13)	(0.31)	(5.1)	(7.5)	(0.17)	(4.7)	(170)	(0.41)	(8.3)	(25)	0	(45.7)	
(0.47)	(0.71)	(86)	(15)	(2)	(29)	(100)	(540)	(2300)	(130)	(3100)	(360)	(2.2)	(2.5)	(0.1)	(5.1)	(0.1)	(220)	(0.29)	(0.48)	(4.1)	(8.7)	(0.31)	(6.2)	(170)	(0.47)	(6.0)	(11)	0	(9.2)	
Tr	0	-	-	-	-	(0)				(0)		0	0	0	0	0	(0)	Tr	0.02	0	Tr	0	0	0	-	-	0.3		0.2	アルコール：0.5容量% (100 g：78.8 mL、100 mL：126.9 g)
Tr	0.04	Tr	0	2	2	0	0	0	0	0	0	0	0	0	0	0	0	Tr	0	Tr	Tr	0.01	0	0	0		Tr	10.6	2.2	アルコール：13.6 容量% (100 g：98.4 mL、100 mL：101.6 g)
0.53	0.72	-	-	-	-	0	6	31	0	34	3	(0)					0	0.05	2.9	3.8									0.1	
0.55	1.90	-	-	-	-	(0)				Tr	(0)							0.30	0.10	0.6	(1.4)		(0)				10		0.1	食塩添加品あり
0.60	1.76	0	290	3	79	(0)				38	3	(0)						0.73	0.26	8.5	14.0				-160.0				0.1	和がらし及び洋がらしを含む (100 g：250mL、100 mL：40g)
0.15	0.36	-	-	-	-					16	1							0.22	0.07	1.5	2.5								7.4	和風及び洋風を含む
0.10	0.41	0	70	4	15		0	54	0	54	4	(Tr)	1.2	0	4.9	0.5	6	0.14	0.04	1.1	(1.3)	0.10	0	14	0.27	25.0	Tr		3.0	別名：フレンチマスタード
0.16	0.62	1	87	3	17	(0)	0	32	0	32	3	(Tr)	1.0	0	4.5	0.4	16	0.32	0.05	1.8	(3.0)	0.14	0.1	16	0.28	23.0	Tr	-	4.1	別名：あらびきマスタード
0.80	4.84	5	18	21	42	0	20	380	3	390	32	(0)	4.4	0.6	2.6	0.1	86	0.41	0.25	7.0	(8.7)	0.59	0.1	60	2.06	28.0	0		0.1	
0.39	93.00	-	-	-	-	0	0	120	3	120	10	(0)						0.04	0.27	0.9	(1.5)		(0)				(0)		0.7	別名：ちょうじ
1.20	6.34	5	5	30	14	0	18	170	4	180	15	(0)						0.10	0.24	1.2	(2.2)					20.0	(0)		0.2	別名：ブラックペッパー
1.00	4.45	2	6	5	24	0				Tr	0	(0)						0.02	0.12	0.2	(1.2)					4.7	(0)		0	別名：ホワイトペッパー
1.10	-	3	2	12	17	0	9	84	5	89	7	(0)						0.06	0.18	0.7	(1.8)					15.0	0		0.1	
0.33	-	32	6	21	19	(0)				200	17	(0)						0.10	0.45	2.8	(4.5)					27.0	0		0	
0.49	41.00	6	3	14	3					6	1	(0)						0.08	0.14	1.3	(2.0)					1.4	Tr		0.1	別名：にっけい、にっき
0.57	28.00	1	3	6	11					16	1	(0)						0.04	0.17	4.2	(6.4)	1.03	(0)	1.29	9.6	(0)			0.1	別名：ジンジャー
0.04	3.58	0	1	1	1	2	6	3		7	1							0.02	0.03	0.8	(0.9)				0.3	120			1.5	試料：チューブ入り ビタミンC：添加品を含む
0.53	2.85	-	-	-	-	(0)	0	1400	0	1400	120	(0)						0.09	0.55	2.7	3.8					(0)			0.3	

17 調味料及び香辛料類

可食部 100 g 当たり

食品番号	索引番号	食品名	廃棄率	エネルギー		水分	アミノ酸組成によるたんぱく質	たんぱく質	トリアシルグリセロール当量	コレステロール	脂質	利用可能炭水化物（単糖当量）	利用可能炭水化物（質量計）	差引き法による利用可能炭水化物	食物繊維総量	糖アルコール	炭水化物	有機酸	灰分	ナトリウム	カリウム	カルシウム	マグネシウム	リン	鉄	亜鉛
単位			%	kJ	kcal	(		g		)	mg	(			g				)		(			mg			)
成分識別子			REFUSE	ENERC	ENERC_KCAL	WATER	PROTCAA	PROT-	FATNLEA	CHOLE	FAT-	CHOAVLM	CHOAVL	CHOAVLDF-	FIB-	POLYL	CHOCDF-	OA	ASH	NA	K	CA	MG	P	FE	ZN
17071	2417	<香辛料類> タイム 粉	0	1450	342	9.8	-	6.5	(3.2)	(0)	5.2	-	-	71.8 *	-	-	69.8	-	8.7	13	980	1700	300	85	110.0	2.0
17072	2418	<香辛料類> チリパウダー	0	1580	374	3.8	(9.2)	15.0	(8.2)	(0)	8.2	-	-	65.9 *	-	-	60.1	-	12.9	2500	3000	280	210	260	29.0	2.2
17073	2419	<香辛料類> とうがらし 粉	0	1742	412	1.7	(9.9)	16.2	(8.3)	(0)	9.7	-	-	74.5 *	-	-	66.8	-	5.6	4	2700	110	170	340	12.0	2.0
17074	2420	<香辛料類> ナツメグ 粉	0	2172	520	6.3	-	5.7	(30.6)	(0)	38.5	-	-	55.4 *	-	-	47.5	-	2.0	15	430	160	180	210	2.5	1.3
17075	2421	<香辛料類> にんにく ガーリックパウダー 食塩無添加	0	1614	380	3.5	(17.2)	19.9	0.4	2	0.8	20.2	18.4	77.0 *	-	-	73.8	-	2.0	18	390	100	90	300	6.6	2.5
17128	2422	<香辛料類> にんにく ガーリックパウダー 食塩添加	0	1623	382	3.5	(17.2)	19.9	-	2	0.8	(18.5)	(16.8)	76.5 *	-	-	73.8	-	2.0	3300	390	100	90	300	6.6	2.5
17076	2423	<香辛料類> にんにく おろし	0	722	170	52.1	(2.9)	4.7	(0.3)	(Tr)	0.5	-	-	39.0 *	-	-	37.0	-	5.7	1800	440	22	22	100	0.7	0.5
17077	2424	<香辛料類> バジル 粉	0	1300	307	10.9	(17.3)	21.1	(2.2)	(0)	2.2	-	-	54.4 *	-	-	50.6	-	15.2	59	3100	2800	760	330	120.0	3.9
17078	2425	<香辛料類> パセリ 乾	0	1447	341	5.0	(27.7)	28.7	(2.2)	(0)	2.2	(5.5)	(5.4)	52.6 *	-	-	51.6	-	12.5	880	3600	1300	380	460	18.0	3.6
17079	2426	<香辛料類> パプリカ 粉	0	1624	385	10.0	(14.6)	15.5	(10.9)	(0)	11.6	-	-	57.2 *	-	-	55.6	-	7.3	60	2700	170	220	320	21.0	10.0
17080	2427	<香辛料類> わさび 粉 からし粉入り	0	1628	384	4.9	(9.4)	16.5	-	(0)	4.4	-	-	76.8 *	-	-	69.7	-	4.5	30	1200	320	210	340	9.3	4.4
17081	2428	<香辛料類> わさび 練り	0	1114	265	39.8	(1.9)	3.3	-	(0)	10.3	-	-	41.2 *	-	-	39.8	-	6.8	2400	280	62	39	85	2.0	0.8
17082	2429	<その他> 酵母 パン酵母 圧搾	0	441	105	68.1	13.1	16.5	1.1	0	1.5	(2.6)	(2.5)	5.6 *	10.3	0	12.1	-	1.8	39	620	16	37	360	2.2	7.8
17083	2430	<その他> 酵母 パン酵母 乾燥	0	1281	307	8.7	30.2	37.1	4.7	0	6.8	1.5	1.4	19.5 *	32.6	0	43.1	-	4.3	120	1600	19	91	840	13.0	3.4
17084	2431	<その他> ベーキングパウダー	0	639	150	4.5	-	Tr	(0.6)	(0)	1.2	(38.5)	(35.0)	53.1 *	-	-	29.0	-	41.8	6800	3900	2400	1	3700	0.1	Tr

銅	マンガン	ヨウ素	セレン	クロム	モリブデン	レチノール	α-カロテン	β-カロテン	β-クリプトキサンチン	β-カロテン当量	レチノール活性当量	ビタミンD	α-トコフェロール	β-トコフェロール	γ-トコフェロール	δ-トコフェロール	ビタミンk	ビタミンB1	ビタミンB2	ナイアシン	ナイアシン当量	ビタミンB6	ビタミンB12	葉酸	パントテン酸	ビオチン	ビタミンC	アルコール	食塩相当量	備考
CU	MN	ID	SE	CR	MO	RETOL	CARTA	CARTB	CRYPXB	CARTBEQ	VITA_RAE	VITD	TOCPHA	TOCPHB	TOCPHG	TOCPHD	VITK	THIA	RIBF	NIA	NE	VITB6A	VITB12	FOL	PANTAC	BIOT	VITC	ALC	NACL_EQ	
0.57	6.67	-	-	-	-	(0)	0	980	0	980	82	(0)	-	-	-	-	-	0.09	0.69	3.4	4.5	-	0	0	-	-	0	-	0	
1.00	1.62	-	-	-	-	(0)	300	7600	3100	9300	770	(0)	-	-	-	-	-	0.25	0.84	7.2	(8.5)	-	(0)	(0)	-	-	(0)	-	6.4	
1.20	-	3	5	17	41	(0)	140	7200	2600	8600	720	(0)	-	-	-	-	-	0.43	1.15	11.0	(13.0)	-	-	-	49.0	Tr	-	0		別名：一味唐辛子
1.20	2.68	-	-	-	-	(0)	-	-	-	12	1	(0)	-	-	-	-	-	0.05	0.10	0.5	1.5	-	-	-	-	-	0	-	0	別名：にくずく
0.57	1.17	1	10	2	7	(0)	0	0	0	0	(0)	(0)	0.4	0.1	Tr	0	1	0.54	0.15	1.0	(3.4)	2.32	0	30	1.33	3.5	0	-	0	
0.57	1.17	1	10	2	7	(0)	0	0	0	0	(0)	(0)	0.4	0.1	Tr	0	1	0.54	0.15	1.0	(3.4)	2.32	0	30	1.33	3.5	0	-	8.4	
0.09	0.16	3	4	1	6	(0)	-	-	-	3	Tr	(0)	-	-	-	-	-	0.11	0.04	0.2	(1.0)	-	-	-	-	1.0	0	-	4.6	試料：チューブ入り
1.99	10.00	42	18	47	200	(0)	0	2400	61	2500	210	(0)	4.7	0.2	0.7	0	820	0.26	1.09	7.9	(12.0)	1.75	0	290	2.39	62.0	1	-	0.1	別名：めぼうき、バジリコ
0.97	6.63	22	7	38	110	(0)	0	28000	0	28000	2300	(0)	7.2	0	1.6	0	1300	0.89	2.02	12.0	(20.0)	1.47	0	1400	1.68	24.0	820	-	2.2	
1.08	1.00	17	10	33	13	(0)	0	5000	2100	6100	500	(0)	-	-	-	-	(0)	0.52	1.78	13.0	(14.0)	-	-	(0)	(0)	-	39.0	(0)	-	0.2	
0.45	1.11	3	4	8	4	(0)	-	20	0	20	2	(0)	-	-	-	-	-	0.55	0.30	2.5	(5.0)	-	-	-	-	24.0	(0)	-	0.1	試料：ホースラディシュ製品
0.11	0.23	-	-	-	-	(0)	-	-	-	15	1	(0)	-	-	-	-	-	0.11	0.07	0.7	(1.2)	-	-	-	-	-	0	-	6.1	試料：わさび及びホースラディシュ混合製品、チューブ入り
0.36	0.19	Tr	2	1	Tr	(0)	0	4	0	4	Tr	1.6	Tr	0	0	0	0	2.21	1.78	23.0	27.0	0.59	0	1900	2.29	99.0	0	-	0.1	別名：イースト
0.20	0.40	1	2	2	1	0	0	0	0	0	0	2.8	Tr	0	0	0	0	8.81	3.72	22.0	(28.0)	1.28	0	3800	5.73	310.0	1	-	0.3	別名：ドライイースト
0.01	-	-	-	-	-	0	-	-	-	0	0	-	-	-	-	-	-	0	0	0	0	(0)	(0)	(0)	(0)	-	0	-	17.3	加熱により発生する二酸化炭素等：23.5 g（100 g：133mL、100 mL：75g）

18 調理済み流通食品類

食品番号	索引番号	食品名	廃棄率	エネルギー (kJ)	エネルギー (kcal)	水分	アミノ酸組成によるたんぱく質	たんぱく質	脂肪酸のトリアシルグリセロール当量	コレステロール	脂質	利用可能炭水化物 (単糖当量)	利用可能炭水化物 (質量計)	差引き法による利用可能炭水化物	食物繊維総量	糖アルコール	炭水化物	有機酸	灰分	ナトリウム	カリウム	カルシウム	マグネシウム	リン	鉄	亜鉛
		単位	%	kJ	kcal	g	g	g	g	mg	g	g	g	g	g	g	g	g	g	mg	mg	mg	mg	mg	mg	mg
		成分識別子	REFUSE	ENERC	ENERC_KCAL	WATER	PROTCAA	PROT-	FATNLEA	CHOLE	FAT-	CHOAVLM	CHOAVL	CHOAVLDF-	FIB-	POLYL	CHOCDF-	OA	ASH	NA	K	CA	MG	P	FE	ZN
18024	2432	和風料理 和え物類 青菜の白和え	0	342	81	(79.7)	(3.9)	(4.2)	(2.6)	(Tr)	(3.4)	(8.7)	(7.2)	(9.2)*	(2.4)	0	(10.5)	-	(2.0)	(500)	(180)	(95)	(42)	(69)	(1.2)	(0.6)
18025	2433	和風料理 和え物類 いんげんのごま和え	0	320	77	(81.4)	(3.0)	(3.7)	(3.2)	(5)	(3.4)	(5.3)	(4.9)	(7.2)*	(2.8)	0	(9.1)	-	(2.2)	(480)	(270)	(120)	(44)	(88)	(1.3)	(0.7)
18026	2434	和風料理 和え物類 わかめとねぎの酢みそ和え	0	358	85	(76.3)	(3.0)	(3.8)	(0.8)	(17)	(0.9)	(11.6)	(10.5)	(14.9)*	(2.5)	0	(16.3)	-	(2.3)	(730)	(140)	(40)	(20)	(56)	(0.9)	(0.4)
18028	2435	和風料理 汁物類 とん汁	0	107	26	(94.4)	(1.3)	(1.5)	(1.4)	(3)	(1.5)	(1.2)	(0.9)	(1.6)*	(0.5)	0	(2.0)	-	(0.7)	(220)	(63)	(10)	(6)	(18)	(0.2)	(0.2)
18027	2436	和風料理 酢の物類 紅白なます	0	143	34	(90.3)	(0.6)	(0.6)	(0.7)	0	(0.6)	(6.4)*	(6.1)	(6.5)	(0.9)	0	(7.2)	-	(0.9)	(230)	(130)	(22)	(9)	(16)	(0.2)	(0.1)
18029	2437	和風料理 煮物類 卯の花いり	0	350	84	(79.1)	(3.1)	(4.4)	(3.5)	(7)	(4.1)	(4.3)	(3.9)	(7.4)*	(5.1)	0	(10.7)	-	(1.7)	(450)	(190)	(47)	(24)	(68)	(0.8)	(0.4)
18030	2438	和風料理 煮物類 親子丼の具	0	424	101	(79.4)	(7.9)	(8.4)	(5.1)	(130)	(5.2)	(3.3)	(3.0)	(5.8)*	(0.4)	0	(5.6)	-	(1.4)	(380)	(120)	(21)	(12)	(88)	(0.7)	(0.7)
18031	2439	和風料理 煮物類 牛飯の具	0	505	122	(78.8)	(3.5)	(4.1)	(8.8)	(18)	(9.4)	(4.7)*	(4.0)	(6.6)	(1.0)	0	(6.4)	-	(1.3)	(400)	(110)	(18)	(10)	(45)	(0.6)	(0.9)
18032	2440	和風料理 煮物類 切り干し大根の煮物	0	199	48	(88.2)	(1.9)	(2.3)	(1.9)	0	(2.5)	(5.8)	(3.2)	(4.8)*	(2.0)	0	(5.7)	-	(1.2)	(370)	(76)	(46)	(18)	(39)	(0.5)	(0.3)
18033	2441	和風料理 煮物類 きんぴらごぼう	0	348	84	(81.6)	(1.3)	(1.4)	(4.3)	(Tr)	(4.5)	(4.4)	(4.2)	(6.4)*	(3.2)	0	(11.3)	-	(1.3)	(350)	(150)	(36)	(25)	(37)	(0.5)	(0.4)
18034	2442	和風料理 煮物類 ぜんまいのいため煮	0	334	80	(82.3)	(3.0)	(3.4)	(3.9)	(Tr)	(4.2)	(4.9)		(7.1)*	(2.2)	0	(8.7)	-	(1.4)	(420)	(67)	(47)	(19)	(50)	(0.7)	(0.4)
18035	2443	和風料理 煮物類 筑前煮	0	357	85	(80.4)	(4.1)	(4.4)	(3.3)	(19)	(3.5)	(6.8)	(5.9)	(8.8)*	(1.8)	0	(10.2)	-	(1.5)	(430)	(160)	(22)	(15)	(55)	(0.5)	(0.5)
18036	2444	和風料理 煮物類 肉じゃが	0	327	78	(79.6)	(3.8)	(4.3)	(1.1)	(9)	(1.3)	(11.4)	(10.3)	(12.5)*	(1.3)	0	(13.0)	-	(1.7)	(480)	(210)	(13)	(14)	(44)	(0.8)	(0.9)
18037	2445	和風料理 煮物類 ひじきのいため煮	0	314	75	(80.8)	(2.8)	(3.1)	(3.5)	(Tr)	(4.0)	(6.9)*	(6.5)	(7.3)	(3.4)	0	(9.9)	-	(2.2)	(560)	(180)	(100)	(43)	(45)	(0.6)	(0.3)
18038	2446	和風料理 その他 アジの南蛮漬け	0	456	109	(78.0)	(6.7)	(8.1)	(5.6)	(27)	(6.1)	(5.3)	(4.6)	(7.5)*	(0.9)	-	(6.2)	-	(1.3)	(290)	(190)	(37)	(19)	(110)	(0.4)	(0.5)
18023	2447	和風料理 その他 松前漬け しょうゆ漬	0	701	166	51.2	14.5	17.0	0.9	170	1.4	13.5	12.9	21.0*	1.6	5.1	24.7	-	5.7	2000	310	41	59	170	0.6	1.3
18040	2448	洋風料理 カレー類 チキンカレー	0	545	131	(75.2)	(5.4)	(5.6)	(8.4)	(29)	(8.8)	(6.7)	(5.6)	(7.8)*	(1.2)	-	(8.4)	-	(1.9)	(540)	(170)	(20)	(13)	(58)	(0.7)	(0.5)
18001	2449	洋風料理 カレー類 ビーフカレー	0	495	119	(78.5)	(2.1)	(2.4)	(8.6)	(10)	(9.0)	(6.9)	(5.7)	(7.9)*	(0.9)	-	(8.1)	-	(2.0)	(680)	(93)	(20)	(8)	(32)	(0.7)	(0.4)
18041	2450	洋風料理 カレー類 ポークカレー	0	480	116	(79.2)	(2.3)	(2.8)	(8.2)	(9)	(8.6)	(6.4)	(5.8)	(7.7)*	(0.9)	-	(7.7)	-	(1.7)	(550)	(100)	(14)	(7)	(32)	(0.5)	(0.5)
18043	2451	洋風料理 コロッケ類 カニクリームコロッケ	0	1063	255	(54.6)	(4.4)	(5.1)	(16.5)	(8)	(17.1)	(23.2)*	(21.1)	(22.4)	(1.0)	-	(22.0)	-	(1.3)	(320)	(94)	(30)	(14)	(51)	(0.4)	(0.4)
18044	2452	洋風料理 コロッケ類 コーンクリームコロッケ	0	1025	245	(54.1)	(4.4)	(5.1)	(15.3)	(7)	(16.0)	(23.3)*	(21.6)	(23.4)	(1.4)	-	(23.4)	-	(1.3)	(330)	(150)	(47)	(18)	(76)	(0.4)	(0.5)
18018	2453	洋風料理 コロッケ類 ポテトコロッケ	0	945	226	(55.5)	(4.5)	(5.3)	(12.1)	(14)	(12.6)	(25.4)*	(23.2)	(24.6)	(1.9)	-	(25.2)	-	(1.3)	(280)	(250)	(15)	(19)	(60)	(0.8)	(0.5)
18045	2454	洋風料理 シチュー類 チキンシチュー	0	517	124	(76.7)	(5.8)	(6.2)	(7.6)	(31)	(8.0)	(6.0)	(5.5)	(7.5)*	(1.2)	-	(7.8)	-	(1.2)	(280)	(160)	(38)	(13)	(77)	(0.4)	(0.5)
18011	2455	洋風料理 シチュー類 ビーフシチュー	0	636	153	(74.9)	(3.5)	(4.1)	(11.9)	(18)	(12.6)	(6.2)	(4.3)	(7.5)*	(0.7)	-	(7.1)	-	(1.3)	(380)	(150)	(11)	(9)	(45)	(0.5)	(0.5)
18015	2456	洋風料理 素揚げ類 ミートボール	0	839	201	(62.1)	(9.0)	(10.2)	(11.9)	(23)	(12.5)	(13.4)	(10.8)	(13.8)*	(1.3)	-	(13.4)	-	(1.8)	(460)	(240)	(22)	(26)	(86)	(0.8)	(0.8)
18042	2457	洋風料理 スープ類 かぼちゃのクリームスープ	0	304	73	(83.3)	(1.2)	(1.5)	(3.6)	(7)	(3.9)	(8.8)*	(8.1)	(9.4)	(1.3)	-	(10.1)	-	(1.2)	(300)	(160)	(32)	(12)	(38)	(0.2)	(0.2)
18005	2458	洋風料理 スープ類 コーンクリームスープ コーンクリームスープ	0	261	62	(86.0)	(1.6)	(1.7)	(2.4)	(7)	(2.6)	(8.0)	(4.1)	(8.3)*	(0.6)	-	(8.5)	-	(1.2)	(340)	(88)	(36)	(7)	(42)	(0.2)	(0.2)
18004	2459	洋風料理 スープ類 コーンクリームスープ 粉末タイプ	0	1790	425	2.1	-	8.1	-	-	13.7	-	-	67.4*	-	-	67.4	-	8.7	2800	470	120		190	1.2	
18050	2460	洋風料理 ハンバーグステーキ類 合いびきハンバーグ	0	821	197	(62.8)	(11.7)	(13.4)	(11.2)	(47)	(12.2)	(4.6)	(4.3)	(11.6)*	(1.1)	0	(10.0)	-	(1.6)	(340)	(280)	(29)	(23)	(110)	(1.3)	(2.4)
18051	2461	洋風料理 ハンバーグステーキ類 チキンハンバーグ	0	712	171	(67.0)	(10.7)	(12.6)	(9.6)	(54)	(10.2)	(7.5)	(7.0)	(9.9)*	(1.0)	0	(8.5)	-	(1.8)	(460)	(240)	(22)	(23)	(110)	(0.7)	(0.7)
18052	2462	洋風料理 ハンバーグステーキ類 豆腐ハンバーグ	0	595	142	(71.2)	(8.8)	(9.9)	(8.5)	(41)	(9.2)	(7.5)*	(6.8)	(8.8)	(1.3)	-	(8.4)	-	(1.4)	(250)	(200)	(68)	(42)	(120)	(1.3)	(0.9)
18019	2463	洋風料理 フライ類 いかフライ	0	953	227	(54.9)	(10.4)	(13.3)	(10.4)	(230)	(11.3)	(21.1)	(19.3)	(22.6)*	(0.8)	-	(19.7)	-	(1.5)	(200)	(140)	(16)	(22)	(150)	(0.4)	(1.3)
18020	2464	洋風料理 フライ類 えびフライ	0	992	236	(50.5)	(13.2)	(15.9)	(11.0)	(120)	(11.6)	(22.1)*	(20.0)	(22.7)	(1.0)	-	(20.5)	-	(1.5)	(340)	(200)	(69)	(36)	(200)	(0.6)	(1.3)
18021	2465	洋風料理 フライ類 白身フライ	0	1242	299	50.7	-	9.7	-	-	21.8	-	-	15.9*	-	-	16.2	-	1.9	340	240	47		100	0.5	
18022	2466	洋風料理 フライ類 メンチカツ	0	1138	273	(50.3)	(9.4)	(10.7)	(17.7)	(26)	(18.7)	(19.3)*	(16.3)	(19.3)	(1.7)	-	(18.7)	-	(1.5)	(350)	(240)	(24)	(27)	(96)	(1.2)	(1.6)
18008	2467	洋風料理 フライ用冷凍食品 いかフライ 冷凍	0	618	146	64.5	-	10.6	-	-	2.0	-	-	21.4*	-	-	21.4	-	1.5	300	180	16		110	0.4	
18009	2468	洋風料理 フライ用冷凍食品 えびフライ 冷凍	0	589	139	66.3	-	10.2	-	-	1.9	-	-	20.3*	-	-	20.3	-	1.3	340	95	42		90	1.5	
18006	2469	洋風料理 フライ用冷凍食品 コロッケ クリームコロッケ 冷凍	0	668	159	67.0	-	4.7	-	-	6.3	-	-	20.9*	-	-	20.9	-	1.1	270	160	43		63	0.5	
18007	2470	洋風料理 フライ用冷凍食品 コロッケ ポテトコロッケ 冷凍	0	662	157	63.5	3.9	4.6	3.5	2	4.9	-	-	27.4*	-	-	25.3	-	1.7	290	300	20		62	0.7	
18010	2471	洋風料理 フライ用冷凍食品 白身フライ 冷凍	0	625	148	64.5	-	11.6	-	-	2.7	-	-	19.3*	-	-	19.3	-	1.9	340	240	47		100	0.5	
18016	2472	洋風料理 フライ用冷凍食品 メンチカツ 冷凍	0	826	196	58.3	-	9.9	-	-	7.2	-	-	23.0*	-	0	23.0	-	1.6	420	220	31		95	1.6	

可食部 100 g 当たり

銅	マンガン	ヨウ素	セレン	クロム	モリブデン	レチノール	α-カロテン	β-カロテン	β-クリプトキサンチン	β-カロテン当量	レチノール活性当量	ビタミンD	α-トコフェロール	β-トコフェロール	γ-トコフェロール	δ-トコフェロール	ビタミンK	ビタミンB₁	ビタミンB₂	ナイアシン	ナイアシン当量	ビタミンB₆	ビタミンB₁₂	葉酸	パントテン酸	ビオチン	ビタミンC	アルコール	食塩相当量	備考
CU	MN	ID	SE	CR	MO	RETOL	CARTA	CARTB	CRYPXB	CARTBEQ	VITA_RAE	VITD	TOCPHA	TOCPHB	TOCPHG	TOCPHD	VITK	THIA	RIBF	NIA	NE	VITB6A	VITB12	FOL	PANTAC	BIOT	VITC	ALC	NACL_EQ	
(....mg....)		(................ µg ....)										µg	(.......... mg ....)				µg	(.............. mg ....)					(.... µg ....)		mg	µg	mg	(....g....)		
(0.15)	(0.35)	(2)	(4)	(2)	(21)	0	(270)	(1500)	(6)	(1600)	(130)	(Tr)	(0.6)	(0.1)	(1.7)	(0.4)	(70)	(0.06)	(0.05)	(0.5)	(1.2)	(0.07)	(Tr)	(32)	(0.11)	(2.9)	(3)	(0.1)	(1.3)	
(0.15)	(0.48)	(1)	(4)	(1)	(10)	(3)	(190)	(700)	0	(840)	(73)	0.2	(0.2)	(Tr)	(1.7)	(Tr)	(39)	(0.08)	(0.10)	(0.9)	(1.5)	(0.11)	(Tr)	(52)	(0.20)	(2.0)	(5)	(0.1)	(1.2)	
(0.10)	(0.06)	(120)	(4)	(1)	(8)	(1)	0	(120)	(1)	(120)	(11)	0	(0.3)	(Tr)	(0.7)	(0.4)	(24)	(0.03)	(0.04)	(0.6)	(1.3)	(0.06)	(0.3)	(31)	(0.10)	(2.5)	(4)	(0.1)	(1.8)	
(0.03)	(0.02)	0	(1)	0	(3)	(1)	(68)	(160)	0	(200)	(17)	(Tr)	(0.1)	0	(0.3)	(0.1)	(2)	(0.03)	(0.01)	(0.3)	(0.6)	(0.03)	(0.1)	(7)	(0.05)	(0.8)	(1)	0	(0.6)	別名：ぶた汁
(0.02)	(0.05)	(2)	(2)	0	(3)	(1)	(180)	(370)	(1)	(460)	(38)	(Tr)	(Tr)	0	(1.1)	(0.4)	(2)	(0.02)	(0.01)	(0.4)	(0.3)	(0.03)	(0.1)	(19)	(0.08)	(0.5)	(6)	(Tr)	(0.6)	
(0.07)	(0.25)	(1)	(3)	(1)	(20)	(1)	(130)	(340)	(1)	(420)	(38)	(0.1)	(0.5)	(0.1)	(2.2)	(0.4)	(10)	(0.06)	(0.04)	(0.5)	(1.1)	(0.05)	(0.1)	(13)	(0.22)	(2.9)	(1)	0	(1.1)	
(0.04)	(0.08)	(7)	(8)	(Tr)	(3)	(51)	(3)	(66)	(3)	(69)	(57)	(0.7)	(0.4)	(0.1)	(0.1)	0	(14)	(0.04)	(0.13)	(1.0)	(2.4)	(0.09)	(0.4)	(20)	(0.53)	(7.3)	(2)	0	(1.0)	
(0.03)	(0.10)	0	(4)	(1)	(3)	(2)	0	(16)	(Tr)	(16)	(4)	0	(0.2)	0	(0.1)	0	(5)	(0.02)	(0.04)	(1.1)	(1.8)	(0.10)	(0.5)	(9)	(0.20)	(1.3)	(2)		(1.0)	別名：牛丼の具
(0.02)	(0.18)	0	(2)	(Tr)	(5)	0	(260)	(530)	0	(640)	(54)		(0.2)	(Tr)	(1.1)	(0.4)	(6)	(0.01)	(0.02)	(0.5)	(0.9)	(0.02)	(0.1)	(7)	(0.08)	(1.2)	(Tr)		(0.9)	
(0.09)	(0.16)	0	(1)	0	(3)	0	(480)	(850)	(2)	(1000)	(86)		(0.7)	(Tr)	(1.9)	(0.6)	(7)	(0.03)	(0.03)	(0.3)	(0.6)	(0.07)	(Tr)	(32)	(0.14)	(1.0)	(1)		(0.9)	
(0.08)	(0.29)	0	(2)	(Tr)	(6)	0	(180)	(420)	0	(510)	(42)		(0.7)	(Tr)	(1.9)	(0.6)	(17)	(0.01)	(0.03)	(0.6)	(1.0)	(0.03)	(0.1)	(7)	(0.07)	(1.3)	(Tr)		(0.9)	
(0.05)	(0.21)	0	(2)	0	(6)	(6)	(490)	(720)	0	(880)	(80)	(0.1)	(0.4)	(Tr)	(0.8)	(0.1)	(12)	(0.04)	(0.05)	(1.0)	(1.7)	(0.08)	(0.1)	(16)	(0.31)	(0.9)	(4)	(Tr)	(1.1)	別名：とり肉と野菜の炒め煮、炒り鶏、筑前炊き、がめ煮
(0.07)	(0.14)	0	(3)	(1)	(5)	(1)	(430)	(520)	(1)	(630)	(53)		(0.1)	(Tr)	(0.1)	(Tr)	(3)	(0.05)	(0.05)	(0.9)	(1.6)	(0.1)		(14)	(0.30)	(1.4)	(9)		(1.2)	
(0.03)	(0.23)	(750)	(3)	(2)	(5)	0	(240)	(870)	0	(1000)	(84)	(Tr)	(0.2)	(Tr)	(1.7)	(1.7)	(9)	(0.02)	(0.02)	(1.0)	(1.0)	(0.03)	(Tr)	(6)	(0.08)	(2.2)	(3)		(1.4)	
(0.04)	(0.10)	(8)	(23)	(1)	(2)	(2)	(230)	(360)	(7)	(440)	(39)	(3.9)	(0.8)	(0.1)	(2.4)	(0.5)	(9)	(0.06)	(0.06)	(2.2)	(3.5)	(0.12)	(2.1)	(7)	(0.22)	(2.3)	(3)	0	(0.7)	
0.18	0.15	10000	33	3	3	2	Tr	98	11	100	11	1	1.7	0			7	0.06	0.04	1.8	4.5	0.08	4.5	15	0.16	5.1	0		5.2	液汁を除いたもの するめ、昆布、かずのこ等を含む
(0.06)	(0.15)	(1)	(2)	(1)	(1)	(12)	(120)	(350)	(2)	(410)	(46)	(Tr)	(0.6)	(Tr)	(1.3)	(0.2)	(15)	(0.04)	(0.07)	(1.2)	(2.1)	(0.11)	(0.1)	(10)	(0.34)	(1.7)	(3)	0	(1.4)	
(0.04)	(0.12)	(1)	(2)	(1)	(2)	(1)	(27)	(75)	(2)	(90)	(9)		(0.4)	(Tr)	(0.7)	(0.2)	(3)	(0.02)	(0.03)	(0.4)	(0.8)	(0.05)	(0.2)	(4)	(0.14)	(0.9)	(1)	0	(1.7)	缶詰製品を含む
(0.04)	(0.10)	0	(3)	(1)	(2)	(1)	(100)	(250)	0	(300)	(26)	(0.1)	(0.4)	(Tr)	(0.8)	(0.2)	(3)	(0.07)	(0.03)	(0.7)	(1.2)	(0.06)	(0.1)	(5)	(0.16)	(1.3)	(2)	0	(1.4)	
(0.08)	(0.15)	(1)	(Tr)	0	(1)	(8)	0	(8)	0	(8)	(2)		(2.2)	(0.2)	(7.7)	(1.6)	(23)	(0.05)	(0.07)	(0.7)	(1.5)	(0.03)	(0.1)	(12)	(0.23)	(0.6)	(Tr)		(0.8)	
(0.06)	(0.18)	(1)	(Tr)	0	(1)	(15)	(1)	(10)	(10)	(19)	(16)		(1.8)	(0.1)	(7.1)	(1.4)	(21)	(0.06)	(0.08)	(0.7)	(1.6)	(0.04)	(0.1)	(27)	(0.34)	(0.2)	(1)		(0.8)	
(0.11)	(0.20)	0	(2)	(1)	(2)	(5)	(22)	(55)	(1)	(67)	(6)	(0.1)	(1.5)	(0.2)	(5.9)	(1.2)	(18)	(0.11)	(0.05)	(1.1)	(2.0)	(0.14)	(0.1)	(23)	(0.46)	(1.4)	(10)	0	(0.7)	フライ済みの食品を冷凍したもの
(0.04)	(0.07)	(4)	(1)	(2)	(2)	(17)	(130)	(370)	(2)	(430)	(53)	(0.1)	(1.5)	(Tr)	(1.5)	(0.3)	(26)	(0.04)	(0.10)	(1.2)	(2.2)	(0.10)	(0.1)	(15)	(0.50)	(1.1)	(7)		(1.0)	
(0.04)	(0.06)	(1)	(3)	(1)	(2)	(6)	(180)	(530)	(1)	(620)	(58)	(0.1)	(1.1)	(Tr)	(1.6)	(0.4)	(17)	(0.03)	(0.06)	(1.2)	(1.9)	(0.10)	(0.1)	(13)	(0.26)	(1.3)	(4)		(1.0)	缶詰製品を含む
(0.10)	(0.21)	(160)	(7)	(2)	(1)	(6)	(89)	(210)	0	(250)	(27)		(1.2)	(0.1)	(4.3)	(0.9)	(19)	(0.15)	(0.12)	(1.2)	(3.9)	(0.16)	(0.2)	(24)	(0.58)	(3.4)			(1.2)	別名：肉団子
(0.03)	(0.06)	(4)	(1)	0	(1)	(19)	(5)	(1000)	(24)	(1100)	(110)	(0.2)	(1.4)	(Tr)	(0.6)	(0.1)	(7)	(0.03)	(0.06)	(0.4)	(0.7)	(0.07)	(0.1)	(7)	(0.31)	(0.5)	(9)	0	(0.8)	別名：パンプキンクリームスープ
(0.02)	(0.03)	(5)	(1)	0	(2)	(14)	(4)	(12)	(11)	(22)	(16)	(0.2)	(0.2)	0	(0.3)	(Tr)	(6)	(0.02)	(0.06)	(0.3)	(0.6)	(0.02)	(0.1)	(6)	(0.22)	(0.9)	(1)		(0.9)	缶詰製品を含む 試料：ストレートタイプ
-	-	4	13	3	13	0	-	-	-	90	8	-	-				-	0.15	0.41	3.5	4.9	-	-	-	-	7.5	2	-	7.1	カルシウム：添加品あり
(0.09)	(0.14)	(1)	(9)	(1)	(1)	(11)	(28)	(69)	0	(84)	(18)	(0.2)	(0.6)	(Tr)	(1.0)	(0.2)	(7)	(0.23)	(0.15)	(3.0)	(5.3)	(0.20)	(0.5)	(17)	(0.71)	(2.5)	(2)	0	(0.9)	
(0.07)	(0.13)	(2)	(10)	(1)	(2)	(19)	(43)	(100)	0	(130)	(18)	(0.8)	(0.8)	(Tr)	(1.6)	(0.3)	(18)	(0.09)	(0.11)	(4.1)	(6.2)	(0.26)	(0.1)	(18)	(0.89)	(2.9)	(2)	0	(1.2)	
(0.13)	(0.31)	(5)	(5)	(2)	(24)	(15)	(140)	(320)	(1)	(380)	(47)	(0.2)	(0.8)	(0.1)	(3.9)	(1.1)	(13)	(0.11)	(0.09)	(1.9)	(3.6)	(0.14)	(0.2)	(21)	(0.46)	(4.7)	(2)		(0.6)	
(0.11)	(0.15)	(5)	(24)	(2)	(2)	(8)	0	(1)	0	(1)	(8)		(2.1)	(0.2)	(5.0)	(1.0)	(13)	(0.04)	(0.03)	(1.0)	(2.1)	(0.04)	(0.8)	(13)	(0.25)	(4.2)	(1)		(0.5)	
(0.38)	(0.18)	(4)	(18)	(2)	(2)	(13)	0	(1)	0	(1)	(13)		(2.2)	(0.2)	(5.3)	(1.1)	(16)	(0.08)	(0.05)	(2.0)	(4.6)	(0.05)	(0.6)	(22)	(0.57)	(3.2)			(0.9)	
-	-	-	-	-	-	57	-	-	-	0	57	-	-				-	0.10	0.10	1.2	2.8	-	-	-	-	-	1		0.9	フライ済みの食品を冷凍したもの
(0.12)	(0.25)	(1)	(5)	(1)	(1)	(5)	(19)	(46)	0	(55)	(10)	(0.1)	(1.4)	(Tr)	(5.3)	(1.1)	(19)	(0.14)	(0.09)	(1.9)	(3.7)	(0.14)	(0.3)	(28)	(0.50)	(1.6)	(1)	0	(0.9)	
-	-	4	25	3	6	3	-	-	-	Tr	3	-	-				-	0.10	0	1.9	3.7	-	-	-	-	2.7	Tr	-	0.8	フライ前の食品を冷凍したもの
-	-	8	27	1	8	Tr	-	-	-	Tr	Tr	-	-				-	0.04	0.07	0.7	2.4	-	-	-	-	3.1	1	-	0.9	フライ前の食品を冷凍したもの
-	-					240	-	-	-	8	240	-	-				-	0.10	0.10	0.6	1.4	-	-	-	-		2	-	0.7	フライ前の食品を冷凍したもの
-	-					69	-	-	-	27	71	-	0.2	Tr	0.3	0.1	-	0.09	0.06	1.1	1.9	-	-	-	-		7	-	0.7	フライ前の食品を冷凍したもの
-	-					57	-	-	-	0	57	-	-				-	0.10	0.10	1.2	3.1	-	-	-	-		1	-	0.9	フライ前の食品を冷凍したもの
-	-					36	-	-	-	Tr	36	-	-				-	0.13	0.14	1.5	3.2	-	-	-	-		1	-	1.1	フライ前の食品を冷凍したもの

18 調理済み流通食品類

食品番号	索引番号	食品名	廃棄率	エネルギー		水分	アミノ酸組成によるたんぱく質	たんぱく質	トリアシルグリセロール当量	コレステロール	脂質	利用可能炭水化物（単糖当量）	利用可能炭水化物（質量計）	差引き法による利用可能炭水化物	食物繊維総量	糖アルコール	炭水化物	有機酸	灰分	ナトリウム	カリウム	カルシウム	マグネシウム	リン	鉄	亜鉛
成分識別子			REFUSE	ENERC	ENERC_KCAL	WATER	PROTCAA	PROT-	FATNLEA	CHOLE	FAT-	CHOAVLM	CHOAVL	CHOAVLDF-	FIB-	POLYL	CHOCDF-	OA	ASH	NA	K	CA	MG	P	FE	ZN
単位			%	kJ	kcal	(……………… g …………)				mg	(……………………………… g ……………………………)									(………………………… mg …………………………)						
18003	2473	洋風料理　その他　えびグラタン	0	535	128	(74.1)	(4.8)	(5.5)	(6.4)	(23)	(6.9)	(11.2)	(3.0)	(12.3)*	(0.9)	-	(12.1)	-	(1.5)	(380)	(140)	(97)	(17)	(110)	(0.3)	(0.6)
18014	2474	洋風料理　その他　えびピラフ	0	620	146	(62.9)	(2.8)	(3.3)	(2.2)	(8)	(2.3)	(30.1)*	(27.1)	(29.4)	(1.2)	-	(29.8)	-	(1.6)	(560)	(63)	(11)	(9)	(45)	(0.2)	(0.6)
18002	2475	中国料理　点心類　ぎょうざ	0	875	209	(57.8)	(6.1)	(6.9)	(10.8)	(19)	(11.3)	(22.6)*	(19.7)	(22.1)	(1.5)	-	(22.3)	-	(1.6)	(460)	(170)	(22)	(16)	(62)	(0.6)	(0.6)
18012	2476	中国料理　点心類　しゅうまい	0	801	191	(60.2)	(8.1)	(9.1)	(8.7)	(28)	(9.2)	(19.7)	(15.9)	(19.4)*	(1.7)	-	(19.5)	-	(2.0)	(520)	(260)	(26)	(28)	(92)	(0.9)	(0.8)
18046	2477	中国料理　点心類　中華ちまき	0	733	174	(59.5)	(5.0)	(5.9)	(5.2)	(16)	(5.5)	(28.1)*	(25.6)	(28.4)	(0.5)	0	(27.7)	-	(1.3)	(420)	(100)	(6)	(11)	(45)	(0.3)	(0.7)
18047	2478	中国料理　菜類　酢豚	0	321	77	(83.4)	(4.0)	(4.6)	(3.1)	(15)	(3.3)	(6.8)	(6.0)	(7.7)*	(0.8)	0	(7.6)	-	(0.9)	(210)	(130)	(9)	(10)	(52)	(0.3)	(0.5)
18048	2479	中国料理　菜類　八宝菜	0	267	64	(86.0)	(4.9)	(5.8)	(2.9)	(44)	(3.2)	(2.9)	(1.9)	(4.0)*	(0.9)	0	(3.8)	-	(1.2)	(320)	(150)	(26)	(14)	(77)	(0.4)	(0.6)
18049	2480	中国料理　菜類　麻婆豆腐	0	434	104	(80.0)	(7.2)	(7.8)	(6.4)	(10)	(6.8)	(2.9)	(1.9)	(4.1)*	(0.7)	0	(3.8)	-	(1.6)	(380)	(150)	(64)	(43)	(86)	(1.3)	(0.9)
18039	2481	韓国料理　和え物類　もやしのナムル	0	291	70	(84.4)	(2.5)	(3.1)	(4.2)	0	(4.5)	(2.8)	(2.5)	(4.0)*	(2.7)	0	(5.7)	-	(2.0)	(510)	(160)	(91)	(29)	(62)	(1.2)	(0.5)

						可食部 100 g 当たり																										
無機質						ビタミン																										
						ビタミンA							ビタミンE																	備 考
銅	マンガン	ヨウ素	セレン	クロム	モリブデン	レチノール	α−カロテン	β−カロテン	β−クリプトキサンチン	β−カロテン当量	レチノール活性当量	ビタミンD	α−トコフェロール	β−トコフェロール	γ−トコフェロール	δ−トコフェロール	ビタミンk	ビタミンB₁	ビタミンB₂	ナイアシン	ナイアシン当量	ビタミンB₆	ビタミンB₁₂	葉酸	パントテン酸	ビオチン	ビタミンC	アルコール	食塩相当量	
(......mg......)		(.... μg ....)										μg	(........... mg ....)				μg	(.............. mg ....)					(...... μg......)		mg	μg	mg	(.....g.....)		
CU	MN	ID	SE	CR	MO	RETOL	CARTA	CARTB	CRYPXB	CARTBEQ	VITA_RAE	VITD	TOCPHA	TOCPHB	TOCPHG	TOCPHD	VITK	THIA	RIBF	NIA	NE	VITB6A	VITB12	FOL	PANTAC	BIOT	VITC	ALC	NACL_EQ	
(0.09)	(0.14)	(6)	(9)	(1)	(6)	(32)	(29)	(420)	(2)	(440)	(69)	(0.2)	(0.6)	(Tr)	(0.8)	(0.2)	(23)	(0.04)	(0.11)	(0.5)	(1.4)	(0.04)	(0.3)	(13)	(0.38)	(1.6)	(2)	0	(1.0)	
(0.12)	(0.29)	0	(3)	0	(23)	(1)	(88)	(210)	(1)	(260)	(23)	(0.1)	(0.4)	(Tr)	(1.0)	(0.2)	(4)	(0.02)	(0.02)	(0.4)	(1.0)	(0.04)	(0.1)	(5)	(0.26)	(0.9)	(2)	0	(1.4)	
(0.07)	(0.20)	(1)	(5)	(1)	(4)	(3)	0	(77)	(1)	(77)	(10)	(0.1)	(0.6)	(0.1)	(1.9)	(0.3)	(28)	(0.14)	(0.07)	(1.4)	(2.6)	(0.11)	(0.1)	(22)	(0.44)	(1.8)	(4)	0	(1.2)	
(0.12)	(0.35)	(1)	(6)	(1)	(3)	(6)	0	(1)	0	(1)	(6)	(0.1)	(0.2)	(Tr)	(0.3)	(Tr)	(4)	(0.16)	(0.10)	(1.8)	(3.3)	(0.15)	(0.2)	(26)	(0.55)	(2.5)	(1)	0	(1.3)	
(0.07)	(0.33)	(8)	(5)	(Tr)	(28)	(6)	(20)	(46)	0	(56)	(6)	(0.1)	(0.4)	(Tr)	(0.9)	(0.2)	(8)	(0.04)	(0.05)	(1.5)	(2.4)	(0.10)	(0.1)	(6)	(0.48)	(1.6)	0	0	(1.1)	
(0.04)	(0.15)	0	(5)	(1)	(2)	(2)	(200)	(470)	(1)	(570)	(50)	(0.1)	(0.5)	(Tr)	(1.3)	(0.2)	(6)	(0.17)	(0.05)	(1.4)	(2.2)	(0.10)	(0.1)	(9)	(0.25)	(1.6)	(4)	0	(0.5)	
(0.08)	(0.16)	(3)	(7)	(1)	(1)	(13)	(140)	(370)	(2)	(440)	(49)	(0.3)	(0.6)	(Tr)	(1.2)	(0.2)	(25)	(0.13)	(0.06)	(1.4)	(2.3)	(0.08)	(0.3)	(20)	(0.28)	(1.3)	(5)	0	(0.8)	別名：五目うま煮
(0.12)	(0.32)	(4)	(6)	(3)	(31)	(1)	0	(16)	0	(17)	(3)	(0.1)	(0.3)	(Tr)	(2.6)	(0.9)	(6)	(0.16)	(0.07)	(1.1)	(2.4)	(0.10)	(0.1)	(13)	(0.21)	(3.7)	(1)	0	(1.0)	
(0.11)	(0.38)	0	(1)	(Tr)	(5)	0	(85)	(1700)	(15)	(1700)	(140)	0	(1.1)	(0.1)	(2.4)	(0.5)	(160)	(0.05)	(0.07)	(0.4)	(0.9)	(0.08)	0	(64)	(0.24)	(1.3)	(9)	(0.1)	(1.3)	

第3章　資　料

1　食品群別留意点

　食品群別留意点には、収載食品の定義、分類、特性、利用法、来歴等の当該食品の一般的な属性を表す情報及び収載した成分値を決定する根拠とした試料、分析値の由来等に関連する情報について食品の大中小の分類又は個別食品単位で記述した。食品群全般に通じる事項は、次のとおりである。

　成分値の決定根拠とした情報については、次のように類型化して記述した。なお、各々の食品及び成分に対する分析値等の取得時期については、文中には記載せず、別途、資料に整理することとした。

① 　「分析値」とは、成分表の策定のため、収載食品に対して代表的な成分値が得られるよう、計画的にサンプリング、試料調製、成分分析を行った結果として得られた値である。なお、成分表2020年版（八訂）においては、原則として、四訂成分表の検討以降に取得された複数の分析値に基づき、収載する成分値の検討を行った。

② 　「文献値」とは、既存の文献や事業者団体等から提供された資料等にある成分値を利用した値である。

③ 　「計算値」とは、成分表中の他の食品の成分値及び標準的な原材料配合割合等から計算により求めた値である。なお、調理後食品の成分値の算出には、素材食品の成分値に、セット分析の結果より算出した成分変化率を乗じて求める場合がある。これは「計算値」の一種であるが、本資料では、「素材食品の成分値及び成分変化率に基づき決定した成分値」と記述した。

④ 　「類推値」とは、類似する食品の成分値又は類似する食品の乾物当たりの成分値は同等であるとの推測に基づき決定した値である。

⑤ 　「借用値」とは、他国の食品成分表に収載してある食品が我が国で流通しているものと同等であるとみなして、その収載値を利用した値である。

⑥ 　過去の成分表の収載値をそのまま踏襲した場合は、「●訂成分表収載値」とした。

⑦ 　「推定値」とは、上記の①〜⑥以外の値でできる限り、どのような科学的な推定に基づくかの説明を付した値である。

1）穀類

　穀類の全般に通じる主な事項は、次のとおりである。
① 　この食品群に属する食品は、おおむぎ、こむぎ等の植物名による大分類の下に、玄穀、製粉、製めん等、加工度の低いものから順次配列した。また、同一植物に由来する食品が多岐にわたる場合には、［玄穀］、［小麦粉］等の中分類を設けている。
② 　試料は、原則として標準的な市販品を用いることとした。ただし、一部の入手が困難なものについては基本配合割合で調製したものを用いた。
③ 　調理した食品は、「ゆで」、「めし」等を収載し、調理する前の食品（生又は乾）と同一の試

料を用いて調理し、分析した。各食品の調理方法の概要を表12に示した。

　以下、食品ごとに成分値に関する主な留意点について述べる。

アマランサス

　−01001　玄穀

　「アマランサス」は、ヒユ科ヒユ属に属する一年草の疑似穀類で、メキシコ原産の*Amaranthus hypochondriacus*とグァテマラ・メキシコ原産の*A. cruentus*のほか、江戸時代から観賞用にされた穂の垂れるヒモゲイトウの*A. caudatus*がある。穀粒は直径1〜1.5 mmの扁平レンズ状で、多くはもち性（貯留でん粉中に、粘り気の少ないアミロース（直鎖状の分子構造を持つでん粉）をほとんど含まない）の品種であることが知られている。試料は、我が国で栽培の多い*A. hypochondriacus*を用いた。成分値は、分析値に基づき決定した。

あわ＜粟＞

　−01002　精白粒

　−01003　あわもち

　「あわ」の原産地は、中央アジアからアフガニスタン、インドア大陸北西部といわれ、日本では縄文時代には既に栽培されており、イネの渡来以前に導入されたものと考えられている。アミロースを含有する「うるち性」の品種と、アミロースをほとんど含有しない「もち性」の品種に分けられる。脱穀・精白し、あわもち、あわ飯、菓子、飴の原料等として利用される。「精白粒」の成分値のうち、たんぱく質、脂質、ヨウ素、セレン、クロム、モリブデン、ビタミンB_1、ビタミンB_2、ナイアシン及びビオチンは分析値に基づき、それ以外の成分は分析値及び四訂成分表収載値に基づき決定した。

　「あわもち」はもちあわともち米を等分に混ぜてついたものとし、その成分値は、「あわ」の「精白粒」と［水稲穀粒］の「精白米、もち米」の成分値に基づき計算により決定した。

えんばく＜燕麦＞

　−01004　オートミール

　えんばくは、その英名から「オート（oat）」、「オーツ（oats）」とも呼ばれる。「オートミール」は精白したえんばく穀粒に切断、圧扁（あっぺん）等の加工を施した食品であり、通常、水や牛乳を加えて粥上にしたものを食用とする。シリアルの一種であるグラノーラの材料ともなる。成分値は、加水前の流通品を試料とし、分析値及び四訂成分表収載値に基づき決定した。

おおむぎ＜大麦＞

　−01005　七分つき押麦

　−押麦

　　−01006　乾

　　−01170　めし

　−01007　米粒麦

　−大麦めん

　　−01008　乾

　　−01009　ゆで

　−01010　麦こがし

　おおむぎは、穂の条性により、六条種と二条種に分けられる。「七分つき押麦」、「押麦」及び

「米粒麦（べいりゅうばく）」は六条大麦の皮麦又は裸麦を原料とし、これを精白加工したものであるが、一部に二条大麦を原料とする場合もある。製品は、精白粒を蒸気で加熱圧扁した押麦と精白粒を黒条に沿って切断して二分した切断麦（米粒麦と呼ばれる無圧扁切断麦とこれを加熱圧扁した白麦がある）がある。現在流通している七分つき押麦、押麦、米粒麦には、ビタミンB_1強化製品と未強化製品（精白歩留りの高い「七分つき押麦」を含む）がある。本編では未強化製品を収載した。「七分つき押麦」及び「米粒麦」の成分値については分析値及び四訂成分表収載値（「米粒麦」は旧「切断麦」）に基づき決定した。

「押麦」の「乾」の成分値は、分析値に基づき決定した。

「押麦」の「めし」は、IHジャー炊飯器を用いて炊飯したものを試料として分析し、水分は、分析値に基づき、その他の成分値は、「乾」の成分値及び成分変化率に基づき決定した。

「大麦めん」は大麦粉と小麦粉を原料としためん類で、生めん類の表示に関する公正競争規約[1]では大麦粉が30％以上配合されているものと定義されている。成分値は大麦粉50％、小麦粉50％の製品についての文献値[2]に基づき決定した。

「麦こがし」は、こうせん又ははったい粉とも呼ばれ、焙煎（ばいせん）した大麦玄穀を粉にしたものである。成分値は、市販品（裸麦を原料としたもの）の分析値及び四訂成分表収載値（「関西風」の成分値）に基づき決定した。

キヌア
－01167　玄穀

「キヌア」は、ヒユ科アカザ亜科アカザ属に属する疑似穀類で、南米アンデス山脈一帯が原産とされている。穀粒は直径2 mm程度の扁平な円形である。成分値は、ペルー産及びボリビア産を試料として用いた分析値に基づき決定した。

きび＜黍＞
－01011　精白粒

「きび」の原産地は、東アジア又は中央アジアといわれ、うるち種ともち種の区分があるが、わが国ではもちきびが多い。精白して、うるち種は米と混炊し、もち種は製粉して、もち、団子等に利用される。「精白粒」の成分値のうち、たんぱく質、脂質、ヨウ素、セレン、クロム、モリブデン、ビタミンB_1、ビタミンB_2、ナイアシン及びビオチンは分析値に基づき、それ以外の成分は分析値及び四訂成分表収載値に基づき決定した。

こむぎ＜小麦＞
［玄穀］
　－国産
　　－01012　普通
　－輸入
　　－01013　軟質
　　－01014　硬質

「こむぎ」は粒の硬さにより、軟質小麦、中間質小麦及び硬質小麦に大別される。粒の軟らかい軟質小麦からは、主として製菓用に適する粉（グルテン形成量の低い粉）が、粒の硬い硬質小麦からは、主として製パン用に適する粉（グルテン形成量の高い粉）が、両者の中間の性質をもつ中間質小麦からは、主としてめん用に適する粉がそれぞれ得られる。

　国産小麦は、農産物検査法（昭和26年法律第144号）に基づく農産物規格規程[3]により、普通小麦と強力小麦に大別されているが、流通量の多い普通小麦のみ収載した。「国産」の「普通」、「輸入」の「軟質」及び「硬質」の成分値は、分析値及び四訂成分表収載値に基づき決定した。

［小麦粉］
　－薄力粉
　　－01015　1等
　　－01016　2等
　－中力粉
　　－01018　1等
　　－01019　2等
　－強力粉
　　－01020　1等
　　－01021　2等
　　－01023　全粒粉
　－プレミックス粉
　　－01146　お好み焼き用
　　－01024　ホットケーキ用
　　－01147　から揚げ用
　　－01025　天ぷら用
　　－01171　天ぷら用、バッター
　　－01172　天ぷら用、バッター、揚げ

　［小麦粉］には、たんぱく質含量が少なく、グルテンの性質が弱い薄力粉、たんぱく質含量が高く、グルテンの性質が強靱（じん）な強力粉、両者の中間にある中力粉に大別される。薄力粉は製菓用、強力粉は製パン用、中力粉は製めん用に適している。

　「薄力粉」、「中力粉」及び「強力粉」の「1等」と「2等」の成分値は、分析値及び四訂成分表収載値に基づき決定した。なお「1等」と「2等」は同一の小麦の製粉ラインから採取したものを試料とした。「1等」と「2等」の違いについては、小麦粉に含まれる灰分の量により規定されており、灰分が少ないと1等粉となる。一般に、食パンなどは白く雑味の少ない仕上がりにするため1等粉を使用する。

　「強力粉」の「全粒粉」の成分値は、ヨウ素、セレン、クロム、モリブデン及びビオチンは、分析値に基づき、その他の成分は、「こむぎ」の「輸入」の「硬質」の成分値に基づき計算により決定した。

　「プレミックス粉」は、品目別に多くの製品があるが、「お好み焼き用」、「ホットケーキ用」、「から揚げ用」、「天ぷら用」、「天ぷら用、バッター」及び「天ぷら用、バッター、揚げ」を収載した。

　「お好み焼き用」は、薄力粉、砂糖、ベーキングパウダー、調味料を原料とした製品であり、山芋、昆布、かつお、えび、いか等を加える場合がある。成分値は、分析値に基づき決定した。

　「ホットケーキ用」は、薄力粉1等、砂糖、ぶどう糖、ベーキングパウダー、コーンフラワー、脱脂粉乳、全卵粉末、ショートニング、食塩等を、「天ぷら用」は薄力粉1等、コーンスターチ、

ベーキングパウダー等を原料とした製品である。「ホットケーキ用」の成分値は、ヨウ素、セレン、クロム、モリブデン及びビオチンは分析値に基づき、それら以外は市販品の分析値と原料配合割合に基づき計算により決定した。「天ぷら用」の成分値は、分析値に基づき決定した。

「から揚げ用」は、薄力粉、でん粉、油脂、糖類、食塩、調味料、香辛料等を原料とした製品である。粉をそのまま食品につける製品と粉を水に溶いて衣にする製品がある。後者はベーキングパウダーを加えた製品となる。成分値は、分析値に基づき決定した。

「天ぷら用、バッター」は、天ぷらの衣や、フライのパン粉の前につける衣として用いられる流動液状の生地である。小麦粉、でん粉、乾燥卵粉、ベーキングパウダー等を含む「プレミックス粉、天ぷら用」39に対し水61を混合して作成したバッターを試料として分析し、分析値に基づき成分値を決定した。

「天ぷら用、バッター」は、成分表2015年版（七訂）において調味料及び香辛料類に分類していたが、小麦粉との関係を考慮し、穀類に分類を変更した。

「天ぷら用、バッター、揚げ」は、上記のバッターをそのまま揚げたもの（揚げ玉）を試料として分析し、分析値に基づき成分値を決定した。

なお、これらの食品は、加熱調理に伴い二酸化炭素等が発生するので、原材料中のベーキングパウダー量[4]に基づき計算し、本表備考欄に記した。したがって、この量を一般成分に加えると各々100 gになる。

［パン類］
－食パン
　－01026　角形食パン、食パン
　－01174　角形食パン、焼き
　－01175　角形食パン、耳を除いたもの
　－01176　角形食パン、耳
　－01206　リーンタイプ
　－01207　リッチタイプ
　－01205　山形食パン
－01028　コッペパン
－01030　乾パン
－01031　フランスパン
－01032　ライ麦パン
－01208　全粒粉パン
－01033　ぶどうパン
－01034　ロールパン
－01035　クロワッサン、リッチタイプ
－01209　クロワッサン、レギュラータイプ
－01210　くるみパン
－01036　イングリッシュマフィン
－01037　ナン
－01148　ベーグル

　［パン類］は、原材料の配合割合が変わるとそれに伴い各成分値及びエネルギーも変動する。使用する油脂の種類とその割合の影響は大きい。このため、［パン類］のうち角形食パン、コッペパン、乾パン、フランスパン、ライ麦パン、ぶどうパン、ロールパン、クロワッサン（リッチタイプ）、イングリッシュマフィン、ナン、ベーグル及び米粉パン（小麦グルテン不使用のもの）について、基本的な原材料配合割合（別表）に基づいた市販品を選定し、成分値は、分析値、文献値5)及び四訂成分表収載値に基づき決定した。食パン（リーンタイプ及びリッチタイプ）、山形食パン、全粒粉パン、クロワッサン（レギュラータイプ）、くるみパン及び米粉パン（食パン及びロールパン）について、基本的な原材料配合割合（別表）に基づき、各材料の配合割合からの計算により成分値を決定した。

　食パンは、四角い型に生地を入れて発酵させて焼いたパンであり、日本独自の名称である。日本の食パンの主流は焼き型に蓋をして焼いた角形食パンである。通常3斤サイズで焼く外観が米国のプルマン旅客車に似ていることからプルマンブレッドと呼ばれることもある。

　角形食パンは、市販の「角形食パン」（6枚切り/斤、厚さ2 cm）を試料として分析し、分析値に基づき成分値を更新した。また、「角形食パン」を焼いてトーストとしたもの、「角形食パン」から耳（外皮、クラスト、食パンの外側から約1 cmの部分）を除いて、サンドイッチ等に向くようにしたもの（内相、クラム）及び「角形食パン」の耳の成分値を収載した。「焼き」及び「耳を除いたもの」の成分値は、分析値に基づき、「耳」の成分値は、「食パン」と「耳を除いたもの」の質量及び分析値から計算によりそれぞれ決定した。

　「食パン、リーンタイプ」は、砂糖や脱脂粉乳を加えないフランスパンの材料構成に近い生地を、食パン型に入れて焼いたものである。

　「食パン、リッチタイプ」は、砂糖、油脂、鶏卵を含み、近年、高級食パンとして流通しているパンである。

　「山形食パン」は、焼き型の蓋をしないため上部が盛り上がった山形のパンであり、イギリスパンとも呼ばれている。

　「コッペパン」のコッペは、「切った」の意のフランス語 coupé あるいは「山形」の意のドイツ語 Koppe とも言われる紡錘形で中高にふくらんだ小型のパンである。

　「フランスパン」は、フランス式の堅焼きパンで、皮が堅く中は白くて気泡が大きく塩味の強いパンである。分割質量や成形の違いによって、パンの呼び名が異なる。代表的な棒状のバゲットは「杖」の意味、丸いブールは「ボール」の意味、「中間」という意味のバタールはバゲットより長さが短い少し太めのパンなどがある。

　「ライ麦パン」は、焼きあがりが黒いため黒パンとも呼ばれ、ライ麦粉と小麦粉（1：1）で作ったパンである。ライ麦パンは、小麦粉だけのパンに比べ、堅く、やや酸味がある。

　「全粒粉パン」は、全粒粉と小麦粉（1：1）で作ったパンである。全粒粉は小麦胚芽や外皮も含むため、焼き上がりが茶色のパンである。

　「ぶどうパン」はレーズンパンとも呼ばれ、パン生地に干しぶどうを加えて焼いたパンである。

　「クロワッサン」は、フランス語で三日月の意で、油脂を層状に折り込んだ生地を焼いた三日月型のパンで、パイのようなサクサクした口あたりとバター風味をもち、衝撃により層がはがれやすいパンである。市販品に用いられる油脂は製品により異なるが、表示で確認できる。「クロワッサン、リッチタイプ」は、「クロワッサン」を名称変更した食品であり、本来の製品である。

　「クロワッサン、レギュラータイプ」は、数個のクロワッサンを1袋に入れても、層が壊れにくいように、油脂量を減らした工業的な製品であり、給食などで利用される食品である。

　「くるみパン」は、パン生地にクルミを加えて焼いたパンである。

　「イングリッシュマフィン」は、小麦粉に牛乳、塩、酵母などを加えてこね、コーングリッツをまぶして焼いた平たい円形のパンである。

　「ナン」は、小麦粉に牛乳・バターなどを練り込んで発酵させてから、タンドールとよぶかまどの内壁に貼りつけて焼くインドや中近東の平焼きのパンである。成分値は、「イングリッシュマフィン」は市販品の、「ナン」は焼いたものを冷凍した市販品のそれぞれの分析値に基づき決定した。

　「ベーグル」は、小麦強力粉に水及び食塩を加えて練り合わせ、酵母で発酵させた後、リング状に成型し、ゆでてから焼成したものである。成分値は、分析値に基づき決定した。

　なお、菓子パン類（「揚げパン」、「あんパン」、「あんパン、薄皮タイプ」、「カレーパン」、「菓子パン、あんなし」、「クリームパン」、「クリームパン、薄皮タイプ」、「ジャムパン」、「チョココロネ」、「チョコパン、薄皮タイプ」、「メロンパン」）、「デニッシュペストリー」、「イーストドーナッツ」及び「ケーキドーナッツ」は、菓子類に収載した。

別表　パン類の原料配合割合（その１）

区分		角形食パン	食パン	食パン	山形食パン	コッペパン	フランスパン	ライ麦パン
		プルマンブレッド	リーンタイプ	リッチタイプ	イギリスパン		バゲット、バタール、ブール等	ミッシュブロート
		標準	リーン	リッチ				
原料粉	小麦粉	強力1等100	強力1等100	強力1等100	強力1等100	強力1等100	中力1等100	強力1等50
	薄力粉							
	ライ麦粉							50
	全粒粉							
酵母	圧搾	2		3	2	2.5		2
	乾燥		0.7				0.7	
食塩		2	2	1.8	2	1.5	2	2
砂糖（上白糖）		6		10	4	10		
ショートニング		6	4		4	10		4
マーガリン								
無塩バター				10				
ロールイン油脂								
脱脂粉乳		2		2	1	2		
牛乳								
鶏卵				10				
干しぶどう								
モルトシロップ			0.8				0.3	
くるみ								
水		70	68	58	68	63	68	70

（注）配合は原料粉100に対する割合である。

別表　パン類の原料配合割合（その２）

区分		全粒粉パン	ぶどうパン	ロールパン	クロワッサン	クロワッサン	くるみパン
					リッチタイプ	レギュラータイプ	
原料粉	小麦粉	強力1等 50	強力1等 100	強力1等 100	中力1等 100	中力1等 100	強力1等 100
	薄力粉						
	ライ麦粉						
	全粒粉	50					
酵母	圧搾	2.5	3	3	4	3.5	3
	乾燥						
食塩		1.7	1.5	1.5	2	2	1.7
砂糖（上白糖）		3	8	12	10	10	10
ショートニング		7					3
マーガリン						6	
無塩バター			6	15	6		3
ロールイン油脂					50	30	
脱脂粉乳			3	2		2	3
牛乳							
鶏卵			5	15	8	5	5
干しぶどう			40				
モルトシロップ							
くるみ							30
水		68	57	50	48	53	60

（注）配合は原料粉100に対する割合である。

［うどん・そうめん類］

- うどん
  - 01038　生
  - 01039　ゆで
  - 01186　半生うどん
- 干しうどん
  - 01041　乾
  - 01042　ゆで
- そうめん・ひやむぎ
  - 01043　乾

　－01044　ゆで

　－手延そうめん・手延ひやむぎ

　　－01045　乾

　　－01046　ゆで

　［うどん・そうめん類］は基本的には小麦粉に食塩水を加えて捏（こ）ねた生地を薄く伸ばしてから切断して、あるいは生地を延伸して、麺線（めんせん）としたものである。今回新たに収載した半生うどんは、乾めんと生めんの中間の水分状態のものであり、市販品の食物繊維（SDFS、SDFP、IDF）を分析し、分析値に基づき成分値を決定した。その他の成分値は、「うどん、生（01038）」の成分値から計算により決定した。その他の各食品の成分値は、市販品の分析値及び四訂成分表収載値に基づき決定した。「手延そうめん・手延ひやむぎ」の「乾」のヨウ素、セレン、クロム、モリブデン及びビオチンの成分値は、分析値に基づき決定した。

　「手延そうめん・手延ひやむぎ」は、普通の「そうめん・ひやむぎ」とその製法が異なり、麺紐（めんひも）の表面に植物油を塗付し、よりをかけながら順次引き延ばして丸棒状のめんとし、乾燥したもので、製めんの工程において熟成が行われたものである。「そうめん」と「ひやむぎ」は、形状に相違があるものの、その原料小麦粉の種類はほとんど変わらないので、成分値は一括して示した。

　　［中華めん類］

　　－中華めん

　　　－01047　生

　　　－01048　ゆで

　　　－01187　半生中華めん

　　－蒸し中華めん

　　　－01049　蒸し中華めん

　　　－01188　ソテー

　　－干し中華めん

　　　－01050　乾

　　　－01051　ゆで

　　－沖縄そば

　　　　－01052　生

　　　　－01053　ゆで

　　－干し沖縄そば

　　　　－01054　乾

　　　　－01055　ゆで

　［中華めん類］は、かん水を使用して製めんしたものである。各食品の成分値は、分析値及び四訂成分表収載値に基づき決定した。

　今回新たに収載した「半生中華めん」は、市販品の食物繊維（SDFS、SDFP、IDF）を分析し、分析値に基づき成分値を決定した。その他の成分値は、「中華めん、生（01047）」の成分値から計算により決定した。

　「蒸し中華めん」は、焼きそば用のものである。今回、市販品の再分析を実施し、分析値に基

づき成分値を更新するとともに、新たに「ソテー」を追加した。ソテーの成分値は、分析値及び成分変化率に基づき決定した。

「干し中華めん」の「乾」及び「ゆで」は、今回、市販品の食物繊維（SDFS、SDFP、IDF）及び微量5成分のヨウ素、セレン、クロム、モリブデン及びビオチンを新たに追加分析した。「乾」の成分値は、分析値に基づき、「ゆで」の成分値は、分析値及び成分変化率に基づきそれぞれ決定した。

「沖縄そば」は、沖縄めんともいわれ、主として沖縄地方で利用されるが、灰汁（あく）あるいはかん水を用いて製めんした「中華めん」と同系統のめん類である。

［即席めん類］

－即席中華めん

　　－01056　油揚げ味付け

　　－油揚げ

　　　－01057　乾（添付調味料等を含むもの）

　　　－01198　調理後全体（添付調味料等を含むもの）

　　　－01189　ゆで（添付調味料等を含まないもの）

　　　－01144　乾（添付調味料等を含まないもの）

　　－非油揚げ

　　　－01058　乾（添付調味料等を含むもの

　　　－01199　調理後全体（添付調味料等を含むもの）

　　　－01190　ゆで（添付調味料等を含まないもの）

　　　－01145　乾（添付調味料等を含まないもの）

－中華スタイル即席カップめん

　　－油揚げ

　　　－01193　塩味、乾（添付調味料等を含むもの）

　　　－01201　塩味、調理後全体（添付調味料等を含むもの

　　　－01194　塩味、調理後のめん（スープを残したもの）

　　　－01191　しょうゆ味、乾（添付調味料等を含むもの）

　　　－01200　しょうゆ味、調理後全体（添付調味料等を含むもの）

　　　－01192　しょうゆ味、調理後のめん（スープを残したもの）

　　　－焼きそば

　　　　－01060　乾（添付調味料等を含むもの）

　　　　－01202　調理後全体（添付調味料等を含むもの）

　　－非油揚げ

　　　－01061　乾（添付調味料等を含むもの）

　　　－01203　調理後全体（添付調味料等を含むもの）

　　　－01195　調理後のめん（スープを残したもの）

－和風スタイル即席カップめん

　　－油揚げ

　　　－01062　乾（添付調味料等を含むもの）

－01204　調理後全体（添付調味料等を含むもの）

－01196　調理後のめん（スープを残したもの）

　即席めん類については、従来、調味料込みの乾物の成分値を収載していたが、スープの摂取量には個人差がある。また、減塩の観点から、調理後のスープを残す食事形態が浸透していることから、食品を細分化し、調理後の全体、及び、調理後のめんのみ等の成分値等を収載した。

　［即席めん類］は、「即席中華めん」、「中華スタイル即席カップめん」及び「和風スタイル即席カップめん」に分けた。「即席中華めん」は、「油揚げ味付け」、「油揚げ」及び「非油揚げ」の3区分、「中華スタイル即席カップめん」は、「油揚げ」、「油揚げ、焼きそば」及び「非油揚げ」の3区分、「和風スタイル即席カップめん」は、「油揚げ」とした。

　「即席中華めん」については、今回、「油揚げ、乾」及び「非油揚げ、乾」について再分析し、分析値に基づき成分値を更新するとともに、新たに調理後食品である「油揚げ、ゆで」、及び「非油揚げ、ゆで」を追加した。「油揚げ、ゆで」及び「非油揚げ、ゆで」の成分値は、分析値に基づき決定した。また、「油揚げ、調理後全体」及び「非油揚げ、調理後全体」の成分値については、調理後のスープに残る湯の量が250 ml（調理で加水した水分として250 g）であるものとして、めんの成分値及び添付調味料及びかやく（以下「添付調味料等」）の成分値から推計した。

　「中華スタイル即席カップめん」については、味付け及び調理前後で細分化し、新たに、「しょうゆ味、乾」、「しょうゆ味、調理後のめん」、「塩味、乾」、「塩味、調理後のめん」、「油揚げ、焼きそば、乾」、「油揚げ、焼きそば、調理前」、「非油揚げ、乾」及び「非油揚げ、調理後のめん」を追加した。成分値は、それぞれ分析値により決定した。和風スタイル即席カップめんについては、「油揚げ、乾」について、市販品を再分析し、分析値に基づき成分値を更新するとともに、新たに「調理後のめん」を追加した。「調理後のめん」の成分値は、分析値に基づき決定した。

　「即席中華めん、油揚げ味付け」及び「中華スタイル即席カップめん、油揚げ、焼きそば」の成分値は、市販品の関係資料[6)]に基づきそれぞれ決定した。

　カップめんについては、「調理後のめん（スープを残したもの）」の成分値が、めんと添付調味料等を使って調理した後、めんだけを喫食した場合の成分値に該当する。

　参考として、供試した製品の一食あたりの平均質量は、下表のとおりである。

即席めん類の一食当たり平均質量（単位：g）

	調理前1食当たり	調理後1食当たり
油揚げ即席めん	102.8	459.2
非油揚げ即席めん	105.5	389.0
中華スタイル即席カップめん、油揚げ、塩味	79.5	372.6
中華スタイル即席カップめん、油揚げ、しょうゆ味	102.9	484.1
中華スタイル即席カップめん、油揚げ、焼きそば	151.5	281.3
中華スタイル即席カップめん、非油揚げ	104.5	516.1
和風スタイル即席カップめん、油揚げ	98.8	454.4

（注）各食品の分析試料（2019年）の平均。各質量にはかやく、粉末又は液体状のスープの素その他の添付調味料等を含む。即席めんについては調理後の湯量を一律250g（油揚げ）、220g（非油揚げ）として計算。

［マカロニ・スパゲッティ類］
　－マカロニ・スパゲッティ
　　－01063　乾
　　－01064　ゆで
　　－01173　ソテー
　－01149　生パスタ、生

　マカロニとスパゲッティは、イタリア料理で使われるパスタの種類であり、それぞれ形状は異なるが、原料小麦粉の種類はデュラムセモリナ100％であり、成分値は一括して示した。

　なお、ゆでた場合にナトリウム量の値が高くなるが、これは主にゆでる時に添加する食塩に由来するものであり、添加する食塩量によって値が増減する。本成分表では、水に対し1.5％の食塩を添加して調理した試料を用いている。「乾」は、食物繊維（SDFS、SDFP、IDF）を分析値に基づき成分値を決定した。その他の成分値は、分析値及び四訂成分表収載値に基づき決定した。

　「ゆで」は、食物繊維（SDFS、SDFP、IDF）を分析し、「乾」の成分値及び成分変化率に基づき成分値を決定した。一般成分、ナトリウム、マンガン、ヨウ素、セレン、クロム、モリブデン、ビオチン、葉酸及びパントテン酸の成分値は、「乾」の成分値及び成分変化率に基づき、その他の成分値は、分析値及び四訂成分表収載値に基づきそれぞれ決定した。

　「ソテー」は、ゆでたマカロニ・スパゲッティを植物油で炒めたものであり、原材料の配合割合とそれらの成分値に基づき計算により、成分値を決定した。

　原材料配合割合：マカロニ・スパゲッティゆで 95、植物油（なたね油）5

　「生パスタ、生」は、デュラムセモリナ等の小麦粉を水でこね、金型から強い圧力で押し出したもので、乾燥工程を経ずに、そのままゆでて食するものを指す。成分値は、市販品の分析値に基づき決定した。

　［ふ類］
　　－01065　生ふ
　　－焼きふ
　　　－01066　釜焼きふ
　　　－01067　板ふ
　　　－01068　車ふ
　　－01177　油ふ

　［ふ類］の「生ふ」、「釜（かま）焼きふ」、「板ふ」及び「車ふ」の成分値は、市販品の分析値及び四訂成分表収載値に基づき決定した。

　「生ふ」は、小麦粉を食塩水と練って生地を作り、袋に入れて水中で揉み、でん粉を洗い流した後に残ったグルテンを蒸したものである。

　「釜焼きふ」は、小町ふ等の名称で流通している商品が含まれる。

　「板ふ」は、薄く板状に延ばした生地を直火で焼いたものであり、「車ふ」は、金属棒に麩（ふ）の生地を巻いて、回転させながら直火焼きする工程を繰り返し、層状にしたものである。

　「車ふ」、「板ふ」が直火焼きであるのに対し、「釜焼きふ」に含まれる小町ふ、切ふ、おつゆふ等は、鋳物釜や鉄板釜等に入れて焼く平釜焼きの製品であり、同じく「釜焼きふ」に含まれる花ふや松茸ふは、型釜焼きの製品である。

　「油ふ」は、棒状の生地を油で揚げたもので、宮城県の地域伝統食品である。煮物やみそ汁の

具等に用いられる。成分値は、分析値に基づき決定した。

　［その他］
　　　－01070　小麦はいが
　　　－小麦たんぱく
　　　　－01071　粉末状
　　　　－01071　粉末状
　　　　－01072　粒状
　　　　－01073　ペースト状
　　　－01178　かやきせんべい
　　　－01074　ぎょうざの皮、生
　　　－01075　しゅうまいの皮、生
　　　－01179　春巻きの皮、生
　　　－01180　春巻きの皮、揚げ
　　　－01076　ピザ生地
　　　－01069　ちくわぶ
　　　－パン粉
　　　　－01077　生
　　　　－01078　半生
　　　　－01079　乾燥
　　　－01150　冷めん、生

　「小麦はいが」は小麦粉製造の副生物のふすまから分けられたものであり、粒状、粉末状及びフレーク状があり、酵素活性の抑制と乾燥のために加熱処理がされている。成分値は、分析値及び四訂成分表収載値に基づき決定した。

　「小麦たんぱく」は、小麦粉から分離したグルテン製品で、乳化性、保湿性、結着性、咀しゃく性改良等の機能をもつことから、畜肉加工品、水産練り製品、製菓、製パン等に利用されている。「粉末状」のほかに「粒状」、「ペースト状」を収載した。「粉末状」は分析値及び四訂成分表収載値、「粒状」及び「ペースト状」は文献値[7]に基づき決定した。

　「かやきせんべい」は、せんべい汁用に焼いた塩味の小麦粉せんべいで、岩手県の地域伝統食品である。「おつゆせんべい」ともいう。成分値は分析値に基づき決定した。なお、他の小麦粉せんべいは、菓子類に収載している。

　「ぎょうざの皮、生」は、強力粉1等、「しゅうまいの皮、生」は強力粉1等と中力粉1等を等量に配合した製品を試料とした。成分値は、それぞれ市販品の分析値及び原料の小麦粉の成分値に基づき計算により決定した。

　春巻きは、豚肉やたけのこ等の具材を炒めて味付けした具材を小麦粉の皮で棒状に包んで揚げたもので、「春巻きの皮、生」は、市販品を試料とし、「揚げ」は、「生」を春巻きの形に整えた後、なたね油で揚げたものを試料とした。「生」及び「揚げ」の成分値は、分析値に基づきそれぞれ決定した。

　「ピザ生地」は、パン生地をピザ用に薄く円形に延ばしたものである。成分値は、冷凍市販品の分析値に基づき決定した。

　「ちくわぶ」は、強力粉に水と少量の食塩を加えて練り上げ、これを切り分けて何度も引き延ばした生地を寝かせた後、生地を巻き付けては引き延ばし、型に入れて 25 分ほど高温でゆで、型から抜いて吸水・軟化させて製品としたものである。成分値は、市販品の分析値及び四訂成分表収載値に基づき決定した。

　「パン粉」は、パンなどを粉状に砕いた調理用加工食品で、つなぎ、揚げ物の衣などに用いられる。食パンを利用する「生パン粉」も普及しており、「乾燥」のほか、「生」及び「半生」を収載した。「生」の成分値は、分析値に基づき決定し、「半生」及び「乾燥」の成分値は、「生」の成分値に基づき計算により決定した。

　「冷めん」は、小麦粉と片栗粉を食塩と水で練り合わせた生地を高い圧力で金型の細孔から押し出して製造するコシの強いめんである。成分値は、市販品の分析値に基づき決定した。なお、関西地方では冷やした中華麺の料理を「冷めん」と呼ぶことがある。

こめ＜米＞

　［水稲穀粒］

　－01080　玄米

　－01081　半つき米

　－01082　七分つき米

　－精白米

　　－01083　うるち米

　　－01151　もち米

　　－01152　インディカ米

　－01084　はいが精米

　－01153　発芽玄米

　－01181　赤米

　－01182　黒米

　「こめ」は、うるち米ともち米があり、特に記載がない場合には、米飯やせんべい等に用いられる国内で常用される短粒種、白色のうるち米（以下単に「うるち米」）の成分値を収載した。

　［水稲穀粒］では、うるち米のうち生産量の多い品種で代表的な産地の「玄米」を用いて、「半つき米」、「七分つき米」及び「精白米」を調製し試料とした。この際の精白歩留りは、「半つき米」94.7〜96.1 ％、「七分つき米」92.1〜93.9 ％及び「精白米」90.4〜91.0 ％である。

　「精白米」の「うるち米」及び「精白米」の「もち米」の水分については、近年の流通実態にあわせて 14.9 ％としている。なお、「インディカ米」、「赤米」及び「黒米」の精米の水分は実測値としている。「はいが精米」は胚芽残存率が 80 ％以上のものであり、市販品を用いた。

　「玄米」のモリブデンの成分値について、分析値に基づき見直し、その他の成分値は分析値及び関係資料[8]に基づき決定した。

　「半つき米」及び「七分つき米」の成分値は、「玄米」の成分値及び四訂成分表の玄米からの成分変化率に基づき決定した。

　「精白米」の「うるち米」の成分値は、分析値及び関係資料[8]に基づき決定した。

　「精白米」の「もち米」は、でん粉がアミロースを含まず、糊（こ）化温度が低く、おこわ、赤飯、もち、あられなどの原料として用いられる。成分値は、一般成分、無機質、ビタミン B1、

ビタミン B₂ 及びナイアシンについては分析値に基づき、トコフェロール、ビタミン B₆、葉酸、パントテン酸、ビオチン及び食物繊維（SDF、IDF）については［水稲穀粒］の「うるち米」の分析値から推計により決定した。また、クロム及びモリブデンの成分値について、分析値に基づき見直した。

「精白米」の「インディカ米」は、中国南部、インド、東南アジアなどで多く栽培され、アミロース含量が多いので、糊化温度が高く、硬くて粘りの弱い米飯となる。成分値は、分析値に基づき決定した。

「はいが精米」の成分値は、分析値及び関係資料[8]に基づき決定した。

「発芽玄米」は、玄米を水又は温湯に浸漬することでわずかに発芽させた後に加熱殺菌したもので、発芽過程で玄米より軟化し、γ-アミノ酪酸の増加等のアミノ酸組成の変化等、成分組成が通常の玄米と相違している。このため、成分値は、分析値に基づき決定した。

「赤米」及び「黒米」は、玄米の表面（果皮、ぬか層）に色素を含む有色米で、タンニン系色素を含み赤褐色の赤米とアントシアニン系色素を含み黒色の黒米とがある。「色素米」とも呼ばれ、「古代米」の名で販売されている場合もある。各々の成分値は、分析値に基づき決定した。

　　　［水稲めし］
　　　－01085　玄米
　　　－01086　半つき米
　　　－01087　七分つき米
　　　－精白米
　　　　　－01088　うるち米
　　　　　－01154　もち米
　　　　　－01168　インディカ米
　　　－01089　はいが精米
　　　－01155　発芽玄米
　　　－01183　赤米
　　　－01184　黒米

［水稲めし］の「玄米」及び「精白米」の成分値は、分析値に基づき決定した。

「半つき米」、「七分つき米」及び「はいが精米」の成分値は、分析値及び四訂成分表収載値の成分変化率に基づき計算により決定した。「精白米」の「うるち米」については、食物繊維（SDFS、SDFP、IDF）を分析し、分析値に基づき成分値を決定した。その他の成分値は、分析値に基づき決定した。炊飯は、IH ジャー炊飯器で行った。とぎ方、加水量の詳細及び重量変化率は、「表12 調理方法の概要および重量変化率」に示した。重量変化率が成分表と異なる場合は、めしの成分量が異なる。「精白米」の「もち米」は、通常の炊飯では軟らかくなりすぎるので、蒸し調理によりおこわや赤飯を作ることが多いが、近年では、家庭用炊飯器でこれらを炊飯することが可能になり利用されている。成分値は、一般成分、無機質、ビタミン B₁、ビタミン B₂ 及びナイアシンについては分析値に基づき、トコフェロール、ビタミン B₆、葉酸、パントテン酸、ビオチン及び食物繊維（SDF、IDF）については［水稲穀粒］の「うるち米」の成分値からの推計により決定した。

「水稲めし」の「インディカ米」は、IHジャー炊飯器を用い、ジャポニカ米の炊飯に比べ、加

水量を少なくして炊飯した。国産、タイ産及びインド産の試料を用いた。成分値は、分析値及び成分変化率に基づき計算により決定した。

「発芽玄米」は、玄米を水又は温湯に浸漬することでわずかに発芽させた後に加熱殺菌したもので、発芽過程で玄米より軟化し、γ-アミノ酪酸の増加等のアミノ酸組成の変化等、成分組成が通常の玄米と相違している。このため、成分値は、市販品の分析値に基づき決定した。

「赤米」及び「黒米」の成分値は分析値に基づきそれぞれ決定した。

なお、水稲めしの「水分値」は、四訂成分表では 65 ％であった。この水分は炊飯直後に米飯を密封して冷却して測定した値であるが、現在は炊飯器の構造が変わって水蒸気を逃がすようになっており、実際に摂食する米飯の水分値は 60 ％程度になっていること [9)10)]、良食味米品種が増えて米の質が変わり、炊飯時の吸水量が減ってきたことから、五訂成分表以降は分析値に基づき 60 ％としている。

［水稲軟めし］

－01185　精白米

「水稲軟めし」は、離乳食、病院食や介護食として利用され、「なんはん」、「なんばん」、「やわらかめし」とも呼ばれ、「めし」と「全かゆ」の中間の水分含量をもつものである。成分値は、「こめ［水稲めし］　精白米、うるち米（01088）」と「こめ［水稲全かゆ］　精白米（01093）」の分析値及び成分値から計算により決定した。

［水稲全かゆ］

－01090　玄米

－01091　半つき米

－01092　七分つき米

－01093　精白米

［水稲五分かゆ］

－01094　玄米

－01095　半つき米

－01096　七分つき米

－01097　精白米

［水稲おもゆ］

－01098　玄米

－01099　半つき米

－01100　七分つき米

－01101　精白米

［水稲全かゆ］、［水稲五分かゆ］及び［水稲おもゆ］の「玄米」、「半つき米」及び「七分つき米」の成分値は、［水稲穀粒］及び［水稲めし］の「玄米」、「半つき米」及び「七分つき米」のそれぞれの成分値と、四訂成分表収載値及び文献値 [11)12)]に基づき計算により決定した。

［水稲全かゆ］、［水稲五分かゆ］及び［水稲おもゆ］の「精白米」の成分値は、ヨウ素、セレン、クロム、モリブデン及びビオチンは分析値に基づき、それら以外は分析値、四訂成分表収載値及び文献値 [11)12)]に基づき計算により決定した。

［水稲全かゆ］、［水稲五分かゆ］及び［水稲おもゆ］に含まれる［水稲穀粒］の相当量は、そ

れぞれ、20 g、10 g及び6 gである。

　　[陸稲穀粒]
　　　－01102　玄米
　　　－01103　半つき米
　　　－01104　七分つき米
　　　－01105　精白米
　　[陸稲めし]
　　　－01106　玄米
　　　－01107　半つき米
　　　－01108　七分つき米
　　　－01109　精白米

　[陸稲穀粒]及び[陸稲めし]の「玄米」、「半つき米」、「七分つき米」及び「精白米」については、四訂成分表作成の際に検討がなされて、たんぱく質及び炭水化物以外の成分値については[水稲]と同じ値とされている。本編においてもその考え方を踏襲し、たんぱく質のみ四訂成分表収載値を用い、炭水化物以外の成分値は[水稲]と同じ値とした。なお、[陸稲穀粒]の水分についても[水稲]と同じ値とした。

　　[うるち米製品]
　　　－01110　アルファ化米、一般用
　　　－01156　アルファ化米、学校給食用強化品
　　　－01111　おにぎり
　　　－01112　焼きおにぎり
　　　－01113　きりたんぽ
　　　－01114　上新粉
　　　－01157　玄米粉
　　　－01158　米粉
　　　－米粉パン
　　　　－01211　食パン
　　　　－01212　ロールパン
　　　　－01159　小麦グルテン不使用のもの
　　　－01160　米粉めん
　　　－01115　ビーフン
　　　－01116　米こうじ
　　　－01169　ライスペーパー

　アルファ化米は、炊飯した米飯を急速に乾燥し、水分を5%程度にして、でん粉をアルファ化したまま保存できるようにした乾燥米の一種である。「アルファ化米、一般用」の成分値は、市販品の分析値に基づき決定した。「アルファ化米、学校給食用強化品」は、学校給食用にビタミンB₁を添加した製品である。ビタミンB₁以外の成分値は、「アルファ化米」と同じ値とした。

　「おにぎり」の成分値は、市販品の文献値[13]～[15]及び[水稲めし]の「精白米、うるち米」と「食塩」の成分値に基づきそれぞれ計算により決定した。

　「焼きおにぎり」の成分値は、ヨウ素、セレン、クロム、モリブデン及びビオチンは分析値に基づき、それら以外は市販品の文献値[13]~[15]及び［水稲めし］の「精白米、うるち米」と「こいくちしょうゆ」の成分値に基づきそれぞれ計算により決定した。

　「きりたんぽ」は、秋田地方で米飯をこねて杉串に円筒状にぬりつけて焼いた食品で、成分値は、［水稲めし］の「精白米」の成分値に基づき決定した。

　「上新粉」は、うるち米を精白し、水洗、水切り、乾燥し、適度に給水した状態で加熱せずに粉砕、乾燥したものである。粒度の細かいものを「上新粉」、やや粗いものを並新粉という。

　「ビーフン」はうるち米を原料とするライスヌードルの一種である。水洗・浸漬した精白米を石臼で水挽き・加圧・脱水し、一部を糊化してつき混ぜ、熱湯中に線状に押し出した麺線を急冷・乾燥させたものである。

　「米こうじ」は、蒸した精米を冷やしたものに麹菌を散布し、温度及び湿度を一定に管理して麹菌の生育を促して得られる。

　「上新粉」、「ビーフン」及び「米こうじ」の成分値は、分析値及び四訂成分表収載値に基づき決定した。

　「玄米粉」は、玄米を焙煎し、粉砕したもので、成分値は、市販品の分析値に基づき決定した。

　「米粉」は、ケーキや麺などの原料にすることを目的に精白米を細かく粉砕したもので、成分値は、市販品の分析値に基づき決定した。

　「米粉パン」は、小麦などのむぎ類の粉でなく米粉を酵母で発酵させてパンである。原料が米粉だけの製品と、小麦粉を混ぜた製品がある。「米粉パン、小麦グルテン不使用のもの」は、グルテンフリーの小麦粉アレルギー対応食品である。七訂成分表の「米粉パン」を名称変更した。成分値は、小麦粉や小麦グルテンを含んでいない市販品の分析値に基づき決定した。新たに収載した「米粉パン、食パン」および「米粉パン、ロールパン」は、小麦たんぱく質を原料に含む製品である。成分値は、基本的な原材料配合割合（別表）と重量変化率、原材料の成分値を用い計算により算出した。したがって小麦アレルギーには対応していない。米粉パンは、グルテンフリーの製品とそうでない製品が販売されているため、目的に応じ表示により選択されたい。

　「米粉めん」は、精白米を食塩及び水と混捏（こんねつ）して生地を調製し、めん帯を切り出して製めんするか、あるいは金型のノズルから押し出して製めんしたものである。最近、我が国において生産と需要が増加している。成分値は、市販品の分析値に基づき決定した。

　「ライスペーパー」は、米の粉等を水で溶いたものを、水を沸騰させた鍋の上に広げた布の上に伸ばし、蒸し上げてから、乾燥させ成型したもので、生春巻きの皮として利用される。成分値は、市販品の分析値に基づき決定した。

別表　米粉パン類の原料配合割合

区分	米粉パン 食パン	米粉パン ロールパン
米粉	80	85
圧搾酵母	2.5	3
食塩	2	1.8
砂糖（上白糖）	6	12
麦芽糖	2	2
ショートニング	7	6
マーガリン		6
脱脂粉乳	2	3
鶏卵		10
小麦たんぱく	20	15
水	74	60

（注）配合は原料粉100に対する割合である。ただし、米粉パンについては、米粉+小麦たんぱくの割合を100とした場合の割合である。

［もち米製品］
　　－01117　もち
　　－01118　赤飯
　　－01119　あくまき
　　－01120　白玉粉
　　－01121　道明寺粉

　「もち」は、もち米を水洗、水浸漬し、蒸してつきあげたものである。「もち」の成分値は、ヨウ素、セレン、クロム、モリブデン及びビオチンは市販品の切り餅の分析値に基づき、それら以外は［水稲めし］の「精白米、もち米」の成分値に基づき計算により決定した。

　「赤飯」は、もち米にゆでた小豆やささげを混ぜて蒸したものである。蒸す途中に小豆の煮汁で打ち水をするので色が赤い。おこわ又はこわめし（強飯）とも呼ぶ。「赤飯」の成分値は、ヨウ素、セレン、クロム、モリブデン及びビオチンは分析値に基づき、それら以外は原材料配合割合をもち米100、ささげ10とし、それらの調理後の成分値から計算により決定した。

　「あくまき」は、鹿児島地方に伝わるちまきの一種であり、成分値は、分析値及び四訂成分表収載値に基づき決定した。

　「白玉粉」は、もち米を水洗、水浸漬後、石臼で水挽きした乳液を圧搾脱水し、切断・乾燥したものである。寒晒し粉（かんざらしこ）とも呼ぶ。「白玉粉」の成分値は、分析値及び四訂成分表収載値に基づき決定した。

　「道明寺粉」は、もち米を水洗、水浸漬し、蒸したのちに乾燥して糒（ほしい）にし、適度な大きさに粉砕し、ふるい分けしたものである。菓子種として使用される。成分値は、分析値に基づき決定した。
　［その他］
　－01161　米ぬか
　「米ぬか」は、国内の主要品種の玄米を調湿した後、摩擦式精米機を用いて精白して調製した際の副産物である。成分値は、分析値に基づき決定した。

そば＜蕎麦＞

　－そば粉
　　－01122　全層粉
　　－01123　内層粉
　　－01124　中層粉
　　－01125　表層粉
　　－01126　そば米
　－そば
　　－01127　生
　　－01128　ゆで
　　－01197　半生そば
　－干しそば
　　－01129　乾
　　－01130　ゆで

　「そば」はタデ科ソバ属の種子である。原産地は、東アジアの温帯北部等といわれ、冷涼な気候に適し、山地ややせ地等に生育し、生育期間が60~80日と短い。「そば粉」は、脱殻した丸抜きを製粉工程で粉砕とふるい分けを繰り返して製粉される。製粉では「内層粉」（一番粉、主として内層部）、「中層粉」（二番粉、主として中層部）及び「表層粉」（三番粉、主として表層部）にふるい分けされ、用途に応じて混合して使用されるので、ふるい分けしていない「全層粉」とともにこれらを分けて収載した。なお、試料のそば粉は、同一来歴の玄穀を製粉して、「内層粉」、「中層粉」、「表層粉」並びに「全層粉」を調製したものである。「全層粉」は丸抜き対比で歩留りが90％程度である。これら「そば粉」の成分値は、分析値及び四訂成分表収載値に基づき決定した。
　「そば米（まい）」は、そばごめ、むきそばとも呼ばれ、玄穀をゆでた後、乾燥して殻を除去したものである。成分値は、分析値及び四訂成分表収載値に基づき決定した。
　今回新たに収載した半生そばは、市販品の食物繊維（SDFS、SDFP、IDF）を分析し、分析値に基づき成分値を決定した。その他の成分値は、「そば、生（01127）」の成分値から計算により決定した。
　「そば」（そば切り）の「生」、「ゆで」及び「干しそば」の成分値は、分析値及び四訂成分表収載値に基づき決定した。

とうもろこし＜玉蜀黍＞
　－01131　玄穀、黄色種

　　－01162　玄穀、白色種
　　－01132　コーンミール、黄色種
　　－01163　コーンミール、白色種
　　－01133　コーングリッツ、黄色種
　　－01164　コーングリッツ、白色種
　　－01134　コーンフラワー、黄色種
　　－01165　コーンフラワー、白色種
　　－ジャイアントコーン
　　　－01135　フライ、味付け
　　　－01136　ポップコーン
　　　－01137　コーンフレーク

　「とうもろこし」は、イネ科トウモロコシ属の植物で、とうきびともいう。未熟種子はスイートコーンとして茹でる、焼く、蒸す等して食される。一方、完熟種子はコーンミールやコーンフレークなどの加工食品の材料にもなる。ポップコーンの原料となる爆裂種や工業用原料や家畜用飼料となる硬粒種、軟質澱粉の原料となる柔粒種もある。各食品の「白色種」と「黄色種」は、ビタミンAの含有量が大きく異なることから、本成分表では、別々に収載している。「白色種」のビタミンA以外の成分値は、「黄色種」と同じ値とした。

　「玄穀」は、とうもろこしの完熟種子であり、成分値は、分析値及び四訂成分表収載値に基づき決定した。黄色種未熟種子については野菜類に収載した。

　「コーンミール」は、玄穀粒の胚芽を除き粉砕したものである。「コーングリッツ」は、玄穀粒を粗砕し、表皮、胚芽を除き粉砕、ふるい分けしたもので、その製造工程中に生ずる胚乳の粉質部が「コーンフラワー」である。これらの成分値は、分析値及び四訂成分表収載値に基づき決定した。

　「ジャイアントコーン」の「フライ、味付け」は、ペルー産の大粒種を原料としたもので、成分値は、分析値に基づき決定した。

　「ポップコーン」は、ポップ（爆裂）種に油、食塩を加えて加熱し爆裂させたもので、成分値は分析値及び四訂成分表収載値に基づき決定した。

　「コーンフレーク」は、粗砕コーングリッツに調味液を加え加圧加熱し、半乾燥のものをローラーでフレーク状として乾燥、焙（ばい）焼したもので、成分値は分析値及び四訂成分表収載値に基づき決定した。

はとむぎ＜薏苡＞

　　－01138　精白粒

　「はとむぎ」はイネ科ジュズダマ属ハトムギの種子で、シコクムギともいう。アジアでは主食に雑穀として混ぜたり、ハトムギ茶やシリアル食品として利用される。皮を除いた種子であるヨクイニンは生薬としても利用されている。「精白粒」の成分値は、分析値及び四訂成分表収載値に基づき決定した。

ひえ＜稗＞

　　－01139　精白粒

　「ひえ」はイネ科ヒエ属の種子で、アワとならんでイネより古くから栽培されている穀物であ

る。日本でかつては主食穀物であったが、昭和期に米の増産に成功したことで消費と栽培が廃れた。しかし、最近では、優れた栄養価や豊富な食物繊維により、健康食品として見直されつつある。また、米や小麦に対する食物アレルギーの患者のための主食穀物として利用されている。「精白粒」の成分値は、分析値及び四訂成分表収載値に基づき決定した。ただし、たんぱく質、脂質、ビタミンB_1、ビタミンB_2及びナイアシンは分析値に基づき決定した。

もろこし＜蜀黍＞

－01140　玄穀

－01141　精白粒

「もろこし」はイネ科モロコシ属の種子である。諸外国ではソルガム、ソルゴー、コーリャンであり、穀物としての生産面積ではコムギ、イネ、トウモロコシ、オオムギに次いで世界第5位である。熱帯、亜熱帯の作物で乾燥に強く、イネ、コムギなどが育たない地域でも生育する。そのため、アフリカ、中国、インドなどの一部地域ではモロコシは重要な穀類として栽培されている。「玄穀」及び「精白粒」の成分値は、分析値及び四訂成分表収載値に基づき決定した。

ライむぎ＜ライ麦＞

－01142　全粒粉

－01143　ライ麦粉

「ライむぎ」はイネ科ライムギ属の種子である。黒麦（くろむぎ）とも呼ばれる。寒冷な気候や痩せた土壌などの劣悪な環境に耐性があり、主にコムギの栽培に不適な東欧や北欧の寒冷地において広く栽培されている。「全粒粉」及び「ライ麦粉」の成分値は、分析値及び四訂成分表収載値に基づき決定した。

参考文献
1) 生めん類の表示に関する公正競争規約：昭和51年公正取引委員会告示第13号
2) 全国精麦工業協同組合連合会：資源室提出資料「分析結果資料」（2000）
3) 農産物規格規程：平成13年農林水産省告示第244号
4) 日本プレミックス協会：資源室提出資料（2015）
5) 一般社団法人日本パン工業会：資源室提出資料「分析結果資料」（2000）
6) （社）日本即席食品工業協会：資源室提出資料「分析結果資料」（2000）
7) （社）日本植物蛋白食品協会：資源室提出資料「分析結果資料」（2000）
8) 食糧庁総務部検査課：資源室提出資料「部内資料」（2000）
9) 平宏和・渡邊智子：平成10年度科学技術庁科学技術振興調整費（科学技術総合研究委託費）食品成分表書誌データ等に関する研究．平成10年度研究成果報告書．資源協会（1999）
10) 渡邊智子・鈴木亜夕帆・土橋昇・平宏和：一般家庭で調理された米飯の水分及びたんぱく質含量の現状．第46回日本栄養改善学会，福島（1999）
11) 渡邊智子・高居百合子：病院給食におけるおかゆとおもゆの栄養価．千葉県立衛生短期大学紀要．5(2), p. 37- 42（1987）
12) 渡邊智子・瀬尾清子・小松崎栄子・梅沢幸乃・堀田博子・蒲生香代子・高居百合子：病院における治療食の栄養価（第1報）おかゆについて．千葉県立衛生短期大学紀要．7(1), p.

19-26（1988）

13) 香川芳子監修：改訂第7版会社別製品加工食品成分表（女子栄養大学出版部）（1995）

14) 田中武彦監修：常用量による市販食品成分早見表（医歯薬出版株式会社）（1993）

15) 田中恵美子・渡邊智子：市販米飯類水分含量および色調の調査．千葉県立衛生短期大学紀要．15(1)，p. 35-39（1996）

2) いも及びでん粉類

いも及びでん粉類の全般に通じる主な事項は、次のとおりである。

① ＜いも類＞は、植物の茎や根に由来する地下部の養分貯蔵組織で、塊茎、球茎及び塊根を指す。一般には、消化性の多糖類（でん粉）を多く含むが、難消化性の多糖類（イヌリン又はグルコマンナン）を多く含むものもある。＜いも類＞は野菜類に分類することもできるが、本成分表では、過去の成分表の分類に従い、＜でん粉・でん粉製品＞とともに一括して収載した。なお、これまでと同様に、球茎のうち「くわい」や、植物の葉に由来する地下部の養分貯蔵組織である鱗（りん）茎（「ゆりね」等）は、野菜類に収載した。

② 調理した食品は、「天ぷら」、「水煮」、「水戻し」、「蒸し」、「焼き」及び「ゆで」を収載し、調理する前の食品（生又は乾）と同一の試料を用いて調理し、分析した。各食品の調理方法の概要を表12に示した。

③ 「分析値」、「文献値」、「類推値」、「計算値」、「借用値」、「推定値」等の用語については、第3章冒頭の「食品群全般に通じる事項」を参照されたい。

以下、食品ごとに成分値に関する主な留意点について述べる。

＜いも類＞

アメリカほどいも

－02068 塊根、生

－02069 塊根、ゆで

「アメリカほどいも」は、「アピオス」とも呼ばれ、北アメリカ原産のマメ科アメリカホドの塊根である。「塊根、生」及び「塊根、ゆで」の成分値は、分析値に基づき、それぞれ決定した。

きくいも ＜菊芋＞

－02001 塊茎、生

－02041 塊茎、水煮

「きくいも」は、キク科キクイモの塊茎であり、フラクタンの一種であるイヌリンを含む。「塊茎、生」の成分値は、分析値及び四訂成分表収載値に基づき決定した。「塊茎、水煮」の成分値は、「塊茎、生」の成分値と調理後における重量変化率及び調理前後の分析値から求めた成分変化率を用いた計算値に基づき決定した。

こんにゃく＜蒟蒻＞

－02002 精粉

－板こんにゃく＜板蒟蒻＞

　－02003 精粉こんにゃく＜精粉蒟蒻＞

　－02004 生いもこんにゃく＜生芋蒟蒻＞

　－02042 赤こんにゃく＜赤蒟蒻＞

－凍みこんにゃく

　－02043 乾

　－02044 ゆで

－02005 しらたき＜白滝＞

「精粉（せいこ）」は、サトイモ科コンニャクの塊茎（生いも）を切り干し加工した荒粉を搗

（とう）精したものである。食用こんにゃくの原料として用い、直接食用とはしない。グルコマンナンを含む。成分値は、分析値及び四訂成分表収載値に基づき決定した。

「板こんにゃく」は、「精粉」を原料とする「精粉こんにゃく」と「赤こんにゃく」及び生いもを原料とする「生いもこんにゃく」を収載した。「精粉」あるいはいもを生のまま又は蒸煮してから皮をむいてすりおろしたものに水又は温湯を加え、攪拌（かくはん）して糊（のり）状にし、水酸化カルシウム等の凝固剤を加えて型に入れて凝固させ、煮沸して固化させた後、水で晒（さら）したものである。成分値は、分析値及び四訂成分表収載値に基づき決定した。なお、「精粉こんにゃく」や「生いもこんにゃく」には、副原料として海藻粉末を用いている製品があり、そのような製品ではヨウ素の成分値が高い。「赤こんにゃく」は、着色料として三酸化二鉄を加えた赤色の製品である。水分及び鉄の成分値は、市販品の分析値に基づき決定した。他の成分の成分値は、「精粉こんにゃく」の成分値からの類推値に基づき決定した。

「凍みこんにゃく」は、「生いもこんにゃく」を屋外で凍結させた後、融解と凍結を繰り返しながら、乾燥させたものである。「ゆで」は、「乾」を調理したものである。「乾」及び「ゆで」の水分の成分値は、分析値に基づき決定した。水分以外の成分値は、「生いもこんにゃく」の成分値からの類推値に基づき決定した。なお、「生いもこんにゃく」とは異なり、海藻粉末を添加した製品はないと推定されたため、クロム、モリブデン、ヨウ素及びビオチンの成分値は「-」とした。

「しらたき」は、糸こんにゃくとも呼ばれ、凝固剤を加えてから、熱湯中に搾り出して、細いひも状に固化させた後、水で晒（さら）したものである。成分値は、分析値及び四訂成分表収載値に基づき決定した。

（さつまいも類）＜薩摩芋類＞

さつまいも＜薩摩芋＞

－塊根、皮つき
　－02045　生
　－02046　蒸し
　－02047　天ぷら
－塊根、皮なし
　－02006　生
　－02007　蒸し
　－02008　焼き
－02009　蒸し切干

むらさきいも

－塊根、皮なし
　－02048　生
　－02049　蒸し

「さつまいも」は、ヒルガオ科サツマイモの塊根である。甘藷（かんしょ）、唐芋（からいも）、琉球芋（りゅうきゅういも）等ともいう。品種により表皮色及び肉色に変異がある。「塊根、皮つき」の「生」の成分値は、肉色が濃黄色から黄白色の品種の分析値に基づき決定した。「蒸し」及び「天ぷら」の成分値は、「生」を調理した試料の分析値に基づき決定した。

　「塊根、皮なし」の「生」の成分値は、肉色が濃黄色から黄白色の品種の分析値に基づき決定した。肉色が橙（だいだい）色の品種では、可食部100 g当たり β-カロテンを3,000～30,000 μg含むものがある。「蒸し」の成分値は、「生」の成分値と調理後における重量変化率及び調理前後の分析値から求めた成分変化率を用いた計算値に基づき決定した。「焼き」の成分値は、市販品の分析値及び四訂成分表収載値に基づき決定した。

　「蒸し切干」は、剝皮したいもを蒸した後、薄切りにし、乾燥したものである。乾燥いも、干しいもとも呼ばれる。近年は、乾燥の程度が低く、表面に粉をふいていないものが好まれる傾向がある。成分値は、分析値及び四訂成分表収載値に基づき決定した。

　「むらさきいも」は、肉色が紫色の品種である。「むらさきいも、塊根、皮なし」の「生」の成分値は、分析値に基づき決定した。「蒸し」の成分値は、「生」を調理した試料の分析値に基づき決定した。

（さといも類）＜里芋類＞

　（さといも類）は、サトイモ科サトイモの塊茎（球茎）である。品種が多く、球茎の色沢、形状等の外観がかなり異なる。子芋用品種、親芋用品種及び親・子芋兼用品種に大別される。一般にさといもは子芋（親芋用品種の子芋を含む。）を指し、親芋はその品種名で呼ばれる場合が多い。

　－さといも ＜里芋＞
　　－02010　球茎、生
　　－02011　球茎、水煮
　　－02012　球茎、冷凍

　「さといも」は、石川早生、土垂（どだれ）等の子芋用品種の総称である。「生」及び「水煮」の成分値は、それぞれ中国からの輸入品を含む試料の分析値に基づき決定した。「冷凍」は、剝皮、ブランチング（湯通し）の後、冷凍したものである。成分値は、中国からの輸入品の分析値に基づき決定した。

　－セレベス
　　－02050　球茎、生
　　－02051　球茎、水煮

　「セレベス」は、芽が赤色を帯びる特徴がある親・子芋兼用品種で、あかめいも又は大吉とも呼ばれる。「生」の成分値は、分析値に基づき決定した。「水煮」の成分値は、「生」を調理した試料の分析値に基づき決定した。

　－たけのこいも＜筍芋＞
　　－02052　球茎、生
　　－02053　球茎、水煮

　「たけのこいも」は、先の丸い円柱状をした親芋用品種である。「生」の成分値は、分析値に基づき決定した。「水煮」の成分値は、「生」を調理した試料の分析値に基づき決定した。

　－みずいも＜水芋＞
　　－02013　球茎、生
　　－02014　球茎、水煮

　「みずいも」は、九州南部から沖縄にかけて栽培されるもので、田芋（たいも）とも呼ばれる。

276

成分値は、分析値及び四訂成分表収載値に基づき決定した。

　－やつがしら＜八つ頭＞

　　－02015　球茎、生

　　－02016　球茎、水煮

　「やつがしら」は、親芋と子芋が分球せずに塊状になる特徴がある親・子芋兼用品種である。成分値は、分析値及び四訂成分表収載値に基づき決定した。なお、「水煮」のマンガンの成分値は、「生」の成分値と調理後における重量変化率及び調理前後の分析値から求めた成分変化率を用いた計算値に基づき決定した。

じゃがいも＜馬鈴薯＞

　　－02063　塊茎、皮つき、生

　　－02064　塊茎、皮つき、電子レンジ調理

　　－02065　塊茎、皮つき、フライドポテト（生を揚げたもの）

　　－02017　塊茎、皮なし、生

　　－02019　塊茎、皮なし、水煮

　　－02018　塊茎、皮なし、蒸し

　　－02066　塊茎、皮なし、電子レンジ調理

　　－02067　塊茎、皮なし、フライドポテト（生を揚げたもの）

　　－02020　塊茎、皮なし、フライドポテト（市販冷凍食品を揚げたもの）

　　－02021　乾燥マッシュポテト

　「じゃがいも」は、ナス科ジャガイモの塊茎で、馬鈴薯（ばれいしょ）ともいう。

　食品名における「皮つき」は、摂食時に表皮又は表皮を含む表層を残した状態のものをさし、「皮なし」は、調理前に表層を除いたもののほか、表層を除かずに調理し、調理後に表皮を除いたものもさす。

　「皮つき、生」の成分値は[1]、「皮なし、生」のこれまで集積したデータを活用するため、通例とは異なる重量変化率[2]及び成分変化率[3]の計算式を用いた計算に基づき決定した。「皮つき、電子レンジ調理」の成分値は、「皮つき、生」の成分値と調理後における重量変化率及び調理前後の分析値から求めた成分変化率を用いた計算値に基づき、「皮つき、フライドポテト（生を揚げたもの）」は分析値に基づき、それぞれ決定した。

　「皮なし、生」の成分値は、分析値に基づき決定した。「皮なし、水煮」の食物繊維、α-カロテン、β-カロテン、β-クリプトキサンチン、トコフェロール及びビタミンB6の成分値は、分析値に基づき決定した。その他の成分値は、「皮なし、生」の成分値と調理後における重量変化率及び調理前後の分析値から求めた成分変化率を用いた計算値に基づき決定した。

　「皮なし、蒸し」の水分、食物繊維、ヨウ素、セレン、クロム、モリブデン、α-カロテン、β-カロテン、β-クリプトキサンチン及びビオチンの成分値は、「皮つき、生」の成分値と調理後における重量変化率及び調理前後の分析値から求めた成分変化率を用いた計算値に基づき決定した。カリウムの成分値は「皮なし、生」の成分値と調理後における重量変化率及び調理前後の分

---

[1] 「皮つき、生」の可食部 100 g 当たりの成分値 ＝ （「皮なし、生」の可食部 100 g 当たりの成分値× 調理による成分変化率(%)）/重量変化率(%)

[2] 重量変化率（％）＝ （「皮つき、生」の同一試料の質量）/（「皮なし、生」の試料の質量）× 100

[3] 調理による成分変化率(%)＝（「皮つき、生」の可食部 100 g 当たりの成分値× 重量変化率(%)）/（「皮なし、生」の可食部 100 g 当たりの成分値）

析値から求めた成分変化率を用いた計算値に基づき決定した。その他の成分値は、分析値に基づき決定した。

「皮なし、電子レンジ調理」の成分値は、「皮つき、生」の成分値と調理後における重量変化率及び調理前後の分析値から求めた成分変化率を用いた計算値に基づき、「皮なし、フライドポテト（生を揚げたもの）」の成分値は、分析値に基づき、それぞれ決定した。

「フライドポテト（市販冷凍食品を揚げたもの）」の成分値は、関係資料[1]、「水煮」及び「調合油」の成分値に基づき、計算により決定した。

「乾燥マッシュポテト」は、じゃがいもを剥皮して、薄切りにしたものを予備加熱し、水冷処理した後に、蒸煮及び裏ごしして、フレーク状又は粒状に乾燥したもの、あるいは、乾燥前に脱脂粉乳、品質改良材、酸化防止剤等を加えたものである。成分値は、輸入品を含む試料の分析値及び四訂成分表収載値に基づき決定した。

ヤーコン

－02054　塊根、生

－02055　塊根、水煮

「ヤーコン」は、キク科ヤーコンの塊根である。「生」の成分値は、分析値に基づき決定した。「水煮」の成分値は、「生」を調理した試料の分析値に基づき決定した。

（やまのいも類）＜薯蕷類＞

（やまのいも類）は、ヤマノイモ科ナガイモ、ヤマノイモ及びダイジョの塊根（多肉根）の総称である。

　－ながいも＜長薯＞

　　－いちょういも＜銀杏薯＞

　　　－02022　塊根、生

　　－ながいも＜長薯＞

　　　－02023　塊根、生

　　　－02024　塊根、水煮

　　－やまといも＜大和薯＞

　　　－02025　塊根、生

「ながいも」は、ヤマノイモ科ナガイモの塊根（多肉根）で、塊根の形状によって区別される品種群がある。

「いちょういも」は、扁平な形をしたもので、手いもとも呼ばれる。成分値は、分析値及び四訂成分表収載値に基づき決定した。

「ながいも」は、棍（こん）棒状あるいは円柱状をしたものである。成分値は、分析値及び四訂成分表収載値に基づき決定した。

「やまといも」は、塊状をしたもので、伊勢（いせ）いも、丹波（たんば）いもとも呼ばれる。成分値は、分析値に基づき決定した。

　－じねんじょ＜自然薯＞

　　－02026　塊根、生

「じねんじょ」は、ヤマノイモ科ヤマノイモの塊根（多肉根）で、栽培品もあるが、試料は、自生品を用いた。成分値は、分析値及び四訂成分表収載値に基づき決定した。

　－だいじょ＜大薯＞

　　　－02027　塊根、生

　「だいじょ」は、ヤマノイモ科ダイジョの塊根（多肉根）である。成分値は、分析値に基づき決定した。

＜でん粉・でん粉製品＞＜澱粉・澱粉製品＞

（でん粉類）＜澱粉類＞

　（でん粉類）は、原料植物の種実、幹、塊茎あるいは塊根に含まれる貯蔵でん粉を精製したものである。

　　　－02070　おおうばゆりでん粉

　　　－02028　キャッサバでん粉＜木薯澱粉＞

　　　－02029　くずでん粉＜葛澱粉＞

　　　－02030　米でん粉＜米澱粉＞

　　　－02031　小麦でん粉＜小麦澱粉＞

　　　－02032　サゴでん粉＜サゴ澱粉＞

　　　－02033　さつまいもでん粉＜甘藷澱粉＞

　　　－02034　じゃがいもでん粉＜馬鈴薯澱粉＞

　　　－02035　とうもろこしでん粉＜玉蜀黍澱粉＞

　オオウバユリは、ユリ科の多年草で、アイヌ民族は、鱗茎から採取したでん粉を伝統的に利用してきた。「おおうばゆりでん粉」は、洗った鱗茎を搗（つ）き潰して、繊維分と濾（こ）し分けたでん粉を水で晒（さら）し、水分を除いて乾燥させたものである。成分値は、収集した試料のうち精製度の高いもの（一番粉）の分析値に基づき決定した。なお、食物繊維の成分値は、文献[2]に従い、採取した分析試料を緩衝液中で加熱処理してから測定した分析値に基づき決定した。

　「キャッサバでん粉」は、タピオカフラワー、マニオカでん粉、ユカでん粉、タピオカ、マニオカとも呼ばれ、トウダイグサ科キャッサバの塊根から分離したものである。国内生産は行われていない。成分値は、四訂成分表収載値に基づき決定した。

　「くずでん粉」は、くず粉とも呼ばれ、マメ科クズの塊根から分離したものである。成分値は、分析値及び四訂成分表収載値に基づき決定した。

　「米でん粉」は、イネ科イネの穀粒から分離したものである。たんぱく質を除くため、アルカリ浸漬法を用いて作られる。成分値は、四訂成分表収載値に基づき決定した。

　「小麦でん粉」は、生麩（しょうふ）、正麩（しょうふ）とも呼ばれ、イネ科コムギの穀粒から分離したものである。小麦のたんぱく質の特性を利用して、小麦粉から生地（ドウ）をつくり、グルテンとでん粉とを分離する方法（マーチン法）を用いて作られる。ドウよりさらにゆるい生地（バッター）をつくり、これを十分に洗浄して、でん粉とたんぱく質を分離する方法（バッター法）等もある。成分値は、四訂成分表収載値に基づき決定した。なお、「小麦でん粉」を生麩（なまふ）と呼ぶ場合には、「生ふ（01065）」は生麩（なまぶ）と呼んで区別する。

　「サゴでん粉」は、サゴフラワーとも呼ばれ、ヤシ科サゴヤシの幹から分離したものである。国内生産は行われていない。成分値は、輸入品の分析値及び四訂成分表収載値に基づき決定した。

　「さつまいもでん粉」は、甘藷（かんしょ）でん粉とも呼ばれ、サツマイモの塊根から分離したものである。農産物検査法に基づく農産物規格規程[3]では、生でん粉、並でん粉、さらしでん粉に分類されている。本編では、このうち「さらしでん粉」を試料とした。成分値は、四訂成分

表収載値に基づき決定した。

「じゃがいもでん粉」は、馬鈴薯（ばれいしょ）でん粉とも呼ばれ、ジャガイモの塊茎から分離したものである。農産物規格規程[3]では、生でん粉、未粉（みふん）でん粉、精製でん粉、二番粉でん粉及び二番粉でん粉精粉に分類されている。本編では、このうち精製でん粉を試料とした。ヨウ素、セレン、クロム、モリブデン及びビオチンの成分値は分析値に基づき決定した。それ以外の成分の成分値は、四訂成分表収載値に基づき決定した。

なお、片栗（かたくり）粉と称して市販されているもののほとんどはじゃがいもでん粉で、ユリ科カタクリの鱗茎から作るカタクリでん粉ではない。

「とうもろこしでん粉」は、コーンスターチとも呼ばれ、イネ科トウモロコシの穀粒から分離したものである。亜硫酸水溶液に浸漬するウェットミリング法によって製造される。通常のアミロース含量の製品、アミロースを含まない製品（ワキシーコーンスターチ）、アミロース含量が高い製品（ハイアミロースコーンスターチ）がある。成分値は、四訂成分表収載値に基づき決定した。

（でん粉製品）＜澱粉製品＞
　－くずきり ＜葛切り＞
　　－02036　乾
　　－02037　ゆで
「くずきり」は、水繊（すいせん）とも呼ばれ、くずでん粉（くず粉）で作った麺（めん）である。「乾」及び「ゆで」の成分値は、それぞれ分析値に基づき決定した。
　－02056　ごま豆腐
「ごま豆腐」は、皮をとって、あるいは皮をとらずに、すり潰したごまと「くずでん粉」（くず粉）に水を加え、加熱して練り、冷やして豆腐のように固めた製品である。水分の成分値は、市販品の分析値に基づき決定した。水分以外の成分値は、原材料の配合割合と成分値に基づき計算により決定した。
　－タピオカパール
　　－02038　乾
　　－02057　ゆで
「タピオカパール」は、キャッサバでん粉（タピオカ）を球状に加工したものである。「乾」の成分値は、タイ及びマレーシアからの輸入品の分析値及び分析値に基づき決定した。
「ゆで」の成分値は、「乾」の成分値と調理後における重量変化率及び調理前後の分析値から求めた成分変化率を用いた計算値に基づき決定した。
　－でん粉めん
　　－02058　生
　　－02059　乾
　　－02060　乾、ゆで
「でん粉めん」は、じゃがいもでん粉を主原料にして、とうもろこしでん粉を配合して製造した麺（めん）で、「生」と「乾」が市販されている。「乾、ゆで」は「乾」を調理したものである。「生」及び「乾」の成分値は、それぞれの分析値に基づき決定した。「乾、ゆで」の成分値は、「乾」を調理した試料の分析値に基づき決定した。

　－はるさめ ＜春雨＞
　　－緑豆はるさめ＜緑豆春雨＞
　　　－02039　乾
　　　－02061　ゆで
　　－普通はるさめ＜普通春雨＞
　　　－02040　乾
　　　－02062　ゆで

　「はるさめ」は、元来、中国でマメ科リョクトウ（ヤエナリ）の種子の粉又はでん粉を原料として造られたもので、豆麺、唐麺、凍麺（とうめん）と呼ばれていた。原料が異なる製品が市販されているため、「緑豆はるさめ」と「普通はるさめ」に分けて収載した。

　「緑豆はるさめ」は、リョクトウの種子の粉を原料にした製品と、分離したでん粉を原料にした製品がある。本編では、でん粉を原料としたものを収載した。「乾」の成分値は、中国からの輸入品を含む試料の分析値、関係資料[4]及び四訂成分表収載値に基づき決定した。「ゆで」の成分値は、「乾」の成分値と調理後における重量変化率及び調理前後の分析値から求めた成分変化率を用いた計算値に基づき決定した。

　「普通はるさめ」は、じゃがいもでん粉及びさつまいもでん粉を原料としたものである。明礬（みょうばん）や増粘剤（CMC）を添加したものがある。「乾」の成分値は、分析値、関係資料[4]及び四訂成分表収載値に基づき決定した。「ゆで」の成分値は、「乾」の成分値と調理後における重量変化率及び調理前後の分析値から求めた成分変化率を用いた計算値に基づき決定した。

参考文献
1）　渡邊智子・高橋明子・山内好江：資源室提出資料「市販冷凍フライドポテトの調理前後の質量及び成分値」（2000）
2）　Barry V. McCleary, Naomi Sloane and Anna Draga: Determination of total dietary fibre and available carbohydrates: A rapid integrated procedure that simulates in vivo digestion, *Starch/Stärke* 67, 860–883 (2015).
3）　農産物規格規程：平成13年農林水産省告示第244号
4）　進藤久美子・安井明美：資源室提出資料「はるさめの無機質」（2000）

3）砂糖及び甘味類

砂糖及び甘味類の全般に通じる主な事項は次のとおりである。

① この食品群に属する食品の配列は、主にサトウキビ及びテンサイを原料とする（砂糖類）、でん粉を原料とする（でん粉糖類）、はちみつ及びメープルシロップ等からなる（その他）に分類した。また、（砂糖類）及び（でん粉糖類）については、それぞれのものを加工度の低いものから順次配列した。

② この食品群に属する食品の主成分は、しょ糖、ぶどう糖、果糖等の炭水化物で、水分を除く他の成分の含量は少ない。

③ 「分析値」、「文献値」、「類推値」、「計算値」、「借用値」、「推定値」等の用語については、第3章冒頭の「食品群全般に通じる事項」を参照されたい。

以下、食品ごとに成分値に関する主な留意点について述べる。

（砂糖類）

（砂糖類）の原料は、主にサトウキビ〔カンシャ、カンショ（甘蔗）〕とテンサイ（サトウダイコン、ビート）である。

－03001　黒砂糖

「黒砂糖」は、サトウキビを原料とする含蜜（みつ）糖である。黒糖とも呼ばれる。成分値は、分析値に基づき決定した。

－03030　てんさい含蜜糖

「てんさい含蜜糖」は、テンサイを原料とする含蜜糖で、原料由来のラフィノース及びケストースを含む特徴がある。成分値は、分析値に基づき決定した。なお、含まれるラフィノース及びケストースの量は、製品の種類により異なる可能性がある。

－03002　和三盆糖

「和三盆糖」は、含蜜糖と分蜜糖の中間的な製品で、粒度が細かく高級和菓子の原料として用いられる。香川県及び徳島県の一部において、伝統的な手法で作られており、それぞれ讃岐和三盆糖及び阿波和三盆糖と呼ばれる。成分値は、分析値及び四訂成分表収載値に基づき決定した。

－車糖

　－03003　上白糖

　－03004　三温糖

「車糖」は、水分がやや多く結晶の大きさが小さい（0.07〜0.26 mm）精製糖で、ソフトシュガーとも呼ばれる。精製糖製造工程では、純度の高い製品が最初に得られるので、「上白糖」、「三温糖」の順に製造される。なお、「三温糖」には原料糖以外にカラメル色素を用いた製品もある。成分値は、分析値、四訂成分表収載値及び関係資料[1]に基づき決定した。

－ざらめ糖＜双目糖＞

　－03005　グラニュー糖

　－03006　白ざら糖＜白双糖＞

　－03007　中ざら糖＜中双糖＞

「ざらめ糖」は、「車糖」に比べ、水分含量が少なく、結晶が大きい精製糖で、ハードシュガーとも呼ばれる。「グラニュー糖」及び「白ざら糖」は、精製度が高く、ほぼ純粋なしょ糖の結

晶である。なお、「中ざら糖」には原料糖以外にカラメル色素を用いた製品もある。成分値は、分析値、四訂成分表収載値及び関係資料[1]に基づき決定した。

　－加工糖

　　－03008　角砂糖

　　－03009　氷砂糖

　　－03010　コーヒーシュガー

　　－03011　粉糖

「角砂糖」は、「グラニュー糖」にグラニュー糖飽和糖液を加え、立方体等に固結させ製品としたものである。成分値は、四訂成分表収載値及び関係資料[1]に基づき決定した。

「氷砂糖」は、グラニュー糖を溶解した糖液から大きな結晶を成長させ、製品としたものである。成分値は、四訂成分表収載値及び関係資料[1]に基づき決定した。

「コーヒーシュガー」は、カラメルを加えて着色したグラニュー糖の糖液から結晶を成長させた小粒の着色氷糖である。成分値は、四訂成分表収載値及び関係資料[1]に基づき決定した。

「粉糖」は、グラニュー糖を微粉砕して製品としたものである。湿度や温度の変化により、あるいは時間がたつと固まりやすいので、それを防ぐためにとうもろこしでん粉等を2％程度添加した製品もある。本編では、無添加のものを試料とした。顆（か）粒糖は、粉糖を顆粒状に成形した製品で、用途がやや異なるものの成分値に違いが認められないので、「粉糖」に含めた。成分値は、四訂成分表収載値及び関係資料[1]に基づき決定した。

　－液糖

　　－03012　しょ糖型液糖＜蔗糖型液糖＞

　　－03013　転化型液糖

「液糖」は、精製しょ糖液である「しょ糖型液糖」と、しょ糖の一部を加水分解した「転化型液糖」に分けて収載した。液糖の国内生産量は、しょ糖型液糖が、転化型液糖に比べ、圧倒的に多い。成分値は、四訂成分表収載値及び関係資料[1]に基づき決定した。

　　－03014　氷糖みつ＜氷糖蜜＞

「氷糖みつ」（ひょうとうみつ）は、「氷砂糖」を製造した後に残る糖みつで、加工食品の原材料として用いられる。成分値は、四訂成分表収載値及び関係資料[1]に基づき決定した。

（でん粉糖類）＜澱粉糖類＞

（でん粉糖類）は、でん粉を加水分解（糖化）して製造される糖類で、糖化の程度によって、「粉あめ」、「水あめ」及び「ぶどう糖」に分類される。糖化の程度の指標としてはDE（dextrose equivalent：デキストロース当量）が用いられる。DEは、試料中の還元糖をぶどう糖として表し、固形分に対する百分率として表す。DEの最大は100で、固形分の全てがぶどう糖であることを意味し、DEが小さくなるほど、少糖類や多糖類が多いことを意味する。

　　－03031　還元麦芽糖

「還元麦芽糖」は、「マルチトール」とも呼ばれ、麦芽糖のカルボニル基を還元した糖アルコールである。成分値は、ほぼマルチトールのみから成る製品の分析値に基づき決定した。なお、マルチトールの一部（0.3 g）は、適用した分析法の特性から、低分子量水溶性食物繊維として測定されている。

　　－03032　還元水あめ

　「還元水あめ」は、水あめのカルボニル基を還元した糖アルコールの混合物である。成分値は、糖化度の異なる水あめを原料とした複数の製品からなる試料の分析値に基づき決定した。なお、炭水化物成分表 2020 年版（八訂）にあるでん粉及び 80%エタノール可溶性マルトデキストリンの収載値については、規定する測定法による成分値であり、でん粉あるいはマルトデキストリンを含むことを示すものではない。

　－03015　粉あめ＜粉飴＞

　「粉あめ」は、DE20～40程度のものを真空ドライヤー又は噴霧乾燥によって粉末化したものである。成分値は、分析値及び四訂成分表収載値に基づき決定した。

　－水あめ＜水飴＞

　　－03024　酵素糖化

　　－03025　酸糖化

　「水あめ」は、DE40～60程度の粘稠（ちゅう）なものである。糖化方法の違いにより、利用可能炭水化物の成分値が異なるため、「酵素糖化」と「酸糖化」とに細分化して収載した。水分の成分値は、家庭用市販品の推定値を用いた。その他の成分の成分値は、細分化前の食品それぞれの試料の分析値及び四訂成分表収載値に基づき決定した。

　－ぶどう糖＜葡萄糖＞

　　－03017　全糖

　　－03018　含水結晶

　　－03019　無水結晶

　「ぶどう糖」は、でん粉を酵素又は酸によって加水分解した主としてぶどう糖からなる糖液を、脱色、脱塩及び濃縮してから粉末化するか、結晶化させたもので、日本農林規格[2]がある。

　「全糖」は、濃縮した糖液を直接又は固形化した後、粉末状にしたものである。成分値は、分析値及び四訂成分表収載値に基づき決定した。

　「含水結晶」は、濃縮した糖液を、ぶどう糖1分子につき結晶水1分子を含むように結晶させて蜜を除去したものである。製品の水分は、本来は結晶水であるので、計算上は9.1％であるが、この水分含量では保存中に固結するおそれがあるので、結晶水量よりも少なめに製造されている。成分値は、分析値及び四訂成分表収載値に基づき決定した。

　「無水結晶」は、濃縮した糖液を、結晶水を含まないように結晶させて蜜を除去したものである。成分値は、分析値及び四訂成分表収載値に基づき決定した。

　－03020　果糖

　「果糖」は、でん粉を加水分解後に異性化した糖液、砂糖、はちみつあるいはイヌリンを含む原料を加水分解した糖液から、果糖を分離、精製及び濃縮し、結晶させて蜜を除去し、果糖含量を98％以上としたものである。成分値は、分析値及び四訂成分表収載値に基づき決定した。

　－異性化液糖

　　－03026　ぶどう糖果糖液糖

　　－03027　果糖ぶどう糖液糖

　　－03028　高果糖液糖

　「異性化液糖」は、でん粉を加水分解して得たぶどう糖を、グルコース・イソメラーゼ（異性化酵素）により異性化して得られた、果糖とぶどう糖を主成分とする液状の糖である。なお、異

性化とは、化合物を同じ分子式で性質の異なる化合物（これを異性体という）に変化させる化学反応をいう。ぶどう糖と果糖とは異性体である。日本農林規格[3]では、「ぶどう糖果糖液糖」（果糖含有率50％未満）、「果糖ぶどう糖液糖」（果糖含有率50％以上90％未満）及び「高果糖液糖」（果糖含有率90％以上）に類別されており、それぞれ利用可能炭水化物の成分値が異なるため、細分化して収載した。水分の成分値は、国内流通品の推定値を用いた。その他の成分の成分値は、果糖ぶどう糖液糖の分析値及び四訂成分表収載値に基づき決定した。

（その他）

−03029　黒蜜

「黒蜜」は、サトウキビの搾汁を煮詰めたもの、あるいは黒砂糖を水に溶かして、煮詰めたものである。水分の成分値は、市販品の分析値に基づき決定した。水分以外の成分値は黒砂糖の成分値に基づき計算により決定した。なお、黒砂糖以外の砂糖、異性化液糖、水あめ等も原材料としている製品もある。

−03022　はちみつ＜蜂蜜＞

「はちみつ」は、ミツバチが植物の花蜜（みつ）を集めて巣に蓄えたもので、蜜源植物の種類によって成分値に違いが認められることがある。主成分は、ぶどう糖と果糖で、その比率はおおむね1：1である。不当景品類及び不当表示防止法（昭和37年法律第134号）に基づく、はちみつ類の表示に関する公正競争規約[4]が定められている。成分値は、市販品を試料として、分析値に基づき決定した。

−03023　メープルシロップ

「メープルシロップ」は、サトウカエデ（メープル）の樹液を加熱、濃縮したもので、かえで糖とも呼ばれる。大部分がカナダからの輸入品である。成分値は、カナダ産の市販品の分析値及び四訂成分表収載値に基づき決定した。

参考文献
1)　精糖工業会技術研究所：資源室提出資料「分析結果資料」（2000）
2)　ぶどう糖の日本農林規格：平成2年農林水産省告示第1412号
3)　異性化液糖及び砂糖混合異性化液糖の日本農林規格：昭和55年農林水産省告示第208号
4)　はちみつ類の表示に関する公正競争規約：昭和44年公正取引委員会告示第56号

4）豆類

豆類の全般に通じる主な事項は、次のとおりである。

① 豆類は、マメ科マメ亜科植物の完熟種子のうち、食用とするもの及びそれを原料とした製品を収載している。なお、「らっかせい」は、脂質含量が高いため、種実類に分類した。また、未熟の莢（さや）やもやしを利用する「さやいんげん（いんげんまめ）」、「さやえんどう」、「ふじまめ」、「アルファルファもやし」等は、野菜類に分類した。

② 原料用の豆類は、国産品、輸入品ともに、生産、流通する品種、銘柄等に変化がみられる。このため、品種、生産地域、生産年次等による成分の変動を考慮し、成分値を決定した。

③ 調理した食品は「油抜き」、「水煮」、「焼き」、「ゆで」及び「湯戻し」を収載した。「乾」あるいは「生」と同一の試料を用いて調理し、分析した。各食品の調理方法の概要を表12に示した。

④ 加工品は、加工法に著しい変化がみられるため、一般的な食品又は食品素材について、加工に伴う成分変化等を考慮して、成分値を決定した。

⑤ 「乾」等には、コーデックス食品委員会の定義における食物繊維であるラフィノース系列のオリゴ糖類（ラフィノース、スタキオース、ベルバスコース等）が含まれている。これらのオリゴ糖類は「利用可能炭水化物」には含まれない。

⑥ 「分析値」、「文献値」、「類推値」、「計算値」、「借用値」、「推定値」等の用語については、第3章冒頭の「食品群全般に通じる事項」を参照されたい。

以下、食品ごとに成分値に関する主な留意点を述べる。

あずき＜小豆＞

－04001 全粒、乾

－04002 全粒、ゆで

－04003 ゆで小豆缶詰

「あずき」はササゲ属に属し、東アジアの原産である。品種により種皮色に違いがあるが、紅色の品種が多く流通している。国内生産量の年次変動が大きいため、国産とともに中国、カナダ、米国産等のものが用いられている。「乾」、「ゆで」は国産及び中国産あずきを試料とした。

「全粒、乾」の成分値は、分析値及び四訂成分表収載値に基づき決定した。

「全粒、ゆで」のビタミン K、ビタミン B_6 及びビタミン C の成分値は、四訂成分表収載値に基づき決定した。その他の成分値は、「全粒、乾」の成分値と調理後における重量変化率及び調理前後の分析値から求めた成分変化率を用いた計算値に基づき決定した。

「ゆで小豆缶詰」の成分値は、原材料として砂糖も使用している市販品の内容物全量を試料とした分析値及び四訂成分表収載値に基づき決定した。

－あん

－04004 こし生あん

－04005 さらしあん（乾燥あん）

－04101 こし練りあん（並あん）

－04102 こし練りあん（中割りあん）

－04103 こし練りあん（もなかあん）

－04006　つぶし練りあん

　「あん」のうち、生あん及びさらしあん（乾燥あん）は砂糖を加えていないものをさし、練りあんはこれらに砂糖等を加えて練り上げたものをさす。また、製あん中に種皮を除いたものをこしあんと呼び、種皮を除かないものをつぶしあん（つぶあん）と呼ぶ。

　「こし生あん」の成分値は、国産及び輸入あずきを原料とした生あんを試料とした分析値及び四訂成分表収載値に基づき決定した。

　「さらしあん（乾燥あん）」の成分値は、国産及び輸入あずきを原料とした製品を試料とした分析値及び四訂成分表収載値に基づき決定した。

　「こし練りあん」は「こし生あん」に砂糖等を加えて練り上げたものであり、砂糖の配合割合により３種類に大別できる。流通する製品は、製造者により原材料の配合割合や水分量が異なるため、「こし練りあん（並あん）」、「こし練りあん（中割りあん）」及び「こし練りあん（もなかあん）」の水分以外の成分値は、原材料の配合割合とその成分値に基づき計算により決定した。水分値は、文献[1][2]を参考に推定した。

　　原材料配合割合：並あん：こし生あん 100、砂糖（上白糖）70、水あめ 7
　　　　　　　　　　中割りあん：こし生あん 100、砂糖（上白糖）85、水あめ 7
　　　　　　　　　　もなかあん：こし生あん 100、砂糖（上白糖）100、水あめ 7

　なお、「並あん」及び「中割りあん」（「中割り強（なかわりきき）あん」の略称）は、「生あん」に対する砂糖の使用量の違いから分類した名称である。「もなかあん」は、「あん」の用途を示す名称であり、「生あん」に対する砂糖の使用量の違いからは「上割り強（じょうわりきき）あん」に分類される。流通する製品には、上白糖以外に三温糖、白ざら糖、グラニュー糖等の砂糖類やぶどう糖、異性化液糖、トレハロース、ソルビトール等を使用したものがある。

　「つぶし練りあん」は小倉あんともいう。成分値は、国産あずき及び砂糖を原料とした練りあんを試料とした分析値に基づき決定した。

　　いんげんまめ＜隠元豆＞
　－04007　全粒、乾
　－04008　全粒、ゆで
　－04009　うずら豆
　－04010　こし生あん
　－04011　豆きんとん

　「いんげんまめ」はインゲンマメ属に属し、中南米の原産である。ゴガツササゲ（五月ササゲ）、サイトウ（菜豆）ともいう。品種により、子実の色沢、形状等の外観がかなり異なる。国内産の品種は、主として草型及び子実の色沢、形状、大小により命名されることが多い。代表的な品種群（その代表的品種）としては、手亡（てぼう）類（大手亡、銀手亡、姫手亡等）、金時（きんとき）類（金時、大正金時、昭和金時等）、白金時類（大正白金時、十勝金時、福白金時等）、長鶉（ながうずら）類、中長鶉（ちゅうながうずら）類、高級菜豆（大福、虎豆等）等がある。国内生産量が少ないため、煮豆、菓子、あん等の加工原料の多くを、カナダ、中国、米国等から輸入している。

　「全粒、乾」は、国産の金時類、手亡類及び高級菜豆の代表的な品種を試料とした成分値を収載している。成分値は、分析値及び四訂成分表収載値に基づき決定した。

　「全粒、ゆで」の食物繊維、トコフェロール、ビタミンK及びビタミンC及びの成分値は、分

析値及び四訂成分表収載値に基づき決定した。その他の成分値は、「全粒、乾」の成分値と調理後における重量変化率及び調理前後の分析値から求めた成分変化率を用いた計算値に基づき決定した。

「うずら豆」は、金時類、輸入の赤系中粒いんげんを原料とした煮豆製品で、慣習的名称である。成分値は、市販品の液汁を除いた全量の分析値及び四訂成分表収載値に基づき決定した。

「こし生あん」は、国産の手亡類、輸入の白系中粒いんげん等を原料とした生あんを収載している。成分値は、分析値及び四訂成分表収載値に基づき決定した。

「豆きんとん」の成分値は、白いんげん、大白花豆（おおしろはなまめ、ベニバナインゲンの一品種）、豆白あん、さつまいもあん、寒天及び増粘剤（カラギーナン等）を原料とした製品の分析値に基づき決定した。

えんどう ＜豌豆＞

- −04012　全粒、青えんどう、乾
- −04013　全粒、青えんどう、ゆで
- −04074　全粒、赤えんどう、乾
- −04075　全粒、赤えんどう、ゆで
- −04014　グリンピース（揚げ豆）
- −04015　塩豆
- −04016　うぐいす豆

「えんどう」はエンドウ属に属し、東地中海地方、西アジアの原産である。国内生産量が少ないため、加工原料のほとんどは輸入品で、カナダ、英国、米国等から輸入している。品種により種皮色が異なり、緑色の「青えんどう」と褐色の「赤えんどう」とがある。

なお、「青えんどう」と「赤えんどう」とでは、β-カロテン及び β-クリプトキサンチンの成分値に相違がみられたため、両者を細分化して収載している。「青えんどう、乾」は、国産及びカナダ産の青えんどうを試料とした。「赤えんどう、乾」は、国産の赤えんどうを試料とした。なお、「青えんどう、乾」の β-カロテン及び β-クリプトキサンチンの成分値は、国産品の分析値に基づき決定した。その他の成分の成分値は、「青えんどう」及び「赤えんどう」の分析値及び四訂成分表収載値に基づき決定した。

「ゆで」の成分値は、分析値及び四訂成分表収載値に基づき決定した。「乾」と同様に、「青えんどう、ゆで」と「赤えんどう、ゆで」とに細分化して収載した。それぞれの β-カロテン及び β-クリプトキサンチンの成分値は、「乾」と同一試料の「青えんどう」及び「赤えんどう」の「ゆで」の分析値に基づき決定した。その他の成分の成分値は、両者の分析値及び四訂成分表収載値に基づき決定した。

「グリンピース（揚げ豆）」は、青えんどうをフライ味付けした市販品を試料とした。成分値は、分析値に基づき決定した。

「塩豆」は、輸入青えんどうを用いた製品で、水分が低く、外側は食塩、炭酸カルシウム等で覆われている。成分値は、分析値及び四訂成分表収載値（「塩えんどう」）に基づき決定した。

「うぐいす豆」は、青えんどうを原料とした煮豆製品で、市販品を試料とした。成分値は、分析値及び四訂成分表収載値に基づき決定した。

ささげ＜豇豆、大角豆＞

　　－04017　全粒、乾

　　－04018　全粒、ゆで

　「ささげ」はササゲ属に属し、アフリカ原産である。品種により種皮色に違いがある。小豆と同様の用途に用いられるが、水に浸漬した際に胴切れが少ない特徴がある。「全粒、乾」の成分値は、国産及び米国産の試料を用いた分析値、四訂成分表収載値及び文献値[3)4)]に基づき決定した。

　「全粒、ゆで」の成分値は、分析値及び四訂成分表収載値に基づき決定した。

そらまめ　＜蚕豆＞

　　－04019　全粒、乾

　　－04020　フライビーンズ

　　－04021　おたふく豆

　　－04022　ふき豆

　　－04076　しょうゆ豆

　「そらまめ」はソラマメ属に属し、東地中海地方、西アジアの原産である。大部分は中国から輸入している。「全粒、乾」の成分値は、中国産、ポルトガル産及び国産の試料を用いた。成分値は、分析値、四訂成分表収載値及び文献値[3)]に基づき決定した。

　「フライビーンズ」は、そらまめを油で揚げた後、食塩を添加したものである。中国産の原料豆を用いた市販品を試料とした。成分値は、分析値及び四訂成分表収載値に基づき決定した。

　「おたふく豆」及び「ふき豆」は、煮豆製品である。前者は種皮付きの豆を、後者は皮を除いた豆を原料としている。成分値は、市販品を試料とした分析値及び四訂成分表収載値に基づき決定した。

　「しょうゆ豆」は、焙煎した豆を調味液に漬けた製品である。成分値は、市販品の分析値に基づき決定した。

だいず＜大豆＞

［全粒・全粒製品］

　　－全粒

　　　－04104　青大豆、国産、乾

　　　－04105　青大豆、国産、ゆで

　　　－04023　黄大豆、国産、乾

　　　－04024　黄大豆、国産、ゆで

　　　－04025　黄大豆、米国産、乾

　　　－04026　黄大豆、中国産、乾

　　　－04027　黄大豆、ブラジル産、乾

　　　－04077　黒大豆、国産、乾

　　　－04106　黒大豆、国産、ゆで

　「だいず」は、ダイズ属に属し、東アジア原産である。品種により種皮色に違いがあり、黄白色、黄色、黒色、緑色、茶色、紅色等の品種や「鞍かけ豆」のように複数の色で染め分けた品種がある。主に流通しているものは、種皮色が黄白色や黄色のもので、黄大豆と呼ばれる。種皮が黒色のものは黒大豆、緑色のものは青大豆と呼ばれる。品種により子葉色が黄白色や緑色のものがある。多くの品種の子葉色は黄白色であるが、黒大豆や青大豆には子葉色が緑色の品種がある。

国産大豆は、主として豆腐、納豆に用いられ、需要量の大半を占める油糧原料用は、大部分を米国、ブラジル、カナダ等から輸入している[5]。米国産、カナダ産及び中国産大豆の一部は、国産大豆とともに食用としても利用されている。

「青大豆、乾」及び「青大豆、ゆで」の成分値は、それぞれ分析値に基づき決定した。なお、食物繊維については、黒大豆の成分変化率を用いて計算した。

「黄大豆、国産、乾」の成分値は、分析値及び四訂成分表収載値に基づき決定した。「黄大豆、国産、ゆで」の成分値は、「黄大豆、国産、乾」の成分値と調理後における重量変化率及び調理前後の分析値から求めた成分変化率を用いた計算値並びに四訂成分表収載値に基づき決定した。

「米国産、乾」、「中国産、乾」及び「ブラジル産、乾」の成分値は、それぞれ主産地の代表的な黄大豆の輸入銘柄を試料とした分析値、四訂成分表収載値（「ブラジル産、乾」を除く）及び文献値[6][7]に基づき決定した。

「黒大豆、乾」は、分析値に基づき成分値を決定した。「黒大豆、ゆで」の成分値は、分析値及び成分変化率に基づき決定した。なお、大豆のβ-カロテンは、種子の成熟に伴い分解し、減少することが知られている。減少の程度は各種の要因により異なると考えられるため、「だいず［全粒・全粒製品］全粒、国産、青大豆、乾（04104)」、「だいず［全粒・全粒製品］いり大豆、青大豆（04080)」、「だいず、きな粉、青大豆、全粒大豆（04082)」の間で、当該成分値に違いが認められる。

　－いり大豆
　　－04080　青大豆
　　－04078　黄大豆
　　－04079　黒大豆

「いり大豆」は、水に浸漬した豆を水切りし、煎ったものである。それぞれの成分値は、市販品の分析値に基づき決定した。

　－水煮缶詰
　　－04028　黄大豆

「水煮缶詰」は水に浸漬した豆を水煮した製品である。その成分値は、水切りした市販品の分析値に基づき決定した。

　－蒸し大豆
　　－04081　黄大豆

「蒸し大豆、黄大豆」は、水に浸漬した豆を水蒸気で加熱処理した製品である。成分値は、市販品の分析値に基づき決定した。

　－きな粉
　　－04082　青大豆、全粒大豆
　　－04096　青大豆、脱皮大豆
　　－04029　黄大豆、全粒大豆
　　－04030　黄大豆、脱皮大豆

「きな粉」は、豆を煎り、粉砕したものである。青大豆を原料としたものは、青きな粉、青大豆きな粉、うぐいす色きな粉あるいはうぐいすきな粉ともいう。粉砕前に種皮を除かないもの（「全粒大豆」）と、種皮を除いたもの（「脱皮大豆」）とがある。「青大豆、全粒大豆」、「黄

大豆、全粒大豆」及び「黄大豆、脱皮大豆」は、国産、中国産のものを原料とする市販品を試料とした。「青大豆、脱皮大豆、」は、中国産のものを原料とする市販品および国産のものを原料とした調製品を試料とした。成分値は、それぞれ分析値に基づき決定した。

　　－きな粉（砂糖入り）

　　　－04109　青きな粉

　　　－04110　きな粉

　「きな粉（砂糖入り）」は、青大豆を原料とした「青きな粉」を材料としたものと黄大豆を原料とした「きな粉」を材料としたものを新たに収載した。成分値は、原材料の配合割合とその成分値に基づき計算により決定した。

配合割合：「青きな粉」：「きな粉、青大豆、全粒大豆」1、「砂糖（上白糖）」1

　　　　　　　「きな粉」：「きな粉、黄大豆、全粒大豆」1、「砂糖（上白糖）」1

　　－04083　大豆はいが

　「大豆はいが」は、種子から分離した胚軸（発芽に際して幼芽、上胚軸、下胚軸、幼根になる部分）を焙煎したものである。食品名には「はいが」を用いているが、これは通称である。ダイズ種子において、穀粒の胚芽に相当する部分は、種皮を除いた子葉及び胚軸であるので、分離した胚軸を指して「はいが」と呼ぶのは誤りである。成分値は、市販品の分析値に基づき決定した。

　　－04031　ぶどう豆

　「ぶどう豆」は、煮豆製品である。国産の黄大豆、黒大豆を原料とする市販品を試料とした。成分値は、分析値及び四訂成分表収載値に基づき決定した。

　［豆腐・油揚げ類］

　　－04032　木綿豆腐

　　－04097　木綿豆腐（凝固剤：塩化マグネシウム）

　　－04098　木綿豆腐（凝固剤：硫酸カルシウム）

　　－04033　絹ごし豆腐

　　－04099　絹ごし豆腐（凝固剤：塩化マグネシウム）

　　－04100　絹ごし豆腐（凝固剤：硫酸カルシウム）

　　－04034　ソフト豆腐

　　－04035　充てん豆腐

　　－04036　沖縄豆腐

　　－04037　ゆし豆腐

　　－04038　焼き豆腐

　　－04039　生揚げ

　豆腐は、浸漬した大豆を磨砕した生呉（なまご）を加熱し、熱水によりたんぱく質やその他の可溶性成分を抽出し、不溶性の種皮や細胞壁等を濾（ろ）過して除いた豆乳に凝固剤を加えて凝固させたものである。「木綿豆腐」は、豆乳に凝固剤を加えて凝固させ、それを崩し、上澄（「ゆ」という）を除いて、布を敷いた型箱に移し、圧搾、成型し、切断、水晒（さら）ししたものである。「絹ごし豆腐」は、豆乳と凝固剤を型箱の中で混合し、全体を凝固させ、切断、水晒（さら）ししたものである。「ソフト豆腐」は、豆乳に凝固剤を添加して、凝固させたものを、あまり崩さずに型箱に入れ、木綿豆腐に比べ、弱く圧搾、成型し、切断、水晒ししたものである。「充て

ん豆腐」は、冷却した豆乳に凝固剤を添加して容器に充てんし、密閉後、加熱、凝固させ、冷却したものである。

豆腐の無機質の成分組成の違いは製造方法の違いによるもので、特に、使用する凝固剤の種類の影響が大きい。硫酸カルシウム（すまし粉）を主体とする凝固剤を用いた場合にカルシウムが多く、塩化マグネシウム（にがり）を主体とする凝固剤を用いた場合あるいは併用ではマグネシウムが多い 。凝固剤としてグルコノデルタラクトンが併用される「絹ごし豆腐」、「ソフト豆腐」及び「充てん豆腐」では、カルシウム、マグネシウムはともに少ない 。

これらの凝固剤による成分値の違いを明確化するため、「木綿豆腐」及び「絹ごし豆腐」について、製品に表示されている凝固剤の種類別に3つの食品に細分化し、凝固剤を特定しないもの、凝固剤として塩化マグネシウムを用いているもの及び凝固剤として硫酸カルシウムを用いているものに分けて収載した。

「木綿豆腐」（凝固剤を区別しないもの）、「木綿豆腐（凝固剤：塩化マグネシウム）」及び「木綿豆腐（凝固剤：硫酸カルシウム）」のナトリウム、カルシウム及びマグネシウムの成分値は、それぞれの試料の分析値に基づき決定した。その他の成分値は、凝固剤の種類を区別しない試料の分析値に基づき決定した。

「絹ごし豆腐」（凝固剤を区別しないもの）、「絹ごし豆腐（凝固剤：塩化マグネシウム）」及び「絹ごし豆腐（凝固剤：硫酸カルシウム）」のナトリウム、カルシウム及びマグネシウムの成分値は、それぞれの試料の分析値に基づき決定した。その他の成分値は、凝固剤の種類を区別しない試料の分析値に基づき決定した。

「ソフト豆腐」の成分値は、市販品の分析値及び四訂成分表収載値に基づき決定した。

「沖縄豆腐」は、堅（硬）豆腐の一種で、島豆腐ともいわれ、水を少なめに使って作った生呉を濾過し、豆乳を加熱して、凝固、成型し、堅く搾ったものである。成分値は、市販品の分析値及び四訂成分表収載値に基づき決定した。

「ゆし豆腐」は沖縄独特の豆腐である。豆乳に、にがりを加えてできる、ゆらゆらとした軟らかい固まりで、豆乳の凝固物と「ゆ」の混ざった状態で市販されている。従来は凝固させるために海水を用いたが、現在ではにがりを使い、製品に0.5〜0.6％程度の食塩を添加している。成分値は、市販品の分析値及び四訂成分表収載値に基づき決定した。

「焼き豆腐」は、若干水切りした木綿豆腐に焼き目を付けたものである。成分値は、市販品の分析値及び四訂成分表収載値に基づき決定した。

「生揚げ」は、木綿豆腐を厚めに切り、若干水切りしたもの油で揚げたものである。厚揚げともいう。内部は木綿豆腐の組織と同様で膨化していない。成分値は、市販品の分析値及び四訂成分表収載値に基づき決定した。

－油揚げ
　－04040　生
　－04084　油抜き、生
　－04085　油抜き、焼き
　－04086　油抜き、ゆで
　－04095　甘煮

「油揚げ」は、豆腐に比べやや控えめに加熱した豆乳から豆腐を造り、切断、加圧水切り後、120 ℃程度の油中で豆腐生地を約3倍に伸展させ、更に180 ℃程度の油中で表面を固めたもので

ある。「生」の成分値は、市販品の分析値及び四訂成分表収載値に基づき決定した。「油抜き」は「生」を湯通しして、余分な油を除いたものである。「油抜き、生」、「油抜き、焼き」及び「油抜き、ゆで」の成分値は、「油揚げ、生」の成分値と調理後における重量変化率及び調理前後の分析値から求めた成分変化率を用いた計算値に基づき決定した。

「甘煮」は、油揚げを砂糖、しょうゆ等で煮たものである。市販品には水飴、食塩等を含む製品もある。成分値は、市販品の分析値に基づき決定した。

－04041　がんもどき

「がんもどき」は、木綿豆腐を崩し、水切り後、野菜、海草等を混ぜ合わせ、やまいも（山芋）粉又はでん粉をつなぎとして成型し、油で揚げたものである。地域により、形状、副原料が大きく異なるため、その成分値にも大きな幅がある。成分値は、市販品の分析値及び四訂成分表収載値に基づき決定した。

－凍り豆腐

　－04042　乾

　－04087　水煮

「凍り豆腐」は、高野豆腐とも呼ばれ、従来は、豆腐を寒風下で凍らせた後、乾燥して造られていた。現在では、市販の製品の多くは、10～15倍加水量の薄い豆乳に塩化カルシウム等の凝固剤を添加して硬い豆腐を造り、凍結後、低温に2～3週間保蔵して、凍結変性させてスポンジ化したものを、解凍、脱水、乾燥したものである。調理時の膨軟性を高めるために、従来は、乾燥後の製品にアンモニアガスを吸着させる加工処理が行われていた。現在では、もや（熟成）、脱水後の中間製品を炭酸水素ナトリウム（かん水）に浸し、乾燥して製品とするかん水加工が一般的である。そのため、炭酸水素ナトリウム処理製品を収載した。「乾」の成分値は、市販品の分析値及び四訂成分表収載値に基づき決定した。「水煮」は、「乾」を湯に浸漬して膨潤させたものである。成分値は、「乾」の成分値と調理後における重量変化率及び調理前後の分析値から求めた成分変化率を用いた計算値に基づき決定した。なお、膨軟性を高めるために炭酸カリウムを用いた製品が流通しているが、これらの製品の「乾」ではナトリウム含量が低く、カリウム含量が高い。

－04043　豆腐よう

「豆腐よう」は、沖縄独特の豆腐加工品で、硬めに造った豆腐を角切りし、乾燥の後、泡盛で洗い、漬け汁（米麹（こうじ）を泡盛ですりつぶし、砂糖及び食塩で調味したもの）に2～6か月程度漬け込み、発酵させたものである。成分値は、市販品の分析値及び文献値[8]に基づき決定した。

－豆腐竹輪

　－04044　蒸し

　－04045　焼き

「豆腐竹輪」は、木綿豆腐に魚肉すり身を混和し、練り上げて調味し成型したものである。「蒸し」は、これを蒸気で加熱したものであり、「焼き」は焙（ばい）焼したものである。成分値は、それぞれ分析値及び四訂成分表収載値に基づき決定した。

－04088　ろくじょう豆腐＜六条豆腐＞

「ろくじょう豆腐」は、豆腐に食塩を塗って、天日で乾燥させた製品である。薄く削ったもの

が市販されている。成分値は、市販品の分析値に基づき決定した。

［納豆類］

－04046　糸引き納豆

－04047　挽きわり納豆

－04048　五斗納豆

－04049　寺納豆

「糸引き納豆」は、蒸煮した大豆を納豆菌で発酵させたもので、糸を引くのでこの名称で呼ばれている。市販品には「調味液（たれ）」や「からし」が付いた製品が多い。成分値は、市販品（「たれ」や「からし」を除いたもの）の分析値、四訂成分表収載値及び文献値[9]～[14]に基づき決定した。

「挽きわり納豆」は、「糸引き納豆」の一種であり、「糸引き納豆」が大豆の全粒を使用するのに対して、大豆を割砕し、種皮を除いたものを原料として製造する。市販品には「たれ」や「からし」が付いた製品が多い。成分値は、市販品（「たれ」や「からし」を除いたもの）の分析値及び文献値[13]に基づき決定した。

「五斗納豆」は、糸引き納豆に米麹（こうじ）と食塩を加えて、発酵熟成させたものである。山形県米沢地方で古くから製造されている。成分値は、市販品の分析値及び四訂成分表収載値に基づき決定した。

「寺納豆」は、別名塩辛納豆、浜納豆とも呼ばれ、京都や浜松近辺の寺で造られていたもので、大徳寺納豆や浜納豆等の銘柄がある。大豆から麹を造り、塩水中に仕込み熟成させ、乾燥したものである。製品の水分や食塩含量は銘柄ごとにかなり差異がみられる。成分値は、市販品の分析値及び四訂成分表収載値に基づき決定した。

なお、「納豆類」は、ビタミンKとしてメナキノン-7を含む。メナキノン-7は、分子量の比（メナキノン-4の分子量/メナキノン-7の分子量）を用いて、メナキノン-4に換算して、成分値を決定した。

［その他］

－おから

－04051　生

－04089　乾燥

「おから」は、豆腐製造において呉（ご）から豆乳を搾る際の副産物として得られる。成分値は、市販品の分析値に基づき決定した。

「乾燥」は、「生」を乾燥させたものである。「乾燥」の水分の成分値は、市販品の分析値に基づき決定した。水分以外の成分値は、「生」の成分値からの類推値に基づき決定した。

－豆乳

－04052　豆乳

－04053　調製豆乳

－04054　豆乳飲料・麦芽コーヒー

豆乳類の日本農林規格[15]では、「豆乳」は、大豆（粉末状のもの及び脱脂したものを除く）から熱水等によりたんぱく質その他の成分を溶出させ、繊維質を除去して得られた乳状の飲料（大豆豆乳液）で大豆固形分が8％以上のもの、「調製豆乳」は、大豆豆乳液に植物油脂及び砂糖類、

食塩等の調味料を加えた乳状の飲料（調製豆乳液）で大豆固形分6％以上のもの等、「豆乳飲料」は、調製豆乳液等で大豆固形分が4％以上のもの、調製豆乳液等に果実の搾汁、野菜の搾汁、乳又は乳製品、穀類粉末等を加えた乳状の飲料で大豆固形分4％以上のもの等と規定している。

「豆乳」の成分値は、市販品の分析値、四訂成分表収載値及び文献値[4]に基づき決定した。

「調製豆乳」の成分値は、市販品の分析値及び四訂成分表収載値に基づき決定した。

「豆乳飲料・麦芽コーヒー」の成分値は、関係資料[16]に基づき決定した。

　－大豆たんぱく
　　－04055　粒状大豆たんぱく
　　－04056　濃縮大豆たんぱく
　　－分離大豆たんぱく
　　　－04057　塩分無調整タイプ
　　　－04090　塩分調整タイプ
　　－04058　繊維状大豆たんぱく

「大豆たんぱく」は、大豆又は脱脂大豆を主原料として造られ、畜肉加工品、水産練り製品、そう菜、冷凍食品、調理加工食品等の品質改良剤、増量剤として広く用いられている。

「粒状大豆たんぱく」は、大豆から得られたたんぱくを主原料として粒状又はフレーク状に成形し、かつ、肉様の組織を有するもの、「濃縮大豆たんぱく」は、大豆のたんぱくを軽度に濃縮して乾燥した粉末、「分離大豆たんぱく」は、大豆から抽出、分離してたんぱく純度を高め乾燥した粉末、「繊維状大豆たんぱく」は、大豆たんぱくを主原料とし、繊維状に成形し、かつ、肉様の組織を有するものである。植物性たんぱくの日本農林規格がある[17]。成分値は、いずれも関係資料[18]に基づき決定した。

「塩分調整タイプ」のナトリウム、カリウム、カルシウム及び食塩相当量以外の成分値は、「塩分無調整タイプ」の成分値と同じ値とした。

　－湯葉
　　－04059　生
　　－04060　干し、乾
　　－04091　干し、湯戻し

「湯葉」の「生」は、豆乳を80℃以上の温度で加熱し続けることにより生ずる薄膜をすくい上げたものである。「干し、乾」は、これを更に乾燥したものである。「生」及び「干し、乾」の成分値は、分析値及び四訂成分表収載値に基づき決定した。

「干し、湯戻し」は、「干し、乾」を湯に浸漬して戻したものである。「干し、湯戻し」の水分の成分値は、分析値に基づき決定した。水分以外の成分値は、「干し、乾」の成分値と調理後における重量変化率及び調理前後の分析値から求めた成分変化率を用いた計算値に基づき決定した。

　－04061　金山寺みそ

「金山寺みそ」は、煎った大豆と浸漬大麦又は小麦を混ぜて蒸した後、麹（こうじ）を造り、これに塩押しをしたなす、白瓜、その他の野菜類（しょうが、しその実等）を加え、熟成させたものに、水あめや砂糖を加えて調味加工したものである。原料配合や製造方法は地方により異なる。成分値は、市販品の分析値、四訂成分表収載値及び文献値[19]に基づき決定した。また、ビタ

ミンKとしてメナキノン-7を含むので、メナキノン-4に換算して、成分値を決定した。

　－04062　ひしおみそ

　「ひしおみそ」には甘露ひしおと野田ひしおとがある。甘露ひしおは、裸麦と大豆を用いて麹を造り、食塩水で仕込み、熟成後、水あめ、砂糖を加えて調味加工したもので、これに瓜やなすなどを加えたものである。野田ひしおは、小麦と大豆で麹を造り、生しょうゆで仕込み、発酵させたもので、外観はしょうゆのもろみと似ている。成分値は、市販品の分析値、四訂成分表収載値及び文献値[19]に基づき決定した。また、ビタミンKとしてメナキノン-7を含むので、メナキノン-4に換算して、成分値を決定した。

　－04063　テンペ

　「テンペ」はインドネシアの伝統的な発酵食品である。伝統的な方法では、大豆を水に漬し、脱皮、水煮、成形後、バナナの葉に包み発酵させる。特に重要な発酵菌はクモノスカビ（*Rhizopus oligosporus*）である。近代的な工場では純粋培養菌の胞子懸濁液を煮豆に混合する。国産大豆を原料とした近代的な製法による市販品を試料とした。成分値は、分析値及び文献値[14][20]に基づき決定した。

つるあずき＜蔓小豆＞

　－04064　全粒、乾

　－04092　全粒、ゆで

　「つるあずき」は、ササゲ属に属し、カニメ、タケアズキともいう。インド、インドシナの原産である。アジア、太平洋地域で栽培され、タイ、ミャンマー、中国等から輸入している。種皮色が赤色のものは赤系あんの主原料となっている。「全粒、乾」の成分値は、タイ産の輸入品の分析値に基づき決定した。

　「全粒、ゆで」の成分値は、「全粒、乾」の成分値と調理後における重量変化率及び調理前後の分析値から求めた成分変化率を用いた計算値に基づき決定した。

ひよこまめ＜雛豆、鶏児豆＞

　－04065　全粒、乾

　－04066　全粒、ゆで

　－04067　全粒、フライ、味付け

　「ひよこまめ」は、ヒヨコマメ属に属し、西アジアの原産である。ガルバンゾーとも呼ばれる。大粒品種と小粒品種がある。メキシコ、カナダ、米国等から輸入している。トルコ、メキシコ及び米国産の輸入品を試料とした。「全粒、乾」及び「全粒、ゆで」の成分値は、分析値、四訂成分表収載値及び文献値[3][4]に基づき決定した。

　「全粒、フライ、味付け」は、「全粒、乾」を水に浸漬後、油で揚げて食塩で味付けしたものである。成分値は、市販品の分析値に基づき決定した。

べにばないんげん＜紅花隠元＞

　－04068　全粒、乾

　－04069　全粒、ゆで

　「べにばないんげん」は、インゲンマメ属に属し、中南米の原産である。ハナマメ（花豆）とも呼ばれる。種皮が白色、黒斑がある紫色及び黒色の品種がある。国内では、北海道等の冷涼な地域で生産される。また、中国、南アフリカ、アルゼンチン及びイギリスから輸入される。煮豆、

甘納豆、白あんの原料となる。

　「全粒、乾」の成分値は、北海道産の白花豆及び紫花豆を用いた試料の分析値及び文献値[3)]に基づき決定した。「全粒、ゆで」の成分値は、分析値に基づき決定した。

やぶまめ ＜藪豆＞

　－04108　乾

　「やぶまめ」は、ヤブマメ属に属し、アジアに分布する。豆果は地上と地中にできる。収載したものは地中果で、アイヌ民族が伝統的に食用としてきたものである。地上果は食用とはしない。「乾」の成分値は、分析値に基づき決定した。なお、「生」の成分値は、野菜類に収載した。

らいまめ ＜葵豆、菜豆＞

　－04070　全粒、乾

　－04093　全粒、ゆで

　「らいまめ」は、インゲンマメ属に属し、中南米の原産である。ライマビーン、アオイマメともいう。種皮が白色系の品種は、白あんの原料として使用される。「全粒、乾」の成分値は、ミャンマー及び米国産の輸入品の分析値及び四訂成分表収載値に基づき決定した。

　「全粒、ゆで」の成分値は、「全粒、乾」の成分値と調理後における重量変化率及び調理前後の分析値から求めた成分変化率を用いた計算値に基づき決定した。

りょくとう＜緑豆＞

　－04071　全粒、乾

　－04072　全粒、ゆで

　「りょくとう」は、ササゲ属に属し、インドの原産である。ヤエナリ、ブンドウ、リョクズともいう。名前が示すように多くの品種の種皮は緑色をしている。近縁種のケツルアズキ（*Vigna mungo*）とともにもやしの原料としても用いられる。中国産の試料を用いた。「全粒、乾」の成分値は、分析値、四訂成分表収載値及び文献値[3) 4)]に基づき決定した。

　「全粒、ゆで」のビタミンKの成分値は、「全粒、乾」の成分値と調理後における重量変化率及び調理前後の成分変化率を用いた計算値に基づき決定した。ビタミンK以外の成分値は、分析値及び四訂成分表収載値に基づき決定した。

レンズまめ＜扁豆＞

　－04073　全粒、乾

　－04094　全粒、ゆで

　「レンズまめ」は、ヒラマメ属に属し、東地中海地方の原産である。ヒラマメともいう。種子の大きさに変異がある。主要生産国はカナダ、インドであり、他の多くの国々でも栽培されている。米国、インド、カナダ等から輸入している。「全粒、乾」の成分値は、米国、イタリア、フランス、インド、カナダ及びトルコ産の市販品の分析値に基づき決定した。

　「全粒、ゆで」の成分値は、「全粒、乾」の成分値と調理後における重量変化率及び調理前後の分析値から求めた成分変化率を用いた計算値に基づき決定した。

参考文献

1) 鈴木繁男 監修、武井　仁・根本芳郎・的場健二・谷地田武雄・渡辺長男 編集：餡ハンドブック（1975）光琳書院

2) 財団法人 食生活開発研究所：あんの製造・管理等マニュアル （昭和59年3月 農林水産省食品流通局委託事業）

3) Duke, J. A.：Handbook of legumes of world economic importance. Plenum Press.（1981）

4) Souci, S. W.・Fachmann, W.・Kraut, H.：Food Composition and Nutrition Tables (5th edition) Medpharm Scientific Publ.（1994）

5) https://www.maff.go.jp/j/seisan/ryutu/daizu/d_tisiki/index.html#Q18 （検索：2020年10月1日）

6) 平春枝：輸入食品用原料大豆に関する調査報告書. 大豆供給安定協会，p. 1-47（1994）

7) 平春枝：南米諸国産大豆に関する調査報告書. 大豆供給安定協会，p. 19（1996）

8) 安田正昭・松本哲也・坂口真樹・小波本直忠：Monascus属菌を用いたとうふようの熟成過程における化学成分の変化. 日食工誌. 40 (5)，p. 331-338（1993）

9) 平春枝・高橋明子・岡野博文・長島秀：国産大豆の品質（第4報）茨城県大豆栽培品種の納豆加工適性. 食総研報. No. 43，p. 62-71（1983）

10) 平春枝・鈴木典男・塚本知玄・海沼洋一・田中弘美・斎藤昌義：国産大豆の品質（第15報）納豆用小粒大豆の加工適性と納豆の品質. 食総研報. No. 51，p. 48-58（1987）

11) 平宏和・鈴木典夫：納豆の脂質および脂肪酸組成. 食総研報. No. 43，p. 58-61（1983）

12) 菅野彰重・高松晴樹・土橋昇・渡邊智子・高居百合子：納豆とヒキワリ納豆の製造及び保存中におけるトコフェロール含有量の変化. 日食工誌. 32 (10)，p. 754-758（1985）

13) 木内　幹：最近の納豆事情. 食の科学. No. 144，p. 50-52（1990）

14) 田口邦子・河端信・大槻耕三・田中敬子：納豆およびテンペーの製造過程における食物繊維の変化. 日本栄養・食糧学会誌. 39 (3)，p. 203-208（1986）

15) 豆乳類の日本農林規格：昭和56年農林水産省告示第1800号

16) 日本豆乳協会：資源室提出資料「分析結果資料」（2000）

17) 植物性たん白の日本農林規格：昭和51年農林省告示第838号

18) 日本植物蛋白食品協会：資源室提出資料「分析結果資料」（2000）

19) 平春枝：なめ味噌の品質におよぼす要因. 醸協. 94 (11)，p. 890-896（1999）

20) 松本伊左尾・今井誠一：テンペ発酵中の成分変化. 日食工誌. 37 (2)，p. 130-138（1990）

5）種実類

種実類の全般に通じる主な事項は、次のとおりである。

① この食品群に属する食品は、「らっかせい」を除いて、穀類あるいは豆類以外の種子及びその製品で、植物学的には必ずしも近縁ではない。主にナッツ、種あるいは実として市販されている。「らっかせい」は、豆類であるが、脂質含量が高いため、この食品群に分類した。

② 加工品については、流通している市販品を試料とした。

③ 調理した食品は「ゆで」及び「いり」を収載し、調理する前の食品（生又は乾）と同一の試料を用いて調理し、分析した。各食品の調理方法の概要を表12に示した。

④ 「分析値」、「文献値」、「類推値」、「計算値」、「借用値」、「推定値」等の用語については、第3章冒頭の「食品群全般に通じる事項」を参照されたい。

以下、食品ごとに成分値に関する主な留意点について述べる。

アーモンド

－05001　乾

－05002　フライ、味付け

－05040　いり、無塩

「アーモンド」は、バラ科の落葉果樹で黒海と地中海にはさまれた小アジア原産である。甘扁桃（かんへんとう）と苦扁桃（くへんとう）の2系統があって、甘扁桃の種子の仁が食用に供される。「乾」の成分値は、米国産スイート（甘扁桃）の原料を用いた市販品を試料とし、分析値及び四訂成分表収載値に基づき決定した。「フライ、味付け」の成分値は、米国産スイート（甘扁桃）の原料を用いた市販品を試料とし、分析値に基づき決定した。

「いり、無塩」は、オーブンで加熱調理（130℃で30分間加熱後、150℃で5分間加熱）した米国産スイートを試料とし、調理前後の分析値から求めた成分変化率及び「乾」の成分値に基づき決定した。

あさ＜麻＞

－05003　乾

「あさ」は、クワ科アサの種子である。大麻取締法の規定により大麻取扱者以外はアサを栽培することはできないので、発芽防止処理がされたものが市販されている。七味唐辛子に配合されている。成分値は、輸入品の分析値及び四訂成分表収載値に基づき決定した。

あまに＜亜麻仁＞

－05041　いり

「あまに」は、アマ科アマの種子である。国内産及び輸入品を焙煎（ばいせん）したものが市販されている。成分値は、ニュージーランド産、カナダ産及び国内産の原料を用いた市販品の分析値に基づき決定した。

えごま＜荏胡麻＞

－05004　乾

「えごま」は、シソ科エゴマの種子である。特有の風味をもち、古来、「ごま」と同様な用途に用いられる。成分値は、国内産及び中国産の原料を用いた市販品を試料として、分析値及び四訂成分表収載値に基づき決定した。

カシューナッツ

　－05005　フライ、味付け

　「カシューナッツ」は、ウルシ科の常緑樹で果実の仁が食用に供される。成分値は、輸入原料の分析値及び四訂成分表収載値（「いり味付け」）に基づき決定した。

かぼちゃ＜南瓜＞

　－05006　いり、味付け

　「かぼちゃ」は、ウリ科カボチャの種子である。中国から輸入されたものが用いられる。「いり、味付け」は、種子を焙煎し、食塩を加えたものである。成分値は、分析値に基づき決定した。

かや＜榧＞

　－05007　いり

　「かや」の実は、山地に自生するイチイ科の高木の種子で東北地方が主産地である。成分値は、焙煎したものの分析値及び四訂成分表収載値に基づき決定した。

ぎんなん　＜銀杏＞

　－05008　生

　－05009　ゆで

　「ぎんなん」は、イチョウの種子である。成分値は、分析値、四訂成分表収載値及び成分変化率に基づき決定した。

（くり類）＜栗類＞

　－日本ぐり　＜日本栗＞

　　－05010　生

　　－05011　ゆで

　　－05012　甘露煮

　－中国ぐり＜中国栗＞

　　－05013　甘ぐり

　（くり類）は、世界各国に分布しており、産地により、欧州栗、アメリカ栗、中国栗、日本栗等に大別される。

　「日本ぐり」は、山地に自生する柴栗を原種とし、栽培種はその改良種である。粒の大きさにより、大粒種（丹波栗等）、中粒種（銀寄等）及び小粒種（柴栗等）に分けられる。「生」の成分値は、日本栗（品種：国見、筑波、石槌等）の分析値に基づき決定した。「ゆで」の成分値は、分析値及び四訂成分表収載値に基づき決定した。「甘露煮」は、剥（はく）皮し、水洗、あく抜き後、湯煮又は蒸煮した栗を、砂糖を主体とするシロップに漬けたものである。成分値は、分析値及び四訂成分表収載値に基づき決定した。なお、着色料としてクチナシを用いたものもある。

　「甘ぐり」は、別名焼ぐりで、栗を焙煎して造られる。日本産の栗では一部の品種を除き、焙煎しても渋皮がきれいに剥（は）がれないため、中国から輸入された「中国ぐり」が用いられている。成分値は、分析値及び四訂成分表収載値に基づき決定した。

くるみ＜胡桃＞

　－05014　いり

　「くるみ」は、大粒で栽培種のペルシャぐるみ（西洋ぐるみ）と、小粒で自生種の鬼ぐるみ及び姫ぐるみがあるが、市販品はペルシャぐるみが大半である。成分値は、米国産のペルシャぐる

みを試料とし、分析値及び四訂成分表収載値に基づき決定した。

けし＜芥子＞

－05015　乾

「けし」は、ケシ科ケシの種子である。ポピーシードとも呼ばれる。種皮の色は変異に富み、白及び青のものが市販されている。種子は微小で、焙（あぶ）ったものは芳香を放って風味があり、料理、製菓に用いられる。油分が多く、けし油は食用にもされる。あへん法の規定によりけし栽培者以外は栽培することができないので、発芽防止処理されたものが市販されている。成分値は、インド産、トルコ産、オランダ産、ロシア産、パキスタン産等の原料を用いた市販品を試料として、分析値及び四訂成分表収載値に基づき決定した。

ココナッツ

－05016　ココナッツパウダー

「ココナッツパウダー」は、熱帯、亜熱帯地域に産するココヤシの成熟した果実の胚（はい）乳を乾燥したもので、洋菓子の材料に使用される。成分値は、輸入品の分析値及び四訂成分表収載値に基づき決定した。なお、ココナッツから抽出した「やし油」は油脂類に、「ココナッツウォーター」、「ココナッツミルク」及び「ナタデココ」は果実類にそれぞれ収載した。

ごま＜胡麻＞

－05017　乾

－05018　いり

－05019　むき

－05042　ねり

「ごま」は、ゴマ科ゴマの種子である。種皮の色により、黒ごま、茶ごま及び白ごまに大別され、目的によって使い分けられる。東南アジア、アフリカ等から輸入されるものが多い。煎（い）ってそのまま、あるいは擂（す）りつぶして料理に用いられる。

「乾」は、市販されている洗いごま（黒ごま及び白ごま）を試料とした。成分値は、分析値及び四訂成分表収載値に基づき決定した。

「いり」は、「乾」を焙煎したものである。成分値は、「乾」を調理したもの及び市販品を試料として、分析値及び四訂成分表収載値に基づき決定した。

「むき」は、白ごまを水に浸漬し、種皮を分離した後、水洗、乾燥したものである。成分値は、輸入品及び輸入原料を用いた市販品の分析値に基づき決定した。

「ねり」は、種皮を剥いた白ごま、あるいは種皮を剥かない種子を焙煎し、擂（す）り潰したものである。成分値は、市販品を試料として、分析値に基づき決定した。

しい＜椎＞

－05020　生

「しい」の実は、煎って粉にして餅に混ぜて利用されることもあるが、生でも食べられる。成分値は、分析値及び四訂成分表収載値に基づき決定した。

すいか＜西瓜＞

－05021　いり、味付け

「すいか」は、ウリ科スイカの種子である。「いり、味付け」は、完熟した種子を焙煎し、食塩を添加したものである。成分値は、中国産原料を用いた市販品の分析値及び四訂成分表収載値

に基づき決定した。

チアシード

－05046　乾

　「チアシード」は、中南米を原産地とする一年生草本のチア（シソ科アキギリ属）の種子である。種子は直径1 mm 程度の楕円形で、種皮色には茶、黒、灰色等の変異があり、水に浸漬すると吸水しゲル状になる。成分値は、南米（パラグアイ、ボリビア、ペルー）産、メキシコ産及びオーストラリア産を試料として、分析値に基づき決定した。

とち＜栃＞

－05022　蒸し

　「とち」の実は、中部以北の山間地で主として採取される。苦みがあるので、灰汁（あく）に漬し、水さらしして粉にし、餅に混ぜて食べられる。とち餅等の原料である。「蒸し」の成分値は、あく抜き、冷凍品の分析値に基づき決定した。

はす＜蓮＞

－05023　未熟、生

－05024　成熟、乾

－05043　成熟、ゆで

　「はす」は、ハス科ハスの種子である。緑色の未熟の種子を生でそのまま食べるものと、完熟して堅くなったものをゆでて食べるものとがある。中国料理、菓子等に用いられることが多い。「未熟、生」の成分値は、分析値及び四訂成分表収載値に基づき決定した。「成熟、乾」の成分値は、中国からの輸入品の分析値に基づき決定した。なお、緑色の幼芽は廃棄部位とした。「成熟、ゆで」は、「成熟、乾」を調理したものである。成分値は、「成熟、乾」の成分値と調理後における重量変化率及び調理前後の分析値から求めた成分変化率を用いた計算値に基づき決定した。なお、緑色の幼芽は廃棄部位とした。

（ひし類）

－ひし＜菱＞

－05025　生

－とうびし＜唐菱＞

－05047　生

－05048　ゆで

　「ひし」は、ミソハギ科ヒシの種子で、2本の刺（とげ）がある堅果である。菓子材料又は調理用とする。殻を外して水に漬けて灰汁（あく）を取り、含め煮やきんとん、炊き込みご飯とする。成分値は、分析値及び四訂成分表収載値に基づき決定した。

　「とうびし」は、ヒシと同属（ヒシ属）のトウビシの堅果で、ヒシの種子と比べ、大きく、形も異なる。「生」及び「ゆで」の成分値は、分析値に基づきそれぞれ決定した。

ピスタチオ

－05026　いり、味付け

　「ピスタチオ」は、トルコ、シリア及びイスラエルが原産のナッツで、イラン、ギリシャ、イタリア等が主産地である。煎って塩味をつけたものがスナック菓子として利用される。成分値は、イラン及び米国産原料を用いた製品の分析値及び四訂成分表収載値に基づき決定した。

ひまわり＜向日葵＞

－05027　フライ、味付け

「ひまわり」は、キク科ヒマワリの種子である。食用にされるのは、中国、ロシアから輸入される大輪系のロシアヒマワリの種子である。「フライ、味付け」は、種皮を除き、オイルローストし、食塩で味付けしたものである。成分値は、輸入原料を用いた製品の分析値に基づき決定した。

ブラジルナッツ

－05028　フライ、味付け

「ブラジルナッツ」は、ブラジルを主産地とする熱帯南アメリカ産の大型ナッツで、大型の莢（さや）の中に20〜30個の種子が入っている。成分値は、分析値及び四訂成分表収載値（「いり」）に基づき決定した。

ヘーゼルナッツ

－05029　フライ、味付け

「ヘーゼルナッツ」は、薄茶色のハシバミ類の実で、欧米ではスペイン、イタリア、米国等が主な輸出国である。成分値は、トルコ産原料を用いた製品の分析値及び四訂成分表収載値（「いり」）に基づき決定した。

ペカン

－05030　フライ、味付け

「ペカン」は、クルミ科の高木の一種で、山梨県及び長野県で少量産するが、輸入されるものが大部分である。成分値は、米国産原料を用いた製品の分析値及び四訂成分表収載値（「いり」）に基づき決定した。

マカダミアナッツ

－05031　いり、味付け

「マカダミアナッツ」は、オーストラリア原産のマカダミアと呼ばれる木の実である。成分値は、米国産原料を用いた製品の分析値及び四訂成分表収載値に基づき決定した。

まつ＜松＞

－05032　生

－05033　いり

「まつ」は、チョウセンゴヨウマツの実であり、中国及び韓国から輸入される。「生」の成分値は、中国からの輸入品の分析値に基づき決定した。「いり」の成分値は、中国産原料を用いた製品の分析値及び四訂成分表収載値に基づき決定した。

らっかせい＜落花生＞

－05034　大粒種、乾

－05035　大粒種、いり

－05044　小粒種、乾

－05045　小粒種、いり

「らっかせい」は、マメ科ラッカセイの種子である。ピーナッツ、南京豆（なんきんまめ）とも呼ばれる。南米原産である。種子の大きさにより、大粒種のバージニアタイプと小粒種のスパ

ニッシュタイプに大別される。両者の交雑に由来する品種もある。食用とする他のマメ科種子と比べると、脂質が多いため、一般には種実類に分類されている。

「大粒種、乾」の成分値は、国産、中国産及び米国産を試料として、分析値に基づき決定した。「大粒種、いり」の成分値は、国産及び中国産を試料として、分析値及び四訂成分表収載値に基づき決定した。「小粒種、乾」及び「小粒種、いり」の廃棄率は、「小粒種、乾」の分析値に基づき決定した。「小粒種、乾」の廃棄率以外の成分値は、「大粒種、乾」の成分値と同等と考えられるため、「大粒種、乾」の成分値からの類推値に基づき決定した。「小粒種、いり」の廃棄率以外の成分値は、「大粒種、いり」の成分値と同等と考えられるため、「大粒種、いり」の成分値からの類推値に基づき決定した。なお、未熟種実の「らっかせい」は、野菜類に収載した。

－05036　バターピーナッツ

「バターピーナッツ」は、種皮を除いた種子を植物油で揚げた後、食塩で味付けしたものである。成分値は、国産及び中国産を原料に用いた市販品を試料として、分析値及び四訂成分表収載値に基づき決定した。

－05037　ピーナッツバター

「ピーナッツバター」は、煎った種子をすりつぶし、砂糖、食塩及びショートニングを加え、練ったものである。成分値は、国産及び米国産の製品を試料として、分析値及び四訂成分表収載値に基づき決定した。

6）野菜類

野菜類の全般に通じる主な事項は、次のとおりである。

① 野菜の多くが周年供給されるようになってきたが、成分値は品種、作型や収穫時期、産地及び個体間で差異があるものと考えられるので、試料の入手に当たっては、これらの点に留意した。また、収穫後の日数により、野菜の水分、ビタミン類等の分析値が変化するものと考えられるので、原則として、中央卸売市場で荷開きされた直後のものを試料とした。したがって、試料採集後、分析実施までの時間的経過を考えれば、成分値は、小売段階における新鮮な野菜のそれに相当する。「ほうれんそう」については、ビタミンCの分析値が夏季と冬季で大きく異なることが広く認められている[1]~[4]ことから、「夏採り」、「冬採り」に分けて収載した。

② 輸入品が消費量のかなりの部分を占める野菜については、輸入品も試料とした。

③ 「漬物」、「冷凍」、「缶詰」等は、原則として複数の市販品を均質に混合して試料とした。したがって、加塩量等の加工条件は不明である。「水煮缶詰」等は、液汁を除いて試料とした。

④ 調理した食品は、加熱調理の「ゆで」、「油いため」、「素揚げ」、「グラッセ」、「天ぷら」「電子レンジ調理」等、未加熱調理は、「水さらし」、「塩漬」及び「ぬかみそ漬」等を収載した。原則として、調理する前の食品「生」と同一の試料を用いて調理し、分析した。各食品の調理方法の概要を表12に示した。

⑤ 加熱調理の「ゆで」は、食品を沸騰水中で加熱する料理である。野菜の「ゆで」は、我が国では伝統的にそれぞれの野菜に応じ、ゆでた後の調理操作をしている。例えば、未熟豆野菜及び果菜はゆでた後に湯切りを行い、葉茎野菜では、ゆでて湯切りをした後に水冷し、手搾りをしている。本成分表の「ゆで」は、これらの調理操作をした食品である。各野菜のゆで及び各調理の調理過程の詳細は、「調理方法の概要および重量変化率」（表12）に示した。茎葉野菜を調理後、搾る区分と搾らない区分について見ると、搾る区分の無機質とビタミンの成分変化率が搾らない区分に比べ低い傾向が認められる。

⑥ 漬物の計量に当たって、今回、再分析したものについては、農産物漬物のJAS格付を実施している（社）全国漬物検査協会の「農産物漬物の依頼検査実施要領」等に従い、液汁があるものについては液汁を取り除き、糠漬けについては糠をへら等で除去してから測定した。食品名に示した調理名から調理過程の詳細が分かりにくい食品は、「調理方法の概要および重量変化率」（表12）に加え、備考欄にも記載した。

⑦ 「かぶ」、「だいこん」、「にんじん」及び「きんとき」は、皮を除去した試料も分析し、収載した。

⑧ 廃棄率は、当該食品の消費流通形態、食生活の実態等を踏まえた実測値に基づき決定するよう留意した。

⑨ 野菜には硝酸態窒素を多く含むものがあり、たんぱく質値を正確に示すためには、硝酸イオン濃度を測定して硝酸態窒素相当分を差し引いて計算する必要がある。このような分析をした野菜については、備考欄に硝酸イオン量を示した。

⑩ キャベツ、レタス、人参等のサラダ用調理（切断後、水あるいは次亜塩素酸ナトリウム溶液

で洗浄）についてのモデル調理試験では野菜の種類や調理方法の相違にかかわらず、洗浄によりカリウム（20％程度）や葉酸（10％程度）が損失した。また、同一試料では、水洗いに比べ、次亜塩素酸ナトリウム溶液洗浄の方がカリウム、α-及びβ-カロテン及び葉酸の損失が多い傾向が認められた[5]。

⑪　「分析値」、「文献値」、「類推値」、「計算値」、「借用値」、「推定値」等の用語については、第3章冒頭の「食品群全般に通じる事項」を参照されたい。

　以下、食品ごとに成分値に関する主な留意点について述べる。

アーティチョーク

　－06001　花らい、生

　－06002　花らい、ゆで

　「アーティチョーク」は、「ちょうせんあざみ」のことで、初夏に出る大きい多肉質のつぼみをゆでて利用する。「生」の成分値は、開花直前の「アーティチョーク」を試料として、つぼみの花托（かたく）基部及び総苞（そうほう）の一部を除いた可食部分の分析値及び四訂成分表収載値に基づき決定した。「ゆで」の成分値は、分析値及び成分変化率に基づき決定した。

あさつき＜浅葱＞

　－06003　葉、生

　－06004　葉、ゆで

　「あさつき」は、中国、日本の原野に自生し、古くから食用として利用されてきた。早生種と晩生種とがあり、周年出荷されている。「生」の成分値は、分析値に基づき決定した。「ゆで」の成分値は、分析値及び成分変化率に基づき決定した。

あしたば

　－06005　茎葉、生

　－06006　茎葉、ゆで

　「あしたば」は、はちじょうそう、あしたぐさとも呼ばれる。中・南部太平洋岸に自生する宿根草で、八丈島、大島等では栽培も行われ、若い茎葉を利用する。「生」の成分値は、分析値及び四訂成分表収載値に基づき決定した。「ゆで」の成分値は、分析値及び成分変化率に基づき決定した。

アスパラガス

　－06007　若茎、生

　－06008　若茎、ゆで

　－06327　若茎、油いため

　－06009　水煮缶詰

　「アスパラガス」の野生種は、ヨーロッパ南部からロシア南部まで広く分布しており、我が国へは明治元年に北海道に導入された。グリーンアスパラガスとホワイトアスパラガスがあり、その区分は、栽培法の違いによる。ホワイトアスパラガスは従来、缶詰専用であったが、最近は、一般調理にも用いられている。鮮度の低下が著しいので収穫後直ちに利用・加工される。

　「アスパラガス」（グリーンアスパラガス）は、国産、米国産及びニュージーランド産を試

料とした。「生」は、試料を通年入手したが、季節による分析値の変動は小さく、一定の傾向もみられなかったので、一括した成分値を収載した。「生」の成分値は、分析値及び四訂成分表収載値に基づき決定した。「ゆで」の成分値は、分析値及び成分変化率に基づき決定した。「油いため」の成分値は、調理前後の分析値から求めた成分変化率、付着した植物油の量、調理に使用した植物油（なたね油）の成分値及び「生」の成分値に基づき決定した。

「水煮缶詰」（ホワイトアスパラガス）は、市販品の液汁を除くものの分析値及び四訂成分表収載値に基づき決定した。

アロエ
　　－06328　葉、生

「アロエ」は、ユリ（ススキノキ）科に属し、南アフリカなどの砂漠や高地に約400種が自生する。日本では栽培され、肉厚の葉が食用や民間薬として利用されてきた。キダチアロエとも呼ばれる代表的な種のほか、加工食品に広く利用されているアロエ・ベラがある。成分値は、その両者を試料とし、分析値に基づき決定した。

いんげんまめ＜隠元豆＞
　　－さやいんげん
　　　　－06010　若ざや、生
　　　　－06011　若ざや、ゆで

「いんげんまめ」の未熟菜である「さやいんげん」は、サイトウ（菜豆）、さんどまめとも呼ばれ、サラダ、あえ物等に利用される。なお、関西地方ではふじまめを「いんげんまめ」と呼ぶ場合がある。「生」の成分値は、分析値及び四訂成分表収載値に基づき決定した。「ゆで」の成分値は、分析値及び成分変化率に基づき決定した。なお、煮豆、きんとん等に用いられる完熟種子は、豆類に収載した。

（うど類）＜独活類＞
　　－うど
　　　　－06012　茎、生
　　　　－06013　茎、水さらし
　　－やまうど
　　　　－06014　茎、生

（うど類）は、栽培品を「うど」、山野に自生するものを「やまうど」と呼んでいたが、現在では、暗所で軟白栽培した「うど」に対して、半地下式で上半分を緑化する栽培法で作られたものを、姿、形、風味とも自生種に似ているので「やまうど」と呼んでいる。「やまうど」は、これを試料とした。「うど」の「生」の成分値は、分析値及び四訂成分表収載値に基づき決定した。「うど」の「水さらし」の成分値は、剥（はく）皮後、短冊切りとし、水さらししたものの分析値、四訂成分表収載値及び成分変化率に基づき決定した。

「やまうど」の「生」の成分値は、分析値に基づき決定した。

うるい
　　－06363　葉、生

「うるい」は、キジカクシ科リュウゼツラン亜科ギボウシ属の多年草で、オオバギボウシの若葉の名称で利用されている。ウリッパ、アマナ、ギンボ等とも呼ばれ、北海道、本州北部・中部

等の山野に自生するが、ハウスでの栽培も行われている。成分値は、栽培品の分析値に基づき決定した。

えだまめ＜枝豆＞
－06015　生
－06016　ゆで
－06017　冷凍

「えだまめ」は、だいずの未熟種子で、「生」の成分値は、国産及び台湾産を試料とし、分析値に基づき決定した。「ゆで」の成分値は、分析値及び成分変化率に基づき決定した。「冷凍」の成分値は、冷凍えだまめの大部分が輸入品であることから、台湾産、中国産及びタイ産を試料とし、分析値に基づき決定した。なお、完熟種子は、豆類に収載した。

エンダイブ
－06018　葉、生

「エンダイブ」は、きくちしゃ、にがちしゃ又はシコレとも呼ばれ、葉は切れ込みがあって縮れている。収穫前に内葉を包み込むように外葉をしばって、軟白化する。歯切れがよく、わずかに苦みがあって、主にサラダ用とする。成分値は、分析値に基づき決定した。

（えんどう類）＜豌豆類＞
－トウミョウ
　－06019　茎葉、生
　－06329　芽ばえ、生
　－06330　芽ばえ、ゆで
　－06331　芽ばえ、油いため
－さやえんどう
　－06020　若ざや、生
　－06021　若ざや、ゆで
－スナップえんどう
　－06022　若ざや、生
－グリンピース
　－06023　生
　－06024　ゆで
　－06025　冷凍
　－06374　冷凍、ゆで
　－06375　冷凍、油いため
　－06026　水煮缶詰

「トウミョウ」（豆苗）は、中国野菜の一種で、エンドウの若い茎葉を摘んだものである。「茎葉」は、若い葉と茎から成り（根は含まず）、「芽ばえ」は、豆から発芽させた幼い状態（根付き）である。中国では、エンドウから茎と葉を摘み取った前者が一般的であるが、日本では、キヌサヤエンドウやサトウエンドウなどを水耕栽培し、発芽したての根付きの若芽（後者）が豆苗として多く流通している。「芽ばえ、ゆで」及び「芽ばえ、油いため」の成分値は、調理前後の分析値から求めた成分変化率、付着した植物油の量、調理に使用した植物

油（なたね油）の成分値及び「生」の成分値に基づき決定した。

「さやえんどう」は、主として筋なし（Stringless）品種が用いられ、周年栽培されている。国産、中国産及び台湾産を試料とした。「生」の成分値は、分析値に基づき決定した。「ゆで」の成分値は、分析値及び成分変化率に基づき決定した。

「スナップえんどう」は、「スナックえんどう」とも呼ばれ、子実がある程度大きくなってもさやが硬くならない「さやえんどう」で、さやごと食べる。成分値は、分析値に基づき決定した。

未熟種子である「グリンピース」（みえんどう）の「生」の成分値は、分析値及び四訂成分表収載値に基づき決定した。「ゆで」の成分値は、分析値及び成分変化率に基づき決定した。「冷凍」、その「ゆで」及び「油いため」は、ニュージーランド産、米国産、中国産及びベルギー産の市販品を試料とした。なお、試料は、冷凍のミックスベジタブルとして市販されている製品から、グリンピースのみを選別したものであるが、グリンピースのみの冷凍品と同様の加工がなされているものである。「冷凍」の成分値は、分析値に基づき決定した。「ゆで」及び「油いため」の成分値は、「冷凍」の成分値及び成分変化率に基づき、それぞれ決定した。「水煮缶詰」の成分値は、市販品の液汁を除いたものの分析値及び四訂成分表収載値に基づき決定した。

なお、「えんどう」の完熟種子は、豆類に収載している。

おおさかしろな＜大阪白菜＞

－06027　葉、生

－06028　葉、ゆで

－06029　塩漬

「おおさかしろな」は、はくさい類と「たいさい」が交雑してできたつけ菜の一種で、大阪周辺で栽培されているものである。「生」の成分値は、分析値及び四訂成分表収載値に基づき決定した。「ゆで」及び「塩漬」の成分値は、それぞれ分析値及び成分変化率に基づき決定した。

おかひじき

－06030　茎葉、生

－06031　茎葉、ゆで

「おかひじき」は、みるなとも呼ばれ、海岸砂地に自生する一年生草本で、内陸部では栽培も行われている。多肉質の茎を利用する。「生」の成分値は、分析値及び四訂成分表収載値に基づき決定した。「ゆで」の成分値は、分析値及び成分変化率に基づき決定した。

オクラ

－06032　果実、生

－06033　果実、ゆで

「オクラ」は、東北アフリカの原産で、我が国へは江戸時代末期に渡来した。我が国では親指大になった幼果を収穫し、出荷している。国内産のほかフィリピン産及びタイ産を試料とした。また、試料を通年入手したが、季節による分析値の変動は小さく、一定の傾向もみられなかったので、一括した成分値を示した。「生」の成分値は、分析値に基づき決定した。「ゆで」の成分値は、分析値及び成分変化率に基づき決定した。

かぶ＜蕪＞

－06034　葉、生

－06035　葉、ゆで

－06036　根、皮つき、生

－06037　根、皮つき、ゆで

－06038　根、皮なし、生

－06039　根、皮なし、ゆで

－漬物

　－塩漬

　　－06040　葉

　　－06041　根、皮つき

　　－06042　根、皮なし

　－ぬかみそ漬

　　－06043　葉

　　－06044　根、皮つき

　　－06045　根、皮なし

「かぶ」は、かぶらとも呼ばれ、原産地については、地中海沿岸の南ヨーロッパ説とアフガニスタンを中心とする西アジア説がある。栽培の歴史は古く、日本でも最も古くから栽培されていた野菜の一つであり、「すずな」の名で七草の一つとしても親しまれてきた。欧州系（金町小かぶ、早生小かぶ、時無小かぶ等）、東洋系（聖護院かぶ、天王寺かぶ等）及び両者の交配種があるが、大部分が一代雑種で、周年栽培されている。「葉、生」の成分値は、分析値及び四訂成分表収載値に基づき決定した。「葉、ゆで」の成分値は、分析値及び成分変化率に基づき決定した。「根、皮つき、生」及び「根、皮なし、生」の成分値は、それぞれ分析値に基づき決定した。「根、皮つき、ゆで」及び「根、皮なし、ゆで」の成分値は、それぞれ分析値及び成分変化率に基づき決定した。

「塩漬」の「葉」、「根、皮つき」及び「根、皮なし」、「ぬかみそ漬」の「葉」、「根、皮つき」及び「根、皮なし」の成分値は、いずれも分析値及び成分変化率に基づき決定した。

（かぼちゃ類）＜南瓜類＞

　－日本かぼちゃ

　　－06046　果実、生

　　－06047　果実、ゆで

　－西洋かぼちゃ

　　－06048　果実、生

　　－06049　果実、ゆで

　　－06332　果実、焼き

　　－06050　果実、冷凍

　－そうめんかぼちゃ

　　－06051　果実、生

我が国で食用にされている（かぼちゃ類）には、中米原産の「日本かぼちゃ」（ちりめん、黒皮、菊座、白菊座等）と、南米原産の「西洋かぼちゃ」（栗かぼちゃ、芳香青皮、ハッバー

ド、新栗饅等）とがある。日本かぼちゃはかつて、夏季の代表的な野菜として、いたるところで栽培されていたが、現在は、ごく一部の地域のみで栽培され、調理上のし好性の変化もあり、西洋かぼちゃに圧倒されつつある。

「日本かぼちゃ」の「生」の成分値は、分析値及び四訂成分表収載値に基づき決定した。「ゆで」の成分値は、分析値及び成分変化率に基づき決定した。

「西洋かぼちゃ」は、国産のほかニュージーランド産、トンガ産及びメキシコ産を試料とした。試料を通年入手したが、季節による変動がみられたものの一定の傾向は認められないこと及び国産品と輸入品が混在していることから、一括した成分値を示した。「生」の成分値は、分析値に基づき決定した。「ゆで」の成分値は、分析値及び成分変化率に基づき決定した。「焼き」の成分値は、調理前後の分析値から求めた成分変化率と、「生」の成分値に基づき決定した。「冷凍」の成分値は、ニュージーランド産及び中国産を試料とし、分析値に基づき決定した。

「そうめんかぼちゃ」は、いとかぼちゃ、きんしうり、なますうり等とも呼ばれ、完熟した果実を輪切りにしてゆでた後、果肉を引き出すとそうめん状につながって出てくる。これを二杯酢等で食べる。成分値は、分析値に基づき決定した。

からしな＜芥子菜＞

－06052　葉、生

－06053　塩漬

「からしな」は元々、クロガラシとアブラナの自然交雑から成り、その両者が混在する中東地方を原産とする説が有力である。「からしな」には、類縁種としてたかな、あざみ菜等があるが、本編でいう「からしな」は、葉がらし、菜がらしと呼ばれているものである。なお、香辛料のからしの粉（和がらし）は、「からしな」の種子を脱脂後、粉砕したものである。「生」の成分値は、分析値及び四訂成分表収載値に基づき決定した。「塩漬」の成分値は、生の葉を塩漬け後、手洗いし、手搾りした分析値及び成分変化率に基づき決定した。

カリフラワー

－06054　花序、生

－06055　花序、ゆで

「カリフラワー」は、キャベツの一変種で、地中海東部沿岸を原産地とし、我が国へは明治初年に渡来し、はなやさいと呼ばれたが、現在は、「カリフラワー」と呼ぶことが定着している。食用部位は、白色あるいはクリーム色の花序（蕾（つぼみ））である。「生」の成分値は、分析値及び四訂成分表収載値に基づき決定した。「ゆで」の成分値は、分析値及び成分変化率に基づき決定した。

かんぴょう＜干瓢＞

－06056　乾

－06057　ゆで

－06364　甘煮

「かんぴょう」は、ゆうがおの果肉を薄く細長く切り出し乾燥させたものである。ゆうがおは、ヒョウタンと同種で、原産地は北アフリカまたはインドと考えられている。「乾」の成分値は、分析値及び四訂成分表収載値に基づき決定した。「ゆで」の成分値は、分析値、四訂

成分表収載値及び成分変化率に基づき決定した。「甘煮」は、下ゆでしたかんぴょうを砂糖、しょうゆ等で煮たものである。市販品には水飴、だし、みりん等を含む製品もある。成分値は、市販品の分析値に基づき決定した。

きく＜菊＞

　－06058　花びら、生

　－06059　花びら、ゆで

　－06060　菊のり

　「きく」には、黄色、大輪、厚物等と品種が多く、東北地方等冷涼地での栽培が多い。食用ぎくあるいは料理ぎくと呼ばれる。「生」の成分値は、分析値及び四訂成分表収載値に基づき決定した。「ゆで」の成分値は、分析値及び成分変化率に基づき決定した。「菊のり」は、花びらを蒸して一定の大きさの薄い板状にまとめて乾操した乾燥食用ぎくである。成分値は、市販品の分析値及び四訂成分表収載値に基づき決定した。

（キャベツ類）

　－キャベツ

　　－06061　結球葉、生

　　－06062　結球葉、ゆで

　　－06333　結球葉、油いため

　－グリーンボール

　　－06063　結球葉、生

　－レッドキャベツ

　　－06064　結球葉、生

　「キャベツ」は、ヨーロッパ原産で、かつては、甘藍（かんらん）とも呼ばれていたが、現在は、「キャベツ」と呼ぶことが定着している。結球性、非結球性及びその中間のもの、葉色が淡緑色又は緑色のもの、紫色のもの（レッドキャベツ）、葉の縮れているもの（ちりめんかんらん）、平滑なもの等、多様な品種がある。我が国の品種は、主として結球性、緑色、平滑葉で、すべて一代雑種であり、周年出荷されている。

　「キャベツ」の「生」は、試料を通年入手したが、季節による分析値の変動は小さく、また一定の傾向はみられなかったので、一括した成分値を収載した。「生」の成分値は、分析値に基づき決定した。「ゆで」の成分値は、分析値及び成分変化率に基づき決定した。「油いため」の成分値は、調理前後の分析値から求めた成分変化率、付着した植物油の量、調理に使用した植物油（なたね油）の成分値及び「生」の成分値に基づき決定した。

　「グリーンボール」は、極早生、鮮緑色の小型「キャベツ」である。葉が柔らかいので生食に適しており、品種名が一般名として定着したものである。成分値は、分析値に基づき決定した。

　「レッドキャベツ」は、赤キャベツ、紫キャベツとも呼ばれ、葉が赤紫色を呈している。成分値は、分析値に基づき決定した。

きゅうり＜胡瓜＞

　－06065　果実、生

　－漬物

　　－06066　塩漬
　　－06067　しょうゆ漬
　　－06068　ぬかみそ漬
　－ピクルス
　　－06069　スイート型
　　－06070　サワー型

　「きゅうり」は、インド原産で、一般に果皮が薄く、肉質がもろく歯切れの良い白いぼ（果皮のとげの色が白い）の華北型と、果皮が硬く、肉質は粘軟な黒いぼ（果皮のとげの色が黒い）の華南型とがあり、両者の交配種も育成されている。これらの品種はほとんど一代雑種である。なお、ピクルス用としての専用品種も栽培されている。「きゅうり」の表面にはブルームと呼ばれる白色粉状のものがみられるが、見栄えが良くないという理由から、接ぎ木によってブルームの形成されないブルームレスが普及している。「生」は、試料を通年入手したが、季節による成分値の変動は小さく、また一定の傾向はみられなかったので、一括した成分値を収載した。成分値は、分析値に基づき決定した。

　なお、四訂成分表作成の際に、露地栽培ものと施設栽培ものについての分析を行ったが、これらの成分の差異は常に一定の傾向を示すとはいい難く、分別して収載すべきほど明確なものとは判断されなかった。

　「塩漬」の成分値は、分析値及び成分変化率に基づき決定した。「しょうゆ漬」の成分値は、市販品の分析値に基づき決定した。「ぬかみそ漬」の成分値は、分析値及び成分変化率に基づき決定した。

　「ピクルス」は、各種香辛料、甘味料等を加えた食酢に漬けた「スイート型」と、塩漬け後、乳酸発酵させた酸味の強い「サワー型」を収載した。成分値は、それぞれ市販品を試料とし、分析値及び四訂成分表収載値に基づき決定した。

ぎょうじゃにんにく＜行者大蒜＞
　　－06071　葉、生

　「ぎょうじゃにんにく」は、アイヌねぎ、ヒトビロ及びやまびるとも呼ばれ、ニンニク臭のある山菜で、北海道をはじめ寒冷地の山間に自生しているが、北海道等で栽培されるようになっている。成分値は、栽培品の分析値に基づき決定した。

キンサイ＜芹菜＞
　　－06075　茎葉、生
　　－06076　茎葉、ゆで

　「キンサイ」はセロリの一種の中国野菜で、葉柄は細くやわらかで香りが高い。水耕栽培が普及しており、これを試料とした。「生」の成分値は、分析値に基づき決定した。「ゆで」の成分値は、分析値及び成分変化率に基づき決定した。

クレソン
　　－06077　茎葉、生

　「クレソン」は、ヨーロッパ原産で、水芥子（みずからし）あるいはオランダみずがらし（オランダがらし）とも呼ばれる。山間に自生するものと栽培品があり、後者を試料とした。成分値は、分析値及び四訂成分表収載値に基づき決定した。

くわい＜慈姑＞

　　－06078　塊茎、生

　　－06079　塊茎、ゆで

　「くわい」は、オモダカの栽培品種で、「青くわい」と「白くわい」があり、原産地は中国である。前者は日本で多く栽培されていて、これを試料とした。後者は中国大陸で栽培されている。なお、関西では野生種でオモダカ科に属する小型の「吹田くわい」が高級料理用として用いられている。「生」の成分値は、分析値及び四訂成分表収載値に基づき決定した。「ゆで」の成分値は、分析値及び成分変化率に基づき決定した。

ケール

　　－06080　葉、生

　「ケール」は、野生キャベツに近縁で、多くの系統がある。葉は不結球で、食用と飼料用がある。我が国では、生鮮野菜としては定着しつつあるが、主に飲料（青汁）用ケールとして利用されている。成分値は、分析値に基づき決定した。

コールラビ

　　－06081　球茎、生

　　－06082　球茎、ゆで

　「コールラビ」は、球茎かんらんとも呼ばれ、キャベツの一変種で茎の根元がかぶのように肥大したものである。「生」の成分値は、分析値及び四訂成分表収載値に基づき決定した。「ゆで」の成分値は、分析値及び成分変化率に基づき決定した。

こごみ＜屈＞

　　－06083　若芽、生

　「こごみ」は、食用シダ類のクサソテツの若芽で、こごめ又はくさそてつとも呼ばれ、東北地方の代表的な山菜であるが、栽培もされている。成分値は、栽培品の分析値に基づき決定した。

ごぼう＜牛蒡＞

　　－06084　根、生

　　－06085　根、ゆで

　「ごぼう」は、我が国のほか、ヨーロッパ、シベリアから中国北東部にかけても分布するが、食用に供するのは我が国のみといわれている。品種には、短根種（大浦、堀川等）と長根種（滝野川等）があり、また、葉柄基部が赤いもの（赤茎種）と淡緑色のもの（白茎種）がある。白茎種のものは、葉も食用に供することができる。長根種を試料とし、通年入手したが、季節による分析値の変動は小さく、また一定の傾向がみられなかったので、一括した成分値を収載した。また、中国産の試料も分析した。「生」の成分値は分析値に基づき、「ゆで」の成分値は分析値及び成分変化率に基づき決定した。

こまつな＜小松菜＞

　　－06086　葉、生

　　－06087　葉、ゆで

　「こまつな」は、きょうな、たいさい等と類縁で、冬菜（ふゆな）又は雪菜（ゆきな）とも称され、秋播きと、春播きとがあり、春先につまみ菜とするものは、特にうぐいす菜とも

称される。最も有名なつけ菜の一種で、関東地方で生まれた栽培品種である。「生」の成分値は、分析値及び四訂成分表収載値に基づき決定した。「ゆで」の成分値は、分析値及び成分変化率に基づき決定した。

コリアンダー

　－06385　葉、生

　「コリアンダー」は、セリ科コエンドロの英名で、「シャンツァイ（香菜)」、「パクチー」とも呼ばれる。南欧、地中海東部沿岸地域原産で、葉には独特の香りがある。「葉、生」の成分値は、分析値に基づき決定した。

ザーサイ＜搾菜＞

　－06088　漬物

　「ザーサイ」は、からしなの一種で、葉柄基部が肥大する。肥大部を塩漬けにして食用とする。中国から塩漬を輸入し、国内で瓶詰め等に再包装される。成分値は、市販品を水洗したものの分析値及び四訂成分表収載値に基づき決定した。

さんとうさい＜山東菜＞

　－06089　葉、生

　－06090　葉、ゆで

　－06091　塩漬

　「さんとうさい」ははくさいの一変種で、はくさいに似るがやや大型で、中国山東省が原産とされる。主に半結球性であるが、結球性のものも育成されている。日本では、小さいうちに若採りしたものが「べか菜」と呼ばれて市場に出回っており、これを試料とした。「生」の成分値は、分析値に基づき決定した。「ゆで」の成分値は、分析値及び成分変化率に基づき決定した。「塩漬」の成分値は、試料を塩漬け後、手洗いし、手搾りした分析値に基づき決定した。

しかくまめ＜四角豆＞

　－06092　若ざや、生

　「しかくまめ」は、熱帯アジア地域で広く栽培され、近年日本に導入された。「しかくまめ」のさやは翼状のひだがあり断面が四角形で、栽培は高温多湿の気候に適するので、沖縄、奄美などに限られる。若ざや、種子も食用となる。成分値は、分析値に基づき決定した。

ししとう＜獅子唐＞

　－06093　果実、生

　－06094　果実、油いため

　「ししとう」は、比較的小型の青果用のとうがらしであり、原産地は中央・南アメリカである。とうがらしの一変種（甘味種）で、周年出荷されている。「生」の成分値は、分析値及び四訂成分表収載値に基づき決定した。「油いため」の成分値は、ヨウ素、セレン、クロム、モリブデン及びビオチンは分析値に基づき、それら以外は文献値[6]及び「生」の成分値から計算に基づき決定した。

しそ＜紫蘇＞

　－06095　葉、生

　－06096　実、生

　「しそ」には、葉が緑色の青じそ、紅紫色の赤じそ、葉の表が緑色で裏が紅紫色の片面じそ等があり、周年栽培されている。原産地はミャンマーから中国であるが、我が国への渡来も相当古い。発芽して間もない幼植物を利用する芽じそ、やや開花した花穂を利用する穂じそ、葉を利用する葉じそ、実を利用する実じそがあるが、葉じそと実じそを収載した。「葉、生」の成分値は、一般に大葉として食用とされる青じそを試料とし、成分値は、分析値及び四訂成分表収載値に基づき決定した。

　なお、四訂成分表作成の際に、青じそと赤じその両者について分析を行った結果、カロテンを除き、両者の各成分値間に明らかな差異が認められなかった。また、四訂成分表において、青じそと赤じそで差のみられたカロテンは赤じそについても改めて分析したが、青じそとの差がほとんどなかった。

　「実、生」は、青じその実を試料とし、成分値は、分析値及び四訂成分表収載値に基づき決定した。

じゅうろくささげ＜十六豇豆＞
　－06097　若ざや、生
　－06098　若ざや、ゆで

　「じゅうろくささげ」の原産地は、アフリカで、若ざやを食用とする。さやは長大で、長さが30〜40cmあり、その多くは淡緑色であるが、淡紫色、白色のものもある。完熟した種子は紅色のものが多い。さやの色が緑色と淡紫色のものを試料としたが、分析値には明らかな差異は認められなかったので、両者を一括して成分値を収載した。「生」の成分値は、分析値及び四訂成分表収載値に基づき決定した。「ゆで」の成分値は、分析値及び成分変化率に基づき決定した。

しゅんぎく＜春菊＞
　－06099　葉、生
　－06100　葉、ゆで

　「しゅんぎく」は、地中海沿岸を原産とし、菊菜（きくな）とも呼ばれ、葉が濃緑色で大きく、かつ、切れ込みが少ない大葉種、小型で切れ込みが大きく薄肉の小葉種及び両者の中間で最も栽培が多い中葉種とがあり、周年栽培されている。水耕栽培品も出回っているので、水耕栽培品も含めて分析した。「生」の成分値は、分析値及び四訂成分表収載値に基づき決定した。「ゆで」の成分値は、分析値及び成分変化率に基づき決定した。

じゅんさい＜蓴菜＞
　－06101　若葉、水煮びん詰

　「じゅんさい」は、各地の古い湖沼に自生しており、人工沼（じゅんさい圃場）でも栽培されている。主として粘質物に包まれた若い茎葉を食用とする。一般には水煮びん詰が市販されている。成分値は、市販品の液汁を除いたものの分析値及び四訂成分表収載値に基づき決定した。

（しょうが類）＜生姜類＞
　－葉しょうが
　　－06102　根茎、生
　－しょうが

　　　－06103　根茎、皮なし、生
　　　－06365　根茎、皮なし、生、おろし
　　　－06366　根茎、皮なし、生、おろし汁
　　　－漬物
　　　　－06104　酢漬
　　　　－06105　甘酢漬
　　－新しょうが
　　　－06386　根茎、生
　　（しょうが類）には、葉しょうが（筆しょうが）、芽しょうが、根しょうが（ひねしょうが、新しょうが）等がある。
　　「葉しょうが」の「根茎、生」は、盆しょうが、はじかみとも呼ばれ、「しょうが」の新芽が出てまだ茎は細く、根元は淡紅色をしており、肥大塊茎が小指程度の大きさのものをいう。成分値は、分析値に基づき決定した。
　　「しょうが」は、根しょうがのうち、収穫後に貯蔵し翌年に出荷するいわゆるひねしょうがであり、収穫直後に出荷するものは「新しょうが」として別に収載した。「おろし」は、国産のしょうがの皮をむき、おろし金でおろしてから濡れ布（晒布巾（さらしふきん））を水で濡らし硬く搾ったもの。以下同じ。）で受けた。その後、その濡れ布で全部を包み、手搾りして汁を除いたものである。「おろし汁」は、「おろし」と同一の調理過程で汁を得たものである。
　　なお、「おろし」は、皮をむいたしょうがから、24 ％（おろす前のしょうがの質量を100 ％としての割合）と「おろし汁」は、76 ％を得た。しょうがをおろした際、その全てを利用する（流出する液汁を廃棄しない）ものの、成分値は、質量割合で「おろし」24 ％と「おろし汁」76 ％とから計算したものと同じである。この成分値は、「しょうが　根茎、皮なし、生（06103）」の成分値と同じであると考えることができるが、これらの成分値の違いは試料の違いに起因するものである。
　　各家庭や給食施設等で扱う「しょうがおろし」の推定成分値は、おろす前のしょうがに対する「しょうがおろし」の質量割合と「おろし」と「おろし汁」の成分値とから、計算できる。具体的な計算方法は、「だいこん」の項にある「だいこんおろし」の計算方法と同じである。
　　「根茎、皮なし、生」の成分値は、分析値及び四訂成分表収載値に基づき決定した。「おろし」及び「おろし汁」の成分値は、それぞれの分析値に基づき決定した。
　　「酢漬」は、「紅しょうが」で、今回、市販品の試料を、（社）全国漬物検査協会の「農産物漬物の依頼検査実施要領」にある「液汁分離の方法」[7]に従い液汁を流出させたものを再分析した。成分値は、分析値に基づき決定した。
　　「甘酢漬」の成分値も「酢漬」と同様、今回、市販品の試料を（社）全国漬物検査協会の「農産物漬物の依頼検査実施要領」にある「液汁分離の方法」[7]に従い液汁を流出させたものを再分析した。成分値は分析値に基づき決定した。
　　「新しょうが」は、根と茎の根元の赤い部分までを可食部に含めて試料とした。成分値は分析値に基づき決定した。
しろうり＜白瓜＞
　　－06106　果実、生

　　　－漬物

　　　　－06107　塩漬

　　　　－06108　奈良漬

　「しろうり」は、あさうりとも呼ばれ、果実類のまくわうりの類縁種である。果実を浅漬けとするほか奈良漬等の加工原料として用いられる。「生」及び「塩漬」の成分値は、市販品を水洗い後、水切りしたものの分析値及び四訂成分表収載値に基づき決定した。

　「奈良漬」は、粕漬（かすづけ）の一種で、今回、市販品を試料として再分析した。成分値は、糠をヘラ及び濡れタオルを使用して完全に除去したものの分析値及び四訂成分表収載値に基づき決定した。

ずいき＜芋茎＞

　　　－06109　生ずいき、生

　　　－06110　生ずいき、ゆで

　　　－06111　干しずいき、乾

　　　－06112　干しずいき、ゆで

　さといもは、塊茎のほかに葉柄である「ずいき」が食用に供される。塊茎は、いも及びでん粉類の「さといも」に収載した。「ずいき」には、緑色のもの（八つ頭、はす芋等）と赤紫色のもの（赤芽、唐芋等）があり、生の状態のものは「ずいき」、乾燥した「干しずいき」はいもがらとも呼ばれる。一般に、葉柄が赤紫色のものが、えぐみが弱いので食用とされ、「生ずいき」は、これを試料とした。「生」の成分値は、分析値及び四訂成分表収載値に基づき決定した。「ゆで」の成分値は、分析値及び成分変化率に基づき決定した。「干しずいき」の「乾」の成分値は、市販品の分析値及び四訂成分表収載値に基づき決定した。「ゆで」の成分値は、分析値及び成分変化率に基づき決定した。

すいぜんじな＜水前寺菜＞

　　　－06387　葉、生

　「すいぜんじな」は、東南アジアが原産とされるキク科スイゼンジナの茎葉である。熊本県の伝統野菜で、水前寺地区で湧き水を利用して栽培されたことから、水前寺菜と呼ばれるようになったとされる。葉の裏側が紫色を呈する。加賀野菜（石川県）の「金時草（きんじそう）」や愛知県の「式部草（しきぶそう）」も同じものである。「葉、生」の成分値は、分析値に基づき決定した。

すぐきな　＜酢茎菜＞

　　　－06113　葉、生

　　　－06114　根、生

　　　－06115　すぐき漬

　「すぐきな」は、賀茂菜（かもな）とも呼ばれ、本来は京都府下の賀茂地方特産のかぶの一変種を指すが、現在の栽培種は、その在来種と聖護院かぶとが交雑したものといわれる。「葉、生」及び「根、生」の成分値は、分析値及び四訂成分表収載値に基づき決定した。

　「すぐき漬」は、塩漬け後、自然に乳酸発酵させた酸味のある漬物である。成分値は、市販品を軽く水洗いして水気を切ったものの分析値及び四訂成分表収載値に基づき決定した。

ズッキーニ

－06116　果実、生

「ズッキーニ」は、北アメリカ南部からメキシコ地域が原産で、つるなしかぼちゃとも呼ばれ、きゅうりに似た形のペポカボチャの一種で、未熟果実を食用とする。緑色種と黄色種がある。成分値は、分析値に基づき決定した。

せり＜芹＞

－06117　茎葉、生

－06118　茎葉、ゆで

「せり」には、自生のものと栽培品とがあり、前者は俗に田ぜりとも呼ばれている。葉柄の色沢は一般に前者が紫褐色、後者が青緑色である。栽培品を試料とした。「生」の成分値は、分析値及び四訂成分表収載値に基づき決定した。「ゆで」の成分値は、分析値及び成分変化率に基づき決定した。

セロリ

－06119　葉柄、生

「セロリ」は、セロリー、セルリーあるいはオランダみつばとも呼ばれる。従来は、軟白する黄色種が栽培されていたが、緑色種の利用が一般的となった。葉身を切り取った状態で輸入もされている。国産及び米国産を試料とした。成分値は、分析値及び四訂成分表収載値に基づき決定した。

なお、葉柄の緑色のものは、白色のものよりカロテンの分析値が高い傾向にあったが、一括した成分値を示した。

ぜんまい＜薇＞

－生ぜんまい

－06120　若芽、生

－06121　若芽、ゆで

－干しぜんまい

－06122　干し若芽、乾

－06123　干し若芽、ゆで

「ぜんまい」は、山野に自生する多年生シダ（羊歯）植物の一種で、市場にはこれを採集したものと、林間等を利用して栽培したものとが出荷されている。

「生ぜんまい」の「生」の成分値は、分析値及び四訂成分表収載値に基づき決定した。「ゆで」の成分値は、分析値及び成分変化率に基づき決定した。

「干しぜんまい」は、熱湯でゆで上げ、十分にあく抜き後、乾燥したものである。「乾」の成分値は、分析値及び四訂成分表収載値に基づき決定した。「ゆで」の成分値は、分析値及び成分変化率に基づき決定した。

そらまめ＜蚕豆＞

－06124　未熟豆、生

－06125　未熟豆、ゆで

「そらまめ」は、南西アジアまたは北アフリカが原産で、完熟種子を利用する場合と未熟種子を利用する場合がある。「未熟豆」は、種皮ごと食べる場合と種皮を除いて子葉部分を食べる場合があるが、本編では、後者を試料とした。「生」の成分値は、分析値及び四訂成分表

収載値に基づき決定した。「ゆで」の成分値は、分析値及び成分変化率に基づき決定した。なお、完熟種子は、豆類に収載した。

タアサイ
 －06126　葉、生
 －06127　葉、ゆで

「タアサイ」は、中国野菜のつけ菜類の一種で、昭和初期にも導入されたが、現在流通しているものは再導入されたものの改良種である。「生」の成分値は、分析値に基づき決定した。「ゆで」の成分値は、分析値及び成分変化率に基づき決定した。

（だいこん類）＜大根類＞
 －**かいわれだいこん**
　 －06128　芽ばえ、生
 －**葉だいこん**
　 －06129　葉、生
 －**だいこん**
　 －06130　葉、生
　 －06131　葉、ゆで
　 －06132　根、皮つき、生
　 －06133　根、皮つき、ゆで
　 －06134　根、皮なし、生
　 －06367　根、皮なし、生、おろし
　 －06368　根、皮なし、生、おろし汁
　 －06369　根、皮なし、生、おろし水洗い
　 －06135　根、皮なし、ゆで
 －**切干しだいこん**
　 －06136　乾
　 －06334　ゆで
　 －06335　油いため
 －**漬物**
　 －06388　いぶりがっこ
　 －06137　ぬかみそ漬
　 －**たくあん漬**
　　 －06138　塩押しだいこん漬
　　 －06139　干しだいこん漬
　 －06140　守口漬
　 －06141　べったら漬
　 －06142　みそ漬
　 －06143　福神漬

（だいこん類）は、世界各地に分布し、品種の分化も多様で、用途も野菜から飼料用まで地域により様々である。我が国の主要品種は、主として南支系大根群に属するが、大部分が一代雑種

である。根形は短形、長形及び丸形と多様であり、用途別にも青果用、加工用及び兼用に分けることができる。収穫の容易さから、青首系が主流をなしている。

「かいわれだいこん」は、かいわれとも呼ばれ、種子を厚まきして暗所で徒長させ、双葉（貝割れ葉）が展開したときに光を当てて緑化させたものである。成分値は、分析値に基づき決定した。

「葉だいこん」は、若葉を食用とする専用品種を水耕栽培したものである。成分値は、分析値に基づき決定した。

「だいこん」の「葉、生」及び「葉、ゆで」は、収穫適期に達した「だいこん」の葉を試料とした。「生」の成分値は、分析値及び四訂成分表収載値に基づき決定した。「ゆで」の成分値は、「生」の成分値及び成分変化率に基づき決定した。「根、皮つき、生」は、試料を通年入手したが、季節による成分値の変動は小さく、一定の傾向もみられなかったので一括した成分値を示した。「生」の成分値は、分析値に基づき決定した。「ゆで」の成分値は、「生」の成分値及び成分変化率に基づき決定した。「だいこん」は、皮をむいてから利用することが多いので、「根、皮なし、生」及び「根、皮なし、ゆで」も収載した。「生」の成分値は、分析値に基づき決定した。「ゆで」の成分値は、「生」の成分値及び成分変化率に基づき決定した。

だいこんおろしは、だいこんの皮をむき、おろし金でおろしたものである。全部を使う場合（この場合は生の収載値と同じ成分値になると考えられる。後述参照）と、ある程度搾って使う場合とがある。また、だいこんおろしを濡れ布（晒布巾（さらしふきん）を水で濡らして硬く搾ったもの。以下同じ）で包み、流水で洗う場合もある。

「おろし」は、だいこんの皮をむき、おろし金でおろしながら濡れ布で受け、その濡れ布で全部を包み、手搾りして汁を分けたものである。この分けた汁は、「だいこんおろし」の成分値の推定に利用するため、「おろし汁」として収載した。

分析した試料は、皮をむいただいこんから、「おろし」18％（おろす前のだいこんの質量を100％としての割合）と「おろし汁」82％とを得たものである。

皮をむいただいこんから得られる「おろし」と「おろし汁」の割合は、搾る強さにより異なる。各家庭や給食施設等で扱う「だいこんおろし」の推定成分値は、おろす前のだいこんに対する「だいこんおろし」の質量割合と「おろし」と「おろし汁」の成分値とから、計算出来る。

計算方法

① 作った「だいこんおろし」の質量を測り、おろす前のだいこんの質量を100％としたときの割合（a（%））を算出する。

② 作った「だいこんおろし」の割合（a（%））と食品成分表に収載されている「おろし」の割合（18（%））の差を算出する。

a（%）－ 18（%）＝作った「だんこんおろし」に含まれる、食品成分表に収載されている「おろし汁」の割合：b（%）

③ 作った「だいこんおろし」の中の、食品成分表に収載されている「おろし」と「おろし汁」の割合を算出する。

18（%）× 100 /（18（%）+ b（%））＝作った「だいこんおろし」中の、食品成分表に収載されている「おろし」の割合：A（%）

b（%）× 100 /（18（%）+ b（%））＝作った「だいこんおろし」中の、食品成分表に収載されて

いる「おろし汁」の割合：B (%)

④　作った「だいこんおろし」100 gの推定成分値を算出する：

作った「だいこんおろし」100 gの推定成分値 ＝

食品成分表の「おろし」の成分値 ×A (%)/100＋「おろし汁」の成分値×B (%)/100

　なお、だいこんをおろした際、その全てを利用する（流出する液汁を廃棄しない）ものの成分値は、質量割合で「おろし」18と「おろし汁」82とから計算したものと同じである。この成分値は、「だいこん、根、皮なし、生（06134）」の成分値とも同じであると考えることができるが、これらの成分値の違いは試料の違いに起因するものである。

　「おろし水洗いは」は、「おろし」と「おろし汁」の同一試料のだいこんの皮をむき、おろし金でおろしながら濡れ布で受ける。その後、その濡れ布で包み、水洗いし、手搾りして汁を除いたものである。

　「おろし」、「おろし汁」及び「おろし水洗い」の成分値は、それぞれの分析値に基づき決定した。

　「切干しだいこん」は、千切り干し（細長く切り出し乾燥したもの）、上切り干し（千切りよりもやや太めに切り出し乾燥したもの）及び花丸切り干し（輪切りにし乾燥したもの）等がある。「乾」の成分値は、市販品を試料とし、分析値及び四訂成分表収載値に基づき決定した。「ゆで」と「油いため」は、市販品を水戻し後、調理したもので、「油いため」の成分値は、成分変化率、付着した植物油の量、調理に使用した植物油（なたね油）の成分値及び「乾」の成分値に基づき決定した。

　「いぶりがっこ」は、洗ったダイコンを燻製（くんせい）にすることにより乾燥させ、食塩及び米ぬか等で漬け込んだ秋田県の地域伝統食品である。成分値は、市販品の分析値に基づき決定した。

　「ぬかみそ漬」の成分値は、試料を糠床に一昼夜漬けた後、水洗いし、水切りした「生」の成分値及び成分変化率に基づき決定した。「たくあん漬」には、生だいこんを塩漬け後、本漬けにする「塩押しだいこん漬」（新漬たくあん、早漬たくあん）と、だいこんをある程度干してから漬け込む「干しだいこん漬」（本たくあん）がある。「塩押しだいこん漬」について、今回、市販品の試料を、（社）全国漬物検査協会の「農産物漬物の依頼検査実施要領」にある「液汁分離の方法」[7]に従い液汁を流出させたものを再分析した。成分値は、分析値に基づき決定した。「干しだいこん漬」の成分値は、市販品を水洗い後、水切りしたものの分析値に基づき決定した。

　「守口漬」は、根径 2.5～3 cm、長さ 1～1.5 mに達する守口だいこんの粕漬（かすづけ）である。成分値は、市販品を水洗い後、水切りしたものの分析値及び四訂成分表収載値に基づき決定した。

　「べったら漬」は、麹（こうじ）漬けの一種である。今回、市販品を試料として再分析した。成分値は、麹をヘラ及び濡れタオルを使用して完全に除去したものの分析値に基づき決定した。

　「みそ漬」は、ある程度干しただいこんをみそに漬け込んだものである。今回、市販品の試料を、（社）全国漬物検査協会の「農産物漬物の依頼検査実施要領」にある「液汁分離の方法」[7]に従い液汁を流出させたものから、味噌をヘラ及び濡れタオルを使用して完全に除去したものを再分析した。成分値は、分析値に基づき決定した。

　「福神漬」は、だいこんを主体に、なす、きゅうり、なた豆等を加えて、しょうゆを主体とする調味液に漬けたいわゆる混合野菜の調味漬の範ちゅうに入る食品である。成分値は、市販品の調味液を除去したものの分析値及び四訂成分表収載値に基づき決定した。

（たいさい類）＜体菜類＞
　－つまみな
　　－06144　葉、生
　－たいさい
　　－06145　葉、生
　　－06146　塩漬

　「たいさい」は、きょうな、こまつな等と類縁の野菜で、しゃくし菜とも呼ばれている。「つまみな」は、本葉4～5枚で若採りする雪白体菜（せっぱくたいさい）である。なお、間引きしただいこん、こまつな等の若苗もつまみ菜として利用されている。本編では、若採りした「せっぱくたいさい」を試料とし、成分値は、分析値に基づき決定した。
　「たいさい」の「生」の成分値は、分析値及び四訂成分表収載値に基づき決定した。「塩漬」の成分値は、試料を塩漬け後、手洗いし、手搾りしたものの分析値及び成分変化率に基づき決定した。

たかな＜高菜＞
　－06147　葉、生
　－06148　たかな漬

　「たかな」は、広義にはからしな類に包含されるが、極めて変異に富み、かつおな、広島紫たかな、大葉たかな等多くの品種群に分かれている。「生」の成分値は、分析値及び四訂成分表収載値に基づき決定した。
　「たかな漬」は、塩漬け後、乳酸発酵させたものである。今回、市販品の試料を、（社）全国漬物検査協会の「農産物漬物の依頼検査実施要領」にある「液汁分離の方法」[7]に従い液汁を流出させたものを再分析した。成分値は、分析値に基づき決定した。

たけのこ＜筍＞
　－06149　若茎、生
　－06150　若茎、ゆで
　－06151　水煮缶詰
　－06152　めんま、塩蔵、塩抜き

　一般によく用いられる「たけのこ」は、モウソウチク（孟宗竹）のたけのこである。「生」の成分値は、分析値及び四訂成分表収載値に基づき決定した。「ゆで」の成分値は、分析値及び成分変化率に基づき決定した。「水煮缶詰」の成分値は、市販品の液汁を除いたものを試料とし、分析値に基づき決定した。
　「めんま」は、マチク（麻竹）のたけのこを蒸して乳酸発酵させた後、天日で乾燥し塩蔵したものである。代用品としてホテイチク（布袋竹）を原料としたものもある。成分値は、市販塩蔵品を塩抜きしたものを試料とし、分析値に基づき決定した。

（たまねぎ類）＜玉葱類＞
　－たまねぎ

　　　－06153　　りん茎、生

　　　－06154　　りん茎、水さらし

　　　－06155　　りん茎、ゆで

　　　－06336　　りん茎、油いため

　　　－06389　　りん茎、油いため（あめ色たまねぎ）

　　－赤たまねぎ

　　　－06156　　りん茎、生

　　－葉たまねぎ

　　　－06337　　りん茎及び葉、生

　（たまねぎ類）は、世界各地で栽培され、りん茎の形状により球形種、扁平種、卵形種、色により黄色種、赤色種及び白色種に大別されるほか、その味により甘たまねぎと辛たまねぎに分けられる。我が国で栽培されている品種の大半は、黄系の球形種又は扁平種の辛たまねぎである。外食需要を中心にかなりの量が輸入されている。「赤たまねぎ」は、扁平又は球形の赤色種であり、呈味（ふりがな）の上では甘玉ねぎである。「葉たまねぎ」は品種ではなく、通常のたまねぎを早期に収穫し食用とするものである。

　「たまねぎ」は、国産の試料を通年入手し分析したが、季節による成分値の変動は小さく、一定の傾向もみられなかった。また、米国産及び中国産も分析したが、国産も含め一括して成分値を示した。「生」の成分値は、分析値に基づき決定した。「水さらし」及び「ゆで」の成分値は、「生」の成分値及び成分変化率に基づき決定した。「油いため」の成分値は、成分変化率、付着した植物油の量、調理に使用した植物油（なたね油）の成分値及び「生」の成分値に基づき決定した。「油いため（あめ色たまねぎ）」の調理では、生の質量の５％の油（なたね油）を加え、色が付き始めるまで中火でいため、その後弱火でいためたものを試料とした。成分値は、分析値及び成分変化率に基づき決定した。

　「赤たまねぎ」は、レッドオニオンあるいは紫たまねぎと呼ばれ、主にサラダの彩りとして利用される。成分値は、分析値に基づき決定した。

　「葉たまねぎ」は、玉の部分が膨らみ始めた早い時期に葉付きのまま収穫したもので、玉の部分は新玉ねぎと同様に、また葉の部分は青ねぎと同じ料理に利用できる。成分値は、分析値に基づき決定した。

たらのめ＜たらの芽＞

　　－06157　　若芽、生

　　－06158　　若芽、ゆで

　「たらのめ」は、山野に自生するタラノキの若芽を摘んで利用するが、ハウス等で栽培も行われている。「生」の成分値は、基部の木質部を除いたものの分析値及び四訂成分表収載値に基づき決定した。「ゆで」の成分値は、分析値及び成分変化率に基づき決定した。

チコリ

　　－06159　　若芽、生

　「チコリ」は、チコリー、きくにがなとも呼ばれる。根株を伏せ込み軟化栽培したもので、はくさいの芯に似た芽を収穫する。フランス語でアンディーブと呼ばれるため、エンダイブと混同されることがある。成分値は、輸入品（一部国産品）の分析値に基づき決定した。

ちぢみゆきな
　－06376　葉、生
　－06377　葉、ゆで
　「ちぢみゆきな」は宮城県を中心に栽培されている。元々は中国野菜のターサイの変種と言われ、冬場の寒さにあてロゼット化したものが「ちぢみゆきな」として出荷されている。「生」及び「ゆで」の成分値は、それぞれ関係資料[8]に基づき決定した。

チンゲンサイ＜青梗菜＞
　－06160　葉、生
　－06161　葉、ゆで
　－06338　葉、油いため
　「チンゲンサイ」は、中国野菜のパクチョイの一種で青軸系のものである。「生」の成分値は、分析値及び四訂成分表収載値に基づき決定した。「ゆで」の成分値は、分析値、四訂成分表収載値及び成分変化率に基づき決定した。「油いため」の成分値は、調理前後の分析値から求めた成分変化率、付着した植物油の量、調理に使用した植物油（なたね油）の成分値及び「生」の成分値に基づき決定した。

つくし＜土筆＞
　－06162　胞子茎、生
　－06163　胞子茎、ゆで
　「つくし」は、スギナの胞子茎のことで、自生品のほか、市販されるものには促成栽培品がある。「生」の成分値は、分析値及び四訂成分表収載値に基づき決定した。「ゆで」の成分値は、分析値及び成分変化率に基づき決定した。

つるな＜蔓菜＞
　－06164　茎葉、生
　「つるな」は、はまぢしゃとも呼ばれ、各地の海辺に自生しているが、一部では栽培もされている。成分値は、分析値及び四訂成分表収載値に基づき決定した。

つるにんじん＜蔓人参＞
　－06390　根、生
　「つるにんじん」は、キキョウ科ツルニンジンの根で、アイヌ民族が伝統的に食用としてきたものである。「根、生」の成分値は、分析値に基づき決定した。

つるむらさき＜落葵＞
　－06165　茎葉、生
　－06166　茎葉、ゆで
　「つるむらさき」は、1年生のつる性草本で、葉及び若茎を利用する。「生」の成分値は、分析値に基づき決定した。「ゆで」の成分値は、分析値及び成分変化率に基づき決定した。

つわぶき
　－06167　葉柄、生
　－06168　葉柄、ゆで
　「つわぶき」は、暖地の海辺近くに自生し、形状はふきに似ているが異種である。葉柄の皮を剥（は）ぎ、あく抜きしたものを利用する。「生」の成分値は、剥（はく）皮した葉柄の

分析値及び四訂成分表収載値に基づき決定した。「ゆで」の成分値は、分析値、四訂成分表収載値及び成分変化率に基づき決定した。

とうがらし＜唐辛子＞

－06169　葉・果実、生

－06170　葉・果実、油いため

－06171　果実、生

－06172　果実、乾

「とうがらし」は、中央・南米の熱帯地域が原産地であり、なんばんとも呼ばれる。通常、辛味種と甘味種に大別されるが、辛味種（たかのつめ、八ツ房等）を収載した。葉とうがらしは、辛味種の葉のことである。「葉・果実、生」、「果実、生」及び「果実、乾」の成分値は、分析値及び四訂成分表収載値に基づき決定した。「葉・果実、油いため」の成分値は、文献値[6]、「葉・果実、生」及び「調合油」の成分値に基づき計算により決定した。「とうがらし」の甘味種は、「ししとう」及び（ピーマン類）として別に収載した。なお、一味唐辛子とも呼ばれるとうがらしの粉は、調味料及び香辛料類に収載した。

とうがん＜冬瓜＞

－06173　果実、生

－06174　果実、ゆで

「とうがん」は、熱帯アジア原産で、亜熱帯及び熱帯地方では重要な野菜である。「生」の成分値は、分析値及び四訂成分表収載値に基づき決定した。「ゆで」の成分値は、分析値、四訂成分表収載値及び成分変化率に基づき決定した。

（とうもろこし類）＜玉蜀黍類＞

－スイートコーン

－06175　未熟種子、生

－06176　未熟種子、ゆで

－06339　未熟種子、電子レンジ調理

－06177　未熟種子、穂軸つき、冷凍

－06178　未熟種子、カーネル、冷凍

－06378　カーネル、冷凍、ゆで

－06379　カーネル、冷凍、油いため

－缶詰

－06179　クリームスタイル

－06180　ホールカーネルスタイル

－ヤングコーン

－06181　幼雌穂、生

「とうもろこし」は、南米北部が原産地と推定され、我が国には室町時代に渡来した。スイートコーンは、明治時代に米国から北海道へ新品種が導入され、従来のものと比べて甘味が強いため、導入されて以降、需要が拡大した。「とうもろこし」は、完熟種子を利用する場合と、未熟種子を利用する場合とがある。野菜類では未熟種子を利用するものを収載している。

326

「スイートコーン」の「生」及び「ゆで」は、バイカラー種等を試料とした。「生」の成分値は、分析値に基づき決定した。「ゆで」の成分値は、分析値及び成分変化率に基づき決定した。「電子レンジ調理」の成分値は、調理前後の分析値から求めた成分変化率と、「生」の成分値に基づき決定した。「穂軸つき、冷凍」は、米国産を試料とし、成分値は、分析値に基づき決定した。食品名に用いた「カーネル」は、穂軸を除いた実（尖帽（せんぼう）（穂軸との接合部）を除く種子）のみからなる部位を指す。「カーネル、冷凍」、その「ゆで」及び「油いため」は、米国産、中国産及びベルギー産の市販品を試料とした。なお、試料は、冷凍のミックスベジタブルとして市販されている製品から、スイートコーンのみを選別したものであるが、スイートコーンのみの冷凍品と同様の加工がなされているものである。「カーネル、冷凍」の成分値は、分析値に基づき決定した。「ゆで」及び「油いため」の成分値は、「冷凍」の成分値及び成分変化率に基づき、それぞれ決定した。

「缶詰」は「クリームスタイル」及び「ホールカーネルスタイル」を収載し、成分値は、分析値及び四訂成分表収載値に基づき決定した。

「ヤングコーン」は、ベビーコーンあるいはミニコーンとも呼ばれ、「スイートコーン」の幼雌穂（ようしすい）を芯ごと収穫したものである。成分値は、分析値に基づき決定した。

なお、完熟種子は、穀類に収載した。

（トマト類）
ートマト
　ー06182　赤色トマト、果実、生
　ー06183　赤色ミニトマト、果実、生
　ー06391　黄色トマト、果実、生
ードライトマト
　ー06370　果実、乾
ー加工品
　ー06184　ホール、食塩無添加
　ー06185　トマトジュース、食塩添加
　ー06340　トマトジュース、食塩無添加
　ー06186　ミックスジュース、食塩添加
　ー06341　ミックスジュース、食塩無添加

「トマト」は、ナス科の一年生草木で、栽培種はイタリア系、イギリス系、アメリカ系品種に大別される。我が国の青果用品種は、主としてアメリカ系品種を改良したもので、多数の優良一代雑種と各種作型により、周年出荷されている。生食用は品種改良が進み、流通している「トマト」のほとんどが完熟型と呼ばれる品種である。また、施設栽培品が70％以上を占めている。「赤色トマト」の「果実、生」は、試料を通年入手し分析したが、成分値の変動は小さく、季節による一定の傾向も認められなかったので一括した成分値を示した。

なお、四訂成分表作成の際に、露地栽培ものと施設栽培もの及び加工原料用（露地栽培）のものについての分析を行ったが、これらの成分の差異は常に一定の傾向を示すとはいい難く、分別して収載すべきほど明確なものとは判断されなかった。また、露地栽培と施設栽培、化学肥料を使った慣行栽培と有機栽培によってビタミンC含量に差があるかどうか、文献等

の調査をしたが一定の傾向は認められなかった。

「赤色ミニトマト」は、プチトマトあるいはチェリートマトとも呼ばれ、果実の大きさが10〜50gと小型で、赤または桃色の円形又は洋なし型である。成分値は、分析値に基づき決定した。

「黄色トマト」の「果実、生」は、果実の色が黄色のトマト及びミニトマトを試料とした。成分値は、分析値に基づき決定した。

なお、「黄色トマト」を追加したことに伴い、既収載の「トマト、果実、生（06182）」及び「ミニトマト、果実、生（06183）」の食品名をそれぞれ「赤色トマト、果実、生」及び「赤色ミニトマト、果実、生」へ変更した。

「ドライトマト」は、ミニトマト等を天日干しやオーブンレンジ加熱により乾燥したもので、食塩等を添加していないものである。成分値は、米国産及びチリ産を試料とし、分析値に基づき決定した。なお、ドライトマトには、食塩等を加えたものもある。

「加工品」は、「ホール」、「トマトジュース」及び「ミックスジュース」を収載した。「ホール、食塩無添加」の成分値は、液汁を除いたものの分析値、四訂成分表収載値及び関係資料[9)10)]に基づき決定した。

「トマトジュース、食塩添加」は、加工用トマトを破砕して搾汁し、皮、種子等を除去後、食塩を添加したものである。成分値は、分析値、四訂成分表収載値及び関係資料[9)11)]に基づき決定した。

「ミックスジュース、食塩添加」は、「トマトジュース」を主原料（全容量の50％以上）とし、これにセロリ、にんじん及びその他の野菜類を破砕して搾汁したもの（全容量の10％以上）を混合し、食塩、香辛料等を加えたものである。成分値は、分析値、四訂成分表収載値及び関係資料[9)10)]に基づき決定した。

「トマトジュース、食塩無添加」及び「ミックスジュース、食塩無添加」については、ナトリウム及び食塩相当量以外の成分値は、それぞれ、「食塩添加」のものと同じ値とした。

トレビス
　−06187　葉、生

「トレビス」は、イタリア原産で、あかめチコリー、レッドチコリーとも呼ばれる。チコリは芽を食べるが、「トレビス」は、より生育した葉を用いる。不結球、半結球及び結球性のものがある。日本へは1980年代初頭に導入された。成分値は、輸入品の分析値に基づき決定した。

とんぶり
　−06188　ゆで

「とんぶり」は、ホウキギ（ホウキグサ）の種子で、ずぶし又はねんどうとも呼ばれる。ゆでた種子を水切り後フィルム包装したものが市販されている。成分値は、市販品の分析値に基づき決定した。

ながさきはくさい＜長崎白菜＞
　−06189　葉、生
　−06190　葉、ゆで

「ながさきはくさい」は、唐菜（とうな）とも呼ばれる。つけ菜のうちでも品質が良いと

されている。なお、関東土着系の縮緬白菜（ちりめんはくさい）は、唐人菜（とうじんな）とも呼ばれている。「生」の成分値は、分析値及び四訂成分表収載値に基づき決定した。「ゆで」の成分値は、分析値、四訂成分表収載値及び成分変化率に基づき決定した。

（なす類）＜茄子類＞

－なす

　－06191　果実、生

　－06192　果実、ゆで

　－06342　果実、油いため

　－06343　果実、天ぷら

－べいなす＜米茄子＞

　－06193　果実、生

　－06194　果実、素揚げ

－漬物

　－06195　塩漬

　－06196　ぬかみそ漬

　－06197　こうじ漬

　－06198　からし漬

　－06199　しば漬

　「なす」は、インド原産で、果実の形が長、卵及び丸のもの、果色が紫、白、緑のもの等、多彩な地方品種の分化が見られる。しかし、現在栽培されているものの大半は、一代雑種の長又は卵形の黒紫色種であって、周年出荷されている。「生」は、試料を通年入手し分析したが、季節による成分変動は小さく、一定の傾向もみられなかったので、一括した成分値を示した。なお、四訂成分表作成の際に、露地栽培ものと施設栽培ものについての分析を行ったが、これらの成分の差異は常に一定の傾向を示すとはいい難く、分別して収載すべきほど明確なものとは判断されなかった。「ゆで」の成分値は、分析値及び成分変化率に基づき決定した。「油いため」の成分値は、調理前後の分析値から求めた成分変化率、付着した植物油の量、調理に使用した植物油（なたね油）の成分値及び「生」の成分値に基づき決定した。「天ぷら」の成分値は、分析値に基づき決定した。衣の量及び脂質の増減量については表13に示した。

　「べいなす」は、洋なすとも呼ばれ、へたが緑色、果皮が紫紺色の大型だ円形の「なす」である。煮る、焼く、揚げる等の調理に向いているが、漬物には向かない。「生」の成分値は、分析値に基づき決定した。「素揚げ」の成分値は、分析値及び成分変化率に基づき決定した。

　「漬物」の「塩漬」及び「ぬかみそ漬」の成分値は、試料をそれぞれ塩漬け、ぬかみそ漬け後、手洗いし、手搾り又は水切りしたものの分析値及び成分変化率に基づき決定した。「こうじ漬」は、なすを漬けこみ液（こうじ、しょうゆ、砂糖、唐辛子等）に漬けたものである。成分値は、市販品を試料とし、漬け液を濡れ布巾で除いたものの分析値及び四訂成分表収載値（四訂成分表の「からし漬」は、「こうじ漬」を収載したもの）に基づき決定した。「からし漬」は、なすを漬け床（酒粕、砂糖、からしこ、食塩等）に漬けたものである。成分値は、市販品を試料とし、濡れ布巾で漬け床を除いたものの分析値に基づき決定した。「しば漬」は、「なす」を主体にし、みょうが、とうがらし、きゅうり等を刻んで塩漬けにしたものである。

成分値は、市販品の液汁を除いたものの分析値及び四訂成分表収載値に基づき決定した。

なずな＜薺＞

－06200　葉、生

「なずな」は、ぺんぺんぐさ、三味線草とも呼ばれる。成分値は、分析値及び四訂成分表収載値に基づき決定した。

（なばな類）＜菜花類＞

－和種なばな

　－06201　花らい・茎、生

　－06202　花らい・茎、ゆで

－洋種なばな

　－06203　茎葉、生

　－06204　茎葉、ゆで

「なばな」は、つけ菜類の一種で、なのはな、しんつみな、かぶれなとも呼ばれる。主として花蕾（からい）を食用とする「和種なばな」と、茎葉を食用とする「洋種なばな」がある。前者は関東、後者は関西及び中部地域で栽培されている。

「和種なばな」の「生」の成分値は、分析値及び四訂成分表収載値に基づき決定した。「ゆで」の成分値は、分析値及び成分変化率に基づき決定した。

「洋種なばな」の「生」の成分値は分析値に基づき、「ゆで」の成分値は、分析値及び成分変化率に基づき決定した。

にがうり＜苦瓜＞

－06205　果実、生

－06206　果実、油いため

「にがうり」は、熱帯アジア原産で、つるれいし、ゴーヤとも呼ばれ、南九州及び沖縄地方で古くから栽培されていたが、グリーンカーテンとしても用いられ全国で栽培されている。緑色でこぶ状の突起に覆われた細長型の幼果が利用される。「生」の成分値は、分析値及び四訂成分表収載値に基づき決定した。「油いため」の成分値は、文献値[6]、「生」及び「調合油」の成分値に基づき計算により決定した。

（にら類）＜韮類＞

－にら

　－06207　葉、生

　－06208　葉、ゆで

　－06344　葉、油いため

－花にら

　－06209　花茎・花らい、生

－黄にら

　－06210　葉、生

「にら」は、山野に自生もしているが、大葉種の導入、改良により周年栽培されている。「生」の成分値は、栽培品の分析値及び四訂成分表収載値に基づき決定した。「ゆで」の成分値は、分析値、四訂成分表収載値及び成分変化率に基づき決定した。「油いため」の成分値は、

調理前後の分析値から求めた成分変化率、付着した植物油の量、調理に使用した植物油（なたね油）の成分値及び「生」の成分値に基づき決定した。

　「花にら」は、とう立ちしたにらの「花茎・花らい」である。成分値は、分析値に基づき決定した。

　「黄にら」は、完全遮光下で軟化栽培して得られる黄化した「葉」である。成分値は、分析値に基づき決定した。

（にんじん類）＜人参類＞
　－葉にんじん
　　　－06211　葉、生
　－にんじん
　　　－06212　根、皮つき、生
　　　－06213　根、皮つき、ゆで
　　　－06214　根、皮なし、生
　　　－06215　根、皮なし、ゆで
　　　－06345　根、皮なし、油いため
　　　－06346　根、皮なし、素揚げ
　　　－06347　根、皮、生
　　　－06216　根、冷凍
　　　－06380　根、冷凍、ゆで
　　　－06381　根、冷凍、油いため
　　　－06348　グラッセ
　　　－06217　ジュース、缶詰
　－きんとき
　　　－06218　根、皮つき、生
　　　－06219　根、皮つき、ゆで
　　　－06220　根、皮なし、生
　　　－06221　根、皮なし、ゆで
　－ミニキャロット
　　　－06222　根、生

　「にんじん」は、古くから東洋系品種（和種）が栽培されていたが、明治以降、ヨーロッパ系品種群の導入により品種改良が進み、ヨーロッパ系及びヨーロッパ系と東洋系との交雑種が主要品種になっている。短、中根種が主流である。「葉にんじん」は、にんじんなとも呼ばれ、若い「にんじん」の葉で、間引いた「にんじん」あるいは「ミニキャロット」の葉である。「葉にんじん」の生産を目的に水耕栽培も行われ、これを試料とした。成分値は、分析値に基づき決定した。

　「にんじん」は、試料を通年入手し分析したが、季節による変動は小さく、一定の傾向もみられなかった。また、輸入品が出回っているので、ニュージーランド産及びオーストラリア（タスマニア島）産も分析し、国産品も含め一括した成分値を示した。「根、皮つき、生」の成分値は、分析値に基づき決定した。「根、皮つき、ゆで」の成分値は、分析値及び成分変

化率に基づき決定した。「根、皮なし、生」の成分値は、分析値に基づき決定した。「根、皮なし、ゆで」の成分値は、分析値及び成分変化率に基づき決定した。「根、皮なし、油いため」及び「根、皮なし、素揚げ」の成分値は、調理前後の分析値から求めた成分変化率、付着した植物油の量、調理に使用した植物油（なたね油）の成分値及び「生」の成分値に基づき決定した。「根、皮、生」の成分値は、分析値に基づき決定した。分析の際、「根、皮、生」のα-カロテン及びβ-カロテンの含量を同一試料ロットから調製した「根、皮なし、生」と比較したが、試料による差が大きく、部位による違いは明確ではなかった。

　「にんじん」は、収穫後、水を噴霧しながらブラシ等で洗浄するため、根の表面の薄皮がないものが流通している。

　「にんじん」の「根、冷凍」、その「ゆで」及び「油いため」は、中国産、米国産及びベルギー産の市販品を試料とした。なお、試料は、冷凍のミックスベジタブルとして市販されている製品から、にんじんのみを選別したものであるが、にんじんのみの冷凍品と同様の加工がなされているものである。

　「冷凍」は、分析値に基づき成分値を決定した。「ゆで」及び「油いため」の成分値は、「冷凍」の成分値及び成分変化率に基づき、それぞれ決定した。

　「ジュース」の成分値は、市販品の分析値に基づき決定した。「グラッセ」は、バターと砂糖を加えて煮た食品で、甘煮ともいわれる。成分値は、分析値に基づき決定した。

　「きんとき」（金時）は、きょうにんじんとも呼ばれ、主として関西地域で栽培され、東洋系品種の中では最も生産量が多い。ヨーロッパ系にんじんの橙色はカロテンに由来し、「きんとき」の濃赤色は主にリコペンによる。「根、皮つき、生」及び「根、皮なし、生」の成分値は、分析値に基づき決定した。「根、皮つき、ゆで」及び「根、皮なし、ゆで」の成分値は、分析値及び成分変化率に基づき決定した。

　「ミニキャロット」は、「にんじん」の生育初期に間引くか、当初から「ミニキャロット」生産のために密植栽培したもので、生食用に供される。成分値は、分析値に基づき決定した。

（にんにく類）＜大蒜、葫類＞
　－にんにく
　　－06223　りん茎、生
　　－06349　りん茎、油いため
　－茎にんにく
　　－06224　花茎、生
　　－06225　花茎、ゆで

　「にんにく」は、中央アジア原産で、国産のほか輸入品も多く消費されているので、国産、中国産及び台湾産を試料とした。「生」の成分値は、分析値及び四訂成分表収載値に基づき決定した。「油いため」の成分値は、調理前後の分析値から求めた成分変化率、付着した植物油の量、調理に使用した植物油（なたね油）の成分値及び「生」の成分値に基づき決定した。

　「茎にんにく」は、別名「にんにくの芽」といい、とう立ちした「にんにく」の花蕾（からい）を切り落とした茎である。「生」の成分値は、分析値に基づき決定した。「ゆで」の成分値は、分析値及び成分変化率に基づき決定した。

　なお、調味料及び香辛料類に、「ガーリックパウダー」及び「にんにく」の「おろし」を収

載した。

（ねぎ類）＜葱類＞

－根深ねぎ

－06226　葉、軟白、生

－06350　葉、軟白、ゆで

－06351　葉、軟白、油いため

－葉ねぎ

－06227　葉、生

－06352　葉、油いため

－こねぎ

－06228　葉、生

　ねぎは、古くから各種品種群が各地に普及しているが、土寄せして葉鞘部を軟白する「根深ねぎ」（関東型）と、軟白しない「葉ねぎ」（関西型）に大別される。

　「根深ねぎ」の「生」の成分値は、白色部のみを試料とし、分析値に基づき決定した。「ゆで」の成分値は、調理前後の分析値から求めた成分変化率及び「生」の成分値に基づき決定した。「油いため」の成分値は、調理前後の分析値から求めた成分変化率、付着した植物油の量、調理に使用した植物油（なたね油）の成分値及び「生」の成分値に基づき決定した。

　「葉ねぎ」の「生」の成分値は、緑色部のみを試料とし、分析値及び四訂成分表収載値に基づき決定した。「油いため」の成分値は、調理前後の分析値から求めた成分変化率、付着した植物油の量、調理に使用した植物油（なたね油）の成分値及び「生」の成分値に基づき決定した。

　「こねぎ」は、「葉ねぎ」や一本ねぎを若採りしたものである。「葉ねぎ」としての利用だけでなく、「わけぎ」や「あさつき」と同様に用いられるため、「万能ねぎ」等の名で市販されている。成分値は、分析値に基づき決定した。

のざわな＜野沢菜＞

－06229　葉、生

－漬物

－06230　塩漬

－06231　調味漬

　「のざわな」は、元来長野県、新潟県等の山間積雪地帯で栽培されている「かぶ」の一変種である。「生」の成分値は、分析値及び四訂成分表収載値に基づき決定した。「塩漬」の成分値は、市販品を水洗い後、手搾りしたものの分析値、四訂成分表収載値及び成分変化率に基づき決定した。「調味漬」の成分値は、市販品を手搾りしたものの分析値及び四訂成分表収載値に基づき決定した。

のびる＜野蒜＞

－06232　りん茎葉、生

　「のびる」は、山野に自生する野草である。成分値は、分析値及び四訂成分表収載値に基づき決定した。

はくさい＜白菜＞

　－06233　結球葉、生
　－06234　結球葉、ゆで
　－漬物
　　－06235　塩漬
　　－06236　キムチ

　「はくさい」は、中国原産で、我が国へは明治中期以降導入され、大正以降各地で栽培されるようになった。従来は秋播き栽培が主体であったが、一代雑種の育成により周年栽培、出荷されている。栽培品種は、完全結球性品種が大半である。完全結球性で内部が黄色の黄芯系品種が主流をなしているので、これを試料とした。「生」は、試料を通年入手し分析したが、季節による成分値の変動は小さく、一定の傾向もみられなかったので、一括した成分値を示した。「ゆで」の成分値は、分析値及び成分変化率に基づき決定した。
　「漬物」の「塩漬」及び「キムチ」は、今回、市販品の試料を、（社）全国漬物検査協会の「農産物漬物の依頼検査実施要領」にある「液汁分離の方法」7) に従い液汁を流出させたものを再分析した。成分値は、分析値に基づき決定した。

パクチョイ
　－06237　葉、生

　「パクチョイ」は、中国野菜で、青軸の品種をチンゲンサイ（青梗菜）、白軸の品種を「パクチョイ」（白菜）あるいはパイゲンサイ（白梗菜）という。漢字では白菜と書くが、いわゆるはくさい（白菜）ではない。成分値は、分析値に基づき決定した。

バジル
　－06238　葉、生

　「バジル」は、バジリコ、スイートバジルとも呼ばれ、香辛料や香草として利用される代表的なハーブの一種である。成分値は、分析値に基づき決定した。

パセリ
　－06239　葉、生

　「パセリ」は、オランダぜりとも呼ばれるが、「パセリ」の名称が定着している。葉に切れ込みが多くて縮む品種と平滑な品種があるが、前者の需要が多い。成分値は、前者の分析値及び四訂成分表収載値に基づき決定した。

はつかだいこん＜二十日大根＞
　－06240　根、生

　「はつかだいこん」は、播種後20〜30日で収穫できる極めて早生のだいこんの一変種で、一般の大型だいこんが東洋系であるのに対し西洋系に属する。品種は多彩で、根形が球形、だ円形、円筒形のもの、根色が白色、赤色、両者半々のもの等がある。これらのうち赤色球形根の品種を試料とした。ビタミンC以外の成分値は、分析値及び四訂成分表収載値に基づき決定した。ビタミンCは、分析値に基づき成分値を決定した。

はなっこりー
　－06392　生

　「はなっこりー」は、中国野菜（サイシン）とブロッコリーの種間交雑品種として育成されたもので、山口県の地域特産野菜である。花序（花蕾（からい））と花茎（かけい）、苞葉（ほうよ

う）を食用とする。「生」の成分値は、分析値に基づき決定した。

はやとうり＜隼人瓜＞

　　－06241　果実、白色種、生

　　－06353　果実、緑色種、生

　　－06242　果実、白色種、塩漬

　　「はやとうり」は、主として南九州で栽培され、漬物等に利用される。「白色種」と「緑色種」がある。「白色種」は「緑色種」よりビタミンAの含有量が少ないので、細分化して収載している。「生」の成分値は、ビタミンAはそれぞれの四訂成分表収載値に基づき決定し、その他の成分値は、「白色種」の分析値及び四訂成分表収載値に基づき決定した。「白色種、塩漬」の成分値は、「白色種」の試料を塩漬け後、手洗いし、水ふきしたものの分析値及び四訂成分表収載値に基づき決定した。

ビーツ

　　－06243　根、生

　　－06244　根、ゆで

　　「ビーツ」には、青果用（テーブルビート）、砂糖原料用（甜菜）、飼料用の品種があるが、テーブルビートを試料とした。テーブルビートは、かえんさいともいい、紅色球形のはつかだいこんや赤かぶに似ているが、輪切りにすると同心円状の赤紋のあるのが特徴である。「生」の成分値は、分析値及び四訂成分表収載値に基づき決定した。「ゆで」の成分値は、分析値及び成分変化率に基づき決定した。

（ピーマン類）

　－青ピーマン

　　　－06245　果実、生

　　　－06246　果実、油いため

　－赤ピーマン

　　　－06247　果実、生

　　　－06248　果実、油いため

　－オレンジピーマン

　　　－06393　果実、生

　　　－06394　果実、油いため

　－黄ピーマン

　　　－06249　果実、生

　　　－06250　果実、油いため

　－トマピー

　　　－06251　果実、生

　　ピーマンは、とうがらしの一変種（甘味種）で、比較的大型の果実をつける一群の総称であり、周年栽培されている。色や形状の異なる種々のピーマンも出回っているが、単にピーマンという場合は「青ピーマン」を指す。

　　「青ピーマン」の「生」は、試料を通年入手し分析したが、季節による変動は小さく、一定の傾向がみられなかったので、一括した成分値を示した。成分値は、分析値に基づき決定した。な

お、四訂成分表作成の際に、露地栽培ものと施設栽培ものについての分析を行ったが、これらの成分の差異は常に一定の傾向を示すとはいい難く、分別して収載すべきほど明確なものとは判断されなかった。「油いため」の成分値は、ヨウ素、セレン、クロム、モリブデン及びビオチンは分析値に基づき、それら以外は文献値[6]、「生」及び「調合油」の成分値に基づき計算により決定した。

「赤ピーマン」、「黄ピーマン」及び「オレンジピーマン」は、中果種あるいは大果種のピーマンで、完熟果が赤色のものが「赤ピーマン」、黄色のものが「黄ピーマン」、オレンジ色のものが「オレンジピーマン」である。また、これらのうち大型のものはパプリカ、ビッグピーマン、ジャンボピーマンとも呼ばれているが、香辛料の原料となるパプリカとは品種が異なる。「赤ピーマン」及び「黄ピーマン」の「生」の成分値は、それぞれオランダ産を試料とし、分析値に基づき決定した。「オレンジピーマン」の「生」の成分値は、国産と韓国産を試料とし、分析値に基づき決定した。「赤ピーマン」及び「黄ピーマン」の「油いため」の成分値は、文献値[6]、それぞれの「生」及び「調合油」の成分値に基づき計算により決定した。「オレンジピーマン」の「油いため」の成分値は、分析値に基づき決定した。

「トマピー」は、「赤ピーマン」を丸くしたトマトのような形と色と、果物のような甘味をもっているが、トマトではない。成分値は、分析値に基づき決定した。

ひのな＜日野菜＞
　－06252　根・茎葉、生
　－06253　根・茎葉、甘酢漬

「ひのな」は、かぶの一種であるが、だいこんに似て直根状である。根は白いが、上部三分の一は紫赤色を呈す。滋賀県を中心に栽培され、葉をつけたまま漬物等に利用されている。「生」の成分値は、分析値及び四訂成分表収載値に基づき決定した。

現在、「ひのな」の漬物は、「甘酢漬」が主流になっている。成分値は、市販品を軽く手搾りしたものの分析値に基づき決定した。

ひろしまな＜広島菜＞
　－06254　葉、生
　－06255　塩漬

「ひろしまな」は、つけな類に属するたいさいの一変種で、平茎菜（ひらぐきな）とも呼ばれている。「生」の成分値は、分析値及び四訂成分表収載値に基づき決定した。「塩漬」の成分値は、市販品の液汁を除き、軽く手搾りし、株元を除去したものの分析値に基づき決定した。

（ふき類）＜蕗類＞
　－ふき
　　－06256　葉柄、生
　　－06257　葉柄、ゆで
　－ふきのとう
　　－06258　花序、生
　　－06259　花序、ゆで

「ふき」は、全国の山野に自生し、栽培種（秋田ぶき、愛知早生ぶき等）は、これから選

抜されたものといわれ、施設栽培の導入もあって、周年栽培されている。「生」の成分値は、分析値及び四訂成分表収載値に基づき決定した。「ゆで」の成分値は、分析値及び成分変化率に基づき決定した。

「ふきのとう」は、「ふき」の花序のことである。「生」の成分値は、分析値及び四訂成分表収載値に基づき決定した。「ゆで」の成分値は、分析値及び成分変化率に基づき決定した。

ふじまめ＜藤豆＞

－06260　若ざや、生

「ふじまめ」は、関西で、いんげんまめとも呼ばれるが、インゲンマメ（*Phaseolus vulgaris*）とは異なる。千石豆（せんごくまめ）、味豆（あじまめ）とも呼ばれる。成分値は、分析値に基づき決定した。

ふだんそう＜不断草＞

－06261　葉、生

－06262　葉、ゆで

「ふだんそう」は、ビーツの類縁種で、葉を利用するよう分化したもので、唐ぢしゃとも呼ばれている。耐暑性及び耐寒性があり、一年中利用できることから不断草という。葉が大きくて葉柄が白色の洋種が、うまい菜と呼ばれ、主に関西で流通している。「生」の成分値はこれを試料とし、分析値及び四訂成分表収載値に基づき決定した。「ゆで」の成分値は、分析値、四訂成分表収載値及び成分変化率に基づき決定した。

ブロッコリー

－06263　花序、生

－06264　花序、ゆで

－06395　花序、電子レンジ調理

－06396　花序、焼き

－06397　花序、油いため

－06354　芽ばえ、生

「ブロッコリー」は、キャベツの一変種であり、主として茎の先端部に形成される緑色の花序（花蕾（からい）ともいう）を食用とする。国産及び米国産を試料とした。成分値は、「生」は分析値に基づき成分値を更新するとともに、その他の調理後食品は、分析値及び成分変化率に基づき決定した。

「芽ばえ」は、ブロッコリーの種子を発芽させた「スプラウト」とも呼ばれるもので、成分値は、分析値に基づき決定した。

へちま＜糸瓜＞

－06265　果実、生

－06266　果実、ゆで

「へちま」は、東南アジア原産で、いとうり、ナーベナとも呼ばれ、鹿児島、沖縄等で食用に栽培され、緑色の幼果を煮物等に利用する。「生」の成分値は、分析値及び四訂成分表収載値に基づき決定した。「ゆで」の成分値は、分析値、四訂成分表収載値及び成分変化率に基づき決定した。

（ほうれんそう）＜菠薐草＞

－06267　葉、通年平均、生

－06355　葉、夏採り、生

－06356　葉、冬採り、生

－06268　葉、通年平均、ゆで

－06357　葉、夏採り、ゆで

－06358　葉、冬採り、ゆで

－06359　葉、通年平均、油いため

－06269　葉、冷凍

－06372　葉、冷凍、ゆで

－06373　葉、冷凍、油いため

「ほうれんそう」には、和（東洋）種群と洋（西洋）種群がある。前者の種子にはとげがあり、葉の切れ込みが大きく、葉肉が薄く、主に秋冬採りである。後者の種子は丸く、葉の切れ込みが少なく、葉肉は厚く、主に春から秋採りである。しかし、両群品種の雑種や一代雑種の利用により、あるいは、高冷・冷涼地栽培やトンネル・ハウス栽培を組み合わせ、周年供給されている。冷凍ほうれんそうは、国産品も市販されているが、外食産業を中心に輸入品が多く利用されている。

「生」は、試料を通年入手し分析したところ、特にビタミンCの分析値が、冬季に高く、夏季に低い傾向がみられた。この傾向は広く認められる[1]～[4]ことから、細分化して両者を本表に収載している。「生」の成分値は、ビタミンCについては、それぞれの分析値に基づき個別に決定し、その他の成分は両者の分析値に基づき同じ値として決定した。なお、露地栽培と施設栽培によってビタミンC含量に差があるかどうか文献等の調査をしたが、一定の傾向は認められなかった。「ゆで」の成分値は、分析値及び成分変化率に基づき決定した。「生」と同様に、「夏採り」と「冬採り」を細分化して収載した。「油いため」の成分値は、「通年平均、生」の成分変化率、付着した植物油の量、調理に使用した植物油（なたね油）の成分値に基づき決定した。「冷凍」の成分値は、中国産の原料を用いた市販品を試料として、分析値に基づき決定した。鉄及びカルシウムの成分値は、中国産及び国産の原料を用いた市販品を試料として、分析値に基づき決定した。なお、「冷凍」のナトリウムの成分値が高いのは、冷凍加工工程におけるブランチング処理に2％程度の食塩水が利用されたためと推測される。

「冷凍、ゆで」は、中国産の材料を用いた市販品を試料とした分析値から、「冷凍」の分析値及び成分変化率に基づき決定した。

「冷凍、油いため」は、中国産の原料を用いた市販品を試料とし、「冷凍」の分析値及び成分変化率に基づき決定した。これらの具体的な調理方法は、表12に示した。

野菜には硝酸態窒素を多く含むものがあり、たんぱく質値をより正確に示すためには、硝酸イオン濃度を測定して、全窒素から硝酸態窒素相当分を差し引いて計算する必要がある。そのため、「冷凍」、「冷凍、ゆで」及び「冷凍、油いため」についても分析した硝酸イオン量を備考欄に示した。

ホースラディシュ

－06270　根茎、生

「ホースラディシュ」は、わさびだいこん、西洋わさびとも呼ばれ、宿根性草本で根に辛

味と香味がある。長野県、北海道で多く栽培されている。成分値は、分析値及び四訂成分表収載値に基づき決定した。

まこも＜真菰＞

　　－06271　茎、生

　「まこも」は、真菰筍（まこもだけ）とも呼ばれる。黒穂菌が寄生してたけのこ状に肥大した茎の根もと部分を利用する。成分値は分析値に基づき決定した。

みずかけな＜水掛菜＞

　　－06272　葉、生

　　－06273　塩漬

　「みずかけな」は、冬期に利用する冬菜の一種で、厳寒期に温地下水の得られる地方で水田裏作として栽培される。収穫及び利用の方法により、刈菜（かりな）と薹菜（とうな）があり、かりなは地際から刈りとって青菜として利用し、とうなは伸びはじめた薹（とう）をつけ根から摘み利用する。一般には漬物等後者の利用が多いので、とうなを試料とした。「生」の成分値は、分析値及び四訂成分表収載値に基づき決定した。「塩漬」の成分値は、市販品を水洗い後、手搾りしたものの分析値、四訂成分表収載値及び成分変化率に基づき決定した。

みずな＜水菜＞

　　－06072　葉、生

　　－06073　葉、ゆで

　　－06074　塩漬

　「みずな」は、みずな群の葉菜で、関東地方では京菜（きょうな）、せんすじきょうなと呼ばれることがある。なお、壬生菜（みぶな）は、壬生地方（京都）原産の一変種と考えられている。「生」の成分値は、分析値及び四訂成分表収載値に基づき決定した。「ゆで」の成分値は、分析値及び成分変化率に基づき決定した。「塩漬」の成分値は、試料を塩漬け後、手洗いし、手搾りしたものの分析値及び成分変化率に基づき決定した。

（みつば類）＜三葉類＞

　　－切りみつば

　　　－06274　葉、生

　　　－06275　葉、ゆで

　　－根みつば

　　　－06276　葉、生

　　　－06277　葉、ゆで

　　－糸みつば

　　　－06278　葉、生

　　　－06279　葉、ゆで

　「みつば」は、古来、山野に自生するものが利用されてきたが、現在では、関東を中心とする軟白みつばと、関西を中心とする「糸みつば」（あおみつば）が生産されている。

　軟白みつばは、根株を溝や穴蔵で軟白する場合と、根株に春先土寄せして軟白する場合とがあり、前者は根部を切って出荷するので「切りみつば」、後者は根つきのままなので「根みつば」と呼ばれている。「糸みつば」は、細く小さいうちに根つきのまま出荷する「みつば」

のことで、水耕栽培により周年出荷がされている。水耕栽培品を試料とした。

「切りみつば」、「根みつば」及び「糸みつば」の「生」の成分値は、それぞれ分析値及び四訂成分表収載値に基づき決定した。「ゆで」の成分値は、それぞれ分析値、四訂成分表収載値及び成分変化率に基づき決定した。

みぶな＜壬生菜＞
－06360　葉、生

「みぶな」は、みずなとともに、京菜とも呼ばれ、京都の伝統野菜の一つである。みずなの一変種と考えられている。関西地方で古くから親しまれてきた冬の野菜で、露地栽培が中心である。成分値は、分析値に基づき決定した。

（みょうが類）＜茗荷類＞
－みょうが
　　－06280　花穂、生
－みょうがたけ
　　－06281　茎葉、生

「みょうが」は、花みょうが、みょうがの子とも呼ばれ、花蕾（からい）を夏につけるもの（夏みょうが）と、秋につけるもの（秋みょうが）がある。成分値は、分析値及び四訂成分表収載値に基づき決定した。

「みょうがたけ」（茗荷筍）は、「みょうが」の地下茎から出る若茎を軟化栽培し、収穫前に光を当てて色付けしたものである。成分値は、分析値に基づき決定した。

むかご＜零余子＞
－06282　肉芽、生

「むかご」は、ナガイモ及びヤマノイモの葉腋に生ずる直径1～2 cmの肉芽である。成分値は、分析値に基づき決定した。

めキャベツ＜芽キャベツ＞
－06283　結球葉、生
－06284　結球葉、ゆで

「めキャベツ」は、キャベツの一変種で、子持ち甘藍（かんらん）、姫かんらん、姫キャベツ等の別名がある。「生」の成分値は、分析値及び四訂成分表収載値に基づき決定した。「ゆで」の成分値は、分析値、四訂成分表収載値及び成分変化率に基づき決定した。

めたで＜芽蓼＞
－06285　芽ばえ、生

「めたで」は、紅たでと青たでがある。紅たではヤナギタデ、青たではヤナギタデの変種のアオタデ又はホソバタデの子葉である。成分値は、紅たでを試料とし、分析値に基づき決定した。

（もやし類）

もやしは、主に豆類の種子を暗所で発芽、軟化徒長させたものである。
－アルファルファもやし
　　－06286　生

「アルファルファ」はマメ科の多年草で、飼料作物として極めて重要であるが、もやしの

材料に利用されている。もやしの中では小さいので、糸もやしとも呼ばれる。成分値は、分析値及び四訂成分表収載値に基づき決定した。

　　ーだいずもやし
　　　ー06287　生
　　　ー06288　ゆで

「だいず」の芽ばえがもやしとして広く利用されている。「生」の成分値は、分析値及び四訂成分表収載値に基づき決定した。「ゆで」は、分析値及び成分変化率に基づき決定した。

　　ーブラックマッペもやし
　　　ー06289　生
　　　ー06290　ゆで
　　ー06398　油いため

「ブラックマッペ」は、ケツルアズキとも呼ばれ、リョクトウと近縁である。インドや東南アジアでは重要な常食豆であるが、我が国ではもやしとして食される。「生」は分析値に基づき成分値を更新した。「油いため」の成分値は、分析値及び成分変化率に基づき決定した。

　ーりょくとうもやし
　　　ー06291　生
　　　ー06292　ゆで

「りょくとう」は、やえなりとも呼ばれ、「ブラックマッペ」と近縁である。「生」の成分値は、分析値及び四訂成分表収載値に基づき決定した。「ゆで」の成分値は、分析値、四訂成分表収載値及び成分変化率に基づき決定した。

モロヘイヤ
　　　ー06293　茎葉、生
　　　ー06294　茎葉、ゆで

「モロヘイヤ」は、和名「たいわんつなそ」（しまつなそ）で、若い茎葉を利用する。中近東からアフリカ北部の諸国で広く利用されている。「生」の成分値は、分析値に基づき決定した。「ゆで」の成分値は、分析値及び成分変化率に基づき決定した。

やぶまめ　＜藪豆＞
　　　ー06401　生

「やぶまめ」は、マメ科ヤブマメの地中果で、アイヌ民族が伝統的 に食用としてきたものである。「生」の水分値は、文献値に基づき決定し、他の成分値は、「乾」の成分値からの類推値に基づき決定した。なお、「乾」の成分値は、豆類に収載した。

やまごぼう＜山牛蒡＞
　　　ー06295　みそ漬

「やまごぼう」は、本州中南部の山野に自生するごぼうあざみの俗称で、もりあざみ、きくごぼうとも呼ばれ、有毒な野草であるヤマゴボウとは別種のものである。利用されているものの大半は栽培品である。「みそ漬」の成分値は、市販品を試料とし、分析値及び四訂成分表収載値に基づき決定した。

ゆりね＜百合根＞
　　　ー06296　りん茎、生

－06297　りん茎、ゆで

「ゆりね」は、ユリのりん茎である。野生種と栽培種がある。食用を目的として栽培される品種は、主としてヤマユリ、オニユリ及びコオニユリである。「生」の成分値は、分析値及び四訂成分表収載値に基づき決定した。「ゆで」の成分値は、分析値、四訂成分表収載値及び成分変化率に基づき決定した。

ようさい＜蕹菜＞

－06298　茎葉、生

－06299　茎葉、ゆで

「ようさい」は、えんさい、空心菜（くうしんさい）とも呼ばれ、花がアサガオに似ているので朝顔菜（あさがおな）とも呼ばれる。食用部位は茎葉である。「生」の成分値は、分析値及び四訂成分表収載値に基づき決定した。「ゆで」の成分値は、分析値、四訂成分表収載値及び成分変化率に基づき決定した。

よめな＜嫁菜＞

－06300　葉、生

「よめな」は、自生する野草で、おはぎ、うはぎ、はぎな等の別名があり、春に若苗を食用とする。成分値は、分析値及び四訂成分表収載値に基づき決定した。

よもぎ＜蓬＞

－06301　葉、生

－06302　葉、ゆで

「よもぎ」は、各地に自生し、よもぎなとも呼ばれるが、春に若苗を摘んで草もちに用いるので、もちぐさとも呼ばれている。「生」の成分値は、分析値及び四訂成分表収載値に基づき決定した。「ゆで」の成分値は、分析値、四訂成分表収載値及び成分変化率に基づき決定した。

らっかせい＜落花生＞

－06303　未熟豆、生

－06304　未熟豆、ゆで

「らっかせい」は、南京豆（なんきんまめ）、ピーナッツとも呼ばれる。やや未熟な状態で収穫し、えだまめのようにさやごとゆでて、豆を食べるゆで落花生の消費が増加している。「生」の成分値は分析値に基づき決定した。「ゆで」の成分値は、ゆで落花生の市販品の分析値に基づき決定した。なお、完熟種実の「らっかせい」は、種実類に収載した。

（らっきょう類）＜薤類＞

－らっきょう

　－06305　りん茎、生

　－06306　甘酢漬

－エシャレット

　－06307　りん茎、生

「らっきょう」は、おおにら、さとにらとも呼ばれ、主として「りん茎」を食用とする。「生」の成分値は、分析値及び四訂成分表収載値に基づき決定した。「甘酢漬」は、砂糖を加えた食酢に「らっきょう」を漬け込んだものである。今回、市販品の試料を、（社）全国漬物

検査協会の「農産物漬物の依頼検査実施要領」にある「液汁分離の方法」[7]に従い液汁を流出させ、たものを再分析した。成分値は、分析値に基づき決定した。

「エシャレット」は土寄せ軟白栽培の「らっきょう」を生食用に若採りしたものである。成分値は、分析値に基づき決定した。

リーキ

　　－06308　りん茎葉、生

　　－06309　りん茎葉、ゆで

「リーキ」は、ねぎに似ているが、葉は中空でなく扁平であり、主に軟白部を利用する。「生」の成分値は、根元及び緑色部を除いたものの分析値及び四訂成分表収載値に基づき決定した。「ゆで」の成分値は、分析値、四訂成分表収載値及び成分変化率に基づき決定した。四訂成分表に比べてカロテン値が大幅に小さくなっているのは、四訂成分表では緑色部も含めたものを試料としたのに対し、緑色部を除いたものを試料としたことによる。

ルッコラ

　　－06319　葉、生

「ルッコラ」は、ロケットサラダ、エルカ、ルコラとも呼ばれ、ごまのような風味をもち、サラダに利用される。成分値は、分析値に基づき決定した。

ルバーブ

　　－06310　葉柄、生

　　－06311　葉柄、ゆで

「ルバーブ」は、食用大黄（しょくようだいおう）とも呼ばれ、多年生草本でハート形の葉をつける長い葉柄を食用にする。「生」の成分値は、分析値及び四訂成分表収載値に基づき決定した。「ゆで」の成分値は、分析値、四訂成分表収載値及び成分変化率に基づき決定した。

（レタス類）

　　－レタス

　　　　－06312　土耕栽培、結球葉、生

　　　　－06361　水耕栽培、結球葉、生

　　－サラダな

　　　　－06313　葉、生

　　－リーフレタス

　　　　－06314　葉、生

　　－サニーレタス

　　　　－06315　葉、生

　　－サンチュ

　　　　－06362　葉、生

　　－コスレタス

　　　　－06316　葉、生

（レタス類）には、結球性の「レタス」（クリスプヘッド型たまちしゃ）、不完全結球性の「サラダな」（バターヘッド型）、非結球性の「リーフレタス」（ちりめんちしゃ、あおちりめんちしゃ）、長だ円形の緩い結球を示す「コスレタス」（ロメインレタス、たちちしゃ、たち

レタス）等がある。「リーフレタス」のうち葉色が赤紫色のものは「サニーレタス」（あかちりめんちしゃ）と呼ばれている。

　「レタス」の「土耕栽培、結球葉、生」は、試料を通年入手し分析した。カロテン、葉酸及びビタミンCの分析値にかなりの変動がみられたが、季節による一定の傾向が認められなかったので、一括した成分値を示した。成分値は、分析値に基づき決定した。「水耕栽培、結球葉、生」は、温度や光などの環境条件を制御した植物工場で、土の代わりに肥料を含む培養液を使って栽培されたものである。成分値は、分析値に基づき決定した。

　「サラダな」の成分値は、分析値及び四訂成分表収載値に基づき決定した。

　「リーフレタス」及び「サニーレタス」の成分値は、それぞれ分析値に基づき決定した。

　「サンチュ」は、リーフレタスに属するカキヂシャの一種で、「チマ・サンチェ」とも呼ばれる。春と秋に栽培され、焼肉やサラダ用として消費される。成分値は、分析値に基づき決定した。

　「コスレタス」は、輸入品も流通していることから、国産及び米国産を試料とした。成分値は、分析値に基づき決定した。

れんこん＜蓮根＞

　－06317　根茎、生
　－06318　根茎、ゆで
　－06371　甘酢れんこん

　「れんこん」は、ハスの地下茎のことで、晩秋から冬にかけて収穫される。ハスは、在来種群と中国種群（支那種及び備中種）がある。「生」は、試料を通年入手し分析したが、季節による分析値の変動は小さく、一定の傾向もみられなかったことから、一括した成分値を示した。成分値は分析値に基づき決定した。「ゆで」の成分値は、分析値及び成分変化率に基づき決定した。なお、ハスの種実は、種実類に収載した。

　「甘酢れんこん」は、酢に砂糖、食塩等を混合した甘酢に、薄切りにしたれんこんを加熱し漬け込んだものである。成分値は、市販品の分析値に基づき決定した。なお、試料には着色料を加えたものがあった。ヨウ素の成分値については、ヨウ素を含む着色料の添加量に影響されるため、その標準値を定めることを見送った（参考値（可食部100 g当たり（水分補正前））、着色料添加品（データ数＝2、単位μg）：1986.2、578.9。着色料無添加品（データ数＝1、単位μg）：0.9）。

わけぎ＜分葱＞

　－06320　葉、生
　－06321　葉、ゆで

　「わけぎ」は、ねぎの一変種で、夏期にりん茎を作って休眠する。主として関西以西で栽培されている。「生」の成分値は、分析値及び四訂成分表収載値に基づき決定した。「ゆで」の成分値は、分析値、四訂成分表収載値及び成分変化率に基づき決定した。

わさび＜山葵＞

　－06322　根茎、生
　－06323　わさび漬

　「わさび」は、山間の清流で栽培される沢わさびと、畑地で栽培される畑わさびとがあり、一般には前者を指す。なお、ホースラディッシュ（西洋わさび、わさびだいこん）を、地方

によっては畑わさびと呼んでいる。沢わさびには、葉柄基部が緑色のものと、赤色のものがあるが、一般に前者の方が辛味が強い。「生」の成分値は、沢わさびを試料とし、分析値及び四訂成分表収載値に基づき決定した。

「わさび漬」は、「わさび」の葉柄、根茎を細断し浅塩で漬けた後、水洗いし、ほぼ同量の酒かすと混合したものである。成分値は、市販品の分析値及び四訂成分表収載値に基づき決定した。

わらび＜蕨＞

－06324　生わらび、生

－06325　生わらび、ゆで

－06326　干しわらび、乾

「わらび」は、山野に自生するシダ（羊歯）植物の一種で、市場にはこれを採集したものと、林間等を利用して栽培したものとが出荷されている。「生」の成分値は、分析値及び四訂成分表収載値に基づき決定した。「ゆで」の成分値は、分析値、四訂成分表収載値及び成分変化率に基づき決定した。

「干しわらび、乾」は、熱湯でゆで上げ、十分あく抜きし、乾燥したものである。成分値は、中国産試料の分析値及び四訂成分表収載値に基づき決定した。

（その他）

－ミックスベジタブル

－06382　冷凍

－06383　冷凍、ゆで

－06384　冷凍、油いため

－06399　野菜ミックスジュース、通常タイプ

－06400　野菜ミックスジュース、濃縮タイプ

野菜冷凍食品品質表示基準 [12) では、野菜冷凍食品を、「野菜に、選別、洗浄、不可食部分の除去、整形等の前処理及びブランチング（製品の変色等の変質を防ぐための軽い湯通し等の加工）を行ったもの（ブランチングを行っていないものを混合したものを含む。）を凍結し、包装し、及び凍結したまま保持したものであって、簡便な調理をし、又はしないで食用に供されるもの」と規定している。「ミックスベジタブル」として収載したものは、グリンピース、スイートコーン及びにんじんを混合している市販品を試料とした。収載した「冷凍」の成分値は、「グリンピース、冷凍」、「スイートコーン、冷凍」及び「にんじん、冷凍」のそれぞれの成分値を、試料とした市販品におけるそれぞれの野菜の質量比の平均（29：37：34）で合計し決定した。なお、商品に使用されている野菜の質量比が本成分表の割合と異なる場合は、商品の各野菜の質量比を計測しその割合を算出すれば、本成分表の個別の食品の成分値を用いその商品の成分値が算出できる。

「ゆで」の成分値は「グリンピース、ゆで」、「スイートコーン、ゆで」及び「にんじん、ゆで」の成分値をそれぞれ調理後の質量比（28：39：33）の割合で、「油いため」の成分値は「グリンピース、油いため」、「スイートコーン、油いため」及び「にんじん、油いため」の成分値をそれぞれ調理後の質量比（29：39：32）の割合で合計し決定した。

「野菜ミックスジュース、通常タイプ」は、トマト搾汁（さくじゅう）を主原料とし、他の野菜搾汁を加えた混合野菜搾汁である。品名が「トマトミックスジュース」である市販品を試料と

し、成分値は分析値に基づき決定した。「野菜ミックスジュース、濃縮タイプ」は、製品200 mL
に、健康日本21（第二次）の目標値である成人1日当たりの野菜摂取量の目標値（350 g以上）
相当量を用いている混合野菜搾汁で、レモン果汁を加えたものである。品名が「野菜ミックス濃
縮ジュース」又は「野菜混合飲料」である市販品を試料とし、成分値は、分析値に基づき決定し
た。

参考文献
1) 資源協会：生産流通技術の発展等に伴う食品成分値の変化に関する実態調査報告書.
   p. 365-366（1994）
2) 目黒孝司・吉田企世子・山田次良・下野勝昭：夏どりホウレンソウの内部品質指標. 土
   肥誌. 62(4), p. 435-438（1991）
3) 辻村卓・小松原晴美・荒井京子・福田知子：出回り期が長い食用植物のビタミンおよび
   ミネラル含有量の通年成分変化 (1). ビタミン. 71(2), p. 67-74（1997）
4) 辻村卓・日笠志津・荒井京子：出回り期が長い食用植物のビタミンおよびミネラル含有
   量の通年成分変化 (2). ビタミン. 72(11), p. 613-617（1998）
5) 文部科学省：日本食品標準成分表における調理による成分変化率の検証調査（2019）
6) 渡邊智子・鈴木亜夕帆・吉田ちぐさ・浜野友加：資源室提出資料「とうがらし、にがう
   り、ピーマンの油いため－調理前後の重量及び成分値－」（2000）
7) 液汁分離の模式図

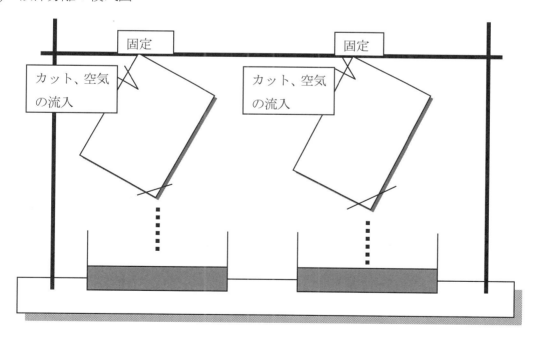

8) 宮城県仙台市提供資料：

   https://www.city.sendai.jp/noshoku/kurashi/shizen/norinsuisan/shoku/tokusanhin/yukinakekka.html

346

（2020年11月時点）

9)　カゴメ株式会社：資源室提出資料（2015）

10)　キッコーマン食品株式会社：資源室提出資料（2015）

11)　キッコーマン飲料株式会社：資源室提出資料（2015）

12)　野菜冷凍食品品質表示基準（平成20年1月31日農林水産省告示第130号）

7）果実類

　果実類の全般に通じる主な事項は、次のとおりである。

①　この食品群は、原則として木本植物から収穫されるものを収載したが、草本植物から収穫されるものであっても、通常の食習慣において果物と考えられている「いちご」、「メロン」、「すいか」等は本食品群に収載した。

②　果実類の品種あるいは栽培型は、時代とともに著しく変化しているので、現時点で生産、出荷量の多い品種あるいは栽培型を対象として検討を進めた。また、特に生果は、収穫後の経過日数により水分、ビタミン類等の含量がかなり変化するので、原則として可能な限り新鮮なものを試料とした。

③　各種果実の缶詰、ジャム類、果実飲料等の加工食品は、原材料、加工方法、製造後日数等により、成分値が著しく異なる。このため、原則として日本農林規格等の規定に合致する食品を試料とした。また、「缶詰」は、うんしゅうみかん、もも及びさくらんぼを除き、果肉と果汁を合わせた缶詰全体を試料とした。さらに、「ジャム」は、従来の製品より糖濃度を下げた製品が流通していることから、「あんず」、「いちご」及び「オレンジ」については、「高糖度」（約65％）と「低糖度」（約50％）とした。

④　「ストレートジュース」は果実を搾汁したものを製品化したもので、「濃縮還元ジュース」は、果汁を濃縮（濃縮果汁）後、貯蔵、輸送し、製品化のときに希釈して搾汁時の状態に戻したものである。両者は、用いた品種、産地、加工工程等の違いがあるので成分値が異なる。

⑤　加工食品のうち酸化防止用（抗酸化用）等のため、L-アスコルビン酸（還元型ビタミンC）等を添加する食品は、その旨本表の備考欄に示した。ただし、その添加量は、製品により著しく異なるので、その含量は示さなかった。

⑥　果実類のビタミンKの成分値について、成分表2015年版（七訂）までは、そのほとんどの食品で推定ゼロ、(0)、としていたが、米国の食品成分表等においては、果実類のビタミンKの実測値があるものもあり、成分表2020年版（八訂）では、その値を基に、推定可能なものについては計算により算出した。

⑦　「分析値」、「文献値」、「類推値」、「計算値」、「借用値」、「推定値」等の用語については、第3章冒頭の「食品群全般に通じる事項」を参照されたい。

　以下、食品ごとに成分値に関する主な留意点について述べる。

あけび＜通草＞

　－07001　果肉、生
　－07002　果皮、生

　「あけび」は、原産地は日本、中国、朝鮮半島であり、我が国では本州以南の各地に自生している。アケビとミツバアケビがあり、一般に栽培されているのは野生種より選抜されたミツバアケビである。果実は5～8 cmのだ円形で、紫色がかった褐色の厚い皮の中に多数の小さな種子を包んだ半透明の白いゼリー状の果肉が塊になって入っている。試料は果肉と果皮のそれぞれに分け、成分値は、分析値に基づき決定した。

アサイー

　－07181　冷凍、無糖

「アサイー」は、ブラジル原産のヤシ科ニボンモドキの果実で、通常ピューレ状（パルプ）にして食用にする。「冷凍、無糖」は、市販の冷凍パルプ（無糖のもの。添加物としてレシチン、クエン酸を含む。）を試料とした。成分値は、分析値に基づき決定した。

アセロラ

　－07003　酸味種、生

　－07159　甘味種、生

　－07004　果実飲料、10％果汁入り飲料

「アセロラ」は、キントラノオ科に属する常緑低木の果実で、原産地は熱帯アメリカ（西インド諸島）といわれている。「酸味種」と「甘味種」があり、果皮は赤色、果肉は赤や緋色で「さくらんぼ」に似た直径1～3 cmの果実である。加工用として主に冷凍果実及びピューレがブラジルより輸入されているが、沖縄、鹿児島でも栽培されている。「酸味種、生」の成分値は、輸入冷凍品の分析値に基づき決定した。なお、「甘味種」は、「酸味種」に比べてビタミンCの含有量が少ないので、「甘味種、生」のビタミンCの成分値は、関係資料に基づき決定し、その他の成分は、「酸味種、生」と同じ値とした。「果実飲料」は原材料として酸味種並びに甘味種が用いられており、成分値は、果実の冷凍品の分析値を基に酸味種6：甘味種4の配合割合で計算により決定した。

アテモヤ

　－07005　生

「アテモヤ」は、バンレイシ科に属する落葉小高木の「チェリモヤ」とバンレイシの種間雑種で、フィリピンで多く栽培されているが、我が国でも栽培されている。果実は細長く、果皮には亀甲の鱗（うろこ）状の模様が入り、果肉は黄色く多汁質で香りが強い。成分値は、国産の3品種（ピンクマンモス、ジェフナー、アフリカンプライド）の分析値に基づき決定した。

アボカド

　－07006　生

「アボカド」は、中央アメリカ及びメキシコ南部原産の熱帯、亜熱帯性の果実である。果肉に脂肪分が多いことから別名「森のバター」と称されている。近年、我が国でも消費が増加する傾向にある。成分値は、輸入量の多い米国産及びメキシコ産果実の分析値及び四訂成分表収載値に基づき決定した。なお、ビタミンKについて、これまで、推定値を収載していたが、分析値に変更した。

あんず＜杏＞

　－07007　生

　－07008　乾

　－07009　缶詰

　－ジャム

　　－07010　高糖度

　　－07011　低糖度

「あんず」は、からもも、アプリコットとも呼ばれ、バラ科に属し、中国が原産地である。アンズの品種は、日本あんず、中国あんず及びヨーロッパあんずに大別されるが、我が国で栽培されているものの多くは日本あんずとその雑種である。形態的には核果の一種で、果実には種子を

内包する硬い殻状の組織（以下「核」という）がある。「生」の成分値は、日本あんずの分析値及び四訂成分表収載値に基づき決定した。「乾」は、米国等からの輸入品が多い。成分値は、輸入品の分析値及び四訂成分表収載値に基づき決定した。「缶詰」の成分値は、ヘビーシラップ漬（可溶性固形分：18 ％以上22 ％未満）の輸入品の種子を除いた果肉の分析値及び四訂成分表収載値に基づき決定した。「ジャム」の「高糖度」の成分値は、分析値及び四訂成分表収載値（「ジャム」）に基づき決定した。「低糖度」の成分値は、分析値に基づき決定した。両食品とも酸味料、ペクチン等を加えたものが市販されている。

いちご＜苺＞
　－07012　生
　－ジャム
　　－07013　高糖度
　　－07014　低糖度
　－07160　乾

　一般に「いちご」は、オランダイチゴ（バラ科オランダイチゴ属）を指す。「生」の成分値は、分析値に基づき決定した。なお、四訂成分表作成の際に、露地栽培ものと施設栽培ものについての成分分析を行ったが、両者の各成分値間に常に一定の傾向を示す明らかな差異は認められなかった。「ジャム」の「高糖度」の成分値は、分析値及び四訂成分表収載値（「ジャム」）に基づき決定した。「低糖度」の成分値は、分析値に基づき決定した。両食品とも酸味料、ペクチン等を加えたものが市販されている。「乾」の成分値は、砂糖、酸味料等を添加してドライフルーツに加工された中国産の市販品の分析値に基づき決定した。

いちじく＜無花果＞
　－07015　生
　－07016　乾
　－07017　缶詰

　「いちじく」は、クワ科に属し、小アジアが原産地で、我が国へは江戸初期に渡来し、各地で栽培されている。「生」の成分値は、分析値及び四訂成分表収載値に基づき、「乾」の成分値は分析値に基づき決定した。「缶詰」は、比較的未熟な果実を用いて蒸気あるいはアルカリ処理を行って、剝（はく）皮し蒸煮後、糖液とともに缶に密封したもので、成分値は、ヘビーシラップ漬（可溶性固形分：18 ％以上22 ％未満）の分析値及び四訂成分表収載値に基づき決定した。

うめ＜梅＞
　－07019　生
　－梅漬
　　－07020　塩漬
　　－07021　調味漬
　－梅干し
　　－07022　塩漬
　　－07023　調味漬
　－07024　梅びしお
　－07025　果実飲料、20 ％果汁入り飲料

「うめ」はバラ科に属し、中国原産で奈良時代以前に渡来したといわれ、各地で栽培され、園芸品種は 300 種以上ある。利用上大別すると、小粒種（小梅、甲州最小、甲州黄熟、甲州深江、竜峡小梅等）、中粒種（藤五郎、薬師梅、稲積、浪花、小向、古城、南高等）及び大粒種（豊後、西洋海、白加賀、長束等）に区別される。形態的には核果の一種で、果実には種子を内包する核がある。「生」の成分値は、分析値及び四訂成分表収載値に基づき決定した。なお、四訂成分表作成の際に、通常利用する完熟前の「うめ」（青梅）について、果実サイズごとの代表的品種の成分分析を行ったが、各成分値間に一定の傾向を示す明らかな差異は認められなかった。

「梅漬」の「塩漬」は、「うめ」を塩に漬けたものである。成分値は、分析値及び四訂成分表収載値に基づき決定した。「梅漬」の「調味漬」は、「梅漬」を砂糖類、食酢、梅酢、香辛料等又はこれらに削り節等を加えたものに漬けたものである。成分値は、分析値に基づき決定した。

「梅干し」の「塩漬」は、「梅漬」を干したものである。成分値は、市販品の分析値に基づき決定した。なお、「梅干し」の「塩漬」のビタミン K について、これまで、推定値を収載していたが、分析値に変更した。「生」、「梅漬」の「塩漬」、「梅漬」の「調味漬」、「梅干し」の「調味漬」及び「梅干し」の「梅びしお」のビタミン K について、これまで推定値を収載していたが、「梅干し」の「塩漬」の値からの類推値にそれぞれ変更した。

「梅干し」の「調味漬」の成分値は、分析値に基づき決定した。「梅びしお」は、「梅干し」を原料とした果肉を裏ごしし、果皮を除いた後、砂糖を加えて加熱、練り上げたものである。成分値は、分析値及び四訂成分表収載値に基づき決定した。「20 ％果汁入り飲料」の成分値は、分析値及び四訂成分表収載値（「果汁入り清涼飲料」）に基づき決定した。

オリーブ

一塩漬

- 07037　グリーンオリーブ
- 07038　ブラックオリーブ
- 07039　スタッフドオリーブ

「オリーブ」は、モクセイ科の常緑小高木で、地中海沿岸あるいは小アジア原産といわれ、世界各地で栽培され、我が国でも瀬戸内海沿岸等で栽培されている。オリーブは、生果のままでは食用とならず塩蔵品として利用する。「オリーブ」の塩蔵を大別すると緑果塩蔵と熟果塩蔵の2種類である。前者は未熟な緑色果を用い、後者は紫黒色に完熟した果実を用いて、いずれもアルカリ溶液中で苦味を抜き塩蔵中に発酵させて製品化される。

緑果塩蔵品は「グリーンオリーブ」、熟果塩蔵品は「ブラックオリーブ」と呼ばれている。「スタッフドオリーブ」は、緑果又は熟果の種子を除きピメント、たまねぎ、アーモンド等を詰め合わせたものであるが、一般には、緑果にピメントを詰めたものが流通しており、これを試料とした。成分値は、それぞれ市販品の分析値及び四訂成分表収載値に基づき決定した。

かき＜柿＞

- 07049　甘がき、生
- 07050　渋抜きがき、生
- 07051　干しがき

「かき」はカキノキ科の落葉高木で、東アジアを原産とし、我が国には千年以上の栽培歴を持つ渋柿も存在する。「甘がき」は、富有、次郎、伊豆、西村早生、松本早生、水島等品種が極め

て多く数百に及ぶ。成分値は、分析値及び四訂成分表収載値に基づき決定した。「渋抜きがき」は、平核無、西条、愛宕、四ッ溝等の渋がきにアルコール類（酒精、焼酎等）を吹きつけたり、二酸化炭素ガス中に一定期間保存し、渋味をなくしたものである。成分値は、分析値及び四訂成分表収載値に基づき決定した。「干しがき」の成分値は、市販品の分析値に基づき決定した。

かりん

　－07053　生

　「かりん」は、バラ科の落葉高木で、中国を原産とし、我が国へは平安時代以前に渡来した。果実は、非常に硬くて渋いため、生食には向かず、果実酒として利用されることが多い。成分値は、分析値及び四訂成分表収載値に基づき決定した。

（かんきつ類）＜柑橘類＞

　ここでは、ミカン科ミカン属及びキンカン属の果実を、かんきつ類として収載した。かんきつ類の果実の構造は、図に示すように、フラベド（皮のオレンジ色の部分）、アルベド（皮の白色の部分）、じょうのう（果汁を含む粒状の砂じょうや種子を包んでいる半月形の房）、果しん（果実中央の白色部または空洞部）及び種子に大別できる。本編でいうかんきつ類の「果皮」とは、フラベド及びアルベド部を含む果皮部全体をいい、「果肉」とは、果皮、じょうのう膜（多くの砂じょうを包むじょうのうの薄皮）及び種子を除いた、いわゆる「砂じょう」全体をいう。

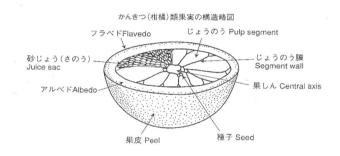

かんきつ（柑橘）類果実の構造略図

フラベドFlavedo　　じょうのう Pulp segment
砂じょう（さのう）Juice sac
じょうのう膜 Segment wall
アルベドAlbedo
果しん Central axis
果皮 Peel
種子 Seed

いよかん＜伊予柑＞

　－07018　砂じょう、生

　「いよかん」は、山口県下で古くから栽培されていたが、明治の中頃に愛媛県に移植され有名となった。愛媛県で生産量が多く、12～4月頃まで出荷される。「砂じょう」の成分値は、じょうのう膜等を除く果肉の分析値及び四訂成分表収載値に基づき決定した。

うんしゅうみかん＜温州蜜柑＞

　－じょうのう

　　－07026　早生、生

　　－07027　普通、生

　－砂じょう

　　－07028　早生、生

　　－07029　普通、生

　－果実飲料

　　－07030　ストレートジュース

　　－07031　濃縮還元ジュース

　　　－07032　果粒入りジュース
　　　－07033　50％果汁入り飲料
　　　－07034　20％果汁入り飲料
　　－缶詰
　　　－07035　果肉
　　　－07036　液汁

　一般に、みかんと呼ぶ場合は、「うんしゅうみかん」を指す。ミカン科の常緑低木で、我が国の中部及び南部で広く栽培されている。「うんしゅうみかん」は、鹿児島県長島が原産地と考えられているが、その名が中国浙江省の地名と同じであるため中国原産と間違えられやすい。

　早生温州（10～11月に成熟する品種；興津早生、宮川早生等）と普通温州（11～12月に成熟する品種；青島温州、久能温州等）の間には、性状や成分値に差異が認められるとともに、通常の食習慣において、果肉である「砂じょう（さのう）」と、それを包む薄皮である「じょうのう膜」からなる部位である「じょうのう」ごと食べる場合と、じょうのう膜を除いて「砂じょう」のみを食べる場合があるので、生果を「早生」と「普通」に分け、それぞれ「じょうのう」と「砂じょう」に分別して収載した。

　「じょうのう」及び「砂じょう」の「早生、生」の成分値は、それぞれ分析値及び四訂成分表収載値に基づき決定した。「じょうのう」及び「砂じょう」の「普通、生」の成分値は、それぞれ分析値に基づき決定した。

　「果実飲料」は、「ストレートジュース」（四訂成分表の「天然果汁」）、「濃縮還元ジュース」、「果粒入りジュース」（同「果粒入り果実飲料」）、「50％果汁入り飲料」（同「果汁飲料」）及び「20％果汁入り飲料」（同「果汁入り清涼飲料」）に分別して収載した。「ストレートジュース」は、果実を搾汁したものをそのまま製品化したものである。成分値は、分析値及び四訂成分表収載値に基づき決定した。「濃縮還元ジュース」は、濃縮果汁を希釈して搾汁時の状態に戻したものである。成分値は、分析値及び四訂成分表収載値（5倍濃縮）に基づき決定した。「果粒入りジュース」は、砂じょう（果肉）を細切りしたもの（果粒等）を加えたもので、成分値は、砂じょうを20％含む果実分100％ジュースの分析値及び四訂成分表収載値に基づき決定した。「50％果汁入り飲料」及び「20％果汁入り飲料」の成分値は、分析値及び四訂成分表収載値に基づき決定した。

　「缶詰」は、通常の食習慣において、果肉片のみを食べる場合と、果肉片と液汁（シラップ）とを同時に食べる場合があること、また、みかん缶詰は、果実缶詰類の中で最も消費量の多い部類に入ること等から、「果肉」と「液汁」に分別して収載した。成分値は、ライトシラップ漬（可溶性固形分：14％以上18％未満）の分析値及び四訂成分表収載値に基づき決定した。

オレンジ
　－ネーブル
　　－07040　砂じょう、生
　－バレンシア
　　　－07041　米国産、砂じょう、生
　　－果実飲料
　　　－07042　ストレートジュース
　　　－07043　濃縮還元ジュース

　　　－07044　50％果汁入り飲料

　　　－07045　30％果汁入り飲料

　　－マーマレード

　　　－07046　高糖度

　　　－07047　低糖度

　　－07161　福原オレンジ、砂じょう、生

　「オレンジ」は、*Citrus sinensis*に包含される品種群をいい、「ネーブル」もこの一変種である。「オレンジ」は、普通オレンジ品種群（バレンシア、ハムリン、パーソン、パインアップル、ペラ、シャムティー、福原等）、ネーブルオレンジ品種群（白柳、ワシントン、トムソン、鈴木、丹下、清家、福本等）及びブラッドオレンジ品種群（マルチーズ、ドブレヒナ等）に大別される。これらの品種のうち我が国で流通しているものは、米国等から輸入される「バレンシア」が圧倒的に多く、国産は白柳ネーブル、ワシントンネーブル等である。

　「ネーブル」の分析値は、米国産及び国産品の分析値及び四訂成分表収載値に基づき決定した。

　「バレンシア」の成分値は、「米国産」の分析値及び四訂成分表収載値に基づき決定した。

　「果実飲料」は、「バレンシア」が多く使用されている。「ストレートジュース」、「濃縮還元ジュース」、「50％果汁入り飲料」及び「30％果汁入り飲料」を収載した。成分値は、分析値に基づき決定した。

　「マーマレード」の「高糖度」及び「低糖度」の成分値は、それぞれ分析値に基づき決定した。両食品とも酸味料、ペクチン等を加えたものが市販されている。

　「バレンシア」の近縁種に国産の「福原オレンジ」があり、「福原オレンジ」のビタミンCの成分値は、四訂成分表収載値に基づき決定し、その他の成分値は、「バレンシア」と同じ値とした。

オロブランコ

　－07048　砂じょう、生

　「オロブランコ」は、「ぶんたん」と「グレープフルーツ」を交配した3倍体雑種で、グレープフルーツタイプのかんきつ類である。品種名がオロブランコで、同一品種だが、イスラエルから輸入されるものをスィーティーと呼んでいる。成分値は、イスラエル産の輸入品の分析値に基づき決定した。

かぼす＜香燈＞

　－07052　果汁、生

　「かぼす」は、大分県特産の酸用かんきつで、果汁を搾って生のまま利用される。成分値は、分析値及び四訂成分表収載値に基づき決定した。

かわちばんかん＜河内晩柑＞

　－07162　砂じょう、生

　「かわちばんかん」は、熊本県河内芳野村（現熊本市）で発見された「ぶんたん」の自然雑種である。愛媛県と熊本県が主産地で、春から夏にかけて出荷される。成分値は、これらの産地の果実の分析値に基づき決定した。

きよみ＜清見＞

　－07163　砂じょう、生

354

「きよみ」は、我が国で「うんしゅうみかん」とオレンジを交雑して育成した品種である。愛媛県、和歌山県が主産地で、3〜4月に出荷量が多い。成分値は、主産地の果実の分析値に基づき決定した。

きんかん＜金柑＞
　　－07056　全果、生
　「きんかん」には中国原産のミカン科のキンカン属に属する数種があり、我が国ではニンポウキンカン及びナガキンカンが栽培されている。成分値は、分析値に基づき決定した。

グレープフルーツ
　　－07062　白肉種、砂じょう、生
　　－07164　紅肉種、砂じょう、生
　　－果実飲料
　　　－07063　ストレートジュース
　　　－07064　濃縮還元ジュース
　　　－07065　50％果汁入り飲料
　　　－07066　20％果汁入り飲料
　　－07067　缶詰
　「グレープフルーツ」は、その果肉の色により「白肉種」（ダンカン、マーシュシードレス等）と「紅肉種」（トムソンピンク、フォスターシードレス、レッドブラッシュ等）に大別される。また、我が国で消費されるほとんどが米国、南アフリカ等からの輸入品である。
　ビタミンA含量が「白肉種」と「紅肉種」では異なるため、細分化して収載している。ビタミンA以外の成分値は、輸入した「白肉種」及び「紅肉種」の分析値に基づき決定し、ビタミンAはそれぞれの分析値に基づき決定した。
　「果実飲料」は、「ストレートジュース」（四訂成分表の「天然果汁」）、「濃縮還元ジュース」、「50％果汁入り飲料」（同「果汁飲料」）及び「20％果汁入り飲料」（同「果汁入り清涼飲料」）に分別して収載した。成分値は、市販品の分析値に基づき決定した。
　「缶詰」の成分値は、ライトシラップ漬（可溶性固形分：14％以上18％未満）の分析値及び四訂成分表収載値に基づき決定した。

さんぼうかん＜三宝柑＞
　　－07074　砂じょう、生
　「さんぼうかん」は、その特徴ある形から「壺柑（つぼかん）」、「達磨柑（だるまかん）」などの名称で呼ばれてきた。生食やせん切りにして薬味として利用される。成分値は、分析値及び四訂成分表収載値に基づき決定した。

シークヮーサー
　　－07075　果汁、生
　　－07076　果実飲料、10％果汁入り飲料
　「シークヮーサー」は、沖縄地方特産の柑橘類で奄美大島以南の南西諸島と台湾の山地に自生する。生果として食用にすることは少なく、主に果汁を酸味用としたり、搾汁して果実飲料に利用される。「果汁、生」及び「10％果汁入り飲料」の成分値は、それぞれ分析値及び四訂成分表収載値に基づき決定した。

しらぬひ＜不知火＞

　－07165　砂じょう、生

　「しらぬひ」は、我が国で「きよみ」と「ぽんかん」を交雑して育成した品種である。熊本県、愛媛県での生産が多く、12〜2月頃まではハウス栽培品、2〜5月頃までは露地栽培品が出荷される。一般に「デコポン」の名称で流通しているものが多い。その他、「フジポン」、「ヒメポン」等と称される。成分値は、ハウス栽培品と露地栽培品の果実の分析値に基づき決定した。

すだち＜酢橘＞

　－07078　果皮、生

　－07079　果汁、生

　「すだち」は、比較的未熟果（緑色果）を採収し酸味用として利用する酸用かんきつである。また果皮は香味料として調理に利用される。「果皮」及び「果汁」の成分値は、それぞれ緑色果の分析値及び四訂成分表収載値に基づき決定した。

せとか

　－07166　砂じょう、生

　「せとか」は、我が国で「きよみ」、「アンコール」、「マーコット」を交雑して育成した品種である。愛媛県での生産が多く、1〜2月頃まではハウス栽培品、2〜3月頃までは露地栽培品が出荷される。成分値はハウス栽培品と露地栽培品の果実の分析値に基づき決定した。

セミノール

　－07085　砂じょう、生

　「セミノール」は、みかん類と「ぶんたん」（文旦）やグレープフルーツ類との雑種であるタンゼロの一種である。和歌山県、大分県、三重県での生産が多く、4〜5月頃に出荷される。成分値は、分析値及び四訂成分表収載値に基づき決定した。

だいだい＜橙＞

　－07083　果汁、生

　「だいだい」は、生果として果実を直接食用にすることは極めて少なく、通常、果汁を搾り酸味用として利用される。また、マーマレード原料として優れている。成分値は、分析値及び四訂成分表収載値に基づき決定した。

なつみかん＜夏蜜柑＞

　－07093　砂じょう、生

　－07094　缶詰

　「なつみかん」の分類上の和名は、ナツダイダイである。江戸中期に、山口県長門市で発見され、その後各地で広く栽培されるようになった。熊本県、愛媛県などが主産地で、5〜6月頃に出荷される。

　「砂じょう」の成分値は、分析値及び四訂成分表収載値に基づき決定した。

　「缶詰」の成分値は、ヘビーシラップ漬（可溶性固形分：18 ％以上22 ％未満）の分析値に基づき決定した。

はっさく＜八朔＞

　－07105　砂じょう、生

　「はっさく」は、和歌山県での生産が多く、5〜7月頃に出荷される。成分値は、分析値及び四

訂成分表収載値に基づき決定した。

はるみ

　－07167　砂じょう、生

　「はるみ」は、我が国で「きよみ」と「ぽんかん」を交雑して育成した品種である。愛媛県、広島県での生産が多く、1～3月頃に出荷される。成分値は、主産地の果実の分析値に基づき決定した。

ひゅうがなつ＜日向夏＞

　－07112　じょうのう及びアルベド、生

　－07113　砂じょう、生

　「ひゅうがなつ」は、ニューサマーオレンジ、小夏みかんとも呼ばれる。宮崎県、高知県が主産地で、4～5月頃の出荷量が多い。食形態として果皮及びじょうのう膜を除く果肉のみ（砂じょう）を食べる場合と、果皮の表皮部分（フラベド）を数ミリの厚さに剥（はく）皮し、海綿状の果皮の一部（アルベド）及びじょうのう膜を含む果肉部分とを同時に食べる場合が多いので、この両者を収載した。成分値は、それぞれ分析値及び四訂成分表収載値に基づき決定した。

ぶんたん＜文旦＞

　－07126　砂じょう、生

　－07127　ざぼん漬

　「ぶんたん」は、別名ざぼんで、晩白柚、平戸文旦、石頭柚、麻豆白柚等のように、1個の果実が1 kg以上に及ぶものから、麻豆文旦、本田文旦、江戸文旦等のように1 kg内外のもの、更に土佐文旦（法元文旦）、晩王柑、大橘、水晶文旦等のように0.6 kg内外のものまである。「砂じょう」の成分値は、流通量の多い晩白柚（ばんぺいゆ）の分析値及び四訂成分表収載値に基づき決定した。なお、四訂成分表作成の際に、様々な大きさのものがある点に配慮して成分分析を行ったが、各成分値間には一定の傾向を示す明らかな差異が認められなかった。「ざぼん漬」は、「ぶんたん」の果皮を砂糖漬けしたもので、成分値は、分析値及び四訂成分表収載値に基づき決定した。

ぽんかん＜椪柑＞

　－07129　砂じょう、生

　「ぽんかん」は、インド原産の古い品種で、我が国のほかに東南アジア諸国、中国、台湾などで栽培されている。愛媛県、鹿児島県での生産が多く、12～3月頃に出荷される。成分値は、国産果実の分析値及び四訂成分表収載値に基づき決定した。

ゆず＜柚子＞

　－07142　果皮、生

　－07143　果汁、生

　「ゆず」は、中国の揚子江上流が原産地とされる。果実は扁球形で、芳香があり黄色に熟す。「果汁」は酸味用として利用し、「果皮」は柚子みそ、佃煮、粉末調味料あるいは菓子原料として広く利用されるので、これらを分けて収載した。成分値は、それぞれ分析値及び四訂成分表収載値に基づき決定した。

ライム

　－07145　果汁、生

　「ライム」は、インド北部からミャンマー、マレーシア北部にまたがる地域が原産とされる。我が国で消費される「ライム」は、米国産、メキシコ産等の輸入品で、「果汁」は酸味用として広く使われる。成分値は、輸入品の分析値及び四訂成分表収載値に基づき決定した。

レモン＜檸檬＞

　－07155　全果、生

　－07156　果汁、生

　「レモン」は、インドが原産地である。「全果」を食べる場合と、「果汁」を酸味用として利用する場合とがある。成分値は、「全果」、「果汁」ともに、国産、米国産及びチリ産の試料を用いた。成分値は、分析値及び四訂成分表収載値に基づき決定した。

キウイフルーツ

　－07054　緑肉種、生

　－07168　黄肉種、生

　「キウイフルーツ」は、マタタビ科の果樹で分類上の和名はチュウゴクサルナシ、英名はChinese gooseberryであるが、現在ではキウイフルーツ（Kiwifruit）（別名：キウイ）が、一般名となっている。「緑肉種」は、ニュージーランド等からの輸入果実と国産果実で、主要品種は両者ともヘイワードである。成分値は、ニュージーランド産及び国産果実の分析値に基づき決定した。「黄肉種」は、ニュージーランドからの輸入果実と国産果実で、「緑肉種」のヘイワード種とは異なり果肉色が黄色の異種である。成分値は、ニュージーランド産及び国産果実の分析値に基づき決定した。なお、緑肉種のビタミンKについて、これまで、推定値を収載していたが、分析値に変更した。

きはだ＜黄膚＞

　－07183　実、乾

　「きはだ」は、ミカン科キハダで、アイヌ民族が伝統的に利用してきた食材であり、果実は生で食用にし、また乾燥後に保存して、料理に利用する。「実、乾」の成分値は、分析値に基づき決定した。

キワノ

　－07055　生

　「キワノ」はウリ科に属し、北アフリカ原産で、分類上の和名は、ツノニガウリであるが、キワノ（Kiwano）が通称名となっている。Horned melon、African horned cucumberとも表記されるため、ツノメロン、ツノウリとも呼ばれる。果実の形はだ円形で多くの角が出ており、果皮は黄色、可食部は種子を包んだ緑色ゼリー状である。成分値は、輸入品の分析値に基づき決定した。

グァバ

　－07057　赤肉種、生

　－07169　白肉種、生

　－果実飲料

　　－07058　20％果汁入り飲料（ネクター）

　　－07059　10％果汁入り飲料

　「グァバ」は、熱帯アメリカ原産のフトモモ科の常緑果樹で、分類上の和名をバンジロウ（別名：バンザクロ）という。我が国で利用されているものの多くは「白肉種」と「赤肉種」である。

　「白肉種」は「赤肉種」よりもビタミンAの含有量が少ないので、細分化して収載している。ビタミンA以外の成分値は、国産の「白肉種」及び「赤肉種」の分析値と四訂成分表収載値に基づき決定し、ビタミンAはそれぞれの分析値に基づき決定した。

　「果実飲料」の「20％果汁入り飲料（ネクター）」（四訂成分表の「果肉飲料」）、「10％果汁入り飲料」（同「果汁入り清涼飲料」）の成分値は、市販品の分析値及び四訂成分表収載値に基づき決定した。

（すぐり類）

－カシス

　－07182　冷凍

　「カシス」は、スグリ科クロスグリの濃紫色の果実である。くろふさすぐり、くろすぐりとも呼ばれる。「冷凍」は、試料として国産及び外国産のものを分析し、成分値は、分析値に基づき決定した。

－グーズベリー

　－07060　生

　「グーズベリー」は、「西洋すぐり」、「おおすぐり」とも呼ばれ、原産地は北ヨーロッパで、温帯でやや冷涼な地方で栽培されている。我が国では北海道、本州中北部で栽培される。直径1～1.5 cmの球形で、果皮の色は淡緑色、黄緑色、赤色等がある。成分値は、分析値に基づき決定した。

くこ

　－07185　実、乾

　「くこ」は、ナス科クコで、だ円形で鮮紅色の果実を利用する。果実は「ゴジベリー（ウルフベリー）」ともいう。「実、乾」の成分値は、分析値に基づき決定した。なお、本食品は、ビタミンD測定の際に、抽出残さの影響で清澄な試料溶液が調製できなかったことから、当該成分については、記載最小値を 0.7 μg（通常は 0.1 μg）とした。

ぐみ＜頽子＞

　－07061　生

　「ぐみ」は、グミ科のグミ属に分類される「ナツグミ」、「ナワシログミ」、「アキグミ」等があるが、流通量は少ない。庭先に植えられているものや、山野、川原に自生するものから採取して食用とされる。成分値は、分析値に基づき決定した。

ココナッツ

　－07157　ココナッツウォーター

　－07158　ココナッツミルク

　－07170　ナタデココ

　五訂成分表（初版）において「ココナッツミルク（07068）」として収載していた成分値は、ココヤシの実に含まれる「ココナッツウォーター」の成分値であることから、五訂増補成分表からは、07068は欠番とし、改めて行った分析の結果に基づき決定した成分値を「ココナッツミルク」として収載するとともに、「ココナッツウォーター」の成分値を収載した。

　「ココナッツウォーター」は、ココヤシの果実に含まれる液体であり、成分値は輸入品の分析値及び四訂成分表収載値に基づき決定した。

　「ココナッツミルク」は、ココヤシの完熟果実の胚乳（はいにゅう）部分を砕き、水を加えて煮沸、濾過したものである。成分値は、輸入品の分析値に基づき決定した。なお、「ココナッツパウダー」は、種実類に収載した。

　「ナタデココ」は、ココナッツウォーターを発酵させてゲル状となったもので、糖類や酸味料等を加えたシラップ漬けで市販されている。試料は糖類と酸味料のみを加えたシラップ漬けとし、成分値は、シラップを廃棄した後の分析値に基づき決定した。

さくらんぼ＜桜桃＞

　－07070　国産、生

　－07071　米国産、生

　－07072　米国産、缶詰

　「さくらんぼ」（桜桃（おうとう）は、中国産のミザクラの漢名）は、「スイートチェリー」（甘果桜桃：ナポレオン、佐藤錦、高砂、日の出、蔵王錦等）と「サワーチェリー」（酸果桜桃：モレロ、アマレル等）に大別され、前者は生食用や加工用に、後者は加工用に利用されている。形態的には核果の一種で、果実には種子を内包する核がある。「生」は、前者の「スイートチェリー」を試料とした。「生」は、国産のほか、米国産も輸入されているので、「国産」と「米国産」（アメリカンチェリー）に分けて収載した。「国産、生」及び「米国産、生」の成分値は、それぞれ分析値及び四訂成分表収載値（「おうとう」）に基づき決定した。「缶詰」の成分値は、ヘビーシラップ漬（可溶性固形分：18 ％以上22 ％未満）の分析値及び四訂成分表収載値に基づき決定した。

ざくろ＜石榴＞

　－07073　生

　「ザクロ」はイラン原産のザクロ科の落葉小高木で、大果種と小果種がある。国産の「ざくろ」は小果種であり、流通量は少なく、市場に流通しているものの多くは、米国等からの輸入品（大果種）である。成分値は、輸入品の分析値及び四訂成分表収載値に基づき決定した。

すいか＜西瓜＞

　－07077　赤肉種、生

　－07171　黄肉種、生

　「すいか」は、ウリ科のつる性一年草で、熱帯アフリカ原産である。「すいか」の品種は極めて多く、「赤肉種」と「黄肉種」がある。「赤肉種」の成分値は、赤肉種の縞王マックス、紅こだまの分析値に基づき決定した。「黄肉種」は「赤肉種」よりビタミンAの含有量が少ないので、細分化して収載している。「黄肉種」のビタミンA以外の成分値は、「赤肉種」と同じ値とした。

　なお、すいかの種子は種実類に収載している。

スターフルーツ

　－07069　生

　「スターフルーツ」は、カタバミ科に属する常緑高木ゴレンシの果実で、五斂子（ごれんし）ともいう。原産地はマレーシア、ジャワ、インド等諸説がある。果皮が黄色で、果実全体は楕円の長軸を回転軸とする回転楕円形で、横断面が星型五角形をしており、多肉、多汁質で、甘味種と酸味種がある。成分値は、輸入品の分析値に基づき決定した。

（すもも類）＜李類＞

- －にほんすもも
  - －07080　生
- －プルーン
  - －07081　生
  - －07082　乾

（すもも類）は、はたんきょうとも呼ばれ、バラ科に属する。中国が原産地で我が国には古くから渡来し、万葉集や日本書紀に李として登場している。（すもも類）には、欧州系、アメリカ系及び日本すももを含む東洋系がある。形態的には核果の一種で、果実には種子を内包する核がある。

「にほんすもも」の成分値は、分析値及び四訂成分表収載値に基づき決定した。

「プルーン」は、ヨーロッパすもも、西洋すももとも呼ばれ、果実は紫色で卵型をしており、国内では長野、北海道、青森が主産地である。「生」の成分値は、分析値に基づき決定した。「乾」の成分値は、輸入品の分析値及び四訂成分表収載値（「すもも」の「乾果」）に基づき決定した。なお、「生」及び「乾」のビタミンKについて、これまで推定値を収載していたが、「乾」については、分析値、「生」については、「乾」の値からの類推値にそれぞれ変更した。

チェリモヤ

- －07086　生

「チェリモヤ」は、バンレイシ科に属する落葉小高木の果実で、原産地はペルーのアンデス山脈である。果実はハート形、卵形、球形などさまざまで、果皮には鱗（うろこ）状の模様が入っている。果肉は白色で粘りがあり、クリーム状で芳香が強く、酸味が少しある。輸入品が多く流通しているが、我が国でもハウス栽培が行われている。成分値は、輸入品の分析値に基づき決定した。

ドラゴンフルーツ

- －07111　生

「ドラゴンフルーツ」は、南米コロンビア原産のサボテン科に属する数属にわたる植物の果実の総称で、ピタヤともいう。10～12 cmのだ円形で、紅色三角形の鱗（りん）片がついている。果皮には黄色、赤色、果肉には赤色、白色、あめ色等がある。成分値は、輸入品の果皮・果肉が赤いレッドピタヤの分析値に基づき決定した。

ドリアン

- －07087　生

「ドリアン」は、パンヤ科に属する常緑高木の果実で、原産地はマレーシアやインドネシアのボルネオである。果肉はクリーム色で粘りがあり、果汁は少なく、特有の強烈な匂いがある。成分値は、輸入冷凍品の分析値に基づき決定した。

（なし類）＜梨類＞

- －日本なし
  - －07088　生
  - －07089　缶詰
- －中国なし
  - －07090　生

　　－西洋なし

　　　－07091　生

　　　－07092　缶詰

　（なし類）は利用上大別すると「日本なし」（通称：なし）、「中国なし」及び「西洋なし」（通称：洋なし）の3種類に区分されるので、種類ごとに収載した。「日本なし」は、「ニホンヤマナシ」を基本種として育成された果樹で、古くから栽培されている。一般に青なし（二十世紀、八幸、新世紀、菊水等）と赤なし（長十郎、新水、幸水、豊水、新高、晩三吉等）に区別される。

　「日本なし」の「生」の成分値は、四訂成分表作成の際に、青なし及び赤なしの代表的品種について分析を行ったが、糖度に若干の違いが認められたものの、両者の各成分値間には常に一定の傾向を示す明らかな差異が認められなかったことから、赤なし、青なしを区別せず、分析値に基づき決定した。

　「中国なし」は、我が国では「鴨梨」（ヤーリー）及び「慈梨」（ツーリー）の2品種が主なものである。「中国なし」の「生」の成分値は、これら2品種の分析値及び四訂成分表収載値に基づき決定した。

　「西洋なし」は、「日本なし」と異なり、完熟前の堅い果実を収穫し室内で2週間程度追熟させた後、食用とするのが一般的である。「生」の成分値は、追熟果の分析値に基づき決定した。

　「缶詰」の成分値は、「日本なし」及び「西洋なし」のヘビーシラップ漬（可溶性固形分：18％以上22％未満）の分析値及び四訂成分表収載値に基づき決定した。

なつめ＜棗＞

　　－07095　乾

　「なつめ」は、クロウメモドキ科に属する落葉小高木の果実で、中国東北部、アフリカ北部、ヨーロッパ東南部等に広く原生し、我が国へは中国から渡来した。茶色の2～4cmの長だ円形で、中に1個の種子がある。成分値は、輸入品の分析値に基づき決定した。

なつめやし＜棗椰子＞

　　－07096　乾

　「なつめやし」は、ペルシャ湾岸からアラビア一帯が原産地の常緑高木樹で、果実は3～7cmの長円形で、成分的には大部分が炭水化物で多量の果糖を含む。なつめやしの乾果はデーツと呼ばれ、イラン、インド、米国等からの輸入品を試料とした。成分値は、輸入品の分析値に基づき決定した。

パインアップル

　　－07097　生

　　－07177　焼き

　　－果実飲料

　　　－07098　ストレートジュース

　　　－07099　濃縮還元ジュース

　　　－07100　50％果汁入り飲料

　　　－07101　10％果汁入り飲料

　　－07102　缶詰

　　－07103　砂糖漬

　「パインアップル」（別名：パイナップル）は、パイナップル科の多年草であり、ブラジルが原産地で、熱帯、亜熱帯において栽培されており、我が国には1845年（弘化二年）にオランダ人が伝えた。沖縄県、鹿児島県で生産されるもののほか、台湾、フィリピン、ハワイ等から輸入されている。「生」の成分値は、国産品を含む試料の分析値及び四訂成分表収載値に基づき決定した。

　「焼き」の成分値は、フィリピン産を試料とし、分析値及び分析値の成分変化率に基づき計算により決定した。

　「果実飲料」は、「ストレートジュース」（四訂成分表の「天然果汁」）、「濃縮還元ジュース」、「50 ％果汁入り飲料」（同「果汁飲料」）及び「10 ％果汁入り飲料」（同「果汁入り清涼飲料」）を収載した。成分値は、それぞれ分析値及び四訂成分表収載値に基づき決定した。

　「缶詰」の成分値は、ヘビーシラップ漬（可溶性固形分：18 ％以上22 ％未満）の分析値及び四訂成分表収載値に基づき決定した。

　「砂糖漬」の成分値は、分析値及び四訂成分表収載値に基づき決定した。

ハスカップ

　－07104　生

　「ハスカップ」は、スイカズラ科に属する小潅木の果実で、原産地はアジア北東部である。我が国では、北海道に群生地がある。分類上の和名はクロミノウグイスカグラである。アイヌ語では「ハスカップ」と言い、古くから食用としてきたが、近年、北海道で栽培されるようになった。縦1〜2 cm、横0.7〜1.2 cmの長円形、白い果粉のついた青黒色で、独特の風味と甘酸っぱさがある。成分値は、栽培品の分析値に基づき決定した。

パッションフルーツ

　－07106　果汁、生

　「パッションフルーツ」は、トケイソウ科の多年生草本で、ブラジル南部およびパラグアイが原産地である。分類上の和名はクダモノトケイソウで、世界に400種以上の品種が存在する。そのうち食用にされるものは、黄色種、紫色種等数種類に限られ、生食のほかジュース、ゼリーなどに利用される。成分値は、黄色種と紫色種を試料とし、分析値及び四訂成分表収載値に基づき決定した。

バナナ

　－07107　生

　－07108　乾

　「バナナ」は、バショウ科の大形の多年草で、アジア熱帯地方が原産地であり、熱帯地域等で広く栽培されている。現在、我が国で消費されている「バナナ」のほとんどは、フィリピン、エクアドル等からの輸入品である。病害虫の国内侵入を防ぐため、植物防疫法（昭和26年法律第151号）により、完熟した「バナナ」の輸入は禁止されているので、未熟果（青バナナ）が輸入されている。青バナナは、加工室（むろ）において、15〜20 ℃の温度で約1,000 ppmのエチレンガスで処理してから出荷されている。「生」の成分値は、輸入品の追熟果実の分析値及び四訂成分表収載値に基づき決定した。

　乾燥バナナは、自然状態で完熟した果実を用いて、果皮つきのまま、果肉に皺（しわ）が生ずる程度まで天日で乾燥した後、剥（はく）皮し、更に乾燥を続けて、果肉が黄金色となり、表面

に糖分が析出するまで乾燥させたものである。「乾」の成分値は、輸入品の分析値及び四訂成分表収載値に基づき決定した。

パパイア

　－07109　完熟、生

　－07110　未熟、生

　「パパイア」（別名：パパイヤ）は、パパイア科に属し、アメリカ熱帯地方が原産地である。我が国で消費されている「パパイア」は、一部沖縄県や鹿児島県で生産、出荷されているが、その多くはハワイ等からの輸入品である。「パパイア」の食べ方としては、「完熟果」を食べる場合と、「未熟果」を調理して食べる場合があるので、両者を収載した。成分値は、国産品を含む試料の分析値及び四訂成分表収載値に基づき決定した。

びわ＜枇杷＞

　－07114　生

　－07115　缶詰

　「びわ」は、バラ科に属し、中国南部および日本原産で、我が国では、江戸時代までは在来の小果種（丸びわ）が食用されていたが、幕末から明治にかけて中国の大果種が導入された。我が国で生産される品種のうち、多くは茂木及び田中である。

　「生」の成分値は、これら2品種の分析値及び四訂成分表収載値に基づき決定した。

　「缶詰」の成分値は、ヘビーシラップ漬（可溶性固形分：18 ％以上22 ％未満）の分析値及び四訂成分表収載値に基づき決定した。

ぶどう＜葡萄＞

　－07178　皮つき　生

　－07116　皮なし　生

　－07117　干しぶどう

　－果実飲料

　　－07118　ストレートジュース

　　－07119　濃縮還元ジュース

　　－07120　70 ％果汁入り飲料

　　－07121　10 ％果汁入り飲料

　－07122　缶詰

　－07123　ジャム

　「ぶどう」は、ブドウ科の落葉性つる植物で、中央アジアが原産地であり、古く中国から渡来し、現在では多数の品種が栽培されている。「ぶどう」は、多くの種（Species）から構成されており、栽培種の分化も複雑で品種も極めて多い。我が国で栽培されている主要品種は、「巨峰」「デラウェア」、「ピオーネ」、「シャインマスカット」、「キャンベル・アーリー」、「ナイヤガラ」、「マスカット・ベリーA」、「甲州」等であり、栽培形態も多岐にわたる。また、果色は赤色（赤、紫赤、灰赤、赤褐及びオレンジ赤）、黒色（紫黒、紫及び灰黒）及び白色（白、緑白、黄白及び黄）等多様であり、更に、果実の大きさも4倍体の大粒種から2倍体の小、中粒種までがある。

　「ぶどう」は、成分表2015年版（七訂）では「生」としてその成分値を示していたが、品種によって、皮ごと食すものと皮を除去した後食すものがあることから、細分化して「皮つき、生」

364

及び「皮なし、生」として収載した。「皮つき、生」の成分値は、シャインマスカット及びナガノパープルの分析値に基づき決定した。なお、ポリフェノールの成分値は、「皮つき、生」と同様の試料を用いて、ISO 14502-1法の「フォーリン・チオカルト法」を適用し、分析値に基づき決定した。

　成分表2015年版（七訂）では単に「生」として成分値を示していた「皮なし、生」の成分値は、デラウェア、ベリーA、ネオマスカット、ピオーネ及び巨峰の分析を行ったが、品種間で、明らかな差異は認められなかったので、一括した成分値を示した。「干しぶどう」は、ほとんどが輸入品である。成分値は、分析値及び四訂成分表収載値に基づき決定した。

　「果実飲料」は、「ストレートジュース」（四訂成分表では「天然果汁」）、「濃縮還元ジュース」、「70％果汁入り飲料」（同「果汁飲料」）及び「10％果汁入り飲料」（同「果汁入り清涼飲料」）を収載した。成分値は、分析値及び四訂成分表収載値に基づき決定した。

　「缶詰」の成分値は、ヘビーシラップ漬（可溶性固形分：18％以上22％未満）の分析値及び四訂成分表収載値に基づき決定した。

　「ジャム」の成分値は、分析値に基づき決定した。酸味料、ペクチン等を加えたものが市販されている。

ブルーベリー
　－07124　生
　－07125　ジャム
　－07172　乾

　「ブルーベリー」は、ツツジ科に属する約20種の潅木の果実の総称で、米国で野生種より改良された2種（「ハイブッシュブルーベリー」及び「ラビットアイブルーベリー」）が我が国で栽培されている。青黒色、直径1cm、1〜2gの小球形の液果で、果肉は多汁質で甘酸っぱさがある。

　「生」の成分値は、「ハイブッシュブルーベリー」の分析値に基づき決定した。

　「ジャム」の成分値は、市販品の分析値に基づき決定した。酸味料、ペクチン等を加えたものも市販されている。

　「乾」は、糖類や油脂を添加せずに加工された国産品と輸入品を試料とした。成分値はこれらの分析値に基づき決定した。なお、「生」及び「乾」のビタミンKについて、これまで推定値を収載していたが、「乾」については、分析値、「生」については、「乾」の値からの類推値にそれぞれ変更した。

ホワイトサポテ
　－07128　生

　「ホワイトサポテ」は、ミカン科に属する常緑高木の果実で、原産地はメキシコである。直径7〜8cmで、「りんご」と「かき」を合わせたような形状をしており、甘味と香りがある。成分値は、輸入品の分析値に基づき決定した。

まくわうり＜甜瓜＞
　－07130　黄肉種、生
　－07173　白肉種、生

　「まくわうり」は、かつては、庶民の夏の果物として珍重されたが、近年は、他の品種に圧倒され、地域的にわずかに栽培されるだけとなった。植物学上メロンと同一種で、「白肉種」（菊甜

瓜、黄金甜瓜等）及び「黄肉種」（甘露等）に大別される。「黄肉種」の成分値は、分析値及び四訂成分表収載値に基づき決定した。「白肉種」は「黄肉種」よりビタミンAの含有量が少ないことから、「白肉種、生」のビタミンAの成分値は、四訂成分表収載値に基づき決定し、その他の成分値は、「黄肉種」と同じ値とした。

マルメロ

　－07131　生

「マルメロ」は、バラ科に属する落葉樹で、原産地は中央アジアである。形は「西洋なし」に似ており、黄色で香りが強い。長野県の地域特産品で、シラップ漬け、ジャム、薬用果実酒等の加工に利用される。成分値は、分析値に基づき決定した。

マンゴー

　－07132　生

　－07179　ドライマンゴー

「マンゴー」は、ウルシ科の常緑樹で、熱帯アジアが原産であり、代表的な熱帯果樹として各地で広く栽培されている。我が国で消費される「マンゴー」の多くは輸入品である。日本では沖縄県や宮崎県を中心にハウス栽培されている。成分値は、メキシコ産及びフィリピン産果実の分析値及び四訂成分表収載値に基づき決定した。

「ドライマンゴー」は、マンゴーを乾燥したもので、砂糖等を添加していないものである。成分値は、国産及びメキシコ産の市販品の分析値に基づき決定した。なお、「ドライマンゴー」には砂糖等を加えたものもある。

マンゴスチン

　－07133　生

「マンゴスチン」は、オトギリソウ科に属する常緑高木の果実で、原産地はマレーシアである。厚いへたがあり、「かき」のような形状をした平たい丸形で、暗紫色をしている。内部は5～8個に分かれ、白く緻（ち）密で液汁に富み、その中に扁平の種子がある。成分値は、流通量の多い輸入冷凍果実の分析値に基づき決定した。

メロン

　－07134　温室メロン、生

　－07135　露地メロン、緑肉種、生

　－07174　露地メロン、赤肉種、生

「メロン」は、ウリ科のつる性一年草で、インドから西アジアの原産といわれ、古く西洋に渡り、現在では世界中で栽培されている。「メロン」は、カンタロープ（Cantalope）、網目メロン（Netted melon）及び冬メロン（Winter melon）の3種に大別される。主に温室内で栽培されるものを、「温室メロン」（品種名：アールスナイト、アールスメロン及びクレストアールス）として収載した。「露地メロン」（品種名：アムス、アンデス、クインシー、プリンス、コザック、夕張メロン等）は、地中海沿岸を原産地とするものと、アジアを原産地とする「まくわうり」との交配により育成されたものがある。「温室メロン」の成分値は、流通量の多い緑肉種のアールスナイト、アールスメロン及びクレストアールスの分析値に基づき決定した。「露地メロン」は、果肉色の違い、すなわち淡緑色の「緑肉種」と淡橙色の「赤肉種」でビタミンA含有量の相違があるため、細分化して収載している。ビタミンA以外の成分は、流通量の多いアムス（緑肉種）、アンデス（緑

肉種）及びクインシー（赤肉種）の分析値に基づき決定し、ビタミンAはそれぞれの分析値に基づき個別に決定した。

（もも類）＜桃類＞

－もも

　－07136　白肉種　生

　－07184　黄肉種　生

　－07137　果実飲料、30％果汁入り飲料（ネクター）

　－缶詰

　　－07138　白肉種、果肉

　　－07175　黄肉種、果肉

　　－07139　液汁

－ネクタリン

　－07140　生

　「もも」と「ネクタリン」は、形態的には核果の一種で、果実には種子を内包する核がある。「もも」は、バラ科に属し、中国黄河上流地域原産で、古くから渡来していたらしく、弥生時代の遺跡からも核が出土する。記録には正倉院文書、延喜式等にみられる。現在広く栽培されている品種は、明治以降ヨーロッパ、中国から導入された品種を我が国で育成したもので、独特の品種群が形成されている。「ネクタリン」は、果実表面が無毛性でモモより派生した一変種である。

　「もも」の「白肉種、生」は、流通量の多い浅間白桃、あかつき、大久保、ゆうぞら、川中島白桃等を試料とし、一括した成分値を示した。成分値は、分析値に基づき決定した。「もも、黄肉種、生」は、3品種（黄金桃、ゴールデンピーチ、黄貴妃）を試料として分析した。成分値は、分析値に基づき決定した。

　なお、「白肉種」と「黄肉種」とでは、ビタミン A の含有量に相違がある。成分表 2015 年版（七訂）に既収載の「もも、生」は「白肉種」を試料としているが、「もも、生」を細分化して、黄肉種を収載した。これに伴い、「（もも類）もも、生（07136）」の食品名を「（もも類）もも、白肉種、生」へ変更した。

　「30％果汁入り飲料（ネクター）」の成分値は、分析値に基づき決定した。

　「缶詰」は、ヘビーシラップ漬（可溶性固形分：18 ％以上 22 ％未満）を試料とした。ビタミン A の成分値は、それぞれの分析値に基づき決定し、その他の成分値は、両者の分析値及び四訂成分表収載値に基づき決定した。

　「液汁」は、「缶詰」の固形物を除いたものを試料とし、成分値は、分析値及び四訂成分表収載値に基づき決定した。

　「ネクタリン」は、市場流通量の多い「フレーバートップ」、「ファンタジア」及び「秀峰」を試料とし、一括した成分値を示した。成分値は、分析値及び四訂成分表収載値に基づき決定した。

やまもも＜山桃＞

　－07141　生

　「やまもも」は、ヤマモモ科に属する常緑高木の果実で、四国、九州、沖縄の暖かい沿岸地方に自生しているが、特産果樹として栽培も行われている。赤紫色で、表面に多汁質の突起が密生している。甘味が強く生食のほかジャム、果実酒等に利用される。成分値は、栽培品の分析値に

基づき決定した。

ライチー＜茘枝＞

−07144　生

「ライチー」は、「れいし」とも呼ばれ、ムクロジ科に属する常緑高木の果実で、原産地は中国である。果実は球形で、赤茶色の硬い果皮には鱗（うろこ）状の模様がある。果肉は白く半透明で柔らかく、多汁質で甘く、芳香がある。成分値は、輸入冷凍品の分析値に基づき決定した。

ラズベリー

−07146　生

「ラズベリー」は、バラ科に属するキイチゴ類の一種である。原産地は北ヨーロッパで、ヨーロッパや北米等多くの国で栽培されている。果皮の色（赤、黒、紫）により品種が分類されている。果実は2〜3gで甘味が強く、熟すと花托（かたく）から離脱する。成分値は、輸入品の赤ラズベリーの分析値に基づき決定した。

りゅうがん＜龍眼＞

−07147　乾

「りゅうがん」は、ムクロジ科の常緑樹で、中国南部が原産地といわれる。我が国で利用されている「りゅうがん」は、台湾等からの輸入品である。成分値は、台湾産乾果の分析値及び四訂成分表収載値に基づき決定した。

りんご＜苹果、林檎＞

−07148　皮なし、生
−07176　皮つき、生
−07180　皮つき、焼き
−果実飲料
　−07149　ストレートジュース
　−07150　濃縮還元ジュース
　−07151　50％果汁入り飲料
　−07152　30％果汁入り飲料
−07153　缶詰
−07154　ジャム

「りんご」は、バラ科に属し、アジア西部からヨーロッパ東南部が原産地で、古くから栽培されている。わが国には、江戸時代末期に渡来し、明治時代になって本格的な導入が行われた。漢名は苹果であり、慣用的に林檎を用いる。「皮なし、生」は、主要品種のつがる、サンジョナ、サンふじを試料とし、果皮、種子、芯を取り除いて分析した。成分値は、分析値に基づき決定した。「皮つき、生」は、「皮なし、生」と同様の試料を用いて、種子と芯のみを取り除いて分析した。成分値は、分析値に基づき決定した。なお、ヨウ素、セレン、クロム及びモリブデンの追加分析をサンつがる、サンジョナ及びサンふじを試料として行い、分析値に基づきそれぞれの成分値を決定した。

「皮つき、焼き」の成分値は、追加分析と同一品種の試料を用いた分析値及び分析値の成分変化率に基づき計算により決定した。

「果実飲料」は、「ストレートジュース」（四訂成分表の「天然果汁」）、「濃縮還元ジュース」、

「50 %果汁入り飲料」（同「果汁飲料」）及び「30 %果汁入り飲料」（同「果汁入り清涼飲料」）
を収載した。「ストレートジュース」の成分値は、混濁タイプの分析値及び四訂成分表収載値に
基づき決定した。「濃縮還元ジュース」は、濃縮果汁を希釈して搾汁時の状態に戻したもので、
成分値は、混濁タイプとクリアタイプの分析値及び四訂成分表収載値（5倍濃縮）に基づき決定
した。「50 %果汁入り飲料」及び「30 %果汁入り飲料」の成分値は、混濁タイプとクリアタイプ
の混合試料の分析値及び四訂成分表収載値に基づき決定した。

「缶詰」の成分値は、ヘビーシラップ漬（可溶性固形分：18 %以上22 %未満）の分析値に基
づき決定した。

「ジャム」の成分値は、市販品の分析値及び四訂成分表収載値に基づき決定した。酸化防止剤、
酸味料、ペクチン等を加えたものが市販されている。

8）きのこ類

きのこ類の全般に通じる主な事項は、次のとおりである。

① 「えのきたけ」、「あらげきくらげ」、「きくらげ」、「しろきくらげ」、「くろあわびたけ」、「しいたけ」、「ぶなしめじ」、「たもぎたけ」、「なめこ」、「ぬめりすぎたけ」、「うすひらたけ」、「エリンギ」、「ひらたけ」、「まいたけ」、「マッシュルーム」及び「やなぎまつたけ」については、人工栽培方法の発達により主に菌床栽培品が広く販売されており、また「しいたけ」については原木栽培品も広く流通しているため、これら栽培品を収載した。なお、「はたけしめじ」および近年人工栽培可能となった「ほんしめじ」については生産者が少ないため、菌床栽培品及び天然品を収載した。人工栽培できない「まつたけ」については天然品を収載した。

② 調理した食品は「ゆで」、「焼き」及び「油いため」を収載し、調理する前の食品（生又は乾）と同一の試料を用いて調理し、分析した。各食品の調理方法の概要を表12に示した。

③ 「しいたけ」のビタミンD量は、栽培環境中の紫外線量に影響されること[1]、他のきのこにおいても同様な傾向があることより[2]、空調施設由来でない試料は同一食品でも試料間のバラツキが大きい場合があった。

④ きのこ類に属する食品のエネルギー換算係数については、七訂成分表まではAtwaterの係数に0.5を乗じた暫定的な係数を用いていたが、今回よりこの措置は廃止し、他の食品群と同一のエネルギー換算を行うこととした。

⑤ 「分析値」、「文献値」、「類推値」、「計算値」、「借用値」、「推定値」等の用語については、第3章冒頭の「食品群全般に通じる事項」を参照されたい。

以下、食品ごとに成分値に関する主な留意点について述べる。

えのきたけ＜榎茸＞

　－08001　生

　－08002　ゆで

　－08037　油いため

　－08003　味付け瓶詰

「えのきたけ」は、主に品種改良された傘は白色で小さく柄も白く長い菌床栽培品が販売されている。天然品の傘は黄から黄褐色であり、天然品の形状をした菌床栽培品も一部販売されている。ぬめりがあることから、なめたけ（滑茸）とも呼ばれ、味付け瓶詰めで商品名として「なめたけ」としていることが多い。成分値は、「生」は分析値、「ゆで」は分析値、四訂成分表収載値及び成分変化率に基づき決定した。「油いため」の成分値は、調理前後の分析値から求めた成分変化率、付着した植物油の量、調理に使用した植物油（なたね油）の成分値及び「生」の成分値に基づき決定した。「味付け瓶詰」の成分値は、市販品の分析値及び四訂成分表収載値に基づき決定した。

（きくらげ類）

　－あらげきくらげ

　　－08054　生

　　－08004　乾

　　－08005　乾　ゆで

　　　－08038　乾　油いため
　－きくらげ
　　　－08006　乾
　　　－08007　ゆで
　－しろきくらげ
　　　－08008　乾
　　　－08009　ゆで

　（きくらげ類）は、キクラゲ属に属する「あらげきくらげ」及び「きくらげ」と、シロキクラ
ゲ属に属する「しろきくらげ」に大別される。販売されている大半は、中国、台湾等の菌床栽培
品を乾燥したものである。なお、「あらきくらげ、生」は国産品のみが販売されている。

　「あらげきくらげ」は、肉質が厚く、背面が毛羽だっているため、灰褐色に見え、裏白きくら
げとも呼ばれている。「生」の成分値は、国産を試料として、分析値に基づき決定した。「乾」の
成分値は、中国産、台湾産あるいは国産の試料の分析値に基づき決定した。「ゆで」の成分値は、
分析値及び成分変化率に基づき決定した。「油いため」の成分値は、調理前後の分析値から求め
た成分変化率、付着した植物油の量、調理に使用した植物油（なたね油）の成分値及び「乾」
の成分値に基づき決定した。

　「きくらげ」は、肉質が薄く、乾燥品は黒く、くろきくらげとも呼ばれている。「乾」の成分
値は、中国産試料の分析値に基づき決定した。「ゆで」の成分値は、分析値及び成分変化率に基
づき決定した。

　「しろきくらげ」は、不規則なとさか状で白色のきのこである。中国では薬用きのことされて
きた。「乾」の成分値は、分析値及び四訂成分表収載値に基づき決定した。「ゆで」の成分値は、
分析値及び成分変化率に基づき決定した。

くろあわびたけ＜黒鮑茸＞
　－08010　生
　「くろあわびたけ」は、傘はうすい黒褐色から灰褐色、柄も灰褐色、肉は白色のきのこである。
名前は、食感があわびに近いことに由来する。成分値は、分析値に基づき決定した。

しいたけ＜椎茸＞
　－生しいたけ
　　　－08039　菌床栽培、生
　　　－08040　菌床栽培、ゆで
　　　－08041　菌床栽培、油いため
　　　－08057　菌床栽培、天ぷら
　　　－08042　原木栽培、生
　　　－08043　原木栽培、ゆで
　　　－08044　原木栽培、油いため

　「しいたけ」は、傘は茶褐色から黒褐色、柄の上部は白色、肉は白色のきのこである。きのこ
を含む農産物の品質表示基準において、「生しいたけ」は唯一栽培方法別の表示（菌床栽培、原
木栽培）が義務付けられている。国内生産量の約9割は菌床栽培品が占めている。なお、近年、
中国から輸入された植菌済み菌床を栽培し、国産と表示した「生しいたけ」の流通量が増加して

いる。この「生しいたけ」については、消費者の自主的かつ合理的な食品選択の機会を提供する観点から、菌床の製造地と採取地が異なる場合、原産地表示とは別に菌床の製造地を表示することが望ましいとの見解が消費者庁から示されている[3]。

「菌床栽培、生」は、分析値に基づき成分値を更新した。「菌床栽培、天ぷら」の成分値は、分析値及び成分変化率に基づき決定した。「菌床栽培」及び「原木栽培」の「ゆで」の成分値は、「生」の成分値及び成分変化率に基づき決定した。「油いため」の成分値は、「生」の成分値及び成分変化率、付着した植物油の量、調理に使用した植物油（なたね油）の成分値に基づき決定した。

なお、「しいたけ」については、柄全体を除いた傘のみを可食部にした。「しいたけ」以外のきのこの可食部は、傘及び柄の下部の石づき（土壌、培地あるいは原木に付いていた部分）を除いた柄であるのに対し、「しいたけ」の可食部は柄全体を除き、傘のみとしている。その理由は、かつて生産量が多かった原木栽培品は柄が固いことによる。しかし、最近多くなった菌床栽培品の柄はやわらかく、料理に利用されている場合が多い。

-乾しいたけ
　-08013　乾
　-08014　ゆで
　-08053　甘煮

国内産「乾しいたけ」は、主に原木栽培品であり、屋外で栽培され、春及び秋・冬に発生した「しいたけ」を乾燥させたものである。その形状により、どんこ（冬菇：傘があまり開かないうち採取したもの）と、こうしん（香信：傘がかなり開いてから採取したもの）に大別される。どんこ、こうしんは品種名ではない。

「乾しいたけ」の分析値は、どんこ、こうしんの両者に大きな差異が認められなかったので、一括した成分値を示した。「乾」の成分値は、分析値に基づき決定した。「ゆで」の成分値は、分析値及び成分変化率に基づき決定した。

「甘煮」は、水で戻した乾しいたけを砂糖、しょうゆ等で煮たものである。市販品には水飴、醸造酢等を含む製品もある。成分値は、市販品の分析値に基づき決定した。

（しめじ類）
-はたけしめじ＜畑占地＞
　-08015　生
　-08045　ゆで

「はたけしめじ」は、傘は暗いオリーブ褐色から灰褐色、肉は白みを帯びたきのこである。菌床栽培品と天然品が販売されている。「生」の成分値は、分析値に基づき決定した。

「ゆで」の成分値は、分析値及び成分変化率に基づき決定した。
-ぶなしめじ＜ぶな占地＞
　-08016　生
　-08017　ゆで
　-08046　油いため
　-08055　素揚げ
　-08056　天ぷら

　「ぶなしめじ」は、傘は褐色を帯びたクリーム色でやや濃色の大理石模様があるきのこである。消費量はえのきたけに次いで2番目となっている。形と色が、「ほんしめじ」に似ていることから、「○○ほんしめじ」の商品名で販売されていたことがある。

　「生」は、分析値に基づき成分値を決定した。「ゆで」及び「油いため」は、「生」の成分値及び成分変化率に基づき成分値を決定した。「素揚げ」及び「天ぷら」の成分値は、分析値に基づき成分値を決定した。

　　－ほんしめじ＜本占地＞
　　　－08018　生
　　　－08047　ゆで

　「ほんしめじ」は、傘は灰色から淡灰褐色、柄の下部は徳利状に膨らみ、肉は白色のきのこである。「香りまつたけ、味しめじ」のしめじは「ほんしめじ」を指している。だいこくしめじとも呼ばれる。人工栽培が可能になり菌床栽培品が販売されているが、天然品も販売されている。「生」の成分値は、菌床栽培品及び天然品の分析値に基づき決定した。「ゆで」の成分値は、分析値及び成分変化率に基づき決定した。

　たもぎたけ＜たも木茸＞

　　　－08019　生

　「たもぎたけ」は、傘は鮮黄色から淡黄色、開くにつれて漏斗形、肉は白色のきのこである。「にれたけ」、「たもきのこ」とも呼ばれる。主に北海道で菌床栽培されている。成分値は、分析値に基づき決定した。

　なめこ＜滑子＞

　　　－08020　株採り　生
　　　－08021　株採り　ゆで
　　　－08058　カットなめこ、生
　　　－08022　水煮缶詰

　「なめこ」は、傘の中央部は明るい褐色で周辺部は黄褐色、表面は粘液に覆われているきのこである。「なめこ」を「なめたけ」と呼ぶ地域もあり、前述の「えのきたけ」の「なめたけ」と同じ呼び名となる。主に菌床栽培品が販売されているが、一部原木栽培品も販売されている。市販品はいしづきのあるものとないものがある。いしづきとは、しいたけ、しめじなどのきのこ類の柄の先の部分で、収穫前のほだ木や土壌についていた部分のことを言い、いしづきのないものは収穫後いしづきを切り、水洗いし真空パックや冷凍した製品である。

　これまで「生」の成分値は、いしづきのある試料（廃棄率20％）を用い、分析値に基づき決定した。その値をいしづきのない食品（廃棄率0％）とし、成分値を収載してきた。「カットなめこ、生」は、収穫後、いしづきが除去されている市販品を試料とし、成分値は、分析値に基づき決定した。

　なお、既収載の「なめこ、生」及び「なめこ、ゆで」は、いしづきが除去されていない株採りのものを購入し、調製の段階でいしづきを除去したものを試料としているため、「カットなめこ」の追加に伴い、食品名を「なめこ、株採り、生」及び「なめこ、株採り、ゆで」へそれぞれ変更した。

　「水煮缶詰」の成分値は、市販品の分析値及び四訂成分表収載値に基づき決定した。

ぬめりすぎたけ＜滑杉茸＞

　－08023　生

　「ぬめりすぎたけ」は、傘は鮮黄色から淡黄色、そして褐色から赤褐色の鱗片に覆われ、傘にも柄にも粘性のあるきのこである。菌床栽培品が販売されている。成分値は、分析値に基づき決定した。

（ひらたけ類）

　－うすひらたけ＜薄平茸＞

　　－08024　生

　「うすひらたけ」は、「ひらたけ」似ているがそれよりも小型で、傘は白から淡黄色のきのこである。成分値は、分析値に基づき決定した。

　－エリンギ

　　－08025　生

　　－08048　ゆで

　　－08049　焼き

　　－08050　油いため

　「エリンギ」は、傘は平坦で淡褐色、ひだは白色、柄が太いきのこである。外国から導入されたため、国内には自生していない。菌床栽培品が販売されている。「生」の成分値は、分析値に基づき決定した。「ゆで」、「焼き」及び「油いため」の成分値は、それぞれ調理前後の分析値から求めた成分変化率、付着した植物油の量、調理に使用した植物油（なたね油）の成分値及び「生」の成分値に基づき決定した。

　－ひらたけ　＜平茸＞

　　－08026　生

　　－08027　ゆで

　「ひらたけ」は、傘は貝殻型から半円型、色は最初黒いがやがて青みを帯びた灰色、肉は白色のきのこである。菌床栽培品が販売されている。かつて「○○しめじ」等の商品名で販売されていた。成分値は、「生」は分析値及び四訂成分表収載値に基づき、「ゆで」は分析値、四訂成分表収載値及び成分変化率に基づき決定した。

まいたけ　＜舞茸＞

　－08028　生

　－08029　ゆで

　－08051　油いため

　－08030　乾

　「まいたけ」は、無数に分岐した柄の先に扇形から半円型の傘を作り、色は黒から黒褐色、肉は白色のきのこである。主に菌床栽培品が販売されているが、原木栽培品および天然品が販売されることもある。成分値は、「生」は分析値に基づき、「乾」は分析値及び四訂成分表収載値に基づき、「ゆで」は分析値、四訂成分表収載値及び成分変化率に基づき決定した。「油いため」の成分値は、調理前後の分析値から求めた成分変化率、付着した植物油の量、調理に使用した植物油（なたね油）の成分値及び「生」の成分値に基づき決定した。

マッシュルーム

  －08031　生
  －08032　ゆで
  －08052　油いため
  －08033　水煮缶詰

　「マッシュルーム」は、傘がほぼ球形のきのこである。傘の色によりホワイト種、クリーム種、ブラウン種に大別される。稲藁（わら）を主体とする堆肥を用いて栽培されている。「生」は主として国産、「水煮缶詰」の多くは東南アジアで栽培されたものが用いられている。成分値は、「生」は分析値に基づき、「ゆで」は分析値、四訂成分表収載値及び成分変化率に基づき決定した。「油いため」の成分値は、調理前後の分析値から求めた成分変化率、付着した植物油の量、調理に使用した植物油（なたね油）の成分値及び「生」の成分値に基づき決定した。「水煮缶詰」は、市販品の分析値及び四訂成分表収載値に基づき決定した。

まつたけ＜松茸＞

  －08034　生

　「まつたけ」は、傘は淡黄褐色からくり褐色、柄は上下ほぼ同じ太さであり、特有の香気を有するきのこである。天然品が販売されている。世界各国から「まつたけ」とその近縁種が輸入されており、「まつたけ」として販売されている。「生」の成分値は、国産、中国産及び北朝鮮産（「まつたけ」のみで近縁種は除く）試料の分析値及び四訂成分表収載値に基づき決定した。

やなぎまつたけ＜柳松茸＞

  －08036　生

　「やなぎまつたけ」は、傘は黄土褐色から灰色を帯びた褐色で周辺は薄く、柄も褐色を帯びて長いきのこである。菌床栽培品が販売されている。成分値は、分析値に基づき決定した。

参考文献
1)　竹内敦子・岡野登志夫・寺岡澄子・村上裕美子・鞆本万里子・澤村節子・小林正：シイタケ中のビタミンD_2含量と栽培環境中の紫外線量との関係．ビタミン．p. 58, 501-506（1984）
2)　桐淵壽子：紫外線照射による各種キノコ中のビタミンD_2含量に関する研究．家政誌．41(5), p. 401-406（1990）
3)　「食品表示基準Ｑ＆Ａ」の一部改正について：令和2年消食表第90号

9） 藻類

藻類の全般に通じる主な事項は、次のとおりである。

① 原則として、食べる状態（塩抜き、水戻し等）のものを試料とした。ただし、「わかめ」等は、原藻（生）及び乾燥状態（素干し）の成分値も収載した。

② 調理した食品は、「水戻し」を収載した。調理する前の食品（生又は乾）も収載した場合は、同一の試料を用いて調理し、分析した。各食品の調理方法の概要を表12に示した。

③ 藻類の食物繊維は、寒天質やアルギン酸等の粘質多糖類が多く、分析の際に、水溶性食物繊維（SDF）又は高分子量水溶性食物繊維（SDFP）と不溶性食物繊維（IDF）の分別が困難であることから、これらについては一括定量した値に基づき成分値を決定した。

④ 食物繊維の分析値のうち藻類のSDFP及びIDFは、その合計量となる一つの値を定量し収載値を決定したため、表中の成分値は、SDFPとIDFの欄を結合して、その合計量を記載した。

⑤ 藻類に属する食品のエネルギー換算係数については、七訂成分表まではAtwaterの係数に0.5を乗じた暫定的な係数を用いていたが、今回よりこの措置は廃止し、他の食品群と同一のエネルギー換算を行うこととした。

⑥ 「分析値」、「文献値」、「類推値」、「計算値」、「借用値」、「推定値」等の用語については、第3章冒頭の「食品群全般に通じる事項」を参照されたい。

以下、食品ごとに成分値に関する主な留意点について述べる。

あおさ＜石蓴＞

－09001 素干し

「あおさ」は、アオサ科アオサ属の総称である。アナアオサが主に食用とされる。「素干し」の成分値は、藻体を水洗いし、天日で乾燥したもの及び市販品の分析値及び四訂成分表収載値に基づき決定した。

あおのり＜青海苔＞

－09002 素干し

「あおのり」は、アオサ科アオノリ属の総称であるが、食用には、スジアオノリを主体として、ウスバアオノリを混ぜたものが用いられる。河川の汽水域で採取した原藻を水洗いしてから天日乾燥し、一定の大きさに抄（す）きあげた抄（すき）青のりと掛け乾燥した掛（かけ）青のりがある。「あおさ」を青のりと呼び市販されている例もある。また、「ひとえぐさ」を青のりと称する地方がある。成分値は、市販品を試料とし、分析値及び四訂成分表収載値に基づき決定した。

あまのり＜甘海苔＞

－09003 ほしのり

－09004 焼きのり

－09005 味付けのり

「あまのり」は、ウシケノリ科アマノリ属の総称である。一般に、市販品ののりは、同属の養殖されたスサビノリ、アサクサノリ等の乾燥品である。なお、あさくさのりは「あまのり」の特定の一種を指す名称である。

「ほしのり」は、「あまのり」を抄いて乾燥したものである。成分値は、市販品の分析値に基づき決定した。

　「焼きのり」は、「ほしのり」を焦げない程度に高温（160〜180 ℃）で、短時間（30〜60秒）加熱したものである。成分値は、市販品の分析値に基づき決定した。

　「味付けのり」は、「ほしのり」に、しょうゆ、砂糖等を主とする調味液を塗布し、加熱乾燥したものである。成分値は、市販品の分析値に基づき決定した。

あらめ＜荒布＞

　－09006　蒸し干し

　「あらめ」は、コンブ科アラメ属の海藻である。原藻を乾燥し、蒸煮あるいは湯通ししてから刻んで再び乾燥したもの（「蒸し干し」）を試料とした。成分値は、市販品の分析値に基づき決定した。

いわのり＜岩海苔＞

　－09007　素干し

　「いわのり」は、ウシケノリ科アマノリ属の中で養殖されていない天然のもの、マルバアマノリ、ウップルイノリ、チシマクロノリ、コスジノリ、オニアマノリ、ツクシアマノリ等の総称である。「いわのり」は、外海に面した岩盤上等に着生するため、養殖のアマノリと比べ葉体がかたい。原藻を抄（す）いて乾燥し製品とするが、「あまのり」の「ほしのり」と比べ粗雑である。成分値は、市販品の分析値及び四訂成分表収載値に基づき決定した。

うみぶどう

　－09012　生

　「うみぶどう」はイワズタ科イワズタ属の海藻で、先端が球状となり、ぶどうの房に似た形になる。沖縄地方で養殖されている。成分値は、流水で1分間水洗したものの分析値に基づき決定した。

えごのり＜恵胡海苔＞

　－09008　素干し

　－09009　おきうと

　「えごのり」は、イギス科エゴノリ属の海藻である。「おきうと」（おきゅうと）は、「えごのり」を主原料とし、これに近縁のイギス、アミクサ等を混合し、煮熟、溶解したものを精製し、ゲル状に固まらせたところてん様の製品である。

　「素干し」の成分値は、「おきうと」の原料として流通している乾燥品の分析値及び四訂成分表収載値に基づき決定した。

　「おきうと」の成分値は、市販品の分析値及び四訂成分表収載値に基づき決定した。

おごのり＜海髪＞

　－09010　塩蔵、塩抜き

　「おごのり」は、オゴノリ、オオオゴノリ、ツルシラモ、シラモ等のオゴノリ科オゴノリ属並びにその近縁属の食用藻類の総称である。原藻を塩蔵あるいは湯通しした後、石灰漬けとして保存し、それを塩抜きあるいは水洗したものを、生おごのりと呼んで食用とする。自生しているオゴノリ及びシラモを採取し、自分で調理し食中毒で死亡した事例があり、石灰処理をしていない生の「おごのり」は食べない方が無難である。成分値は、市販品を水さらしして塩抜きしたものの分析値及び四訂成分表収載値に基づき決定した。

かわのり＜川海苔＞

－09011　素干し

「かわのり」は、カワノリ科カワノリ属の淡水産の緑藻で、抄（す）いて乾燥し製品とする。生産量が少なく現在ではほとんど流通していない。成分値は、分析値、四訂成分表収載値及び文献値[1]に基づき決定した。

（こんぶ類）

－えながおにこんぶ

　－09013　素干し

－がごめこんぶ

　－09014　素干し

－ながこんぶ＜長昆布＞

　－09015　素干し

－ほそめこんぶ＜細目昆布＞

　－09016　素干し

－まこんぶ＜真昆布＞

　－09017　素干し、乾

　－09017　素干し、水煮

－みついしこんぶ＜三石昆布＞

　－09018　素干し

－りしりこんぶ＜利尻昆布＞

　－09019　素干し

－09020　刻み昆布

－09021　削り昆布

－09022　塩昆布

－09023　つくだ煮

こんぶは、コンブ科コンブ属及びその近縁種の総称である。このうち、食用とされる主なものとして、「がごめこんぶ」、「ながこんぶ」、「ほそめこんぶ」、「まこんぶ」、「みついしこんぶ」（日高こんぶ）、「りしりこんぶ」及び「えながおにこんぶ」（らうすこんぶ）を収載した。

　（こんぶ類）の各食品の「素干し」の成分値は、「えながおにこんぶ」、「ほそめこんぶ」及び「まこんぶ、乾」は分析値、「まこんぶ、水煮」は、水分は、分析値に基づき、その他の成分値は、「乾」の成分値及び成分変化率に基づき、それぞれ決定した。その他の食品は分析値及び四訂成分表収載値に基づき決定した。

　「刻み昆布」は、昆布を細く糸状に刻んだものである。成分値は、市販品の分析値及び四訂成分表収載値に基づき決定した。

　「削り昆布」は、主として、「まこんぶ」を食酢でしめらせて柔軟にし、削って薄片としたものである。「削り昆布」には、幅広い薄片に削ったおぼろこんぶと、糸状に削ったとろろこんぶがあり、それぞれ黒い表皮と白い肉質部の含まれる割合により、色調の白いもの、黒いもの、両者の中間のものがある。成分値は、市販のとろろこんぶ及びおぼろこんぶの分析値及び四訂成分表収載値に基づき決定した。

　「塩昆布」は、こんぶを正方形又は短冊形に切ったものを、しょうゆ、たまり、みりん及び砂

糖を主体とする調味液とともに煮詰めてから乾燥したものである。成分値は、市販品の分析値及び四訂成分表収載値に基づき決定した。

　「つくだ煮」は、しょうゆを主体とする調味液とともにこんぶを煮詰めたものであり、ごまの入っているものを試料とした。成分値は、市販品の分析値に基づき決定した。

すいぜんじのり＜水前寺苔＞

　－09024　素干し、水戻し

　「すいぜんじのり」は、淡水産の藍藻で、抄（す）いて乾燥したものを水戻しして食用とする。養殖素干し品が市販されている。水戻ししたものを収載した。成分値は、分析値に基づき決定した。

てんぐさ＜天草＞

　－09025　素干し

　－09026　ところてん

　－09027　角寒天

　－09028　寒天

　－09049　粉寒天

　「てんぐさ」は、テングサ科に属するマクサ、オバクサ、ヒラクサ等の寒天原藻の総称である。「素干し」の成分値は、市販の寒天原藻の分析値に基づき決定した。

　「ところてん」（心太）は、原藻を煮熟し、濾（ろ）過した液を凝固させて得た寒天ゲルである。「角寒天」、細寒天等に水を加えて煮熟した液を凝固させて作ることもある。成分値は、市販品の分析値に基づき決定した。

　「角寒天」は、原藻を煮熟し、濾過した液を凝固させて得た寒天ゲルを、凍結及び融解による脱水工程を経て乾燥したもので、形状により「角寒天」と細寒天に分けられる。粉末寒天、固形寒天、フレーク寒天等があるが、前記の工程で製造された「角寒天」を試料とした。成分値は、市販品の分析値及び関係資料[2]に基づき決定した。

　「寒天」は、角寒天、細寒天をゼリー状にして食べられる状態にしたもので、成分値は、分析値に基づき決定した。

　「粉寒天」は、一般的にはオゴノリを主成分とする。粉寒天は工場内にてゲル成分を抽出後、圧力をかけて乾燥・粉砕したもの[3]であり、角寒天に比較して凝固力が強いとされている[4]。成分値は、市販品の分析値に基づき決定した。

とさかのり＜鶏冠海苔＞

　－赤とさか

　　－09029　塩蔵、塩抜き

　－青とさか

　　－09030　塩蔵、塩抜き

　「とさかのり」は、本州中南部以南に生育し、鮮やかな紅色で鶏のトサカに似ていることから名づけられた。原藻を塩蔵した「赤とさか」と、原藻を石灰水で浸漬処理し、塩蔵した「青とさか」がある。

　「赤とさか」及び「青とさか」の成分値は、それぞれ市販品を流水で水洗し、塩抜きしたものの分析値及び四訂成分表収載値に基づき決定した。

ひじき＜鹿尾菜＞

　－ほしひじき

　　－09050　ステンレス釜、乾

　　－09051　ステンレス釜、ゆで

　　－09052　ステンレス釜、油いため

　　－09053　鉄釜、乾

　　－09054　鉄釜、ゆで

　　－09055　鉄釜、油いため

　「ひじき」は北海道南部から南西諸島まで分布する多年生の海藻で、長さは1mに達する。「ほしひじき」は、「ひじき」の原藻を煮熟（蒸し煮）後乾燥した製品である。煮熟用の釜の材質はステンレスと鉄に分けられ、加熱時間は1.5時間～6時間である[5]。そのため、釜の材質の製品への影響が考えられる。そこで、本成分表では、両製造方法の製品を個別に調理（「ゆで」「油炒め」）し、各食品の鉄を分析した。なお、両製品の調理に使用した器具の材質は、他の調理した食品と同様にガラス製などとし食品への鉄の影響がないよう配慮した。

　「乾」の成分値は、市販品の分析値に基づき決定した。「ゆで」の成分値は、分析値及び成分変化率に基づき決定した。「油いため」は、「ほしひじき」を水戻し後ゆで、植物油で炒めたもので、「油いため」の成分値は、調理前後の分析値から求めた成分変化率、付着した植物油の量、調理に使用した植物油（なたね油）の成分値及び「乾」の成分値に基づき決定した。

ひとえぐさ＜一重草＞

　－09032　素干し

　－09033　つくだ煮

　「ひとえぐさ」は、本州中南部から南西諸島まで分布する。のりのつくだ煮の原料とする。地方によってはあおのりと呼ぶところもある。

　「素干し」は、原藻をそのまま、あるいは水洗後、抄（す）いて乾燥した製品であり、主として「つくだ煮」の原料となるが、一般にはほとんど流通していない。成分値は、分析値及び四訂成分表収載値に基づき決定した。

　「つくだ煮」は、「素干し」をしょうゆを主体とする調味液と共に煮詰めたものである。成分値は、市販品の分析値及び四訂成分表収載値に基づき決定した。なお、のりのつくだ煮、いわのりと呼ばれ市販されているものは、「ひとえぐさ」を原料としているものが多い。

ふのり＜布海苔＞

　－09034　素干し

　「ふのり」は、かつては布用の糊をとっていたフノリ科フノリ属の海藻の総称で、フクロフノリ、マフノリ等がある。食用とする場合は、のげのりとも呼ばれていた。乾燥した原藻を水戻しして食用とする。一般の市販形態である「素干し」を収載した。成分値は、市販品の分析値に基づき決定した。

まつも＜松藻＞

　－09035　素干し

　「まつも」は、原藻を抄（す）いて乾燥して製品とする。成分値は、市販品の分析値及び四訂成分表収載値に基づき決定した。

むかでのり＜百足海苔＞

　－09036　塩蔵、塩抜き

　「むかでのり」は、原藻を石灰水で浸漬処理した塩蔵品及び乾製品がある。近縁種のオオムカデノリとは外観上の区別がつけにくい。成分値は、市販の塩蔵品を塩抜きしたものの分析値に基づき決定した。

（もずく類）

　－おきなわもずく＜沖縄海蘊、沖縄水雲＞

　　－09037　塩蔵、塩抜き

　－もずく＜海蘊、水雲＞

　　－09038　塩蔵、塩抜き

　「おきなわもずく」は、ナガマツモ科の海藻で鹿児島から南西諸島に分布し、養殖もされている。一般に塩蔵したものが市販されている。成分値は、市販品を塩抜きしたものの分析値に基づき決定した。

　「もずく」は、モズク科の海藻で、一般に塩蔵したものが市販されている。成分値は、市販品を塩抜きしたものの分析値及び四訂成分表収載値に基づき決定した。

わかめ＜若布＞

　－09039　原藻、生

　－乾燥わかめ

　　－09040　素干し

　　－09041　素干し、水戻し

　　－09042　板わかめ

　　－09043　灰干し、水戻し

　－カットわかめ

　　－09044　乾

　　－09058　水煮（沸騰水で短時間加熱したもの）

　　－09059　水煮の汁

　－湯通し塩蔵わかめ

　　－09045　塩抜き、生

　　－09057　塩抜き、ゆで

　－くきわかめ

　　－09046　湯通し塩蔵、塩抜き

　－めかぶわかめ

　　－09047　生

　「わかめ」は、大部分が養殖されている。「生」は、原藻から茎、中肋（ちゅうろく）、めかぶ（成実葉）を除いた部分を試料とし、成分値は、分析値及び四訂成分表収載値に基づき決定した。

　「乾燥わかめ」の「素干し」は、原藻を乾燥したものである。成分値は、分析値に基づき決定した。「素干し、水戻し」は、「素干し」を水戻ししたもので、成分値は分析値に基づき決定した。「板わかめ」は、「わかめ」をすのこ、すだれ等の上で平面状に整形し、乾燥したものをいう。成分値は、市販品の分析値及び四訂成分表収載値に基づき決定した。「灰干し、水戻し」は、原

藻に草木灰をまぶして乾燥したものである。成分値は、市販品を水戻ししたものの分析値及び四訂成分表収載値に基づき決定した。「カットわかめ」は、「湯通し塩蔵わかめ」を食塩水で洗浄後、機械乾燥し、適当な大きさにカットし、袋に密封し、市販されている。成分値は、分析値に基づき決定した。「カットわかめ、水煮」は、「カットわかめ　乾」を沸騰水に入れ、10〜15秒間加熱したものを試料とした。成分値は、分析値及び成分変化率に基づき決定した。「カットわかめ、水煮の汁」は、「カットわかめ、水煮」を取り出した後の「水煮の汁」を試料とした。成分値は、分析値に基づき決定した。

　「湯通し塩蔵わかめ」は、原藻を湯通ししてから、冷水で冷却し、塩蔵し、脱水したものである。「生」の成分値は、市販品を水に浸漬し、塩抜きしたものの分析値に基づき決定した。「ゆで」の成分値は、「生」の成分値及び成分変化率に基づき決定した。

　「くきわかめ」は、「わかめ」を加工する際に除かれる中肋（ちゅうろく）や茎をいう。通常の流通形態である「湯通し塩蔵」を収載した。成分値は、市販品を塩抜きしたものの分析値に基づき決定した。

　「めかぶわかめ」は、わかめ茎基部の両縁にできるめかぶ（成実葉）を切り離したものを、刻んで湯通しした冷凍品等が流通している。成分値は、市販品の分析値に基づき決定した。

参考文献
1) 安井明美・小泉英夫・堤忠一：食用藻類の無機元素組成. 食総研報. No. 37, p. 163-173（1980）
2) 岐阜県工業技術センター：資源室提出資料
3) 西出英一：海藻工業. 堀輝三・大野正夫・堀口健雄編「21世紀初頭の藻学の現況」. 日本藻類学会, p. 123-125（2002）
4) 後藤芙三江・松元文子：角寒天と粉寒天の比較（第1報）. 家政学雑誌. 26(2), p. 103-108（1975）
5) 國村圭子・水井富美恵・荒谷孝昭：煮ひじきの食文化的考察「カルシウムと鉄」. 広島文化女子短期大学紀要 30, P. 55-60（1997）

10）魚介類

　魚介類の全般に通じる主な事項は、次のとおりである。

①　魚介類の多くは、天然に生息するものを漁獲するため、同一魚種であっても、漁場、漁期、魚体の大きさ、成熟度等により成分値が変動し、また個体差も大きい。これらの変動要因を考慮する必要がある。

②　魚類に含まれる炭水化物の量は、植物性食品と比べ微量であり、差引きによる値は不適当である。そのため、炭水化物の成分値は、原則として全糖の分析値に基づき決定した。

③　調理した食品は、「水煮」、「ゆで」、「蒸し」、「電子レンジ調理」、「焼き」、「ソテー」、「フライ」、「天ぷら」及び「から揚げ」を収載し、調理する前の食品（生又は干し）と同一の試料を用いて調理し、分析した。なお、中型及び大型魚の試料は、三枚下ろしの片身の一方を「生」、他方を「焼き」又は「水煮」の試料とした。各食品の調理方法の概要を表12に示した。

④　小型魚の「焼き」は、1尾を内臓込みで焼き、焼き上がり後に頭、骨、内臓等を除去して試料とした。「焼き」による水分の減少、腹腔内脂肪の可食部への移行等から、「生」と「焼き」の成分値の間に整合性を欠くものがある。

⑤　「分析値」、「文献値」、「類推値」、「計算値」、「借用値」、「推定値」等の用語については、第3章冒頭の「食品群全般に通じる事項」を参照されたい。

⑥　刺身は、皮付きを除き、調理による成分変化が生じないため「生」に含めた。

　執筆に当たっては文末の文献[1]~[4]を参考とした。

　以下、食品ごとに成分値に関する主な留意点について述べる。

＜魚類＞

あいなめ＜鮎並＞

　－10001　生

　「あいなめ」の成分値は、分析値及び四訂成分表収載値に基づき決定した。

あこうだい＜阿侯鯛＞

　－10002　生

　「あこうだい」は、めぬけ類で「あこう」が標準和名である。成分値は、分析値及び四訂成分表収載値に基づき決定した。

（あじ類）

　－まあじ＜真鯵＞

　　－10003　皮つき、生

　　－10389　皮なし、生

　　－10004　皮つき、水煮

　　－10005　皮つき、焼き

　　－10390　皮つき、フライ

　　－10006　開き干し、生

　　－10007　開き干し、焼き

　　－10391　小型、骨付き、生

　　－10392　小型、骨付き、から揚げ

　「まあじ」は体高がやや高く、楯鱗（ぜんご、ぜいご）が側線全長にわたる。国内各地で漁獲
される重要な水産資源であり、鮮魚・様々な加工品で食べられる。「生」の成分値は、分析値に
基づき決定した。「水煮」及び「焼き」の成分値は、分析値及び成分変化率に基づき決定した。
「フライ」の成分値は、分析値に基づき決定した。

　「開き干し」は、あじの腹を開き、内臓等を除去し、食塩水に浸漬後乾燥したものである。「開
き干し」の「生」の成分値は、分析値及び四訂成分表収載値、「焼き」の成分値は、分析値、四
訂成分表収載値及び成分変化率に基づき決定した。

　「小型、骨付き、生」及び「小型、骨付き、から揚げ」は、うろこやぜいごを除去後測定した。
成分値は、それぞれの分析値に基づき決定した。

　　－まるあじ＜丸鯵＞

　　　－10393　生

　　　－10394　焼き

　「まるあじ」は、本州中南部で漁獲され、「まあじ」と同様食用とされる。「まあじ」に似るが、
体高は大きく胸びれが長く楯鱗（ぜんご、ぜいご）が側線の直線部のみある。「生」及び「焼き」
の成分値は、それぞれの分析値に基づき決定した。

　　－にしまあじ＜西真鯵＞

　　　－10008　生

　　　－10009　水煮

　　　－10010　焼き

　「にしまあじ」は、北欧海域で漁獲後、輸入したものであり、「あじ」と混用される。主に、
加工品（乾製品）とされる。「生」の成分値は、分析値に基づき決定した。「水煮」及び「焼き」
の成分値は、それぞれ「生」の分析値及び成分変化率に基づき決定した。

　　－むろあじ＜室鯵＞

　　　－10011　生

　　　－10012　焼き

　　　－10013　開き干し

　　　－10014　くさや

　「むろあじ」は、刺身や塩焼きとしても食用とするが、肉は脂肪が少なく締まっているため、
干物、特に「くさや」の原料となる。成分値は、「生」及び「開き干し」は、分析値に基づき、
「焼き」は、分析値及び成分変化率に基づきそれぞれ決定した。

　「くさや」は、開いた魚体をくさや汁（長年繰り返し使用することにより、魚体からしみ出し
たエキス分や油分とともに熟成した塩水）に浸漬した後、干したものである。成分値は、分析値
及び四訂成分表収載値に基づき決定した。

あなご＜穴子＞

　－10015　生

　－10016　蒸し

　「あなご」には、マアナゴ、クロアナゴ、ゴテンアナゴ等があるが、一般にはマアナゴを指し、
これを試料とした。「生」の成分値は、分析値及び四訂成分表収載値に基づき決定した。「蒸し」
の成分値は、背開きし、蒸し上げたものの分析値、四訂成分表収載値及び成分変化率に基づき決

定した。

あまご＜天魚＞

－10017　養殖、生

「あまご」は、河川に生息し、「やまめ」に似た形態で同じサケ属であるが、「あまご」の体表に見られる赤い斑点で両者は区別できる。「あまご」の降海型をさつきますという。養殖が行われている。成分値は、分析値に基づき決定した。

あまだい＜甘鯛＞

－10018　生

－10019　水煮

－10020　焼き

「あまだい」には、アカアマダイ、キアマダイ及びシロアマダイがあるが、一般にはアカアマダイを指し、これを試料とした。「生」の成分値は、分析値及び四訂成分表収載値に基づき決定した。「水煮」及び「焼き」の成分値は、分析値、四訂成分表収載値及び成分変化率に基づき決定した。

あゆ＜鮎＞

－10021　天然、生

－10022　天然、焼き

－10023　天然、内臓、生

－10024　天然、内臓、焼き

－10025　養殖、生

－10026　養殖、焼き

－10027　養殖、内臓、生

－10028　養殖、内臓、焼き

－10029　うるか

「あゆ」は、河川で成長したものを「天然」（放流を含む）、人工飼料により養殖したものを「養殖」とした。「焼き」は全魚体を焼いた後、皮を含む筋肉部を「焼き」とし、内臓部を「内臓、焼き」とした。「生」の成分値は、いずれも分析値及び四訂成分表収載値に基づき決定した。「焼き」の成分値は、いずれも分析値、四訂成分表収載値及び成分変化率に基づき決定した。

「うるか」は「あゆ」の卵巣、精巣、内臓等の塩辛である。成分値は、市販品の分析値及び四訂成分表収載値に基づき決定した。

アラスカめぬけ＜アラスカ眼抜＞

－10030　生

「アラスカめぬけ」は、ベーリング海で多量に漁獲され、切り身、フィレー（三枚下ろし）あるいはドレス（頭と内臓を除去したもの）の形態で流通し、商品名あかうおとして販売されている。成分値は、切り身の分析値に基づき決定した。

あんこう＜鮟鱇＞

－10031　生

－10032　きも、生

「あんこう」は、キアンコウを試料とした。成分値は、分析値及び四訂成分表収載値に基づき

決定した。「きも」は肝臓のことで、「きも」だけ輸入されることがあるので、国産品と輸入品を試料とした。成分値は、分析値及び四訂成分表収載値に基づき決定した。

いかなご＜玉筋魚＞
－10033　生
－10034　煮干し
－10035　つくだ煮
－10036　あめ煮

　小型（稚魚等）の「いかなご」をこうなごともいい、「煮干し」、「つくだ煮」、「あめ煮」、「くぎ煮」等の原料として用いられる。「煮干し」は、小型魚を食塩水でゆで上げた後、乾燥したものである。「つくだ煮」は、小型魚を砂糖、しょうゆを主体とする調味液とともに煮詰めたものである。「あめ煮」は、砂糖の一部を水あめに代替したもので、照りを特徴とする。全魚体を試料とし、成分値は、「生」は分析値に基づき、その他の食品は、市販品の分析値及び四訂成分表収載値に基づきそれぞれ決定した。

いさき＜伊佐幾、伊佐木＞
－10037　生

　「いさき」は、いさぎとも呼ばれる。幼魚にはしまがあり、近似種のシマイサギと混同されるが、成長すると消える。成分値は、分析値及び四訂成分表収載値に基づき決定した。

いしだい＜石鯛＞
－10038　生

　「いしだい」は、イシダイ科に属し、タイ科の「まだい」や「くろだい」等と異なる。幼魚は縞模様があることからしまだい、老成魚の雄は吻（ふん）部が黒くなることからくちぐろとも呼ばれる。成分値は、分析値に基づき決定した。

いとよりだい＜糸縒鯛＞
－10039　生
－10040　すり身

　「いとよりだい」は、いとよりとも呼ばれる。「生」の成分値は、分析値及び四訂成分表収載値に基づき決定した。

　「すり身」の成分値は、冷凍すり身の輸入品の分析値に基づき決定した。

いぼだい＜疣鯛＞
－10041　生

　「いぼだい」は、マナガツオの類であるが、腹びれのある点が異なる。小型のものは干物の原料となる。成分値は、分析値及び四訂成分表収載値に基づき決定した。

（いわし類）
－うるめいわし＜潤目鰯＞
－10042　生
－10043　丸干し
－かたくちいわし＜片口鰯＞
－10044　生
－10045　煮干し

　　－10046　田作り
　－まいわし＜真鰯＞
　　－10047　生
　　－10048　水煮
　　－10049　焼き
　　－10395　フライ
　　－10050　塩いわし
　　－10051　生干し
　　－10052　丸干し
　－めざし
　　－10053　生
　　－10054　焼き
　－しらす
　　－10396　生
　　－10445　釜揚げしらす
　－しらす干し
　　－10055　微乾燥品
　　－10056　半乾燥品
　　－10057　たたみいわし
　－みりん干し
　　－10058　かたくちいわし
　　－10059　まいわし
　－缶詰
　　－10060　水煮
　　－10061　味付け
　　－10062　トマト漬
　　－10063　油漬
　　－10064　かば焼
　　－10397　アンチョビ

　いわしは、「うるめいわし」、「かたくちいわし」、「まいわし」等の総称である。

　「丸干し」は、いわしをそのまま食塩水に浸漬後、乾燥したものである。本編では「生干し」より乾燥度の高いいわゆる上干し品に相当するものを「丸干し」とした。「うるめいわし」の「生」及び「丸干し」の成分値は、分析値及び四訂成分表収載値に基づき決定した。

　「かたくちいわし」は、しこいわし、ひしこ、せぐろともいう。「煮干し」は、小型のかたくちいわしを食塩水でゆで上げた後、水切り乾燥を行ったものである。「田作り」は、小型のかたくちいわしを素干しにしたものである。「生」、「煮干し」及び「田作り」の成分値は、分析値及び四訂成分表収載値に基づき決定した。

　「まいわし」は、体長により、約3〜4 cm以下をしらす、約9〜10 cm以下を小羽（こば）、約13 cm以下を中羽（ちゅうば）、それ以上を大羽（おおば）と分けて呼ぶことがある。「まいわし」は

漁場、漁期、大きさ等により、可食部の脂質量に2〜30％の幅が見られるが、「生」の成分値は、国内6か所で漁獲された大きさの異なる試料の分析値に基づき決定した。「水煮」及び「焼き」の成分値は、分析値及び成分変化率に基づき決定した。「塩いわし」は缶詰等の加工原料となるもので、大羽のまいわしをそのまま食塩に漬け込んだものである。「生干し」は、中羽又は大羽のまいわしをそのまま食塩水に漬けた後、短時間乾燥したものである。「塩いわし」、「生干し」及び「丸干し」の成分値は、分析値及び四訂成分表収載値に基づき決定した。「フライ」の成分値は、分析値に基づき決定した。

「めざし」は、かたくちいわし又は小羽若しくは中羽のまいわしをそのまま食塩水に浸漬後、串又は藁（わら）を片眼（または口）から下あごに通し、これをつり下げて乾燥したものである。「めざし」の「生」の成分値は、分析値及び四訂成分表収載値に基づき、「焼き」の成分値は、分析値、四訂成分表収載値及び成分変化率に基づき決定した。

「しらす、生」の成分値は、分析値に基づき決定した。「釜揚げしらす」は、いわしの稚魚であるしらすを煮熟後に放冷した製品のことを言い、成分値は、分析値に基づき決定した。

「しらす干し」は、「釜揚げしらす」を乾燥したものであり、消費地によりかなり硬さの嗜好傾向が異なるため、主に関東に出荷される多水分の「微乾燥品」、主に関西に出荷される低水分の「半乾燥品」に分けて収載している。成分値は、それぞれ分析値に基づいて決定した。

「たたみいわし」は、かたくちいわし、まいわし等のごく小型の稚魚を簀（す）の上に四方形に漉（す）きあげ、そのまま乾燥したものである。成分値は、分析値及び四訂成分表収載値に基づき決定した。

「みりん干し」は、いわしを腹開きし、頭部、背骨、内臓等を除去し、しょうゆ、みりん等を主体とする調味液に浸漬した後、乾燥したものである。「みりん干し」の成分値は、それぞれ分析値及び四訂成分表収載値に基づき決定した。

「缶詰」の「水煮」、「味付け」、「トマト漬」は、主に中羽又は大羽のまいわしの頭部及び内臓を除去した後、それぞれ、食塩水、食塩水としょうゆを主体とする調味液又はトマトピューレーとともに缶詰にしたものである。「油漬」は、オイルサーディンともいわれる。主として小羽のまいわしの頭部、内臓等を除去し、軽く乾燥してから、食用油中で加熱脱水し、油とともに缶詰にしたものである。「かば焼き」は、腹開きし、頭部、内臓等を除去したものを焙（ばい）焼して、しょうゆ、砂糖等を主体とする調味液とともに缶詰にしたものである。

「缶詰」の「水煮」、「味付け」、「トマト漬」、「油漬」及び「かば焼」の成分値は、いずれも分析値及び四訂成分表収載値に基づき決定した。「アンチョビ」は、一般に市販・流通している欧州産と国産のカタクチイワシの油漬け（オリーブオイル、ひまわり油）を、過剰な油を除いて用いた。成分値は、分析値に基づき決定した。

いわな＜岩魚＞
　－10065　養殖、生
「いわな」は、近年、養殖が行われている。成分値は、分析値に基づき決定した。

うぐい＜鯏＞
　－10066　生
「うぐい」は、はや、あかはらともいわれる。淡水型と降海型があるが、成分値は、淡水型試料の分析値に基づき決定した。

388

うなぎ＜鰻＞
－10067　養殖、生
－10068　きも、生
－10069　白焼き
－10070　かば焼

　「うなぎ」は、現在、養殖ものが中心で、天然ものはごくわずかである。養殖ものは、かつて
は、ヨーロッパウナギも出回っていたが、現在は、国内での流通のほとんどがニホンウナギであ
る。「養殖、生」の成分値は、分析値に基づき決定した。「きも」は内臓を指す。「白焼き」は、
養殖うなぎを開きにし、頭、骨、内臓等を除去し、たれを付けずにそのまま串焼きにしたもので
ある。「かば焼き」は、白焼きにしょうゆ、砂糖等からなる調味液（たれ）を塗布して焼き上げ
たものである。「かば焼き」は、焼き上げる前に蒸しの工程を行うことが多い（一般に関東）が、
本編ではこの工程を行わず製造（多くは関西）され、通常包装して店頭で販売されているものを
分析した。「きも、生」、「白焼き」及び「かば焼き」の成分値は、それぞれ分析値及び四訂成分
表収載値に基づき決定した。

うまづらはぎ＜馬面剥＞
－10071　生
－10072　味付け開き干し

　「味付け開き干し」は、頭部を除き、皮をはいで開いたものを調味液に浸漬した後、乾燥した
ものである。「生」及び「味付け開き干し」の成分値は、それぞれ分析値及び四訂成分表収載値
に基づき決定した。

えい＜鱏＞
－10073　生

　「えい」には、アカエイ、トビエイ、ガンギエイ等があるが、一般にはアカエイを指す。食用
部位は皮を除いた肉質部及び軟骨部である。成分値は、分析値及び四訂成分表収載値に基づき決
定した。

えそ＜狗母魚＞
－10074　生

　「えそ」は、えそ類の総称であるが、一般にはマエソ、南日本ではアカエソを指す。いずれも
練り製品原料として広く用いられている。試料は、エソ、ワニエソ、トカゲエソ等を用いた。成
分値は、分析値及び四訂成分表収載値に基づき決定した。

おいかわ＜追河＞
－10075　生

　「おいかわ」は、関東ではやまべ、関西でははや、はえ等と呼ばれる淡水魚である。成分値は、
分析値及び四訂成分表収載値に基づき決定した。

おおさが＜大佐賀、大逆＞
－10076　生

　「おおさが」は、千葉県銚子以北に生息する深海性の大型のフサカサゴ科の魚である。成分値
は、分析値に基づき決定した。

おこぜ＜虎魚＞

　－10077　生

　「おこぜ」は、オニオコゼ科のオニオコゼを試料とした。成分値は、分析値に基づき決定した。他にミシマオコゼ、カジカ、ヨシノボリ等の形の似ている魚をおこぜと呼ぶ地方があるが、別種である。

おひょう＜大鮃＞

　－10078　生

　「おひょう」は、かれい類の中では最も大きい。東北地方以北、日本海北部、オホーツク海、ベーリング海、北米大陸太平洋岸等に広く分布している。成分値は、輸入品の分析値に基づき決定した。

かさご＜笠子＞

　－10079　生

　「かさご」はフサカサゴ科カサゴ属の魚であるが、近縁種を含めて「かさご」という場合もある。同科メバル属の「めばる」と混同しやすいが別種である。成分値は分析値に基づき決定した。

かじか＜鰍＞

　－10080　生
　－10081　水煮
　－10082　つくだ煮

　「かじか」は、海産のかじか類もあるが、北陸地方で、ごりと呼ばれる淡水産を試料とした。「つくだ煮」は、小型魚全体を砂糖、しょうゆを主体とする調味液とともに煮詰めたもので、商品名ごりの佃煮を試料とした。「生」及び「つくだ煮」の成分値は、分析値及び四訂成分表収載値に基づいて決定した。「水煮」の成分値は、分析値、四訂成分表収載値及び成分変化率に基づき決定した。

（かじき類）

　－くろかじき＜黒梶木＞
　　－10083　生
　－まかじき＜真梶木＞
　　－10084　生
　－めかじき＜目梶木＞
　　－10085　生
　　－10398　焼き

　「くろかじき」は、一般に体長2.5 m、稀に4.5 mに達する大型魚である。成分値は、分析値に基づき決定した。

　「まかじき」は、体長3 mに達する温帯、熱帯に生息する大型魚であり、輸入品を試料とした。成分値は、分析値に基づき決定した。

　「めかじき」は、体長4 mに達する大型魚であり、他のカジキ類に比べ眼が大きく、腹びれがない魚で、扁平で著しく長い吻（ふん：くちばしのとがった部分）が特徴である。輸入品を試料とした。「生」の成分値は、分析値に基づき決定した。「焼き」の成分値は、市販品の背側切り身を用い、分析値及び成分変化率に基づき決定した。

（かつお類）

　－かつお＜鰹＞
　　－10086　春獲り、生
　　－10087　秋獲り、生
　－そうだがつお＜宗太鰹＞
　　－10088　生
　－加工品
　　－10089　なまり
　　－10090　なまり節
　　－10446　裸節
　　－10091　かつお節
　　－10092　削り節
　　－10093　削り節つくだ煮
　　－10094　角煮
　　－10095　塩辛
　－缶詰
　　－10096　味付け、フレーク
　　－10097　油漬、フレーク

　「かつお」は、日本近海で春に索餌のため北上する群（通称：初がつお）と、秋に産卵のため南下する群（通称：戻りがつお）が漁獲される。索餌回遊前後で、特に脂溶性成分に差がみられたので、「春獲り」及び「秋獲り」に分けて収載した。「春獲り」及び「秋獲り」の成分値は、三枚におろしたものを試料（「春獲り」について、背側（背側普通筋））とし、それぞれ分析値に基づき決定した。

　「そうだがつお」には、マルソウダとヒラソウダの2種があるが、一括した成分値を示した。成分値は、分析値及び四訂成分表収載値に基づき決定した。

　「なまり」は、かつおの身を蒸したものである。成分値は、分析値及び四訂成分表収載値に基づき決定した。「なまり節」は、かつおを三枚下ろしにした片身又は片身をさらに背側と腹側に分けたもの（四つ割り）を煮熟したものである。成分値は、分析値及び四訂成分表収載値に基づき決定した。

　「裸節」は、かつおを三枚下ろしにした片身又は片身をさらに背側と腹側に分けたもの（四つ割り）を煮熟した「なまり節」を焙乾して荒節とし、付着した木タールを除きながら表面を成型したもので、かび付けをしていないものを言う。成分値は、分析値に基づき決定した。

　「かつお節」は、「なまり節」に焙乾を行い荒節とし、表面を成型し裸節とする。乾燥後かび付け、熟成を経て、枯節、本枯節（本節・仕上げ節：枯節の中でもかび付け、熟成に最も手をかけたもの）をえる。本枯節では、全工程で150日以上をかける。成分値は、分析値及び四訂成分表収載値に基づき決定した。

　「削り節」は、「かつお節」や「雑節（そうだがつお、さば等が原料）」を機械で薄片とし、少量ずつ窒素ガスとともにガスバリア性の袋に密封したものを試料とした。成分値は、分析値に基づき決定した。

　「削り節つくだ煮」は、「かつお節」を削った薄片を調味液とともに煮詰めたものである。成

分値は、分析値及び四訂成分表収載値に基づき決定した。

「角煮」は、「かつお」の肉を煮熟した後、焙乾し、角切りにしてしょうゆを主体とする調味液とともに煮詰めたものである。成分値は、分析値及び四訂成分表収載値に基づき決定した。

「塩辛」は、「かつお」の内臓を塩漬けし熟成したもので、酒盗（しゅとう）と呼ばれている。成分値は、分析値及び四訂成分表収載値に基づき決定した。

「缶詰」の「味付け、フレーク」は、ほぐした魚肉等を調味油とともに缶詰にしたものである。「油漬、フレーク」は、蒸煮肉を食用植物油とともに缶詰にしたものである。成分値は、それぞれ液汁を含むものの分析値及び四訂成分表収載値（「油漬、フレーク」は旧「油漬け」）に基づき決定した。

かます＜魳＞

　－10098　生

　－10099　焼き

「かます」には、アカカマス、アオカマス、ヤマトカマス等があるが、一般にはアカカマスを指し、これを試料とした。「生」の成分値は、分析値に基づき決定した。「焼き」の成分値は、分析値及び成分変化率に基づき決定した。

（かれい類）

　－まがれい　＜真鰈＞

　　－10100　生

　　－10101　水煮

　　－10102　焼き

　－まこがれい　＜真子鰈＞

　　－10103　生

　　－10399　焼き

　－子持ちがれい

　　－10104　生

　　－10105　水煮

　－10106　干しかれい

日本近海には20種ほどの食用となる（かれい類）が生息する。代表的な種である「まがれい」と「まこがれい」に分けて収載した。「まこがれい」は、眼隔隆起に鱗（うろこ）があることで「まがれい」と区別できる。

「まがれい」の「生」の成分値は、分析値に基づき決定した。「水煮」及び「焼き」の成分値は、それぞれ「生」の分析値及び成分変化率に基づき計算により決定した。

「まこがれい」の「生」の成分値は、分析値及び四訂成分表収載値に基づき決定した。「まこがれい」の「焼き」の成分値は、分析値及び成分変化率に基づき決定した。

「子持ちがれい」は、抱卵したかれい類に対する市販通称名で、通常切り身等として市販されているものである。あかがれいとばばがれい（別名：なめたがれい）を試料としたが、一括した成分値を示した。「生」の成分値は、分析値に基づき決定した。「水煮」の成分値は、分析値及び成分変化率に基づき決定した。

「干しかれい」は、かれいの卵巣以外の内臓を除き、食塩水に漬け、乾燥したものである。や

なぎむしがれい（別名：やなぎがれい）とむしがれいの干物を試料としたが、一括した成分値を示した。成分値は、分析値に基づき決定した。

かわはぎ ＜皮剥＞

－10107　生

かわはぎは、関西でははげと呼ばれる。皮が硬く、皮をはいでから調理するので、名前の由来となっている。「かわはぎ」の成分値は、分析値に基づき決定した。

かんぱち ＜間八＞

－10108　三枚おろし　生

－10424　背側　生

かんぱちは、「ぶり」の近縁種で、近年は養殖も盛んに行われている。成分表2015年版（七訂）では、「生」のみであったが、試料の部位に合わせて、細分化して収載した。「三枚おろし」は、かんぱち全魚体の可食部の成分値である。

「三枚おろし、生」の成分値は、三枚おろしにしたものを試料として、分析値及び四訂成分表収載値に基づき決定した。「背側　生」の成分値は、背側（背側普通筋）を試料として、分析値に基づき決定した。一般に、魚は腹側より背側の脂質が少なく、その特徴を生かした料理に用いられる。

きす＜鱚＞

－10109　生

－10400　天ぷら

キス科には、シロギス、アオギス、ホシギス等があるが、一般的には「きす」といった場合シロギスを指す。「生」の成分値は、分析値に基づき決定した。「天ぷら」の成分値は、分析値に基づき決定した。

きちじ＜喜知次＞

－10110　生

「きちじ」は、北海道できんき、東北地方できんきんとも呼ばれ、干物としても珍重される。成分値は、分析値及び四訂成分表収載値に基づき決定した。

きびなご ＜吉備奈仔＞

－10111　生

－10112　調味干し

「きびなご」は、ウルメイワシの仲間できびいわしとも呼ばれる。「調味干し」は、きびなごを食塩水に浸漬した後、軽く塩抜きしてから、しょうゆを主体とする調味液に漬け、乾燥したもので、市販品を試料とした。「生」及び「調味干し」の成分値は、それぞれ分析値及び四訂成分表収載値に基づき決定した。

キャビア

－10113　塩蔵品

「キャビア」はチョウザメの卵を塩蔵したものである。主にロシア、イラン等で生産され、薄い緑色又は灰色をした大粒のものが上質とされる。成分値は、輸入品の分析値に基づき決定した。

キングクリップ

－10114　生

　「キングクリップ」は近縁種のリングとともに、キング又はなまずと呼ばれ、多くの場合、区別せずに流通している。いずれも南半球海域で漁獲される。成分値は、輸入品の分析値及び四訂成分表収載値に基づき決定した。

ぎんだら　＜銀鱈＞

　　－10115　生

　　－10401　水煮

　「ぎんだら」は、ホッケやアイナメの近縁種であり、「たら」とは別種である。「生」の成分値は、分析値及び四訂成分表収載値に基づき決定した。「水煮」の成分値は、国産品と輸入品の分析値及び成分変化率に基づき決定した。

きんめだい＜金眼鯛＞

　　－10116　生

　「きんめだい」は、水深100m以深に生息する深海魚で、単にきんめとも呼ばれる。成分値は、分析値及び四訂成分表収載値に基づき決定した。

ぐち＜石魚、魚免＞

　　－10117　生

　　－10118　焼き

　「ぐち」はニベ科のイシモチ（しろぐち）、キグチ、クログチ、フウセイ、ニベ、オオニベ、ホンニベ等の総称であり、イシモチを試料とした。「生」の成分値は、分析値及び四訂成分表収載値に基づき決定した。「焼き」の成分値は、分析値、四訂成分表収載値及び成分変化率に基づき決定した。

こい＜鯉＞

　　－10119　養殖、生

　　－10120　養殖、水煮

　　－10121　養殖、内臓、生

　「こい」は、ほとんどが養殖であり、これを試料とした。「生」の成分値は、分析値に基づき決定した。「水煮」の成分値は、分析値及び成分変化率に基づき決定した。

　内臓は、胆嚢（たんのう）に苦みがあり、通常、調理の際に取り除くので、「内臓、生」は、胆嚢を含まないものを試料とした。成分値は、分析値及び四訂成分表収載値に基づき決定した。

（こち類）

　－まごち＜鯒＞

　　－10122　生

　－めごち＜雌鯒＞

　　－10123　生

　「まごち」は千葉、新潟以西に分布するコチ科の魚である。からごち、ぜにごち、ほんこち等地方によって呼び名が異なる。成分値は、分析値に基づき決定した。おにごち及び「めごち」は同じコチ科であるが別種である。

　「めごち」は、南日本、黄海、東シナ海に分布するコチ科の魚である。なお、関東地方で俗に言われるめごちは、多くの場合、ネズミゴチ（別名：のどくさり）、ヤリヌメリ、ヌメリゴチ（別名：ねずっぽ）等のネズッポ科ネズッポ属の魚であり、本種とは別種である。成分値は、分析値

に基づき決定した。

このしろ＜鰶＞

 －10124 生

 －10125 甘酢漬

 「このしろ」は、小型のものを、こはだ又はつなしという。「生」の成分値は、分析値に基づき決定した。「甘酢漬」は三枚下ろしにしたものに食塩をふり、浸出した液汁を除去した後、砂糖等を加えた食酢に漬けたものである。市販品を試料とした。「甘酢漬」の成分値は、「生」及び「甘酢漬」の分析値及び四訂成分表収載値に基づき決定した。

（さけ・ます類）

 －**からふとます＜樺太鱒＞**

  －10126 生

  －10127 焼き

  －10128 塩ます

  －10129 水煮缶詰

 －**ぎんざけ＜銀鮭＞**

  －10130 養殖、生

  －10131 養殖、焼き

 －**さくらます＜桜鱒＞**

  －10132 生

  －10133 焼き

 －**しろさけ＜白鮭＞**

  －10134 生

  －10135 水煮

  －10136 焼き

  －10137 新巻き、生

  －10138 新巻き、焼き

  －10139 塩ざけ

  －10140 イクラ

  －10141 すじこ

  －10142 めふん

  －10143 水煮缶詰

  －10447 サケ節、削り節

 －**たいせいようさけ＜大西洋鮭＞**

  －10144 養殖、皮つき、生

  －10433 養殖、皮つき、水煮

  －10434 養殖、皮つき、蒸し

  －10435 養殖、皮つき、電子レンジ調理

  －10145 養殖、皮つき、焼き

  －10436 養殖、皮つき、ソテー

－10437　養殖、皮つき、天ぷら
－10438　養殖、皮なし、生
－10439　養殖、皮なし、水煮
－10440　養殖、皮なし、蒸し
－10441　養殖、皮なし、電子レンジ調理
－10442　養殖、皮なし、焼き
－10443　養殖、皮なし、ソテー
－10444　養殖、皮なし、天ぷら
－にじます　＜虹鱒＞
－10146　海面養殖、皮つき、生
－10402　海面養殖、皮なし、生
－10147　海面養殖、皮つき、焼き
－10148　淡水養殖、皮つき、生
－べにざけ　＜紅鮭＞
－10149　生
－10150　焼き
－10151　くん製
－ますのすけ＜鱒の介＞
－10152　生
－10153　焼き

　（さけ・ます類）として「からふとます」、「ぎんざけ」、「さくらます」、「しろさけ」、「たいせいようさけ」、「にじます」、「べにざけ」及び「ますのすけ」に分けて収載した。一般にサケは、「しろさけ」を指すことが多いが、「べにざけ」等を含めていう場合もある。なお、北日本でほんますと称する場合はからふとますを指し、東京市場でほんますと称する場合はさくらますを指すことが多い。

　「からふとます」は、海産のサケ属中で最も小型の魚で、北海道の河川に遡（そ）上するが、輸入も多い。「生」及び「焼き」は輸入品を試料とした。「生」の成分値は、分析値に基づき決定した。「焼き」の成分値は、分析値、四訂成分表収載値（「ほんます」）及び成分変化率に基づき決定した。「塩ます」は、内臓等を除去したからふとますを塩漬けにしたものである。成分値は、分析値に基づき決定した。「水煮缶詰」は、からふとますの胴部を背骨に対し直角に切断したものを、食塩とともに缶詰にしたものである。成分値は、分析値及び四訂成分表収載値（「ほんます」）に基づき決定した。

　「ぎんざけ」は、ぎんますとも呼ばれ沿海州中部からカリフォルニアへかけての北太平洋に分布するが、我が国にはほとんど回遊してこない。現在は養殖魚を輸入したものが多く流通している。我が国でも卵を輸入し、東北地方で海面養殖しており、これを試料とした。なお、ヨウ素、セレン、クロム、モリブデン及びビオチンの分析には、国産及びチリ産を試料とした。「生」の成分値は、分析値に基づき決定した。「焼き」の成分値は、「生」の分析値及び成分変化率に基づき決定した。

　「さくらます」は、降海型の魚で、河川残留型を「やまめ」あるいはやまべと呼ぶ。「生」の

成分値は、分析値に基づき決定した。「焼き」の成分値は、分析値及び成分変化率に基づき決定した。

　「しろさけ」には、漁場、漁期、系統等により、「あきあじ」、「ときしらず」等の種々の地方名がある。「サケ節、削り節」は、しろさけの身を蒸して乾燥したものを薄片としたものを言う。一般的な「かつお節」とは異なり、かび付けはしない。

　「イクラ」は、さけあるいはますの卵粒を網目を通して分離、塩蔵したものである。卵粒を分離せずに卵膜のついたまま塩蔵したものが「すじこ」である。「めふん」は腎臓の塩辛である。

　「水煮缶詰」は、さけの頭部及び内臓を除いた皮と骨付きの胴部を食塩水とともに缶詰にしたものである。「生」、「塩ざけ」、「イクラ」及び「サケ節、削り節」の成分値は、分析値に基づき決定した。「水煮」及び「焼き」の成分値は、分析値及び成分変化率に基づき決定した。「新巻き、生」、「すじこ」、「めふん」及び「水煮缶詰」の成分値は、分析値及び四訂成分表収載値に基づき決定した。「新巻き、焼き」の成分値は、分析値、四訂成分表収載値及び成分変化率に基づき決定した。

　なお、以前は常温流通の必要上、「新巻き」、特に「塩ざけ」はかなりの塩を使用していたが、低温流通が主体となり、また消費者の健康志向への対応という観点からも減塩の傾向となっていることから、双方の用塩量にほとんど差がなくなっている。

　「たいせいようさけ」は、アトランティックサーモンとも呼ばれる。大西洋北部及びそこに注ぐ河川に分布していたが、近年、天然のものは激減し、北欧や南米で盛んに養殖されるようになった。試料は全て輸入品を用いた。成分表2015年版（七訂）の「生」及び「焼き」をそれぞれ「皮つき、生」、「皮つき、焼き」に改称し、「皮つき」の調理後として、「水煮」、「蒸し」、「電子レンジ調理」、「ソテー」及び「天ぷら」を追加した。さらに、「皮なし、生」及び、皮を摂取しない場合に対応するため調理後に皮を廃棄したものを追加することとし、「皮つき」と同様の調理後の食品を追加した。「皮つき、生」の成分値は、分析値に基づき決定した。「皮つき」のうち「水煮」、「蒸し」、「電子レンジ調理」、「焼き」及び「ソテー」は、「皮つき、生」の成分値及び成分変化率に基づき成分値を決定した。「皮つき、天ぷら」は、分析値に基づき成分値を決定した。「皮なし、生」は、「皮つき、生」の成分値及び成分変化率に基づき成分値を決定した。「皮なし」のうち「水煮」、「蒸し」、「電子レンジ調理」、「焼き」及び「ソテー」は、「皮なし、生」の成分値及び成分変化率に基づき成分値を決定した。「皮なし、天ぷら」は、分析値に基づき成分値を決定した。

　「にじます」は、人工孵（ふ）化が容易なため、我が国では広く養殖されているさけ・ます類の一種である。一般に「サーモントラウト」「トラウトサーモン」「スチールヘッド」などと称され流通している。近年輸入が増えている海面養殖の「にじます」を収載した。「海面養殖、皮つき、生」の成分値は、輸入品の分析値に基づき、「海面養殖、皮つき、焼き」の成分値は、分析値及び成分変化率に基づき決定した。「海面養殖、皮なし、生」の成分値は、ノルウエー・チリなどの輸入品の分析値に基づき決定した。「淡水養殖、皮つき、生」の成分値は、国産品の分析値及び四訂成分表収載値に基づき決定した。

　「べにざけ」は、北太平洋に分布するが、日本近海に回遊することはまれである。サケ・マスの中で最も肉色が紅色となる。ひめますは本種の陸封型である。「生」及び「焼き」を収載した。「生」の成分値は、輸入品の分析値に基づき決定した。「焼き」の成分値は、分析値及び成分変化率に基づき決定した。「くん製」は、内臓等を除去した魚体を短時間食塩水に浸漬した後、20

～30 ℃で1～2日燻（くん）乾を行った冷燻をさすが、最近では20 ℃で数時間燻（くん）煙した
スモークサーモンとして市販されているものが主流である。近年、冷燻品はほとんど製造されて
いないので、成分値は、温燻品の分析値及び四訂成分表収載値に基づき決定した。

　「ますのすけ」は、サケ科の中では最も大型の魚種であり、キングサーモンとも呼ばれ、北米
に多く分布し、我が国には少数の迷込み遡上があるだけである。「生」の成分値は、輸入品の分
析値に基づき決定した。「焼き」の成分値は、分析値及び成分変化率に基づき決定した。

（さば類）
　－まさば＜真鯖＞
　　－10154　生
　　－10155　水煮
　　－10156　焼き
　　－10403　フライ
　－ごまさば＜胡麻鯖＞
　　－10404　生
　　－10405　水煮
　　－10406　焼き
　　－10157　さば節
　－たいせいようさば＜大西洋鯖＞
　　－10158　生
　　－10159　水煮
　　－10160　焼き
　－加工品
　　－10161　塩さば
　　－10162　開き干し
　　－10163　しめさば
　－缶詰
　　－10164　水煮
　　－10165　みそ煮
　　－10166　味付け

　「まさば」は、日本近海で漁獲される。「生」の成分値は、分析値に基づき決定した。「水煮」
及び「焼き」の成分値は、それぞれ生の分析値及び成分変化率に基づき決定した。「まさば」の
「フライ」は、分析値に基づき決定した。

　「ごまさば」は「まるさば」とも呼ばれ、成魚では体高が小さい。関東ではあまり食べられて
いなかったが、近年加工品等として利用されている。「生」、「水煮」及び「焼き」の成分値は、
分析値に基づき決定した。

　「さば節」は、かつお節よりやや簡略な製造工程でごまさばを節に加工したもので、成分値は、
分析値及び四訂成分表収載値に基づき決定した。

　「たいせいようさば」は、主に北大西洋、地中海、黒海等に生息し、輸入されている。ノルウ
ェーさばとも呼ばれ、多くは加工品として流通している。「生」の成分値は、分析値に基づき決

定した。

「たいせいようさば」の「水煮」及び「焼き」の成分値は、それぞれ「生」の分析値及び成分変化率に基づき決定した。

「加工品」の「塩さば」は、フィレーの塩蔵品である。「開き干し」は、さばを背開きし、内臓等を除いたものに食塩をふり、又は食塩水に漬けた後、短時間乾燥したものである。

「しめさば」は、三枚おろしにしたさばに食塩をふり、酢で洗い流した後、酢に漬けたものである。

「塩さば」、「開き干し」及び「しめさば」は市販品を試料とした。成分値は、「しめさば」は分析値に基づき、「塩さば」及び「開き干し」はそれぞれ分析値及び四訂成分表収載値に基づき決定した。ただし、ヨウ素、セレン、クロム、モリブデン及びビオチンについては、それぞれ分析値に基づき成分値を決定した。なお、「しめさば」のヨウ素の成分値については、一部の製品が原材料に使用していた昆布エキスの影響によるものと推測される。

「缶詰」の「水煮」は、頭部、内臓等を除去した魚体を適当な大きさに切断し、食塩水とともに缶詰にしたものである。「みそ煮」は、さばの頭部、尾部及び内臓を除去し、適当な大きさに切断したものを、みそ、砂糖等の調味料とともに缶詰にしたものである。「水煮」及び「みそ煮」の成分値は、それぞれ分析値及び四訂成分表収載値に基づき決定した。「味付け」は、頭部、内臓等を除去した魚体を、調味液とともに缶詰にしたものである。成分値は、分析値に基づき決定した。

（さめ類）
　－あぶらつのざめ＜油角鮫＞
　　－10167　生
　－よしきりざめ＜葦切鮫＞
　　－10168　生
　－10169　ふかひれ　＜鱶鰭＞

「あぶらつのざめ」は、あぶらざめとも呼ばれる中型のさめで、近縁種にツマリツノザメ等がある。「よしきりざめ」は、よしきりとも呼ばれる大型のさめで、近縁種にメジロザメ、ツマジロ等がある。「生」の成分値は、それぞれ分析値及び四訂成分表収載値に基づき決定した。

「ふかひれ」は、さめ類の胸びれ、尾びれ及び背びれの乾製品である。成分値は、市販品の分析値、四訂成分表収載値（「きんし」）及び文献値に基づき決定した。

さより＜細魚＞
　－10170　生

「さより」は魚体の大きいものは鮮魚として流通し、一部は開き干し等の原料とされる。成分値は、分析値及び四訂成分表収載値に基づき決定した。

さわら＜鰆＞
　－10171　生
　－10172　焼き

日本近海には、「さわら」、カマスサワラ、ヨコシマサワラ等6種が分布する。「生」の成分値は、分析値及び四訂成分表収載値に基づき決定した。「焼き」の成分値は、分析値、四訂成分表収載値及び成分変化率に基づき決定した。

さんま＜秋刀魚＞
　－10173　皮つき、生
　－10407　皮なし、生
　－10174　皮つき、焼き
　－10175　開き干し
　－10176　みりん干し
　－缶詰
　　－10177　味付け
　　－10178　かば焼

　「さんま」は、さいらと呼ぶところもある。漁期、漁場、魚体の大小で、成分、特に脂溶性成分に大きな差異があるので、「皮つき、生」の成分値は、国内6か所で水揚げされたものの分析値に基づき決定した。「皮なし、生」の成分値は、分析値に基づき決定した。「焼き」の成分値は、分析値及び成分変化率に基づき決定した。

　「開き干し」は、背開きし、内臓等を除去した後、食塩水に浸漬してから乾燥したものである。「みりん干し」は、背開きし、頭、背骨等を除いたものを食塩、砂糖、みりん等を主体とした調味液に浸漬し、乾燥したものである。

　「缶詰」の「味付け」は、頭部、内臓等を除去した魚体を、調味液とともに缶詰にしたものである。

　「かば焼き」は、背開きし、頭部、内臓等を除去し、二枚に下ろして適当な大きさに切断したものを焙（ばい）焼して、しょうゆ、砂糖等を主体とする調味液とともに缶詰にしたものである。

　「開き干し」、「みりん干し」及び「缶詰」の成分値は、それぞれ分析値及び四訂成分表収載値に基づき決定した。

しいら＜鱰＞
　－10179　生
　「しいら」は、外洋性の白身魚である。関西以西では鮮魚として流通するが、練り製品原料としても利用される。成分値は、分析値及び四訂成分表収載値に基づき決定した。

（ししゃも類）
　－ししゃも　＜柳葉魚＞
　　－10180　生干し、生
　　－10181　生干し、焼き
　－からふとししゃも＜樺太柳葉魚＞
　　－10182　生干し、生
　　－10183　生干し、焼き

　（ししゃも類）は、国産の北海道東南部の河川に上ってくる「ししゃも」のほかに、「からふとししゃも」（別名：カペリン）が大量に輸入されている。「ししゃも」及び「からふとししゃも」の「生干し」は、魚体を塩漬け後、軽く水洗して乾燥したものである。抱卵している子持ちししゃもを試料とした。「生」の成分値は、分析値及び四訂成分表収載値（「国産生干し」、「輸入生干し」）に基づき決定した。「焼き」の成分値は、分析値及び成分変化率に基づき決定した。

したびらめ＜舌鮃＞

－10184　生

「したびらめ」には、クロウシノシタ、アカシタビラメ、ササウシノシタ等を含む。前2者をそれぞれ試料としたが、分析値に相違がみられなかったので一括した成分値を示した。成分値は、分析値に基づき決定した。

しまあじ ＜縞鯵＞

－10185　養殖、生

「しまあじ」は、全長1 mに達する大型魚である。養殖が行われている。成分値は、分析値に基づき決定した。「しまあじ」より小型で体高の高いかいわりも、しまあじと呼ばれることがあるが、別種である。

しらうお ＜白魚＞

－10186　生

「しらうお」は、さけ、ますに近縁の小型の魚である。ハゼ科のシロウオと混同されるが、別種である。成分値は、魚体全体の分析値及び四訂成分表収載値に基づき決定した。

シルバー

－10187　生

「シルバー」は、「いぼだい」に近縁の魚で、頭、内臓を除いたドレスの形態で冷凍輸入され、切り身で流通している。成分値は、分析値及び四訂成分表収載値に基づき決定した。

すずき＜鱸＞

－10188　生

「すずき」は、成長に伴いせいご、ふっこ等のように呼称が変わる。成分値は、分析値に基づき決定した。

（たい類）

－きだい＜黄鯛＞

－10189　生

－くろだい ＜黒鯛＞

－10190　生

－ちだい＜血鯛＞

－10191　生

－まだい＜真鯛＞

－10192　天然、生

－10193　養殖、皮つき、生

－10408　養殖、皮なし、生

－10194　養殖、皮つき、水煮

－10195　養殖、皮つき、焼き

「たい」と名のつく魚はかなりの数にのぼるが、タイ科でないものも多い。一般に「たい」は「まだい」を指す。「きだい」はれんこだい、「くろだい」はちぬ、「ちだい」ははなだいとも称される。「まだい」は、養殖が盛んに行われているので、「天然」に加えて「養殖」を収載した。

「きだい」及び「ちだい」の成分値は、分析値及び四訂成分表収載値に基づき決定した。「くろだい」及び「まだい」の「天然、生」及び「養殖、生」の成分値は、分析値に基づき決定した。

「まだい」の「養殖、水煮」及び「養殖、焼き」の成分値は、それぞれ分析値、四訂成分表収載値及び成分変化率に基づき決定した。

たかさご ＜高砂＞

－10196　生

「たかさご」は、タカサゴ亜科の南方系の魚で、沖縄県の代表的な魚で、グルクンと呼ばれ、県魚に指定されている。成分値は、分析値に基づき決定した。

たかべ＜鰖＞

－10197　生

「たかべ」は、伊豆以西の太平洋沿岸で漁獲され、ほとんどが鮮魚で出荷される。成分値は、分析値及び四訂成分表収載値に基づき決定した。

たちうお ＜太刀魚＞

－10198　生

「たちうお」は、漢字で「太刀魚」と書くとおり、太刀のように細長く平たい銀白色の魚である。全長1.5 mに達し、大型のものは鮮魚で出荷されるが、練り製品、みそ漬け、粕漬け等の加工原料ともなる。成分値は、分析値に基づき決定した。

（たら類）

－すけとうだら＜介党鱈＞

　　－10199　生

　　－10409　フライ

　　－10200　すり身

　　－10201　すきみだら

　　－たらこ

　　　－10202　生

　　　－10203　焼き

　　－10204　からしめんたいこ

－まだら＜真鱈＞

　　－10205　生

　　－10206　焼き

　　－10207　しらこ、生

　　－10208　塩だら

　　－10209　干しだら

「すけとうだら」は、「まだら」に比べて小型で細長く、体長約60 cmの魚である。すけそう、すけそうだら、すけとうとも呼ばれる。

「すり身」（輸入冷凍品）は、すり身をそのまま冷凍するとかまぼこの材料とならなくなるため、糖類を添加して冷凍耐性を高めたものである。「すきみだら」は、主にすけとうだらを三枚に下ろし、骨、ひれ及び皮を除去し、施塩して乾燥したものである。「たらこ」は、すけとうだらの卵巣を食塩とともに漬け込んだもので、もみじこともいわれる。「からしめんたいこ」は、めんたいこ（すけそう卵の意）をとうがらしとともに熟成したものである。「すけとうだら」の「生」の成分値は、分析値に基づき決定した。

402

　「すり身」及び「からしめんたいこ」の成分値は、分析値に基づき決定した。「フライ」は、国産品の切り身を測定した。成分値は、分析値に基づき決定した。「すきみだら」及び「たらこ」の「生」の成分値は、分析値及び四訂成分表収載値に基づき決定した。「たらこ」の「焼き」の成分値は、分析値、四訂成分表収載値及び成分変化率に基づき決定した。

　「まだら」は、全長1 mに達する大型魚である。「しらこ」は魚類の精巣を指す言葉である。「まだら」の「しらこ」はきくことも呼ばれる。「生」及び「しらこ」の成分値は、それぞれ分析値に基づき決定した。「焼き」の成分値は、分析値及び成分変化率に基づき決定した。

　「塩だら」は、「まだら」を背開き又は腹開きにし、有頭のまま又は頭を除き、内臓、えら、せきつい骨の一部等を除いてから食塩とともに漬け込んだものである。「干しだら」は、まだらを背開き又は腹開きにし、頭、内臓等を除去した後、そのまま乾燥したもので、開きだらともいわれる。なお、「干しだら」には開いた後、有頭のまま又は施塩してから乾燥したものもあるが、本編の「干しだら」は、無頭で施塩を行わないものである。「塩だら」及び「干しだら」の成分値は、それぞれ分析値及び四訂成分表収載値に基づき決定した。

－加工品
　－10210　でんぶ＜田附＞
　－10448　桜でんぶ＜桜田附＞

　「でんぶ」は、たらの身をゆでて、骨や皮の除き身だけを布巾で包み水でさらして絞り、鍋に入れて調味料（砂糖、酒、みりん、塩、しょうゆなど）を加え炒り上げたものである。そぼろ、おぼろとも呼ばれる。でんぶには、砂糖としょうゆを主な調味料とする茶色の「でんぶ」と、「桜でんぶ」がある。「でんぶ」の成分値は、分析値及び四訂成分表収載値に基づき決定した。

　「桜でんぶ」は、原料のたらを水煮した後、骨、皮、血合い部分を除いてほぐし、加熱しながら砂糖等の調味料を加え、赤色の着色料で薄紅色にした市販品を試料とした。成分値は、分析値に基づき決定した。なお、「桜でんぶ」を追加したことに伴い、既収載の「＜魚類＞（たら類）まだら、でんぶ、しょうゆ入り」の食品名を「＜魚類＞（たら類）加工品、でんぶ」へ変更した。

ちか＜鯥＞
　－10211　生
　「ちか」は、キュウリウオ科ワカサギ属の一年魚で海に生息する。成分値は、分析値に基づき決定した。

どじょう　＜泥鰌＞
　－10213　生
　－10214　水煮
　「どじょう」には、ドジョウ属、シマドジョウ属等に属する多種類があるが、一般にはドジョウ属のドジョウを指し、これを試料とした。「生」の成分値は、分析値に基づき決定した。「水煮」の成分値は、分析値及び成分変化率に基づき決定した。

とびうお＜飛魚＞
　－10215　生
　－10421　煮干し
　－10422　焼き干し
　「とびうお」には、アカトビ、ホソトビウオ、アヤトビウオ及びハマトビウオなど多種類ある。

「生」の成分値は、分析値及び四訂成分表収載値に基づき決定した。「煮干し」は、とびうおを食塩水でゆで上げた後、乾燥したものである。成分値は、市販品の分析値に基づき決定した。「焼き干し」は、とびうおを焼いてから、乾燥させたものである。焼きあごともいう。成分値は、市販品の分析値に基づき決定した。

ナイルティラピア

－10212　生

「ナイルティラピア」は、いずみだい、ちかだいとも呼ばれ、海外から移入された淡水魚である。養殖が普及し、活魚や切り身でも流通している。成分値は、分析値及び四訂成分表収載値に基づき決定した。

なまず＜鯰＞

－10216　生

「なまず」は、国産のほか、米国原産のチャネルキャットフィッシュが養殖されている。両者を試料としたが、一括した成分値を示した。成分値は、分析値及び四訂成分表収載値に基づき決定した。

にぎす＜似鱚＞

－10217　生

「にぎす」の外観はシロギスと似ているが、別種である。成分値は、分析値及び四訂成分表収載値に基づき決定した。

にしん＜鰊＞

－10218　生
－10219　身欠きにしん
－10220　開き干し
－10221　くん製
－かずのこ
　　－10222　生
　　－10223　乾
　　－10224　塩蔵、水戻し

「身欠きにしん」は、にしんの内臓を除去し、二つ割りとして乾燥後、頭、尾及びせきつい骨を除去したものである。「開き干し」は、背開きし、内臓等を除去した魚体を塩漬け後、乾燥したものである。「くん製」は、塩漬けしたにしんを、燻（くん）乾又は燻（くん）液につけて乾燥したものである。「生」、「身欠きにしん」、「開き干し」及び「くん製」の成分値は、いずれも分析値及び四訂成分表収載値に基づき決定した。

「かずのこ」は、にしんの卵巣であり、流通量の大部分が輸入品である。成分値は、「生」は分析値及び四訂成分表収載値、「乾」及び「塩蔵、水戻し」は分析値に基づき決定した。

はぜ　＜沙魚＞

－10225　生
－10226　つくだ煮
－10227　甘露煮

食用とされるはぜ類は、マハゼ、ハゼクチ、チチブ等種類が多いが、一般に「はぜ」は、マハ

ゼを指し、これを試料とした。「生」の成分値は、分析値及び四訂成分表収載値に基づき決定した。「つくだ煮」は、小型の魚体全体を、砂糖、しょうゆを主体とする調味液とともに煮詰めたものである。「甘露煮」は、内臓等を除去し、焼き干しにしたものを調味液とともに煮詰めたものである。成分値は、それぞれ市販品の分析値に基づき決定した。

はたはた ＜鰰＞

　－10228　生

　－10229　生干し

　「はたはた」の加工品は、近年、低塩分、高水分の製品が多くなっているので、「生干し」を収載した。生の成分値は、分析値及び四訂成分表収載値に基づき決定した。「生干し」の成分値は、分析値に基づき決定した。

はまふえふき＜浜笛吹き＞

　－10230　生

　「はまふえふき」は、千葉県以南に分布するフエフキダイ科の魚で、沖縄地方で親しまれている魚の一つである。成分値は、分析値に基づき決定した。

はも＜鱧＞

　－10231　生

　「はも」は、あなご類の近縁種で、生鮮出荷のほか高級練り製品の原料とされる。成分値は、分析値及び四訂成分表収載値に基づき決定した。

ひらまさ ＜平政＞

　－10233　生

　「ひらまさ」は、「ぶり」や「かんぱち」と同じブリ属の魚で、「ぶり」よりも扁平である。ほとんどが刺身等の生食用として消費される。成分値は、分析値に基づき決定した。

ひらめ＜鮃＞

　－10234　天然、生

　－10235　養殖、皮つき、生

　－10410　養殖、皮なし、生

　「ひらめ」は九州以北の日本の大陸棚上に広く分布するヒラメ科の魚で、全長80 cmになる。「天然、生」の成分値は、国内で水揚げされたものを試料とし、分析値に基づき決定した。「養殖、皮つき、生」及び「養殖、皮なし、生」の成分値は、それぞれ分析値に基づき決定した。

（ふぐ類）

　－とらふぐ ＜虎河豚＞

　　－10236　養殖、生

　－まふぐ＜真河豚＞

　　－10237　生

　ふぐは（ふぐ類）の総称であり、これらのうち「まふぐ」、「とらふぐ」、カラス、ショウサイフグ、ナシフグ等が食用とされる。代表的な「とらふぐ」と「まふぐ」に分けて収載した。

　「とらふぐ」は、全長70 cm以上になる大型種であり、国内外で養殖されている。成分値は、国産品の分析値に基づき決定した。

　「まふぐ」は、全長45 cm前後で、体表は刺がなく、滑らかである。成分値は、国内で水揚げ

されたものの分析値に基づき決定した。

ふな＜鮒＞

　　－10238　生

　　－10239　水煮

　　－10240　甘露煮

　　－10449　ふなずし

　「ふな」は、キンブナ、ギンブナ、ゲンゴロウブナ、ナガブナ及びニゴロブナの5亜種の総称である。まぶなと呼ばれるのは、キンブナとギンブナであり、へらぶなは、ゲンゴロウブナを指す。「甘露煮」は、小型のふなを丸のまま焼いてから、調味液とともに煮詰めたものである。内臓を含む市販品を試料とした。「ふなずし」は、ニゴロブナ等を食塩と米飯を用いて漬け込んだなれずしで、滋賀県の郷土料理である。天然の子持ちのニゴロブナを用いた製品を試料とした。ふなの表面に付着した飯をへら等で軽く拭ったものを試料としたが、これらの飯は食べる場合もある。なお、ふなの腹にある飯は試料に含めた。「生」及び「甘露煮」の成分値は、それぞれ分析値及び四訂成分表収載値に基づき決定した。「水煮」の成分値は、分析値、四訂成分表収載値及び成分変化率に基づき決定した。「ふなずし」の成分値は、分析値に基づき決定した。

ぶり＜鰤＞

　　－成魚

　　　－10241　生

　　　－10242　焼き

　　－はまち

　　　－10243　養殖、皮つき、生

　　　－10411　養殖、皮なし、生

　「ぶり」は、成長するに伴い、関東ではわかし、いなだ、わらさ、ぶり、関西ではつばす、はまち、めじろ、ぶりの順に呼称の変わるいわゆる出世魚である。

　「成魚」の「生」の成分値は、分析値及び四訂成分表収載値に基づき決定した。「焼き」の成分値は、分析値、四訂成分表収載値及び成分変化率に基づき決定した。

　「ぶり」の若魚であるいわゆる「はまち」の「生」の成分値は、分析値に基づき決定した。

ほうぼう　＜鲂鮄＞

　　－10244　生

　「ほうぼう」は、かながしら等の近縁の魚種のうち、最も普通に食用とされる魚で、胸びれが青緑色であることが特徴である。ほとんどが生食用であるが、開き干しや練り製品原料としても利用される。成分値は、分析値及び四訂成分表収載値に基づき決定した。

ホキ

　　－10245　生

　「ホキ」は、細長いたらの仲間の魚で、通常、冷凍品として市販されている。成分値は、分析値及び四訂成分表収載値に基づき決定した。

ほっけ＜𩸕＞

　　－10246　生

　　－10247　塩ほっけ

　　　－開き干し
　　　　　－10248　　生
　　　　　－10412　　焼き
　「ほっけ」は、あいなめに近縁の魚である。「塩ほっけ」はえらと内臓を除去して塩漬けにしたもの、「開き干し」は背開きにして内臓等を除去した後、塩水漬けあるいは振り塩をして乾燥したものである。いずれも市販品を試料とした。「生」及び「塩ほっけ」の成分値は、分析値及び四訂成分表収載値に基づき決定した。
　「開き干し、生」及び「開き干し、焼き」の成分値は、分析値に基づきそれぞれ決定した。

ぼら＜鯔、鰡＞
　　　－10249　　生
　　　－10250　　からすみ
　「ぼら」は、成長するに伴い、おぼこ、いな、ぼら等と呼称の変わるいわゆる出世魚である。「からすみ」は「ぼら」の卵巣を塩漬けにした後、塩抜きして乾燥したものである。「生」の成分値は、分析値及び四訂成分表収載値に基づき、「からすみ」の成分値は、国産市販品の分析値に基づき決定した。

ほんもろこ＜本諸子＞
　　　－10251　　生
　「ほんもろこ」は、琵琶湖特産のコイ科の淡水魚である。成分値は、分析値に基づき決定した。

（まぐろ類）
　　－きはだ＜黄肌＞
　　　　－10252　　生
　　－くろまぐろ＜黒鮪＞
　　　　－天然
　　　　　－10253　　赤身、生
　　　　　－10254　　脂身、生
　　　　－養殖
　　　　　－10450　　赤身、生
　　　　　－10451　　赤身、水煮
　　　　　－10452　　赤身、蒸し
　　　　　－10453　　赤身、電子レンジ調理
　　　　　－10454　　赤身、焼き
　　　　　－10455　　赤身、ソテー
　　　　　－10456　　赤身、天ぷら
　　　－びんなが　＜鬢長＞
　　　　－10255　　生
　　　－みなみまぐろ＜南鮪＞
　　　　－10256　　赤身、生
　　　　－10257　　脂身、生
　　　－めじまぐろ＜めじ鮪＞

  －10258 生
－めばち＜眼撥＞
  －10425 赤身 生
  －10426 脂身 生
－缶詰
  －10260 水煮、フレーク、ライト
  －10261 水煮、フレーク、ホワイト
  －10262 味付け、フレーク
  －10263 油漬、フレーク、ライト
  －10264 油漬、フレーク、ホワイト

 「きはだ」は、きはだまぐろ、きわだともいう。「くろまぐろ」は、まぐろ、ほんまぐろともいう。「びんなが」は胸びれが長いところから、びんちょうやとんぼと呼ばれる。「みなみまぐろ」は、インドまぐろとも称される。「めじまぐろ」はまぐろ類の幼魚を指し、特にくろまぐろの幼魚を指す関東地方の呼称で、まめじ又は単にめじとも呼び、九州方面ではよこわということもある。

 「めばち」は大きな眼と肥満した体型が特徴で、ばちとも呼ばれる。成分値は、「びんなが」、「めばち」及び「めじまぐろ」はそれぞれ分析値、「きはだ」、「くろまぐろ、天然」及び「みなみまぐろ」の成分値は、それぞれ分析値及び四訂成分表収載値に基づき決定した。

 「くろまぐろ、養殖」について、近年、卵（種苗）から育成する養殖が拡大してきているが、捕獲した幼魚（ヨコワ）を短期間飼養し肥育して出荷する「畜養」によるものも「養殖魚」として流通しているため、本食品には「畜養」も含めた。赤身は、背側普通筋の中で濃赤色の外観を呈する部位を言い、国産の養殖魚の切り身を分析し、「養殖、赤身」の「生」、「水煮」、「蒸し」、「電子レンジ調理」、「焼き」、「ソテー」及び「天ぷら」について収載した。成分値は、いずれも分析値に基づき決定した。なお、「養殖」を追加したことに伴い、既収載の「＜魚類＞（まぐろ類）くろまぐろ、赤身、生（10253）」及び「＜魚類＞（まぐろ類）くろまぐろ、脂身、生（10254）」の食品名を「＜魚類＞（まぐろ類）くろまぐろ、天然、赤身、生」及び「＜魚類＞（まぐろ類）くろまぐろ、天然、脂身、生」へそれぞれ変更した。

 「めじまぐろ」の「生」は、くろまぐろの幼魚を試料とした。

 「めばち」について、細分化し、「赤身」及び「脂身」に分けて収載した。

 「缶詰」の「水煮」は、まぐろの水煮及び油漬缶詰等の製造時に副生する蒸煮肉の砕肉を食塩水とともに缶詰にしたものである。「味付け」は、上記の砕肉を調味液とともに缶詰にしたものである。「油漬」は、上記の砕肉を食塩と食用植物油とともに缶詰にしたものである。なお、「ライト」は「きはだ」を原料とし、「ホワイト」は「びんなが」を原料とする。「ライト」の2食品の成分値は分析値に基づき、「ホワイト」の2食品及び「味付け」の成分値は、分析値及び四訂成分表収載値（「フレーク水煮」、「フレーク味付け」、「油漬け」）に基づき決定した。

マジェランあいなめ＜マジェラン鮎並＞
 －10265 生
 「マジェランあいなめ」は、メロとも呼ばれる南米南部等の寒冷海域のかなりの深度に生息するノトセニア科の魚である。成分値は、輸入品の分析値に基づき決定した。

まながつお＜鯧＞

　－10266　生

　「まながつお」は、瀬戸内海から東シナ海で漁獲される。多くは鮮魚として出荷され、蒸しや焼きもの等として利用範囲は広い。成分値は、分析値及び四訂成分表収載値に基づき決定した。

みなみくろたち

　－10232　生

　「みなみくろたち」は、スポーツフィッシングの対象となっている、さわらやかますの類であるバラクーダとは別種である。成分値は、分析値及び四訂成分表収載値に基づき決定した。

みなみだら＜南鱈＞

　－10267　生

　「みなみだら」は、セミドレスで冷凍輸入されたものを試料とした。成分値は、分析値及び四訂成分表収載値に基づき決定した。

むつ＜鯥＞

　－10268　生

　－10269　水煮

　「むつ」は、沖合200～700 mの深海に生息する。同じムツ科ムツ属にクロムツがある。「生」の成分値は、分析値及び四訂成分表収載値に基づき決定した。「水煮」の成分値は、分析値、四訂成分表収載値及び成分変化率に基づき決定した。

めじな＜眼仁奈＞

　－10270　生

　「めじな」は、メジナ科メジナ属に属し、磯魚でぐれと呼ばれることもある。同じ属のクロメジナは「めじな」より南方系でやや外洋に生息する。成分値は、分析値に基づき決定した。

めばる＜眼張＞

　－10271　生

　「めばる」は、体色が黒、赤、白の異なる3種のくろめばる、あかめばる、しろめばるがある。成分値は、分析値及び四訂成分表収載値に基づき決定した。

メルルーサ

　－10272　生

　「メルルーサ」は、ヘイクとも呼ばれ、多くの種類があるが、我が国ではこのうちの数種が切り身として流通している。成分値は、輸入冷凍品の分析値及び四訂成分表収載値に基づき決定した。

やつめうなぎ＜八目鰻＞

　－10273　生

　－10274　干しやつめ

　「やつめうなぎ」は、円口類ヤツメウナギ科に属するものの総称で、カワヤツメ、スナヤツメ等があるが、最も普通に食用とされるかわやつめを試料とした。「干しやつめ」は魚体全体をそのまま乾燥したものである。成分値は、「生」は分析値に基づき、「干しやつめ」は分析値及び四訂成分表収載値に基づきそれぞれ決定した。

やまめ＜山女＞

　－10275　養殖、生

　「やまめ」は、やまべともいわれ、「さくらます」と同種で、海に下らず河川にとどまって成長したもの（陸封型）であり、近年養殖されている。成分値は、分析値及び四訂成分表収載値に基づき決定した。

わかさぎ　＜魚若＞

　－10276　生

　－10277　つくだ煮

　－10278　あめ煮

　「わかさぎ」は、淡水ないし汽水域に生息する。東北地方では、海産の近縁種のチカと混称してちかと呼ばれることがある。「つくだ煮」は、魚体の小型のものをそのまま、砂糖、しょうゆ等を主体とする調味液とともに煮詰めたものである。「あめ煮」は、魚体の小型のものを、しょうゆ、水あめ等を主体とする調味液とともに煮詰めたものである。成分値は、「生」は分析値及び四訂成分表収載値に基づき、「つくだ煮」、「あめ煮」は市販品の分析値に基づきそれぞれ決定した。

＜貝類＞

あかがい＜赤貝＞

　－10279　生

　「あかがい」は、血色素としてヘモグロビンを持つのが特徴の二枚貝である。我が国各地の湾、内海で漁獲されるが、最近では輸入品が増加している。成分値は、分析値及び四訂成分表収載値に基づき決定した。

あげまき　＜揚巻＞

　－10280　生

　「あげまき」は、殻長約10cm、殻幅約2.5cmの長方形に近い形状のナタマメガイ科の二枚貝である。有明海等で泥の中に垂直に穴を掘り、生息する。近年輸入が多くなっている。成分値は、輸入品の分析値に基づき決定した。

あさり＜浅蜊＞

　－10281　生

　－10282　つくだ煮

　－缶詰

　　－10283　水煮

　　－10284　味付け

　「あさり」は、稚貝を採取し、生育に適した海底に蒔いて養成される。我が国各地で漁獲されるが、活貝での輸入も増えている。「つくだ煮」は、むき身を砂糖、しょうゆ、みりん等を主体とする調味液とともに煮詰めたものである。「缶詰」の「水煮」は、むき身を食塩水とともに缶詰にしたものである。「味付け」は、むき身をしょうゆ、砂糖等の調味料とともに缶詰にしたものである。「あさり」の「生」の成分値は、分析値に基づき、「つくだ煮」及び「缶詰」は、分析値及び四訂成分表収載値に基づき決定した。

あわび＜鮑＞

　－10427　くろあわび　生

－10428　まだかあわび　生

－10429　めがいあわび　生

－10286　干し

－10287　塩辛

－10288　水煮缶詰

「あわび」は、巻貝の一種で、クロアワビ、エゾアワビ、マダカアワビ、メガイアワビ等がある。「生」について新たに細分化して収載した。「生」の成分値は、クロアワビ、マダカアワビ及びメガイアワビを試料とし、それぞれ分析値に基づき決定した。ヨウ素、セレン、クロム、モリブデン及びビオチンについては、種類を問わず分析し、それぞれ分析値に基づき成分値を決定した。「干し」は、塩漬けしたむき身を蒸煮し、焙（ばい）乾後、乾燥したものである。「塩辛」は、あわびの肉質部及び腸等の内臓を食塩とともに漬け込み、熟成させたものである。「水煮缶詰」は、肉質部を食塩水とともに缶詰にしたものである。「干し」の成分値は、分析値に基づき、「塩辛」及び「水煮缶詰」の成分値は、それぞれ分析値及び四訂成分表収載値に基づき決定した。

いがい＜貽貝＞

－10289　生

食用とされる「いがい」の多くは、ムラサキイガイで、ムール貝とも呼ばれるが、欧州で呼ばれるものと種レベルで異なる二枚貝である。成分値は、分析値及び四訂成分表収載値に基づき決定した。

いたやがい＜板屋貝＞

－10290　養殖、生

「いたやがい」は、貝柱が丸く大きいのが特徴の二枚貝である。北海道南部以南の全国の浅瀬に生息するが、養殖も行われている。成分値は、分析値に基づき決定した。

エスカルゴ

－10291　水煮缶詰

「エスカルゴ」は、中部ヨーロッパに普通に生息するマイマイ科の陸棲巻貝で、「水煮缶詰」を収載した。成分値は、輸入品の液汁を除いた部分の分析値に基づき決定した。

かき＜牡蛎＞

－10292　養殖、生

－10293　養殖、水煮

－10430　養殖、フライ

－10294　くん製油漬缶詰

「かき」は、市場に流通している養殖マガキを試料とした。「生」の成分値は、分析値に基づき決定した。「水煮」の成分値は、「生」の分析値及び成分変化率に基づき決定した。「フライ」の成分値は、「生」の分析値及び成分変化率に基づき決定した。

「くん製油漬缶詰」は、むき身を燻（くん）煙して食用植物油とともに缶詰にしたものである。成分値は、分析値及び四訂成分表収載値に基づき決定した。

さざえ＜栄螺＞

－10295　生

－10296　焼き

　「さざえ」は、巻貝の一種で最近は養殖ものも流通している。「生」の成分値は、分析値及び四訂成分表収載値に基づき決定した。「焼き」は、殻付きのまま焼き、内臓等を除く肉質部を試料とした。成分値は、分析値、四訂成分表収載値及び成分変化率に基づき決定した。

さるぼう

　－10318　味付け缶詰

　「さるぼう」は、「あかがい」に似た二枚貝である。「味付け缶詰」は、むき身をしょうゆ、砂糖等の調味液とともに缶詰にしたもので、一般に、あかがいの味付け缶詰として市販されている。成分値は、分析値及び四訂成分表収載値に基づき決定した。

しじみ＜蜆＞

　－10297　生

　－10413　水煮

　「しじみ」は、淡水又は汽水産の小型二枚貝であり、マシジミ、ヤマトシジミ、セタシジミ等がある。「生」の成分値は、マシジミ及びヤマトシジミを試料とし、分析値及び四訂成分表収載値に基づき決定した。「水煮」の成分値は、分析値及び成分変化率に基づき決定した。

たいらがい＜平貝＞

　－10298　貝柱、生

　標準和名は、タイラギである。大型の二枚貝で、貝柱が市販されている。成分値は、市販品の分析値及び四訂成分表収載値に基づき決定した。

たにし＜田螺＞

　－10299　生

　「たにし」は、淡水産巻貝のたにし類の総称で、食用とされるのは、マルタニシ、オオタニシ、ヒメタニシ、ナガタニシ等がある。成分値は、マルタニシ及びヒメタニシの分析値及び四訂成分表収載値に基づき決定した。

つぶ＜螺＞

　－10300　生

　「つぶ」は、エゾバイ科に属する北洋性の巻き貝の市販通称名である。主なものとして、エゾボラ、ヒメエゾボラ、エゾバイ、カドバリバイ、エゾボラモドキ等がある。消費地市場で「つぶ」と呼ばれるものは、殻、内臓等を除いた肉質部の煮熟冷凍品である。成分値は、エゾボラ、ヒメエゾボラ及びエゾバイの分析値及び四訂成分表収載値に基づき決定した。

とこぶし　＜常節＞

　－10301　生

　「とこぶし」は、「あわび」の仲間であるが、小型の巻貝で殻長は約7 cm止まりである。成分値は、分析値及び四訂成分表収載値に基づき決定した。

とりがい　＜鳥貝＞

　－10303　斧足、生

　「とり貝」は、二枚貝の一種であるが、通常、産地でむき身にされ、足部筋肉（斧足）部が市販されている。成分値は、分析値及び四訂成分表収載値に基づき決定した。

ばい＜蛽＞

　－10304　生

「ばい」は、標準和名のバイを指すほか、エッチュウバイ、オオエッチュウバイ、ツバイ、カガバイ等の総称名として用いられ、時にはチヂミエゾボラ等つぶと呼ばれるものも含む。成分値は、「オオエッチュウバイ」や「チヂミエゾボラ」等を試料とした分析値及び四訂成分表収載値に基づき決定した。

ばかがい ＜馬鹿貝＞

　－10305　生

「ばかがい」は、二枚貝の一種で、あおやぎとも呼ばれ、店頭ではむき身で取り扱われている。斧足及び貝柱（小柱）は寿司種、刺身として利用される。成分値は、分析値及び四訂成分表収載値に基づき決定した。

（はまぐり類）

　－**はまぐり　＜蛤＞**

　　－10306　生

　　－10307　水煮

　　－10308　焼き

　　－10309　つくだ煮

　－**ちょうせんはまぐり＜朝鮮蛤＞**

　　－10310　生

「はまぐり」は、沿岸性の二枚貝である。「つくだ煮」は、むき身を砂糖、しょうゆを主体とする調味液とともに煮詰めたものである。「生」の成分値は、分析値に基づき決定した。「水煮」及び「焼き」の成分値は、それぞれ分析値及び成分変化率に基づき決定した。「つくだ煮」の成分値は、分析値及び四訂成分表収載値に基づき決定した。

「ちょうせんはまぐり」は、房総半島と能登半島を結ぶ線より南の本州、九州等に分布する在来種である。殻が厚く身が薄い。中国や韓国から輸入されるシナハマグリとは別種である。成分値は、分析値に基づき決定した。

ほたてがい＜帆立貝＞

　－10311　生

　－10312　水煮

　－貝柱

　　－10313　生

　　－10414　焼き

　　－10314　煮干し

　　－10315　水煮缶詰

「ほたてがい」は、大型の二枚貝である。「生」の成分値は、天然及び養殖の貝を試料とし、分析値に基づき決定した。「水煮」の成分値は、分析値、四訂成分表収載値及び成分変化率に基づき決定した。

「貝柱」の「生」は市販冷凍品を、「煮干し」は市販乾製品を試料とした。「煮干し」は、貝柱を煮熟し、焙（ばい）乾した後、乾燥したものである。「水煮缶詰」は、貝柱を食塩水とともに缶詰にしたものである。液汁を除いたものを試料とした。「生」、「煮干し」及び「水煮缶詰」の成分値は、それぞれ分析値及び四訂成分表収載値に基づき決定した。

　「貝柱」の「焼き」の成分値は、分析値及び成分変化率に基づき決定した。

ほっきがい＜北寄貝＞

　－10316　生

　「ほっきがい」は、標準和名をウバガイという二枚貝で、多くは殻付きで出荷され、店頭ではむき身、ボイルむき身等で販売される。成分値は、分析値及び四訂成分表収載値に基づき決定した。

みるがい　＜海松貝＞

　－10317　水管、生

　「みるがい」は、標準和名をミルクイという二枚貝で、水管が巨大であり、一般にこれを食用とする。成分値は、分析値及び四訂成分表収載値に基づき決定した。

＜えび・かに類＞

（えび類）

　－あまえび　＜甘海老＞

　　－10319　生

　－いせえび　＜伊勢海老＞

　　－10320　生

　－くるまえび　＜車海老＞

　　－10321　養殖、生

　　－10322　養殖、ゆで

　　－10323　養殖、焼き

　－さくらえび　＜桜海老＞

　　－10431　生

　　－10324　ゆで

　　－10325　素干し

　　－10326　煮干し

　－大正えび　＜大正海老＞

　　－10327　生

　－しばえび　＜芝海老＞

　　－10328　生

　－バナメイえび

　　－10415　養殖、生

　　－10416　養殖、天ぷら

　－ブラックタイガー

　　－10329　養殖、生

　－加工品

　　－10330　干しえび＜干海老＞

　　－10331　つくだ煮＜佃煮＞

　「あまえび」の標準和名はホッコクアカエビであり、これを試料とした。なお、近年、大量に市販されているものは北欧産のホンホッコクアカエビである。成分値は、分析値及び四訂成分表

収載値に基づき決定した。

　「いせえび」の成分値は、分析値及び四訂成分表収載値に基づき決定した。

　「くるまえび」は、ほとんどが養殖であり、これを試料とした。「生」の成分値は、分析値に基づき決定した。「ゆで」及び「焼き」の成分値は、分析値及び成分変化率に基づき決定した。

　「さくらえび」は、食塩水で短期間煮熟し、水切り後、冷却した釜上げの形で流通している。「生」については、漁獲時期が、春季と秋季に分けられるため、それぞれの時期で獲れた試料を分析したが、時期による明らかな差異が認められなかったので、一括して成分値を示すことにし、分析値に基づき決定した。なお、たんぱく質の成分値は、外骨格の主な成分であるキチン質の窒素が影響していると考えられる。

　「素干し」はさくらえびをそのまま乾燥したもので、「煮干し」はさくらえびを食塩水で煮熟後、乾燥したものである。「ゆで」、「素干し」及び「煮干し」は、市販品を試料とした。成分値は、それぞれ分析値及び四訂成分表収載値に基づき決定した。

　「大正えび」は、標準和名がコウライエビで、国産が激減し、ほとんどが中国からなどの輸入品であり、成分値は、輸入品の分析値に基づき決定した。

　「しばえび」は、主に内湾、内海で漁獲される小型のえびである。成分値は、分析値及び四訂成分表収載値に基づき決定した。

　「バナメイえび」は、密殖に強いため、ブラックタイガー（ウシエビ）に代わり、東南アジアで最近養殖量が多くなっている。国内では主に無頭のものが冷凍で流通している。「養殖、生」及び「養殖、天ぷら」の成分値は、それぞれ輸入品の分析値に基づき決定した。

　「ブラックタイガー」の標準和名はウシエビで、一時期大量に流通していた外国で養殖されたものを試料とした。成分値は、分析値に基づき決定した。

　「干しえび」の原料は、国内各地に生息するサルエビである。成分値は、分析値に基づき決定した。

　「つくだ煮」は、砂糖、しょうゆを主体とする調味液とともに煮詰めたものであり、成分値は、小型のくるまえび類を原料とした市販品を試料とし、分析値及び四訂成分表収載値に基づき決定した。

（かに類）
　－がざみ＜蝤蛑＞
　　－10332　生
　－毛がに＜毛蟹＞
　　－10333　生
　　－10334　ゆで
　－ずわいがに＜ずわい蟹＞
　　－10335　生
　　－10336　ゆで
　　－10337　水煮缶詰
　－たらばがに＜鱈場蟹＞
　　－10338　生
　　－10339　ゆで

（かに類）を殻ごとゆでると、「生」と比べて、殻からの肉部の分離が容易になる。このことから「毛がに」、「ずわいがに」、「たらばがに」の「生」と「ゆで」では廃棄率が異なる。

「がざみ」は、わたりがにともいわれる。「毛がに」は、生きたままあるいはゆでた状態のものが流通している。

「ずわいがに」は、松葉がにとも称せられ、近縁種にベニズワイガニがある。生のもののほか煮熟冷凍のものが、広く出回っている。「がざみ」、「毛がに」及び「ずわいがに」の「生」の成分値は、分析値及び四訂成分表収載値に基づき決定した。「毛がに」及び「ずわいがに」の「ゆで」の成分値は、それぞれ分析値、四訂成分表収載値及び成分変化率に基づき決定した。

「たらばがに」は、やどかり類に属する大型のかにで、近縁にハナサキガニがある。「たらばがに」の「生」の成分値は、分析値に基づき決定した。「たらばがに」の「ゆで」の成分値は、分析値及び成分変化率に基づき決定した。

「ずわいがに」及び「たらばがに」の「水煮缶詰」は、かにを海水でゆで上げた後、肉を取り出し、食塩又は食塩水とともに缶詰にしたものである。成分値は分析値及び四訂成分表収載値に基づき決定した。

「がん漬」は、シオマネキ全体を塩蔵、熟成させた塩辛で、九州有明地方で作られる。成分値は、分析値及び四訂成分表収載値に基づき決定した。

＜いか・たこ類＞

（いか類）

　－あかいか　＜赤烏賊＞
　　－10342　生
　－けんさきいか　＜剣先烏賊＞
　　－10343　生
　－こういか　＜甲烏賊＞
　　－10344　生
　－するめいか　＜鯣烏賊＞
　　－10345　生
　　－10346　水煮
　　－10347　焼き
　　－10417　胴、皮つき、生
　　－10418　胴、皮なし、生
　　－10419　胴、皮なし、天ぷら
　　－10420　耳・足、生
　－ほたるいか　＜蛍烏賊＞
　　－10348　生
　　－10349　ゆで
　　－10350　くん製

　　　－10351　つくだ煮
　－やりいか　＜槍烏賊＞
　　　－10352　生
　－加工品
　　　－10353　するめ
　　　－10354　さきいか
　　　－10355　くん製
　　　－10356　切りいかあめ煮
　　　－10357　いかあられ
　　　－10358　塩辛
　　　－10359　味付け缶詰

　（いか類）には多くの種類がある。（いか類）を「あかいか」、「けんさきいか」、「こういか」、「するめいか」、「ほたるいか」及び「やりいか」に分けて収載した。

　「あかいか」はばかいか、むらさきいかとも呼ばれる。「こういか」は、すみいかとも呼ばれる。これらの「生」の成分値は、分析値に基づき決定した。「するめいか」の「生」の成分値は、「胴、皮つき、生」と「耳・足、生」の分析値からの計算値に基づき決定した。「水煮」及び「焼き」の成分値は、分析値及び成分変化率に基づき決定した。「胴、皮つき、生」の成分値は、分析値に基づき決定した。「胴、皮なし、生」は、内臓、背骨、口等をセラミック包丁を用いて除去した。成分値は、分析値に基づき決定した。「胴、皮なし、天ぷら」の成分値は、分析値に基づき決定した。「耳・足、生」は内臓等を除去後、「胴、皮つき」部を除いた部分から、採取した。成分値は、分析値に基づき決定した。

　「ほたるいか」の「くん製」は、内臓付きのまま食塩水で煮熟して、燻（くん）乾したものである。「つくだ煮」は、ほたるいかを内臓付きのまま、砂糖、しょうゆ等を主体とする調味液とともに煮詰めたものである。「生」、「くん製」及び「つくだ煮」の成分値は、それぞれ分析値及び四訂成分表収載値に基づき決定した。「くん製」及び「つくだ煮」は、市販品を試料とした。「ゆで」の成分値は、分析値、四訂成分表収載値及び成分変化率に基づき決定した。なお、「ほたるいか」にはレチノールの異性体11-cisレチノールが存在するが、本表のレチノール量には含めていない。

　「するめ」は、主として「するめいか」、「けんさきいか」、「やりいか」等の内臓を除去した後、乾燥したものである。成分値は、分析値及び四訂成分表収載値に基づき決定した。「さきいか」は、するめの胴肉を調味液に漬け、焙（ばい）焼、伸展後、裂いて乾燥したものである。「くん製」は、内臓等を除いた肉質部を煮熟し、調味液に浸漬した後、燻（くん）乾したものである。「切りいかあめ煮」及び「いかあられ」は、するめを細切り及び薄片状とし、水あめ等を含む調味液とともに煮詰めたものである。「塩辛」には各種の製法があるが、最も流通量の多い、内臓等を除去した皮つきいかを細切りしたものに、いかの肝臓及び食塩を加えて熟成させた、いわゆる赤づくりを試料とした。「味付け缶詰」は、内臓、皮、眼球等を除去した胴肉に頭脚部を詰め、しょうゆ、砂糖を主体とする調味液とともに缶詰にしたものである。「さきいか」、「くん製」、「切りいかあめ煮」、「いかあられ」、「塩辛」及び「味付け缶詰」の成分値は、それぞれの市販品の分析値及び四訂成分表収載値に基づき決定した。

（たこ類）

　－いいだこ　＜飯蛸＞

　　－10360　生

　－まだこ　＜真蛸＞

　　－10361　生

　　－10362　ゆで

　－みずだこ　＜水蛸＞

　　－10432　生

　「いいだこ」は、小型のたこで内臓を含むままで食用に供せられる。「まだこ」は、国産のほか海外からの輸入品も大量に流通しており、近縁のミズダコも同様に利用されている。「いいだこ」の「生」は内臓等を含む全体、「まだこ」の「生」及び「ゆで」は内臓等を除いたものを試料とした。「いいだこ」及び「まだこ」の「生」の成分値は、分析値及び四訂成分表収載値に基づき決定した。「まだこ」の「ゆで」の成分値は、分析値に基づき決定した。

　「みずだこ」は、亜寒帯を主生息域とする大型のたこであり、北海道・東北地方で漁獲され、酢だこに利用されるなど利用度が高く水産上重要な種となっている。腕（足）部を試料とした。「みずだこ」の成分値は、分析値に基づき決定した。

＜その他＞

あみ＜醤蝦＞

　　－10363　つくだ煮

　　－10364　塩辛

　「あみ」は、「おきあみ」と酷似するが別種である。「つくだ煮」は、生あみを砂糖、しょうゆ等を主体とする調味液とともに煮詰めたものである。「塩辛」は、あみを食塩とともに漬け込み、熟成させたものである。「つくだ煮」及び「塩辛」の成分値は、市販品の分析値に基づき決定した。

うに＜雲丹＞

　　－10365　生うに

　　－10366　粒うに

　　－10367　練りうに

　「うに」は、生殖巣が食用に供せられる。食用とされる「うに」には、バフンウニ、ムラサキウニ、キタムラサキウニ、あかうに等がある。「生うに」は、バフンウニ及びムラサキウニを試料とした。成分値は、分析値及び四訂成分表収載値に基づき決定した。「粒うに」は、「うに」の生殖巣に食塩又はアルコール等を加え、びん詰とし、熟成させたものである。「練りうに」は、生殖巣に食塩又は食塩にアルコール、調味料を加え練りつぶし、びん詰としたものである。「粒うに」及び「練りうに」の成分値は、市販品の分析値及び四訂成分表収載値に基づき決定した。

おきあみ　＜沖醤蝦＞

　　－10368　生

　　－10369　ゆで

　「おきあみ」は、南極産のナンキョクオキアミと東北三陸沖で漁獲されるツノナシオキアミがある。ナンキョクオキアミを試料とした。「生」は、南氷洋で漁獲された「おきあみ」をそのま

ま凍結したものである。「ゆで」は、南氷洋で漁獲された「おきあみ」を海水で煮熟した後、凍結したものである。成分値は、分析値及び四訂成分表収載値に基づき決定した。

くらげ＜水母＞

－10370　塩蔵、塩抜き

「くらげ」の食用種としては、ビゼンクラゲ、エチゼンクラゲ等がある。成分値は、市販塩蔵品を塩抜きしたものの分析値及び四訂成分表収載値に基づき決定した。

しゃこ＜蝦蛄＞

－10371　ゆで

「しゃこ」の成分値は、分析値及び四訂成分表収載値に基づき決定した。

なまこ＜海鼠＞

－10372　生

－10373　このわた

生食用とされる「なまこ」は、主としてマナマコで、これを試料とした。「生」の成分値は、分析値及び四訂成分表収載値に基づき決定した。「このわた」は、「なまこ」の腸管を水洗いし、食塩とともに漬け込み、熟成させた塩辛で、市販品を試料とした。成分値は、分析値及び四訂成分表収載値に基づき決定した。

ほや＜海鞘＞

－10374　生

－10375　塩辛

「ほや」は、主としてマボヤ、アカボヤの外皮及び内臓を除いて食用とする。成分値は、分析値及び四訂成分表収載値に基づき決定した。「塩辛」は、外皮等を除去したもの（筋膜体）と内臓を食塩とともに漬け込んで、熟成させたものである。成分値は、市販品の分析値及び四訂成分表収載値に基づき決定した。

＜水産練り製品＞

－10376　かに風味かまぼこ

－10377　昆布巻きかまぼこ

－10378　す巻きかまぼこ

－10379　蒸しかまぼこ

－10380　焼き抜きかまぼこ

－10381　焼き竹輪

－10382　だて巻

－10383　つみれ

－10384　なると

－10385　はんぺん

－10423　黒はんぺん

－10386　さつま揚げ

－10387　魚肉ハム

－10388　魚肉ソーセージ

＜水産練り製品＞は、製造工場により、製法、原料及びその組成、添加物等にかなりの差異が

ある。かまぼこは、魚肉に食塩その他の添加物を加えて練り上げた調製すり身を原料とするものである。「かに風味かまぼこ」は、調製すり身とかにの抽出濃縮物あるいは合成香料を混合して板状に成形し、細かい切れ目を入れて丸めながら蒸煮し、着色したものである。「昆布巻きかまぼこ」は、昆布を広げた上に調製すり身を延ばし、渦巻き型に巻き上げた後、蒸煮したものである。

「す巻きかまぼこ」は、調製すり身を簀（す）の上に広げ、巻いて蒸煮したものである。「蒸しかまぼこ」は、調製すり身を成形後、蒸煮したものであり、凝固後表面を焼いた焼き蒸しかまぼこ等を含む。「焼き抜きかまぼこ」は、調製すり身を成形後、焙（ばい）焼したものである。「焼き竹輪」は、調製すり身を円筒状の串に巻き付けて成形し、焙焼したものである。「だて巻」は、魚肉に食塩その他の添加物のほか鶏全卵を加えて、平焼き後、巻き上げたものである。「つみれ」は、魚肉に食塩、鶏卵、小麦粉等を加えて練り上げて、成形した後、ゆで上げたものである。

「なると」は、魚肉に食塩、鶏卵、小麦粉等を加えて練り上げ、簾（すだれ）に巻いて成形し、渦巻き模様を付したものである。「はんぺん」は、練り上げた魚肉に、やまのいも、天然ガム等の起泡剤を加えて、多孔質の組織となるようゆで上げたものである。「黒はんぺん」は、静岡県の特産であり、いわし等の多獲性魚類の魚肉を原材料にして、食塩、でん粉を加えて、擂潰し、湯煮したものである。成分値は、市販品の分析値に基づき決定した。「さつま揚げ」は、魚肉に食塩その他の添加物を加えて練り上げたもので、野菜、えび、いか等の種物を加えたものもあるが、ここでは種物を加えないものを対象とした。「魚肉ハム」は、魚肉（鯨等を含む。）の肉片を塩漬けしたもの又はこれに畜肉の肉片、肉様の組織を有する植物性たんぱく質を混ぜ合わせたものに、つなぎ（魚肉を主体とし、添加物を加えて練り上げたもの）を加えてフィルム状のチューブに充填（じゅうてん）し、加熱して製造したものである。「魚肉ソーセージ」は、魚肉を主体とし、調味料、香辛料、でん粉、食用油脂等を加えて練り合わせ、フィルム状のチューブに充填後、加熱して製造したもので、魚肉の占める割合が50％以上のものである。

「かに風味かまぼこ」の成分値は、市販品を混合した試料の分析値に基づき決定した。

「かに風味かまぼこ」及び「黒はんぺん」を除く「水産練り製品」の成分値は、国内で流通している製品を多数集め、いずれも混合したものの分析値及び四訂成分表収載値に基づき決定した。

参考文献
1) （独）水産総合研究センター編、水産大百科事典、朝倉書店（2006）
2) 阿部宗明：原色魚類検索図鑑．北龍館（1986）
3) 水産庁：「魚介類の名称のガイドラインについて」（2007）
4) 福田裕・山澤正勝・岡崎恵美子監修：全国水産加工品総覧．光琳（2005）

11）肉類

　肉類の全般に通じる主な事項は、次のとおりである。

① 　肉類を＜畜肉類＞、＜鳥肉類＞及び＜その他＞の中項目に分けた。牛肉は［和牛肉］、［乳用肥育牛肉］、［交雑牛肉］、［輸入牛肉］及び［子牛肉］に分け、それぞれ部位別の成分値を収載した。また豚肉は、［大型種肉］と［中型種肉］に分け、それぞれについて部位別の成分値を収載した。肉の部位については、牛肉については牛部分肉取引規格[1]および食肉小売品質基準、豚肉については豚部分肉取引規格[2]および食肉小売品質基準に準拠した表示とした。なお、食肉小売品質基準においては、牛肉については「牛」、豚肉については「豚」とそれぞれ各部位名の前に畜種を示すこととなっているが、本表においては個別の部位において畜種を示しておらず、部位名のみとした。鶏肉については食鶏小売規格[3]に準拠することを原則とした部位の表示とした。

② 　牛肉、豚肉は、原則として「脂身つき」、「皮下脂肪なし」及び「赤肉」を収載し、部位によっては「脂身」を収載した。「脂身つき」は、厚さ5 mmの皮下脂肪及び筋間脂肪を含む肉である。「皮下脂肪なし」は、皮下脂肪を完全に除去しているが、筋間脂肪は含んでいる肉である。「赤肉」は、皮下脂肪と筋間脂肪を除去した肉である（図参照）。なお、「さし」といわれる筋線維間の脂肪組織（「筋肉内脂肪組織」と呼ぶ）は「赤肉」の一部として扱った。「ばら」は一般的に筋間脂肪がついたままで消費されることから、「脂身つき」のみを収載した。

　　市販の牛肉、豚肉についている皮下脂肪は、本来の脂肪層の一部を切り取り整形したもので、現在の市販品に準じ、皮下脂肪の厚さを5 mmとした。「もも」、「そともも」等の部分肉は皮下脂肪が薄く、5 mm以下であることが多いため、もともとの厚さが5 mm以下の場合はその厚さとした。

③ 　肉類の大部分を占める家畜及び家きん肉の成分値は、動物に給与した飼料の成分によって変動し、また、年齢、品種、筋肉の部位によっても異なってくる。そのため、標準的な条件で肥育された家畜、家きんから各部位の肉を試料とした。家畜及び家きん肉では季節による成分値の変動がほとんどないため、試料入手に当たっては、季節的な要因を考慮していない。

④ 　なお、脂溶性ビタミンの一部など、標準的な生産条件では含まれないと考えられる成分については測定を行っていないが、給与飼料による影響が大きいため、一部の生産条件においては検出される場合もありうる。

⑤ 　野生動物や特殊獣鳥肉は、市販されている肉を試料とした。その中でも皮や皮下脂肪を食用にすることが通例の食品は、皮つきの成分値を収載した。

⑥ 　特に独立させて扱うほど食品の種類や品目のない陸上動物性食品は＜その他＞として掲載した。

⑦ 　調理した食品は、「焼き」、「ゆで」、「フライ」、「から揚げ」及び「とんかつ」を収載し、調理する前の食品（生）と同一の試料を用いて調理し、分析した。各食品の調理方法の概要を表12に示した。

⑧ 　肉類に含まれる炭水化物の量は、植物性の食品群と比べて微量であるため、差引きによる値は不適当である。そのため、炭水化物の成分値は、原則として全糖および有機酸の分析値に基づき決定した。

⑨　この食品群に属する加工食品には、酸化防止のためL-アスコルビン酸を添加しているものが
多く、かなりのビタミンCを含むものがある。これらについては、備考欄にその旨を示した。

⑩　「分析値」、「文献値」、「類推値」、「計算値」、「借用値」、「推定値」等の用語については、
第3章冒頭の「食品群全般に通じる事項」を参照されたい。

　以下、食品ごとに成分値に関する主な留意点について述べる。

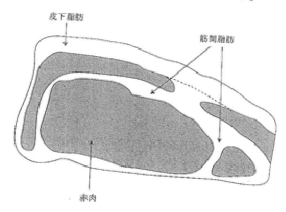

＜畜肉類＞

いのしし＜猪＞

　－11001　肉、脂身つき、生

　「いのしし」は、年齢、季節等で成分値が変動する。成体の「脂身つき」を試料とし、成分値
は、分析値に基づき決定した。

いのぶた＜猪豚＞

　－11002　肉、脂身つき、生

　「いのぶた」は、イノシシとブタの交雑種をいう。ブタはイノシシを家畜化したものである。
通常は、雌ブタと雄イノシシから生まれる子を飼育して生産する。「脂身つき、生」の成分値は、
分析値に基づき決定した。

うさぎ＜兎＞

　－11003　肉、赤肉、生

　「うさぎ」は、輸入品を試料とし、分析値に基づき成分値を決定した。これは食肉用に飼育さ
れている家ウサギである。

うし＜牛＞

　市販の牛肉の大部分は、［和牛肉］、［乳用肥育牛肉］、［交雑牛肉］及び［輸入牛肉］に分けら
れ、子牛肉の使用量は少ない。市場では地域の名称等を付けた銘柄牛の肉が販売されているが、
これは飼育方法等の違いであり、銘柄ごとに特別の品種が存在するわけではない。［乳用肥育牛
肉］は「国産牛」として表示され、市販されているケースが多い。［交雑牛肉］は、雌の乳用牛
に雄の和牛を交配して生産したものであり、これについても「国産牛」の表示で市販されている
ケースが多い。

　牛肉は赤肉部分に含まれる脂肪交雑の多寡(いわゆる霜降りの程度)によって評価されるため、
牛枝肉取引規格[4]によって判定される肉質等級によって脂質含量やそれに関連する成分含量が大
きく異なってくる。［和牛肉］、［乳用肥育牛肉］及び［交雑牛肉］は、それぞれのカテゴリにお

いて流通量の最も多い肉質等級のものを、［輸入牛肉］は飼料飼育されたショートグレイン等級のものを対象とした。

　牛肉の部位名は牛部分肉取引規格[1]および食肉小売品質基準に準拠して収載した（図参照）。市販の牛肉には「ロース」等の簡単な表示や、小間切れ、ステーキ用、カレー用及びシチュー用等の用途別表示も存在する。この場合、ロースは「リブロース」、小間切れは「かた」、ステーキ用は「リブロース」「サーロイン」又は「もも」、カレー用及びシチュー用は「かた」で代表することができる。

　「ヒレ」は脂肪含量の少ない筋肉で、1本のブロック又はスライス肉の形で市販されている。筋肉の表面部にはある程度の脂肪が付着しているが、市販の形態を反映させ、筋肉表面の脂肪を除去したものを対象とした。

牛肉の部分肉名

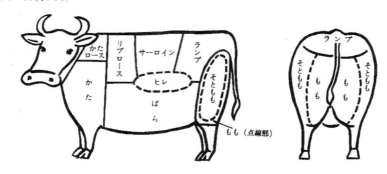

（注）点線部は内側の部位を示す。

［和牛肉］
　　－かた
　　　　－11004　脂身つき、生
　　　　－11005　皮下脂肪なし、生
　　　　－11006　赤肉、生
　　　　－11007　脂身、生
　　－かたロース
　　　　－11008　脂身つき、生
　　　　－11009　皮下脂肪なし、生
　　　　－11010　赤肉、生
　　－リブロース
　　　　－11011　脂身つき、生
　　　　－11248　脂身つき　焼き
　　　　－11249　脂身つき　ゆで
　　　　－11012　皮下脂肪なし、生
　　　　－11013　赤肉、生
　　　　－11014　脂身、生

　　　－サーロイン
　　　　－11015　脂身つき、生
　　　　－11016　皮下脂肪なし、生
　　　　－11017　赤肉、生
　　　－ばら
　　　　－11018　脂身つき、生
　　　－もも
　　　　－11019　脂身つき、生
　　　　－11020　皮下脂肪なし、生
　　　　－11250　皮下脂肪なし、焼き
　　　　－11251　皮下脂肪なし、ゆで
　　　　－11021　赤肉、生
　　　　－11022　脂身、生
　　　－そともも
　　　　－11023　脂身つき、生
　　　　－11024　皮下脂肪なし、生
　　　　－11025　赤肉、生
　　　－ランプ
　　　　－11026　脂身つき、生
　　　　－11027　皮下脂肪なし、生
　　　　－11028　赤肉、生
　　　－ヒレ
　　　　－11029　赤肉、生

　和牛は黒毛和種、褐毛和種、日本短角種及び無角和種の4種類があり、飼育されている和牛の90％以上は黒毛和種である。

　牛肉は同じ品種でも品質の変動幅が大きいため、市場では品質による格付けが行われており、価格の変動幅も大きい。［和牛肉］は、牛枝肉取引規格[4]で「A3」及び「A4」に分類される品質のものが最も多く生産されている。したがって、黒毛和種の「A3」及び「A4」に格付されたものを試料とした。

　各部位における「赤肉、生」及び「脂身、生」の成分値は、分析値に基づき決定した。「脂身つき、生」及び「皮下脂肪なし、生」の成分値は、「赤肉、生」及び「脂身、生」の分析値に基づき計算により決定した。

　各部位における「焼き」及び「ゆで」の成分値は、それぞれの生の成分値及び成分変化率に基づき決定した。

　［乳用肥育牛肉］
　　－かた
　　　－11030　脂身つき、生
　　　－11309　脂身つき、ゆで
　　　－11310　脂身つき、焼き

－11031　皮下脂肪なし、生

　　　－11032　赤肉、生

　　　－11301　かた、赤肉、ゆで

　　　－11302　かた、赤肉、焼き

　　　－11033　脂身、生

　－かたロース

　　　－11034　脂身つき、生

　　　－11035　皮下脂肪なし、生

　　　－11036　赤肉、生

　－リブロース

　　　－11037　脂身つき、生

　　　－11038　脂身つき、焼き

　　　－11039　脂身つき、ゆで

　　　－11040　皮下脂肪なし、生

　　　－11041　赤肉、生

　　　－11042　脂身、生

　－サーロイン

　　　－11043　脂身つき、生

　　　－11044　皮下脂肪なし、生

　　　－11045　赤肉、生

　－ばら

　　　－11046　脂身つき、生

　　　－11252　脂身つき、焼き

　－もも

　　　－11047　脂身つき、生

　　　－11048　皮下脂肪なし、生

　　　－11049　皮下脂肪なし、焼き

　　　－11050　皮下脂肪なし、ゆで

　　　－11051　赤肉、生

　　　－11052　脂身、生

　－そともも

　　　－11053　脂身つき、生

　　　－11054　皮下脂肪なし、生

　　　－11055　赤肉、生

　－ランプ

　　　－11056　脂身つき、生

　　　－11057　皮下脂肪なし、生

　　　－11058　赤肉、生

　－ヒレ

　　　－11059　赤肉、生

　　　－11253　赤肉、焼き

　乳用肥育牛は、ホルスタイン種の雄子牛を、多くの場合は去勢し、20か月程度まで肥育したもので、国産牛と表示して市販されている例が多い。一般的な乳用肥育雄去勢牛を［乳用肥育牛肉］として収載した。［乳用肥育牛肉］は牛枝肉取引規格[4]で「B2」に格付されたものが半数を占めるため、これを試料とした。

　各部位における「赤肉、生」及び「脂身、生」の成分値は、分析値に基づき決定した。「脂身つき、生」及び「皮下脂肪なし、生」の成分値は、「赤肉、生」及び「脂身、生」の分析値に基づき計算により決定した。

　「かた、脂身つき、生」の成分値は、赤肉の成分値の変更に伴い、「赤肉、生」及び「脂身、生」の分析値に基づき計算により決定した。

　「かた、脂身つき、ゆで」及び「かた、脂身つき、焼き」の成分値は、「生」の成分値及び「［交雑牛肉］、リブロース」の「ゆで」と「焼き」の成分変化率に基づきそれぞれ決定した。

　「かた、赤肉、ゆで」及び「かた、赤肉、焼き」の成分値は、それぞれ分析値及び成分変化率に基づき決定した。

　「ばら」の「脂身つき、生」の成分値は、分析値に基づき、「脂身つき、焼き」の成分値は分析値及び成分変化率に基づき決定した。「ヒレ」の「赤肉、生」及び「赤肉、焼き」の成分値は分析値に基づき決定した。「リブロース」の「脂身つき、生」、「脂身つき、焼き」及び「脂身つき、ゆで」、「もも」の「皮下脂肪なし、焼き」及び「皮下脂肪なし、ゆで」の成分値はそれぞれの生の成分値及び成分変化率に基づき決定した。

　［交雑牛肉］

　　－リブロース

　　　－11254　脂身つき、生

　　　－11255　脂身つき、焼き

　　　－11256　脂身つき、ゆで

　　　－11257　皮下脂肪なし、生

　　　－11258　赤肉、生

　　　－11259　脂身、生

　　－ばら

　　　－11260　脂身つき、生

　　－もも

　　　－11261　脂身つき、生

　　　－11262　皮下脂肪なし、生

　　　－11263　皮下脂肪なし、焼き

　　　－11264　皮下脂肪なし、ゆで

　　　－11265　赤肉、生

　　　－11266　脂身、生

　　－ヒレ

　　　－11267　赤肉、生

　［交雑牛肉］は、ホルスタイン種の雌に黒毛和種の雄を交配して生産された牛を肥育したもので、乳用種牛肉と同様に、国産牛と表示して市販されている例が多い。交雑牛肉のうち、去勢牛由来のものを［交雑牛肉］として収載した。［交雑牛肉］は、牛枝肉取引規格[4]で「B2」及び「B3」に格付されたもので半数以上を占めるため、「B2」及び「B3」のものを試料とした。

　［交雑牛肉］の各部位における「赤肉、生」及び「脂身、生」の成分値は、分析値に基づき決定した。

　「脂身つき、生」及び「皮下脂肪なし、生」の成分値は、「赤肉、生」及び「脂身、生」の分析値に基づき計算により決定した。

　「脂身つき、焼き」「脂身つき、ゆで」「皮下脂肪なし、焼き」及び「皮下脂肪なし、ゆで」の成分値は、分析値及び成分変化率に基づき決定した。

　［輸入牛肉］

　－かた

　　－11060　脂身つき、生

　　－11061　皮下脂肪なし、生

　　－11062　赤肉、生

　　－11063　脂身、生

　－かたロース

　　－11064　脂身つき、生

　　－11065　皮下脂肪なし、生

　　－11066　赤肉、生

　－リブロース

　　－11067　脂身つき、生

　　－11268　脂身つき、焼き

　　－11269　脂身つき、ゆで

　　－11068　皮下脂肪なし、生

　　－11069　赤肉、生

　　－11070　脂身、生

　－サーロイン

　　－11071　脂身つき、生

　　－11072　皮下脂肪なし、生

　　－11073　赤肉、生

　－ばら

　　－11074　脂身つき、生

　－もも

　　－11075　脂身つき、生

　　－11076　皮下脂肪なし、生

　　－11270　皮下脂肪なし、焼き

　　－11271　皮下脂肪なし、ゆで

　　－11077　赤肉、生

　　－11078　脂身、生
　－そともも
　　－11079　脂身つき、生
　　－11080　皮下脂肪なし、生
　　－11081　赤肉、生
　－ランプ
　　－11082　脂身つき、生
　　－11083　皮下脂肪なし、生
　　－11084　赤肉、生
　－ヒレ
　　－11085　赤肉、生

　外国の牛肉生産は牧草を主な飼料として与える飼育方法が主流であるが、日本向けのものは穀類を主体とした飼料で飼育されている。

　［輸入牛肉］は、オーストラリア、米国からのものが多く、冷蔵又は冷凍で輸入される。品種はアンガス種やヘレフォード種といった肉専用種が多いものの、［輸入牛肉］の品種は特定されていない。［輸入牛肉］は、各国によって格付基準が異なり、我が国の基準とは合致していない。したがって、オーストラリア及びニュージーランドで穀類を主体とした飼料で飼育された牛の標準的な品質のもの（ショートグレイン等級のもの）を試料とした。

　「かた」の「赤肉、生」及び「脂身、生」の成分値は、分析値に基づき決定した。「脂身つき、生」及び「皮下脂肪なし、生」の成分値は、「赤肉、生」及び「脂身、生」の分析値に基づき計算により決定した。

　「かたロース」の「赤肉、生」の成分値は、分析値に基づき決定した。「脂身つき、生」及び「皮下脂肪なし、生」の成分値は、「赤肉、生」の分析値に基づき計算により決定した。

　「リブロース」の「赤肉、生」及び「脂身、生」の成分値は、分析値に基づき決定した。「脂身つき、生」及び「皮下脂肪なし、生」の成分値は、「赤肉、生」及び「脂身、生」の成分値に基づき計算により決定した。「脂身つき、焼き」と「脂身つき、ゆで」の成分値は、分析値及び成分変化率に基づき決定した。

　「サーロイン」の「赤肉、生」の成分値は、分析値に基づき決定した。「脂身つき、生」及び「皮下脂肪なし、生」の成分値は、「赤肉、生」の分析値に基づき計算により決定した。

　「ばら」の「脂身つき、生」の成分値は、分析値に基づき計算により決定した。

　「もも」の「赤肉、生」及び「脂身、生」の成分値は、分析値に基づき決定した。「脂身つき、生」及び「皮下脂肪なし、生」の成分値は、「赤肉、生」及び「脂身、生」の分析値に基づき計算により決定した。「皮下脂肪なし、焼き」と「皮下脂肪なし、ゆで」の成分値は、分析値及び成分変化率に基づき決定した。

　「そともも」の「赤肉、生」の成分値は、分析値に基づき決定した。「脂身つき、生」及び「皮下脂肪なし、生」の成分値は、「赤肉、生」の分析値に基づき計算により決定した。

　「ランプ」の「赤肉、生」の成分値は、分析値に基づき決定した。「脂身つき、生」及び「皮下脂肪なし、生」の成分値は、「赤肉、生」の分析値に基づき計算により決定した。

　「ヒレ」の「赤肉、生」の成分値は、分析値に基づき決定した。

［子牛肉］
　－リブロース
　　－11086　皮下脂肪なし、生
　－ばら
　　－11087　皮下脂肪なし、生
　－もも
　　－11088　皮下脂肪なし、生

［子牛肉］は、「ホワイト」といわれる子牛の肉を試料とした。［子牛肉］は、ほとんど皮下脂肪が付着していないため、「皮下脂肪なし」とした。

「リブロース」、「ばら」及び「もも」の「皮下脂肪なし、生」の成分値は、それぞれ分析値に基づき決定した。

［ひき肉］
　－11089　生
　－11272　焼き

［ひき肉］は、「上ひき肉」として市販されている脂肪含量15％程度の製品を試料とした。「生」の成分値は、分析値及び四訂成分表収載値に基づき決定した。「焼き」は、テフロン（フッ素樹脂）加工したフライパンで油をひかずに炒めたものを試料とし、成分値は、分析値及び成分変化率に基づき決定した。なお、脂肪含量は原料となる肉の部位で変動する。

［副生物］
　－舌
　　－11090　生
　　－11273　焼き
　－心臓
　　－11091　生
　－肝臓
　　－11092　生
　－じん臓
　　－11093　生
　－第一胃
　　－11094　ゆで
　－第二胃
　　－11095　ゆで
　－第三胃
　　－11096　生
　－第四胃
　　－11097　ゆで
　－小腸
　　－11098　生
　－大腸

```
  －11099   生
 －直腸
  －11100   生
 －腱
  －11101   ゆで
 －子宮
  －11102   ゆで
 －尾
  －11103   生
 －横隔膜
  －11274   生
  －11296   ゆで
  －11297   焼き
```

　［副生物］は、洗浄および付着脂肪の除去等の前処理をした調理材料の形態で市販されているものを試料としている。［副生物］のうち、胃、腸の周囲には付着脂肪が多く、処理、整形方法によって、その脂質含量は大きく変動する。食品として摂取される脂溶性成分を明確にするため、分析試料は付着した脂肪をできるだけ取り除いたものを用いた。食品として市販されている副生物の大部分も付着脂肪が除去されている。ただし、うしの小腸のうち、筒状のいわゆる「まるちょう」は、付着脂肪をあまり除去せずに提供されることから、本成分表の「うし［副生物］小腸（11098）」の成分値とは異なると考えられる。なお、通常、［副生物］は牛の品種を特定して流通していない。

　「心臓」、「肝臓」、「じん臓」及び「尾」の「生」の成分値は、いずれも分析値及び四訂成分表収載値に基づき決定した。その他の食品の成分値は、いずれも分析値に基づき決定した。

　「舌」の「生」及び「舌」の「焼き」の成分値は、分析値に基づき決定した。なお、「肝臓」の成分値は、給与された飼料の影響を受けやすいため、飼養条件によって変動する成分値がある。また、「肝臓」のレチノール含量は過去の値（四訂成分表収載値）から大幅に減少している。これは牛に給与される飼料由来のレチノール量の減少を反映したものである。

　これらの［副生物］は、店頭では備考に記した別名で表示されている例が多く、またこれらの呼称は地域等によっても異なる。「舌」は、「たん」と、「心臓」は、「はつ」と、「肝臓」は、「レバー」と、「じん臓」は、「まめ」とも呼ばれる。胃は4つの部分に分かれており、最も大きいものが「第一胃」で、筋層部分だけを取り出したものを「みの」という。

　「第二胃」は、細かいひだが蜂の巣状に分布しており、「はちのす」とも呼ばれる。

　「第三胃」は、内面の粘膜が薄いひだ状に並列しており、この状態から「せんまい」（千枚）とも呼ばれる。「第四胃」は柔軟で赤味を帯びていることから、「あかせんまい」とも呼ばれる。

　「小腸」は、約30 mほどの長さがあり、「ひも」とも呼ばれる。「大腸」は「小腸」よりも肉が厚く、「しまちょう」とも呼ばれる。

　「直腸」は、腸の末端に位置する部位で、「てっぽう」とも呼ばれる。

　「腱」は、筋肉と骨を結合している結合組織からなる部分で、「すじ」とも呼ばれる。

　「子宮」は、雌の生殖器で「こぶくろ」とも呼ばれ、筋層の部分を食用にする。

　「尾」は、「テール」とも呼ばれる。

　「横隔膜」は、本来内臓ではなく骨格筋であるが、商慣行上副生物に分類されており、「はらみ」、「さがり」とも呼ばれる。「生」について、分析値に基づき成分値を決定するとともに、「ゆで」及び「焼き」について、「生」の成分値及び成分変化率に基づき成分値を決定した。

　これら［副生物］の呼称については備考欄に一括して収載した。

　　［加工品］
　　　－11104　ローストビーフ
　　　－11105　コンビーフ缶詰
　　　－11106　味付け缶詰
　　　－11107　ビーフジャーキー
　　　－11108　スモークタン

　市販の［加工品］は、食塩、調味料等を加え、味付けされているため、製品によって成分値は変動する。成分値は、「ビーフジャーキー」及び「スモークタン」は分析値、その他は分析値及び四訂成分表収載値に基づき決定した。

　なお、「コンビーフ缶詰」には、畜産物缶詰及び畜産物瓶詰の日本農林規格[5]（JAS）が定めているが、分析に用いた試料は、規格に準じで生産された製品及び規格によらない製品の両方を試料とした。

うま＜馬＞
　　　－11109　肉、赤肉、生

　「馬肉」は、ほとんどがアルゼンチン等からの輸入品である。脂肪組織を除去した「赤肉」を試料とし、成分値は、分析値及び四訂成分表収載値に基づき決定した。

くじら＜鯨＞
　　　－11110　赤肉、生
　　　－11111　うねす、生
　　　－11112　本皮、生
　　　－11113　さらしくじら

　「くじら」は、現在はミンククジラが主に食用とされるので、これを試料とした。「赤肉」は、冷凍肉として販売されているものがほとんどである。「うねす」は、腹側にある縞状の切れ込み部分であり、くじらのベーコンは「うねす」を原料として製造される。「本皮」は、背側の黒皮及びすぐ下の脂肪の部分を指す。かつては、鯨油製造に使われていたが、現在は刺身などで食用とされる。「さらしくじら」は、クジラの尾の付け根の肉を塩蔵したものを薄く切り、煮沸して脂を除いたものである。成分値は、分析値に基づき決定した。

しか＜鹿＞
　－11114　あかしか、赤肉、生
　－にほんじか
　　　－11275　にほんじか、赤肉、生
　　　－11294　えぞしか、赤肉、生
　　　－11295　ほんしゅうじか・きゅうしゅうじか、赤肉、生

　「しか肉」の大部分は、ニュージーランド、オーストラリアからの輸入品で、牧場で飼育され

たものである。「しか肉」は輸入品の他に、我が国においては近年野性シカによる獣害対策等により有害駆除と個体数調整を目的とした捕獲が実施され、食肉としての供給が行われるようになっている。アカシカは、ニホンジカの近縁種であり、輸入しか肉の大半を占める。成分値は、分析値に基づき決定した。

「にほんじか」には、えぞしか、ほんしゅうじか、きゅうしゅうじかといった亜種がある。「ほんしゅうじか・きゅうしゅうじか」は、九州北部で捕獲・処理されたものを試料とした。ただし、本試料は、ほんしゅうじか、きゅうしゅうじかの判別ができていない。「にほんじか」の成分値は、「ほんしゅうじか・きゅうしゅうじか」の分析値及び「えぞしか」の分析値に基づき決定した。試料は、いずれも、国内において野性のニホンジカを捕獲直後に飼育を経ることなく食肉処理したものを試料とした。なお、近年増加している生体捕獲後に短期の飼育（要鹿）を行い食肉処理したものでは、捕獲後すぐに食肉処理をしたものと比較して成分等が異なる可能性がある。

「えぞしか、赤肉、生」の成分値は、成分表2015年版（七訂）で、「えぞしか」を試料とし、「にほんじか」として収載していた成分値を、「えぞしか」として追加したものである。

「ほんしゅうじか・きゅうしゅうじか、赤肉、生」の成分値は、「ほんしゅうじか」、「きゅうしゅうじか」を試料として、分析値に基づき決定した。

ぶた＜豚＞

「赤肉、生」及び「脂身、生」の成分値は、分析値に基づき決定した。「脂身つき、生」及び「皮下脂肪なし、生」の成分値は、「赤肉、生」及び「脂身、生」の分析値に基づき計算により決定した。「焼き」及び「ゆで」の成分値は、分析値及び成分変化率に基づき決定した。

　［大型種肉］
　　－かた
　　　－11115　脂身つき、生
　　　－11116　皮下脂肪なし、生
　　　－11117　赤肉、生
　　　－11118　脂身、生
　　－かたロース
　　　－11119　脂身つき、生
　　　－11120　皮下脂肪なし、生
　　　－11121　赤肉、生
　　　－11122　脂身、生
　　－ロース
　　　－11123　脂身つき、生
　　　－11124　脂身つき、焼き
　　　－11125　脂身つき、ゆで
　　　－11276　脂身つき、とんかつ
　　　－11126　皮下脂肪なし、生
　　　－11127　赤肉、生
　　　－11128　脂身、生
　　－ばら

- 11129　脂身つき、生
- 11277　脂身つき、焼き

－もも
- 11130　脂身つき、生
- 11131　皮下脂肪なし、生
- 11132　皮下脂肪なし、焼き
- 11133　皮下脂肪なし、ゆで
- 11134　赤肉、生
- 11135　脂身、生

－そともも
- 11136　脂身つき、生
- 11137　皮下脂肪なし、生
- 11138　赤肉、生
- 11139　脂身、生

－ヒレ
- 11140　赤肉、生
- 11278　赤肉、焼き
- 11279　赤肉、とんかつ

　市販されている「豚肉」は、大型種の交雑種が大部分を占め、月齢5〜6か月、体重は100kg程度で食用にされる。それ以上の月齢や子豚の段階で食用にされることはほとんどなく、給与飼料も似ているため、成分値の大きな変動はない。銘柄豚として市販されているものの中には特別の飼料を給与しているものがあり、成分値が異なってくる場合もある。大型種の交雑種で豚枝肉取引規格において「上」に格付される標準的な豚肉を試料とした。部位名は豚部分肉取引規格[2]および食肉小売品質基準に準拠して収載した（図参照）。

豚肉の部分肉名

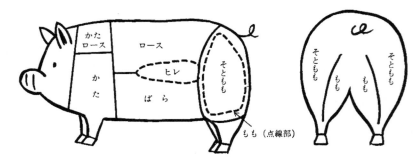

（注）点線部は内側の部位を示す。

　「かた」の「赤肉、生」及び「脂身、生」の成分値は、分析値に基づき決定した。「脂身つき、生」及び「皮下脂肪なし、生」の成分値は、「赤肉、生」及び「脂身、生」の分析値に基づき計算により決定した。

　「かたロース」の「赤肉、生」及び「脂身、生」の成分値は、分析値に基づき決定した。「脂身つき、生」及び「皮下脂肪なし、生」の成分値は、「赤肉、生」及び「脂身、生」の分析値に基づき計算により決定した。

　「ロース」の「赤肉、生」及び「脂身、生」の成分値は、分析値に基づき決定した。「脂身つき、生」及び「皮下脂肪なし、生」の成分値は、「赤肉、生」及び「脂身、生」の分析値に基づき計算により決定した。「脂身つき、焼き」及び「脂身つき、ゆで」の成分値は、分析値及び成分変化率に基づき決定した。「ロース」の「脂身つき、とんかつ」の成分値は、分析値に基づき決定した。

　「ばら」の「脂身つき、生」の成分値は、分析値に基づき決定した。「ばら」の「脂身つき、焼き」の成分値は、分析値及び成分変化率に基づき決定した。

　「もも」の「赤肉、生」及び「脂身、生」の成分値は、分析値に基づき決定した。「脂身つき、生」及び「皮下脂肪なし、生」の成分値は、「赤肉、生」及び「脂身、生」の分析値に基づき計算により決定した。「皮下脂肪なし、焼き」及び「皮下脂肪なし、ゆで」の成分値は、分析値及び成分変化率に基づき決定した。

　「そともも」の「赤肉、生」及び「脂身、生」の成分値は、分析値に基づき決定した。「脂身つき、生」及び「皮下脂肪なし、生」の成分値は、「赤肉、生」及び「脂身、生」の分析値に基づき計算により決定した。

　「ヒレ」は、脂肪含量の少ない筋肉で1本のブロック又はスライス肉の形で市販されている。筋肉の表面部にはある程度の脂肪が付着しているが、市販の形態を反映させ、「赤肉、生」、「赤肉、焼き」及び「赤肉、とんかつ」の成分値は、筋肉表面の脂肪を除去したものの分析値に基づいて決定した。

　［中型種肉］
　　－かた
　　　－11141　脂身つき、生
　　　－11142　皮下脂肪なし、生
　　　－11143　赤肉、生
　　　－11144　脂身、生
　　－かたロース
　　　－11145　脂身つき、生
　　　－11146　皮下脂肪なし、生
　　　－11147　赤肉、生
　　　－11148　脂身、生
　　－ロース
　　　－11149　脂身つき、生
　　　－11150　皮下脂肪なし、生
　　　－11151　赤肉、生
　　　－11152　脂身、生
　　－ばら
　　　－11153　脂身つき、生

　　－もも
　　　　－11154　脂身つき、生
　　　　－11155　皮下脂肪なし、生
　　　　－11156　赤肉、生
　　　　－11157　脂身、生
　　－そともも
　　　　－11158　脂身つき、生
　　　　－11159　皮下脂肪なし、生
　　　　－11160　赤肉、生
　　　　－11161　脂身、生
　　－ヒレ
　　　　－11162　赤肉、生

　中型種は大型種よりもやや小型の品種で現在の生産量は少ない。中型種の一種であるバークシャー種が黒豚として市販されているため、本表ではこれを試料とした。

　「かた」の「赤肉、生」及び「脂身、生」の成分値は、分析値に基づき決定した。「脂身つき、生」及び「皮下脂肪なし、生」の成分値は、「赤肉、生」及び「脂身、生」の分析値に基づき計算により決定した。

　「かたロース」の「赤肉、生」及び「脂身、生」の成分値は、分析値に基づき決定した。「脂身つき、生」及び「皮下脂肪なし、生」の成分値は、「赤肉、生」及び「脂身、生」の分析値に基づき計算により決定した。

　「ロース」の「赤肉、生」及び「脂身、生」の成分値は、分析値に基づき決定した。「脂身つき、生」及び「皮下脂肪なし、生」の成分値は、「赤肉、生」及び「脂身、生」の分析値に基づき計算により決定した。

　「ばら」の「脂身つき、生」の成分値は、分析値に基づき決定した。

　「もも」の「赤肉、生」及び「脂身、生」の成分値は、分析値に基づき決定した。「脂身つき、生」及び「皮下脂肪なし、生」の成分値は、「赤肉、生」及び「脂身、生」の分析値に基づき計算により決定した。

　「そともも」の「赤肉、生」及び「脂身、生」の成分値は、分析値に基づき決定した。「脂身つき、生」及び「皮下脂肪なし、生」の成分値は、「赤肉、生」及び「脂身、生」の分析値に基づき計算により決定した。

　「ヒレ」の「赤肉、生」の成分値は、分析値に基づき決定した。

　［ひき肉］
　　－11163　生
　　－11280　焼き

　［ひき肉］は、上ひき肉として市販されている脂肪含量15％程度の製品を試料とした。「生」の成分値は、分析値に基づき決定した。「焼き」は、テフロン（フッ素樹脂）加工したフライパンで油をひかずに炒めたものを試料とし、成分値は、分析値及び成分変化率に基づき決定した。なお、脂肪含量は原料となる肉の部位で変動する。

　［副生物］

　　―舌
　　　　―11164　　生
　　―心臓
　　　　―11165　　生
　　―肝臓
　　　　―11166　　生
　　―じん臓
　　　　―11167　　生
　　―胃
　　　　―11168　　ゆで
　　―小腸
　　　　―11169　　ゆで
　　―大腸
　　　　―11170　　ゆで
　　―子宮
　　　　―11171　　生
　　―豚足
　　　　―11172　　ゆで
　　―軟骨
　　　　―11173　　ゆで

　〔副生物〕は、前処理を行った調理材料の形態で市販されているものを試料とした。「胃」、「小腸」、「大腸」、「子宮」及び「軟骨」の成分値は、いずれも分析値に基づき決定した。その他の食品の成分値は、いずれも分析値及び四訂成分表収載値に基づき決定した。店頭では備考に記した別名で表示されている例が多く、またこれらの呼称は地域によって異なる。

　「舌」は、「たん」と、「心臓」は、「はつ」と、「肝臓」は、「レバー」と、「じん臓」は、「まめ」と、「胃」は、「がつ」と、「小腸」は、「ひも」とも呼ばれる。「子宮」は、雌ブタの生殖器で「こぶくろ」とも呼ばれ、筋層の部分を食用とする。「豚足」は、豚の前・後肢の下端部であり、皮膚、腱、結合組織、骨が主体で、肉はほとんどない。「軟骨」は、「ふえがらみ」とも呼ばれ、気管、食道の一部とそれに付随した軟骨部分である。

　これら〔副生物〕の販売時における呼称については備考欄に一括して収載した。

〔ハム類〕
　―11174　骨つきハム
　―11175　ボンレスハム
　―11176　ロースハム、ロースハム
　―11303　ロースハム、ゆで
　―11304　ロースハム、焼き
　―11305　ロースハム、フライ
　―11177　ショルダーハム
　―生ハム

　　　−11181　促成
　　　−11182　長期熟成
　　［プレスハム類］
　　　−11178　プレスハム
　　　−11180　チョップドハム
　　［ベーコン類］
　　　−11183　ばらベーコン
　　　−11184　ロースベーコン
　　　−11185　ショルダーベーコン
　　［ソーセージ類］
　　　−11186　ウインナーソーセージ
　　　−11306　ウインナーソーセージ、ゆで
　　　−11307　ウインナーソーセージ、焼き
　　　−11308　ウインナーソーセージ、フライ
　　　−11187　セミドライソーセージ
　　　−11188　ドライソーセージ
　　　−11189　フランクフルトソーセージ
　　　−11190　ボロニアソーセージ
　　　−11191　リオナソーセージ
　　　−11192　レバーソーセージ
　　　−11193　混合ソーセージ
　　　−11194　生ソーセージ
　　［その他］
　　　−11195　焼き豚
　　　−11196　レバーペースト
　　　−11197　スモークレバー
　　　−11198　ゼラチン

　日本農林規格（JAS）が定めている食品については、基本的には、規格品もしくは規格に準じで生産された製品を試料とした。

　［ハム類］のうち「骨つきハム」及び「ボンレスハム」は豚のもも肉を、「ロースハム」は豚のロース肉を、「ショルダーハム」は豚のかた肉を、それぞれ原料とする。「ロースハム」について、市販品を分析し、分析値に基づき成分値を決定した。「ゆで」、「焼き」及び「フライ」の成分値は、分析値及び成分変化率に基づきそれぞれ決定した。「骨つきハム」、「ボンレスハム」及び「ショルダーハム」の成分値は、分析値及び四訂成分表収載値に基づき決定した。「生ハム」のうち「促成」は腿肉やロースを塩漬けし、低温で乾燥、燻（くん）煙したもので、「長期熟成」は肉のブロックを塩漬けし、乾燥、燻（くん）煙の後、長期の熟成を行ったものをいう。「促成」及び「長期熟成」の成分値は、それぞれ分析値に基づき決定した。

　なお、「促成」のヨウ素の成分値が比較的高い値を示した要因は、一部製品において副資材として昆布エキスを用いているためと推測される。

　［プレスハム類］のうち、「プレスハム」は、10 g以上の畜肉もしくは家禽肉の小片を固めて製造される加工品で、肉以外のつなぎの割合は5％以下のものを指す。豚肉以外の肉も不定の混合割合で使用されるほか、その原料肉配合に応じ、副資材としてつなぎ、調味料、香辛料が用いられることから、製品ごとの成分の変動が大きい。「チョップドハム」は、JAS上では定義されていないが、プレスハムと同様に豚肉以外の肉や副資材が用いられている。成分値は、それぞれ分析値及び四訂成分表収載値に基づき決定した。

　「プレスハム」について、ヨウ素の成分値が比較的高い値を示した要因は、原材料からはその理由を推測することは難しいが、一部の製品においていずれかの副資材が影響したものと考えられる。

　「チョップドハム」について、ヨウ素、セレン、クロム、モリブデン及びビオチンを追加分析し、分析値に基づき成分値を決定した。なお、ヨウ素の成分値については、一部の製品で用いられていた着色料の影響によるものと推測される。

　［ベーコン類］の「ばらベーコン」は豚の「ばら」を、「ロースベーコン」は豚の「ロース」を、「ショルダーベーコン」は豚の「かた」を、それぞれ原料とする。「ばらベーコン」は、成分表2015年版（七訂）の「ベーコン」から名称変更した。成分値は、それぞれ分析値及び四訂成分表収載値に基づき決定した。ヨウ素の成分値については、一部の製品が原材料としていた昆布エキスの影響によるものと推測される。

　「ショルダーベーコン」のヨウ素の成分値については、一部製品で副資材として用いられた昆布エキスの影響によるものと推測される。

　［ソーセージ類］は、様々な原料肉や結着材料、調味料、香辛料等が用いられることから、製品ごとの成分の変動が大きい。

　「ウインナーソーセージ」は、日本農林規格の規定で、ケーシングに羊腸を使用したもの、若しくは太さが20 mm 未満のものと定義されている。

　「セミドライソーセージ」は水分が55％以下のもの、

　「ドライソーセージ」は水分が35％以下のもの、

　「フランクフルトソーセージ」は豚腸を使用したもの、もしくは太さが 20 mm 以上 36 mm 未満のもの、

　「ボロニアソーセージ」は牛腸を使用したもの、もしくは太さが 36 mm 以上のものをそれぞれ指す。

　「リオナソーセージ」は、原料肉に野菜、穀粒、肉製品、種もの等を加えたものである。

　「レバーソーセージ」は、原料臓器類として家畜、家きん又は家兎の肝臓のみを使用したものである。

　「混合ソーセージ」は、原料である畜肉の代わりに魚肉を 15％以上 50％未満の範囲内で使用したものである。

　「生ソーセージ」は、ソーセージ類のうち非加熱のものの総称である。

　「ウインナーソーセージ」の成分値は、分析値に基づき、「ゆで」、「焼き」及び「フライ」の成分値は、分析値及び成分変化率に基づきそれぞれ決定した。

　「生ソーセージ」の成分値は、分析値に基づき、ウインナーソーセージを除くその他の食品の成分値は、分析値及び四訂成分表収載値に基づき決定した。

438

「フランクフルトソーセージ」のヨウ素の成分値については、原材料からはその理由を推測することは難しいが、一部の製品においていずれかの副資材が影響したものと考えられる。

［その他］の「焼き豚」は、豚肉を砂糖、醤油などの調味料で調味して加熱調理した市販品を試料とした。

「レバーペースト」は、肝臓を利用した加工品で、副資材として豚肉、豚脂肪、調味料、香辛料が使われる。「スモークレバー」は、肝臓の燻煙製品であり、副資材として調味料や香辛料が使われる。いずれも様々な副資材が用いられることから、製品ごとの成分の変動が大きい。

「スモークレバー」の成分値は、分析値に基づき、その他の食品の成分値は、分析値及び四訂成分表収載値に基づき決定した。

「ゼラチン」は、熱変性し可溶化したコラーゲンであり、牛及び豚の皮及び骨が主要な原料であるが、それらのうち豚皮を原料とする粉末状の市販品を試料とした。

なお、［ハム類］［プレスハム類］［ベーコン類］及び［ソーセージ類］には、酸化防止材としてビタミンCを添加した製品があり、その添加量は製品により異なる。

めんよう ＜緬羊＞
　［マトン］
　　－ロース
　　　－11199　脂身つき、生
　　　－11281　脂身つき、焼き
　　　－11245　皮下脂肪なし、生
　　－もも
　　　－11200　脂身つき、生
　［ラム］
　　－かた
　　　－11201　脂身つき、生
　　－ロース
　　　－11202　脂身つき、生
　　　－11282　脂身つき、焼き
　　　－11246　皮下脂肪なし、生
　　－もも
　　　－11203　脂身つき、生
　　　－11283　脂身つき、焼き
　　－11179　混合プレスハム

羊の肉で生後1年以上を経過したものをマトン、生後1年未満のものをラムと呼ぶ。ほとんどはニュージーランド、オーストラリアからの輸入品であるため、これを試料とした。

［マトン］の「ロース」の「脂身つき、生」の成分値は、分析値に基づき決定した。「ロース」の「脂身つき、焼き」の成分値は、分析値及び成分変化率に基づき決定した。これまで、「ロース」の「皮下脂肪なし、生」は、成分値をアミノ酸成分表のみに収載していたが、一般成分及びその他の組成成分についても分析し、分析値に基づき成分値を収載した。「もも」の「脂身つき、生」の成分値は、分析値及び四訂成分表収載値に基づき決定した。

　［ラム］の「かた」の「脂身つき、生」の成分値は、分析値及び四訂成分表収載値に基づき決定した。「ロース」の「脂身つき、生」の成分値は、分析値に基づき決定した。「ロース」の「脂身つき、焼き」の成分値は、分析値及び成分変化率に基づき決定した。これまで、「ロース」の「皮下脂肪なし、生」は、成分値をアミノ酸成分表のみに収載していたが、一般成分及びその他の組成成分についても分析し、分析値に基づき成分値を収載した。「もも」の「脂身つき、生」の成分値は、分析値に基づき決定した。「もも」の「脂身つき、焼き」の成分値は、分析値及び成分変化率に基づき決定した。

　「混合プレスハム」の成分値は、分析値及び四訂成分表収載値に基づき決定した。

やぎ＜山羊＞

　－11204　肉、赤肉、生

　我が国で生産される食肉用の「やぎ」は、ほとんどが沖縄県、鹿児島県で生産される。成分値は、もも及びロースの分析値及び四訂成分表収載値に基づき決定した。

＜鳥肉類＞

うずら＜鶉＞

　－11207　肉、皮つき、生

　成分値は、国産の「うずら」で、「皮つき」の分析値及び四訂成分表収載値に基づき決定した。

がちょう＜鵞鳥＞

　－11239　フォアグラ、ゆで

　「フォアグラ」は、ガチョウを特殊な方法で肥育し、肥大化させた肝臓である。成分値は、輸入品の分析値に基づき決定した。

かも＜鴨＞

　－まがも＜真鴨＞

　　－11208　肉、皮なし、生

　－あいがも＜合鴨＞

　　－11205　肉、皮つき、生

　－あひる＜家鴨＞

　　－11206　肉、皮つき、生

　　－11247　肉、皮なし、生

　　－11284　皮、生

　「まがも」は、野生種のものを指す。成分値は、輸入品の分析値に基づき決定した。

　「あいがも」は、野生種である「まがも」と家畜化された「あひる」の交雑種である。成分値は、「皮つき」の分析値に基づき決定した。なお、「あいがも」として流通している食肉の中には「あひる」に相当する品種のものもあるが、本表における「あいがも」にはそれらは含めないこととした。

　「あひる」は、「まがも」を家畜化したものである。試料としたものは北京ダックとして輸入されているもので、北京種又はその改良種である。「肉、皮なし、生」と「皮、生」は、同一個体に由来する「むね」及び「もも」付近の肉と皮をそれぞれ試料とした。「肉、皮なし、生」と「皮、生」の成分値は、それぞれ分析値に基づき決定した。「肉、皮つき、生」の成分値は、「肉、皮なし、生」と「皮、生」の成分値に基づき計算により決定した。

きじ＜雉＞

－11209　肉、皮なし、生

「きじ」の成分値は、カナダからの輸入品のむね、もも及びささみ肉の分析値に基づき決定した。

しちめんちょう＜七面鳥＞

－11210　肉、皮なし、生

「しちめんちょう」の成分値は、フランスからの輸入品のむね肉の分析値に基づき決定した。

すずめ＜雀＞

－11211　肉、骨・皮つき、生

「すずめ」は、その多くが輸入され、焼き鳥用として利用される。成分値は、輸入品の分析値及び四訂成分表収載値に基づき決定した。

にわとり　＜鶏＞

鶏肉として市場に出ているものの大部分は若どり（ブロイラー）で、肉専用の交雑種を肥育したものである。地鶏、特産鶏は品種や飼料、飼育期間等を定めて生産したもので、ブロイラーと成分値が異なる場合もある。しかし、飼料などの飼養条件による変動が大きいため、収載しないこととした。部位については食鶏小売規格[3]における主品目、副品目、二次品目に分類して表示することを原則とし、食鶏小売規格[3]に規定のない「手羽」については、「手羽類」が含まれる主品目に分類した（図参照）。

「手羽さき」は、手羽から上腕部分を除去した残部であり、食鶏小売規格[3]における「手羽なか」及び「手羽はし」を合わせた部位である。

「手羽もと」は、手羽のうち上腕部分である。

「むね肉」及び「もも肉」の「皮なし」は、皮下脂肪を含まない。「むね肉」及び「もも肉」の「皮つき」の成分値は、それぞれの「皮なし」と「皮、生」の分析値と質量割合に基づき計算により決定した。

鶏肉の部分肉名

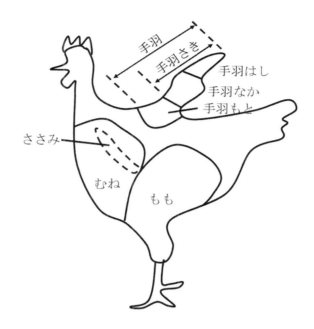

（注）点線部は内側の部位を示す。

［親・主品目］
　－手羽
　　　－11212　皮つき、生
　－むね肉
　　　－11213　皮つき、生
　　　－11214　皮なし、生
　－もも肉
　　　－11215　皮つき、生
　　　－11216　皮なし、生
［親・副品目］
　－ささみ
　　　－11217　生
　［親］は、産卵率の低下した産卵鶏（廃鶏）を試料とした。各部位の成分値は、それぞれ分析値及び四訂成分表収載値に基づき決定した。
［若どり・主品目］
　－手羽
　　　－11218　皮つき、生
　－手羽さき
　　　－11285　皮つき、生
　－手羽もと
　　　－11286　皮つき、生
　－むね肉
　　　－11219　皮つき、生

442

　　－11287　皮つき、焼き
　　－11220　皮なし、生
　　－11288　皮なし、焼き
　－もも肉
　　－11221　皮つき、生
　　－11222　皮つき、焼き
　　－11223　皮つき、ゆで
　　－11289　皮つき、から揚げ
　　－11224　皮なし、生
　　－11225　皮なし、焼き
　　－11226　皮なし、ゆで
　　－11290　皮なし、から揚げ
［若どり・副品目］
　－ささみ
　　－11227　生
　　－11229　ゆで
　　－11228　焼き
　　－11298　ソテー
　　－11300　フライ
　　－11299　天ぷら

　［若どり］の「手羽」の「皮つき、生」の成分値は、「手羽さき」と「手羽もと」の成分値に基づき計算により決定した。

　「手羽さき」及び「手羽もと」の成分値は、それぞれ分析値に基づき決定した。

　「むね肉」の「皮なし、生」の成分値は、国産ブロイラーの分析値に基づき、「皮つき、生」の成分値は「皮なし、生」及び「皮」の成分値に基づき計算により決定した。「皮つき、焼き」及び「皮なし、焼き」の成分値は、分析値及び成分変化率に基づき決定した。

　「もも肉」の「皮つき、生」及び「皮なし、生」の成分値は、国産ブロイラーの分析値に基づき決定した。「皮つき、焼き」、「皮つき、ゆで」、「皮なし、焼き」及び「皮なし、ゆで」の成分値は、調理前の成分値、分析値及び成分変化率に基づき決定した。「皮つき、から揚げ」及び「皮なし、から揚げ」の成分値は、分析値に基づき決定した。

　「ささみ」のうち「生」は分析値に基づき、「ゆで」及び「焼き」は「生」の成分値及び成分変化率に基づき、それぞれ成分値を決定した。成分表2015年版（七訂）の「ささ身」を名称変更した。

　「ソテー」は「生」の成分値及び成分変化率に基づき、「フライ」及び「天ぷら」は分析値に基づき、それぞれ成分値を決定した。

［二次品目］
　－ひき肉
　　－11230　生
　　－11291　焼き

　「生」の成分値は、市販品の分析値に基づき決定した。「焼き」は、テフロン（フッ素樹脂）

加工したフライパンで油をひかずに炒めたものを試料とし、成分値は、分析値及び成分変化率に基づき決定した。なお、成分は原料となる肉の部位等により大きく変動する。

　　［副品目］
　　　－心臓
　　　　－11231　生
　　　－肝臓
　　　　－11232　生
　　　－すなぎも
　　　　－11233　生
　　　－皮
　　　　－11234　むね、生
　　　　－11235　もも、生
　　　－なんこつ（胸肉）
　　　　－11236　生

　［副品目］は、前処理を行った調理材料の形態で市販されているものを試料とした。成分値は、「皮」及び「なんこつ」は分析値、その他の食品はいずれも分析値及び四訂成分表収載値に基づき決定した。「すなぎも」は砂ぎもと称して市販されているものである。「なんこつ」はヤゲンとも呼ばれる胸骨の軟骨部分である。

　　［その他］
　　　－11237　焼き鳥缶詰
　　　－11292　チキンナゲット
　　　－11293　つくね

　これらは鶏肉の調理品であるが、原材料や製造方法によって成分値は変動する。

　「焼き鳥缶詰」は、鶏肉の調理品であるが、原材料や製造方法によって成分値は変動する。「焼き鳥缶詰」の成分値は、液汁を含むものの分析値及び四訂成分表収載値に基づき決定した。「チキンナゲット」及び「つくね」を収載した。「チキンナゲット」、「つくね」のいずれとも、用いる副材料や調味料などにより成分が変動する。

　「チキンナゲット」は、にわとりのひき肉に加塩して練ったものに衣をつけて加熱調理したものであり、加熱調理済みでそのまま食用とできる市販品を試料とした。成分値は、分析値に基づき決定した。

　「つくね」は、にわとりのひき肉に調味料や副材料を加えて球状に調製し、加熱調理したものであり、加熱調理済みかつ調味液等による調味済みでそのまま食用とできる市販品を試料とした。成分値は、分析値に基づき決定した。

はと＜鳩＞

　－11238　肉、皮なし、生

　フランスからの輸入品を試料とした。成分値は、分析値に基づき決定した。なお、皮を含め、食用とする場合もある。

ほろほろちょう＜珠鶏＞

　－11240　肉、皮なし、生

フランスからの輸入品を試料とし、成分値は、分析値に基づき決定した。

<その他>

いなご<蝗>

－11241　つくだ煮

「つくだ煮」は、砂糖としょうゆを加えて煮詰めたものである。成分値は、分析値及び四訂成分表収載値に基づき決定した。

かえる<蛙>

－11242　肉、生

ウシガエルの脚の部分を試料とした。成分値は、台湾からの輸入品の分析値に基づき決定した。

すっぽん　<鼈>

－11243　肉、生

「すっぽん」の成分値は、鍋用材料としてカットされたもの（甲殻、頭部、脚、内臓、皮及び骨を除いた肉の部分）の分析値に基づき決定した。

はち<蜂>

－11244　はちの子缶詰

蜂の子はクロスズメバチ（地ばち）の幼虫で、「はちの子缶詰」は信州地方の特産品として市販されており、これを試料とした。一部にはミツバチの幼虫を缶詰としたものもある。成分値は、分析値及び四訂成分表収載値に基づき決定した。

<参考文献等>

1) 牛部分肉取引規格. 公益社団法人日本食肉格付協会
2) 豚部分肉取引規格. 公益社団法人日本食肉格付協会
3) 食鶏小売規格：平成 5 年 3 月 10 日 5A畜第 435 号農林水産省畜産局長通達
4) 牛枝肉取引規格. 公益社団法人日本食肉格付協会
5) 畜産物缶詰及び畜産物瓶詰の日本農林規格：平成 24 年 7 月 17 日　農林水産省告示第 1680 号

12) 卵類

卵類の全般に通じる主な事項は、次のとおりである。

① ビタミン等の成分値は飼料に含まれる成分を反映するため、特殊な栄養成分を補強した卵類も市販されているが、本表では特殊な栄養強化飼料を給与していない通常の鳥卵の成分値を収載した。なお、分析値を得るために収集した市販鶏卵において、特殊な栄養強化飼料を給与したと示されていないものであっても、従来の収載値と比較してビタミンEおよびD量が著しく高いものが見いだされた。これは、何らかの理由でビタミンEやDが強化された飼料の給与により生産された鶏卵が通常卵として流通しているものと考えられる。収集した市販鶏卵のビタミンEおよびD量を統計解析手法の一つである判別分析に供した結果、これら検体はビタミンEおよびD量が高いものと高くないものに明瞭に分類できた。この分類において、ビタミンEおよびD量が高くないものに分類された検体を通常卵とし、収載値はこれら通常卵の分析値に基づき決定した

② 卵類に含まれる炭水化物の量は植物性食品に比べて微量であり、差引きによる値は不適当である。そのため炭水化物の成分値は、原則として全糖の分析値に基づき決定した。

③ 卵類は、ビタミンDの他にビタミンD活性代謝物として25-ヒドロキシビタミンD（25-OH-D）を含む。「全卵」の「生」及び「ゆで」、「目玉焼き」、「いり」、「素揚げ」、「卵黄」の「生」及び「ゆで」は、これを考慮した。

④ 調理した食品は、「ゆで」、「蒸し」及び「焼き」を収載し、調理する前の食品（生）と同一の試料を用いて調理し、分析した。各食品の調理方法の概要を表12に示した。

⑤ 「分析値」、「文献値」、「類推値」、「計算値」、「借用値」、「推定値」等の用語については、第3章冒頭の「食品群全般に通じる事項」を参照されたい。

以下、食品ごとに成分値に関する主な留意点について述べる。

あひる卵

－12020 ピータン

「ピータン」のほとんどは、中国及び台湾からの輸入品である。生卵の卵殻面に、食塩、紅茶浸出液、生石灰、木灰、天然ソーダ等の混合物を塗布するか、又はこれに生卵を浸漬して数か月間保蔵し、卵の内容物をアルカリで凝固させたものである。本来は、あひる卵から作られていたが、鶏卵を用いて製造する方法もある。成分値は、あひる卵製品を試料とし、分析値及び四訂成分表収載値に基づき決定した。廃棄率は泥状物と卵殻の割合である。

うこっけい卵＜烏骨鶏卵＞

－12001 全卵、生

ウコッケイはニワトリの 1 品種である。骨ばかりでなく筋肉・内臓や皮膚もメラニン色素沈着により黒紫色である。産卵率がおおむね 5 割未満と決して多いものではないためその卵は稀少であり、通常の鶏卵よりも高い価格で販売されている。成分値は、「生」の全卵を試料とし、通常のニワトリ用飼料を給与した卵の分析値に基づき決定した。

うずら卵＜鶉卵＞

－12002 全卵、生

－12003 水煮缶詰

　「全卵」の成分値は、国産品の分析値及び四訂成分表収載値に基づき決定した。「水煮缶詰」は食塩水を加えて缶詰としたもので、成分値は、市販製品の分析値及び四訂成分表収載値に基づき決定した。

鶏卵
　－全卵
　　－12004　生
　　－12005　ゆで
　　－12006　ポーチドエッグ
　　－12007　水煮缶詰
　　－12008　加糖全卵
　　－12009　乾燥全卵
　　－12021　目玉焼き
　　－12022　いり
　　－12023　素揚げ
　－卵黄
　　－12010　生
　　－12011　ゆで
　　－12012　加糖卵黄
　　－12013　乾燥卵黄
　－卵白
　　－12014　生
　　－12015　ゆで
　　－12016　乾燥卵白
　　－12017　たまご豆腐
　－たまご焼
　　－12018　厚焼きたまご
　　－12019　だし巻きたまご

「全卵」の「生」の成分値は、「卵黄」及び「卵白」の「生」の質量割合及び成分値に基づき計算により決定した。分析試料の卵は、サイズ L（平均質量 66.2 g）のもので、卵黄、卵白及び卵殻の質量割合の平均値は、それぞれ 28 ％、59 ％及び 13 ％であり、卵黄と卵白の質量割合は 32：68 であった。「ゆで」の成分値は、「卵黄」及び「卵白」の「ゆで」の質量割合及び成分値に基づき計算により決定した。分析試料は、サイズ L（平均質量 66.6 g）の卵をゆでたもので、卵黄、卵白及び卵殻の質量割合の平均値は、それぞれ 28 ％、61 ％及び 11 ％であり、卵黄と卵白の質量割合は 31：69 であった。鶏卵の廃棄率には、卵殻に付着する卵白を含む。なお、鶏卵に付着する卵白は約 1 ％である。また、成分表の廃棄率は、10 ％以上は 5 刻みの表記を原則としているが、卵の廃棄率 （「生」及び「ゆで」）は、ばらつきが少ないこと、卵の食生活への寄与が大きいこと等から、分析試料の廃棄率をそのまま収載値とした。

　なお、「全卵」の「生」及び「ゆで」のビタミン D の値については、25-ヒドロキシビタミン D_3 の分析値の 5 倍量を生物効力値として合算したものを成分値とした。

　「ポーチドエッグ」は、卵を割って湯に落とし入れ、卵白を凝固させ、卵黄は半熟にゆでたものである。成分値は、分析値及び四訂成分表収載値に基づき決定した。

　「水煮缶詰」は、食塩水を加えて缶詰とした市販品を試料とした。成分値は、分析値及び四訂成分表収載値に基づき決定した。

　「加糖全卵」、「乾燥全卵」、「加糖卵黄」、「乾燥卵黄」及び「乾燥卵白」は、加工食品の原材料として使用される。「加糖全卵」及び「加糖卵黄」は、しょ糖が20％加えられているものを試料とした。成分値は、それぞれ分析値及び四訂成分表収載値に基づき決定した。

　「目玉焼き」は、加熱して、油を入れたフライパンに、全卵を割り入れ、片面を半熟程度に焼いたものである。本表では油としてなたね油を用い、成分値は、分析値及び成分変化率に基づき決定した。「いり」は、加熱して、油を入れたフライパンで、全卵を攪拌（かくはん）しながら焼いたものであり、「スクランブルエッグ」とも呼ばれる。本表では油としてなたね油を用い、砂糖等を加えていないので、「いりたまご」ではない。成分値は分析値及び成分変化率に基づき決定した。

　「素揚げ」は、全卵を、熱した油中に割り落とし、揚げ固めたものである。本表では油としてなたね油を用い、成分値は分析値に基づき決定した。

　「目玉焼き」、「いり」及び「素揚げ」のビタミンDの値については、25-ヒドロキシビタミンD$_3$の分析値の5倍量を生物効力値として合算したものを成分値とした。

　「卵黄」及び「卵白」の「生」及び「ゆで」の成分値は、分析値に基づき成分値を決定した。なお、「卵黄」の「生」及び「ゆで」のビタミンDの値については、25-ヒドロキシビタミンD$_3$の分析値の5倍量を生物効力値として合算したものを成分値とした。

　「たまご豆腐」は、全卵に同量のかつお・昆布だしを加え、食塩、うすくちしょうゆ、本みりんで調味し、蒸したものを試料とした。成分値は、参考資料[1]及び材料の分析値に基づき計算により決定した。

　　　計算のための材料配合割合：全卵（ゆで）50、かつお・昆布だし50、食塩0.7、うすくちしょうゆ0.5、本みりん4

　　調理による水分損失：0.71％

　「たまご焼」は、厚焼きたまご、だし巻きたまご、薄焼きたまごなどがある。溶き卵に砂糖、みりん、しょうゆ、だし等で調味し焼いたもので、すり身をまぜる場合もある。本成分表では、甘口の「厚焼きたまご」と、砂糖を加えない「だし巻きたまご」を収載した。

　「厚焼きたまご」は、卵にかつお・昆布だし、上白糖、食塩及びうすくちしょうゆを加え、焼いたものを試料とした。成分値は、文献値[2]及び材料の分析値に基づき計算により決定した。

　　　計算のための材料配合割合：全卵（ゆで）65、かつお・昆布だし27.3、上白糖4.8、うすくちしょうゆ1、食塩0.5、調合油0.5

　　調理による水分損失：19.7％

　「だし巻きたまご」は、卵にかつお・昆布だし、食塩及びうすくちしょうゆを加え、焼いたものを試料とした。成分値は、文献値[2]及び材料の分析値に基づき計算により決定した。

　　　計算のための材料配合割合：全卵（ゆで）73.4、かつお・昆布だし24.5、うすくちしょうゆ1.5、食塩0.5、調合油0.2

　　調理による水分損失：19.7％

448

参考文献
1) 渡邊智子・杉崎幸子・布施　望・山口美穂子：資源室提出資料「たまご豆腐の調理前後の重量及び成分値」（2000）
2) 渡邊智子・鈴木亜夕帆：栄養調査のための「たまご焼き」の実摂取栄養量の研究－「厚焼きたまご」と「だし巻きたまご」について－．平成14年度財団法人旗影会助成研究報告書（2002）

13）乳類

乳類の全般に通じる主な事項は、次のとおりである。

① 試料は、原則として標準的な市販品を用いることとした。牛乳及び乳製品の成分値は、原料となる生乳等の成分値により変動すると考えられる。生乳の成分値は、乳牛の品種、個体、季節、給与飼料等によって変動する。

② 「生乳」、「加工乳」、「乳飲料」、「乳酸菌飲料」及び「人乳」は、利用上の便宜を図り、100 gに対応するmL量及び100 mLに対応するg量をそれぞれの備考欄に示した。

③ 乳類は、ビタミンDの他にビタミンD活性代謝物の25-OH-D、24,25(OH)$_2$D及び1,25(OH)$_2$Dを含有している。「普通牛乳」及び「人乳」は、このことを考慮した。また、利用上の便宜を図り、両食品の鉄の成分値を他の食品の表示桁より1桁下げて備考欄に示した。

④ 「分析値」、「文献値」、「類推値」、「計算値」、「借用値」、「推定値」等の用語については、第3章冒頭の「食品群全般に通じる事項」を参照されたい。

以下、食品ごとに成分値に関する主な留意点について述べる。

＜牛乳及び乳製品＞

（液状乳類）

　－生乳
　　　－13001　ジャージー種
　　　－13002　ホルスタイン種
　－13003　普通牛乳
　－13006　脱脂乳
　－加工乳
　　　－13004　濃厚
　　　－13005　低脂肪
　－13059　乳児用液体ミルク
　－乳飲料
　　　－13007　コーヒー
　　　－13008　フルーツ

「生乳」は、乳牛から搾ったままで処理を加えていない牛乳をいう。「生乳」を殺菌することで、飲用牛乳やバター等の乳製品の原材料となる。我が国で飼育されている乳牛の大部分はホルスタイン種である。その他にジャージー種が一部で飼育されており、その乳は、ホルスタイン種のものに比べ、脂肪含量、たんぱく質含量が高く濃厚感がある。乳固形分（100－水分）は、月別では12月から1月にかけて最も高く、7月から8月にかけて最も低くなる。「生乳」の成分値は、個体や季節による変動を考慮し、分析値に基づき決定した。

「普通牛乳」は、一般に市販されている牛乳である。乳及び乳製品の成分規格等に関する省令（昭和26年厚生省令第52号。以下「乳等省令」という）により規格が定められている「牛乳」に相当し、無脂乳固形分8.0 ％以上、乳脂肪分3.0 ％以上とされる。「生乳」以外の原材料の添加は認められていないが、原料乳の混合による成分値の調節は認められている。市場には乳脂肪分3.6 ％以上の製品がよく流通している。成分値は、乳脂肪分3.8 ％の試料の分析値に基づき決

定した。

生乳又は牛乳からほとんどの乳脂肪分を除去したものを「脱脂乳」という。主に食品原材料として使用される。成分値は、分析値及び四訂成分表収載値に基づき決定した。

「加工乳」は、8.0％以上の無脂乳固形分を含み、生乳又は脱脂粉乳やバター等の乳製品を原料として加工した飲料をいう。乳脂肪分を高くした「濃厚」と、逆に脱脂によって乳脂肪分を低くした「低脂肪」がある。「濃厚」として乳脂肪分4.0％以上、「低脂肪」として乳脂肪分1.0％表示の製品を収載した。成分値は、分析値及び四訂成分表収載値に基づき決定した。

「乳児用液体ミルク」は、調製液状乳を容器に密封したもので、調乳せずに、そのまま飲むことが可能な母乳代替食品である。これまでは、国内での製造は認められていなかったが、2018（平成30）年8月に、乳等省令の改正[1]により、国内での製造・販売が可能となった。成分値は、関係資料に基づき決定した。

「乳飲料」は、生乳若しくは牛乳又はこれらを原料として製造した食品を主要原料とした飲料をいう。成分値は、分析値及び四訂成分表収載値に基づき決定した。

（粉乳類）

－13009　全粉乳

－13010　脱脂粉乳

－13011　乳児用調製粉乳

生乳又は牛乳からほとんどの水分を除去し、粉末状にしたものを「全粉乳」、生乳又は牛乳の乳脂肪分を除去したものからほとんどの水分を除去し、粉末状にしたものを「脱脂粉乳」という。成分値は、分析値及び四訂成分表収載値に基づき決定した。

「乳児用調製粉乳」は、生乳若しくは牛乳又はこれらを原料として製造した食品を加工し、又は主原料とし、乳幼児に必要な栄養素を加え、粉末状にしたものである。育児用粉ミルクとも呼ばれる。「乳児用調製粉乳」の成分値は、製品の種類、メーカーにより異なり、また容器包装に成分含有量が記載されている。成分値は、分析値に基づき決定した。

（練乳類）

－13012　無糖練乳

－13013　加糖練乳

生乳又は牛乳を濃縮したものを練乳といい、そのまま濃縮した「無糖練乳」と、しょ糖を加えて濃縮した「加糖練乳」がある。乳等省令では、「無糖練乳」は乳固形分25.0％以上、乳脂肪7.5％以上、「加糖練乳」は乳固形分28.0％以上、乳脂肪8.0％以上、糖分（乳糖を含む。）58.0％以下とされる。「無糖練乳」の成分値は、分析値及び四訂成分表収載値に基づき、「加糖練乳」の成分値は、分析値及び四訂成分表収載値に基づき決定した。

（クリーム類）

（クリーム類）は、本来乳脂肪のみの製品であるが、「クリーム」の代用として乳脂肪の一部を植物性脂肪で置換した製品及び全てを植物性脂肪で置換した製品がある。これらの食品は、油脂類に収載すべきであるが、利用上の便宜の観点から（クリーム類）に収載した。

－クリーム

－13014　乳脂肪

－13015　乳脂肪・植物性脂肪

－13016　植物性脂肪

「乳脂肪」は、生乳又は牛乳から乳脂肪以外の成分を除去した純乳脂又は純乳脂に安定剤等を加えた製品である。脂肪含量により高脂肪タイプと低脂肪タイプに分けられるが、高脂肪タイプの製品を試料とした。成分値は、分析値及び四訂成分表収載値に基づき決定した。

「乳脂肪・植物性脂肪」は、乳脂肪の一部を植物性脂肪で置換したもので、製品によりその置換比率が異なる。また、脂肪含量から高脂肪タイプと低脂肪タイプに分けられる。収載食品は高脂肪タイプの製品とし、「乳脂肪」及び「植物性脂肪」の成分値から、「乳脂肪」1：「植物性脂肪」1のものを、計算に基づき決定した。

「植物性脂肪」は、植物性脂肪を主原料とし、脱脂粉乳、乳化剤、安定剤、香料、色素等が添加されている。脂肪含量から高脂肪タイプと低脂肪タイプに分けられるが、高脂肪タイプの製品を試料とした。成分値は、分析値及び関係資料に基づき決定した。

動物性食品の炭水化物の成分値は、一般に、測定した全糖に基づき算出するが、クリームについては植物性原料を含むことから、利用可能炭水化物の質量から算出した。

なお、「乳脂肪・植物性脂肪」及び「植物性脂肪」の脂肪酸組成は、原料の植物油に由来するため製品により異なる。

－ホイップクリーム

　－13017　乳脂肪

　－13018　乳脂肪・植物性脂肪

　－13019　植物性脂肪

「ホイップクリーム」は、クリームにグラニュー糖を添加し、十分に泡立てたものである。本成分表ではグラニュー糖を10％添加したものを収載とした。

「乳脂肪」、「乳脂肪・植物性脂肪」及び「植物性脂肪」に分けて収載した。成分値は、いずれも原料となるクリーム及びグラニュー糖の成分値に基づき計算により決定した。なお、「乳脂肪・植物性脂肪」及び「植物性脂肪」の脂肪酸組成は、原料の植物油に由来するため製品により異なる。

－コーヒーホワイトナー

　－13020　液状、乳脂肪

　－13021　液状、乳脂肪・植物性脂肪

　－13022　液状、植物性脂肪

　－13023　粉末状、乳脂肪

　－13024　粉末状、植物性脂肪

「コーヒーホワイトナー」は、脂肪含量が20％前後のいわゆる低脂肪クリームである。コーヒー用ミルク、コーヒー用クリームとも呼ばれる。液状と粉末状に分けて収載した。

「液状、乳脂肪」の成分値は、分析値に基づき決定した。

「液状、乳脂肪・植物性脂肪」の成分値は、「液状、乳脂肪」及び「液状、植物性脂肪」の成分値から、「液状、乳脂肪」1：「液状、植物性脂肪」1の割合のものを計算に基づき決定した。

「液状、植物性脂肪」の成分値は、分析値に基づき決定した。

「粉末状、乳脂肪」及び「粉末状、植物性脂肪」の成分値は、それぞれ分析値に基づき決定した。

　動物性食品の炭水化物の成分値は、一般に、測定した全糖に基づき算出するが、クリーム類については植物性原料を含むことから、利用可能炭水化物の質量から算出した。なお、「植物性脂肪」の脂肪酸組成は、原料の植物油の種類により異なる。

　なお、「液状、乳脂肪・植物性脂肪」、「液状、植物性脂肪」及び「粉末状、植物性脂肪」の脂肪酸組成は、原料の植物油に由来するため、製品により異なる。

（発酵乳・乳酸菌飲料）

　－ヨーグルト

　　－13025　全脂無糖

　　－13053　低脂肪無糖

　　－13054　無脂肪無糖

　　－13026　脱脂加糖

　　－13027　ドリンクタイプ、加糖

　「ヨーグルト」は、乳又は乳製品を原材料とした乳酸菌による発酵製品である。「全脂無糖」はプレーンヨーグルトで、乳脂肪分を3％程度含んでいる製品が多い。成分値は、分析値に基づき決定した。

　「低脂肪無糖」はプレーンヨーグルトで、乳脂肪分を1％程度含んでいる製品が多い。成分値は、分析値に基づき決定した。

　「無脂肪無糖」はプレーンヨーグルトで、乳脂肪分は0.5％未満の製品が多い。成分値は、分析値に基づき決定した。

　「脱脂加糖」は脱脂乳を原料とし、砂糖、果糖等の糖類を添加している。通常、ゼラチン、寒天が加えられている。成分値は、分析値及び四訂成分表収載値に基づき決定した。

　「ドリンクタイプ」は、凝固した「ヨーグルト」を機械的に均質な液状としたものである。成分値は、分析値に基づき決定した。

　－乳酸菌飲料

　　－13028　乳製品

　　－13029　殺菌乳製品

　　－13030　非乳製品

　「乳酸菌飲料」は、乳等を発酵させたものを主要原料とした飲料で、無脂乳固形分3.0％以上のものである。

　「乳製品」は、発酵後の殺菌処理がなく、乳酸菌が生存しているもの、「殺菌乳製品」は、発酵後殺菌を行っているもので、希釈して飲用する。「非乳製品」は、無脂乳固形分が3.0％未満で、乳等省令の「乳酸菌飲料」に該当しない製品である。いずれの製品も砂糖等の糖類が添加されている。「乳製品」及び「殺菌乳製品」の成分値は、分析値及び四訂成分表収載値に基づき決定した。「非乳製品」の成分値は、分析値に基づき決定した。

（チーズ類）

　－ナチュラルチーズ

　　－13031　エダム

　　－13032　エメンタール

　　－13033　カテージ

- −13034　カマンベール
- −13035　クリーム
- −13036　ゴーダ
- −13037　チェダー
- −13038　パルメザン
- −13039　ブルー
- −13055　マスカルポーネ
- −13056　モッツァレラ
- −13057　やぎ
- −13058　リコッタ
- −13040　プロセスチーズ
- −13041　チーズスプレッド

（チーズ類）は、乳等省令では「ナチュラルチーズ」と「プロセスチーズ」に大別される。「ナチュラルチーズ」は、乳、バターミルク、「クリーム」を乳酸菌で発酵させ、又は酵素を加えて凝固させ、固形状にしたものである。世界各地で伝統的な手法があり、それぞれに特徴的な名称がつけられている。

標準的な製造方法は、生乳を殺菌し乳酸菌やレンネット（凝乳酵素）等を加えてカードを生成させ、これからホエイを除去し、加温型詰めして冷蔵するか（非熟成チーズ：「カテージ」、「クリーム」、「マスカルポーネ」及び「モッツァレラ」）あるいはこれを定温定湿の熟成室で2〜5か月発酵させる（熟成チーズ：「エダム」、「エメンタール」、「カマンベール」、「ゴーダ」、「チェダー」、「パルメザン」及び「ブルー」）。

「カテージ」はクリーム入りの市販品も加え試料とした。そのため、手作りのカテージチーズの成分値と収載値とでは異なる場合もある。「カテージ」の成分値は、国産等を試料として、分析値及び四訂成分表収載値に基づき決定した。

「クリーム」の成分値は、オーストラリア産、デンマーク産及び国産を試料として、分析値及び四訂成分表収載値に基づき決定した。

「マスカルポーネ」及び「モッツァレラ」の成分値は、それぞれの分析値に基づき決定した。

「やぎ」は、やぎ乳を原料とし、「シェーブル」とも呼ばれる。成分値は、分析値に基づき決定した。

「リコッタ」は、チーズ製造の際に排出されたホエイに牛乳を加え、加温し酸を加えてカードを生成させ、ホエイを除去後、さらに生クリームを添加したものが多い。法令上の種類別名称はチーズではなく「乳又は乳製品を主要原料とする食品」である。成分値は、分析値に基づき決定した。

「プロセスチーズ」は、「ナチュラルチーズ」を粉砕、加熱溶融し、乳化したものである。一種以上の半硬質あるいは硬質のナチュラルチーズを原料としたもので、我が国では代表的なチーズといえる。ナチュラルチーズに比べ、チーズとしての特長に乏しいが、保存性に優れ、取り扱いやすい。カートンタイプ、6Pタイプ、スティックタイプ、キャンディタイプ、スライスタイプ等、様々な形態で販売されている。成分値は、国産を試料として、分析値及び四訂成分表収載値に基づき決定した。

454

　上記以外の「エダム」、「エメンタール」、「カマンベール」、「ゴーダ」、「チェダー」、「パルメザン」及び「ブルー」の成分値は、分析値及び四訂成分表収載値に基づき決定した。

　「チーズスプレッド」は、半固体状のチーズ様食品で、「プロセスチーズ」の一種で、「ナチュラルチーズ」に「バター」と乳化剤が加えられた製品である。成分値は、分析値及び四訂成分表収載値に基づき決定した。

（アイスクリーム類）

　－アイスクリーム

　　－13042　高脂肪

　　－13043　普通脂肪

　－13044　アイスミルク

　－ラクトアイス

　　－13045　普通脂肪

　　－13046　低脂肪

　－13047　ソフトクリーム

　（アイスクリーム類）の名称は乳等省令に定められている。「アイスクリーム」とは乳固形分15.0 ％以上、うち乳脂肪分は8.0 ％以上、「アイスミルク」は乳固形分10.0 ％以上、うち乳脂肪分3.0 ％以上、「ラクトアイス」は乳固形分3.0 ％以上である。現在は、乳等省令の規格以上に乳脂肪分を高めた製品が多く出回っている。

　ここでは、「アイスクリーム」の「高脂肪」は、乳脂肪分12 ％以上のものである。成分値は、分析値及び四訂成分表収載値に基づき決定した。「普通脂肪」は、乳脂肪分8 ％のものである。成分値は、分析値及び四訂成分表収載値に基づき決定した。また、「アイスミルク」及び「ラクトアイス」は植物性脂肪を加えた製品があり、そのような製品では脂質が高い値となる。「ラクトアイス」の主な脂質は、植物性脂肪である。ここでは、「ラクトアイス」の「普通脂肪」は、植物性脂肪分5 ％以上のものである。成分値は、分析値及び四訂成分表収載値に基づき決定した。「低脂肪」は、植物性脂肪分1〜2 ％のものである。成分値は、分析値及び四訂成分表収載値に基づき決定した。

　「ソフトクリーム」は、液状のミックス（粉末状のものにあっては、適量の水に溶かして液状としたもの）をフリーザーにかけ、硬化せず、そのままコーンカップに詰めて直売されている。その規格は、乳等省令に定められていない。乳脂肪を主な脂質とする市販品から、コーンカップを除いたものを試料とし、成分値は、分析値及び四訂成分表収載値に基づき決定した。

（その他）

　－13048　カゼイン

　－13049　シャーベット

　－13050　チーズホエーパウダー

　「カゼイン」は、乳を構成しているたんぱく質の主成分であり、酸によって沈殿させた酸カゼインとそれを中和したカゼインナトリウムがある。食品原材料として使用される。成分値は、オーストラリア産及びニュージーランド産の酸カゼインを試料とし、分析値及び四訂成分表収載値に基づき決定した。

　「シャーベット」は乳固形分が3.0 ％以下であるため、アイスクリーム類ではなく、氷菓とな

る。糖類、果汁、酸味料のほか、安定剤として増粘多糖類が加えられている。成分値は、分析値及び四訂成分表収載値に基づき決定した。

「チーズホエーパウダー」は、チーズ製造時の上清（ホエー）を乾燥し、粉末としたものである。食品原材料として、畜肉加工食品、製薬、製パン等に広く利用されているもので、薬局等の店頭でホエイプロテインなどとして、販売されているものとは違う食品である。成分値は、分析値に基づき決定した。

＜その他＞
　－13051　人乳
　－13052　やぎ乳

「人乳」の成分値は、牛乳と同様に個人差や食事内容による変動を考慮し、分析値及び四訂成分表収載値に基づき決定した。ヨウ素の成分値については、特に母親の食事条件（特に海藻の摂取状況）に強く影響されるため、その標準値を定めることを見送った（参考値（可食部100 g当たり（水分補正前）、データ数＝5、単位μg）：20.3、71.0、77.5、84.1、233.5）。

「やぎ乳」の消費量は少ないが、一部では自家用として消費されている。成分値は、分析値及び四訂成分表収載値に基づき決定した。

参考文献
1）乳及び乳製品の成分規格等に関する省令（昭和26年厚生省令第52号）の一部を改正する省令（平成30年8月8日　平成30年厚生労働省令第106号）

14）油脂類

　油脂類の全般に通じる主な事項は、次のとおりである。

① 　油脂は、グリセロール（グリセリン）1分子に3分子の脂肪酸がエステル結合したトリアシルグリセロールを主成分とする脂質で、本成分表では、調味料としての用途やフライ、いため物としての用途など、調理用に用いられる油脂類を、植物油脂類、動物脂類、バター類、マーガリン類及びその他に分類し収載した。

② 　試料は、原則として標準的な市販品を用いることとした。

③ 　一般に、常温で液体のもの（oil）を油、脂油あるいは脂肪油、固形のもの（fat）を脂あるいは脂肪と呼んでいる。これらの性状の違いは構成脂肪酸の違いによるもので、油は不飽和脂肪酸が多く、脂肪は長鎖飽和脂肪酸が多い。不飽和脂肪酸は、空気、光、熱により変質しやすいので、油脂類は密閉容器に入れ、冷暗所に保管することが望ましい。

④ 　「分析値」、「文献値」、「類推値」、「計算値」、「借用値」、「推定値」等の用語については、第3章冒頭の「食品群全般に通じる事項」を参照されたい。

　以下、食品ごとに成分値に関する主な留意点について述べる。

（植物油脂類）

　－14023　あまに油
　－14024　えごま油
　－14001　オリーブ油
　－14002　ごま油
　－14003　米ぬか油
　－サフラワー油
　　－14004　ハイオレイック
　　－14025　ハイリノール
　－14005　大豆油
　－14006　調合油
　－14007　とうもろこし油
　－14008　なたね油
　－14010　パーム核油
　－14009　パーム油
　－ひまわり油
　　－14027　ハイオレイック
　　－14011　ハイリノール
　　－14026　ミッドオレイック
　－14028　ぶどう油
　－14012　綿実油
　－14013　やし油
　－14014　落花生油

　（植物油脂類）の成分値は、「あまに油」、「えごま油」、「ぶどう油」及び「調合油」以外はそ

れぞれ分析値、四訂成分表収載値及び関係資料[1]に基づき決定した。

　植物油は、製造方法の違いにより、主として天ぷら等調理用に用いられる精製油と主としてサラダ用に用いられるサラダ油（製造過程で、低温下でも固体脂を析出しないよう脱蝋（ろう）（ウィンタリング）を行うとともに、精製度をより高めたもの）に大別される。

　「あまに油」と「えごま油」は、α-リノレン酸を多く含む油脂であり、それぞれアマ種子とエゴマ種子から採油される。食用油として市販されているものを試料とし、成分値は、それぞれ分析値に基づき決定した。

　「オリーブ油」は、オリーブの果肉より採油したバージンオイルと呼ばれるもので、輸入品を収載した。

　「ごま油」は、一般の植物油のように精製したものと、ゴマの種子を煎（い）った後、圧搾法により採油し、精製を行わずに濾（ろ）過した、特徴的な芳香を有する油がある。精製油を収載した。

　「米ぬか油」は、「米油」とも呼ばれ、米ぬかから採油したものである。精製油を収載した。

　「サフラワー油」は、「べにばな油」とも呼ばれ、ベニバナの種子から採油したものである。元来、脂肪酸組成はリノール酸を主要成分としていたが、原料ベニバナの品種改良により高オレイン酸含量のものの生産が可能となり、現在多く出回っている。「ハイオレイック」のオレイン酸の割合は日本農林規格[2]で定められている。

　「大豆油」は、ダイズの種子から採油したものである。精製油（調理用）とサラダ油を試料としたが、分析値にほとんど違いがみられなかったので、一括した成分値を示した。

「調合油」には精製油とサラダ油がある。2種類以上の油を配合して調製したものである。収載した食品は、「大豆油」と「なたね油」を1：1で配合したもので、成分値は、原料油の成分値から計算に基づき決定した。

　「とうもろこし油」は、「コーンオイル」とも呼ばれ、とうもろこしでん粉及びコーングリッツ製造の副産物である胚（はい）芽より採油したものである。精製油を収載した。

　「なたね油」は、ナタネの種子から採油したもので、元来、脂肪酸組成において心疾患に影響があるとされるエルカ酸が約45％含まれていた。品種改良の結果、エルカ酸をほとんど含まない種子が利用されるようになった。低エルカ酸油の精製油とサラダ油を試料としたが、分析値にほとんど違いがみられなかったので、一括した成分値を示した。

　「パーム核油」は、アブラヤシ（オイルパーム）の種子から採油したものであり、精製油を収載した。

　「パーム油」は、アブラヤシ（オイルパーム）の果肉から採油したものであり、精製油を収載した。

　「ひまわり油」は、採油用のヒマワリの種子より採油したものであり、精製油を収載した。脂肪酸組成は、登熟期の温度に影響され、一般に、リノール酸の割合が高いものが多いが、近年、品種改良された高オレインタイプのものが多く出回るようになったほか、新たにミッドオレインタイプのものも出回っている。高リノール酸精製油をハイリノールとして収載した。なお、「ハイオレイック」のオレイン酸の割合については、サフラワー油と同様、日本農林規格[2]において定められている。また、「ミッドオレイック」については日本農林規格が定められていないため、一般に「ミッドオレイック」として市販されているものを試料とした。

458

「ぶどう油」はぶどう種子より採油したものであり、成分値は、市販品の分析値に基づき決定した。

「綿実油」は、綿を採取後の種子より採油したものであり、精製油を収載した。

「やし油」は、「ココナッツオイル」とも呼ばれ、ココヤシの果実から得られたコプラ（乾燥した胚（はい）乳）から圧搾法により採油したものであり、精製油を収載した。

「落花生油」は、ラッカセイの種子から採油したものであり、精製油を収載した。

（動物油脂類）

－14015　牛脂

－14032　たらのあぶら

－14016　ラード

「牛脂」は、牛の脂身を煎（い）取り、又は煮取りしたものであるが、一般には食品工業用原料として利用されている。成分値は、煎取りしたものの分析値に基づき決定した。

「たらのあぶら」は、アイヌ民族が調味料として伝統的に利用してきたものである。スケトウダラの肝臓を、弱火で乾（から）煎りし、ざるで濾（こ）した後、晒（さら）し木綿で濾（こ）したものを試料とした。成分値は、分析値に基づき決定した。

「ラード」は、豚の脂身を蒸気加熱した精製ラードのうち、日本農林規格[3]の純製ラードに適合するものの成分値を収載している。成分値は、分析値に基づき決定した。

（バター類）

－14019　発酵バター、有塩バター

－無発酵バター

　－14017　有塩バター

　－14018　食塩不使用バター

（バター類）は、原料クリームを乳酸菌で発酵させた「発酵バター」と発酵させない「無発酵バター」に大別される。さらに食塩を添加したものを「有塩バター」、添加しないものを「食塩不使用バター」と呼んでいる。我が国では、通常、家庭用として無発酵の「有塩バター」が用いられている。「有塩バター」のほかに、業務用（還元牛乳用、アイスクリーム用、製菓原料用等）の無発酵の「食塩不使用バター」及び欧米では代表的な、有塩の「発酵バター、有塩バター」を収載した。「発酵バター」及び「無発酵バター」の成分値は、それぞれ分析値に基づき決定した。

（マーガリン類）

－マーガリン

　－14020　家庭用、有塩

　－14033　家庭用、無塩

　－14029　業務用、有塩

　－14034　業務用、無塩

－14021　ファットスプレッド

（マーガリン類）は、日本農林規格[4]において「マーガリン」と「ファットスプレッド」に分類され、マーガリンは食用油脂に水等を加えて乳化した後、急冷練り合わせをし、又は急冷練り合わせをしないでつくられた可そ性のもの又は流動状のものと定義される。「ファットスプレッド」は、マーガリンに果実及び果実の加工品、チョコレート、ナッツ類のペースト等の風味原料

（その原材料に占める質量の割合が油脂含有率を下回るものであること等が必要）を加えたものも含まれる。油脂含有率に関して品質規格では、マーガリンにあっては80％以上、ファットスプレッドにあっては80％未満とされている。

なお、「マーガリン」は、ビタミンA（レチノール等）が添加されている食品もあるが、本成分表では無添加品の成分値を収載した。

なお、成分表2015年版（七訂）では、「ソフトタイプマーガリン」としていたものを「マーガリン」に名称変更した。また、「家庭用」及び「業務用」それぞれに、「無塩」を追加し、「有塩」と「無塩」に細分化した。「家庭用、有塩」及び「業務用、有塩」の成分値は、分析値及び関係資料[5]に基づき決定した。「家庭用、無塩」及び「業務用、無塩」の成分値は、「家庭用、有塩」及び「業務用、有塩」の成分値からそれぞれ計算により決定した。

「ファットスプレッド」の成分値は、開発資料[5]及び分析値に基づき決定した。

（その他）

－ショートニング

　－14022　家庭用

　－14030　業務用、製菓

　－14031　業務用、フライ

「ショートニング」は、日本農林規格[6]では食用油脂を原料として製造した固状又は流動状のものであって、可そ性、乳化性等の加工性を付与したもの（精製ラードを除く）としている。「ショートニング」の原料油としては、動植物油混合のものと植物油のみのものを用いる二つのケースがある。動植物油混合における動物脂肪としては、「牛脂」、魚油及び「ラード」が用いられている。動物性油脂を含む「ショートニング」にあっては、コレステロール含量は植物性油脂のみからなるものに比較して高い。品質規格では、水分が0.5％以下としている。成分値は、分析値に基づき決定した。

別表　マーガリン類、ショートニングのトランス脂肪酸（可食部100 g当たり（g））

食品番号	食品名	2003、2004 年度分析（参考）				2014 年度分析			
		脂質	トランス脂肪酸			脂質	トランス脂肪酸		
			18:1 t	18:2 t	18:3 t		18:1 t	18:2 t	18:3 t
14020	ソフトタイプマーガリン　家庭用　有塩	83.1	6.27	0.53	0.06	83.1	0.71	0.23	0.22
14029	ソフトタイプマーガリン　業務用　有塩	-	-	-	-	84.3	0.39	0.26	0.05
14021	ファットスプレッド	69.1	4.83	0.21	0.08	69.1	0.13	0.27	0.28
14022	ショートニング　家庭用	99.9	7.61	-	-	99.9	0.06	0.27	0.13
14030	ショートニング　業務用　製菓	-	-	-	-	99.9	0.17	0.30	0.05
14031	ショートニング　業務用　フライ	-	-	-	-	99.9	0.18	0.30	0.06

マーガリン及びショートニングのトランス脂肪酸

　成分表2010では、マーガリン類及び「ショートニング」について備考欄にトランス脂肪酸量を掲載していた。また、菓子類等の加工品については、マーガリン類及び「ショートニング」の分析値をもとに計算したトランス脂肪酸量を掲載していた。しかし、成分表2010の公表と相前後して、これらの食品のトランス脂肪酸量が低減されたことから、再度トランス脂肪酸の分析を行った。マーガリン類及び「ショートニング」の分析結果は前頁別表のとおりであり、過去に比べ大幅な低減がみられた。なお、菓子類等の加工品については、原材料（マーガリン類、「ショートニング」等）のトランス脂肪酸量が低減されたこと、また、原材料によるばらつきがなお大きい可能性があることから、トランス脂肪酸量は計算しなかった。

参考文献
1)　日本油脂検査協会：資源室提出資料「分析結果資料」（2000）
2)　食用植物油脂の日本農林規格：平成28年農林水産省告示第489号
3)　精製ラードの日本農林規格：平成25年農林水産省告示第3114号
4)　マーガリン類の日本農林規格：平成28年農林水産省告示第489号
5)　日本食品油脂検査協会：資源室提出資料「分析結果資料」（2000）
6)　ショートニングの日本農林規格：平成25年農林水産省告示第3114号

15）菓子類

菓子類の全般に通ずる主な事項は、次のとおりである。

① この食品群に属する食品は全て二次加工品であり、同じ名称でも地域により異なる食品の場合がある。また、同種、同名のものであっても、使用する原材料の種類、配合割合、製造方法等の違いによって、製品の成分値に差異が生じる。収載食品については、食品名だけでなく別名や原材料配合割合（備考欄に記載）及び解説（本項）を参照されたい。

② 収載値のほとんどは、原材料の配合割合と原材料の成分値を用いて計算した。なお、一部の食品は、市販品の分析値等に基づいた値を収載した。

③ 収載値の計算に用いた原材料の配合割合は、原則として四訂成分表に準じた。主要な食品、新規収載食品及び成分表2015年版（七訂）収載食品と現状との相違が大きいと考えられる食品は、現状の原材料の配合割合を調査し、試作及び重量変化率の測定等を行い[1]決定した。

④ 計算による収載値は、原材料の配合割合を定め、製造工程中の成分変化率等を勘案して算出した。

⑤ 菓子類に用いる基本的な素材である小豆練りあん類、クリーム類、ホイップクリーム類、黒蜜及び砂糖入りきな粉の原材料配合割合は次のとおりである。なお、生あんは、小豆を煮て、皮を取り除き、餡粒子を水で晒してから絞り漉したものが「こし生あん」、小豆を煮て、ざるあげ（ざるに移し、水けを切る）したものが「つぶ生あん」である。一般的に生あんは、こし生あんをさし、成分表の「生あん」は「こし生あん」である。

これらの食品の原材料、配合割合を、収載食品の成分値の計算にも用いた。なお、このうち、こし練りあん（並あん）、こし練りあん（中割りあん）、こし練りあん（もなかあん）及びつぶし練りあんは豆類、カスタードクリーム及びチョコクリームは菓子類、ホイップクリームは乳類、黒蜜は砂糖及び甘味類、砂糖入りきな粉は豆類に収載している。

＊ 小豆練りあん類
(1) こし練りあん（並あん）（04101）：小豆生あん100、砂糖（上白糖）70、水あめ7
(2) こし練りあん（中割りあん）（04102）：小豆生あん100、砂糖（上白糖）85、水あめ7
(3) こし練りあん（もなかあん）（04103）：小豆生あん100、砂糖（上白糖）100、水あめ7
(4) つぶし練りあん（04006）：小豆つぶしあん100、砂糖（上白糖）75

＊ クリーム類
カスタードクリーム（15138）：生乳62.8、グラニュー糖16.5、鶏卵（卵黄）14.4、小麦粉（薄力1等）6.3
チョコクリーム：でん粉8.4、マーガリン7.4、加糖練乳4.9、ミルクチョコレート4.3、全粉乳2.2

＊ ホイップクリーム類
(1) 乳脂肪ホイップクリーム（13017）（動物性ホイップクリームともいう）：クリーム乳脂肪90、砂糖（上白糖）10
(2) 乳脂肪・植物性脂肪ホイップクリーム（13018）（混合ホイップクリームともいう）：クリーム乳脂肪・植物性脂肪90、砂糖（上白糖）10
(3) 植物性脂肪ホイップクリーム（13019）（植物性ホイップクリームともいう）

: クリーム植物性脂肪90、砂糖（上白糖）10
* 黒蜜（03029）：黒砂糖50、水50
* きな粉（砂糖入り）
(1) 青きな粉（04109）：きな粉（青大豆）1：砂糖（上白糖）1
(2) きな粉（04110）：きな粉（黄大豆）1：砂糖（上白糖）1

⑥ 主に和菓子に用いる餡（あん）は、豆類を煮て砂糖を加え、練りながら煮詰めたものである。一方、もちや小麦粉で包みこむ中身もあんという。豆を煮詰めたあんは、状態で分けると粒あん、つぶしあん、こしあんであり、色で分けると黒あん（小豆）、白あん（白いんげん）、うぐいすあん（青えんどう）等がある。

和菓子の基本のあんは、⑤で示した小豆練りあん類である。成分表2015年版（七訂）では、きんつば、どらやき及びやつはし以外の和菓子のあんは、小豆練りあん類の製品を収載してきた。本成分表では、つぶし練りあんの製品及び小豆練りあん類の製品を、それぞれ新たに追加した食品がある。使用したあんの種類の詳細（食塩を加えるなど）は各食品の項に記載した。

⑦ 原材料名のうち、おこし種とは、蒸したもち米やアワ等を乾燥し、煎（い）った煎種（いりだね）の一種である。また、みじん粉（微塵粉）とは、蒸しもち米を乾燥し、煎った煎種を微細な粉末にしたものである。挽（ひき）みじん粉と焼（やき）みじん粉の2種があり、主として前者は上菓子に、後者は雑菓子に用いられる。

⑧ 菓子類の原材料の配合割合は、地域、製造者等により、相違がみられる。成分値を知りたい製品の原材料配合割合が本項に収載されているものと異なる場合には、その製品の原材料の配合割合とその原材料の成分値とから、栄養計算により、推定できる（成分表2015年版（七訂）の第3章3「そう菜」を参照）。

⑨ 食品成分表の洋菓子は、明治時代以降に日本に伝来した菓子である。カステラ及び月餅は和菓子に区分している。

⑩ 「分析値」、「文献値」、「類推値」、「計算値」、「借用値」、「推定値」等の用語については、第3章冒頭の「食品群全般に通じる事項」を参照されたい。

以下、食品ごとに成分値に関する主な留意点について述べる。

＜和生菓子・和半生菓子類＞

＜和生菓子・和半生菓子類＞は、和菓子のうち水分含量が20％以上のものとした。なお、食品衛生法（昭和22年法律第233号）に基づく「標示を要する生菓子類の定義について」[2]では、生菓子類とは、（1）出来上がり直後において水分40％以上を含有するもの、（2）餡（あん）、クリーム、ジャム、寒天又はこれに類似するものを用いた菓子類であって、出来上がり直後において水分30％以上を含有するもののいずれかに該当する場合としている。

－甘納豆
－15001 あずき＜小豆＞
－15002 いんげんまめ＜隠元豆＞
－15003 えんどう＜豌豆＞

「甘納豆」は、原料豆を煮熟後、濃度の低い砂糖液から高い砂糖液へと順次浸漬し、蜜（みつ）切り後、砂糖をまぶしたものである。砂糖をまぶさないのもの（ぬれ甘納豆）も流通している。
「あずき」の成分値は、ヨウ素、セレン、クロム、モリブデン及びビオチンは分析値に基づき、

それ以外は関係資料[3]に基づき決定した。「いんげんまめ」及び「えんどう」の成分値は、それぞれ関係資料[3]に基づき決定した。

－今川焼

　－15005　こしあん入り

　－15145　つぶしあん入り

　－15146　カスタードクリーム入り

　今川焼きは、江戸時代後半に神田今川橋付近で売出されたのでこの名がある。「今川焼」は、鶏卵、砂糖を混ぜ、水に溶かした膨張剤、小麦粉を加えてこね、水を加えて混ぜ合わせた生地を、加熱した焼型に流し込んで、あんを入れ、別の焼型で後から焼き始めた生地とあんを挟むように合わせて、焼いたものである。地域によって、大判焼、小判焼、回転焼、二重焼、太鼓まんじゅう、ともえ焼、きんつば等の様々な呼び名がある。鯛（たい）焼も同類の製品である。収載食品は、小豆こしあんを用いた製品に加え、新たに、あんに、小豆つぶしあん、カスタードクリームを加えた製品を収載した。成分値は、原材料の配合割合と成分値に基づき計算により決定した。

　　製品部分割合：皮2、あん1

　　こしあん入りの原料配合割合：皮生地〔小麦粉（薄力1等）100、砂糖（上白糖）50、鶏卵（全卵）25、膨張剤1.5〕、あん〔並練りあん100、食塩0.2〕

　　つぶしあん入りの原料配合割合：皮生地〔小麦粉（薄力1等）100、砂糖（上白糖）50、鶏卵（全卵）25、膨張剤1.5〕、あん〔つぶし練りあん100、食塩0.2〕

　　カスタードクリーム入りの原料配合割合：皮生地〔小麦粉（薄力1等）100、砂糖（上白糖）50、鶏卵（全卵）25、膨張剤1.5〕、あん〔カスタードクリーム100〕

－ういろう＜外郎＞

　－15006　白

　－15147　黒

　外郎は、江戸時代に元から日本に帰化した医師の陳宗敬（元での役職が外郎）が伝えた薬（痰たんをきり、口臭を除く丸薬）で、江戸時代の小田原の名物として有名である。透頂香（とうちんこう）とも言われる。お菓子の外郎は外郎餅とも言われ、外郎薬に似ているからとも、外郎薬の口直しに用いたから、この名称になったといわれている。

　「ういろう」は、上新粉あるいはでん粉と砂糖あるいは黒砂糖を加え攪拌（かくはん）して糊（のり）状にし、加熱して半流動状とした生地を、枠に入れて蒸し、切り分けた蒸し菓子である。名古屋市や山口県等の名産である。原材料の一部に小麦粉を用いるものや食塩を添加したものもある。製品の種類により使用する原材料の種類、配合割合等も異なるが、本成分表では、主原材料として上新粉、でん粉、砂糖を用いる白ういろうを「ういろう」として収載していた。成分表2020年版（八訂）では、白砂糖に変えて黒砂糖を用いる黒ういろうを新たに収載した。成分値は、原材料の配合割合と成分値に基づき計算により決定した。

　　白ういろうの原材料配合割合：上新粉100、じゃがいもでん粉30、砂糖（上白糖）163

　　黒ういろうの原材料配合割合：上新粉100、じゃがいもでん粉30、黒砂糖　163

－うぐいすもち＜鶯餅＞

　　－15007　こしあん入り

　　－15148　つぶしあん入り

　「うぐいすもち」は、もち米あるいは白玉粉を蒸して搗（つ）き、砂糖を加えて練った生地であんを包み、両端をとがらせ、うぐいすの形に整え、青きな粉をふりかけたものである。収載食品は、成分表2015年版（七訂）のこしあん入りに加え、新たにつぶしあん入りを収載した。うぐいすもちには、青きな粉を、生地に練り込んだ製品もある。成分値は、原材料の配合割合と成分値に基づき計算により決定した。

　　　製品部分割合：皮10、あん8、青きな粉0.05

　　　こしあん入りの原材料配合割合：皮生地〔もち粉100、砂糖（上白糖）100、水あめ10〕、あ
　　　　　　　　　　　　　　　　　　　ん〔並練りあん100、食塩0.2〕

　　　つぶしあん入りの原材料配合割合：皮生地〔もち粉100、砂糖（上白糖）100、水あめ10〕、
　　　　　　　　　　　　　　　　　　　あん〔つぶし練りあん100、食塩0.2〕

－かしわもち＜柏餅＞

　　－15008　こしあん入り

　　－15149　つぶしあん入り

　「かしわもち」は、こねた上新粉を蒸して搗（つ）いた生地であんを包み、蒸してから冷まし、柏（かしわ）の葉で包んだものである。収載食品は、成分表2015年版（七訂）のこしあん入りに加え、新たにつぶしあん入りを収載した。かしわもちには、白みそを使った味噌あんの製品もある。成分値は、原材料の配合割合と成分値に基づき計算により決定した。

　　　製品部分割合：皮3、あん2

　　　こしあん入りの原材料配合割合：皮生地〔上新粉100、じゃがいもでん粉4、食塩0.2〕、あん
　　　　　　　　　　　　　　　　　　　〔並練りあん100、食塩0.2〕

　　　つぶしあん入りの原材料配合割合：皮生地〔上新粉100、じゃがいもでん粉4、食塩0.2〕、あ
　　　　　　　　　　　　　　　　　　　ん〔つぶし練りあん100、食塩0.2〕

－15009　カステラ

　カステラは、室町末期に日本に輸入された南蛮（なんばん）菓子の一つで，ポルトガル語のCastella（イベリア半島のカスティーリャ王国でつくられた菓子）の意味である。カステラの基本材料とその配合の割合は、小麦粉（薄力粉）50ｇ、鶏卵100ｇ、白砂糖100ｇ（ざらめの含む）とし、材料を混ぜたドウを、木枠に入れて焼き上げる。なお、カステラの名称であるもの、材料及び配合割合が異なる製品も販売されている。成分値は、市販品の分析値に基づき決定した。

－15010　かのこ＜鹿の子＞

　「かのこ」は、シカの子（くり色の体に白い斑点）の様なまだらな現象を呈するものの一般に呼ぶ名称である。「かのこ」は、ぎゅうひやようかん等を芯とし、練りあんで包み、外側を蜜（みつ）漬け小豆で覆い、さらに寒天で表面に艶（つや）をつけたものである。本成分表では、芯（しん）として練りようかんを用いたものを対象とし、成分値は、原材料の配合割合と成分値に基づき計算により決定した。

　　　原材料配合割合：蜜漬け小豆50、並練りあん30、練りようかん20、角寒天少々

－15011　かるかん　＜軽羹＞

　「かるかん」は、やまのいもをすりおろして砂糖を加え、泡立てたものにかるかん粉（うるち

米を水に浸漬し、水切り後、挽いた生新粉）を加えてこねた生地を枠に入れて蒸し、放冷して切り分けたものである。成分値は、原材料の配合割合と成分値に基づき計算により決定した。

　なお、かるかんまんじゅうを、新たに饅頭類に収載した。

　　　原材料配合割合：上新粉100、砂糖（上白糖）160、やまのいも80

－15012　きび団子　＜吉備団子＞

　「きび団子」は、ぎゅうひを成型し、砂糖をまぶしたものである。なお、きび団子は、本来、黍（きび）を用いたもの（黍団子）であったが、収載食品はこれとは異なる。成分値は、原材料の配合割合と成分値に基づき計算により決定した。

　　　原材料配合割合：もち粉100、砂糖（上白糖）200、水あめ20

－15013　ぎゅうひ　＜求肥、牛皮＞

　「ぎゅうひ」は、水を加えてこねたもち粉あるいは白玉粉を蒸して練り、加熱しながら砂糖を加え、練ったものである。単独でも菓子として用いられるが、他の原材料と組み合わせて使われる場合が多い。ねりきり、若鮎（求肥を小麦粉を主原料とする皮で包んだ菓子）、ゆべし等に用いられる。成分値は、原材料の配合割合と成分値に基づき計算により決定した。

　　　原材料配合割合：白玉粉100、砂糖（上白糖）200、水あめ20

－15014　きりざんしょ＜切山椒＞

　「きりざんしょ」は、こねて蒸した上新粉を搗（つ）き、砂糖を混ぜて搗き、山椒（さんしょう）油等で風味をつけ、薄く延ばしてから切ったものである。成分値は、原材料の配合割合と成分値に基づき計算により決定した。

　　　原材料配合割合：上新粉100、砂糖（上白糖）100、食塩0.5、山椒油少々

－15015　きんぎょく糖＜錦玉糖＞

　「きんぎょく糖」は、寒天を水で加熱溶解した後、砂糖を加えて煮つめ、水あめを加え、型にいれて固めたものである。他の原材料と組み合わせて用いられる場合が多い。成分値は、原材料の配合割合と成分値に基づき計算により決定した。

　　　原材料配合割合：砂糖（上白糖）100、水あめ7、角寒天1.5

－15016　きんつば　＜金鍔＞

　「きんつば」には、小麦粉に砂糖を加え、水を加えてこねた生地でつぶしあんを包み、平鍋で両面及び側面を焼き上げたもの（包みきんつば）と、あんに水どきした小麦粉をつけて焼き上げたもの（衣掛けきんつば、角きんつば）がある。あんは、小豆つぶしあん、こしあん、白いんげんあん、さつまいもあん等がある。収載食品は、小豆つぶしあんの製品である。成分値は、原材料の配合割合と成分値に基づき計算により決定した。

　　　製品部分割合：皮1、あん9

　　　原材料配合割合：皮生地〔小麦粉（薄力1等）100、砂糖（上白糖）10〕、つぶし練りあん100、
　　　　　　　　　　　食塩0.2〕

－草もち＜草餅＞

　－15017　こしあん入り

　－15150　つぶしあん入り

　「草もち」は、こねてから蒸した上新粉とゆでたよもぎ（または、その乾燥品）を搗（つ）いた生地であんを包み、蛤（はまぐり）、巾着（きんちゃく）、くわい、木魚（もくぎょ）等の形に

したものである。収載食品は、成分表2015年版（七訂）の小豆こしあん入りに加え、新たにつぶしあん入りを収載した。成分値は、原材料の配合割合と成分値に基づき計算により決定した。

製品部分割合：皮6、あん4

こしあん入りの原材料配合割合：皮生地〔上新粉100、砂糖（上白糖）20、ゆでよもぎ10〕、あん〔並練りあん100、食塩0.1〕

つぶしあん入りの原材料配合割合：皮生地〔上新粉100、砂糖（上白糖）20、ゆでよもぎ10〕、あん〔つぶし練りあん100、食塩0.1〕

－くし団子 ＜串団子＞

　－あん

　　－15018　こしあん

　　－15151　つぶしあん

　－15019　みたらし

「くし団子」は、上新粉をこねて蒸し、搗（つ）いてから丸めた団子を串に刺し、あん（小豆こしあん、小豆つぶしあん）やたれをつけたものである。「くし団子、みたらし」は、しょうゆ団子とも呼ばれる。あんは、成分表2015年版（七訂）のこしあん入りに加え、新たにつぶしあん入りを収載した。成分値は、それぞれ原材料の配合割合と成分値に基づき計算により決定した。

　「あん」

　製品部分割合：団子8、あん3

　こしあん入りの原材料配合割合：団子〔上新粉100〕、あん〔並練りあん100、食塩0.2〕

　つぶしあん入りの原材料配合割合：団子〔上新粉100〕、あん〔つぶし練りあん100、食塩0.2〕

　「みたらし」

　製品部分割合：団子9、たれ2

　原材料配合割合：団子〔上新粉100〕、たれ〔砂糖（上白糖）95、こいくちしょうゆ54、じゃがいもでん粉14〕

－15121　くずもち＜葛餅＞、関西風　くずでん粉製品

－15122　くずもち＜葛餅＞、関東風　小麦でん粉製品

「関西風、くずでん粉製品」は主に関西で流通し、「関東風、小麦でん粉製品」は主に関東で流通している。砂糖入りのきな粉や黒蜜を付けて食べることが多い和菓子である。また、「くずもち」の原料に砂糖を加えたものもあるが、ここでは無糖の「くずもち」のみの成分値を収載した。成分値は、原材料の配合割合と成分値に基づき計算により決定した。

　「くずもち、くずでん粉製品」

　原材料配合割合[1]：くずでん粉55、水225

　「くずもち、小麦でん粉製品」

　原材料配合割合[1]：小麦でん粉55、水225

－15020　げっぺい ＜月餅＞

「げっぺい」は、小麦粉に砂糖、かん水等を混ぜてこねた生地で、くるみやごまの入ったあんを包み、表面に模様をつけ、焼いたものである。中華風の菓子として知られ、皮の生地にかんすい粉末を用いるのが特徴である。成分値は、原材料の配合割合と成分値に基づき計算により決定

した。

　　　製品部分割合：皮5、あん4

　　　原材料配合割合：皮生地〔小麦粉（薄力1等）100、砂糖（上白糖）54、ショートニング17.5、
　　　　　　　　水あめ5、かんすい粉末1〕、あん〔生あん100、砂糖（上白糖）85、くるみ
　　　　　　　　15、水あめ10、ごま7.5〕、かんすい粉末〔炭酸カリウム6.0、炭酸ナトリウ
　　　　　　　　ム3.9、リン酸塩1〕

－15123　五平もち＜五平餅＞

　「五平もち」は、愛知県、岐阜県、静岡県、長野県等の郷土料理である。炊きたての飯をつぶ
し細長く整え、たれ（砂糖、みそ。これにクルミやゴマ等を混ぜたものもある）をつけて火にか
ざしてあぶり固める。成分値は、原材料の配合割合と成分値に基づき計算により決定した。

　　　製品部分割合[1]：うるち米生地50、たれ（練りみそ）10.6

－桜もち＜桜餅＞

　　－関西風

　　　－15022　こしあん入り

　　　－15153　つぶしあん入り

　　－関東風

　　　－15021　こしあん入り

　　　－15152　つぶしあん入り

　「桜もち」は、薄紅色に染めたもち米又はもち米を蒸して乾燥した道明寺種（道明寺粉）を蒸
して砂糖を混ぜたもの（関西風）あるいは薄紅色に染めた小麦粉生地を薄く焼いたもの（関東風）
であんを包み、さらに塩漬けにした桜の葉で包んだものである。「関西風」は道明寺とも呼ばれ
る。白あんを包んだ製品もある。収載食品は、2食品とも成分表2015年版（七訂）の小豆こしあ
ん入りに加え、新たにつぶしあん入りを収載した。成分値は、原材料の配合割合と成分値に基づ
き計算により決定した。

　　　「関西風」

　　　製品部分割合：皮3、あん2

　　　こしあん入りの原材料配合割合：皮生地〔道明寺種100、砂糖（上白糖）50〕、あん〔並練り
　　　　　　　　　　あん100、食塩0.2〕

　　　つぶしあん入りの原材料配合割合：皮生地〔道明寺種100、砂糖（上白糖）50〕、あん〔つ
　　　　　　　　　　ぶし練りあん100、食塩0.2〕

　　　「関東風」

　　　製品部分割合：皮4、あん5

　　　こしあん入りの原材料配合割合：皮生地〔小麦粉（薄力1等）100、白玉粉11、砂糖（上白糖）
　　　　　　　　　　56〕、あん〔並練りあん100、食塩0.2〕

　　　つぶしあん入りの原材料配合割合：皮生地〔小麦粉（薄力1等）100、白玉粉11、砂糖（上白
　　　　　　　　　　糖）56〕、あん〔つぶし練りあん100、食塩0.2〕

－笹だんご＜笹団子＞

　　－15124　こしあん入り

　　－15154　つぶしあん入り

　「笹（ささ）だんご」は、うるち米ともち米を製粉して、水を加えて捏（こ）ね、干したよもぎと白玉粉を練ったものと合わせた生地であんを包み、笹で巻いて蒸したものである。あんは、小豆こしあん、小豆つぶしあん、きんぴらごぼう、ひじきの煮物等がある。収載食品は、成分表2015年版（七訂）の小豆こしあん入りに加え、新たにつぶしあん入りも収載した。成分値は、原材料の配合割合と成分値に基づき計算により決定した。

　　　製品部分割合[1]：皮34、あん20
　　　こしあん入りの原材料配合割合：皮生地[1]〔もち米粉300、米粉200、砂糖（上白糖）50、小麦粉（薄力1等）50、湯350、白玉粉50、水40、よもぎ（ゆで）89、片栗粉1〕、あん〔並み練りあん600ｇ、食塩1〕
　　　つぶしあん入りの原材料配合割合：皮生地[1]〔もち米粉300、米粉200、砂糖（上白糖）50、小麦粉（薄力1等）50、湯350、白玉粉50、水40、よもぎ（ゆで）89、片栗粉1〕、あん〔つぶし練りあん600、食塩1〕

－ずんだもち
　－15143　ずんだあん
　－15144　ずんだもち

　「ずんだ（打豆）」は、枝豆（未熟な大豆）をゆでてすりつぶして作る緑色のペーストである。「ずんだ」に砂糖を加えたものを「ずんだあん」と言う。ずんだは、調味料を加え和え衣にもする。ずんだは、豆を打つ音（豆ん打）を表しているとの説もある。江戸時代には、餅などの和え衣として定着し、宮城県内では、郷土料理として古くから、お盆の時期等に「ずんだもち」として食されてきたが、近年では、各地で「スイーツ」等のフレーバーのひとつとして、和菓子に限らず洋菓子や料理にも用いられるようになってきている。

　「ずんだあん」の成分値は、原材料の配合割合[4]とその成分値及び市販品の水分の分析値に基づき計算により決定した。また、「ずんだもち」の成分値は、「ずんだ」の成分値と「もち」の成分値に基づき計算により決定した。

　　　「ずんだあん」の原材料配合割合：えだまめ（ゆで）250、砂糖（上白糖）145、食塩 1
　　　「ずんだもち」の製品部分割合：ずんだあん 4：もち 6

－大福もち ＜大福餅＞
　－15023　こしあん入り
　－15155　つぶしあん入り

　「大福もち」は、もち米（もち粉）を蒸して搗（つ）いた生地であんを包んだものである。もち生地に他の原材料を混ぜたものは、豆大福、草大福、ごま大福等と呼ばれる。一方、あんは、小豆こしあん、小豆つぶしあんをベースに生鮮いちごや栗の甘露煮を加えた製品もあり、いちご大福、栗大福等と呼ばれる。収載食品は、成分表2015年版（七訂）のもち生地のみの皮に、小豆こしあんのみを包んだ製品に加え、新たに小豆つぶし練りあんを包んだ製品を収載した。成分値は、原材料の配合割合と成分値に基づき計算により決定した。豆大福、いちご大福、栗大福等の成分値は、原材料の配合割合がわかれば、原材料の成分値を用いて計算できる。

　　　製品部分割合：皮10、あん7
　　　こしあん入りの原材料配合割合：皮生地〔もち100〕、あん〔並練りあん100、食塩0.2〕
　　　つぶしあん入りの原材料配合割合：皮生地〔もち100〕、あん〔つぶし練りあん100、食塩

0.2〕

－15024　タルト（和菓子）

「タルト（和菓子）」は、柚子（ゆず）の香りのするあんをカステラ生地で巻いたもの（あんロールカステラ）である。愛媛県の郷土菓子であり、洋菓子のタルト（15133）とは異なる。成分値は、原材料の配合割合と成分値に基づき計算により決定した。なお、シベリアも原材料は類似しており、この収載値を用いることができる。

　　　製品部分割合：皮2、あん1

　　　原材料配合割合：皮生地〔砂糖（上白糖）200、鶏卵（全卵）200、小麦粉（薄力1等）100、
　　　　　　　　　　　水あめ50〕、あん〔中割あん100、ゆず果汁7.8〕

－15025　ちまき＜粽＞

「ちまき」は、もち米、うるち米、米粉等で作ったもちを長円錐形又は三角錐形に形つくり、笹やマコモの葉で巻き、藺（い）草で縛り蒸す又はゆでたものである。砂糖入りきな粉を付けて食べることが多い。葛（くず）、羊羹（ようかん）、麩（ふ）まんじゅうを用いたものもちまきと呼ばれる。

　収載した食品は、上新粉等に砂糖と水を加えて混ぜて蒸し、こねた生地を円錐形にし笹の葉で巻き、藺草で巻きつけ、蒸したものである。成分値は、原材料の成分値に基づき計算により決定した。

　　　原材料配合割合：砂糖（上白糖）100、上新粉88、もち粉12

－15026　ちゃつう＜茶通＞

「ちゃつう」は、小麦粉、砂糖、卵白、ひき茶を混ぜてこねた生地であんを包み、平鍋で両面を焼いたものである。ひき茶を生地に混ぜずに、あんを包んだ生地を焼く際に、上部を湿らせて煎茶を付け、平鍋に押しつけ表裏の順に焼いたものもある。成分値は、原材料の配合割合と成分値に基づき計算により決定した。

　　　製品部分割合：皮1、あん9

　　　原材料配合割合：皮生地〔小麦粉（薄力1等）100、砂糖（上白糖）100、鶏卵（卵白）38、
　　　　　　　　　　　じゃがいもでん粉10、ひき茶少々〕、あん〔中割あん100、水あめ10、黒ご
　　　　　　　　　　　ま9〕

－どら焼＜銅鑼焼＞

　－15027　つぶしあん入り

　－15156　こしあん入り

「どら焼」は、鶏卵、砂糖を混ぜて泡立て、小麦粉を混ぜた生地を、平鍋で円形に焼いた皮2枚の間に、あんをはさみ込み、皮の周囲を合わせたものである。収載食品は、成分表2015年版（七訂）のつぶしあん入りに加え、新たに小豆こしあん入りも収載した。成分値は、原材料の配合割合と成分値に基づき計算により決定した。

　　　製品部分割合：皮5、あん4

　　　つぶしあん入りの原材料配合割合：皮生地〔小麦粉（薄力1等）100、砂糖（上白糖）100、
　　　　　　　　　　　　　　　　　　　鶏卵（全卵）100、食塩1.2〕、あん〔つぶし練りあん100〕

　　　こしあん入りの原材料配合割合：皮生地〔小麦粉（薄力1等）100、砂糖（上白糖）100、
　　　　　　　　　　　　　　　　　　鶏卵（全卵）100、食塩1.2〕、あん〔並練りあん100〕

470

　　－生八つ橋、あん入り＜生八つ橋、餡入り＞
　　　　－15157　　こしあん入り
　　　　－15004　　こしあん・つぶしあん入り混合
　　　　－15158　　つぶしあん入り
　「生八つ橋、あん入り」は、米粉を蒸し、砂糖を加えて練った八つ橋生地であんを包んだもの
である。収載食品は、成分表2015年版（七訂）のこしあんとつぶししあんを半量ずつ包んだ混合
に加え、こしあん入り及びつぶしあん入りをそれぞれ新たに収載した。成分値は、原材料の配合
割合と成分値に基づき計算により決定した。なお、和干菓子類に生八ツ橋を焼いた八つ橋を収載
している。
　　製品部分割合：皮4、あん6
　　こしあん入りの原材料配合割合：皮生地〔米粉100、砂糖（上白糖）100〕、あん〔並練りあ
　　　　　　　　　　　　　　　　　　ん100〕
　　こしあん・つぶしあん入り混合の原材料配合割合：皮生地〔米粉100、砂糖（上白糖）100〕、
　　　　　　　　　　　　　　　　　　あん〔並練りあん50、つぶし練りあん50〕
　　つぶしあん入りの原材料配合割合：皮生地〔米粉100、砂糖（上白糖）100〕、あん〔つぶし
　　　　　　　　　　　　　　　　　　練りあん100〕
－15028　　ねりきり＜練切＞
　「ねりきり」は、練りあん（普通は白あん）につなぎとしてぎゅうひ又はみじん粉を加えて練
った練切餡（ねりきりあん）を、木型に押しつけて模様をつけたものである。成分値は、原材料
の配合割合と成分値に基づき計算により決定した。
　　原材料配合割合：並練りあん100、練りぎゅうひ10
－まんじゅう＜饅頭＞
　－カステラまんじゅう＜カステラ饅頭＞
　　－15029　　こしあん入り
　　－15159　　つぶしあん入り
　－かるかんまんじゅう＜軽羹饅頭＞
　　－15160　　こしあん入り
　　－15161　　つぶしあん入り
　－くずまんじゅう＜葛饅頭＞
　　－15030　　こしあん入り
　　－15162　　つぶしあん入り
　－くりまんじゅう＜栗饅頭＞
　　－15031　　こしあん入り
　　－15163　　つぶしあん入り
　－とうまんじゅう＜唐饅頭＞
　　－15032　　こしあん入り
　　－15164　　つぶしあん入り
　－蒸しまんじゅう＜蒸し饅頭＞
　　－15033　　こしあん入り

　　　　－15165　つぶしあん入り
　　－中華まんじゅう＜中華饅頭＞
　　　－あんまん＜餡饅頭＞
　　　　－15034　こしあん入り
　　　　－15166　つぶしあん入り
　　　－15035　肉まん＜肉饅頭＞

「まんじゅう」には、各種各様のものがあるが、本成分表では、成分表2015年版（七訂）の「カステラまんじゅう」、「くずまんじゅう」、「くりまんじゅう」、「とうまんじゅう」、「蒸しまんじゅう」及び「中華まんじゅう、あんまん」のこしあん入りに加え、それぞれのつぶしあん入りも新たに収載した。

　新たに「かるかんまんじゅう」のこしあん入りとつぶしあん入りを収載した。また、「中華まんじゅう　肉まん」も、成分表2015年版（七訂）と同様に饅頭類に収載した。

　「カステラまんじゅう」は、カステラ生地で練りあんを包み、焼き上げたものである。収載食品は、小豆こしあん入りとつぶしあん入りである。成分値は、原材料の配合割合と成分値に基づき計算により決定した。

　　製品部分割合：皮5、あん7
　　こしあん入りの原材料配合割合：皮生地〔小麦粉（薄力1等）100、砂糖（上白糖）50、鶏卵
　　　　　　　　　　　　　　　　（全卵）50、膨張剤2〕、あん〔並練りあん100〕
　　つぶしあん入りの原材料配合割合：皮生地〔小麦粉（薄力1等）100、砂糖（上白糖）50、鶏
　　　　　　　　　　　　　　　　　卵（全卵）50、膨張剤2〕、あん〔つぶし練りあん100〕

　新たに収載した「かるかんまんじゅう」は、かるかん生地の中にあんを入れ、蒸したものである。収載食品は、小豆こしあん入りとつぶしあん入りである。成分値は、原材料の配合割合と成分値に基づき計算により決定した。

　　製品部分割合：皮1、あん2
　　こしあん入りの原材料配合割合：皮生地［上新粉100、砂糖（上白糖）160、やまのいも80］、
　　　　　　　　　　　　　　　　あん〔並練りあん100、食塩0.2〕
　　つぶしあん入りの原材料配合割合：皮生地［上新粉100、砂糖（上白糖）160、やまのいも
　　　　　　　　　　　　　　　　　80］、あん〔つぶし練りあん100、食塩0.2〕

　「くずまんじゅう」は、くず粉と砂糖に水を加え、半透明になるまで加熱した生地（くず種）に練りあんを包み、生地が透明になるように蒸し、桜の葉でくるんだものである。葛桜（くずざくら）とも呼ぶ。収載食品は、小豆こしあん入りとつぶしあん入りである。成分値は、原材料の配合割合と成分値に基づき計算により決定した。

　　製品部分割合：皮2、あん3
　　こしあん入りの原材料配合割合：皮生地〔砂糖（上白糖）200、じゃがいもでん粉100〕、あ
　　　　　　　　　　　　　　　　ん〔並練りあん100、食塩0.2〕
　　つぶしあん入りの原材料配合割合：皮生地〔砂糖（上白糖）200、じゃがいもでん粉100〕、
　　　　　　　　　　　　　　　　　あん〔つぶし練りあん100、食塩0.2〕

　「くりまんじゅう」は、小麦粉、鶏卵、砂糖等を用いた生地で細かく刻んだ蜜（みつ）漬け栗を混ぜたあんを包んで焼き、表面に艶（つや）出ししたものである。市販品の中には、白あんを

用いたものや、栗を全く用いず、表面を栗の皮のような色沢となるよう焼き上げたものもある。収載食品は、小豆こしあんあるいはあずきつぶしあんに蜜（みつ）漬けの栗を混ぜたあんを用いた製品である。成分値は、原材料の配合割合と成分値に基づき計算により決定した。

製品部分割合：皮1、あん2

こしあん入りの原材料配合割合：皮生地〔小麦粉（薄力1等）100、砂糖（上白糖）60、鶏卵（全卵）45、膨張剤1〕、あん〔中割あん95、くり甘露煮5〕

つぶしあん入りの原材料配合割合：皮生地〔小麦粉（薄力1等）100、砂糖（上白糖）60、鶏卵（全卵）45、膨張剤1〕、あん〔つぶし練りあん95、くり甘露煮5〕

「とうまんじゅう」は、加熱した平鍋に置いた丸型、胴型等の枠型に、小麦粉、鶏卵、砂糖等を用いた生地を入れて焼き、あんを丸めてから扁平につぶして乗せ、さらに生地を入れて、ひっくり返し、型に接触している側面には焼き色がつかないように焼いたものである。本成分表の「とうまんじゅう」は四国地方の同名の菓子〔黒砂糖に擂り胡麻（すりごま）を混ぜたものをあんとしたもの〕とは異なる。収載食品は、小豆こしあん入りとつぶしあん入りである。成分値は、原材料の配合割合と成分値に基づき計算により決定した。

製品部分割合：皮4、あん5

こしあん入りの原材料配合割合：皮生地〔鶏卵（全卵）110、小麦粉（薄力1等）100、砂糖（上白糖）100、はちみつ10、みりん5〕、あん〔中割あん100〕

つぶしあん入りの原材料配合割合：皮生地〔鶏卵（全卵）110、小麦粉（薄力1等）100、砂糖（上白糖）100、はちみつ10、みりん5〕、あん〔つぶし練りあん100〕

「蒸しまんじゅう」は、砂糖を水に溶かし、膨張剤を混ぜた小麦粉を加えてこねた生地で練りあんを包み、蒸したもの〔薬（やく、くすり）まんじゅう〕あるいは、酒種に小麦粉を加えてこね、発酵させた生地に練りあんを包み、蒸したもの（酒まんじゅう）である。春日まんじゅう、利久まんじゅう、そばまんじゅう等がある。生地に米粉を使ったもの（かるかんまんじゅう等）もある。収載食品は、最も基本的な薬まんじゅうの、小豆こしあん入りとつぶしあん入りである。成分値は、原材料の配合割合と成分値に基づき計算により決定した。

製品部分割合：皮1、あん2

こしあん入りの原材料配合割合：皮生地〔小麦粉（薄力1等）100、砂糖（上白糖）60、膨張剤1〕、あん〔並練りあん100、食塩0.2〕

つぶしあん入りの原材料配合割合：皮生地〔小麦粉（薄力1等）100、砂糖（上白糖）60、膨張剤1〕、あん〔つぶし練りあん100、食塩0.2〕

「中華まんじゅう」は、酵母を用いた小麦粉生地であん又は具を包み、蒸したものである。中華料理の包子（パオズ）である。収載した「あんまん」は、小豆こしあんあるいはつぶしあんにラード等を加えたあんを用いたものである。なお、「肉まん」は、関西地方では、豚まんという。成分値は、原材料の配合割合と成分値に基づき計算により決定した。

「あんまん」

製品部分割合：皮10、あん7

　　こしあん入りの原材料配合割合：皮生地〔小麦粉（薄力1等）200、小麦粉（強力1等）100、
　　　　　　　　　　　　　　　　　砂糖（上白糖）25、酵母0.7、食塩0.2〕、あん〔並練りあ
　　　　　　　　　　　　　　　　　ん250、ラード25、ごま25〕
　　つぶしあん入りの原材料配合割合：皮生地〔小麦粉（薄力1等）200、小麦粉（強力1等）100、
　　　　　　　　　　　　　　　　　砂糖（上白糖）25、酵母0.7、食塩0.2〕、あん〔つぶし練
　　　　　　　　　　　　　　　　　りあん250、ラード25、ごま25〕

「肉まん」
　製品部分割合：皮10、具4.5
　原材料配合割合：皮生地〔小麦粉（薄力1等）200、小麦粉（強力1等）100、砂糖（上白糖）
　　　　　　　　　25、酵母0.7、食塩0.2〕、具〔たまねぎ150、ぶたひき肉100、たけのこ100、
　　　　　　　　　長ねぎ70、キャベツ40、しいたけ15、しょうが6、砂糖（上白糖）5、しょ
　　　　　　　　　うゆ4、食塩4、ごま油3〕

－もなか＜最中＞
　－15036　こしあん入り
　－15167　つぶしあん入り
　「もなか」は、搗（つ）いた餅（もち）を、合わせ型で薄く焼いた最中（もなか）皮に、もな
かあんを詰めたものである。なお、あんは、小豆つぶあん、白いんげんあん、栗入りあん、求肥
（ぎゅうひ）入りあん等もある。収載食品は、成分表2015年版（七訂）の小豆こしあん入りに加
え、新たにつぶしあん入りを収載した。成分値は、原材料の配合割合と成分値に基づき計算によ
り決定した。
　　製品部分割合：皮1、あん9
　　こしあん入りの原材料配合割合：皮生地〔もち粉100〕、あん〔もなかあん100〕
　　つぶしあん入りの原材料配合割合：皮生地〔もち粉100〕、あん〔つぶし練りあん100〕

－15037　ゆべし＜柚餅子＞
　「ゆべし」は、柚子（ゆず）の実をくりぬき、その中に果肉、もち米粉、うるち米粉、白みそ、
しょうゆ、砂糖等を入れて蒸した丸ゆべしと、柚子の皮や果汁ともち米粉、うるち米粉、白みそ、
砂糖等をまぜて蒸し、切り分けたものがある。クルミやゴマを加えた製品や柚子が入らない製品
もある。本成分表では、くるみ入りのものを対象とした。成分値は、原材料の配合割合と成分値
に基づき計算により決定した。
　　原材料配合割合：砂糖（赤ざら糖）140、砂糖（白ざら糖）120、上新粉100、くるみ24、し
　　　　　　　　　　ょうゆ20、みじん粉10、ゆず皮5

－ようかん　＜羊羹＞
　－15038　練りようかん＜練り羊羹＞
　－15039　水ようかん＜水羊羹＞
　－15040　蒸しようかん＜蒸し羊羹＞
　「練りようかん」は、膨潤させた寒天を水と加熱して溶かし、砂糖、小豆こしあんを加えて加
熱し、練りながら煮詰め、型あるいは筒に入れて固めたものである。小豆つぶしあん、白いんげ
んあん、栗入り等多様な製品もある。収載食品は、小豆こしあんの製品である。成分値は、原材
料の配合割合と成分値に基づき計算により決定した。

　　　原材料配合割合：砂糖（上白糖）100、こしあん65、水あめ6、角寒天1.5

　「水ようかん」は、膨潤させた寒天を水と加熱して溶かし、砂糖、水あめ、練りあんを加えて練り、型に入れて冷却し、固めたものである。缶入りの製品を対象とした。なお、缶入りのものは、缶入りでないものに比べて水分含量が少ない傾向にある。あんの種類により多様な製品がある。収載食品は、最も基本的な小豆こしあんの製品である。成分値は、原材料の配合割合と成分値に基づき計算により決定した。

　　　原材料配合割合：並練りあん400、砂糖（上白糖）100、水あめ6、角寒天4、食塩1.2

　「蒸しようかん」は、練りあんに小麦粉及び水を加えて練った生地を、型に入れて蒸し、放冷後、切り分けたものである。使用する原材料により、栗蒸しようかん等種々のものがあるが、本成分表では、最も基本的なあずき並練りあんを用いたものを対象とした。成分値は、原材料の配合割合と成分値に基づき計算により決定した。

　　　原材料配合割合：並練りあん100、砂糖（上白糖）15、小麦粉（薄力1等）9.3、食塩0.3

＜和干菓子類＞

　和菓子のうち水分含量が20％未満のものを＜和干菓子類＞とした。

－15041　あめ玉＜飴玉＞

　「あめ玉」は、砂糖と水あめを主原材料として煮詰めたものである。使用する副原材料により、種類が多い。砂糖以外の甘味料を用いた製品も多い。本成分表では、砂糖と水あめを用いる最も基本的な配合割合のものを対象とした。

　なお、味の対比効果により甘味を強めるため、食塩を添加したものもあるので、その旨、備考欄に記載した。成分値は、原材料の配合割合と成分値に基づき計算により決定した。

　　　原材料配合割合：砂糖（上白糖）100、水あめ20

－15042　芋かりんとう＜芋花林糖＞

　「芋かりんとう」は、さつまいもを短冊状に切って、油揚げした後、蜜（みつ）掛けしたものである。成分値は、原材料の配合割合と成分値に基づき計算により決定した。

　　　原材料配合割合：さつまいも126、砂糖（上白糖）38、吸着した揚げ油（植物油）22

－15043　おこし＜粔籹＞

　「おこし」は、米、アワなどをいったおこし種に、砂糖や水あめの蜜（みつ）を加熱して掛けて混ぜ、湿らせた木枠に入れて薄く延ばし、切り分けて冷ましたものである。全国各地で各種各様のものが造られているが、代表的なものとして、関東の米おこし、関西の粟おこし等がある。しかし、使用される主原材料はおこし種で、その粒度の違いのみである場合が多い。成分値は、原材料の配合割合と成分値に基づき計算により決定した。

　　　原材料配合割合：おこし種125、砂糖（上白糖）100、水あめ25、植物油0.9、食塩0.6

－15044　おのろけ豆　＜お惣気豆＞

　「おのろけ豆」は、いり落花生に衣（主に寒梅粉（もちごめを蒸して乾燥させ、粉にひいて晒(さら)したもの））をつけ、焙（ばい）焼した定番の豆菓子である。砂糖と塩味、砂糖と醤油味などの製品や海苔がまぶされた製品もある。収載食品は、砂糖と醤油味の食品である。成分値は、原材料の配合割合と成分値に基づき計算により決定した。

　　　製品部分割合：ころも100、いり落花生35

　　　原材料配合割合：ころも〔米粉100、砂糖（上白糖）5、食塩1.3〕

－かりんとう＜花林糖＞

　－15045　黒

　－15046　白

　「かりんとう」は、小麦粉を主原料として、水、酵母等を加えて練った生地を棒状に成形し、油で揚げ、蜜掛けし、乾燥させたもの又はこれに風味原料を加えたものである。なお、野菜の乾燥粉末を小麦粉に加えた製品もある。成分値は、原材料の配合割合と成分値に基づき計算により決定した。

　　「黒かりんとう」

　原材料配合割合：小麦粉（強力2等）100、黒砂糖40、砂糖（上白糖）30、吸着した揚げ油（植物油）19、炭酸アンモニウム1.6、酵母1.2

　　「白かりんとう」

　原材料配合割合：小麦粉（強力2等）100、砂糖（上白糖）30、吸着した揚げ油（植物油）13、炭酸アンモニウム1.6、酵母1.2

－15047　ごかぼう　＜五家宝＞

　「ごかぼう」は、おこし種に砂糖及び水あめで作った蜜を混ぜて円柱状に丸め、きな粉に砂糖、水あめで作った蜜を加えて混ぜた外皮でくるみ、きな粉を敷いた台上でころがしながら細い棒状に延ばし、切ったものである。江戸時代上州の五箇村で作ったのが初めといわれこの名称で呼ばれる。成分値は、原材料の配合割合と成分値に基づき計算により決定した。

　原材料配合割合：おこし種100、砂糖（上白糖）100、水あめ100、きな粉100

－小麦粉せんべい＜小麦粉煎餅＞

　－15048　磯部せんべい＜磯部煎餅＞

　－15049　かわらせんべい＜瓦煎餅＞

　－15050　巻きせんべい＜巻き煎餅＞

－南部せんべい＜南部煎餅＞

　－15051　ごま入り

　－15052　落花生入り

　せんべいは、一般に関西では小麦粉を用いたものを指すが、関東では米を用いたもの（米菓）も含めている場合が多い。本成分表では、小麦粉を用いたものを「小麦粉せんべい」とし、米を用いたものを「米菓」とした。

　「磯部（いそべ）せんべい」は、砂糖及び食塩を磯部鉱泉（炭酸水素ナトリウムを含む食塩泉）に溶かし、炭酸アンモニウム、サラダ油、小麦粉を加えてこね、さらに鉱泉水を加えた生地に泡立てた卵白を加え、型に入れて焼いたものである。類似の製品に炭酸せんべい、温泉せんべい、湯せんべいがある。成分値は、原材料の配合割合と成分値に基づき計算により決定した。

　原材料配合割合：小麦粉（薄力1等）100、砂糖（上白糖）100、食塩（鉱泉）2.5

　「かわらせんべい」は、砂糖と鶏卵を混ぜ、水で溶かした重曹（炭酸水素ナトリウム）、水、小麦粉を加えてこね、さらに水を加えた生地を、型に入れて、直火で焼いたものである。最も一般的なせんべい類の一つである。成分値は、市販品の分析値に基づき決定した。

　「巻きせんべい」は、小麦粉、砂糖、鶏卵を用いた生地を焼き、有平（あるへい）糖を芯（しん）にして巻いたものである。「有平巻き」ともよばれる。成分値は、原材料の配合割合と成分

値に基づき計算により決定した。

　　　　原材料配合割合：小麦粉（薄力1等）100、砂糖（上白糖）100、有平糖50、鶏卵（全卵）20、
　　　　　　　膨張剤1

　「南部せんべい」は、小麦粉と食塩を用いた生地を、ごま、落花生、くるみ等さまざまな原材料とともに、焼き型に入れて焼いたものである。盛岡市を中心とする南部地方で作られたのが始まりで、この名がある。成分値は、原材料の配合割合と成分値に基づき計算により決定した。

　　なお、せんべい汁用に焼いた「かやきせんべい」は、穀類に収載した。

　　「ごまいり」

　原材料配合割合：小麦粉（薄力1等）100、ごま20、食塩1.2

　　「落花生入り」

　原材料配合割合：小麦粉（薄力1等）100、落花生20、砂糖（上白糖）5、食塩1

－15053　しおがま＜塩竈＞

　「しおがま」は、砂糖に水あめを溶かした液〔しとり蜜（みつ）〕を加え、みじん粉、ゆかり（しそ）を加え、木型に詰めて押し固めたものである。宮城県塩竈で作り始められたのでこの名称で呼ばれる。成分値は、原材料の配合割合と成分値に基づき計算により決定した。

　　　　原材料配合割合：砂糖（上白糖）100、みじん粉60、水あめ3、食塩2.6、ゆかり1.3

－ひなあられ＜雛霰＞

　　－15056　関西風

　　－15055　関東風

　「ひなあられ」は、もち米を蒸し、乾燥させてから煎（い）った白丸種、もち米を蒸してから搗（つ）き、着色し、延ばして小さく切ってから乾燥し、煎った風船種、水に浸漬した大豆を煎って蜜（みつ）掛けした豆種を混ぜ合わせたものである。「ひなあられ」については、主体となるあられ部分は、関東ではでん粉を、関西では米を用いて造られる。また、いり大豆、甘納豆の混合割合も異なる。このため、本成分表では、「ひなあられ」を「関東風」と「関西風」に分別して収載した。成分値は、原材料の配合割合と成分値に基づき計算により決定した。

　　「関西風」

　原材料配合割合：あられ100

　　「関東風」

　原材料配合割合：あられ88、甘納豆6、いり大豆6

－米菓

　　－15057　揚げせんべい＜揚げ煎餅＞

　　－15058　甘辛せんべい＜甘辛煎餅＞

　　－15059　あられ＜霰＞

　　－15060　しょうゆせんべい＜醤油煎餅＞

　「米菓」は、もち米を原料とするあられ類及びうるち米を原料とするせんべい類の総称である。

　「揚げせんべい」は、水に浸漬したうるち米を製粉し、蒸しながら練った餅状の生地を板状に延ばして型抜きして乾燥し、油で揚げ、食塩をまぶしたものである。成分値は、ヨウ素、セレン、クロム、モリブデン及びビオチンは分析値に基づき、それ以外は原材料の配合割合と成分値に基づき計算により決定した。

　原材料配合割合：上新粉（水分6％）100、吸着した揚げ油（植物油）20、食塩1.5

　「甘辛せんべい」は、水に浸漬したうるち米を製粉し、蒸しながら練った餅状の生地を板状に延ばして型抜きして乾燥し、焼いて砂糖を含む調味液を塗布したり、ざらめ糖をまぶしたものである。「ざらめせんべい」とも呼ばれる。成分値は、原材料の配合割合と成分値に基づき計算により決定した。

　原材料配合割合：上新粉（水分6％）100、砂糖（上白糖）10、しょうゆ9

　「あられ」は、もち米から作った餅を硬化させてから切断し、乾燥した後、焼き上げ、調味料を塗布したものである。成分値は、ヨウ素、セレン、クロム、モリブデン及びビオチンは分析値に基づき、それ以外は原材料の配合割合と成分値に基づき計算により決定した。

　原材料配合割合：もち（水分6％）100、しょうゆ12

　「しょうゆせんべい」は、水に浸漬したうるち米を製粉し、蒸しながら練った餅状の生地板状に延ばして型抜きして乾燥し、焼いてしょうゆを主体とする調味液を塗り、さらに焼き上げたものである。成分値は、ヨウ素、セレン、クロム、モリブデン及びビオチンは分析値に基づき、それ以外は市販品の分析値に基づき決定した。

－ボーロ

　－15061　ボーロ、小粒

　－15062　そばボーロ＜蕎麦ボーロ＞

　「ボーロ、小粒」は、砂糖と鶏卵を混ぜ、でん粉を加えた生地を成形後、鉄板に並べて焼いたポルトガル伝来の丸く小さい菓子である。ボーロはポルトガル語ではケーキなど菓子類の総称である。日本では、ボーロは、たまごボーロ、乳（ちち）ボーロ、衛生ボーロ、栄養ボーロ等の呼び名がある。乳幼児用として、カルシウム、ビタミン類を添加したものも多いので、その旨備考欄に記載した。成分値は、原材料の配合割合と成分値に基づき計算により決定した。

　原材料配合割合：じゃがいもでん粉100、砂糖（上白糖）100、鶏卵（全卵）40

　「そばボーロ」は、砂糖と鶏卵を混ぜ、水あめ、砂糖、水に溶かした重曹（炭酸水素ナトリウム）を加えて混ぜ、小麦粉、そば粉を加えてこねた生地を、薄く延ばして型抜きし、焼いたものである。成分値は、原材料の配合割合と成分値に基づき計算により決定した。

　原材料配合割合：小麦粉（薄力1等）70、砂糖（上白糖）70、鶏卵（全卵）40、そば粉（全層粉）20、水あめ7、はちみつ5、重曹（炭酸水素ナトリウム）0.6

－15063　松風

　「松風」は、小麦粉、砂糖、水あめ等をこねた生地を平らにならし、けしの実をふりかけて焼き、熱いうちに切ったものである。成分値は、原材料の配合割合と成分値に基づき計算により決定した。お菓子の裏を返すと表に比べ寂しいため、寂しいの意味で「松風」の名称がついたといわれる。

　原材料配合割合：小麦粉（薄力1等）100、砂糖（上白糖）100、水あめ12、炭酸アンモニウム0.4、重曹（炭酸水素ナトリウム）0.2

－15064　みしま豆＜三嶋豆＞

　「みしま豆」は、大豆を煎（い）り、砂糖で衣掛けしたものである。成分値は、原材料の配合割合と成分値に基づき計算により決定した。

　原材料配合割合：砂糖（上白糖）200、いり大豆100

－15065　八つ橋

　「八つ橋」は、上新粉で作った生地を蒸し、砂糖、はちみつ、桂皮末等を加えて練り、薄く延ばして大豆粉、桂皮末等をまぶし、短冊状に切った後、平鍋で両面を焼き、熱いうちに型に入れて樋（とい）の形に湾曲させたものである。成分値は、原材料の配合割合と成分値に基づき計算により決定した。なお、焼く前の製品である生八つ橋は、和生菓子に収載している。

　　原材料配合割合：米粉100、砂糖（上白糖）100

－らくがん＜落雁＞

　　－15066　らくがん＜落雁＞

　　－15067　麦らくがん＜麦落雁＞

　　－15068　もろこしらくがん＜諸越落雁＞

　「らくがん」は、砂糖に水あめを溶かした液〔しとり蜜（みつ）〕あるいは水を加え、穀粉種を加えて混ぜ、木型に詰めて成型し、取り出して乾燥させたものである。みじん粉を用いた「らくがん」、麦こがしを用いた「麦らくがん」、小豆粉又は小豆さらしあんを用いた「もろこしらくがん」を収載した。成分値は、原材料の配合割合と成分値に基づき計算により決定した。

　　　「らくがん」

　　原材料配合割合：砂糖（上白糖）100、みじん粉54、じゃがいもでん粉13、水あめ3

　　　「麦らくがん」

　　原材料配合割合：砂糖（上白糖）100、麦こがし60、みじん粉10、水あめ3

　　　「もろこしらくがん」

　　原材料配合割合：砂糖（上白糖）100、小豆さらしあん40、もち粉10、水あめ3、食塩0.5

＜菓子パン類＞

－15125　揚げパン

－あんパン＜餡パン＞

　　－15069　こしあん入り

　　－15168　つぶしあん入り

　　－薄皮タイプ

　　　－15126　こしあん入り

　　　－15169　つぶしあん入り

－カレーパン

　　－15127　皮及び具

　　－15128　皮のみ

　　－15129　具のみ

－15181　菓子パン、あんなし

－クリームパン

　　－15070　クリームパン

　　－15130　薄皮タイプ

－15071　ジャムパン

－15072　チョココロネ

－15131　チョコパン、薄皮タイプ

－15132　メロンパン

　菓子パンは、砂糖を多く含むパン生地を用いたパンで、我が国独特の食品と考えられるものである。パン類は、品質表示基準[5]では、「食パン」、「菓子パン」及び「その他のパン」に分類される。成分表2015年版（七訂）の収載食品に加え、新たに、あんパン＜餡パン＞の「つぶしあん入り」、「薄皮タイプ、つぶしあん入り」及び「菓子パン、あんなし」を収載した。

　「揚げパン」は学校給食用の揚げパンである。砂糖入りきな粉、砂糖入りココア、砂糖入り抹茶をかけて提供される場合もあるが、揚げパンの成分値のみを収載した。成分値は、全国の5か所の給食用パンを試料とし分析値に基づき決定した。

　「菓子パン、あんなし」は、菓子パン類のパンの部分である。なお、「菓子パン、あんなし」の原材料配合割合は別表に示した。

　「あんパン」の「こしあん入り」及び「つぶしあん入り」、「あんパン、薄皮タイプ」の「こしあん入り」及び「つぶしあん入り」、「菓子パン、あんなし」、「クリームパン」、「クリームパン、薄皮タイプ」、「ジャムパン」、「チョココロネ」及び「チョコパン、薄皮タイプ」の成分値は、それぞれ原材料の配合割合と成分値に基づき計算により決定した。

　「カレーパン、皮及び具」の成分値は、皮及び具の部分割合と成分値に基づき計算により決定した。「カレーパン、皮のみ」、「カレーパン、具のみ」及び「メロンパン」の成分値は、それぞれの市販品の分析値に基づき決定した。

　成分値を計算した各パンの製品部分割合は、以下のとおりである。

　　「あんパン」：「菓子パン、あんなし」10、並練りあん7

　　「あんパン」：「菓子パン、あんなし」10、つぶし練りあん7

　　「あんパン　薄皮タイプ」：「菓子パン、あんなし」22、並練りあん78

　　「あんパン　薄皮タイプ」：「菓子パン、あんなし」22、つぶし練りあん78

　　「クリームパン」：「菓子パン、あんなし」5、カスタードクリーム3

　　「クリームパン　薄皮タイプ」：「菓子パン、あんなし」31、カスタードクリーム69

　　「ジャムパン」：「菓子パン、あんなし」5、いちごジャム（高糖度）3

　　「チョココロネ」：「菓子パン、あんなし」5、チョコクリーム4

　　「チョコパン、薄皮タイプ」：「菓子パン、あんなし」31、チョコクリーム69

　計算に用いたクリームパン用の「カスタードクリーム」及び「チョココロネ」及び「チョコパン」用の「チョコクリーム」は、菓子類のその他、に収載している。

　なお、あんパンは、関東では小豆つぶしあん、関西では小豆こしあんの流通量が多い。

　また、「食パン」、「コッペパン」、「乾パン」、「フランスパン」、「ライ麦パン」、「ぶどうパン」、「ロールパン」及び「クロワッサン」は、穀類に収載した。

別表　菓子パンあんなし、デニッシュペストリーの原材料配合割合

	菓子パン	デニッシュペストリーアメリカンタイプ	デニッシュペストリーデンマークタイプ
強力粉1等	100	80	70
ライ麦粉		20	30
パン酵母　圧搾酵母（生イースト）	3.5	7	6
食塩	0.8	1.5	0.8
砂糖（上白糖）	25	15	6
ショートニング	8	10	5
コンパウンドマーガリン		10	
ロールイン油脂		50	80
脱脂粉乳	2	3	
鶏卵（全卵）	15	20	30
水	50	40	30

＜ケーキ・ペストリー類＞

－15073　シュークリーム

　「シュークリーム」は、シュー皮（シューパフ）にカスタードクリームあるいはホイップクリームを詰めたものである。成分値は、カスタードクリームを詰めたものを対象とし、原材料の配合割合と成分値に基づき計算により決定した。

　　　製品部分割合：皮1、カスタードクリーム5

　　　原材料配合割合：皮生地〔鶏卵（全卵）162、小麦粉（薄力1等）100、水100、有塩バター80、

　　　　　　　　　　　砂糖（上白糖）3.5、食塩0.7〕

－15074　スポンジケーキ

　「スポンジケーキ」は、小麦粉、鶏卵、砂糖を主原料とし、卵の起泡性を利用して焼き上げたものである。成分値は次の配合により調製した製品の分析値に基づき決定した。

　　　原材料配合割合：小麦粉（薄力1等）100、鶏卵（全卵）150、砂糖（上白糖）100、無塩バター10、水10

－ショートケーキ

　－15075　果実なし

　－15170　いちご

　「ショートケーキ」は、スポンジケーキにクリームを挟み、表面にもクリームを塗り、挟んだホイップクリームや表面のホイップクリームの上にいちご等を載せた製品が一般的である。製品の名称は用いた果物の名前を加えたものが多い。製品によりホイップクリーム（乳脂肪製品、乳脂肪・植物性脂肪製品、植物性脂肪製品）の種類と量、果実の種類等が異なる。収載食品は、成分表2015年版（七訂）の、スポンジとホイップクリームのみの製品に加え、新たにいちごのショートケーキを収載した。成分値は、「スポンジケーキ（15074）」及び「ホイップクリーム　乳脂肪・植物性脂肪（13018）」の成分値に基づき計算により決定した。

果実なしの製品部分割合：スポンジケーキ3、ホイップクリーム（乳脂肪・植物性脂肪）1
いちごのショートケーキの製品部分割合：スポンジケーキ3、ホイップクリーム（乳脂肪・植物性脂肪）1：イチゴ1

－15133　タルト（洋菓子）

「タルト（洋菓子）」は、パイ生地やビスケット生地の上に、ホイップクリームやカスタードクリーム、果実やナッツを載せた菓子である。パイのように表面を覆わないのが特徴である。収載食品はいちごタルトである。成分値は、原材料の配合割合と成分値に基づき計算により決定した。

製品部分割合[1]：タルト22.5、スポンジケーキ19.6、その他（カスタードクリーム等）54.9
原材料配合割合[1]：いちご31.9、ワインゼリー2.4、ホイップクリーム6.3、カスタードクリーム14.2、スポンジケーキ19.6、タルト生地25.5（ハードビスケット17、無塩バター8.5）

－チーズケーキ
　－15134　ベイクドチーズケーキ
　－15135　レアチーズケーキ

「ベイクドチーズケーキ」は、クリームチーズ、卵、砂糖、小麦粉、レモン汁を原料としオーブンで焼いた製品である。成分値は、原材料の配合割合と成分値に基づき計算により決定した。

原材料配合割合[1]：クリームチーズ200、鶏卵100、砂糖（上白糖）60、小麦粉（薄力1等）25、レモン果汁14

「レアチーズケーキ」は、クリームチーズ、生クリーム、プレーンヨーグルト、ビスケット、砂糖、バター、レモン汁、粉ゼラチン等を原料とし冷却して固めた製品である。成分値は、原材料の配合割合と成分値に基づき計算により決定した。

原材料配合割合[1]：クリームチーズ200、生クリーム130、プレーンヨーグルト（全脂無糖）100、ビスケット（ハード）85、砂糖（上白糖）55、有塩バター47.5、水47.5、レモン果汁19.5、鶏卵（卵白）12.5、粉ゼラチン6.5、キュラソー2.5

－デニッシュペストリー
　－15182　アメリカンタイプ　プレーン
　－15076　デンマークタイプ　プレーン
　－15183　アメリカンタイプ　あん入り　こしあん
　－15184　アメリカンタイプ　あん入り　つぶしあん
　－15171　デンマークタイプ　あん入り　こしあん
　－15172　デンマークタイプ　あん入り　つぶしあん
　－15185　アメリカンタイプ　あん入り　カスタードクリーム
　－15173　デンマークタイプ　あん入り　カスタードクリーム

「デニッシュペストリー」は、デニッシュとも呼ばれ、砂糖を多く含む生地に油脂をのせ、折り込みながら成形して焼いたものである。デニッシュはデンマーク風のという意である。従来のデニッシュは、プレーンから「デンマークタイプ」に名称変更し、新たに「アメリカンタイプ」を収載した。「アメリカンタイプ」は、層が壊れなにくいように、油脂量を減らした工業的な製

品であり、量販店で販売されている食品である。小豆あん（こしあん、つぶしあん）、カスタードクリーム等を包んだ製品もある。収載食品はあんを包んでいないプレーンのアメリカンタイプとデンマークタイプ、新たに、両者のあん及びクリーム入りの製品を収載した。成分値は、原材料の配合割合と成分値に基づき計算により決定した。

　　あん入り、こしあんの原材料配合割合：デニッシュペストリープレーン10：並練りあん7

　　あん入り、つぶしあんの原材料配合割合：デニッシュペストリープレーン10：つぶし練
　　　　　　　　　　　　　　　　　　りあん7

　　あん入り、カスタードクリームの原材料配合割合：デニッシュペストリープレーン5：カス
　　　　　　　　　　　　　　　　　　　　　　　タードクリーム3

　なお、デニッシュペストリーのアメリカンタイプ及びデンマークタイプのプレーンの原材料配合割合を別表に示した。

－ドーナッツ
　－イーストドーナッツ
　　－15077　プレーン
　　－あん入り
　　　－15174　こしあん
　　　－15175　つぶしあん
　　　－15176　カスタードクリーム
　－ケーキドーナッツ
　　－15078　プレーン
　　－あん入り
　　　－15177　こしあん
　　　－15178　つぶしあん
　　　－15179　カスタードクリーム

　「ドーナッツ」は、生地として小麦粉、バター（又はショートニング）、鶏卵（全卵）及び砂糖を用い、イーストを用いて発酵させる「イーストドーナッツ」と、膨張剤を用いる「ケーキドーナッツ」に分類される。また、生地には砂糖を用いず、油で揚げた後で仕上げに砂糖を用いるフレンチタイプのものがある。さらに、出来上がったドーナッツにチョコレートクリーム等を挟んだり、チョコレート等を塗った製品もある。収載食品は、「イーストドーナッツ」、「ケーキドーナッツ」共に、成分表2015年版（七訂）の生地に砂糖を加えただけで、何も挟んだり塗ったりしないプレーンな製品に加え、アンドーナッツ（こしあん、つぶしあん、及びカスタードクリーム）をそれぞれ新たに収載した。成分値は、それぞれ原材料の配合割合と成分値に基づき計算により決定した。

　　「イーストドーナッツ」
　　プレーンの原材料配合割合：小麦粉（強力1等）75、吸着した揚げ油（植物油）29、小麦粉
　　　　　　　　　　　　　　（薄力1等）25、砂糖（上白糖）14、ショートニング10、鶏卵（全
　　　　　　　　　　　　　　卵）10、脱脂粉乳6、酵母3、食塩1.5

　　あん入り、こしあんの原材料配合割合：イーストドーナッツプレーン10、並練りあん7

　　あん入り、つぶしあんの原材料配合割合：イーストドーナッツプレーン10、つぶし練

りあん7

あん入り、カスタードクリームの原材料配合割合：イーストドーナッツプレーン5、カスタードクリーム3

「ケーキドーナッツ」

プレーンの原材料配合割合：小麦粉（薄力1等）100、鶏卵（全卵）50、砂糖（上白糖）50、牛乳20、ショートニング10、吸着した揚げ油（植物油）7.3、膨張剤1、食塩0.5

あん入り、こしあんの原材料配合割合：ケーキドーナッツプレーン10、並練りあん7

あん入り、つぶしあんの原材料配合割合：ケーキドーナッツプレーン10、つぶし練りあん7

あん入り、カスタードクリームの原材料配合割合：ケーキドーナッツプレーン5、カスタードクリーム3

－パイ

－15079　パイ皮

－15080　アップルパイ

－15081　ミートパイ

「パイ皮」は、小麦粉と食塩を混合し、バター（又はショートニング）を入れて軽く合わせ、水を加えて軽く練った生地を折りたたみ、焼き上げたものである。パイ皮のバターの入れ方により折込式（フランス式）、練りこみ式（米国式）がある。両者の成分が大きくことなるわけではない。成分値は、次の配合割合により調製した試料の分析値に基づき決定した。

原材料配合割合：水55、小麦粉（強力1等）50、小麦粉（薄力1等）50、ショートニング50、食塩2

「アップルパイ」は、アメリカンパイ（練りパイ）生地に甘煮りんごをのせ、又は更にその上に切れ目を入れた生地をのせて、焼いたものである。成分値は、原材料の配合割合と成分値に基づき計算により決定した。なお、チェリーパイ、チョコレートパイ、クリームパイ等の成分量は、その製品の部分割合を計量し、原材料を成分値を用いて計算できる。その場合は「パイ皮」の成分値を用いることができる。

製品部分割合：パイ皮1、甘煮りんご1

原材料配合割合：甘煮りんご〔りんご100、砂糖（上白糖）80〕

「ミートパイ」は、ひき肉とたまねぎをトマトソースと食塩で調味したフィリングをアメリカンパイ生地で包み、焼いたものである。成分値は、原材料の配合割合と成分値に基づき計算により決定した。

製品部分割合：パイ皮8、フィリング2

原材料配合割合：フィリング（ひき肉20、たまねぎ10、にんじん10、トマトソース5、食塩0.5）

－15082　バターケーキ

「バターケーキ」は、原材料の小麦粉、鶏卵及び砂糖の割合が同量の製品で、パウンドケーキとも呼ばれる。マドレーヌもバターケーキに含まれる。一方、フィナンシェは、外観はバターケーキによく似ているが小麦粉の半量がアーモンドパウダーであるため成分量は異なっている。成分値は、原材料の配合割合と成分値に基づき計算により決定した。

　　　原材料配合割合：小麦粉（薄力1等）25、鶏卵（全卵）25、砂糖（上白糖）25、有塩バター
　　　　　　　　　　　25
－15083　ホットケーキ
　「ホットケーキ」は、ホットケーキ用プレミックス粉で作ったゆるめの生地を円形に焼き上げ
たものである。成分値は、原材料の配合割合と成分値に基づき計算により決定した。
　　　原材料配合割合：ホットケーキ用プレミックス粉200、牛乳145、鶏卵（全卵）50
－ワッフル
　　－15084　カスタードクリーム入り
　　－15085　ジャム入り
　「ワッフル」は、小麦粉、砂糖、バター（又はショートニング）、牛乳、鶏卵からなる生地を
型に入れて焼き、カスタードクリーム又はジャムをはさみ込んだものである。収載食品は、カス
タードクリーム及びジャムを用いた製品である。成分値は、それぞれ原材料の配合割合と成分値
に基づき計算により決定した。
　　　「カスタードクリーム入り」
　　　製品部分割合：皮1、カスタードクリーム1
　　　原材料配合割合：皮生地〔小麦粉（薄力1等）100、牛乳100、鶏卵（全卵）50、砂糖（上白
　　　　　　　　　　　糖）15、ショートニング5、膨張剤1〕
　　　「ジャム入り」
　　　製品部分割合：皮1、いちごジャム（高糖度）1
　　　原材料配合割合：皮生地〔小麦粉（薄力1等）100、牛乳100、鶏卵（全卵）50、砂糖（上白
　　　　　　　　　　　糖）15、ショートニング5、膨張剤1〕

＜デザート菓子類＞

－15086　カスタードプリン
　「カスタードプリン」は、鶏卵に砂糖を加え、加熱した牛乳を混ぜた液を型に入れ、蒸し焼き
にしたものである。成分値は、次の配合により調製した試料の分析値に基づき決定した。
　　　原材料配合割合：牛乳250、鶏卵（全卵）125、砂糖（上白糖）45
　大量に流通している冷やして固めたプリンは、砂糖、ぶどう糖果糖液糖、乳製品、植物油脂、
水あめ、デキストリン、でん粉、卵黄粉末、食塩、ゲル化剤（増粘多糖類）、香料、乳化剤、pH
調整剤等を含み、収載食品とは異なる食品である。
－15136　牛乳寒天
　「牛乳寒天（ぎゅうにゅうかんてん）」は、ミルク寒天、牛乳ようかん等ともよばれる。牛乳
に砂糖を加え寒天で固めた製品である。杏仁豆腐（あんにんどうふ）は、牛乳寒天に杏仁（杏の
種子にある仁）をすり鉢で潰し水を加え成分を抽出した液を加えたものである。また、杏仁と似
た香りを持つアーモンドエッセンスやアマレット（アーモンドの香りのリキュール）を牛乳寒天
に加えた製品もある。牛乳寒天及び杏仁豆腐は、寒天の量により硬さが異なる製品がある。成分
値は、牛乳寒天の原材料の配合割合と成分値に基づき計算により決定した。
　　　原材料配合割合1)：水200、牛乳100、砂糖（上白糖）30、粉寒天1.8
－ゼリー
　　－15087　オレンジ

－15088　コーヒー

－15089　ミルク

－15090　ワイン

　「ゼリー」は、果汁等に凝固剤として寒天、ゼラチン、ペクチン、カラギーナン等を加え、溶かしてから固めたものであるが、凝固剤としてゼラチンを用いたものを収載した。市販品はカラギーナンを用いたものが多い。「オレンジ」、「コーヒー」、「ミルク」及び「ワイン」の4種に分けて収載した。ゼラチン割合の多少により硬さが異なる製品がある。収載食品は少し揺れる程度の硬さである。成分値は、いずれも原材料の配合割合と成分値に基づき計算により決定した。

　　「オレンジ」

　原材料配合割合[1]：バレンシアオレンジジュース（濃縮還元）300、砂糖（上白糖）30、粉ゼ
　　　　　　　　　ラチン5

　　「コーヒー」

　原材料配合割合[1]：水300、砂糖（上白糖）30、粉ゼラチン5、インスタントコーヒー4

　　「ミルク」

　原材料配合割合[1]：牛乳400、砂糖（上白糖）40、粉ゼラチン5

　　「ワイン」

　原材料配合割合[1]：水115、砂糖（グラニュー糖）20、赤ぶどう酒15、粉ゼラチン3

－15091　ババロア

　「ババロア」は、牛乳に砂糖を加えて加熱し、卵黄、砂糖、ゼラチンを混ぜたものに加えて放冷し、泡立てた生クリームを混ぜ、型に入れて冷却し、固めたものである。成分値は、原材料の配合割合と成分値に基づき計算により決定した。

　　原材料配合割合：牛乳150、生クリーム60、砂糖（グラニュー糖）60、鶏卵（卵黄）40、水
　　　　　　　　　30、粉ゼラチン6

　－15142　こんにゃくゼリー

　「こんにゃくゼリー」は、異性化液糖、果汁等にこんにゃく粉（精粉）等を加えて製造したもので、ゼリーに比べて弾力と粘性に富むものである。市販品のぶどう味、リンゴ味、白桃味、パイナップル味、ピンクグレープフルーツ味、マンゴー味、トマト味等を試料とした。成分値は、分析値に基づき決定した。

＜ビスケット類＞

－15092　ウエハース

－15141　ウエハース、クリーム入り

　「ウエハース」は、砂糖、鶏卵、粉乳、膨張剤等を水と混合し、小麦粉を加えて練った生地を、焼き型に入れ、薄板状に焼いたものである。成分値は、市販品の分析値に基づき決定した。乳幼児用として、カルシウム、ビタミン類を添加したものもあるので、その旨備考欄に記載した。

　「ウエハース、クリーム入り」の成分値は、原材料の配合割合と成分値に基づき計算により決定した。

　　クリーム入りの原材料配合割合：ウエハース100、砂糖（上白糖）15、ショートニング15

－クラッカー

　－15093　オイルスプレークラッカー

－15094　ソーダクラッカー

「クラッカー」は、酵母を用いて発酵させた小麦粉生地を薄く延ばして積層し、型抜きして焼いたものである。

「オイルスプレークラッカー」は、小麦粉、ショートニング、食塩、イースト、膨張剤を混合し、発酵させた生地を薄く延ばして積層し、型抜きして焼いたものに、融かした植物性油脂をスプレーしたものである。成分値は、市販品の分析値に基づき決定した。

「ソーダクラッカー」は、小麦粉、ショートニング、食塩、イースト、膨張剤を混合し、発酵させた生地を薄く延ばして積層し、型抜きして焼いたものである。成分値は、市販品の分析値に基づき決定した。

－15095　サブレ

「サブレ」は、フランスのノルマンジー地方が起源のバタークッキーである。フランス語で「砂をまぶした」という意味で、サクサクした歯ごたえで噛むと砂のように壊れるのでこの名称がついたといわれる。小麦粉、油脂、鶏卵、砂糖を混ぜ、膨張剤は使用せず（そのためサクサクする）、型抜きし、焼き上げたものである（グラニュー糖をまぶして焼き上げたものもある）。成分値は、原材料の配合割合と成分値に基づき計算により決定した。

原材料配合割合：小麦粉（薄力1等）110、砂糖（上白糖）70、ショートニング30、鶏卵（全卵）30

－15054　中華風クッキー

「中華風クッキー」は、油脂としてラードを用いたものである。成分値は、原材料の配合割合と成分値に基づき計算により決定した。

原材料配合割合：小麦粉（薄力1等）100、砂糖（上白糖）70、ラード65、鶏卵（全卵）30、膨張剤1、食塩0.3

－ビスケット

－15097　ハードビスケット

－15098　ソフトビスケット

「ビスケット」は、小麦粉、砂糖、油脂、食塩、粉乳、膨張剤等を混合した生地を焼いたものである。代表的な洋菓子の1つで、16世紀にポルトガル人によりもたらされた。

「ビスケット」は、「ハードビスケット」と「ソフトビスケット」に区分され、「ソフトビスケット」は、一般にはクッキーと呼ばれている。

「ハードビスケット」は、原材料を混合して練った生地を折りたたみ、シート状に圧延し、型抜きをして焼いたものである。生地に含まれる水分や膨張剤から発生したガスが揮散し易いように、針穴を付ける。成分値は、市販品の分析値に基づき決定した。乳幼児用として、カルシウム、ビタミン類を添加したものもあるので、その旨備考欄に記載した。

「ソフトビスケット」は、砂糖、油脂等を混合し、鶏卵、水に溶かした食塩、膨張剤を加えて乳化させ、さらに小麦粉を加えて混合した生地を成型し、焼いたものである。ビスケット類の表示に関する公正競争規約[6]に基づく同規約の施行規則におけるクッキー（手作り風で、糖分、脂肪分の合計が質量百分比で40％以上のもの）の規定に合致するものもソフトビスケットに含めている。成分値は、市販品の分析値に基づき決定した。

－15099　プレッツェル

　「プレッツェル」は、ドイツ発祥の焼き菓子である。ビスケット生地を紐を結んだ形や棒状に成型し、アルカリ液に浸漬した後、食塩を振りかけて、焼いたものである。成分値は、市販品の分析値に基づき決定した。なお、プレッツェル型のパンも市販されているが、これとは異なる。

－15096　リーフパイ

　「リーフパイ」は、小麦粉を主体とした層と油脂の層を交互に折りたたんで成形し、砂糖等をふりかけて軽く焼き上げたものである。パルミエも同類の食品である。成分値は、原材料の配合割合と成分値に基づき計算により決定した。

　　原材料配合割合：小麦粉（薄力1等）100、ショートニング50、砂糖（上白糖）5、食塩0.2

－15100　ロシアケーキ

　「ロシアケーキ」は、ビスケット生地の上に、マカロン生地を搾り、焼いた後、ゼリージャム、マーマレード等で飾ったものである。成分値は、原材料の配合割合と成分値に基づき計算により決定した。

　なお、マカロンとは、ピーナッツ、アーモンド等の種実類を煎（い）ってつぶしたものに、砂糖を加えて再度焼き上げたものである。

　　製品部分割合：ビスケット4、マカロン2、クリーム1
　　原材料配合割合：ビスケット〔小麦粉（薄力1等）60、砂糖（上白糖）20、ショートニング18.5、全粉乳1.2、食塩0.7、膨張剤0.3〕、マカロン〔砂糖（粉糖）90、鶏卵（卵白）45、アーモンド45〕、クリーム〔ショートニング100、砂糖（上白糖）100〕

＜スナック類＞

－15101　小麦粉あられ

　「小麦粉あられ」は、小麦粉に水を加え、加熱しながら練った生地を、成形、乾燥し、焙（ばい）焼するか油で揚げたものである。成分値は、原材料の配合割合と成分値に基づき計算により決定した。

　　原材料配合割合：小麦粉（薄力1等）100、ショートニング20、食塩2

－15102　コーンスナック

　「コーンスナック」は、コーングリッツを主原料とした生地を、エクストルーダで押し出して、膨張させ、乾燥、調味したものである。成分値は、市販品の分析値に基づき決定した。

－ポテトチップス

　－15103　ポテトチップス
　－15104　成形ポテトチップス

　「ポテトチップス」は、じゃがいもを水洗、剥（はく）皮、薄切り後、油で揚げ、調味したものである。じゃがいもの薄切りを原料としたものや乾燥マッシュポテト等を原料として成形したものがある。成分値は分析値に基づき決定した。

　「成形ポテトチップス」は、乾燥マッシュポテト、ショートニング、安定剤等を混合、加熱した生地を圧延、成形後、油で揚げ、調味したものである。成分値は、分析値に基づき決定した。

＜キャンデー類＞

　＜キャンデー類＞は、砂糖と水あめを主原料とした菓子類の総称で、糖液を煮詰める温度で類別すると、低温で煮詰めるソフトキャンデーと高温で煮詰めるハードキャンデーに分類される。

－15109　かわり玉

「かわり玉」は、砂糖を核として、煮詰めて着色した砂糖液を幾重にも被覆、乾燥したものである。成分値は、原材料の配合割合と成分値に基づき計算により決定した。

原材料配合割合：砂糖（上白糖）100

－15105　キャラメル

「キャラメル」は、砂糖と水あめを加熱しながら攪拌（かくはん）し、練乳、小麦粉、ショートニング等を混合し、比較的低温（120～125 ℃）で煮詰め、香料を加え、冷却、圧延、切断したもので、ソフトキャンデーに属する。成分値は、市販品の分析値に基づき決定した。

－15107　ゼリーキャンデー

「ゼリーキャンデー」は、砂糖と水あめを主原料として、ゼラチン、ペクチン、寒天等の凝固剤で固めたものである。成分値は、原材料の配合割合と成分値に基づき計算により決定した。

原材料配合割合：水あめ300、砂糖（上白糖）100、角寒天5

－15108　ゼリービーンズ

「ゼリービーンズ」は、水あめ、砂糖、でん粉等を主原材料としてゼリーを作り、これを粉糖と糖液（主原材料：砂糖、アラビアガム等）で交互に被覆、乾燥したものである。成分値は、原材料の配合割合と成分値に基づき計算により決定した。

製品部分割合：糖衣5、ゼリー6

原材料配合割合：糖衣部〔砂糖（上白糖）100、アラビアガム少々〕、ゼリー部〔水あめ200、
　　　　　　　　砂糖（上白糖）100、じゃがいもでん粉90、角寒天9〕

－15110　ドロップ

「ドロップ」は、砂糖を水に溶解加熱し、水あめを加え、高温（約145 ℃）で煮詰め、冷却し、酸味料、色素、香料を加え、成型したもので、ハードキャンデーに分類される。成分値は、原材料の配合割合と成分値に基づき計算により決定した。

原材料配合割合：砂糖（上白糖）55、水あめ45

－15111　バタースコッチ

「バタースコッチ」は、主原材料の砂糖、水あめ、バターを配合し、水を加えて混合しながら煮詰め、冷却、切断したもので、ハードキャンデーに分類される。成分値は、原材料の配合割合と成分値に基づき計算により決定した。

原材料配合割合：砂糖（上白糖）100、水あめ20、バター10、食塩0.5

－15112　ブリットル

「ブリットル」は、少量の水に砂糖、水あめを溶解加熱し、油脂や練乳を加えて煮詰め、落花生を加え、少量の重曹（炭酸水素ナトリウム）を加えて気泡を抱き込ませ、冷却、圧延、成型したもので、ハードキャンデーに分類される。成分値は、原材料の配合割合と成分値に基づき計算により決定した。

原材料配合割合：いり落花生150、砂糖（上白糖）100、水あめ50、ショートニング5、食塩
　　　　　　　　0.4、重曹（炭酸水素ナトリウム）0.2

－15113　マシュマロ

「マシュマロ」は、砂糖、水あめを加熱溶解し、泡立てたゼラチンを加え、攪拌（かくはん）して空気を抱き込ませ、成形し、でん粉型中で放冷、乾燥させたもので、ソフトキャンデーに分

類される。成分値は、原材料の配合割合と成分値に基づき計算により決定した。

原材料配合割合：砂糖（上白糖）55、水あめ50、水20、粉ゼラチン3

－15106　ラムネ

「ラムネ」は、一般には砂糖が主原料で、これに結合剤等を少量混合したものを、打錠機で圧縮成型したものである。成分値は、分析値に基づき決定した。

＜チョコレート類＞

チョコレートは、カカオマス、カカオバター、砂糖、粉乳等を磨砕、微粒化、精練、調温、成型、熟成したものである。チョコレート類の表示に関する公正競争規約[7]が定められている。チョコレートは、カカオマスに砂糖を加えたスイートチョコレートと、さらに乳製品を加えたミルクチョコレートに大別される。

－15137　アーモンドチョコレート

「アーモンドチョコレート」は、アーモンドをチョコレートで包んだ菓子である。成分値は、原材料の配合割合と成分値に基づき計算により決定した。

製品部分割合：ミルクチョコレート27、アーモンド（いり）15

－15114　カバーリングチョコレート

「カバーリングチョコレート」は、ビスケットをチョコレートで被覆したものである。成分値は、原材料の配合割合と成分値に基づき計算により決定した

製品部分割合：ミルクチョコレート3、ビスケット2

原材料配合割合：ビスケット〔小麦粉（薄力1等）69、砂糖（粉糖）16、ショートニング10、
　　　　　　　　全粉乳1.8、食塩0.5、膨張剤0.4〕

－15115　ホワイトチョコレート

「ホワイトチョコレート」は、カカオマスを用いず、カカオバター、粉糖及び粉乳を原料としたものである。成分値は、市販品の分析値に基づき決定した。

－15116　ミルクチョコレート

「ミルクチョコレート」は、カカオマス、カカオバター、粉糖及び粉乳を原料としたものである。成分値は、市販品の分析値に基づき決定した。

＜果実菓子類＞

－15117　マロングラッセ

「マロングラッセ」は、鬼皮をむいて煮た栗から渋皮を取り除き、濃度の低い砂糖液から高い液へと順次浸漬し、艶（つや）出し糖液を掛け、加熱乾燥したものである。成分値は、四訂成分表収載値に基づき決定した。

＜チューインガム類＞

－15118　板ガム

－15119　糖衣ガム

－15120　風船ガム

＜チューインガム類＞は、ガムベース（植物性樹脂、酢酸ビニル樹脂、エステルガム等）に、各種糖類、香料類等を加え、練り合わせ、圧延、切断したものである。なお、収載した成分値は、咀しゃくにより溶出する成分100 g当たりの値である。成分値は、四訂成分表収載値に基づき計算により決定した。

＜その他＞

－15138　カスタードクリーム

　「カスタードクリーム」は、洋菓子の基本のクリームである。一般に鶏卵や油脂の少ないいわゆるフラワーペーストが用いられ、バニラの風味をつける。ホイップクリームと異なり加熱して作るので日持ちする。成分値は、原材料の配合割合と成分値に基づき計算により決定した。

　　原材料配合割合[1]：牛乳62.8、グラニュー糖16.5、鶏卵（卵黄）14.4、小麦粉（薄力1等）6.3

－しるこ

　　－15139　こしあん

　　－15140　つぶしあん

　「しるこ」は、「おしるこ」とも呼ばれる。小豆に砂糖を加えて煮た汁に餅、白玉団子、栗等を入れるのが一般的である。関西では、こしあんを用いたものを「しるこ」とよび、粒あんを用いたものを善哉（ぜんざい）と呼ぶ。収載食品は、餅や栗を入れない「しるこ」である。成分値は、原材料の配合割合と成分値に基づき計算により決定した。

　　「こしあん」

　　原材料配合割合[1]：こしあん30、砂糖（上白糖）21、水あめ2.1、水10

　　「つぶしあん」

　　原材料配合割合[1]：つぶしあん（砂糖入り）30、水10

－15180　チョコレートクリーム

　洋菓子の基本のクリームである「チョコレートクリーム」を新たに収載した。チョコレートクリームは、一般に、でん粉、マーガリン、加糖練乳、ミルクチョコレート、全粉乳が用いる。ホイップクリームと異なり加熱して作るので日持ちする。成分値は、原材料の配合割合と成分値に基づき計算により決定した。

　　原材料配合割合[1]：でん粉8.4、マーガリン7.4、加糖練乳4.9、ミルクチョコレート4.3、全粉乳2.2

参考文献

1)　渡邊智子・中路和子・鈴木亜夕帆・並木咲野・藤井瞳・恒岡奈都：資源室提出資料「成分表2015のための菓子類に関する検討」（2015）

2)　標示を要する生菓子類の定義について：昭和34年厚生省公衆衛生局長通知第580号

3)　（財）日本豆類基金協会：資源室提出資料「分析結果資料」（2000）

4)　宮城県：資源室提出資料（2018）

5)　パン類品質表示基準：平成12年農林水産省告示第1644号

6)　ビスケット類の表示に関する公正競争規約：昭和46年公正取引委員会告示第26号

7)　チョコレート類の表示に関する公正競争規約：昭和46年公正取引委員会告示第16号

16) し好飲料類

し好飲料類の全般に通じる主な事項は、次のとおりである。

① ＜アルコール飲料類＞に含まれるエチルアルコール量は、15 ℃における容量%を備考欄に示した。

② ＜アルコール飲料類＞は、利用上の便宜を図り、100 gに対応するmL量及び100 mLに対応するg量をそれぞれの備考欄に示した。

③ ＜アルコール飲料類＞の水分値は、乾燥減量分からアルコール分を差し引いて求めた。

④ 茶と青汁の硝酸イオン、茶とコーヒーのカフェイン及びタンニン、ココアのテオブロミン、カフェイン及びタンニンの含有量を、備考欄に記載した。炭水化物の成分値は、水分、たんぱく質、脂質、灰分のほかにこれらの成分値も差し引いて求めた。

⑤ 茶の浸出方法は、原則として四訂成分表に従った。

⑥ 「分析値」、「文献値」、「類推値」、「計算値」、「借用値」、「推定値」等の用語については、第3章冒頭の「食品群全般に通じる事項」を参照されたい。

以下、食品ごとに成分値に関する主な留意点について述べる。

＜アルコール飲料類＞

アルコール飲料は、酒税法でいう「酒類」に当たるもので、同法の「アルコール分1度以上の飲料をいう」の定義に該当するものである。アルコール飲料には、種々の分類方法があるが、その製造方法によって（醸造酒類）、（蒸留酒類）及び（混成酒類）[注1]に大別した。なお、アルコール飲料は世界的に多種多様あるが、我が国で比較的多量に消費されているものを収載した。

（醸造酒類）

－清酒
　－16001　普通酒
　－16002　純米酒
　－16003　本醸造酒
　－16004　吟醸酒
　－16005　純米吟醸酒
－ビール
　－16006　淡色
　－16007　黒
　－16008　スタウト
－16009　発泡酒
－ぶどう酒
　－16010　白
　－16011　赤
　－16012　ロゼ
－16013　紹興酒

「清酒」の「純米酒」、「本醸造酒」及び「吟醸酒」については、「特定名称の清酒」として酒税の保全及び酒類業組合等に関する法律に基づき「清酒の製法品質表示基準」[注2]が定められて

492

いる。これら以外の「清酒」を「普通酒」として収載した。「普通酒」、「純米酒」、「本醸造酒」、「吟醸酒」及び「純米吟醸酒」の成分値は、それぞれ分析値に基づき決定した。なお、「清酒」のアルコール濃度は、全国調査[1]に基づく値を収載した。

「ビール」の「淡色」、「黒」及び「スタウト」の成分値は、それぞれ分析値に基づき決定した。

「発泡酒」は、製法や香味が「ビール」と類似している。酒税法では「発泡酒」は、麦芽又は麦を原料の一部とした酒類で発泡性を有するものと定義している。「発泡酒」の成分値は、分析値に基づき決定した。なお、「ビール」の麦芽使用比率は従来は67％以上と定義されていたが、2018（平成30）年の酒税法改正で50％以上に変更された。

「ぶどう酒」は、その色調によって「白」、「赤」及び「ロゼ」（バラ色）に区別される。成分値は、それぞれ分析値に基づき決定した。なお、アルコール濃度は調査[2]に基づく値を採用した。

「紹興酒」は、もち米から造られる中国の醸造酒（黄酒）である。中国浙江省の紹興で生産されるものが有名である。長期間貯蔵熟成させたものは一般に老酒と呼ばれる。我が国にも多く輸入され、料理用や飲料として用いられている。成分値は、分析値に基づき決定した。

(注1)「醸造酒類」とは、醗酵させたもろみをそのまま、あるいは濾（ろ）過して製品としたもの。
　　　「蒸留酒類」とは、醗酵させたもろみや酒類を蒸留して得られる酒類で、酒税法では、「連続式蒸留しょうちゅう」、「単式蒸留しょうちゅう」、「ウイスキー」、「ブランデー」、「原料用アルコール」、「スピリッツ」に相当するもの。
　　　「混成酒類」とは、醸造酒や蒸留酒又は原料用アルコールに糖類、着色料、香料、草根木皮の浸出物、甘味料、調味料等を加えたもので、一般にリキュールや「薬味酒」と呼ばれるもの等がこれに含まれ、「スイートワイン」や「合成清酒」もここに含めている。
(注2) 清酒の製法品質表示基準（平成元年国税庁告示第8号）において、清酒の特定名称は次のように定められている。
　　　「吟醸酒」：精米歩合60％以下の白米、米こうじ及び水、又はこれらと醸造アルコールを原料とし、吟味して製造した清酒で、固有の香味及び色沢が良好なもの。
　　　「純米酒」：白米、米こうじ及び水を原料として製造した清酒で、香味及び色沢が良好なもの。
　　　「本醸造酒」：精米歩合70％以下の白米、米こうじ、醸造アルコール及び水を原料として製造した清酒で、香味及び色沢が良好なもの。
　　　また、白米とは農産物検査法により3等以上に格付けされた玄米（これに相当する玄米を含む。）を精米したもの。こうじ米の使用割合（全白米質量に対するこうじ米の質量割合）は15％以上であること、醸造アルコールの使用量は、アルコール分95度換算の質量で白米質量の10％を超えないこととされている。なお、吟醸酒で醸造アルコールを用いていないものは、「純米吟醸酒」と表示することができる。

（蒸留酒類）
－しょうちゅう＜焼酎＞
　－16014　連続式蒸留しょうちゅう
　－16015　単式蒸留しょうちゅう
　－16060　泡盛
－16016　ウイスキー
－16017　ブランデー
－16018　ウオッカ
－16019　ジン
－16020　ラム
－16021　マオタイ酒

　「しょうちゅう」は、酒税法により「連続式蒸留しょうちゅう」と「単式蒸留しょうちゅう」に区分される。平成18年の酒税法改正により、それぞれ「しょうちゅう甲類」、「しょうちゅう乙類」から名称変更された。「単式蒸留しょうちゅう」は用いる原料（さつまいも、米、麦、そば等）によってそれぞれ香気に特徴がある。アルコール濃度は、市販製品の場合、「連続式蒸留しょうちゅう」は35容量%（度）、「単式蒸留しょうちゅう」は25容量%（度）が多い。「連続式蒸留しょうちゅう」及び「単式蒸留しょうちゅう」の成分値は、それぞれ分析値に基づき決定した。

　「泡盛」は、沖縄県の伝統的な単式蒸留焼酎で、主にインディカ米（主にタイ、ミャンマー産）の精白米を原料とし、アワモリコウジカビ（黒麹菌）を用いて米麹（こうじ）をつくり、水とともに泡盛酵母でアルコール発酵させた醪（もろみ）を単式蒸留器で蒸留し、濾過、貯蔵、熟成したものである。成分値は、3〜5年間寝かせた古酒（ブレンド酒を含む。）の分析値に基づき決定した。

　「ウイスキー」及び「ブランデー」の成分値は、主要なものの分析値に基づき決定した。

　「ウオッカ」及び「ジン」の成分値は、それぞれ代表的なアルコール度数、40容量%（度）及び47容量%（度）のものの分析値に基づき決定した。

　「ラム」は、色調が濃く、香りの高いヘビーラム、色調及び香りが中程度のミディアムラム、色調が淡く、香りが低いライトラムに分類される。成分値は、菓子用等に比較的広く用いられる47容量%（度）のヘビーラムを試料とし、分析値に基づき決定した。

　「マオタイ酒」（茅台酒）は、中国の代表的な蒸留酒であり、我が国にも多く輸入されている。貴州省でこうりゃん（モロコシ）を主原料に固体発酵によって造られ、アルコール濃度が高く芳醇で個性的な香りを有する。成分値は、分析値に基づき決定した。

（混成酒類）
－16022　梅酒
－16023　合成清酒
－16024　白酒
－みりん
　－16025　本みりん

　　－16026　本直し

　－16027　薬味酒

　－16028　キュラソー

　－16029　スイートワイン

　－16030　ペパーミント

　－ベルモット

　　－16031　甘口タイプ

　　－16032　辛口タイプ

　－缶チューハイ

　　－16059　レモン風味

　「梅酒」は青梅を蒸留酒（ホワイトリカー、焼酎等）に漬け込んだ混成酒類（アルコール飲料）である。一般的には、梅の実1 kgに対して氷砂糖700 g前後、蒸留酒1.8リットル程度の割合で混合して、一定期間、冷暗所で保管し、製造する。成分値は、瓶詰めの市販品を試料とし、その分析値に基づき決定した。

　「合成清酒」は、アルコールに糖類、有機酸、アミノ酸などを加えて、清酒のような風味にしたアルコール飲料である。清酒に比べて酒税の税率が低く、価格が安いことから、清酒の代用として普及しており、料理酒としても使われている。酒税法では合成清酒のアルコール度数は「16度未満」と定められている（酒税法第3条8項）。成分値は、分析値に基づき決定した。

　「白酒」は、蒸したもち米と麹（こうじ）にしょうちゅうを加え、糖化、熟成させたもろみを擂（す）り潰（つぶ）した酒である。成分値は、分析値に基づき決定した。

　「みりん」は、「本みりん」と「本直し」がある。「本みりん」の製法は基本的には「白酒」と同様のもろみを搾り、精製したものであり、主として調味料として使われる。「本直し」は、「本みりん」に「しょうちゅう」又はアルコールを加えたものである。「やなぎかけ」とも呼ばれる。「本みりん」及び「本直し」の成分値は、それぞれ分析値に基づき決定した。

　「薬味酒」は薬効のある草根木皮などを浸した酒。薬効のある草根木皮などを漬けこんだ混成酒類（アルコール飲料）である。薬味種は酒販店で販売されているが、薬局で販売されている薬用酒はその薬効について薬事法の規定により厚生大臣の認可を受けているので別物である。漬け込む草根木皮は、高麗人参のみを漬けこんだものから、桂皮や地黄等の多種類の生薬を漬けこんだものまで多種多様である。成分値は、高麗人参のみを漬けこんだ市販品と様々な生薬を漬けこんだ市販品を取り混ぜ、分析値に基づき決定した。

　「キュラソー」は、ビターオレンジの香味をつけたリキュールで、香りの高いホワイトキュラソーと味の豊かなオレンジキュラソーがある。成分値は、代表的なものとしてオレンジキュラソーを試料とし、分析値に基づき決定した。

　「スイートワイン」は、酒税法上は甘味果実酒であり、混成酒類に該当する。アルコール濃度については、最近の調査結果[2]に基づく値を採用した。成分値は、分析値に基づき決定した。

　「ペパーミント」は、はっか香のリキュールであり、緑色のものが多いが、中には無色や青色のものもある。成分値は、代表的なものを試料とし、分析値に基づき決定した。

　「ベルモット」は、熟成した白ワインに20種以上の草根木皮を漬け込んだ酒であり、ニガヨモギ（vermouth）から酒名が付いた。濃色甘口のイタリア型の「甘口タイプ」と淡色辛口のフラン

ス型の「辛口タイプ」があり、成分値は、それぞれ分析値に基づき決定した。

「缶チューハイ、レモン風味」は、焼酎又はウォッカ等を炭酸水とレモン果汁等で割ったアルコール飲料を缶に詰めたものである。成分値は、焼酎又はウオッカをレモン果汁等で割ったものを試料とし、市販品の分析値に基づき決定した。

＜茶類＞

（緑茶類）

－玉露
　－16033　茶
　－16034　浸出液
－抹茶
　－16035　茶
－せん茶
　－16036　茶
　－16037　浸出液
－かまいり茶
　－16038　浸出液
－番茶
　－16039　浸出液
－ほうじ茶
　－16040　浸出液
－玄米茶
　－16041　浸出液

（発酵茶類）

－ウーロン茶
　－16042　浸出液
－紅茶
　－16043　茶
　－16044　浸出液

＜茶類＞は、茶樹の芽葉を原料とした飲料である。製造方法の相違により、不発酵茶（緑茶）、半発酵茶（ウーロン茶、包種茶等）、発酵茶（紅茶）及び蒸製堆積発酵茶（黒茶、プーアール茶等）に大別される。

緑茶は、製造の第一段階で、茶葉を蒸気又は火熱で熱して茶葉中に存在する酵素を失活させて酸化を防ぎ、固有の緑色を保持させたものである。なお、緑茶は、第一段階の加熱に蒸気を使用する蒸し製と、釜で炒（い）る釜いり製に分けられる。我が国の緑茶の大半は蒸し製で、「かまいり茶」は九州地方の一部で製造されているに過ぎないが、中国（大陸）の緑茶はほとんど「かまいり茶」である。

蒸し製緑茶には、「玉露」（被覆栽培した上質の原葉を使用したもの）、「抹茶」（碾（てん）茶を臼で挽いたもの）、「せん茶」（茶葉を蒸して揉んで荒茶（葉の形状を整え、水分含量を下げ、保存に適する状態にした茶）にした一般的な茶）、「番茶」（硬化した芽から製造するか、又はせ

ん茶の製造過程で粗大な部分を集めたもの)、「ほうじ茶」(番茶及びせん茶の再製で生じた頭と称する大型茶をほうじたもので、現在はせん茶や青茎を混入するなど一つの独立した茶種として扱われる)等がある。

「玄米茶」は、せん茶50%に煎(い)ったもち米10%を蒸して乾燥後、焙煎(ばいせん)したうるち精白米40%を混合したものであるが、配合のばらつきは大きい。

「ウーロン茶」は、半発酵茶であり、茶葉を日光に当て少ししおれさせた後、さらに室内で十分しおれさせ、酸化反応をある程度進ませてから、釜入り加熱して発酵を止め、もんで乾燥させる。緑茶や紅茶とは異なる独特の香りを持つ。

「紅茶」は、発酵茶であり、茶葉をしおれさせてよくもみ、葉中の酸化酵素により特有の香味をもたせるとともに、タンニン等の酸化を進めて製造した赤黒色の茶である。なお、発酵茶類に半発酵茶を含めて収載した。

<茶類>は、一般的に上級品と下級品の品質格差が大きく含有成分もかなり異なっているが、分析に当たっては主として中級品を用いた。

「玉露」の「茶」の成分値は、分析値及び四訂成分表収載値に基づき決定した。「浸出液」の成分値は、10gの茶を60℃の湯60mLで2.5分間浸出させたものの分析値に基づき決定した。「抹茶」の成分値は、粉末のものの分析値及び四訂成分表収載値に基づき決定した。

「せん茶」の「茶」の成分値は、分析値及び四訂成分表収載値に基づき決定した。「せん茶」及び「かまいり茶」の「浸出液」の成分値は、10gの茶を90℃の湯430mLで1分間浸出させたものの分析値及び四訂成分表収載値に基づき決定した。

「番茶」、「ほうじ茶」、「玄米茶」及び「ウーロン茶」の「浸出液」の成分値は、いずれも15gの茶を90℃の湯650mLで0.5分間浸出させたものの分析値及び四訂成分表収載値に基づき決定した。

「紅茶」の「茶」の成分値は、セイロンディンブラを試料とし、分析値及び四訂成分表収載値に基づき決定した。「紅茶」の「浸出液」は、セイロンディンブラ、ダージリン、アッサム、ウバ、ルフナ及びケニヤを対象とし、いずれも茶5gを熱湯360mL、それぞれ、4分、4分、4分、2.5分、2.5分及び1.5分で浸出したものを試料とした。成分値は、分析値及び四訂成分表収載値に基づき決定した。

なお、缶やペットボトル入りの茶飲料の基本的な栄養成分値は浸出液に準ずるが、原材料にビタミンCと表示されているものは、浸出液よりビタミンC含量が多くなっている可能性がある。

<コーヒー・ココア類>
－コーヒー
　　－16045　浸出液
　　－16046　インスタントコーヒー
　　－16047　コーヒー飲料、乳成分入り、加糖
－ココア
　　－16048　ピュアココア
　　－16049　ミルクココア

「コーヒー」は、コーヒー樹の果実から外皮、果肉等を除去したものである。生豆を適当な温度で焙煎(ばいせん)したものが炒り豆である。この炒り豆を適当な大きさに破砕したものがレ

ギュラーコーヒーで、熱湯で浸出して飲用する。一方、粗砕コーヒー炒り豆を熱水で抽出し、噴霧または凍結乾燥法等により、粉末又は顆（か）粒状にしたものが「インスタントコーヒー」である。なお、「コーヒー」の「浸出液」を調味したものが「コーヒー飲料」で、缶詰めにした缶入りコーヒー飲料が市販されている。「コーヒー」の「浸出液」の成分値は、ドリップ式で10 gの中びきレギュラーコーヒーを150 mLの熱湯で浸出したものの分析値、四訂成分表収載値及び資料[3]に基づき決定した。「インスタントコーヒー」の成分値は、市販品を試料とし、分析値、四訂成分表成分値及び資料[3] に基づき決定した。「コーヒー飲料、乳成分入り、加糖」は、缶入りコーヒー飲料を試料とし、成分値は分析値及び四訂成分表収載値に基づき決定した。

　「ココア」（ココアパウダー）は、その脂質含量によりブレックファストココア（脂肪分22 %以上）、低脂肪ココア（同10 %以下）及びその中間の中脂肪ココアに大別されるが、通常で飲用されるものの大半は、ブレックファストココアと中脂肪ココアである。また、ココアには、粉乳、砂糖等を混ぜていない「ピュアココア」と、これらを混和し、懸濁（けんだく）しやすいよう加工した「ミルクココア」（インスタントココア）がある。「ピュアココア」と「ミルクココア」の成分値は、それぞれの市販品を試料とし、分析値及び四訂成分表収載値に基づき決定した。

＜その他＞

－16056　青汁、ケール

－16050　甘酒

－16051　昆布茶

－16057　スポーツドリンク

　「青汁、ケール」は、緑葉野菜を搾った汁で、一般的な市販品はそれを乾燥処理して作られる粉末である。原料がケール主体のものと大麦若葉主体のものとがある。成分値は、ケールを原料とする市販加工品（粉末）を試料とし、分析値に基づき決定した。

　「甘酒」は、通常、米麹（こうじ）、米飯、水を混和し、50～60 ℃で、12～24時間保温、糖化させて造られる日本古来の飲料である。なお、甘酒はアルコール分をほとんど含まない。成分値は、分析値に基づき決定した。

　「昆布茶」はこんぶを乾燥させ粉末状にしたものであり、食塩、砂糖等が添加され、販売されている。湯をそそいで飲むほか、最近では調味料として用いられる場合もある。成分値は、市販加工品（粉末）を試料として、分析値に基づき決定した。ヨウ素量がまこんぶと大きく異なるが、昆布茶用の昆布は、だし用の市販こんぶと使用する部位が異なるためである。

　「スポーツドリンク」は、運動中の発汗に失われた水分やミネラルを効率良く補給することを目的とした飲料である。疲労回復のためのエネルギー源として糖分を含むものがほとんどで、そのほかにクエン酸、各種アミノ酸、ビタミンを添加したものが多い。成分値は、市販品の分析値に基づき決定した。

（炭酸飲料類）

－16052　果実色飲料

－16053　コーラ

－16054　サイダー

－16058　ビール風味炭酸飲料

　（炭酸飲料類）は、アルコールを含まない飲料のうち、二酸化炭素を含有するもので、果実色

飲料、コーラ、サイダー等がある。「炭酸飲料品質表示基準」により、果実飲料・酒類・医薬品を除外したもので、飲用に適した水に二酸化炭素を圧入したもの、もしくは、これに甘味料、酸味料、フレーバリングなどを添加したものと定義されている。なお、炭酸濃度はJAS規格で規定されている。

「果実色飲料」は、オレンジやグレープ等の果実の色、匂い等をイメージして調製された炭酸飲料である。なお、「炭酸飲料品質表示基準」により、果実は含まないと規定されている。

「コーラ」はコーラの実特有のほろ苦い風味を呈した黒褐色の炭酸飲料である。元来はコーラの実 (kola nuts) から抽出したコーラ・エキスを添加していたが、現在では、それに似せた様々な香料や調味料が用いられている。

「サイダー」は、砂糖液にクエン酸や香料が添加され、甘味、酸味、香味を呈した、無色透明の炭酸飲料である。成分値は、市販品の分析値及び四訂成分表収載値に基づき決定した。

「ビール風味炭酸飲料」は、ノンアルコール飲料の一種で、ビール風味をもつ発泡性炭酸飲料である。ノンアルコール飲料、ビールテイスト飲料とも呼ばれる。成分値は、市販品の分析値に基づき決定した。

－なぎなたこうじゅ

　－16061　浸出液

「なぎなたこうじゅ」は、シソ科ナギナタコウジュで、アイヌ民族が伝統的に利用してきた植物である。「浸出液」の成分値は、水2 Lに焙煎（ばいせん）した茎葉及び花合計6 gを入れて沸騰させ、10分間煮出した浸出液の分析値に基づき決定した。

－麦茶

　－16055　浸出液

「麦茶」は、殻付きの大麦の種子を焙煎したものを、湯で煎じたり、水で浸出して作った飲料である。日本では、夏に冷やして飲用されることが多い。煮出し用として焙煎種子だけでなく、規定量の焙煎種子がティーパックに詰められている製品が販売されている。また、ペットボトル入り飲料としても販売されている。「浸出液」の成分値は、水1.5 Lとティーパック入りの麦茶50 gを入れて加熱（強火）し、沸騰後火を止めて5分間放置後濾（ろ）過した浸出液（又は商品記載の方法に従って得た浸出液）の分析値及び四訂成分表収載値に基づき決定した。

参考文献

1)　平成10年度全国市販酒類調査解析結果. 国税庁課税部鑑定企画官室（1999）

2)　第36回洋酒・果実酒鑑評会出品酒の分析値. 醸造研究所報告，第171号（1999）

3)　（社）全日本コーヒー協会：資源室提出資料（2000）

17） 調味料及び香辛料類

調味料及び香辛料類の全般に通じる主な事項は、次のとおりである。

①　＜調味料類＞の中で、多くの原材料を用い製造工程が複雑な調味料は、同じ食品でも原材料の種類と配合割合、製造方法等が異なる場合が多く成分変動も大きい。したがって、試料の入手に当たっては、市場流通量等を考慮して、複数の製品を収集した。また、計算により成分値を求める場合は、標準的なレシピを作成し、成分値を求めた。

②　＜香辛料類＞は、通常、使用量が少ないため、一部の成分項目について分析を行わなかった食品もある。

③　（しょうゆ類）の「こいくちしょうゆ」、「うすくちしょうゆ」、「たまりしょうゆ」、「さいしこみしょうゆ」、「しろしょうゆ」及び「減塩しょうゆ、こいくち」並びに「みりん風調味料」及び「ナンプラー」は、使用上の便宜を図り、100 gに対応するmL量及び100 mLに対応するg量をそれぞれ備考欄に示した。

④　＜調味料類＞に含まれる酢酸量は備考欄に示した。これらの食品の炭水化物の成分値は、可食部（100 g）から、水分、たんぱく質、脂質、灰分、酢酸及びアルコールの成分値を差し引いて求めた。

⑤　アルコールや酢酸が含まれる食品（（しょうゆ類）、（調味ソース類）、（みそ類）及び（ルウ類））の炭水化物の成分値は、100 gから、水分、たんぱく質、脂質及び灰分に加え、アルコール及び酢酸の成分値の合計量（g）を差し引いて求めた。また、これらの水分値は、乾燥減量からアルコール及び酢酸の量を差し引いて求めた。

⑥　「みりん風調味料」の備考欄に記載されているエチルアルコール量は、15 ℃における容量％である。

⑦　「お好み焼きソース」、（調味ソース類）、「お茶漬けの素」、「ふりかけ」等の食品の収載値については、現状の原材料の配合割合を調査し、試作及び重量変化率測定等を行い[1]決定した。これらの食品は、製品により原材料及び配合割合に相違があるので、原材料及び栄養成分表示を見て判断することも必要である。

　　また、これらの水分値は、乾燥減量からアルコール、酢酸を差し引いて求めた。

⑧　「分析値」、「文献値」、「類推値」、「計算値」、「借用値」、「推定値」等の用語については、第3章冒頭の「食品群全般に通じる事項」を参照されたい。

以下、食品ごとに成分値に関する主な留意点について述べる。

＜調味料類＞

（ウスターソース類）

　－17001　ウスターソース

　－17002　中濃ソース

　－17003　濃厚ソース

　－17085　お好み焼きソース

　（ウスターソース類）は、日本農林規格[2]では、① 野菜若しくは果実の搾汁、煮出汁、ピューレー又はこれらを濃縮したものに砂糖類（砂糖、糖蜜及び糖類）、食酢、食塩及び香辛料を加えて調製したもの、② ①にでん粉、調味料等を加えて調製したものと定義されている。その分類

は、粘度によって「ウスターソース」、「中濃ソース」及び「濃厚ソース」に区分されている。各食品とも最も普遍的で、消費量の多い日本農林規格[2]の特級品に相当するものを試料とした。成分値は、分析値、四訂成分表収載値及び資料[3]~[6]に基づき決定した。「お好み焼きソース」は、主にお好み焼きに使われるソースである。とろみがあり中濃ソース又は濃厚ソースに分類されるのが一般的である。成分値は、市場流通量の多い市販品を試料として、分析値に基づき決定した。

原材料配合割合[1]：トマトケチャップ35、中濃ソース21、ウスターソース19、砂糖（上白糖）11.5、りんご酢6、オイスターソース油5、こいくちしょうゆ2、顆粒和風だし0.5

（辛味調味料類）
  −17004　トウバンジャン＜豆板醤＞
  −17005　チリペッパーソース
  −17006　ラー油

「トウバンジャン」は、中国の代表的な調味料の1つである唐辛子味噌である。吸水させた脱皮そらまめを蒸さずにこうじとし、塩漬けにして発酵させ、ごま油、唐辛子みそ、ごまみそ、小麦みそ、香辛料、砂糖等を加えて熟成させたものであり四川料理によく使われる。成分値は、分析値に基づき決定した。

「チリペッパーソース」は、辛味の強い唐辛子及び食塩を食酢に混ぜ、発酵させて作られ、ピザやパスタの辛味づけに用いられる。タバスコソースは商品名である。成分値は、分析値及び四訂成分表収載値に基づき決定した。

「ラー油」は、唐辛子油のことで、ごま油で唐辛子を煮て油に辛味をつけたものである。成分値は、分析値、四訂成分表収載値及び関係資料[7]に基づき決定した。なお、使用油配合割合を備考欄に示した。

（しょうゆ類）
  −17007　こいくちしょうゆ＜濃口醤油＞
  −17086　こいくちしょうゆ、減塩＜濃口醤油、減塩＞
  −17008　うすくちしょうゆ＜淡口醤油＞
  −17139　うすくちしょうゆ、低塩＜淡口醤油、低塩＞
  −17009　たまりしょうゆ＜溜り醤油＞
  −17010　さいしこみしょうゆ＜再仕込み醤油＞
  −17011　しろしょうゆ＜白醤油＞
  −17087　だししょうゆ＜だし醤油＞
  −17088　照りしょうゆ＜照り醤油＞

（しょうゆ類）は、日本農林規格[8]の分類では「こいくちしょうゆ」、「うすくちしょうゆ」、「たまりしょうゆ」、「さいしこみしょうゆ」及び「しろしょうゆ」に分かれている。

これまで、これら5種のほか、「こいくちしょうゆ、減塩」、「だししょうゆ」及び「照りしょうゆ」について成分値を収載している。なお、成分表2015年版（七訂）において「減塩しょうゆ、こいくち」としていたものを「こいくちしょうゆ、減塩」に名称変更した。

各食品とも最も普遍的で、消費量の多い本醸造特級品に相当するものを試料とした。成分値は、分析値、四訂成分表収載値及び関係資料[9]に基づき決定した。

　「こいくちしょうゆ」の食物繊維（IDF）の成分値は、「うすくちしょうゆ、低塩」の難消化性でん粉の分析値に基づき推定した。

　「うすくちしょうゆ」の食物繊維（IDF）の成分値は、「うすくちしょうゆ、低塩」の難消化性でん粉の分析値に基づき推定した。

　「うすくちしょうゆ、低塩」は、通常の製品に比べて、食塩相当量が80 %以下のもので、食品表示法の規定に基づく表示があるものである。しょうゆの表示に関する公正競争規約では「低塩」のほかに、「うす塩」、「あさ塩」あるいは「あま塩」を規定している。成分値は、「低塩」と表示されている製品3点と「減塩」と表示されている製品1点からなる試料の分析値に基づき決定した。なお、ナトリウムについては「低塩」のみの成分値として推計した。

　「こいくちしょうゆ、減塩」は、通常のしょうゆを製造後、食塩だけを特殊な方法で取り除き、旨味、香り等、他の成分はそのまま残して作られる。成分値は、市販品の分析値に基づき決定した。試料は、食塩量（表示で示された値）が 8.0〜9.3 g/100 mL（7.1〜8.3 g/100 g）、カリウム量が 167〜467 mg/100 mL（149〜417 mg/100 g）の範囲にあった市販品である。

　なお、「減塩しょうゆ」と一般のしょうゆのほぼ中間の食塩量のしょうゆが、うす塩しょうゆである。あさ塩しょうゆともいう。うす塩しょうゆは通常のしょうゆの80 %（食塩13 %）以下の食塩を含む。

　これらの市販品の醤油は、塩味用の調味料である。食塩相当量は商品により異なるので、商品の表示を優先することが望ましい。

　「だししょうゆ」は、市販のしょうゆにだしを加えうまみによる減塩を目的とした調味料ある。しょうゆやだしの種類と配合割合により成分量が異なる。収載食品は、「こいくちしょうゆ」と「かつお・昆布だし」で作ったものである。成分値は、原材料の配合割合と成分値に基づき計算により決定した。

　　原材料配合割合[1]：こいくちしょうゆ10、かつお・昆布だし汁10

　「照りしょうゆ」は、魚等を照り焼きする時などに、照りを出すために塗るたれである。しょうゆに酒、砂糖、みりん等を加えたものがある。収載食品は、本みりんとこいくちしょうゆを合わせ加熱したものである。成分値は、原材料の配合割合と成分値に基づき計算により決定した。

　　原材料配合割合[1]：本みりん126、こいくちしょうゆ45

（食塩類）

　－17012　食塩
　－17013　並塩
　－減塩タイプ食塩
　　－17146　調味料含む
　　－17147　調味料不使用
　－精製塩
　　－17014　家庭用
　　－17089　業務用

　（食塩類）は、成分表2015年版（七訂）で収載していた市場流通量の多い「食塩」、「並塩」及び「精製塩」に加え、減塩タイプ食塩を収載した。

　「食塩」は塩化ナトリウム含有量が99 %以上のもの、「並塩」は95 %以上のものと、塩事業セ

ンター及び日本塩工業会等の品質規格で定められている。市販品の純度の低いいわゆる粗塩は、「並塩」に相当する。新たに収載した「減塩タイプ食塩」は、減塩のために開発された食塩で、塩化ナトリウムが50％以上カットされている。食用塩公正取引協議会において、塩化ナトリウム以外の塩類が50％以上含まれている場合に限り、「減塩」の表示ができることとなっている。塩化ナトリウムの代替として、塩化カリウム、炭酸マグネシウムの他、グルコン酸ナトリウム等の調味料（無機塩等）を添加して使用しているが、調味料を含むものと含まないものの2つに区分して収載した。「食塩」及び「並塩」の成分値は、四訂成分表収載値及び関係資料[10]に基づき決定した。「減塩タイプ食塩」の成分値は、関係資料[10]に基づき決定した。

　「精製塩」は塩事業センターの品質規格で塩化ナトリウム含有量が99.5％以上と定められており、固結防止用に炭酸マグネシウムを添加した「家庭用」と、無添加の「業務用」がある。「精製塩」の成分値は、関係資料[10]に基づき決定した。

（食酢類）

　－17090　黒酢

　－17015　穀物酢

　－17016　米酢

　－果実酢

　　－17091　バルサミコ酢

　　－17017　ぶどう酢

　　－17018　りんご酢

　「黒酢」は、つぼ酢、米黒酢とも呼ばれる。日本と中国では原材料が異なる。日本産は、米・米麹・水を原材料とする。中国産はコーリャンや大麦等も原材料とするので日本では香酢と呼ぶ場合が多い。伝統的な製造は、野天に並べた陶器の壷（つぼ）に原材料をいれ、糖化、アルコール発酵、酢酸発酵を進め、このまま熟成させ「黒酢」を作る。ろ過、殺菌、びん詰の工程は一般の食酢と同じ方法である。成分値は、市販品の分析値に基づき決定した。

　「穀物酢」は、醸造酢のうち、原材料として1種又は2種以上の穀類を使用したもので、使用総量が醸造酢 1 Lにつき40 g以上であるもの、「米酢」は、「穀物酢」のうち、米の使用量が「穀物酢」1 Lにつき40 g以上のものと、日本農林規格[11]で定められている。「穀物酢」及び「米酢」の成分値は、それぞれ分析値、四訂成分表収載値及び関係資料[12]に基づき決定した。

　「果実酢」は、醸造酢のうち、原材料として1種又は2種以上の果実を使用したもので、使用総量が醸造酢 1 Lにつき果実の搾汁として300 g以上であるものと、日本農林規格[11]で定められている。このうち、「バルサミコ酢」は、「ぶどう酢」を長期に樽熟成したイタリアの特産品である。イタリア語のbalsamicoは「芳香がある」という意味である。成分値は、市販品の分析値に基づき決定した。なお、熟成されていない「ぶどう酢」に着色料、香料、カラメル等を添加し、大量生産によって作られた普及品も出回っている。

　「ぶどう酢」は、ぶどう搾汁又はぶどう酒を原材料とする醸造酢で、ワインビネガー、ワイン酢とも呼ばれる。成分値は、分析値に基づき決定した。

　「りんご酢」は、りんご搾汁を原材料とした醸造酢である。成分値は、分析値、四訂成分表収載値及び関係資料[12]に基づき決定した。

（だし類）

－17130　あごだし
－かつおだし
　　－17019　荒節
　　－17131　本枯れ節
－昆布だし
　　－17020　水だし
　　－17132　煮だし
－かつお・昆布だし
　　－17021　荒節・昆布だし
　　－17148　本枯れ節・昆布だし
－17022　しいたけだし
－17023　煮干しだし
－17024　鶏がらだし
－17025　中華だし
－17026　洋風だし
－17027　固形ブイヨン
－17092　顆粒おでん用
－17093　顆粒中華だし
－17028　顆粒和風だし
－なべつゆ
　　－17140　ストレート、しょうゆ味
－めんつゆ
　　－17029　ストレート
　　－17141　二倍濃縮
　　－17030　三倍濃縮
－ラーメンスープ
　　－17142　濃縮、しょうゆ味
　　　　　　ストレートしょうゆ味
　　－17143　濃縮、みそ味
　　　　　　ストレートみそ味

（だし類）のうち、「あごだし」「かつおだし、荒節」、「かつおだし、水だし」「かつおだし、本枯れ節」、「昆布だし、水出し」、「昆布だし、煮出し」、「かつお・昆布だし」、「しいたけだし」、「煮干しだし」、「鶏がらだし」、「中華だし」、「洋風だし」及び「鳥がらだし」は、液状（天然抽出だし）である。これらは、中国料理の「湯（タン）」、フランス料理の「ブイヨン（フランス語：Bouillon）」あるいは「スープストック（英語：Soup stock）」に相当し、食材から抽出された風味が各国の料理のおいしさの基本となっている。それぞれのだしに、塩やしょうゆ等で調味すると汁物やスープになる。

だしは、材料食品の種類、使用量、水温、抽出時間等により成分量が異なる。収載しただしは、下記の材料と作り方でとっただしを試料とした。収載しただしと知りたいだしのこれらの条件の

違いに留意し、食品成分表の収載値を使用されたい。また、食品成分表のだしを作るための水は、無機質を含まないイオン交換水である。水道水の無機質量は、地方により異なる（成分表2020年版（八訂）の第3章4「水道水中の無機質」参照）ため、水に由来する無機質量はこの表の値を加算した値となる。

　なお、収載しただしの出来上がり量（％）は、使用した水に対するだしの割合（蒸発量や食材に付着した水分量を含まない）として記載した。

　「あごだし」は、九州や中国地方で「あご」と呼ばれるとびうおを、干しあごと呼ばれる煮てから干した煮干し、または焼きあごとよばれる焼いて干しに焼き干しでとった出しである。水（1 L）に対し、頭と腹わたを除いた干しあごと焼きあごを、それぞれ2％加えた試料を同数用意した。これらを3時間放置した後、そのまま火にかけ弱火から中火で沸騰直前まで加熱し、濡れ布でこして得られただしを合わせて試料（煮干し1％と焼き干し1％でとっただしに相当）とした。使用した水に対して95％のだしを得た。成分値は、分析値に基づき決定した。

　かつおだしは、鰹節のからとっただしである。「荒節」及び「本枯れ節」のだしを収載した。「かつおだし、荒節」および「かつおだし、本枯れ節」は、それぞれ、沸騰水（水1 Lを沸騰させたもの）に対し3％の荒節のかつおの削り節（薄削り）を加え、弱火で加熱し1分後に火を止め、濡れ布でこして得られただしを試料とした。使用した水に対して、両食品ともに、86％のだしを得た。成分値は、分析値に基づき決定した。

　昆布のだしは、成分表2015年版（七訂）では「昆布だし」としてその成分値を示していたが、細分化して「昆布だし、水出し」及び「昆布だし、煮出し」として収載した。

　「昆布だし、水出し」の成分値は、水1 Lに対し 3％の昆布を加えて約60分放置し、布でこしてえられただしを試料とした。汁ものや煮物用のだしである。使用した水に対して88％のだしを得た。

　「昆布だし、煮だし」は、スープ、鍋物やおでんなど加熱時間が長い料理のだしである。水1 Lに対し 3％のまこんぶを加えて弱火で沸騰するまで加熱した。沸騰後弱火のまま 700 mLの水を4回に分けて加えながら 2時間加熱して、濡れ布でこして得られただしを試料とした。使用した水の全使用料に対して 35％のだしを得た。成分値は、分析値に基づき決定した。

　「かつお・昆布だし」は、混合だし、合わせだしとも呼ばれる。鰹節は荒節を使う場合と本枯れ節を使う場合がある。混合割合は、「3％濃度のかつおだし（荒節だしあるいは本枯れ節だし）」2：「3％濃度の「昆布だし」」1とした。かつお節2％と真昆布1％でとっただしに相当する。このだしは、日本料理の基本的な調味料である。成分値は、両者の分析値に基づき計算により決定した。なお、かつお節と昆布の割合が変われば、成分値が変化するが、その場合、用いたかつお節と昆布の割合と、かつお節と昆布だしの成分値を用いれば、作った「かつお・昆布だし」の成分値が計算できる。

　「しいたけだし」は、しいたけの戻し汁とも呼ばれる。成分値は、「乾しいたけ」に 15倍量の水を加え、軟らかくなるまで放置し、布でこして得られただし（加えた水の約70％）の分析値に基づき決定した。

　「煮干しだし」の成分値は、水に対し頭と腹わたを除いた3％のかたくちいわしの煮干しを加えて約30分放置し、そのまま火にかけ、沸騰後2〜3分加熱し、布でこして得られただしである。成分値は、分析値に基づき決定した。使用した水に対して90％のだしを得た。

　「鶏がらだし」は、鶏がらスープとも呼ばれ、ラーメン、中華料理、西洋料理等に用いられる。収載食品は、鳥がら（熱湯を全体にかけ内臓と脂肪を取り除いたもの）を2倍量の水に入れて加熱し、沸騰後、あくをとりながら液量が3/4になるまで弱火で加熱した後、布でこして得られただしである。水（1 L）に対してみると66％のだしを得た。この出来上がり量（％）は、使用した水に対するだしの割合であり、蒸発量や食材に付着した水分量は含まない。成分値は、分析値に基づき決定した。

　なお、熱湯を鶏がら全体にかけ内臓と脂肪を取り除くという下ごしらえをせずに作った鶏がらだしの分析値と比べても、各成分値には、明らかな差異が認められなかった。

　「中華だし」は、中国料理の基本のだしの一つである。成分値は、脂肪を除いた骨付き鶏肉及び豚もも肉各200 gを水2 Lに加えて加熱し、沸騰後、ねぎ30 g、しょうが7 g及び清酒20 gを加え、あくをとりながら弱火で加熱し、布でこして得られただし（加えた水の約50％）の分析値に基づき決定した。

　「洋風だし」の成分値は、牛もも肉350 gを水2 Lに加えて加熱し、沸騰後、あくをとりながら弱火で加熱し、にんじん、たまねぎ及びセロリーを各200 g、塩5 gを加えて更にあくをとりながら弱火で加熱し、布でこして得られただし（加えた水の約50％）の分析値に基づき決定した。

　「固形ブイヨン」、「顆（か）粒おでん用」、「顆粒中華だし」及び「顆粒和風だし」は、キューブ状、顆粒状又は粉末状のだしである。天然素材からだしを抽出して、乾燥させ、食塩、うま味調味料等を加えて作った食品が多い。「固形ブイヨン」は、日本農林規格[13]では、乾燥コンソメという名称である。「乾燥スープのうち、食肉の煮出汁を使用し、かつ、つなぎを加えないものであって、水を加えて加熱し、又は水若しくは熱湯を加えることより食肉の風味を有するおおむね静澄なスープとなるもの」と定められている。成分値は、分析値に基づき決定した。

　「顆粒おでん用」は、おでんの素とも呼ばれる。製品には粉末状のものもある。成分値は、原材料の配合割合と成分値に基づき計算により決定した。

　　原材料配合割合[1]：食塩 4、こいくちしょうゆ 3、顆粒和風だし 3、砂糖（上白糖）2

　「顆粒中華だし」は、主に中華料理に用いる顆粒だしである。日本農林規格にはない。食材から作る「中華だし」を再現できるように食塩、デキストリン、チキンエキス、野菜エキス、食用油脂、こしょう、たん白加水分解物、酵母エキス、調味料（アミノ酸等）、pH調整剤、セルロース等を原材料としている。成分値は、分析値に基づき決定した。

　「顆粒和風だし」は日本農林規格[14]では、風味調味料という名称である。「調味料（アミノ酸等）及び風味原料（かつおぶし、煮干魚類、こんぶ、貝柱、乾しいたけ等の粉末又は抽出濃縮物をいう）に糖類、食塩等（香辛料を除く）を加え、乾燥し、粉末状、顆粒状等にしたものであって、調理の際風味原料の香り及び味を付与するものをいう」と定められている。通常、約150倍希釈したものが和風だしとして利用される。成分値は、分析値に基づき決定した。

　「めんつゆ」は、しょうゆに糖類及び風味原料（かつおぶし、こんぶ、乾しいたけ等をいう）から抽出しただしを加えたもの、又はこれにみりん、食塩その他の調味料を加えたものであって、原液のまま又は希釈して、主としてそば、うどん等のめん類のつけ汁や煮込汁、又は天ぷらのつけ汁として用いる液体である。原液をそのまま利用する「ストレート」、希釈して使用する「二倍濃縮」及び「三倍濃縮」を収載した。「ストレート」及び「三倍濃縮」の成分値は、市販品の分析値、四訂成分表収載値及び関係資料[9]に基づき決定し、「二倍濃縮」の成分値について、「ス

506

トレート」及び「三倍濃縮」の成分値に基づき計算により決定した。

　近年、流通量が増加しているだしパック（不織布に、鰹節、煮干し、昆布等のだしを取る材料をいれたもの）は、製品により用いる食品の種類、形状（粉砕の程度）、配合割合に相違がある。天然素材だけの製品とうま味調味料を加えた製品がある。このように、だしパックは多様であるため標準品が定め難く、本成分表では収載しなかった。なお、天然素材の微粉末製品をそのまま料理の食材としても利用する場合は、その素材の成分値と配合割合からおおよその成分量を計算できる。

　「なべつゆ、ストレート、しょうゆ味」及び「ラーメンスープ、ストレートしょうゆ味」、「ラーメンスープ、ストレートみそ味」については、複数の市販品の成分及び原材料を参考として作成されたモデルレシピ（下記の原材料配合割合となるもの）に基づき成分値（アミノ酸組成を含む。）を計算により求め、それぞれ決定した。喫食する場合のスープの濃度は利用者により違いがあるが、今回のモデルレシピでは、「なべつゆ、ストレート、しょうゆ味」についてはそのまま利用するもの、「ラーメンスープ、ストレートしょうゆ味」は、生めん 110 g に対して濃縮スープ 35 g を湯 250 ml で希釈して利用するもの、「ラーメンスープ、ストレートみそ味」は、生めん 110 g に対して濃縮スープ 40 g を湯 250 mL で希釈して利用するものとしている。そこで、各濃縮スープをこの割合で希釈したスープを計算により、「ラーメンスープストレート　しょうゆ味」および「ラーメンスープ　ストレートみそ味」として収載した。

　「なべつゆ、ストレート、しょうゆ味」の原材料配合割合：
　　　　こいくちしょうゆ 44、かつおだし 42、砂糖（上白糖）9、本みりん 5
　「ラーメンスープ、ストレートしょうゆ味」の原材料配合割合：
　　　　こいくちしょうゆ 9.5、並塩 3.5、ラード 4、顆粒中華だし 2、固形ブイヨン 0.4、砂糖（上白糖）1、にんにく（ガーリックパウダー、食塩添加）0.5、オニオンパウダー 0.5、水 13.6
　「ラーメンスープ、ストレートみそ味」の原材料配合割合：
　　　　米みそ（赤色辛みそ）15、こいくちしょうゆ 3、並塩 3、ラード 3.5、砂糖（上白糖）2、顆粒中華だし 2、固形ブイヨン 0.8、にんにく（おろし）0.4、しょうが（おろし）0.2、とうがらし粉 0.1、水 10

　なお、市販の商品は同じ食品名でも、食塩相当量が異なる場合があるので、商品の表示を優先することが望ましい。

（調味ソース類）
　－17094　甘酢
　－17095　エビチリの素
　－17031　オイスターソース
　－17096　黄身酢
　－17097　ごま酢
　－17098　ごまだれ
　－17099　三杯酢
　－17100　二杯酢
　－すし酢
　　－17101　ちらし・稲荷用
　　－17102　にぎり用

－17103　巻き寿司・箱寿司用

－17104　中華風合わせ酢

－17105　デミグラスソース

－17106　テンメンジャン＜甜麺醤＞

－17108　冷やし中華のたれ

－17109　ホワイトソース

－17110　ぽん酢しょうゆ

－17137　ぽん酢しょうゆ、市販品

－17032　マーボー豆腐の素

－17111　マリネ液

－17033　ミートソース

－17112　焼き鳥のたれ

－17113　焼き肉のたれ

－17114　みたらしのたれ

－17115　ゆずこしょう＜柚子胡椒＞

－魚醤油

　－17133　いかなごしょうゆ＜いかなご醤油＞

　－17134　いしる（いしり）

　－17135　しょっつる

　－17107　ナンプラー

－17144　焼きそば粉末ソース

　（調味ソース類）は、いくつかの調味料を組み合わせた複合調味料である。素材に混ぜることで簡単に複雑な味付けの料理ができるため調理時間が短縮できる。

　「甘酢」は、酢に砂糖及び塩を混合したもので、みりんを使用することもある。「三杯酢」より甘めに作られる。野菜や魚介類を甘酢に漬けたものは「甘酢漬け」、唐辛子を加えた甘酢でつけたものは「南蛮漬け」と呼ばれる。香辛料を加え甘みの強いピクルス用にも用いられる。成分値は、原材料の配合割合と成分値に基づき計算により決定した。

　　原材料配合割合[1]：穀物酢100、砂糖（上白糖）36 、塩1.6

　「エビチリの素」は　エビチリ用のソースである。成分値は、原材料の配合割合と成分値に基づき計算により決定した。

　　原材料配合割合[1]：中華だし汁200、トマトケチャップ30、豆板醤15 、酒15、砂糖（上白糖）9、しょうがおろし8、水5、にんにく4、片栗粉3、油3、塩0.5、こしょう0.3

　「オイスターソース」は、中国の調味料の1つである。元来、生がきを塩漬けにし、発酵、熟成させたものである。特有の風味とこくを持つ調味料で、広東料理に主に用いられる。市販品は生がきから抽出した液汁に砂糖、塩、でん粉、酸味料等を加え、加熱混合した製品である。成分値は、分析値に基づき決定した。

　「黄身酢」は、和風マヨネーズである。成分値は、原材料の配合割合と成分値に基づき計算により決定した。

508

原材料配合割合[1]：穀物酢18、鶏卵（卵黄）18、砂糖（上白糖）9、塩2.7

「ごま酢（ごまず）」は、白ごまを炒り、すり鉢ですりつぶし、二杯酢、三杯酢などを混ぜ合わせた合わせ酢である。成分値は、原材料の配合割合と成分値に基づき計算により決定した。

原材料配合割合[1]：穀物酢30、砂糖（上白糖）15、ごま（いり又はすりごま）10、こいくちしょうゆ8、本みりん5

「ごまだれ」は、青菜等の和え物の衣やしゃぶしゃぶのたれに用いられる。成分値は、原材料の配合割合と成分値に基づき計算により決定した。

原材料配合割合[1]：こいくちしょうゆ4、練りごま3、ごま（いり又すりごま）2、砂糖（上白糖）3、食塩0.1、りんご酢3、穀物酢1、本みりん3、顆粒和風だし0.4

「二杯酢」及び「三杯酢」の成分値は、原材料の配合割合と成分値に基づき計算により決定した。

「二杯酢」

原材料配合割合[1]：米酢10、こいくちしょうゆ8

「三杯酢」

原材料配合割合[1]：米酢100、砂糖（上白糖）18、うすくちしょうゆ18、かつお・昆布だし汁15

「すし酢」は、「ちらし・稲荷用」、「にぎり用」及び「巻き寿司・箱寿司用」の3食品を収載した。成分値は、原材料の配合割合と成分値に基づき計算により決定した。「ちらし・稲荷用」は最も甘みが強く、にぎり用は最も甘みが少ないすし酢である。

「ちらし・稲荷用」

原材料配合割合[1]：米酢15、砂糖（上白糖）7、食塩1.5

「にぎり用」

原材料配合割合[1]：米酢10、砂糖（上白糖）1、食塩1.2

「巻き寿司・箱寿司用」

原材料配合割合[1]：米酢12、砂糖（上白糖）3、食塩1.4

「中華風合わせ酢」は、中華料理用の甘酢である。成分値は、原材料の配合割合と成分値に基づき計算により決定した。

原材料配合割合[1]：こいくちしょうゆ45、米酢45、砂糖22.5、ごま油4、しょうが2、

「デミグラスソース」は、フランス料理の基本のソースの一つである。ブラウンソースを煮詰め風味づけしたソースである。成分値は市販品の分析値に基づき決定した。

「テンメンジャン」は、中華甘みそともいわれる。食卓調味料として北京ダックに添えれれる。小麦粉と塩を混ぜ特殊な麹を加えて醸造した黒または赤褐色のみそで甘味がある。大豆を原材料とする場合は、砂糖を加え製品にする。成分値は、分析値に基づき決定した。

「冷やし中華のたれ」は、冷やし中華用スープとも呼ばれる。成分値は、市販品の分析値に基づき決定した。

「ホワイトソース」は、グラタン、パスタソース、クリームコロッケに用いる。成分値は、市販品の分析値に基づき決定した。

「ぽん酢しょうゆ」は、かんきつ果汁にしょうゆを加えた、鍋物、和え物、サラダ等に用いる調味料である。「ぽん酢しょうゆ」は、単にポン酢と呼ばれることがあるが、本来、ポン酢は、

かんきつ類（だいだい、すだち、ゆず、かぼす、レモン等）の果汁をさす。ゆず果汁にしょうゆを加えた本来の「ぽん酢しょうゆ」および、しょうゆとかんきつ果汁に加え、醸造酢、ぶどう糖果糖液糖、食塩等を加えた市販品を収載した。「ぽん酢しょうゆ」は、原材料の配合割合から計算し、「ぽん酢しょうゆ市販品」は、市販品を試料として、分析値に基づき決定した。食物繊維の成分値は、「ぽん酢しょうゆ」の収載値を基にした類推値とした。なお、市販品には、原材料として昆布を用いたものがあった。ヨウ素の成分値は、昆布の量に影響されるため、その標準値を定めることを見送った。

　　　原材料配合割合[1]：ゆず果汁6、こいくちしょうゆ4

「マーボー豆腐の素」は、食肉（豚肉、鶏肉）、食用油脂（大豆油、ごま油）、トウバンジャンを主体とし、でん粉、肉エキス、しょうゆ、香辛料等を加えたものである。これを豆腐又は野菜にからませて加熱し用いられる。市販品は、ストレートタイプと希釈タイプに分けられるが、ストレートタイプを収載した。成分値は、四訂成分表収載値及び関係資料[15]~[19]に基づき決定した。

「マリネ液」は、マリネ（西洋料理の調理方法の一つで、肉、魚、野菜等を汁につけ味をふくませる）のためのつけ汁である。生の食品や加熱した食品をつける。マリナード（肉や魚の下準備のために肉の軟化、風味づけ、保存のために漬けこむ液。白ワインや酢、香辛料等を素材とし、3種類ある）や、ワイン、酢、砂糖、香辛料、油等を材料に作る。収載食品は、ピクルス用である。成分値は、原材料の配合割合と成分値に基づき計算により決定した。

　　　原材料配合割合[1]：ぶどう酒（白）280、水280、ぶどう酢240、砂糖（上白糖）90、食塩8.5、
　　　　　　　　こしょう0.6

「ミートソース」は、野菜（たまねぎ、にんじん等）及び食肉（牛肉、鶏肉、豚肉）を主体とし、トマトペースト、トマトピューレー、小麦粉等を加え、調理したものである。缶詰及びレトルトパウチの分析値に相違はみられないので一括して成分値を示した。成分値は、缶詰及びレトルトパウチの四訂成分表収載値（調理加工食品類に収載）及び関係資料[15][16][20]に基づき決定した。

「焼き鳥のたれ」は、しょうゆ、酒、砂糖、みりん等を材料とする甘辛味のたれである。成分値は、原材料の配合割合と成分値に基づき計算により決定した。

　　　原材料配合割合[1]：こいくちしょうゆ12、本みりん8、酒8、砂糖（上白糖）4

「焼き肉のたれ」は、焼いた肉を食べるためのたれである。しょうゆ、砂糖、りんご、ごま等を材料としたものである。成分値は、原材料の配合割合と成分値に基づき計算により決定した。

　　　原材料配合割合[1]：こいくちしょうゆ40、砂糖（上白糖）20、すりおろしりんご20、ごま油
　　　　　　　　1.5、顆粒和風だし1.5、ごま（いり又はすりごま）0.5、食塩0.5

「みたらしのたれ」は、和食料理の仕上げに用いる「あん」やみたらし団子の「たれ」として用いられる。成分値は、原材料の配合割合と成分値に基づき計算により決定した。

　　　原材料配合割合[1]：昆布だし46、砂糖（上白糖）23、こいくちしょうゆ10、酒10、片栗粉4.5

「ゆずこしょう」は、唐辛子を粗刻みにし、ゆずの果皮と塩を入れてすり潰し、熟成させたものである。成分値は、分析値に基づき決定した。

「魚醤油」は、魚醤（ぎょしょう）とも呼ばれる。魚介類を生のまま塩漬けし発酵させて製造した液体状の調味料であり、タイの魚醤である「ナンプラー」に加え、日本の魚醤である「いかなごしょうゆ」、「いしる（いしり）」、「しょっつる」の合計4食品を収載した。

「いかなごしょうゆ」は、イカナゴを原材料とした香川県の特産品である。成分値は、市販品

510

の分析値に基づき決定した。

「いしる（いしり）」は、イカ等を原材料とした石川県の特産品である。原材料がイカの場合をいしり、イワシ等の場合をいしる又はよしるなどと呼び分けることもある。成分値は、イカを原材料とした市販品の分析値に基づき決定した。

「しょっつる」は、ハタハタ等を原材料とした秋田県の特産品である。成分値は、市販品の分析値に基づき決定した。

「ナンプラー」はタイの魚醤（しょう）である。魚特有の香りをもち、アミノ酸を多く含み濃厚な旨味がある。エスニック料理に用いる。成分値は、分析値に基づき決定した。

「やきそば粉末ソース」について、1 kgの業務用包装品及び約10 gの個包装品を試料とし、分析値に基づき成分値を決定した。

（トマト加工品類）
　－17034　トマトピューレー
　－17035　トマトペースト
　－17036　トマトケチャップ
　－17037　トマトソース
　－17038　チリソース

（トマト加工品類）は、日本農林規格[21]の分類に基づき「トマトピューレー」、「トマトペースト」、「トマトケチャップ」、「トマトソース」及び「チリソース」を収載した。

「トマトピューレー」は、加工用トマトを破砕後、裏ごし又は搾汁し、皮、種子等を除去した後、濃縮したいわゆる濃縮トマトに、必要に応じて少量の食塩、香辛料等を加えたもので、日本農林規格[21]では、無塩可溶性固形分が24％未満とされている。

「トマトペースト」は、トマトピューレーの製造方法に準じるが、日本農林規格[21]では、無塩可溶性固形分が24％以上とトマトピューレーに比べ高い。「トマトピューレー」及び「トマトペースト」は、現在は食塩無添加品が主に流通している。成分値は、それぞれ分析値、四訂成分表収載値及び関係資料[4][5]に基づき決定した。

「トマトケチャップ」は、濃縮トマトに食塩、香辛料、食酢、砂糖類及びたまねぎ又はにんにく等を加えて作られる。日本農林規格[21]の特級では、可溶性固形分30％以上とされている。成分値は、分析値に基づき決定した。

「トマトソース」は、濃縮トマトを原材料とし、食塩及び香辛料を加えて調味したもので、日本農林規格[21]では、可溶性固形分8％以上25％未満とされている。ナトリウム量は、関係資料[3][4][5]に基づき決定した。

「チリソース」は、加工用のトマトを粗く砕いて種子の大部分を残したまま皮を除いた後、濃縮したものに食塩、香辛料、食酢、砂糖類等を加えて調味したものである。日本農林規格[21]では、可溶性固形分25％以上とされている。成分値は、分析値、四訂成分表収載値及び関係資料[3][4][5]に基づき決定した。

（ドレッシング類）
－半固体状ドレッシング
　－マヨネーズ
　　－17042　全卵型

　　　－17043　卵黄型

　　－17118　マヨネーズタイプ調味料、低カロリータイプ

－分離液状ドレッシング

　　－17040　フレンチドレッシング　分離液状

　　－17116　和風ドレッシング　分離液状

　　－17039　和風ドレッシングタイプ調味料

－乳化液状ドレッシング

　　－17117　ごまドレッシング

　　－17041　サウザンアイランドドレッシング

　　－17149　フレンチドレッシング　乳化液状

　（ドレッシング類）は、日本農林規格[22]では、①食用植物油脂（香味食用油を除く）及び食酢、若しくはかんきつ類の果汁に食塩、砂糖類、香辛料等を加えて調製し、水中油滴型に乳化した半固体状、若しくは乳化液状の調味料、又は分離液状の調味料であって、主としてサラダに使用するもの、②上記①にピクルスの細片等を加えたものと定義している。その形態から、半固体状、分離液状、乳化液状に区分されている。

　半固体状ドレッシングとして「マヨネーズ」の「全卵型」、「卵黄型」及び「マヨネーズタイプ調味料、低カロリータイプ」を、分離液状ドレッシングとして「フレンチドレッシング、分離液状」、「和風ドレッシング、分離液状」及び「和風ドレッシングタイプ調味料（和風ノンオイルドレッシング）」を、乳化液状ドレッシングとして、「ごまドレッシング」、「サウザンアイランドドレッシング」及び「フレンチドレッシング、乳化液状」を収載した。

　半固体状ドレッシングの「マヨネーズ」の「全卵型」は全卵を原材料とした市販品、「卵黄型」は卵黄を原材料とした市販品を試料とし、半固体状として「マヨネーズ」を収載した。「マヨネーズ」の「全卵型」は全卵を原材料とした市販品、「卵黄型」は卵黄を原材料とした市販品を試料とした。「全卵型」及び「卵黄型」の成分値は、それぞれ分析値に基づき決定した。なお、マヨネーズは、同一の製品であっても、製造時期により、原材料とする油脂が異なることがあるため脂質量が同じでも、各脂肪酸含量が異なることがある。「マヨネーズタイプ調味料、低カロリータイプ」は、従来のマヨネーズの50 %以下のエネルギー量の食品である。成分値は、市販品の分析値に基づき決定した。

　分離液状ドレッシングの「フレンチドレッシング分離液状」は、ドレッシングの基本であり、醸造酢、植物油脂、ぶどう糖果糖液糖、食塩等を材料とする製品である。主要な原材料の比率の相違や香辛料等の相違によりバリエーションができる。成分値は、関係資料[23]に基づく原材料の配合割合と成分値に基づき計算により決定した。

　原材料配合割合[23]：穀物酢36、調合油25、水22、ぶどう糖果糖液糖12、精製塩（業務用）5

　分離液状ドレッシングの「和風ドレッシング　分離液状」は、こいくちしょうゆ、食用植物油脂、ぶどう糖果糖液糖、ごま油、穀物酢、本みりん、ごま（むき）、精製塩（業務用）、トウバンジャンなどを材料とする製品である。成分値は、関係資料[23]に基づく原材料の配合割合と成分値に基づき計算により決定した。

　原材料配合割合[23]：こいくちしょうゆ24、穀物酢19、調合油17、水16、ぶどう糖果糖液糖10、
　　　　　　　　　　本みりん6、ごま油3、ごま（むき）2、調味料（アミノ酸）2、精製塩（業

　務用）0.7、トウバンジャン0.4、にんにく（りん茎、生）0.1

　分離液状ドレッシングの「和風ドレッシングタイプ調味料」は、和風ノンオイルドレッシングとも呼ばれ、脂質をほとんど含有しないノンオイルタイプのドレッシングである。成分値は、関係資料[24]に基づき決定した。

　乳化液状ドレッシングの「ごまドレッシング」、「サウザンアイランドドレッシング」、及び「フレンチドレッシング　乳化液状」の成分値は、関係資料[23]に基づく原材料の配合割合と成分値に基づき計算により決定した。

　「ごまドレッシング」は、植物油脂、こいくちしょうゆ、砂糖、穀物酢、ごま（炒り）、食塩などを材料とする製品である。

　原材料配合割合[23]：調合油31、水21、穀物酢14、こいくちしょうゆ14、砂糖11、ごま（炒り）6、しいたけだし1、精製塩（業務用）1、卵黄0.5

　「サウザンアイランドドレッシング」は、マヨネーズに、トマトケチャップやチリソース、みじん切りのゆで卵、香味野菜などを加えたピンク色のソースである。収載食品は、植物油脂、きゅうりピクルス、ぶどう糖果糖液糖、トマトケチャップ、穀物酢、精製塩などを材料とする製品である。

　原材料配合割合[23]：水32、調合油30、きゅうりピクルススイート型13、穀物酢8、ぶどう糖果糖液糖7、トマトケチャップ5、精製塩（業務用）2、レモン果汁1.5、卵黄0.5、とうもろこしでん粉0.5、ウスターソース0.3

　「フレンチドレッシング　乳化液状」は、食用植物油脂、穀物酢、レモン果汁、ぶどう糖果糖液糖、精製塩（業務用）、卵黄などを材料とする製品である。これらのドレッシングは、主要な原材料の比率の相違や香辛料等の相違によりバリエーションができる。

　原材料配合割合[23]：水45、調合油24、穀物酢18、ぶどう糖果糖液糖7、精製塩（業務用）4、レモン果汁1、卵黄0.3

（みそ類）
　－米みそ
　　－17044　甘みそ
　　－17045　淡色辛みそ
　　－17046　赤色辛みそ
　　－17120　だし入りみそ
　　－17145　だし入りみそ、減塩
　－17047　麦みそ
　－17048　豆みそ
　－17119　減塩みそ
　－即席みそ
　　－17049　粉末タイプ
　　－17050　ペーストタイプ
　　－17121　辛子酢みそ
　　－17122　ごまみそ
　　－17123　酢みそ

－17124　練りみそ

みそは品質表示基準[25]では、米みそ、麦みそ、豆みそ、調合みそとして表示することとされている。

「米みそ」は、蒸煮大豆に米麹（こうじ）及び食塩を加えて発酵、熟成させたものである。色の濃淡、塩辛味の強弱により、「甘みそ」、「淡色辛みそ」及び「赤色辛みそ」に細分した。「甘みそ」、「淡色辛みそ」及び「赤色辛みそ」の成分値は、それぞれ分析値及び四訂成分表収載値に基づき決定した。

「だし入りみそ」は、だしを加えてあるみそである。成分表2015年版（七訂）において「だし入りみそ」としていたものは、みその種類を明確化するため、「米みそ、だし入りみそ」に名称変更した。「米みそ、だし入りみそ」について、分析値に基づき成分値を決定した。「米みそ、だし入りみそ、減塩」については、「米みそ（だし入り）」の表示がある複数の市販品を試料とし、成分値は、分析値に基づき決定した。

「麦みそ」は、蒸煮大豆に麦麹及び食塩を加えて発酵、熟成させたものである。成分値は、分析値及び四訂成分表収載値に基づき決定した。

「豆みそ」は、蒸煮大豆に麹菌を培養させ、これに食塩水を加えて発酵、熟成させたものである。成分値は、分析値及び四訂成分表収載値に基づき決定した。

「減塩みそ」の成分値は、市販品の分析値に基づき決定した。

「即席みそ」として収載した「粉末タイプ」と「ペーストタイプ」は、ともにインスタントみそ汁として使用される。「粉末タイプ」は、「米みそ」の「淡色辛みそ」を凍結乾燥し、うま味調味料や天然調味料を加えたものである。「ペーストタイプ」は、「米みそ」の「淡色辛みそ」にうま味調味料や天然調味料、アルコールを加えて加工したものをプラスチック小袋に包装し、加熱殺菌したものである。「粉末タイプ」及び「ペーストタイプ」の成分値は、それぞれ市販品の分析値に基づき決定した。

これらの食品のうち市販品の味噌は、塩味用の調味料でもある。食塩相当量は商品により異なるので、商品の表示を優先することが望ましい。「辛子酢みそ」、「ごまみそ」、「酢みそ」及び「練りみそ」は、和食の和え衣やつけみそとして用いられる。

「辛子酢みそ」は、甘みそ、砂糖、穀物酢、辛子を材料とした食品である。成分値は原材料の配合割合と成分値に基づき計算により決定した。

原材料配合割合[1]：米みそ（甘みそ）20、砂糖（上白糖）10、穀物酢10、からし（練り）2

「ごまみそ」は、甘みそ、酒、ごま、上白糖を材料とした食品である。成分値は、原材料の配合割合と成分値に基づき計算により決定した。

原材料配合割合[1]：米みそ（甘みそ）80、酒22、ごま（いり又はすりごま）18、砂糖（上白糖）6

「酢みそ」は、甘みそ、上白糖、穀物酢を材料とした食品である。成分値は、原材料の配合割合と成分値に基づき計算により決定した。

原材料配合割合[1]：米みそ（甘みそ）20、砂糖（上白糖）10、穀物酢10

「練りみそ」は、甘みそ、上白糖、酒を材料とした食品である。成分値は、原材料の配合割合と成分値に基づき計算により決定した。

原材料配合割合[1]：米みそ（甘みそ）60、砂糖（上白糖）40、酒10

（ルウ類）

- －17051　カレールウ
- －17052　ハヤシルウ

「カレールウ」は、カレー粉のほかに小麦粉、油脂、でん粉、糖類、食塩、うま味調味料等を原材料としたもののうち、固形状のものを試料とした。成分値は、分析値、四訂成分表収載値及び関係資料[7]に基づき決定した。

「ハヤシルウ」は、小麦粉、油脂、でん粉、トマト、たまねぎ、糖類、食塩、うま味調味料、ビーフエキス等を原材料として固形状にしたものである。成分値は、分析値、四訂成分表収載値及び関係資料[7][19]に基づき決定した。

（その他）

- －17125　お茶漬けの素、さけ＜鮭＞
- －17136　キムチの素
- －17053　酒かす
- －17126　即席すまし汁
- －17127　ふりかけ、たまご
- －17054　みりん風調味料
- ―17138　料理酒

「お茶漬けの素、さけ」は、お茶漬けの定番である。成分値は、原材料の配合割合と成分値に基づき計算により決定した。

　　　原材料配合割合[1]：新巻きさけ（焼き）34、食塩29、かわらせんべい23、顆粒和風だし17、
　　　　　　　　　砂糖（上白糖）11、焼きのり5、かつおぶし4、抹茶3、まこんぶ（干し）2

「キムチの素」は、とうがらし、食塩、にんにく、しょうが、果実（りんご等）等を混ぜ合わせた合わせ調味料である。成分値は、市販品の分析値に基づき決定した。

「酒かす」は、市販品の清酒かすを試料とした。成分値は、分析値及び四訂成分表収載値に基づき決定した。

「即席すまし汁」は、乾燥素材製品でお湯を注いで作る製品である。成分値は、原材料の配合割合と成分値に基づき計算により決定した。

　　　原材料配合割合[1]：食塩34、こいくちしょうゆ33、顆粒和風だし30、こねぎ30、砂糖（上白
　　　　　　　　　糖）11、焼きふ11、焼きのり7、かつおぶし5

「ふりかけ、たまご」は、ふりかけの定番である。成分値は、原材料の配合割合と成分値に基づき計算により決定した。

　　　原材料配合割合[1]：砂糖（上白糖）23、ごま（いり又はすりごま）19.3、鶏卵（乾燥卵黄）16.5、
　　　　　　　　　顆粒和風だし12.4、さば節10.7、小麦粉（薄力粉1等）8.5、干しのり6.1、
　　　　　　　　　食塩4、抹茶1.5

「みりん風調味料」は、本来の調味料である「本みりん（アルコール14.0容量%）」に似せた食品である。ぶどう糖や水あめにグルタミン酸や香料を混合したもので、アルコールは1%未満である。成分値は、資料[26]に基づき決定した。アルコール及び酢酸については分析値に基づき決定した。

「料理酒」は、清酒の風味を残しつつ飲用できないように酒税法に定められた以上の食塩や酢

等を添加した調味料である。成分値は、関係資料[26]に基づき決定した。

　＜香辛料類＞

－オールスパイス

　　－17055　粉

　　－17056　オニオンパウダー

－からし＜辛子＞

　　－17057　粉

　　－17058　練り

　　－17059　練りマスタード

　　－17060　粒入りマスタード

－17061　カレー粉

－クローブ

　　－17062　粉

－こしょう＜胡椒＞

　　－17063　黒、粉

　　－17064　白、粉

　　－17065　混合、粉

－さんしょう＜山椒＞

　　－17066　粉

－シナモン

　　－17067　粉

－しょうが＜生姜＞

　　－17068　粉

　　－17069　おろし

－セージ

　　－17070　粉

－タイム

　　－17071　粉

－17072　チリパウダー

－とうがらし＜唐辛子＞

　　－17073　粉

－ナツメグ

　　－17074　粉

－にんにく＜大蒜＞

　　－ガーリックパウダー

　　　－17075　食塩無添加

　　　－17128　食塩添加

　　－17076　おろし

－バジル

　　－17077　粉

－パセリ

　　－17078　乾

－パプリカ

　　－17079　粉

－わさび＜山葵＞

　　－17080　粉、からし粉入り

　　－17081　練り

　「オールスパイス、粉」は、百味胡椒（ひゃくみこしょう）、ピメントとも呼ばれ、未熟果実を乾燥し粉末としたものである。シナモン、クローブ、ナツメグを混ぜた香りに似ている。成分値は、分析値、四訂成分表収載値及び関係資料[7]に基づき決定した。

　「オニオンパウダー」は、たまねぎを乾燥し粉末にしたもので、食塩を添加したものもある。成分値は、分析値、四訂成分表収載値及び関係資料[7]に基づき決定した。

　「からし」は、マスタードとも呼ばれる。和からしは、オリエンタルマスタード、洋からしはイエローマスタードとも呼ばれている。和からしはカラシナ、洋からしはクロカラシ及びシロカラシの種からそれぞれ作られる。からしは、「粉」、「練り」、「練りマスタード」及び「粒入りマスタード」の形態で市販されている。「粉」及び「練り」は、洋風又は和風と分けて市販されているが、その分析値に大きな相違はみられなかった。「練りマスタード」及び「粒入りマスタード」は、からしに醸造酢、食塩、植物油脂等を混ぜたものである。「練りマスタード」はフレンチマスタード、「粒入りマスタード」はあらびきマスタードとも呼ばれる。成分値は、それぞれ分析値、四訂成分表収載値及び関係資料[7]に基づき決定した。

　「カレー粉」は、辛味としてこしょう、唐辛子等、香りとしてコリアンダー、カルダモン、クミン等多種類の香辛料を混合し、うこんで色をつけたものである。カレー粉に使用する香辛料の種類及び混合比は、多様である。成分値は、分析値、四訂成分表収載値及び関係資料[7]に基づき決定した。

　「クローブ」の「粉」は、ちょうじとも呼ばれる。チョウジ（丁字）の花のつぼみを乾燥し粉末にしたものである。成分値は、分析値、四訂成分表収載値及び関係資料[7]に基づき決定した。

　「こしょう」は、ペッパーとも呼ばれる。「黒」は、こしょうの実が熟する前に採取した実からつくり、「白」は完熟後外皮を除いてつくる。「混合」は、両者を混ぜ合わせたものであり、流通量は最も多い。「黒」及び「白」の成分値は、市販品の分析値、四訂成分表収載値及び関係資料[7]に基づき決定した。「混合」の成分値は、ヨウ素、セレン、クロム、モリブデン及びビオチンは分析値に基づき、それ以外は「黒」及び「白」の成分値に基づき計算により決定した。

　「さんしょう」の「粉」は、サンショウの実を粉末にした日本の代表的薬味である。成分値は、分析値、四訂成分表収載値及び関係資料[7]に基づき決定した。

　「シナモン」は、和名ではニッケイ（肉桂）又はにっきとも呼ばれ、シナモンの若い枝の皮を剥（は）ぎ、乾燥したものである。原産国により、シナモンはカシアと呼ばれる場合と、カシアをシナモンの代用として位置づけている場合がある。市販品はスティックと粉末状があるが、消費量を考慮し粉末状のものを収載した。成分値は、分析値、四訂成分表収載値及び関係資料[7]に基づき決定した。

　「しょうが」は、ショウガの根茎を乾燥し粉状にしたもので、ジンジャーとも呼ばれる。「粉」及び「おろし」の形態で市販されている。成分値は、分析値、四訂成分表収載値及び関係資料[7]に基づき決定した。

　「セージ」の「粉」は、薬用サルビアとも呼ばれ、葉を乾燥し粉末にしたものである。成分値は、分析値、四訂成分表収載値及び関係資料[7]に基づき決定した。

　「タイム」の「粉」は、和名タチジャコウソウの茎葉を乾燥し粉末にしたものである。成分値は、分析値、四訂成分表収載値及び関係資料[7]に基づき決定した。

　「チリパウダー」は、辛味種の洋風唐辛子にオレガノ、ディルシーズ等を混ぜた洋風七味唐辛子である。成分値は、分析値及び四訂成分表収載値に基づき決定した。なお、チリペッパーパウダーは、辛味種の洋風唐辛子の粉末で洋風一味唐辛子と呼ばれる。

　「とうがらし」の「粉」は、一味唐辛子とも呼ばれる。成分値は、分析値及び四訂成分表収載値に基づき決定した。

　「ナツメグ」は、にくずくとも呼ばれ、褐色の果実中の種子（種皮を含む仮種皮が香辛料のベース）である。成分値は、市販品の分析値及び四訂成分表収載値に基づき決定した。

　「にんにく」は、ニンニクのりん茎を乾燥し粉状にしたもので、ガーリックとも呼ばれる。「ガーリックパウダー」及び「おろし」が市販されている。成分値は、分析値、四訂成分表収載値及び関係資料[7]に基づき決定した。なお、「ガーリックパウダー」には、食塩を添加した製品もある。「食塩添加」のナトリウム及び食塩相当量以外の成分値は、「食塩無添加」と同一の値とした。

　「バジル」は、めぼうきあるいはバジリコともいい、「粉」は、開花直前の全植物を乾燥し粉末にしたものである。成分値は、分析値に基づき決定した。

　「パセリ」の「乾」は、パセリを乾燥粉末にしたものである。成分値は、分析値に基づき決定した。

　「パプリカ」は、辛味のない唐辛子の乾燥粉末である。成分値は、分析値、四訂成分表収載値及び関係資料[7]に基づき決定した。

　「わさび」の「粉、からし粉入り」は、ホースラディッシュ粉末にからし粉末を混ぜたものである。「練り」は、わさび粉末及びホースラディッシュ粉末に水分等を加えペースト状にしたものである。成分値は、それぞれ分析値、四訂成分表収載値及び関係資料[7]に基づき決定した。

＜その他＞
－酵母
　－17082　パン酵母、圧搾
　－17083　パン酵母、乾燥
－17084　ベーキングパウダー

　「酵母」はイーストとも呼ばれ、パン用とビール用等がある。製パン用酵母は、生イーストとドライイーストの2つに大別され、生イーストは水分が 66〜70%で、国内のベーカリーで一般的に使用されている。ドライイーストは、生イーストを乾燥したもので、粒状と顆粒状の2種類が存在し、顆粒状タイプをインスタントドライイーストと呼んでおり、主にフランス等外国からの輸入品である。両者の使用量に相違は見られないため、両者を分けずに収載した。「パン酵母」の「圧搾（生イースト）」及び「乾燥（ドライイースト）」を収載した。成分値は、分析値及び関係資料[27]に基づき決定した。

518

　「ベーキングパウダー」は、主に洋菓子の膨張剤として用いられる。成分値は、関係資料[28]に基づき決定した。なお、加熱調理に伴い二酸化炭素等が発生するので、その量を備考欄に示した。

　成分表2015年版（七訂）における「天ぷら用バッター（17129）」については、属する食品群を「調味料及び香辛料類」から「穀類」に変更し、食品番号を01171に変更した。

参考文献

1)　渡邊智子・中路和子・鈴木亜夕帆・恒岡奈都：資源室提出資料「成分表2015のための調味料に関する検討」（2015）

2)　ウスターソース類の日本農林規格：昭和49年農林省告示第565号

3)　一般財団法人全国調味料・野菜飲料検査協会：資源室提出資料（2015）

4)　カゴメ株式会社：資源室提出資料（2015）

5)　キッコーマン食品株式会社：資源室提出資料（2015）

6)　ブルドックソース株式会社：資源室提出資料（2000）

7)　エスビー食品株式会社：資源室提出資料（2000）

8)　しょうゆの日本農林規格：平成16年農林水産省告示第1703号

9)　財団法人日本醤油研究所：資源室提出資料（2000）

10)　公益財団法人塩事業センター：資源室提出資料（2000、2020）

11)　醸造酢の日本農林規格：昭和54年農林水産省告示第801号

12)　株式会社中埜酢店：資源室提出資料（2015）

13)　乾燥スープの日本農林規格：昭和50年農林省告示第602号

14)　風味調味料の日本農林規格：昭和50年農林省告示第310号

15)　香川芳子監修：改訂第7版会社別製品加工食品成分表（女子栄養大学出版部）（1995）

16)　田中武彦監修：常用量による市販食品成分早見表（医歯薬出版株式会社）（1993）

17)　味の素株式会社：資源室提出資料（2000）

18)　石井食品株式会社：資源室提出資料（2000）

19)　ハウス食品株式会社：資源室提出資料（2000）

20)　日清製粉株式会社：資源室提出資料（2000）

21)　トマト加工品の日本農林規格：昭和54年農林水産省告示第1419号

22)　ドレッシングの日本農林規格：昭和50年農林省告示第955号

23)　渡邊智子・松本信二：資源室提出資料「ドレッシングのための配合割合の現状調査」（2020）

24)　理研ビタミン株式会社：資源室提出資料（2000）

25)　みそ品質表示基準：平成12年農林水産省告示第1664号

26)　全国みりん風味調味料協議会：資源室提出資料（2000）

27)　オリエンタル酵母工業株式会社：資源室提出資料（1998）

28)　大宮糧食工業株式会社：資源室提出資料（2000）

18) 調理済み流通食品類

調理済み流通食品類の全般に通じる主な事項は、次のとおりである。

① 近年の大規模調理施設（いわゆるセントラルキッチン）による配食事業の拡大を踏まえ、従来の冷凍食品、レトルト食品のうち、主要な調理済み食品を収載していた18群の内容を改め、食品会社が製造・販売する工業的な調理食品及び配食サービス事業者が製造・販売する調理食品を「調理済み流通食品」とした。なお、フライ用冷凍食品類やコーンクリームスープ（粉末タイプ）のように、最終段階の調理を行っていない食品も一部含んでいる。

② 本食品群の収載食品は、「調理済み流通食品」のうち、原則として日本農林規格等の公的な規格基準のあるもの及び流通量の多いものとした。

③ 本食品群に収載した調理済み流通食品類には、家庭内で食事の副食（主菜、副菜）として利用される「そう菜」を含む。「そう菜」は、各食品について、複数の製造者及び事業者のレシピ（食材名、食材の質量、調理方法）を収集し[1][2]、使用されている各食材の配合割合の収集及び製品の水分量の測定を行い、調理食品の成分値を算出し、その代表値を収載した。計算方法の概要は以下のとおりである。

・ 食材の割合の平均値が0.05％未満の食材等については、成分値の計算には使用しない。

・ 各食材の成分値は、本成分表に収載されている食品の中で最も類似した食品の成分値とした。

・ 加熱調理品は、可能な限り、調理後の食品の成分値を用いた。生の成分値のみが収載されているものについては、類似する食品区分の成分変化率を乗じて調理後の食品の成分値を計算した。なお、食品群・区分別の成分変化率については成分表2015年版（七訂）第3章表25「調理による成分変化率区分別一覧」で整理している。

・ 成分値の計算は、原則として、(1) 製品ごとに、レシピの質量に基づいて調理した場合のそう菜全体の成分値と乾物量を求める。(2) 各製品の水分を分析する。(3) (1)と(2)からそう菜100 g当たりの成分値を計算する。

なお、本群の「そう菜」の成分値は、レシピに基づく計算値である。したがって、レシピが異なれば成分値も異なるので、レシピが大きく異なる場合は、製品の成分分析を行うか、製品のレシピに基づいて新たに計算する必要がある。

④ 本食品群は、主に副食であるが、主食となる「エビピラフ」及び「中華ちまき」も収載した。

⑤ 本食品群以外の各食品群に収載した料理は、配合割合の大部分をその食品群の食材が占める食品である。その成分値は、生の素材からの質量や成分の変化を踏まえた値である。一方、本食品群の料理は、冷凍食品、レトルトパウチ製品、そう菜など工業的に生産されている食品である。従って、一般的な家庭調理を模した素材からの成分変化率等は記録せず、調理済み食品として標準的と考えられる成分値のみを収載した。

なお、「きりたんぽ」、「あくまき」、「カップめん」など穀類の調理済み流通食品は穀類、「焼き芋」などいも類の調理済み流通食品はいも類、「ぶどう豆」、「ふき豆」など煮豆類は豆類、「野菜の缶詰」、「つけもの類」など野菜の調理済み流通食品は野菜類、「果実の缶詰」、「ジャム」など果実の調理済み流通食品は果実類、「魚の佃煮」、「魚介の缶詰」など魚介類の調理済み流通食品は魚介類、「焼き肉」、「ハム」など肉類の調理済み流通食品は肉類、「あんパン」な

ど菓子パン類は菓子類にそれぞれ収載されている。

⑥　本食品群に用いた和風料理、洋風料理等の区分は、国内事業者が通常提供している調理食品を便宜的に分類したものであり、各国及び地域の正式な料理とは異なる。

⑦　医療用の食品及びベビーフードは、使用目的の特殊性により収載しないこととした。

本食品群は、以上のような考え方により、成分表2015年版（七訂）では、各食品群とは別に参考資料として掲載していた「そう菜」を中心に食品を再編成した食品群である。

⑧　「分析値」、「文献値」、「類推値」、「計算値」、「借用値」、「推定値」等の用語については、第3章冒頭の「食品群全般に通じる事項」を参照されたい。

以下、食品ごとに成分値に関する主な留意点について述べる。

和風料理

和え物類

－18024　青菜の白和え

－18025　いんげんのごま和え

－18026　わかめとねぎの酢みそ和え

和え物は、魚介、肉、野菜等を下ごしらえし、和え衣（酢、みそ、しょうゆ、酒、砂糖等の調味料に、わさび等の香辛料や種実類、豆腐やたまご等を加えたもの）で和えた料理である。和え物は、具と和え衣の組み合わせで多種多様の料理ができる。

「青菜の白和え」は、ほうれん草や春菊等の青菜類を主とする植物性食品（精進物）を豆腐と白ごまを主な材料とする和え衣で和えた料理、「いんげんのごま和え」は、ゆでたいんげんを胡麻（ごま）を主な材料とする和え衣で和えた料理、「わかめとねぎの酢みそ和え」は、ゆでたわかめとねぎを、みそと酢等を混ぜた和え衣で和えた料理である。収載値の算出には、「青菜の白和え」は6種類、「いんげんのごま和え」は3種類、「わかめとねぎの酢みそ和え」は3種類の材料配合割合を用いた。

汁物類

－18028　とん汁

豚汁（ぶたじる）とも言う。とん汁は、豚肉、大根、にんじん、こんにゃく、ごぼう等を、みそで煮込んだ汁物である。仕上げに刻みねぎを添え、七味とうがらしをふる。収載値の算出には3種類の製品の材料配合割合を用いた。

酢の物類

－18027　紅白なます

酢の物は、下ごしらえした材料をそれに適した調味酢で調味し、材料に酸味と香りを加える料理である。「紅白なます」は、にんじんと大根をせん切りに切り、塩を振って下ごしらえし、二杯酢、三杯酢、甘酢等の調味酢で調味する。源氏と平氏の旗の色がそれぞれ、白と赤であることから源平なますとも言われる[3]。収載値の算出には5種類の材料配合割合を用いた。

煮物類

－18029　卯の花いり（うのはないり）

－18030　親子丼の具

－18031　牛飯の具

－18032　切り干し大根の煮物

－18033　きんぴらごぼう

－18034　ぜんまいの炒め煮

－18035　筑前煮

－18036　肉じゃが

－18037　ひじきの炒め煮

　煮物は、日本料理の献立の基本の一つである。煮物は、煮汁の量の多少、材料の下ごしらえ（素材の素焼き、揚げ、炒め）の有無、片栗粉によるとろみづけの有無等により多様な料理があり、湯煮（ゆで煮）、白煮、塩煮、しょうゆ煮、炒め煮、砂糖煮、酢煮、みそ煮、いり煮、揚げ煮、煮込み等がある [3][4]。

　「卯の花いり」は、おから（別名：卯の花、雪花菜（きらず））をいり煮した料理である。下ごしらえしたおからを炒め、油揚げ、にんじん、ごぼう等を加えて炒め、溶き卵を加え調味料で仕上げる。収載値の算出には5種類の製品の材料配合割合を用いた。

　「親子丼の具」は、しょうゆおよび砂糖等を含むだしで煮たとり肉と玉ねぎを溶き卵でとじた料理である。これを飯にのせた料理が親子丼である。収載値の算出には4種類の製品の材料配合割合を用いた。

　「牛飯の具」は、しょうゆおよび砂糖等を含むだしで煮た牛肉とねぎ又は玉ねぎの料理である。これを飯にのせた料理が牛飯で、薬味に紅しょうが等を添える。牛飯の上に生卵をかける場合もある。牛飯は牛丼ともいう。収載値の算出には、3種類の製品の材料配合割合を用いた。

　「切り干し大根の煮物」は、切り干し大根を水戻しした後にゆで、切って炒め調味した料理である。油あげ、にんじん等を加えるのが一般的である。収載値の算出には7種類の製品の材料配合割合を用いた。

　「きんぴらごぼう」は、せん切り又はささがき（笹の葉のように薄く切ること）のごぼうを油で炒め、砂糖、しょうゆ等で調味して煮詰め、仕上げにとうがらしで辛みをつける料理である。にんじん、れんこん、うど等を加える場合もある。収載値の算出には6種類の製品の材料配合割合を用いた。

　「ぜんまいの炒め煮」は、水戻しした乾燥ぜんまいを、切って炒め調味した料理である。油あげ、にんじん等を加える場合がある。収載値の算出には3種類の製品の材料配合割合を用いた。

　「筑前煮」は、福岡県の郷土料理である。とり肉と野菜の炒め煮、いり鶏、筑前炊き、がめ煮 [3] ともいう。とり肉、にんじん、ごぼう、れんこん、さといも、たけのこ、しいたけ、こんにゃくを一口大に切り、炒め、甘みのあるしょうゆ味で調味し煮詰める。仕上げにゆでたさやえんどうや、さやいんげんを散らし、木の芽、針しょうが、振り柚子で香りを添える料理である。収載値の算出には7種類の製品の材料配合割合を用いた。

　「肉じゃが」は、牛肉と玉ねぎを炒め、甘めのしょうゆ味の調味料と、だし、じゃがいもを加え煮あげる料理である。にんじん、こんにゃく（しらたき）を加えた料理や、仕上げに未熟豆野菜（グリンピース、さやいんげん、さやえんどう）を散らした料理、豚肉やとり肉を使う料理もある。収載値の算出には5種類の製品の材料配合割合を用いた。

　「ひじきの炒め煮」は、乾燥ひじきを水戻しした後にゆで、炒め調味した料理である。油あげ、にんじん等を加えるのが一般的である。収載値の算出には7種類の製品の材料配合割合を用いた。
その他

－18038　アジの南蛮漬け

　南蛮は、主にねぎやとうがらしを使う料理につける名称である。南蛮漬けは、魚介類（主に小魚）をから揚げにし、ねぎや玉ねぎ、とうがらしを合わせた合わせ酢につけた料理である。収載値の算出には4種類の製品の材料配合割合を用いた。

－18023　松前漬け　しょうゆ漬＜醤油漬け＞

　「松前漬け」は、北海道松前地方の郷土料理である。するめ、昆布、かずのこ等を混ぜ合わせ、しょうゆ、砂糖、みりん等の調味液に漬け込んだものである。市販品には、ししゃもの卵等を含む製品がある。これらを含む製品を試料とした。成分値は、市販品の分析値に基づき決定した。食物繊維については、こんぶに由来し、アルギン酸やフコイダン等の粘性多糖類が多く、水溶性食物繊維と不溶性食物繊維の分別が困難であることから、総量のみを示した。

洋風料理

カレー類

－18040　チキンカレー

－18001　ビーフカレー

－18041　ポークカレー

　カレーは、インド南部のタミル語（kari）では、ソースや汁を意味しスパイスミックスとしてのカレー粉、インド料理のカレー、カレー料理の総称でもある[3]。本項では、我が国で一般的に食べられているカレーを収載した。「チキンカレー」はとり肉、「ビーフカレー」は牛肉、「ポークカレー」は豚肉を、それぞれ強火で炒め、野菜と共にカレーソースで煮込んだ料理である。収載値の算出には、「チキンカレー」及び「ビーフカレー」は4種類、「ポークカレー」は3種類の製品の材料配合割合を用いた。各料理にはレトルトパウチ製品も含まれ、めし（ライス）は含まない。

コロッケ類

－18043　かにクリームコロッケ

－18044　コーンクリームコロッケ

－18018　ポテトコロッケ

　コロッケは、揚げ物料理の一つである。具材を好みの形にし、小麦粉、溶き卵、パン粉をつけて揚げた料理である。クリームコロッケは、固めのホワイトソースに衣をつけて揚げたコロッケである。かにを加えた「かにクリームコロッケ」と、コーンを加えた「コーンクリームコロッケ」を収載した。「ポテトコロッケ」は、ゆでて潰したじゃがいもにひき肉等を加え、衣をつけて揚げたコロッケである。収載値の算出には、各コロッケとも3種類の製品の材料配合割合を用いた。各製品には冷凍食品も含まれている。

シチュー類

－18045　チキンシチュー（ホワイトシチュー）

－18011　ビーフシチュー（ブラウンシチュー）

　シチューは、煮込み料理の総称である。通常、牛肉等はブラウンソースで、とり肉、子牛肉、魚介等はホワイトソースで煮込む。ホワイトソースで煮込んだ「チキンシチュー」とブラウンソースで煮込んだ「ビーフシチュー」を収載した。収載値の算出には、「チキンシチュー」は3種類、「ビーフシチュー」は5種類の製品の材料配合割合を用いた。各製品にはレトルトパウチ製品も

含まれている。

素揚げ類

－18015　ミートボール

　素揚げは、材料に衣をつけずに揚げる料理である。本項では「ミートボール」を収載した。

　「ミートボール」は、肉団子ともいう。ひき肉、バター炒めした玉ねぎ、パン粉、溶き卵、調味料を混ぜ、形を整え素揚げにした料理である。味付けは、中華風、和風など多様である。収載値の算出には3種類の製品の材料配合割合を用いた。製品には冷凍食品も含まれている。

スープ類

－18042　かぼちゃのクリームスープ

－コーンクリームスープ

　　－18005　コーンクリームスープ

　　－18004　粉末タイプ

　「かぼちゃのクリームスープ」及び「コーンクリームスープ」は、濃厚なクリームスープである。「かぼちゃのクリームスープ」はパンプキンクリームスープともいう。収載値の算出には、両スープとも3種類の製品の材料配合割合を用いた。各製品にはレトルトパウチ製品も含まれている。

　「粉末タイプ」の原材料は、スイートコーン、粉乳、でん粉、油脂、調味料等である。約 10 倍に希釈して用いる製品を収載した。成分値は、ヨウ素、セレン、クロム、モリブデン及びビオチンは分析値に基づき、それ以外は四訂成分表収載値及び文献値[5]に基づき決定した。

ハンバーグステーキ類

－18050　合いびきハンバーグ

－18051　チキンハンバーグ

－18052　豆腐ハンバーグ

　ハンバーグステーキは、ハンバーグ、ジャーマンステーキとも言われる。ひき肉に玉ねぎ、パン粉、たまご等を加え、楕円形にまとめ、フライパンやオーブンで焼く料理である。肉の一部あるいは、全部を豆腐に置き換えた製品も流通している。本項では、「合びきハンバーグ」、「チキンハンバーグ」、「豆腐ハンバーグ」を収載した。収載値の算出には、「合びきハンバーグ」は5種類、「チキンハンバーグ」及び「豆腐ハンバーグ」は4種類の製品の材料配合割合を用いた。各製品にはレトルトパウチ製品及び冷凍食品も含まれている。

フライ類

－18019　いかフライ

－18020　えびフライ

－18021　白身フライ

－18022　メンチカツ

　フライは、我が国では、肉類、魚介類の切り身に小麦粉、溶き卵、パン粉をつけて揚げた料理をいう。肉類のフライは、カツレツ又はカツともいう。これは英語の cutlet がなまったものである。「メンチカツ」は和製英語であり、ひき肉（ミンチ）に玉ねぎを加え調味し衣をつけて揚げたものである。英語のフライ（fry）は、炒める、揚げるなど油脂を使って加熱調理する調理方法であり、揚げる場合は、ディープフライ（deep fry）という。

　収載値の算出には、「いかフライ」及び「えびフライ」は3種類、「メンチカツ」は5種類の製品の材料配合割合を用いた。各製品には冷凍食品も含まれている。

　「白身フライ」のエネルギー、水分、たんぱく質、脂質及び炭水化物含量は、文献値[6][7][8]に基づき決定し、その他の成分値は、文献値[5][9]に基づき決定した。

フライ用冷凍食品類

－18008　いかフライ、冷凍

－18009　えびフライ、冷凍

－コロッケ

　　－18006　クリームコロッケ、冷凍

　　－18007　ポテトコロッケ、冷凍

－18010　白身フライ、冷凍

－18016　メンチカツ、冷凍

　フライ用冷凍食品は、2種類の製品が流通している。①衣付きの食材を冷凍した製品であり、購入後に揚げるフライ用冷凍食品、②フライを冷凍した製品等であり、購入後に電子レンジ、又はトースターなどで加熱することにより、フライを行ったのと同様な食品となるフライ済み冷凍食品である。ここでは、フライ用冷凍食品のフライ前の成分値を収載した。

　「いかフライ」は、いかをバッター液（小麦粉、卵白等を水で溶いたもの）に浸けてからパン粉を付けたものである。成分値は、文献値[5][9]に基づき決定した。

　「えびフライ」は、えびをバッター液に浸けてからパン粉を付けたものである。成分値は、文献値[5][9]に基づき決定した。

　「コロッケ」は、クリームタイプとポテトタイプに大きく区分できる。「クリームタイプ」はホワイトソースをベースとし、「ポテトタイプ」はじゃがいもをベースとする。各ベースに配合される素材は、種類、量とも製品により異なる。「クリームコロッケ」及び「ポテトコロッケ」の成分値は、それぞれ四訂成分表収載値及び文献値[5][6][7][9]に基づき決定した。

　「白身フライ」は、メルルーサ、たら、かれい等の白身魚をバッター液に浸けてからパン粉を付けたものである。成分値は、文献値[5][9]に基づき決定した。

　「メンチカツ」は、食肉（豚肉、鶏肉、牛肉）に、たまねぎ、牛脂あるいは豚脂、パン粉、卵白、植物性たんぱく、調味料等を加えたものを、バッター液に浸けてからパン粉を付けたものである。成分値は、四訂成分表収載値（「ミンチカツ」）及び文献値[9]に基づき決定した。

その他

－18003　えびグラタン

－18014　えびピラフ

　グラタンは、下ごしらえした材料（肉、魚、野菜等）をソースで絡（から）め、チーズやパン粉を振ってオーブンで焼いた料理である。ソースにホワイトソース、デミグラスソース等を用いる。使用する材料により、マカロニグラタン、チキングラタン、えびグラタン等多くの種類がある。本項では、「えびグラタン」を収載した。

　ピラフは、中近東を起源とするトルコ風米料理である。玉ねぎのみじん切りをバターで炒め米を加えてさらに炒め、ブイヨンを加えて炊く。最後にバターの小片を加える。肉、魚介、野菜を加えて作る場合もある。また、広義には、バターで炒めた飯に具が加わったものもピラフという。

本項では、「えびピラフ」を収載した。収載値の算出には、「えびグラタン」は5種類、「えびピラフ」は4種類の製品の材料配合割合を用いた。各製品には冷凍食品も含まれている。

中国料理

点心類

－18002　ぎょうざ＜餃子＞

－18012　しゅうまい＜焼売＞

－18046　中華ちまき＜中華粽＞

　点心は中国料理の軽食であり、甘い味のものと甘くないものに分けられる。甘くない点心は、鹹点心（シャンディエンシン）で、ぎょうざ、しゅうまい、中華ちまき、めん類等である[3]。

　「ぎょうざ」は、ひき肉とキャベツ等の野菜を加えたあんをぎょうざの皮に包むのが一般的である。焼きぎょうざ、水ぎょうざ、蒸しぎょうざがある。ひき肉の代わりに、えびを用いたものもある。収載食品は、我が国で一般に食べられている豚肉、とり肉、キャベツ等を材料とした焼きぎょうざである。

　「しゅうまい」は、ひき肉にねぎとしょうが等を加え調味し、小麦粉で作った皮で包み蒸す料理である。ひき肉の代わりに、えび又はかにを用いたものもある。

　「中華ちまき」は、もち米を蘆（あし）の葉又は竹の葉につつみ、蒸すかゆでたものである。我が国では、肉類、しいたけ、しょうが等を加えた塩味のものが一般的である。甘く煮た種実、小豆や蓮（はす）の実を加えた甘いちまきもある。

　収載値の算出には、「ぎょうざ」及び「しゅうまい」は4種類、「中華ちまき」は3種類の製品の材料配合割合を用いた。各製品には冷凍食品も含まれている。

菜（な）類

－18047　酢豚

－18048　八宝菜

－18049　麻婆豆腐（マーボー豆腐）

　中国料理の筵席（イエンシー）料理（宴席料理）では、「点心」以外の料理を「菜」としている。そこで、本項でも点心以外を菜として区分した[3]。

　「酢豚」は、病院や事業所給食の定番料理の一つである[1]。肉を一口大に切り、塩、こしょう等で下味をつけ片栗粉をまぶして揚げる。玉ねぎ、にんじん、ピーマン等の野菜は炒める。調味料と水溶き片栗粉であんを作り、肉と野菜を加え絡める。収載値の算出には4種類の製品の材料配合割合を用いた。製品には冷凍食品も含まれている。

　「八宝菜」は、五目うま煮ともいい、広東料理に由来する。八宝は多くの食材という意味である。豚肉、とり肉、ハム、芝えび、うずら卵、はくさい、しいたけ、たけのこ、にんじん、さやえんどう等を炒め調味し、片栗粉でとろみをつけた料理である。収載値の算出には6種類の製品の材料配合割合を用いた。製品には冷凍食品も含まれている。

「麻婆豆腐」は、豆腐とひき肉のとうがらしみそ炒め煮である。四川料理に由来する。甜麺醤（テンメンジャン）、豆板醤（トウバンジャン）、豆鼓（トウチ）等の調味料を使う。収載値の算出には5種類の製品の材料配合割合を用いた。

韓国料理

和え物類

－18039　もやしのナムル

　ナムルは、韓国料理の和え物である。材料を生のまま使うセンチェ（生菜）と、ゆでて使うスッチェ（熟菜）があり、後者が一般的である[3]。材料を、ごま油、しょうゆ、おろしにんにく、おろししょうが等で調味する。本項では、「もやしのナムル」を収載した。収載値の算出には 4 種類の製品の材料配合割合を用いた。

　参考文献

1）渡邊智子：調理加工食品等今後の需要増大が見込まれる食品の分析に対するニーズ調査．平成20年度文部科学省委託調査報告書－新たな健康の維持増進に関わる食成分等に対するニーズ調査成果報告書．p. 167-186（2009）

2）渡邊智子・中路和子・恒岡奈都・梶谷節子・鈴木亜夕帆：資源室提出資料「主要なそう菜の材料配合割合の現状」（2015）

3）社団法人全国調理師養成施設協会編：改訂調理用語辞典．（1998）

4）山崎清子・下村道子他：ＮＥＷ調理と理論．同文書院（2011）

5）渡邊智子、西野裕美、鈴木亜夕帆、野村美穂・岩崎多恵・池田佳代子：資源室提出資料「五訂成分表のための調理加工食品の栄養表示に関する検討」（2000）

6）田中武彦監修：常用量による市販食品成分早見表（医歯薬出版株式会社）（1993）

7）（社）日本冷凍食品協会・（社）日本冷凍検査協会：資源室提出資料（2000）

8）渡邊智子・野村美穂・岩崎多恵・池田佳代子：資源室提出資料「市販冷凍食品の調理前後の重量及び成分値」（2000）

9）香川芳子監修：改訂第7版会社別製品加工食品成分表（女子栄養大学出版部）（1995）

2　食品成分表2020年版と2015年版の計算方法によるエネルギー値の比較及び2015年版で適用したエネルギー換算係数

　　本成分表（食品成分表2020年版）では、食品成分表2015年版以降の主要な一般成分に対する組成に基づく成分値の充実を踏まえ、これまで食品毎に修正Atwater係数等の種々のエネルギー換算係数を乗じて算出していたエネルギーについて、FAO/INFOODSが推奨する方法である組成成分を用いる計算方法を導入して、エネルギー値の科学的推計の改善を図っている。

　　この改訂の結果、食品成分表2020年版と同2015年版のエネルギーは同一食品であっても異なる数値となることから、食品成分表2020年版収載食品を対象として、2020年版の方法と2015年版の方法の双方で算出したエネルギーについての比較表を作成した。なお、本表の計算には、食品成分表2020年版収載のため素材食品の成分値の変更等を反映した成分値を用いているため、食品成分表2015年版等において既出の値と一致しない場合がある。

　　また、2015年版のエネルギー換算係数（たんぱく質、脂質及び炭水化物に対するもの）は、科学技術庁「日本食品成分表の改訂に関する調査」に基づくエネルギー換算係数、FAOのエネルギー換算係数、Atwaterのエネルギー換算係数あるいは暫定的な算出法を食品毎に適用していたことから、実際に食品毎のエネルギーの計算に適用した係数と、その際に参照した文献等の略号を参考として併記した（略号表記の詳細は下記の通り。ただし、調理油由来の脂質、酢酸及びアルコールが別に計測された食品については、それぞれの質量に9.21 kcal/g、3.5 kcal/g、又は、7.1 kcal/gを乗じた値を加算している。）

※参照文献等の略号の説明

FAO：「FAO/WHO：Energy and protein requirements. Report of a Joint FAO/WHO Ad Hoc Expert Committee. WHO Technical Report Series, No. 522；FAO Nutrition Meetings Report Series. No. 52（1973）」に基づく係数。

Atwater：「W.O.Atwater：Principles of nutrition and nutritive value of foods. United States Department of Agriculture. Farmers' Bulletin. No. 142, p. 48（1910）」に基づく係数。

科学技術庁：「科学技術庁資源調査所：日本食品標準成分表の改訂に関する調査資料－日本人における動物性食品の利用エネルギー測定調査結果－．科学技術庁資源調査会編資料第73号（1980）」、「同－日本人における穀類の利用エネルギー測定調査結果－．科学技術庁資源調査会編資料第92号（1981）」に基づく係数。

Federal Register：Federal Register /Vol. 79, No. 41 /Monday, March 3, 2014 / Proposed Rules（米国食品表示法で適用されるエネルギー換算係数）

暫定：「科学技術庁資源調査所：日本食品標準成分表の改訂に関する調査資料－日本人における藻類及びきのこ類の利用エネルギー測定調査結果－．科学技術庁資源調査会編資料第82号（1980）」の結果を踏まえ、「五訂日本食品標準成分表」において暫定措置として適用した算出法。実際は、Atwaterのエネルギー換算係数を適用して求めた値に0.5を乗じて算出しているが、表では、Atwaterの換算係数に0.5を乗じた値を示した。

食品群	食品番号	索引番号	食品名	エネルギー（kcal / 100 g）			2015年版で適用した食品別エネルギー換算係数			
				2020年版 (a)	2015年版 (b)	差 (a−b)	たんぱく質	脂質	炭水化物	参照文献等*
01	01001	1	アマランサス　玄穀	343	358	-15	3.47	8.37	4.07	FAO
01	01002	2	あわ　精白粒	346	367	-21	3.87	8.37	4.12	FAO
01	01003	3	あわ　あわもち	210	214	-4	4	9	4	Atwater
01	01004	4	えんばく　オートミール	350	380	-30	3.46	8.37	4.12	FAO
01	01005	5	おおむぎ　七分つき押麦	343	341	2	3.55	8.37	3.95	FAO
01	01006	6	おおむぎ　押麦　乾	329	346	-17	3.55	8.37	3.95	FAO
01	01170	7	おおむぎ　押麦　めし	118	124	-6	3.55	8.37	3.95	FAO
01	01007	8	おおむぎ　米粒麦	333	343	-10	3.55	8.37	3.95	FAO
01	01008	9	おおむぎ　大麦めん　乾	343	339	4	4	9	4	Atwater
01	01009	10	おおむぎ　大麦めん　ゆで	121	122	-1	4	9	4	Atwater
01	01010	11	おおむぎ　麦こがし	368	391	-23	3.55	8.37	3.95	FAO
01	01167	12	キヌア　玄穀	344	359	-15	4	9	4	Atwater
01	01011	13	きび　精白粒	353	363	-10	3.87	8.37	4.12	FAO
01	01012	14	こむぎ　［玄穀］　国産　普通	329	337	-8	3.59	8.37	3.78	FAO
01	01013	15	こむぎ　［玄穀］　輸入　軟質	344	348	-4	3.59	8.37	3.78	FAO
01	01014	16	こむぎ　［玄穀］　輸入　硬質	332	334	-2	3.59	8.37	3.78	FAO
01	01015	17	こむぎ　［小麦粉］　薄力粉　1等	349	367	-18	4.32	8.37	4.2	科学技術庁
01	01016	18	こむぎ　［小麦粉］　薄力粉　2等	345	368	-23	4.32	8.37	4.2	科学技術庁
01	01018	19	こむぎ　［小麦粉］　中力粉　1等	337	367	-30	4.32	8.37	4.2	科学技術庁
01	01019	20	こむぎ　［小麦粉］　中力粉　2等	346	368	-22	4.32	8.37	4.2	科学技術庁
01	01020	21	こむぎ　［小麦粉］　強力粉　1等	337	365	-28	4.32	8.37	4.2	科学技術庁
01	01021	22	こむぎ　［小麦粉］　強力粉　2等	343	366	-23	4.32	8.37	4.2	科学技術庁
01	01023	23	こむぎ　［小麦粉］　強力粉　全粒粉	320	328	-8	3.59	8.37	3.78	FAO

食品群	食品番号	索引番号	食品名	エネルギー(kcal / 100 g)			2015年版で適用した食品別エネルギー換算係数			
				2020年版 (a)	2015年版 (b)	差 (a−b)	たんぱく質	脂質	炭水化物	参照文献等*
01	01146	24	こむぎ　［小麦粉］　プレミックス粉　お好み焼き用	335	352	-17	4	9	4	Atwater
01	01024	25	こむぎ　［小麦粉］　プレミックス粉　ホットケーキ用	360	365	-5	4	9	4	Atwater
01	01147	26	こむぎ　［小麦粉］　プレミックス粉　から揚げ用	311	331	-20	4	9	4	Atwater
01	01025	27	こむぎ　［小麦粉］　プレミックス粉　天ぷら用	337	351	-14	4	9	4	Atwater
01	01171	28	こむぎ　［小麦粉］　プレミックス粉　天ぷら用　バッター	136	138	-2	4	9	4	Atwater
01	01172	29	こむぎ　［小麦粉］　プレミックス粉　天ぷら用　バッター　揚げ	588	604	-16	4	9	4	Atwater
01	01026	30	こむぎ　［パン類］　角形食パン　食パン	248	258	-10	4	9	4	Atwater
01	01174	31	こむぎ　［パン類］　角形食パン　焼き	269	282	-13	4	9	4	Atwater
01	01175	32	こむぎ　［パン類］　角形食パン　耳を除いたもの	226	237	-11	4	9	4	Atwater
01	01176	33	こむぎ　［パン類］　角形食パン　耳	273	282	-9	4	9	4	Atwater
01	01206	34	こむぎ　［パン類］　食パン　リーンタイプ	246	254	-8	4	9	4	Atwater
01	01207	35	こむぎ　［パン類］　食パン　リッチタイプ	256	255	1	4	9	4	Atwater
01	01205	36	こむぎ　［パン類］　食パン　山形食パン	246	267	-21	4	9	4	Atwater
01	01028	37	こむぎ　［パン類］　コッペパン	259	265	-6	4	9	4	Atwater
01	01030	38	こむぎ　［パン類］　乾パン	386	393	-7	4	9	4	Atwater
01	01031	39	こむぎ　［パン類］　フランスパン	289	279	10	4	9	4	Atwater
01	01032	40	こむぎ　［パン類］　ライ麦パン	252	264	-12	4	9	4	Atwater
01	01208	41	こむぎ　［パン類］　全粒粉パン	251	265	-14	4	9	4	Atwater
01	01033	42	こむぎ　［パン類］　ぶどうパン	263	269	-6	4	9	4	Atwater
01	01034	43	こむぎ　［パン類］　ロールパン	309	316	-7	4	9	4	Atwater
01	01209	44	こむぎ　［パン類］　クロワッサン　レギュラータイプ	406	415	-9	4	9	4	Atwater
01	01035	45	こむぎ　［パン類］　クロワッサン　リッチタイプ	438	448	-10	4	9	4	Atwater
01	01210	46	こむぎ　［パン類］　くるみパン	291	301	-10	4	9	4	Atwater
01	01036	47	こむぎ　［パン類］　イングリッシュマフィン	224	228	-4	4	9	4	Atwater
01	01037	48	こむぎ　［パン類］　ナン	257	262	-5	4	9	4	Atwater
01	01148	49	こむぎ　［パン類］　ベーグル	270	275	-5	4	9	4	Atwater
01	01038	50	こむぎ　［うどん・そうめん類］　うどん　生	249	270	-21	4.32	8.37	4.2	科学技術庁
01	01039	51	こむぎ　［うどん・そうめん類］　うどん　ゆで	95	105	-10	4.32	8.37	4.2	科学技術庁
01	01186	52	こむぎ　［うどん・そうめん類］　うどん　半生うどん	296	325	-29	4.32	8.37	4.2	科学技術庁
01	01041	53	こむぎ　［うどん・そうめん類］　干しうどん　乾	333	348	-15	4.32	8.37	4.2	科学技術庁
01	01042	54	こむぎ　［うどん・そうめん類］　干しうどん　ゆで	117	126	-9	4.32	8.37	4.2	科学技術庁
01	01043	55	こむぎ　［うどん・そうめん類］　そうめん・ひやむぎ　乾	333	356	-23	4.32	8.37	4.2	科学技術庁
01	01044	56	こむぎ　［うどん・そうめん類］　そうめん・ひやむぎ　ゆで	114	127	-13	4.32	8.37	4.2	科学技術庁

食品群	食品番号	索引番号	食品名	エネルギー(kcal / 100 g)			2015年版で適用した食品別エネルギー換算係数			
				2020年版 (a)	2015年版 (b)	差 (a-b)	たんぱく質	脂質	炭水化物	参照文献等*
01	01045	57	こむぎ ［うどん・そうめん類］ 手延そうめん・手延ひやむぎ 乾	312	342	-30	4.32	8.37	4.2	科学技術庁
01	01046	58	こむぎ ［うどん・そうめん類］ 手延そうめん・手延ひやむぎ ゆで	119	127	-8	4.32	8.37	4.2	科学技術庁
01	01047	59	こむぎ ［中華めん類］ 中華めん 生	249	281	-32	4.32	8.37	4.2	科学技術庁
01	01048	60	こむぎ ［中華めん類］ 中華めん ゆで	133	149	-16	4.32	8.37	4.2	科学技術庁
01	01187	61	こむぎ ［中華めん類］ 半生中華めん	305	333	-28	4.32	8.37	4.2	科学技術庁
01	01049	62	こむぎ ［中華めん類］ 蒸し中華めん 蒸し中華めん	162	184	-22	4.32	8.37	4.2	科学技術庁
01	01188	63	こむぎ ［中華めん類］ 蒸し中華めん ソテー	211	220	-9	4	9	4	Atwater
01	01050	64	こむぎ ［中華めん類］ 干し中華めん 乾	337	358	-21	4.32	8.37	4.2	科学技術庁
01	01051	65	こむぎ ［中華めん類］ 干し中華めん ゆで	132	141	-9	4.32	8.37	4.2	科学技術庁
01	01052	66	こむぎ ［中華めん類］ 沖縄そば 生	266	284	-18	4.32	8.37	4.2	科学技術庁
01	01053	67	こむぎ ［中華めん類］ 沖縄そば ゆで	132	147	-15	4.32	8.37	4.2	科学技術庁
01	01054	68	こむぎ ［中華めん類］ 干し沖縄そば 乾	317	351	-34	4.32	8.37	4.2	科学技術庁
01	01055	69	こむぎ ［中華めん類］ 干し沖縄そば ゆで	132	148	-16	4.32	8.37	4.2	科学技術庁
01	01056	70	こむぎ ［即席めん類］ 即席中華めん 油揚げ 味付け	424	445	-21	4	9	4	Atwater
01	01057	71	こむぎ ［即席めん類］ 即席中華めん 油揚げ 乾 （添付調味料等を含むもの）	439	458	-19	4	9	4	Atwater
01	01144	72	こむぎ ［即席めん類］ 即席中華めん 油揚げ 乾 （添付調味料等を含まないもの）	461	474	-13	4	9	4	Atwater
01	01198	73	こむぎ ［即席めん類］ 即席中華めん 油揚げ 調理後全体 （添付調味料等を含むもの）	100	103	-3	4	9	4	Atwater
01	01189	74	こむぎ ［即席めん類］ 即席中華めん 油揚げ ゆで （添付調味料等を含まないもの）	189	197	-8	4	9	4	Atwater
01	01145	75	こむぎ ［即席めん類］ 即席中華めん 非油揚げ 乾 （添付調味料等を含まないもの）	337	352	-15	4	9	4	Atwater
01	01058	76	こむぎ ［即席めん類］ 即席中華めん 非油揚げ 乾 （添付調味料等を含むもの）	336	356	-20	4	9	4	Atwater
01	01199	77	こむぎ ［即席めん類］ 即席中華めん 非油揚げ 調理後全体 （添付調味料等を含むもの）	93	94	-1	4	9	4	Atwater
01	01190	78	こむぎ ［即席めん類］ 即席中華めん 非油揚げ ゆで （添付調味料等を含まないもの）	139	145	-6	4	9	4	Atwater
01	01193	79	こむぎ ［即席めん類］ 中華スタイル即席カップめん 油揚げ 塩味 乾 （添付調味料等を含むもの）	422	445	-23	4	9	4	Atwater
01	01201	80	こむぎ ［即席めん類］ 中華スタイル即席カップめん 油揚げ 塩味 調理後全体 （添付調味料等を含むもの）	92	100	-8	4	9	4	Atwater
01	01194	81	こむぎ ［即席めん類］ 中華スタイル即席カップめん 油揚げ 塩味 調理後のめん （スープを残したもの）	175	185	-10	4	9	4	Atwater
01	01191	82	こむぎ ［即席めん類］ 中華スタイル即席カップめん 油揚げ しょうゆ味 乾 （添付調味料等を含むもの）	417	430	-13	4	9	4	Atwater
01	01200	83	こむぎ ［即席めん類］ 中華スタイル即席カップめん 油揚げ しょうゆ味 調理後全体 （添付調味料等を含むもの）	90	101	-11	4	9	4	Atwater

食品群	食品番号	索引番号	食品名	エネルギー(kcal / 100 g)			2015年版で適用した食品別エネルギー換算係数			
				2020年版 (a)	2015年版 (b)	差 (a−b)	たんぱく質	脂質	炭水化物	参照文献等*
01	01192	84	こむぎ　［即席めん類］　中華スタイル即席カップめん　油揚げ　しょうゆ味　調理後のめん（スープを残したもの）	142	147	-5	4	9	4	Atwater
01	01060	85	こむぎ　［即席めん類］　中華スタイル即席カップめん　油揚げ　焼きそば　乾　（添付調味料等を含むもの）	401	431	-30	4	9	4	Atwater
01	01202	86	こむぎ　［即席めん類］　中華スタイル即席カップめん　油揚げ　焼きそば　調理後全体　（添付調味料等含むもの）	222	258	-36	4	9	4	Atwater
01	01061	87	こむぎ　［即席めん類］　中華スタイル即席カップめん　非油揚げ　乾　（添付調味料を含むもの）	314	339	-25	4	9	4	Atwater
01	01203	88	こむぎ　［即席めん類］　中華スタイル即席カップめん　非油揚げ　調理後全体　（添付調味料等を含むもの）	66	69	-3	4	9	4	Atwater
01	01195	89	こむぎ　［即席めん類］　中華スタイル即席カップめん　非油揚げ　調理後のめん　（スープを残したもの）	121	126	-5	4	9	4	Atwater
01	01062	90	こむぎ　［即席めん類］　和風スタイル即席カップめん　油揚げ　乾　（添付調味料等を含むもの）	439	446	-7	4	9	4	Atwater
01	01204	91	こむぎ　［即席めん類］　和風スタイル即席カップめん　油揚げ　調理後全体　（添付調味料等を含むもの）	91	95	-4	4	9	4	Atwater
01	01196	92	こむぎ　［即席めん類］　和風スタイル即席カップめん　油揚げ　調理後のめん　（スープを残したもの）	163	174	-11	4	9	4	Atwater
01	01063	93	こむぎ　［マカロニ・スパゲッティ類］　マカロニ・スパゲッティ　乾	347	378	-31	4.32	8.37	4.2	科学技術庁
01	01064	94	こむぎ　［マカロニ・スパゲッティ類］　マカロニ・スパゲッティ　ゆで	150	167	-17	4.32	8.37	4.2	科学技術庁
01	01173	95	こむぎ　［マカロニ・スパゲッティ類］　マカロニ・スパゲッティ　ソテー	186	196	-10	4	9	4	Atwater
01	01149	96	こむぎ　［マカロニ・スパゲッティ類］　生パスタ　生	232	247	-15	4.32	8.37	4.2	科学技術庁
01	01065	97	こむぎ　［ふ類］　生ふ	161	163	-2	4	9	4	Atwater
01	01066	98	こむぎ　［ふ類］　焼きふ　釜焼きふ	357	385	-28	4.32	8.37	4.2	科学技術庁
01	01067	99	こむぎ　［ふ類］　焼きふ　板ふ	351	379	-28	4.32	8.37	4.2	科学技術庁
01	01068	100	こむぎ　［ふ類］　焼きふ　車ふ	361	387	-26	4.32	8.37	4.2	科学技術庁
01	01177	101	こむぎ　［ふ類］　油ふ	547	538	9	4.32	8.37	4.2	科学技術庁
01	01070	102	こむぎ　［その他］　小麦はいが	391	426	-35	4	9	4	Atwater
01	01071	103	こむぎ　［その他］　小麦たんぱく　粉末状	398	437	-39	4.32	8.37	4.2	科学技術庁
01	01072	104	こむぎ　［その他］　小麦たんぱく　粒状	101	111	-10	4.32	8.37	4.2	科学技術庁
01	01073	105	こむぎ　［その他］　小麦たんぱく　ペースト状	145	159	-14	4.32	8.37	4.2	科学技術庁
01	01178	106	こむぎ　［その他］　かやきせんべい	359	377	-18	4.32	8.37	4.2	科学技術庁
01	01074	107	こむぎ　［その他］　ぎょうざの皮　生	275	291	-16	4.32	8.37	4.2	科学技術庁
01	01075	108	こむぎ　［その他］　しゅうまいの皮　生	275	295	-20	4.32	8.37	4.2	科学技術庁
01	01179	109	こむぎ　［その他］　春巻きの皮　生	288	311	-23	4.32	8.37	4.2	科学技術庁
01	01180	110	こむぎ　［その他］　春巻きの皮　揚げ	512	520	-8	4	9	4	Atwater
01	01076	111	こむぎ　［その他］　ピザ生地	265	268	-3	4	9	4	Atwater

食品群	食品番号	索引番号	食品名	エネルギー(kcal / 100 g)			2015年版で適用した食品別エネルギー換算係数			
				2020年版 (a)	2015年版 (b)	差 (a-b)	たんぱく質	脂質	炭水化物	参照文献等*
01	01069	112	こむぎ　[その他]　ちくわぶ	160	171	-11	4.32	8.37	4.2	科学技術庁
01	01077	113	こむぎ　[その他]　パン粉　生	277	280	-3	4	9	4	Atwater
01	01078	114	こむぎ　[その他]　パン粉　半生	315	319	-4	4	9	4	Atwater
01	01079	115	こむぎ　[その他]　パン粉　乾燥	369	373	-4	4	9	4	Atwater
01	01150	116	こむぎ　[その他]　冷めん　生	249	252	-3	4	9	4	Atwater
01	01080	117	こめ　[水稲穀粒]　玄米	346	353	-7	3.47	8.37	4.12	科学技術庁
01	01081	118	こめ　[水稲穀粒]　半つき米	345	356	-11	3.78	8.37	4.16	科学技術庁
01	01082	119	こめ　[水稲穀粒]　七分つき米	348	359	-11	3.87	8.37	4.2	科学技術庁
01	01083	120	こめ　[水稲穀粒]　精白米　うるち米	342	358	-16	3.96	8.37	4.2	科学技術庁
01	01151	121	こめ　[水稲穀粒]　精白米　もち米	343	359	-16	3.96	8.37	4.2	科学技術庁
01	01152	122	こめ　[水稲穀粒]　精白米　インディカ米	347	363	-16	3.96	8.37	4.2	科学技術庁
01	01084	123	こめ　[水稲穀粒]　はいが精米	343	357	-14	3.74	8.37	4.16	科学技術庁
01	01153	124	こめ　[水稲穀粒]　発芽玄米	339	356	-17	3.47	8.37	4.12	科学技術庁
01	01181	125	こめ　[水稲穀粒]　赤米	344	353	-9	3.47	8.37	4.12	科学技術庁
01	01182	126	こめ　[水稲穀粒]　黒米	341	350	-9	3.47	8.37	4.12	科学技術庁
01	01085	127	こめ　[水稲めし]　玄米	152	165	-13	3.47	8.37	4.12	科学技術庁
01	01086	128	こめ　[水稲めし]　半つき米	154	167	-13	3.78	8.37	4.16	科学技術庁
01	01087	129	こめ　[水稲めし]　七分つき米	160	168	-8	3.87	8.37	4.2	科学技術庁
01	01168	130	こめ　[水稲めし]　精白米　インディカ米	184	193	-9	3.96	8.37	4.2	科学技術庁
01	01088	131	こめ　[水稲めし]　精白米　うるち米	156	168	-12	3.96	8.37	4.2	科学技術庁
01	01154	132	こめ　[水稲めし]　精白米　もち米	188	202	-14	3.96	8.37	4.2	科学技術庁
01	01089	133	こめ　[水稲めし]　はいが精米	159	167	-8	3.74	8.37	4.16	科学技術庁
01	01155	134	こめ　[水稲めし]　発芽玄米	161	167	-6	3.47	8.37	4.12	科学技術庁
01	01183	135	こめ　[水稲めし]　赤米	150	159	-9	3.47	8.37	4.12	科学技術庁
01	01184	136	こめ　[水稲めし]　黒米	150	157	-7	3.47	8.37	4.12	科学技術庁
01	01185	137	こめ　[水稲軟めし]　精白米	113	120	-7	3.96	8.37	4.2	科学技術庁
01	01090	138	こめ　[水稲全かゆ]　玄米	64	70	-6	3.47	8.37	4.12	科学技術庁
01	01091	139	こめ　[水稲全かゆ]　半つき米	65	71	-6	3.78	8.37	4.16	科学技術庁
01	01092	140	こめ　[水稲全かゆ]　七分つき米	68	71	-3	3.87	8.37	4.2	科学技術庁
01	01093	141	こめ　[水稲全かゆ]　精白米	65	71	-6	3.96	8.37	4.2	科学技術庁
01	01094	142	こめ　[水稲五分かゆ]　玄米	32	35	-3	3.47	8.37	4.12	科学技術庁
01	01095	143	こめ　[水稲五分かゆ]　半つき米	32	35	-3	3.78	8.37	4.16	科学技術庁
01	01096	144	こめ　[水稲五分かゆ]　七分つき米	32	35	-3	3.87	8.37	4.2	科学技術庁
01	01097	145	こめ　[水稲五分かゆ]　精白米	33	36	-3	3.96	8.37	4.2	科学技術庁
01	01098	146	こめ　[水稲おもゆ]　玄米	19	20	-1	3.47	8.37	4.12	科学技術庁
01	01099	147	こめ　[水稲おもゆ]　半つき米	19	21	-2	3.78	8.37	4.16	科学技術庁
01	01100	148	こめ　[水稲おもゆ]　七分つき米	20	21	-1	3.87	8.37	4.2	科学技術庁
01	01101	149	こめ　[水稲おもゆ]　精白米	19	21	-2	3.96	8.37	4.2	科学技術庁

532

食品群	食品番号	索引番号	食品名	エネルギー(kcal / 100 g)			2015年版で適用した食品別エネルギー換算係数			
				2020年版(a)	2015年版(b)	差(a−b)	たんぱく質	脂質	炭水化物	参照文献等*
01	01102	150	こめ　[陸稲穀粒]　玄米	357	351	6	3.47	8.37	4.12	科学技術庁
01	01103	151	こめ　[陸稲穀粒]　半つき米	356	355	1	3.78	8.37	4.16	科学技術庁
01	01104	152	こめ　[陸稲穀粒]　七分つき米	359	358	1	3.87	8.37	4.2	科学技術庁
01	01105	153	こめ　[陸稲穀粒]　精白米	331	357	−26	3.96	8.37	4.2	科学技術庁
01	01106	154	こめ　[陸稲めし]　玄米	156	164	−8	3.47	8.37	4.12	科学技術庁
01	01107	155	こめ　[陸稲めし]　半つき米	157	166	−9	3.78	8.37	4.16	科学技術庁
01	01108	156	こめ　[陸稲めし]　七分つき米	155	168	−13	3.87	8.37	4.2	科学技術庁
01	01109	157	こめ　[陸稲めし]　精白米	157	168	−11	3.96	8.37	4.2	科学技術庁
01	01110	158	こめ　[うるち米製品]　アルファ化米　一般用	358	388	−30	3.96	8.37	4.2	科学技術庁
01	01156	159	こめ　[うるち米製品]　アルファ化米　学校給食用強化品	358	388	−30	3.96	8.37	4.2	科学技術庁
01	01111	160	こめ　[うるち米製品]　おにぎり	170	179	−9	3.96	8.37	4.2	科学技術庁
01	01112	161	こめ　[うるち米製品]　焼きおにぎり	166	181	−15	3.96	8.37	4.2	科学技術庁
01	01113	162	こめ　[うるち米製品]　きりたんぽ	200	210	−10	3.96	8.37	4.2	科学技術庁
01	01114	163	こめ　[うるち米製品]　上新粉	343	362	−19	3.96	8.37	4.2	科学技術庁
01	01157	164	こめ　[うるち米製品]　玄米粉	370	395	−25	3.47	8.37	4.12	科学技術庁
01	01158	165	こめ　[うるち米製品]　米粉	356	374	−18	3.96	8.37	4.2	科学技術庁
01	01211	166	こめ　[うるち米製品]　米粉パン　食パン	247	255	−8	4	9	4	Atwater
01	01212	167	こめ　[うるち米製品]　米粉パン　ロールパン	256	264	−8	4	9	4	Atwater
01	01159	168	こめ　[うるち米製品]　米粉パン　小麦グルテン不使用のもの	247	255	−8	3.96	8.37	4.2	科学技術庁
01	01160	169	こめ　[うるち米製品]　米粉めん	252	265	−13	3.96	8.37	4.2	科学技術庁
01	01115	170	こめ　[うるち米製品]　ビーフン	360	377	−17	3.96	8.37	4.2	科学技術庁
01	01169	171	こめ　[うるち米製品]　ライスペーパー	339	342	−3	4	9	4	Atwater
01	01116	172	こめ　[うるち米製品]　米こうじ	260	286	−26	3.96	8.37	4.2	科学技術庁
01	01117	173	こめ　[もち米製品]　もち	223	234	−11	3.96	8.37	4.2	科学技術庁
01	01118	174	こめ　[もち米製品]　赤飯	186	190	−4	4	9	4	Atwater
01	01119	175	こめ　[もち米製品]　あくまき	131	132	−1	3.96	8.37	4.2	科学技術庁
01	01120	176	こめ　[もち米製品]　白玉粉	347	369	−22	3.96	8.37	4.2	科学技術庁
01	01121	177	こめ　[もち米製品]　道明寺粉	349	372	−23	3.96	8.37	4.2	科学技術庁
01	01161	178	こめ　[その他]　米ぬか	374	412	−38	3.47	8.37	4.12	科学技術庁
01	01122	179	そば　そば粉　全層粉	339	361	−22	3.83	8.37	4.16	科学技術庁
01	01123	180	そば　そば粉　内層粉	342	359	−17	3.83	8.37	4.16	科学技術庁
01	01124	181	そば　そば粉　中層粉	334	360	−26	3.83	8.37	4.16	科学技術庁
01	01125	182	そば　そば粉　表層粉	337	358	−21	3.83	8.37	4.16	科学技術庁
01	01126	183	そば　そば米	347	364	−17	3.83	8.37	4.16	科学技術庁
01	01127	184	そば　そば　生	271	274	−3	4	9	4	Atwater
01	01128	185	そば　そば　ゆで	130	132	−2	4	9	4	Atwater
01	01197	186	そば　そば　半生そば	325	323	2	4	9	4	Atwater

食品群	食品番号	索引番号	食品名	エネルギー(kcal / 100 g)			2015年版で適用した食品別エネルギー換算係数			
				2020年版(a)	2015年版(b)	差(a-b)	たんぱく質	脂質	炭水化物	参照文献等*
01	01129	187	そば　干しそば　乾	344	344	0	4	9	4	Atwater
01	01130	188	そば　干しそば　ゆで	113	114	-1	4	9	4	Atwater
01	01131	189	とうもろこし　玄穀　黄色種	341	350	-9	2.73	8.37	4.03	FAO
01	01162	190	とうもろこし　玄穀　白色種	341	350	-9	2.73	8.37	4.03	FAO
01	01132	191	とうもろこし　コーンミール　黄色種	375	363	12	3.46	8.37	4.16	FAO
01	01163	192	とうもろこし　コーンミール　白色種	375	363	12	3.46	8.37	4.16	FAO
01	01133	193	とうもろこし　コーングリッツ　黄色種	352	355	-3	3.46	8.37	4.16	FAO
01	01164	194	とうもろこし　コーングリッツ　白色種	352	355	-3	3.46	8.37	4.16	FAO
01	01134	195	とうもろこし　コーンフラワー　黄色種	347	363	-16	3.46	8.37	4.16	FAO
01	01165	196	とうもろこし　コーンフラワー　白色種	347	363	-16	3.46	8.37	4.16	FAO
01	01135	197	とうもろこし　ジャイアントコーン　フライ　味付け	409	435	-26	4	9	4	Atwater
01	01136	198	とうもろこし　ポップコーン	472	484	-12	4	9	4	Atwater
01	01137	199	とうもろこし　コーンフレーク	380	381	-1	4	9	4	Atwater
01	01138	200	はとむぎ　精白粒	353	360	-7	3.87	8.37	4.12	FAO
01	01139	201	ひえ　精白粒	361	366	-5	3.87	8.37	4.12	FAO
01	01140	202	もろこし　玄穀	344	352	-8	2.5	8.37	4.03	FAO
01	01141	203	もろこし　精白粒	348	364	-16	3.87	8.37	4.12	FAO
01	01142	204	ライむぎ　全粒粉	317	334	-17	3.05	8.37	3.86	FAO
01	01143	205	ライむぎ　ライ麦粉	324	351	-27	3.41	8.37	4.07	FAO
02	02068	206	＜いも類＞　アメリカほどいも　塊根　生	146	165	-19	2.78	8.37	4.03	FAO
02	02069	207	＜いも類＞　アメリカほどいも　塊根　ゆで	144	163	-19	2.78	8.37	4.03	FAO
02	02001	208	＜いも類＞　きくいも　塊茎　生	66	35	31	2	4.5	2	暫定
02	02041	209	＜いも類＞　きくいも　塊茎　水煮	51	28	23	2	4.5	2	暫定
02	02002	210	＜いも類＞　こんにゃく　精粉	194	177	17	2	4.5	2	暫定
02	02003	211	＜いも類＞　こんにゃく　板こんにゃく　精粉こんにゃく	5	5	0	2	4.5	2	暫定
02	02004	212	＜いも類＞　こんにゃく　板こんにゃく　生いもこんにゃく	8	7	1	2	4.5	2	暫定
02	02042	213	＜いも類＞　こんにゃく　赤こんにゃく	6	5	1	2	4.5	2	暫定
02	02043	214	＜いも類＞　こんにゃく　凍みこんにゃく　乾	192	167	25	2	4.5	2	暫定
02	02044	215	＜いも類＞　こんにゃく　凍みこんにゃく　ゆで	42	36	6	2	4.5	2	暫定
02	02005	216	＜いも類＞　こんにゃく　しらたき	7	6	1	2	4.5	2	暫定
02	02045	217	＜いも類＞　（さつまいも類）　さつまいも　塊根　皮つき　生	127	140	-13	2.78	8.37	4.03	FAO
02	02046	218	＜いも類＞　（さつまいも類）　さつまいも　塊根　皮つき　蒸し	129	140	-11	2.78	8.37	4.03	FAO
02	02047	219	＜いも類＞　（さつまいも類）　さつまいも　塊根　皮つき　天ぷら	205	221	-16	4	9	4	Atwater
02	02006	220	＜いも類＞　（さつまいも類）　さつまいも　塊根　皮なし　生	126	134	-8	2.78	8.37	4.03	FAO

食品群	食品番号	索引番号	食品名	エネルギー(kcal / 100 g)			2015年版で適用した食品別エネルギー換算係数			
				2020年版 (a)	2015年版 (b)	差 (a−b)	たんぱく質	脂質	炭水化物	参照文献等*
02	02007	221	<いも類> （さつまいも類） さつまいも 塊根 皮なし 蒸し	131	134	-3	2.78	8.37	4.03	FAO
02	02008	222	<いも類> （さつまいも類） さつまいも 塊根 皮なし 焼き	151	163	-12	2.78	8.37	4.03	FAO
02	02009	223	<いも類> （さつまいも類） さつまいも 蒸し切干	277	303	-26	2.78	8.37	4.03	FAO
02	02048	224	<いも類> （さつまいも類） むらさきいも 塊根 皮なし 生	123	133	-10	2.78	8.37	4.03	FAO
02	02049	225	<いも類> （さつまいも類） むらさきいも 塊根 皮なし 蒸し	122	132	-10	2.78	8.37	4.03	FAO
02	02010	226	<いも類> （さといも類） さといも 球茎 生	53	58	-5	2.78	8.37	4.03	FAO
02	02011	227	<いも類> （さといも類） さといも 球茎 水煮	52	59	-7	2.78	8.37	4.03	FAO
02	02012	228	<いも類> （さといも類） さといも 球茎 冷凍	69	72	-3	2.78	8.37	4.03	FAO
02	02050	229	<いも類> （さといも類） セレベス 球茎 生	80	89	-9	2.78	8.37	4.03	FAO
02	02051	230	<いも類> （さといも類） セレベス 球茎 水煮	77	85	-8	2.78	8.37	4.03	FAO
02	02052	231	<いも類> （さといも類） たけのこいも 球茎 生	97	103	-6	2.78	8.37	4.03	FAO
02	02053	232	<いも類> （さといも類） たけのこいも 球茎 水煮	86	96	-10	2.78	8.37	4.03	FAO
02	02013	233	<いも類> （さといも類） みずいも 球茎 生	111	117	-6	2.78	8.37	4.03	FAO
02	02014	234	<いも類> （さといも類） みずいも 球茎 水煮	101	110	-9	2.78	8.37	4.03	FAO
02	02015	235	<いも類> （さといも類） やつがしら 球茎 生	94	97	-3	2.78	8.37	4.03	FAO
02	02016	236	<いも類> （さといも類） やつがしら 球茎 水煮	92	93	-1	2.78	8.37	4.03	FAO
02	02063	237	<いも類> じゃがいも 塊茎 皮つき 生	51	70	-19	2.78	8.37	4.03	FAO
02	02064	238	<いも類> じゃがいも 塊茎 皮つき 電子レンジ調理	78	85	-7	2.78	8.37	4.03	FAO
02	02065	239	<いも類> じゃがいも 塊茎 皮つき フライドポテト （生を揚げたもの）	153	164	-11	4	9	4	Atwater
02	02017	240	<いも類> じゃがいも 塊茎 皮なし 生	59	76	-17	2.78	8.37	4.03	FAO
02	02019	241	<いも類> じゃがいも 塊茎 皮なし 水煮	71	74	-3	2.78	8.37	4.03	FAO
02	02018	242	<いも類> じゃがいも 塊茎 皮なし 蒸し	76	81	-5	2.78	8.37	4.03	FAO
02	02066	243	<いも類> じゃがいも 塊茎 皮なし 電子レンジ調理	78	83	-5	2.78	8.37	4.03	FAO
02	02067	244	<いも類> じゃがいも 塊茎 皮なし フライドポテト （生を揚げたもの）	159	170	-11	4	9	4	Atwater
02	02020	245	<いも類> じゃがいも 塊茎 皮なし フライドポテト （市販冷凍食品を揚げたもの）	229	237	-8	4	9	4	Atwater
02	02021	246	<いも類> じゃがいも 乾燥マッシュポテト	347	357	-10	2.78	8.37	4.03	FAO
02	02054	247	<いも類> ヤーコン 塊根 生	52	54	-2	2.78	8.37	4.03	FAO
02	02055	248	<いも類> ヤーコン 塊根 水煮	42	44	-2	2.78	8.37	4.03	FAO

食品群	食品番号	索引番号	食品名	エネルギー(kcal / 100 g)			2015年版で適用した食品別エネルギー換算係数			
				2020年版(a)	2015年版(b)	差(a-b)	たんぱく質	脂質	炭水化物	参照文献等*
02	02022	249	<いも類> （やまのいも類） ながいも いちょういも 塊根 生	108	108	0	2.78	8.37	4.03	FAO
02	02023	250	<いも類> （やまのいも類） ながいも ながいも 塊根 生	64	65	-1	2.78	8.37	4.03	FAO
02	02024	251	<いも類> （やまのいも類） ながいも ながいも 塊根 水煮	58	59	-1	2.78	8.37	4.03	FAO
02	02025	252	<いも類> （やまのいも類） ながいも やまといも 塊根 生	119	123	-4	2.78	8.37	4.03	FAO
02	02026	253	<いも類> （やまのいも類） じねんじょ 塊根 生	118	121	-3	2.78	8.37	4.03	FAO
02	02027	254	<いも類> （やまのいも類） だいじょ 塊根 生	102	109	-7	2.78	8.37	4.03	FAO
02	02070	255	<でん粉・でん粉製品> （でん粉類） おおうばゆりでん粉	328	338	-10	2.78	8.37	4.03	FAO
02	02028	256	<でん粉・でん粉製品> （でん粉類） キャッサバでん粉	354	346	8	2.78	8.37	4.03	FAO
02	02029	257	<でん粉・でん粉製品> （でん粉類） くずでん粉	356	347	9	2.78	8.37	4.03	FAO
02	02030	258	<でん粉・でん粉製品> （でん粉類） 米でん粉	375	366	9	2.78	8.37	4.03	FAO
02	02031	259	<でん粉・でん粉製品> （でん粉類） 小麦でん粉	360	351	9	2.78	8.37	4.03	FAO
02	02032	260	<でん粉・でん粉製品> （でん粉類） サゴでん粉	357	349	8	2.78	8.37	4.03	FAO
02	02033	261	<でん粉・でん粉製品> （でん粉類） さつまいもでん粉	340	332	8	2.78	8.37	4.03	FAO
02	02034	262	<でん粉・でん粉製品> （でん粉類） じゃがいもでん粉	338	330	8	2.78	8.37	4.03	FAO
02	02035	263	<でん粉・でん粉製品> （でん粉類） とうもろこしでん粉	363	354	9	2.78	8.37	4.03	FAO
02	02036	264	<でん粉・でん粉製品> （でん粉製品） くずきり 乾	341	356	-15	2.78	8.37	4.03	FAO
02	02037	265	<でん粉・でん粉製品> （でん粉製品） くずきり ゆで	133	135	-2	2.78	8.37	4.03	FAO
02	02056	266	<でん粉・でん粉製品> （でん粉製品） ごま豆腐	75	81	-6	4	9	4	Atwater
02	02038	267	<でん粉・でん粉製品> （でん粉製品） タピオカパール 乾	352	355	-3	2.78	8.37	4.03	FAO
02	02057	268	<でん粉・でん粉製品> （でん粉製品） タピオカパール ゆで	61	62	-1	2.78	8.37	4.03	FAO
02	02058	269	<でん粉・でん粉製品> （でん粉製品） でん粉めん 生	129	131	-2	2.78	8.37	4.03	FAO
02	02059	270	<でん粉・でん粉製品> （でん粉製品） でん粉めん 乾	347	353	-6	2.78	8.37	4.03	FAO
02	02060	271	<でん粉・でん粉製品> （でん粉製品） でん粉めん 乾 ゆで	83	84	-1	2.78	8.37	4.03	FAO
02	02039	272	<でん粉・でん粉製品> （でん粉製品） はるさめ 緑豆はるさめ 乾	344	356	-12	2.78	8.37	4.03	FAO
02	02061	273	<でん粉・でん粉製品> （でん粉製品） はるさめ 緑豆はるさめ ゆで	78	84	-6	2.78	8.37	4.03	FAO

536

食品群	食品番号	索引番号	食品名	エネルギー(kcal / 100 g)			2015年版で適用した食品別エネルギー換算係数			
				2020年版 (a)	2015年版 (b)	差 (a−b)	たんぱく質	脂質	炭水化物	参照文献等*
02	02040	274	<でん粉・でん粉製品> （でん粉製品） はるさめ 普通はるさめ 乾	346	350	-4	2.78	8.37	4.03	FAO
02	02062	275	<でん粉・でん粉製品> （でん粉製品） はるさめ 普通はるさめ ゆで	76	80	-4	2.78	8.37	4.03	FAO
03	03001	276	（砂糖類） 黒砂糖	352	356	-4	4	-	3.87	FAO
03	03030	277	（砂糖類） てんさい含蜜糖	357	379	-22	4	9	3.87	FAO
03	03002	278	（砂糖類） 和三盆糖	393	384	9	4	-	3.87	FAO
03	03003	279	（砂糖類） 車糖 上白糖	391	384	7	-	-	3.87	FAO
03	03004	280	（砂糖類） 車糖 三温糖	390	383	7	4	-	3.87	FAO
03	03005	281	（砂糖類） ざらめ糖 グラニュー糖	393	387	6	-	-	3.87	FAO
03	03006	282	（砂糖類） ざらめ糖 白ざら糖	393	387	6	-	-	3.87	FAO
03	03007	283	（砂糖類） ざらめ糖 中ざら糖	393	387	6	-	-	3.87	FAO
03	03008	284	（砂糖類） 加工糖 角砂糖	394	387	7	-	-	3.87	FAO
03	03009	285	（砂糖類） 加工糖 氷砂糖	394	387	7	-	-	3.87	FAO
03	03010	286	（砂糖類） 加工糖 コーヒーシュガー	394	387	7	4	-	3.87	FAO
03	03011	287	（砂糖類） 加工糖 粉糖	393	386	7	-	-	3.87	FAO
03	03012	288	（砂糖類） 液糖 しょ糖型液糖	267	263	4	-	-	3.87	FAO
03	03013	289	（砂糖類） 液糖 転化型液糖	294	296	-2	-	-	3.87	FAO
03	03014	290	（砂糖類） 氷糖みつ	274	265	9	4	-	3.87	FAO
03	03031	291	（でん粉糖類） 還元麦芽糖	208	210	-2	-	9	2.1	Federal Register
03	03032	292	（でん粉糖類） 還元水あめ	210	210	0	-	9	3	Federal Register
03	03015	293	（でん粉糖類） 粉あめ	397	381	16	-	-	3.93	FAO
03	03024	294	（でん粉糖類） 水あめ 酵素糖化	342	328	14	-	-	3.86	FAO
03	03025	295	（でん粉糖類） 水あめ 酸糖化	341	328	13	-	-	3.86	FAO
03	03017	296	（でん粉糖類） ぶどう糖 全糖	342	335	7	-	-	3.68	FAO
03	03018	297	（でん粉糖類） ぶどう糖 含水結晶	342	336	6	-	-	3.68	FAO
03	03019	298	（でん粉糖類） ぶどう糖 無水結晶	374	367	7	-	-	3.68	FAO
03	03020	299	（でん粉糖類） 果糖	375	368	7	-	-	3.68	FAO
03	03026	300	（でん粉糖類） 異性化液糖 ぶどう糖果糖液糖	283	276	7	-	-	3.68	FAO
03	03027	301	（でん粉糖類） 異性化液糖 果糖ぶどう糖液糖	283	276	7	-	-	3.68	FAO
03	03028	302	（でん粉糖類） 異性化液糖 高果糖液糖	282	276	6	-	-	3.68	FAO
03	03029	303	（その他） 黒蜜	199	199	0	4	-	3.87	FAO
03	03022	304	（その他） はちみつ	329	303	26	4	9	3.68	FAO/Atwater
03	03023	305	（その他） メープルシロップ	266	257	9	4	-	3.87	FAO
04	04001	306	あずき 全粒 乾	304	343	-39	4	8.46	4.07	科学技術庁
04	04002	307	あずき 全粒 ゆで	122	146	-24	4	8.46	4.07	科学技術庁
04	04003	308	あずき ゆで小豆缶詰	202	218	-16	4	9	4	Atwater
04	04004	309	あずき あん こし生あん	147	155	-8	4	8.46	4.07	科学技術庁
04	04005	310	あずき あん さらしあん （乾燥あん）	335	374	-39	4	8.46	4.07	科学技術庁

食品群	食品番号	索引番号	食品名	エネルギー（kcal／100 g）			2015年版で適用した食品別エネルギー換算係数			
				2020年版 (a)	2015年版 (b)	差 (a−b)	たんぱく質	脂質	炭水化物	参照文献等*
04	04101	311	あずき　あん　こし練りあん　（並あん）	255	261	-6	4	9	4	Atwater
04	04102	312	あずき　あん　こし練りあん　（中割りあん）	262	268	-6	4	9	4	Atwater
04	04103	313	あずき　あん　こし練りあん　（もなかあん）	292	298	-6	4	9	4	Atwater
04	04006	314	あずき　あん　つぶし練りあん	239	244	-5	4	9	4	Atwater
04	04007	315	いんげんまめ　全粒　乾	280	339	-59	4	8.46	4.07	科学技術庁
04	04008	316	いんげんまめ　全粒　ゆで	127	147	-20	4	8.46	4.07	科学技術庁
04	04009	317	いんげんまめ　うずら豆	214	237	-23	4	9	4	Atwater
04	04010	318	いんげんまめ　こし生あん	135	155	-20	4	8.46	4.07	科学技術庁
04	04011	319	いんげんまめ　豆きんとん	238	249	-11	4	9	4	Atwater
04	04012	320	えんどう　全粒　青えんどう　乾	310	352	-42	4	8.46	4.07	科学技術庁
04	04013	321	えんどう　全粒　青えんどう　ゆで	129	148	-19	4	8.46	4.07	科学技術庁
04	04074	322	えんどう　全粒　赤えんどう　乾	310	352	-42	4	8.46	4.07	科学技術庁
04	04075	323	えんどう　全粒　赤えんどう　ゆで	129	148	-19	4	8.46	4.07	科学技術庁
04	04014	324	えんどう　グリンピース（揚げ豆）	375	423	-48	4	9	4	Atwater
04	04015	325	えんどう　塩豆	321	364	-43	4	8.46	4.07	科学技術庁
04	04016	326	えんどう　うぐいす豆	228	240	-12	4	9	4	Atwater
04	04017	327	ささげ　全粒　乾	280	336	-56	4	8.46	4.07	科学技術庁
04	04018	328	ささげ　全粒　ゆで	130	145	-15	4	8.46	4.07	科学技術庁
04	04019	329	そらまめ　全粒　乾	323	348	-25	4	8.46	4.07	科学技術庁
04	04020	330	そらまめ　フライビーンズ	436	472	-36	4	9	4	Atwater
04	04021	331	そらまめ　おたふく豆	237	251	-14	4	9	4	Atwater
04	04022	332	そらまめ　ふき豆	251	263	-12	4	9	4	Atwater
04	04076	333	そらまめ　しょうゆ豆	173	196	-23	4	9	4	Atwater
04	04104	334	だいず　［全粒・全粒製品］　全粒　青大豆　国産　乾	354	420	-66	4	8.46	4.07	科学技術庁
04	04105	335	だいず　［全粒・全粒製品］　全粒　青大豆　国産　ゆで	145	170	-25	4	8.46	4.07	科学技術庁
04	04023	336	だいず　［全粒・全粒製品］　全粒　黄大豆　国産　乾	372	422	-50	4	8.46	4.07	科学技術庁
04	04024	337	だいず　［全粒・全粒製品］　全粒　黄大豆　国産　ゆで	163	176	-13	4	8.46	4.07	科学技術庁
04	04025	338	だいず　［全粒・全粒製品］　全粒　黄大豆　米国産　乾	402	433	-31	4	8.46	4.07	科学技術庁
04	04026	339	だいず　［全粒・全粒製品］　全粒　黄大豆　中国産　乾	391	422	-31	4	8.46	4.07	科学技術庁
04	04027	340	だいず　［全粒・全粒製品］　全粒　黄大豆　ブラジル産　乾	414	451	-37	4	8.46	4.07	科学技術庁
04	04077	341	だいず　［全粒・全粒製品］　全粒　黒大豆　国産　乾	349	412	-63	4	8.46	4.07	科学技術庁
04	04106	342	だいず　［全粒・全粒製品］　全粒　黒大豆　国産　ゆで	155	171	-16	4	8.46	4.07	科学技術庁
04	04080	343	だいず　［全粒・全粒製品］　いり大豆　青大豆	425	435	-10	3.43	8.09	4.07	科学技術庁

食品群	食品番号	索引番号	食品名	エネルギー(kcal / 100 g)			2015年版で適用した食品別エネルギー換算係数			
				2020年版 (a)	2015年版 (b)	差 (a−b)	たんぱく質	脂質	炭水化物	参照文献等*
04	04078	344	だいず　［全粒・全粒製品］　いり大豆　黄大豆	429	439	-10	3.43	8.09	4.07	科学技術庁
04	04079	345	だいず　［全粒・全粒製品］　いり大豆　黒大豆	431	442	-11	3.43	8.09	4.07	科学技術庁
04	04028	346	だいず　［全粒・全粒製品］　水煮缶詰　黄大豆	124	140	-16	4	8.46	4.07	科学技術庁
04	04081	347	だいず　［全粒・全粒製品］　蒸し大豆　黄大豆	186	205	-19	4	8.46	4.07	科学技術庁
04	04082	348	だいず　［全粒・全粒製品］　きな粉　青大豆　全粒大豆	424	431	-7	3.43	8.09	4.07	科学技術庁
04	04096	349	だいず　［全粒・全粒製品］　きな粉　青大豆　脱皮大豆	418	440	-22	3.43	8.09	4.07	科学技術庁
04	04029	350	だいず　［全粒・全粒製品］　きな粉　黄大豆　全粒大豆	451	450	1	3.43	8.09	4.07	科学技術庁
04	04030	351	だいず　［全粒・全粒製品］　きな粉　黄大豆　脱皮大豆	456	451	5	3.43	8.09	4.07	科学技術庁
04	04109	352	だいず　［全粒・全粒製品］　きな粉（砂糖入り）　青きな粉	392	411	-19	3.43	8.09	3.97	科学技術庁/FAO
04	04110	353	だいず　［全粒・全粒製品］　きな粉（砂糖入り）　きな粉	406	421	-15	3.43	8.09	3.97	科学技術庁/FAO
04	04083	354	だいず　［全粒・全粒製品］　大豆はいが	404	442	-38	4	9	4	Atwater
04	04031	355	だいず　［全粒・全粒製品］　ぶどう豆	265	289	-24	4	9	4	Atwater
04	04032	356	だいず　［豆腐・油揚げ類］　木綿豆腐	73	80	-7	4.18	9.02	4.07	科学技術庁
04	04097	357	だいず　［豆腐・油揚げ類］　木綿豆腐　（凝固剤：塩化マグネシウム）	73	80	-7	4.18	9.02	4.07	科学技術庁
04	04098	358	だいず　［豆腐・油揚げ類］　木綿豆腐　（凝固剤：硫酸カルシウム）	73	80	-7	4.18	9.02	4.07	科学技術庁
04	04033	359	だいず　［豆腐・油揚げ類］　絹ごし豆腐	56	62	-6	4.18	9.02	4.07	科学技術庁
04	04099	360	だいず　［豆腐・油揚げ類］　絹ごし豆腐　（凝固剤：塩化マグネシウム）	56	62	-6	4.18	9.02	4.07	科学技術庁
04	04100	361	だいず　［豆腐・油揚げ類］　絹ごし豆腐　（凝固剤：硫酸カルシウム）	56	62	-6	4.18	9.02	4.07	科学技術庁
04	04034	362	だいず　［豆腐・油揚げ類］　ソフト豆腐	56	59	-3	4.18	9.02	4.07	科学技術庁
04	04035	363	だいず　［豆腐・油揚げ類］　充てん豆腐	56	59	-3	4.18	9.02	4.07	科学技術庁
04	04036	364	だいず　［豆腐・油揚げ類］　沖縄豆腐	99	106	-7	4.18	9.02	4.07	科学技術庁
04	04037	365	だいず　［豆腐・油揚げ類］　ゆし豆腐	47	50	-3	4.18	9.02	4.07	科学技術庁
04	04038	366	だいず　［豆腐・油揚げ類］　焼き豆腐	82	88	-6	4.18	9.02	4.07	科学技術庁
04	04039	367	だいず　［豆腐・油揚げ類］　生揚げ	143	150	-7	4.18	9.02	4.07	科学技術庁
04	04040	368	だいず　［豆腐・油揚げ類］　油揚げ　油揚げ	377	410	-33	4.18	9.02	4.07	科学技術庁
04	04084	369	だいず　［豆腐・油揚げ類］　油揚げ　油抜き　油揚げ	266	288	-22	4.18	9.02	4.07	科学技術庁
04	04086	370	だいず　［豆腐・油揚げ類］　油揚げ　油抜き　ゆで	164	177	-13	4.18	9.02	4.07	科学技術庁
04	04085	371	だいず　［豆腐・油揚げ類］　油揚げ　油抜き　焼き	361	398	-37	4.18	9.02	4.07	科学技術庁
04	04095	372	だいず　［豆腐・油揚げ類］　油揚げ　甘煮	231	239	-8	4	9	4	Atwater
04	04041	373	だいず　［豆腐・油揚げ類］　がんもどき	223	228	-5	4	9	4	Atwater
04	04042	374	だいず　［豆腐・油揚げ類］　凍り豆腐　乾	496	536	-40	4.18	9.02	4.07	科学技術庁

食品群	食品番号	索引番号	食品名	エネルギー(kcal / 100 g)			2015年版で適用した食品別エネルギー換算係数			
				2020年版 (a)	2015年版 (b)	差 (a−b)	たんぱく質	脂質	炭水化物	参照文献等*
04	04087	375	だいず　［豆腐・油揚げ類］　凍り豆腐　水煮	104	115	-11	4.18	9.02	4.07	科学技術庁
04	04043	376	だいず　［豆腐・油揚げ類］　豆腐よう	183	189	-6	4	9	4	Atwater
04	04044	377	だいず　［豆腐・油揚げ類］　豆腐竹輪　蒸し	121	126	-5	4	9	4	Atwater
04	04045	378	だいず　［豆腐・油揚げ類］　豆腐竹輪　焼き	133	139	-6	4	9	4	Atwater
04	04088	379	だいず　［豆腐・油揚げ類］　ろくじょう豆腐	332	347	-15	4	9	4	Atwater
04	04046	380	だいず　［納豆類］　糸引き納豆	190	200	-10	4	8.46	4.07	科学技術庁
04	04047	381	だいず　［納豆類］　挽きわり納豆	185	194	-9	4	8.46	4.07	科学技術庁
04	04048	382	だいず　［納豆類］　五斗納豆	214	227	-13	4	8.46	4.07	科学技術庁
04	04049	383	だいず　［納豆類］　寺納豆	248	271	-23	4	8.46	4.07	科学技術庁
04	04051	384	だいず　［その他］　おから　生	88	111	-23	4	8.46	4.07	科学技術庁
04	04089	385	だいず　［その他］　おから　乾燥	333	421	-88	4	8.46	4.07	科学技術庁
04	04052	386	だいず　［その他］　豆乳　豆乳	44	46	-2	4.18	9.02	4.07	科学技術庁
04	04053	387	だいず　［その他］　豆乳　調製豆乳	63	64	-1	4	9	4	Atwater
04	04054	388	だいず　［その他］　豆乳　豆乳飲料・麦芽コーヒー	59	60	-1	4	9	4	Atwater
04	04055	389	だいず　［その他］　大豆たんぱく　粒状大豆たんぱく	318	360	-42	4	8.46	4.07	科学技術庁
04	04056	390	だいず　［その他］　大豆たんぱく　濃縮大豆たんぱく	313	361	-48	4	8.46	4.07	科学技術庁
04	04057	391	だいず　［その他］　大豆たんぱく　分離大豆たんぱく　塩分無調整タイプ	335	388	-53	4.18	9.02	4.07	科学技術庁
04	04090	392	だいず　［その他］　大豆たんぱく　分離大豆たんぱく　塩分調整タイプ	335	388	-53	4.18	9.02	4.07	科学技術庁
04	04058	393	だいず　［その他］　大豆たんぱく　繊維状大豆たんぱく	365	383	-18	4	9	4	Atwater
04	04059	394	だいず　［その他］　湯葉　生	218	231	-13	4.18	9.02	4.07	科学技術庁
04	04060	395	だいず　［その他］　湯葉　干し　乾	485	530	-45	4.18	9.02	4.07	科学技術庁
04	04091	396	だいず　［その他］　湯葉　干し　湯戻し	151	161	-10	4.18	9.02	4.07	科学技術庁
04	04061	397	だいず　［その他］　金山寺みそ	247	256	-9	4	9	4	Atwater
04	04062	398	だいず　［その他］　ひしおみそ	198	206	-8	4	9	4	Atwater
04	04063	399	だいず　［その他］　テンペ	180	202	-22	4	8.46	4.07	科学技術庁
04	04064	400	つるあずき　全粒　乾	297	348	-51	4	8.46	4.07	科学技術庁
04	04092	401	つるあずき　全粒　ゆで	132	159	-27	4	8.46	4.07	科学技術庁
04	04065	402	ひよこまめ　全粒　乾	336	374	-38	4	8.46	4.07	科学技術庁
04	04066	403	ひよこまめ　全粒　ゆで	149	171	-22	4	8.46	4.07	科学技術庁
04	04067	404	ひよこまめ　全粒　フライ　味付け	366	419	-53	4	9	4	Atwater
04	04068	405	べにばないんげん　全粒　乾	273	332	-59	4	8.46	4.07	科学技術庁
04	04069	406	べにばないんげん　全粒　ゆで	103	121	-18	4	8.46	4.07	科学技術庁
04	04108	407	やぶまめ　乾	383	381	2	4	8.46	4.07	科学技術庁
04	04070	408	らいまめ　全粒　乾	306	351	-45	4	8.46	4.07	科学技術庁
04	04093	409	らいまめ　全粒　ゆで	122	152	-30	4	8.46	4.07	科学技術庁

540

食品群	食品番号	索引番号	食品名	エネルギー(kcal / 100 g)			2015年版で適用した食品別エネルギー換算係数			
				2020年版 (a)	2015年版 (b)	差 (a-b)	たんぱく質	脂質	炭水化物	参照文献等*
04	04071	410	りょくとう 全粒 乾	319	354	-35	4	8.46	4.07	科学技術庁
04	04072	411	りょくとう 全粒 ゆで	125	137	-12	4	8.46	4.07	科学技術庁
04	04073	412	レンズまめ 全粒 乾	313	352	-39	4	8.46	4.07	科学技術庁
04	04094	413	レンズまめ 全粒 ゆで	149	170	-21	4	8.46	4.07	科学技術庁
05	05001	414	アーモンド 乾	609	587	22	3.47	8.37	4.07	FAO
05	05002	415	アーモンド フライ 味付け	626	613	13	3.47	8.37	4.07	FAO
05	05040	416	アーモンド いり 無塩	608	608	0	3.47	8.37	4.07	FAO
05	05003	417	あさ 乾	450	470	-20	3.47	8.37	4.07	FAO
05	05041	418	あまに いり	540	562	-22	3.47	8.37	4.07	FAO
05	05004	419	えごま 乾	523	544	-21	3.47	8.37	4.07	FAO
05	05005	420	カシューナッツ フライ 味付け	591	576	15	3.47	8.37	4.07	FAO
05	05006	421	かぼちゃ いり 味付け	590	575	15	3.47	8.37	4.07	FAO
05	05007	422	かや いり	629	665	-36	3.47	8.37	4.07	FAO
05	05008	423	ぎんなん 生	168	172	-4	3.47	8.37	4.07	FAO
05	05009	424	ぎんなん ゆで	169	174	-5	3.47	8.37	4.07	FAO
05	05010	425	（くり類） 日本ぐり 生	147	164	-17	3.47	8.37	4.07	FAO
05	05011	426	（くり類） 日本ぐり ゆで	152	167	-15	3.47	8.37	4.07	FAO
05	05012	427	（くり類） 日本ぐり 甘露煮	232	238	-6	4	9	4	Atwater
05	05013	428	（くり類） 中国ぐり 甘ぐり	207	222	-15	3.47	8.37	4.07	FAO
05	05014	429	くるみ いり	713	674	39	3.47	8.37	4.07	FAO
05	05015	430	けし 乾	555	567	-12	3.47	8.37	4.07	FAO
05	05016	431	ココナッツ ココナッツパウダー	676	668	8	3.47	8.37	4.07	FAO
05	05017	432	ごま 乾	604	586	18	3.47	8.37	4.07	FAO
05	05018	433	ごま いり	605	599	6	3.47	8.37	4.07	FAO
05	05019	434	ごま むき	570	603	-33	3.47	8.37	4.07	FAO
05	05042	435	ごま ねり	646	640	6	3.47	8.37	4.07	FAO
05	05020	436	しい 生	244	252	-8	3.47	8.37	4.07	FAO
05	05021	437	すいか いり 味付け	528	546	-18	3.47	8.37	4.07	FAO
05	05046	438	チアシード 乾	446	492	-46	3.47	8.37	4.07	FAO
05	05022	439	とち 蒸し	148	161	-13	3.47	8.37	4.07	FAO
05	05023	440	はす 未熟 生	81	85	-4	3.47	8.37	4.07	FAO
05	05024	441	はす 成熟 乾	327	344	-17	3.47	8.37	4.07	FAO
05	05043	442	はす 成熟 ゆで	118	133	-15	3.47	8.37	4.07	FAO
05	05025	443	（ひし類） ひし 生	183	190	-7	3.47	8.37	4.07	FAO
05	05047	444	（ひし類） とうびし 生	122	141	-19	3.47	8.37	4.07	FAO
05	05048	445	（ひし類） とうびし ゆで	121	136	-15	3.47	8.37	4.07	FAO
05	05026	446	ピスタチオ いり 味付け	617	615	2	3.47	8.37	4.07	FAO
05	05027	447	ひまわり フライ 味付け	587	611	-24	3.47	8.37	4.07	FAO

食品群	食品番号	索引番号	食品名	エネルギー(kcal / 100 g)			2015年版で適用した食品別エネルギー換算係数			
				2020年版(a)	2015年版(b)	差(a-b)	たんぱく質	脂質	炭水化物	参照文献等*
05	05028	449	ブラジルナッツ フライ 味付け	703	669	34	3.47	8.37	4.07	FAO
05	05029	450	ヘーゼルナッツ フライ 味付け	701	684	17	3.47	8.37	4.07	FAO
05	05030	452	ペカン フライ 味付け	716	702	14	3.47	8.37	4.07	FAO
05	05031	453	マカダミアナッツ いり 味付け	751	720	31	3.47	8.37	4.07	FAO
05	05032	454	まつ 生	645	669	-24	3.47	8.37	4.07	FAO
05	05033	455	まつ いり	668	690	-22	3.47	8.37	4.07	FAO
05	05034	456	らっかせい 大粒種 乾	572	560	12	3.47	8.37	4.07	FAO
05	05035	457	らっかせい 大粒種 いり	613	588	25	3.47	8.37	4.07	FAO
05	05044	458	らっかせい 小粒種 乾	573	562	11	3.47	8.37	4.07	FAO
05	05045	459	らっかせい 小粒種 いり	607	585	22	3.47	8.37	4.07	FAO
05	05036	460	らっかせい バターピーナッツ	609	601	8	3.47	8.37	4.07	FAO
05	05037	461	らっかせい ピーナッツバター	599	636	-37	4	9	4	Atwater
06	06001	462	アーティチョーク 花らい 生	39	48	-9	2.44	8.37	3.57	FAO
06	06002	463	アーティチョーク 花らい ゆで	35	45	-10	2.44	8.37	3.57	FAO
06	06003	464	あさつき 葉 生	34	33	1	2.44	8.37	3.57	FAO
06	06004	465	あさつき 葉 ゆで	41	39	2	2.44	8.37	3.57	FAO
06	06005	466	あしたば 茎葉 生	30	33	-3	2.44	8.37	3.57	FAO
06	06006	467	あしたば 茎葉 ゆで	28	31	-3	2.44	8.37	3.57	FAO
06	06007	468	アスパラガス 若茎 生	21	22	-1	2.44	8.37	3.57	FAO
06	06008	469	アスパラガス 若茎 ゆで	25	24	1	2.44	8.37	3.57	FAO
06	06327	470	アスパラガス 若茎 油いため	54	57	-3	2.44	8.37	3.57	FAO/科学技術庁
06	06009	471	アスパラガス 水煮缶詰	24	22	2	2.44	8.37	3.57	FAO
06	06328	472	アロエ 葉 生	3	3	0	2.44	8.37	3.57	FAO
06	06010	473	いんげんまめ さやいんげん 若ざや 生	23	23	0	2.44	8.37	3.57	FAO
06	06011	474	いんげんまめ さやいんげん 若ざや ゆで	25	26	-1	2.44	8.37	3.57	FAO
06	06363	475	うるい 葉 生	19	22	-3	2.44	8.37	3.57	FAO
06	06012	476	（うど類） うど 茎 生	19	18	1	2.44	8.37	3.57	FAO
06	06013	477	（うど類） うど 茎 水さらし	13	14	-1	2.44	8.37	3.57	FAO
06	06014	478	（うど類） やまうど 茎 生	19	19	0	2.44	8.37	3.57	FAO
06	06015	479	えだまめ 生	125	135	-10	4	8.46	4.07	科学技術庁
06	06016	480	えだまめ ゆで	118	134	-16	4	8.46	4.07	科学技術庁
06	06017	481	えだまめ 冷凍	143	159	-16	4	8.46	4.07	科学技術庁
06	06018	482	エンダイブ 葉 生	14	15	-1	2.44	8.37	3.57	FAO
06	06019	483	（えんどう類） トウミョウ 茎葉 生	28	27	1	2.44	8.37	3.57	FAO
06	06329	484	（えんどう類） トウミョウ 芽ばえ 生	27	24	3	2.44	8.37	3.57	FAO
06	06330	485	（えんどう類） トウミョウ 芽ばえ ゆで	28	27	1	2.44	8.37	3.57	FAO
06	06331	486	（えんどう類） トウミョウ 芽ばえ 油いため	84	82	2	2.44	8.37	3.57	FAO/科学技術庁
06	06020	487	（えんどう類） さやえんどう 若ざや 生	38	36	2	2.44	8.37	3.57	FAO

食品群	食品番号	索引番号	食品名	エネルギー(kcal / 100 g)			2015年版で適用した食品別エネルギー換算係数			
				2020年版(a)	2015年版(b)	差(a-b)	たんぱく質	脂質	炭水化物	参照文献等*
06	06021	488	（えんどう類）　さやえんどう　若ざや　ゆで	36	34	2	2.44	8.37	3.57	FAO
06	06022	489	（えんどう類）　スナップえんどう　若ざや　生	47	43	4	2.44	8.37	3.57	FAO
06	06023	490	（えんどう類）　グリンピース　生	76	93	-17	4	8.46	4.07	科学技術庁
06	06024	491	（えんどう類）　グリンピース　ゆで	99	110	-11	4	8.46	4.07	科学技術庁
06	06025	492	（えんどう類）　グリンピース　冷凍	80	98	-18	4	8.46	4.07	科学技術庁
06	06374	493	（えんどう類）　グリンピース　冷凍　ゆで	82	103	-21	4	8.46	4.07	科学技術庁
06	06375	494	（えんどう類）　グリンピース　冷凍　油いため	114	140	-26	4	9	4	Atwater
06	06026	495	（えんどう類）　グリンピース　水煮缶詰	82	98	-16	4	8.46	4.07	科学技術庁
06	06027	496	おおさかしろな　葉　生	12	13	-1	2.44	8.37	3.57	FAO
06	06028	497	おおさかしろな　葉　ゆで	16	17	-1	2.44	8.37	3.57	FAO
06	06029	498	おおさかしろな　塩漬	19	22	-3	2.44	8.37	3.57	FAO
06	06030	499	おかひじき　茎葉　生	16	17	-1	2.44	8.37	3.57	FAO
06	06031	500	おかひじき　茎葉　ゆで	16	17	-1	2.44	8.37	3.57	FAO
06	06032	501	オクラ　果実　生	26	30	-1	2.44	8.37	3.57	FAO
06	06033	502	オクラ　果実　ゆで	29	33	-4	2.44	8.37	3.57	FAO
06	06034	503	かぶ　葉　生	20	20	0	2.44	8.37	3.57	FAO
06	06035	504	かぶ　葉　ゆで	20	22	-2	2.44	8.37	3.57	FAO
06	06036	505	かぶ　根　皮つき　生	18	20	-2	2.78	8.37	3.84	FAO
06	06037	506	かぶ　根　皮つき　ゆで	18	21	-3	2.78	8.37	3.84	FAO
06	06038	507	かぶ　根　皮なし　生	19	21	-2	2.78	8.37	3.84	FAO
06	06039	508	かぶ　根　皮なし　ゆで	20	22	-2	2.78	8.37	3.84	FAO
06	06040	509	かぶ　漬物　塩漬　葉	27	29	-2	2.44	8.37	3.57	FAO
06	06041	510	かぶ　漬物　塩漬　根　皮つき	21	23	-2	2.78	8.37	3.84	FAO
06	06042	511	かぶ　漬物　塩漬　根　皮なし	19	21	-2	2.78	8.37	3.84	FAO
06	06043	512	かぶ　漬物　ぬかみそ漬　葉	35	34	1	2.44	8.37	3.57	FAO
06	06044	513	かぶ　漬物　ぬかみそ漬　根　皮つき	27	28	-1	2.78	8.37	3.84	FAO
06	06045	514	かぶ　漬物　ぬかみそ漬　根　皮なし	31	31	0	2.78	8.37	3.84	FAO
06	06046	515	（かぼちゃ類）　日本かぼちゃ　果実　生	41	49	-8	2.78	8.37	4.03	FAO
06	06047	516	（かぼちゃ類）　日本かぼちゃ　果実　ゆで	50	60	-10	2.78	8.37	4.03	FAO
06	06048	517	（かぼちゃ類）　西洋かぼちゃ　果実　生	78	91	-13	2.78	8.37	4.03	FAO
06	06049	518	（かぼちゃ類）　西洋かぼちゃ　果実　ゆで	80	93	-13	2.78	8.37	4.03	FAO
06	06332	519	（かぼちゃ類）　西洋かぼちゃ　果実　焼き	105	122	-17	2.78	8.37	4.03	FAO
06	06050	520	（かぼちゃ類）　西洋かぼちゃ　果実　冷凍	75	83	-8	2.78	8.37	4.03	FAO
06	06051	521	（かぼちゃ類）　そうめんかぼちゃ　果実　生	25	24	1	2.44	8.37	3.57	FAO
06	06052	522	からしな　葉　生	26	26	0	2.44	8.37	3.57	FAO
06	06053	523	からしな　塩漬	36	36	0	2.44	8.37	3.57	FAO
06	06054	524	カリフラワー　花序　生	28	27	1	2.44	8.37	3.57	FAO
06	06055	525	カリフラワー　花序　ゆで	26	26	0	2.44	8.37	3.57	FAO

食品群	食品番号	索引番号	食品名	エネルギー(kcal / 100 g)			2015年版で適用した食品別エネルギー換算係数			
				2020年版 (a)	2015年版 (b)	差 (a−b)	たんぱく質	脂質	炭水化物	参照文献等*
06	06056	526	かんぴょう　乾	239	260	-21	2.44	8.37	3.57	FAO
06	06057	527	かんぴょう　ゆで	21	28	-7	2.44	8.37	3.57	FAO
06	06364	528	かんぴょう　甘煮	146	157	-11	4	9	4	Atwater
06	06058	529	きく　花びら　生	25	27	-2	2.44	8.37	3.57	FAO
06	06059	530	きく　花びら　ゆで	21	23	-2	2.44	8.37	3.57	FAO
06	06060	531	きく　菊のり	283	292	-9	2.44	8.37	3.57	FAO
06	06061	532	（キャベツ類）　キャベツ　結球葉　生	21	23	-2	2.44	8.37	3.57	FAO
06	06062	533	（キャベツ類）　キャベツ　結球葉　ゆで	19	20	-1	2.44	8.37	3.57	FAO
06	06333	534	（キャベツ類）　キャベツ　結球葉　油いため	78	81	-3	2.44	8.37	3.57	FAO/科学技術庁
06	06063	535	（キャベツ類）　グリーンボール　結球葉　生	20	20	0	2.44	8.37	3.57	FAO
06	06064	536	（キャベツ類）　レッドキャベツ　結球葉　生	30	30	0	2.44	8.37	3.57	FAO
06	06065	537	きゅうり　果実　生	13	14	-1	2.44	8.37	3.57	FAO
06	06066	538	きゅうり　漬物　塩漬	17	16	1	2.44	8.37	3.57	FAO
06	06067	539	きゅうり　漬物　しょうゆ漬	51	50	1	2.44	8.37	3.57	FAO
06	06068	540	きゅうり　漬物　ぬかみそ漬	28	27	1	2.44	8.37	3.57	FAO
06	06069	541	きゅうり　漬物　ピクルス　スイート型	70	67	3	2.44	8.37	3.57	FAO
06	06070	542	きゅうり　漬物　ピクルス　サワー型	13	12	1	2.44	8.37	3.57	FAO
06	06071	543	ぎょうじゃにんにく　葉　生	35	34	1	2.44	8.37	3.57	FAO
06	06075	544	キンサイ　茎葉　生	16	19	-3	2.44	8.37	3.57	FAO
06	06076	545	キンサイ　茎葉　ゆで	15	19	-4	2.44	8.37	3.57	FAO
06	06077	546	クレソン　茎葉　生	13	15	-2	2.44	8.37	3.57	FAO
06	06078	547	くわい　塊茎　生	128	126	2	2.78	8.37	4.03	FAO
06	06079	548	くわい　塊茎　ゆで	129	128	1	2.78	8.37	4.03	FAO
06	06080	549	ケール　葉　生	26	28	-2	2.44	8.37	3.57	FAO
06	06081	550	コールラビ　球茎　生	21	21	0	2.44	8.37	3.57	FAO
06	06082	551	コールラビ　球茎　ゆで	20	21	-1	2.44	8.37	3.57	FAO
06	06083	552	こごみ　若芽　生	25	28	-3	2.44	8.37	3.57	FAO
06	06084	553	ごぼう　根　生	58	65	-7	2.78	8.37	3.84	FAO
06	06085	554	ごぼう　根　ゆで	50	58	-8	2.78	8.37	3.84	FAO
06	06086	555	こまつな　葉　生	13	14	-1	2.44	8.37	3.57	FAO
06	06087	556	こまつな　葉　ゆで	14	15	-1	2.44	8.37	3.57	FAO
06	06385	557	コリアンダー　葉　生	18	23	-5	2.44	8.37	3.57	FAO
06	06088	558	ザーサイ　漬物	20	23	-3	2.44	8.37	3.57	FAO
06	06089	559	さんとうさい　葉　生	12	14	-2	2.44	8.37	3.57	FAO
06	06090	560	さんとうさい　葉　ゆで	14	16	-2	2.44	8.37	3.57	FAO
06	06091	561	さんとうさい　塩漬	18	20	-2	2.44	8.37	3.57	FAO
06	06092	562	しかくまめ　若ざや　生	19	20	-1	2.44	8.37	3.57	FAO
06	06093	563	ししとう　果実　生	25	27	-2	2.44	8.37	3.57	FAO

食品群	食品番号	索引番号	食品名	エネルギー（kcal／100 g）			2015年版で適用した食品別エネルギー換算係数			
				2020年版 (a)	2015年版 (b)	差 (a-b)	たんぱく質	脂質	炭水化物	参照文献等*
06	06094	564	ししとう　果実　油いため	51	55	-4	2.44	8.37	3.57	FAO/科学技術庁
06	06095	565	しそ　葉　生	32	37	-5	2.44	8.37	3.57	FAO
06	06096	566	しそ　実　生	32	41	-9	2.44	8.37	3.57	FAO
06	06097	567	じゅうろくささげ　若ざや　生	22	24	-2	2.44	8.37	3.57	FAO
06	06098	568	じゅうろくささげ　若ざや　ゆで	28	30	-2	2.44	8.37	3.57	FAO
06	06099	569	しゅんぎく　葉　生	20	22	-2	2.44	8.37	3.57	FAO
06	06100	570	しゅんぎく　葉　ゆで	25	27	-2	2.44	8.37	3.57	FAO
06	06101	571	じゅんさい　若葉　水煮びん詰	4	5	-1	2.44	8.37	3.57	FAO
06	06102	572	（しょうが類）　葉しょうが　根茎　生	9	11	-2	2.78	8.37	3.84	FAO
06	06103	573	（しょうが類）　しょうが　根茎　皮なし　生	28	30	-2	2.78	8.37	3.84	FAO
06	06365	574	（しょうが類）　しょうが　根茎　皮なし　生　おろし	58	70	-12	2.78	8.37	3.84	FAO
06	06366	575	（しょうが類）　しょうが　根茎　皮なし　生　おろし汁	17	17	0	2.78	8.37	3.84	FAO
06	06104	576	（しょうが類）　しょうが　漬物　酢漬	17	20	-3	2.78	8.37	3.84	FAO
06	06105	577	（しょうが類）　しょうが　漬物　甘酢漬	47	47	0	2.78	8.37	3.84	FAO
06	06386	578	（しょうが類）　新しょうが　根茎　生	10	14	-4	2.78	8.37	3.84	FAO
06	06106	579	しろうり　果実　生	15	15	0	2.44	8.37	3.57	FAO
06	06107	580	しろうり　漬物　塩漬	15	16	-1	2.44	8.37	3.57	FAO
06	06108	581	しろうり　漬物　奈良漬	216	197	19	2.44	8.37	3.57	FAO
06	06109	582	ずいき　生ずいき　生	15	16	-1	2.44	8.37	3.57	FAO
06	06110	583	ずいき　生ずいき　ゆで	10	12	-2	2.44	8.37	3.57	FAO
06	06111	584	ずいき　干しずいき　乾	232	246	-14	2.44	8.37	3.57	FAO
06	06112	585	ずいき　干しずいき　ゆで	9	13	-4	2.44	8.37	3.57	FAO
06	06387	586	すいぜんじな　葉　生	16	19	-3	2.44	8.37	3.57	FAO
06	06113	587	すぐきな　葉　生	23	26	-3	2.44	8.37	3.57	FAO
06	06114	588	すぐきな　根　生	19	21	-2	2.78	8.37	3.84	FAO
06	06115	589	すぐきな　すぐき漬	30	34	-4	2.44	8.37	3.57	FAO
06	06116	590	ズッキーニ　果実　生	16	14	2	2.44	8.37	3.57	FAO
06	06117	591	せり　茎葉　生	17	17	0	2.44	8.37	3.57	FAO
06	06118	592	せり　茎葉　ゆで	17	18	-1	2.44	8.37	3.57	FAO
06	06119	593	セロリ　葉柄　生	12	15	-3	2.44	8.37	3.57	FAO
06	06120	594	ぜんまい　生ぜんまい　若芽　生	27	29	-2	2.44	8.37	3.57	FAO
06	06121	595	ぜんまい　生ぜんまい　若芽　ゆで	17	21	-4	2.44	8.37	3.57	FAO
06	06122	596	ぜんまい　干しぜんまい　干し若芽　乾	277	293	-16	2.44	8.37	3.57	FAO
06	06123	597	ぜんまい　干しぜんまい　干し若芽　ゆで	25	29	-4	2.44	8.37	3.57	FAO
06	06124	598	そらまめ　未熟豆　生	102	108	-6	4	8.46	4.07	科学技術庁
06	06125	599	そらまめ　未熟豆　ゆで	103	112	-9	4	8.46	4.07	科学技術庁
06	06126	600	タアサイ　葉　生	12	13	-1	2.44	8.37	3.57	FAO

食品群	食品番号	索引番号	食品名	エネルギー(kcal / 100 g)			2015年版で適用した食品別エネルギー換算係数			
				2020年版(a)	2015年版(b)	差(a−b)	たんぱく質	脂質	炭水化物	参照文献等*
06	06127	601	タアサイ　葉　ゆで	11	13	−2	2.44	8.37	3.57	FAO
06	06128	602	（だいこん類）　かいわれだいこん　芽ばえ　生	21	21	0	2.44	8.37	3.57	FAO
06	06129	603	（だいこん類）　葉だいこん　葉　生	17	18	−1	2.44	8.37	3.57	FAO
06	06130	604	（だいこん類）　だいこん　葉　生	23	25	−2	2.44	8.37	3.57	FAO
06	06131	605	（だいこん類）　だいこん　葉　ゆで	24	25	−1	2.44	8.37	3.57	FAO
06	06132	606	（だいこん類）　だいこん　根　皮つき　生	15	18	−3	2.78	8.37	3.84	FAO
06	06133	607	（だいこん類）　だいこん　根　皮つき　ゆで	15	18	−3	2.78	8.37	3.84	FAO
06	06134	608	（だいこん類）　だいこん　根　皮なし　生	15	18	−3	2.78	8.37	3.84	FAO
06	06367	609	（だいこん類）　だいこん　根　皮なし　生　おろし	25	34	−9	2.78	8.37	3.84	FAO
06	06368	610	（だいこん類）　だいこん　根　皮なし　生　おろし汁	12	11	1	2.78	8.37	3.84	FAO
06	06369	611	（だいこん類）　だいこん　根　皮なし　生　おろし水洗い	23	30	−7	2.78	8.37	3.84	FAO
06	06135	612	（だいこん類）　だいこん　根　皮なし　ゆで	15	18	−3	2.78	8.37	3.84	FAO
06	06136	613	（だいこん類）　切干しだいこん　乾	280	301	−21	2.78	8.37	3.84	FAO
06	06334	614	（だいこん類）　切干しだいこん　ゆで	13	19	−6	2.78	8.37	3.84	FAO
06	06335	615	（だいこん類）　切干しだいこん　油いため	78	88	−10	2.78	8.37	3.84	FAO/科学技術庁
06	06388	616	（だいこん類）　漬物　いぶりがっこ	76	86	−10	2.78	8.37	3.84	FAO
06	06137	617	（だいこん類）　漬物　ぬかみそ漬	29	30	−1	2.78	8.37	3.84	FAO
06	06138	618	（だいこん類）　漬物　たくあん漬　塩押しだいこん漬	43	46	−3	2.78	8.37	3.84	FAO
06	06139	619	（だいこん類）　漬物　たくあん漬　干しだいこん漬	23	27	−4	2.78	8.37	3.84	FAO
06	06140	620	（だいこん類）　漬物　守口漬	194	187	7	2.78	8.37	3.84	FAO
06	06141	621	（だいこん類）　漬物　べったら漬	53	53	0	2.78	8.37	3.84	FAO
06	06142	622	（だいこん類）　漬物　みそ漬	52	52	0	2.78	8.37	3.84	FAO
06	06143	623	（だいこん類）　漬物　福神漬	137	136	1	2.78	8.37	3.84	FAO
06	06144	624	（たいさい類）　つまみな　葉　生	19	20	−1	2.44	8.37	3.57	FAO
06	06145	625	（たいさい類）　たいさい　葉　生	15	16	−1	2.44	8.37	3.57	FAO
06	06146	626	（たいさい類）　たいさい　塩漬	19	20	−1	2.44	8.37	3.57	FAO
06	06147	627	たかな　葉　生	21	21	0	2.44	8.37	3.57	FAO
06	06148	628	たかな　たかな漬	30	32	−2	2.44	8.37	3.57	FAO
06	06149	629	たけのこ　若茎　生	27	26	1	2.44	8.37	3.57	FAO
06	06150	630	たけのこ　若茎　ゆで	31	30	1	2.44	8.37	3.57	FAO
06	06151	631	たけのこ　水煮缶詰	22	23	−1	2.44	8.37	3.57	FAO
06	06152	632	たけのこ　めんま　塩蔵　塩抜き	15	19	−4	2.44	8.37	3.57	FAO
06	06153	633	（たまねぎ類）　たまねぎ　りん茎　生	33	36	−3	2.78	8.37	3.84	FAO
06	06154	634	（たまねぎ類）　たまねぎ　りん茎　水さらし	24	26	−2	2.78	8.37	3.84	FAO
06	06155	635	（たまねぎ類）　たまねぎ　りん茎　ゆで	30	31	−1	2.78	8.37	3.84	FAO

545

食品群	食品番号	索引番号	食品名	エネルギー(kcal / 100 g)			2015年版で適用した食品別エネルギー換算係数			
				2020年版 (a)	2015年版 (b)	差 (a-b)	たんぱく質	脂質	炭水化物	参照文献等*
06	06336	636	（たまねぎ類）　たまねぎ　りん茎　油いため	100	105	-5	2.78	8.37	3.84	FAO/科学技術庁
06	06389	637	（たまねぎ類）　たまねぎ　りん茎　油いため（あめ色たまねぎ）	208	210	-2	4	9	4	Atwater
06	06156	638	（たまねぎ類）　赤たまねぎ　りん茎　生	34	38	-4	2.78	8.37	3.84	FAO
06	06337	639	（たまねぎ類）　葉たまねぎ　りん茎及び葉　生	33	37	-4	2.78	8.37	3.84	FAO
06	06157	640	たらのめ　若芽　生	27	27	0	2.44	8.37	3.57	FAO
06	06158	641	たらのめ　若芽　ゆで	27	26	1	2.44	8.37	3.57	FAO
06	06159	642	チコリ　若芽　生	17	16	1	2.44	8.37	3.57	FAO
06	06376	643	ちぢみゆきな　葉　生	35	35	0	2.44	8.37	3.57	FAO
06	06377	644	ちぢみゆきな　葉　ゆで	34	34	0	2.44	8.37	3.57	FAO
06	06160	645	チンゲンサイ　葉　生	9	9	0	2.44	8.37	3.57	FAO
06	06161	646	チンゲンサイ　葉　ゆで	11	12	-1	2.44	8.37	3.57	FAO
06	06338	647	チンゲンサイ　葉　油いため	36	39	-3	2.44	8.37	3.57	FAO/科学技術庁
06	06162	648	つくし　胞子茎　生	31	38	-7	2.44	8.37	3.57	FAO
06	06163	649	つくし　胞子茎　ゆで	28	33	-5	2.44	8.37	3.57	FAO
06	06164	650	つるな　茎葉　生	15	15	0	2.44	8.37	3.57	FAO
06	06390	651	つるにんじん　根　生	55	85	-30	2.78	8.37	3.84	FAO
06	06165	652	つるむらさき　茎葉　生	11	13	-2	2.44	8.37	3.57	FAO
06	06166	653	つるむらさき　茎葉　ゆで	12	15	-3	2.44	8.37	3.57	FAO
06	06167	654	つわぶき　葉柄　生	19	21	-2	2.44	8.37	3.57	FAO
06	06168	655	つわぶき　葉柄　ゆで	14	16	-2	2.44	8.37	3.57	FAO
06	06169	656	とうがらし　葉・果実　生	32	35	-3	2.44	8.37	3.57	FAO
06	06170	657	とうがらし　葉・果実　油いため	81	85	-4	2.44	8.37	3.57	FAO/科学技術庁
06	06171	658	とうがらし　果実　生	72	96	-24	2.44	8.37	3.57	FAO
06	06172	659	とうがらし　果実　乾	270	345	-75	2.44	8.37	3.57	FAO
06	06173	660	とうがん　果実　生	15	16	-1	2.44	8.37	3.57	FAO
06	06174	661	とうがん　果実　ゆで	15	16	-1	2.44	8.37	3.57	FAO
06	06175	662	（とうもろこし類）　スイートコーン　未熟種子　生	89	92	-3	2.73	8.37	4.03	FAO
06	06176	663	（とうもろこし類）　スイートコーン　未熟種子　ゆで	95	99	-4	2.73	8.37	4.03	FAO
06	06339	664	（とうもろこし類）　スイートコーン　未熟種子　電子レンジ調理	104	107	-3	2.73	8.37	4.03	FAO
06	06177	665	（とうもろこし類）　スイートコーン　未熟種子　穂軸つき　冷凍	96	97	-1	2.73	8.37	4.03	FAO
06	06178	666	（とうもろこし類）　スイートコーン　未熟種子　カーネル　冷凍	91	98	-7	2.73	8.37	4.03	FAO
06	06378	667	（とうもろこし類）　スイートコーン　未熟種子　カーネル　冷凍　ゆで	92	95	-3	2.73	8.37	4.03	FAO
06	06379	668	（とうもろこし類）　スイートコーン　未熟種子　カーネル　冷凍　油いため	125	141	-16	4	9	4	Atwater

食品群	食品番号	索引番号	食品名	エネルギー(kcal / 100 g)			2015年版で適用した食品別エネルギー換算係数			
				2020年版(a)	2015年版(b)	差(a-b)	たんぱく質	脂質	炭水化物	参照文献等*
06	06179	669	（とうもろこし類）　スイートコーン　缶詰　クリームスタイル	82	84	-2	2.73	8.37	4.03	FAO
06	06180	670	（とうもろこし類）　スイートコーン　缶詰　ホールカーネルスタイル	78	82	-4	2.73	8.37	4.03	FAO
06	06181	671	（とうもろこし類）　ヤングコーン　幼雌穂　生	29	29	0	2.44	8.37	3.57	FAO
06	06182	672	（トマト類）　赤色トマト　果実　生	20	19	1	2.44	8.37	3.57	FAO
06	06183	673	（トマト類）　赤色ミニトマト　果実　生	30	29	1	2.44	8.37	3.57	FAO
06	06391	674	（トマト類）　黄色トマト　果実　生	18	17	1	2.44	8.37	3.57	FAO
06	06370	675	（トマト類）　ドライトマト	291	292	-1	2.44	8.37	3.57	FAO
06	06184	676	（トマト類）　加工品　ホール　食塩無添加	21	20	1	2.44	8.37	3.57	FAO
06	06185	677	（トマト類）　加工品　トマトジュース　食塩添加	15	17	-2	2.44	8.37	3.57	FAO
06	06340	678	（トマト類）　加工品　トマトジュース　食塩無添加	18	17	1	2.44	8.37	3.57	FAO
06	06186	679	（トマト類）　加工品　ミックスジュース　食塩添加	18	17	1	2.44	8.37	3.57	FAO
06	06341	680	（トマト類）　加工品　ミックスジュース　食塩無添加	18	17	1	2.44	8.37	3.57	FAO
06	06187	681	トレビス　葉　生	17	18	-1	2.44	8.37	3.57	FAO
06	06188	682	とんぶり　ゆで	89	90	-1	2.44	8.37	3.57	FAO
06	06189	683	ながさきはくさい　葉　生	12	13	-1	2.44	8.37	3.57	FAO
06	06190	684	ながさきはくさい　葉　ゆで	18	18	0	2.44	8.37	3.57	FAO
06	06191	685	（なす類）　なす　果実　生	18	22	-4	2.44	8.37	3.57	FAO
06	06192	686	（なす類）　なす　果実　ゆで	17	19	-2	2.44	8.37	3.57	FAO
06	06342	687	（なす類）　なす　果実　油いため	73	79	-6	2.44	8.37	3.57	FAO/科学技術庁
06	06343	688	（なす類）　なす　果実　天ぷら	165	180	-15	4	9	4	Atwater
06	06193	689	（なす類）　べいなす　果実　生	20	22	-2	2.44	8.37	3.57	FAO
06	06194	690	（なす類）　べいなす　果実　素揚げ	177	183	-6	2.44	8.37	3.57	FAO/科学技術庁
06	06195	691	（なす類）　漬物　塩漬	22	23	-1	2.44	8.37	3.57	FAO
06	06196	692	（なす類）　漬物　ぬかみそ漬	27	27	0	2.44	8.37	3.57	FAO
06	06197	693	（なす類）　漬物　こうじ漬	87	79	8	2.44	8.37	3.57	FAO
06	06198	694	（なす類）　漬物　からし漬	127	118	9	2.44	8.37	3.57	FAO
06	06199	695	（なす類）　漬物　しば漬	27	30	-3	2.44	8.37	3.57	FAO
06	06200	696	なずな　葉　生	35	36	-1	2.44	8.37	3.57	FAO
06	06201	697	（なばな類）　和種なばな　花らい・茎　生	34	33	1	2.44	8.37	3.57	FAO
06	06202	698	（なばな類）　和種なばな　花らい・茎　ゆで	28	28	0	2.44	8.37	3.57	FAO
06	06203	699	（なばな類）　洋種なばな　茎葉　生	36	35	1	2.44	8.37	3.57	FAO
06	06204	700	（なばな類）　洋種なばな　茎葉　ゆで	30	31	-1	2.44	8.37	3.57	FAO
06	06205	701	にがうり　果実　生	15	17	-2	2.44	8.37	3.57	FAO
06	06206	702	にがうり　果実　油いため	47	50	-3	2.44	8.37	3.57	FAO/科学技術庁
06	06207	703	（にら類）　にら　葉　生	18	21	-3	2.44	8.37	3.57	FAO

食品群	食品番号	索引番号	食品名	エネルギー（kcal／100 g）			2015年版で適用した食品別エネルギー換算係数			
				2020年版 (a)	2015年版 (b)	差 (a−b)	たんぱく質	脂質	炭水化物	参照文献等*
06	06208	704	（にら類）　にら　葉　ゆで	27	31	-4	2.44	8.37	3.57	FAO
06	06344	705	（にら類）　にら　葉　油いため	69	75	-6	2.44	8.37	3.57	FAO/科学技術庁
06	06209	706	（にら類）　花にら　花茎・花らい　生	27	27	0	2.44	8.37	3.57	FAO
06	06210	707	（にら類）　黄にら　葉　生	18	18	0	2.44	8.37	3.57	FAO
06	06211	708	（にんじん類）　葉にんじん　葉　生	16	18	-2	2.44	8.37	3.57	FAO
06	06212	709	（にんじん類）　にんじん　根　皮つき　生	35	39	-4	2.78	8.37	3.84	FAO
06	06213	710	（にんじん類）　にんじん　根　皮つき　ゆで	29	36	-7	2.78	8.37	3.84	FAO
06	06214	711	（にんじん類）　にんじん　根　皮なし　生	30	36	-6	2.78	8.37	3.84	FAO
06	06215	712	（にんじん類）　にんじん　根　皮なし　ゆで	28	36	-8	2.78	8.37	3.84	FAO
06	06345	713	（にんじん類）　にんじん　根　皮なし　油いため	103	109	-6	2.78	8.37	3.84	FAO/科学技術庁
06	06346	714	（にんじん類）　にんじん　根　皮なし　素揚げ	87	89	-2	2.78	8.37	3.84	FAO/科学技術庁
06	06347	715	（にんじん類）　にんじん　根　皮　生	26	31	-5	2.78	8.37	3.84	FAO
06	06216	716	（にんじん類）　にんじん　根　冷凍	30	35	-5	2.78	8.37	3.84	FAO
06	06380	717	（にんじん類）　にんじん　根　冷凍　ゆで	24	31	-7	2.78	8.37	3.84	FAO
06	06381	718	（にんじん類）　にんじん　根　冷凍　油いため	65	78	-13	4	9	4	Atwater
06	06348	719	（にんじん類）　にんじん　グラッセ	53	66	-13	4	9	4	Atwater
06	06217	720	（にんじん類）　にんじん　ジュース　缶詰	29	28	1	2.78	8.37	3.84	FAO
06	06218	721	（にんじん類）　きんとき　根　皮つき　生	39	44	-5	2.78	8.37	3.84	FAO
06	06219	722	（にんじん類）　きんとき　根　皮つき　ゆで	37	42	-5	2.78	8.37	3.84	FAO
06	06220	723	（にんじん類）　きんとき　根　皮なし　生	40	45	-5	2.78	8.37	3.84	FAO
06	06221	724	（にんじん類）　きんとき　根　皮なし　ゆで	40	45	-5	2.78	8.37	3.84	FAO
06	06222	725	（にんじん類）　ミニキャロット　根　生	26	32	-6	2.78	8.37	3.84	FAO
06	06223	726	（にんにく類）　にんにく　りん茎　生	129	136	-7	2.78	8.37	4.03	FAO
06	06349	727	（にんにく類）　にんにく　りん茎　油いため	191	199	-8	2.78	8.37	4.03	FAO/科学技術庁
06	06224	728	（にんにく類）　茎にんにく　花茎　生	44	45	-1	2.44	8.37	3.57	FAO
06	06225	729	（にんにく類）　茎にんにく　花茎　ゆで	43	44	-1	2.44	8.37	3.57	FAO
06	06226	730	（ねぎ類）　根深ねぎ　葉　軟白　生	35	34	1	2.44	8.37	3.57	FAO
06	06350	731	（ねぎ類）　根深ねぎ　葉　軟白　ゆで	28	28	0	2.44	8.37	3.57	FAO
06	06351	732	（ねぎ類）　根深ねぎ　葉　軟白　油いため	77	78	-1	2.44	8.37	3.57	FAO/科学技術庁
06	06227	733	（ねぎ類）　葉ねぎ　葉　生	29	30	-1	2.44	8.37	3.57	FAO
06	06352	734	（ねぎ類）　葉ねぎ　葉　油いため	77	81	-4	2.44	8.37	3.57	FAO/科学技術庁
06	06228	735	（ねぎ類）　こねぎ　葉　生	26	27	-1	2.44	8.37	3.57	FAO
06	06229	736	のざわな　葉　生	14	16	-2	2.44	8.37	3.57	FAO
06	06230	737	のざわな　漬物　塩漬	17	18	-1	2.44	8.37	3.57	FAO
06	06231	738	のざわな　漬物　調味漬	22	23	-1	2.44	8.37	3.57	FAO
06	06232	739	のびる　りん茎葉　生	63	65	-2	2.44	8.37	3.57	FAO
06	06233	740	はくさい　結球葉　生	13	14	-1	2.44	8.37	3.57	FAO
06	06234	741	はくさい　結球葉　ゆで	13	13	0	2.44	8.37	3.57	FAO

食品群	食品番号	索引番号	食品名	エネルギー(kcal / 100 g)			2015年版で適用した食品別エネルギー換算係数			
				2020年版(a)	2015年版(b)	差(a−b)	たんぱく質	脂質	炭水化物	参照文献等*
06	06235	742	はくさい　漬物　塩漬	17	17	0	2.44	8.37	3.57	FAO
06	06236	743	はくさい　漬物　キムチ	27	32	-5	4	9	4	Atwater
06	06237	744	パクチョイ　葉　生	15	15	0	2.44	8.37	3.57	FAO
06	06238	745	バジル　葉　生	21	24	-3	2.44	8.37	3.57	FAO
06	06239	746	パセリ　葉　生	34	43	-9	2.44	8.37	3.57	FAO
06	06240	747	はつかだいこん　根　生	13	15	-2	2.78	8.37	3.84	FAO
06	06392	748	はなっこりー　生	35	33	2	2.44	8.37	3.57	FAO
06	06241	749	はやとうり　果実　白色種　生	20	20	0	2.44	8.37	3.57	FAO
06	06242	750	はやとうり　果実　白色種　塩漬	17	17	0	2.44	8.37	3.57	FAO
06	06353	751	はやとうり　果実　緑色種　生	21	20	1	2.44	8.37	3.57	FAO
06	06243	752	ビーツ　根　生	38	41	-3	2.78	8.37	3.84	FAO
06	06244	753	ビーツ　根　ゆで	42	44	-2	2.78	8.37	3.84	FAO
06	06245	754	（ピーマン類）　青ピーマン　果実　生	20	22	-2	2.44	8.37	3.57	FAO
06	06246	755	（ピーマン類）　青ピーマン　果実　油いため	54	61	-7	2.44	8.37	3.57	FAO/科学技術庁
06	06247	756	（ピーマン類）　赤ピーマン　果実　生	28	30	-2	2.44	8.37	3.57	FAO
06	06248	757	（ピーマン類）　赤ピーマン　果実　油いため	69	69	0	2.44	8.37	3.57	FAO/科学技術庁
06	06393	758	（ピーマン類）　オレンジピーマン　果実　生	19	20	-1	2.44	8.37	3.57	FAO
06	06394	759	（ピーマン類）　オレンジピーマン　果実　油いため	81	81	0	4	9	4	Atwater
06	06249	760	（ピーマン類）　黄ピーマン　果実　生	28	27	1	2.44	8.37	3.57	FAO
06	06250	761	（ピーマン類）　黄ピーマン　果実　油いため	61	66	-5	2.44	8.37	3.57	FAO/科学技術庁
06	06251	762	（ピーマン類）　トマピー　果実　生	33	31	2	2.44	8.37	3.57	FAO
06	06252	763	ひのな　根・茎葉　生	17	19	-2	2.44	8.37	3.57	FAO
06	06253	764	ひのな　根・茎葉　甘酢漬	70	69	1	2.44	8.37	3.57	FAO
06	06254	765	ひろしまな　葉　生	19	20	-1	2.44	8.37	3.57	FAO
06	06255	766	ひろしまな　塩漬	15	16	-1	2.44	8.37	3.57	FAO
06	06256	767	（ふき類）　ふき　葉柄　生	11	11	0	2.44	8.37	3.57	FAO
06	06257	768	（ふき類）　ふき　葉柄　ゆで	7	8	-1	2.44	8.37	3.57	FAO
06	06258	769	（ふき類）　ふきのとう　花序　生	38	43	-5	2.44	8.37	3.57	FAO
06	06259	770	（ふき類）　ふきのとう　花序　ゆで	31	32	-1	2.44	8.37	3.57	FAO
06	06260	771	ふじまめ　若ざや　生	32	33	-1	2.44	8.37	3.57	FAO
06	06261	772	ふだんそう　葉　生	17	19	-2	2.44	8.37	3.57	FAO
06	06262	773	ふだんそう　葉　ゆで	26	27	-1	2.44	8.37	3.57	FAO
06	06263	774	ブロッコリー　花序　生	37	41	-4	2.44	8.37	3.57	FAO
06	06264	775	ブロッコリー　花序　ゆで	30	32	-2	2.44	8.37	3.57	FAO
06	06395	776	ブロッコリー　花序　電子レンジ調理	57	45	12	2.44	8.37	3.57	FAO
06	06396	777	ブロッコリー　花序　焼き	84	64	20	2.44	8.37	3.57	FAO
06	06397	778	ブロッコリー　花序　油いため	109	109	0	4	9	4	Atwater

食品群	食品番号	索引番号	食品名	エネルギー(kcal / 100 g)			2015年版で適用した食品別エネルギー換算係数			
				2020年版 (a)	2015年版 (b)	差 (a-b)	たんぱく質	脂質	炭水化物	参照文献等*
06	06354	779	ブロッコリー　芽ばえ　生	18	19	-1	2.44	8.37	3.57	FAO
06	06265	780	へちま　果実　生	17	16	1	2.44	8.37	3.57	FAO
06	06266	781	へちま　果実　ゆで	19	18	1	2.44	8.37	3.57	FAO
06	06267	782	ほうれんそう　葉　通年平均　生	18	20	-2	2.44	8.37	3.57	FAO
06	06268	783	ほうれんそう　葉　通年平均　ゆで	23	25	-2	2.44	8.37	3.57	FAO
06	06359	784	ほうれんそう　葉　通年平均　油いため	91	99	-8	2.44	8.37	3.57	FAO/科学技術庁
06	06355	785	ほうれんそう　葉　夏採り　生	18	20	-2	2.44	8.37	3.57	FAO
06	06357	786	ほうれんそう　葉　夏採り　ゆで	23	25	-2	2.44	8.37	3.57	FAO
06	06356	787	ほうれんそう　葉　冬採り　生	18	20	-2	2.44	8.37	3.57	FAO
06	06358	788	ほうれんそう　葉　冬採り　ゆで	23	25	-2	2.44	8.37	3.57	FAO
06	06269	789	ほうれんそう　葉　冷凍	22	22	0	2.44	8.37	3.57	FAO
06	06372	790	ほうれんそう　葉　冷凍　ゆで	27	27	0	2.44	8.37	3.57	FAO
06	06373	791	ほうれんそう　葉　冷凍　油いため	67	79	-12	4	9	4	Atwater
06	06270	792	ホースラディシュ　根茎　生	69	79	-10	2.78	8.37	3.84	FAO
06	06271	793	まこも　茎　生	19	21	-2	2.44	8.37	3.57	FAO
06	06272	794	みずかけな　葉　生	25	25	0	2.44	8.37	3.57	FAO
06	06273	795	みずかけな　塩漬	34	32	2	2.44	8.37	3.57	FAO
06	06072	796	みずな　葉　生	23	23	0	2.44	8.37	3.57	FAO
06	06073	797	みずな　葉　ゆで	21	22	-1	2.44	8.37	3.57	FAO
06	06074	798	みずな　塩漬	26	27	-1	2.44	8.37	3.57	FAO
06	06274	799	（みつば類）　切りみつば　葉　生	16	18	-2	2.44	8.37	3.57	FAO
06	06275	800	（みつば類）　切りみつば　葉　ゆで	12	15	-3	2.44	8.37	3.57	FAO
06	06276	801	（みつば類）　根みつば　葉　生	19	20	-1	2.44	8.37	3.57	FAO
06	06277	802	（みつば類）　根みつば　葉　ゆで	19	20	-1	2.44	8.37	3.57	FAO
06	06278	803	（みつば類）　糸みつば　葉　生	12	13	-1	2.44	8.37	3.57	FAO
06	06279	804	（みつば類）　糸みつば　葉　ゆで	14	17	-3	2.44	8.37	3.57	FAO
06	06360	805	みぶな　葉　生	14	15	-1	2.44	8.37	3.57	FAO
06	06280	806	（みょうが類）　みょうが　花穂　生	11	12	-1	2.44	8.37	3.57	FAO
06	06281	807	（みょうが類）　みょうがたけ　茎葉　生	6	7	-1	2.44	8.37	3.57	FAO
06	06282	808	むかご　肉芽　生	87	93	-6	2.78	8.37	4.03	FAO
06	06283	809	めキャベツ　結球葉　生	52	50	2	2.44	8.37	3.57	FAO
06	06284	810	めキャベツ　結球葉　ゆで	51	49	2	2.44	8.37	3.57	FAO
06	06285	811	めたで　芽ばえ　生	39	43	-4	2.44	8.37	3.57	FAO
06	06286	812	（もやし類）　アルファルファもやし　生	11	12	-1	2.44	8.37	3.57	FAO
06	06287	813	（もやし類）　だいずもやし　生	29	37	-8	4	8.46	4.07	科学技術庁
06	06288	814	（もやし類）　だいずもやし　ゆで	27	34	-7	4	8.46	4.07	科学技術庁
06	06289	815	（もやし類）　ブラックマッペもやし　生	17	16	1	2.44	8.37	3.57	FAO
06	06290	816	（もやし類）　ブラックマッペもやし　ゆで	13	13	0	2.44	8.37	3.57	FAO

食品群	食品番号	索引番号	食品名	エネルギー(kcal / 100 g)			2015年版で適用した食品別エネルギー換算係数			
				2020年版 (a)	2015年版 (b)	差 (a-b)	たんぱく質	脂質	炭水化物	参照文献等*
06	06398	817	（もやし類）　ブラックマッペもやし　油いため	41	41	0	4	9	4	Atwater
06	06291	818	（もやし類）　りょくとうもやし　生	15	14	1	2.44	8.37	3.57	FAO
06	06292	819	（もやし類）　りょくとうもやし　ゆで	12	12	0	2.44	8.37	3.57	FAO
06	06293	820	モロヘイヤ　茎葉　生	36	38	-2	2.44	8.37	3.57	FAO
06	06294	821	モロヘイヤ　茎葉　ゆで	24	25	-1	2.44	8.37	3.57	FAO
06	06401	822	やぶまめ　生	219	237	-18	4	8.46	4.07	科学技術庁
06	06295	823	やまごぼう　みそ漬	66	72	-6	2.78	8.37	3.84	FAO
06	06296	824	ゆりね　りん茎　生	119	125	-6	2.78	8.37	4.03	FAO
06	06297	825	ゆりね　りん茎　ゆで	117	126	-9	2.78	8.37	4.03	FAO
06	06298	826	ようさい　茎葉　生	17	17	0	2.44	8.37	3.57	FAO
06	06299	827	ようさい　茎葉　ゆで	18	21	-3	2.44	8.37	3.57	FAO
06	06300	828	よめな　葉　生	40	46	-6	2.44	8.37	3.57	FAO
06	06301	829	よもぎ　葉　生	43	46	-3	2.44	8.37	3.57	FAO
06	06302	830	よもぎ　葉　ゆで	37	42	-5	2.44	8.37	3.57	FAO
06	06303	831	らっかせい　未熟豆　生	306	295	11	3.47	8.37	4.07	FAO
06	06304	832	らっかせい　未熟豆　ゆで	298	288	10	3.47	8.37	4.07	FAO
06	06305	833	（らっきょう類）　らっきょう　りん茎　生	83	118	-35	2.78	8.37	3.84	FAO
06	06306	834	（らっきょう類）　らっきょう　甘酢漬	118	118	0	2.78	8.37	3.84	FAO
06	06307	835	（らっきょう類）　エシャレット　りん茎　生	59	76	-17	2.78	8.37	3.84	FAO
06	06308	836	リーキ　りん茎葉　生	30	29	1	2.44	8.37	3.57	FAO
06	06309	837	リーキ　りん茎葉　ゆで	28	28	0	2.44	8.37	3.57	FAO
06	06319	838	ルッコラ　葉　生	17	19	-2	2.44	8.37	3.57	FAO
06	06310	839	ルバーブ　葉柄　生	23	24	-1	2.44	8.37	3.57	FAO
06	06311	840	ルバーブ　葉柄　ゆで	14	18	-4	2.44	8.37	3.57	FAO
06	06312	841	（レタス類）　レタス　土耕栽培　結球葉　生	11	12	-1	2.44	8.37	3.57	FAO
06	06361	842	（レタス類）　レタス　水耕栽培　結球葉　生	13	14	-1	2.44	8.37	3.57	FAO
06	06313	843	（レタス類）　サラダな　葉　生	10	14	-4	2.44	8.37	3.57	FAO
06	06314	844	（レタス類）　リーフレタス　葉　生	16	16	0	2.44	8.37	3.57	FAO
06	06315	845	（レタス類）　サニーレタス　葉　生	15	16	-1	2.44	8.37	3.57	FAO
06	06362	846	（レタス類）　サンチュ　葉　生	14	15	-1	2.44	8.37	3.57	FAO
06	06316	847	（レタス類）　コスレタス　葉　生	16	17	-1	2.44	8.37	3.57	FAO
06	06317	848	れんこん　根茎　生	66	66	0	2.78	8.37	3.84	FAO
06	06318	849	れんこん　根茎　ゆで	66	66	0	2.78	8.37	3.84	FAO
06	06371	850	れんこん　甘酢れんこん	68	71	-3	4	9	4	Atwater
06	06320	851	わけぎ　葉　生	30	30	0	2.44	8.37	3.57	FAO
06	06321	852	わけぎ　葉　ゆで	29	29	0	2.44	8.37	3.57	FAO
06	06322	853	わさび　根茎　生	89	88	1	2.78	8.37	3.84	FAO
06	06323	854	わさび　わさび漬	140	145	-5	4	9	4	Atwater

食品群	食品番号	索引番号	食品名	エネルギー(kcal / 100 g)			2015年版で適用した食品別エネルギー換算係数			
				2020年版 (a)	2015年版 (b)	差 (a−b)	たんぱく質	脂質	炭水化物	参照文献等*
06	06324	855	わらび　生わらび　生	19	21	-2	2.44	8.37	3.57	FAO
06	06325	856	わらび　生わらび　ゆで	13	15	-2	2.44	8.37	3.57	FAO
06	06326	857	わらび　干しわらび　乾	216	274	-58	2.44	8.37	3.57	FAO
06	06382	858	（その他）　ミックスベジタブル　冷凍	67	79	-12	4	9	4	Atwater
06	06383	859	（その他）　ミックスベジタブル　冷凍　ゆで	65	78	-13	4	9	4	Atwater
06	06384	860	（その他）　ミックスベジタブル　冷凍　油いため	108	121	-13	4	9	4	Atwater
06	06399	861	（その他）　野菜ミックスジュース　通常タイプ	21	23	-2	4	9	4	Atwater
06	06400	862	（その他）　野菜ミックスジュース　濃縮タイプ	36	38	-2	4	9	4	Atwater
07	07001	863	あけび　果肉　生	89	82	7	3.36	8.37	3.6	FAO
07	07002	864	あけび　果皮　生	32	34	-2	3.36	8.37	3.6	FAO
07	07181	865	アサイー　冷凍　無糖	62	65	-3	3.36	8.37	3.6	FAO
07	07003	866	アセロラ　酸味種　生	36	36	0	3.36	8.37	3.6	FAO
07	07159	867	アセロラ　甘味種　生	36	36	0	3.36	8.37	3.6	FAO
07	07004	868	アセロラ　果実飲料　10%果汁入り飲料	42	42	0	4	9	4	Atwater
07	07005	869	アテモヤ　生	81	79	2	3.36	8.37	3.6	FAO
07	07006	870	アボカド　生	178	182	-4	3.36	8.37	3.6	FAO
07	07007	871	あんず　生	37	36	1	3.36	8.37	3.6	FAO
07	07008	872	あんず　乾	296	288	8	3.36	8.37	3.6	FAO
07	07009	873	あんず　缶詰	79	81	-2	4	9	4	Atwater
07	07010	874	あんず　ジャム　高糖度	252	262	-10	4	9	4	Atwater
07	07011	875	あんず　ジャム　低糖度	202	205	-3	4	9	4	Atwater
07	07012	876	いちご　生	31	34	-3	3.36	8.37	3.6	FAO
07	07013	877	いちご　ジャム　高糖度	250	256	-6	4	9	4	Atwater
07	07014	878	いちご　ジャム　低糖度	194	197	-3	4	9	4	Atwater
07	07160	879	いちご　乾	329	302	27	3.36	8.37	3.6	FAO
07	07015	880	いちじく　生	57	54	3	3.36	8.37	3.6	FAO
07	07016	881	いちじく　乾	272	291	-19	3.36	8.37	3.6	FAO
07	07017	882	いちじく　缶詰	78	81	-3	4	9	4	Atwater
07	07019	883	うめ　生	33	28	5	3.36	8.37	2.7	FAO
07	07020	884	うめ　梅漬　塩漬	27	24	3	3.36	8.37	2.7	FAO
07	07021	885	うめ　梅漬　調味漬	45	53	-8	4	9	4	Atwater
07	07022	886	うめ　梅干し　塩漬	29	32	-3	3.36	8.37	2.7	FAO
07	07023	887	うめ　梅干し　調味漬	90	96	-6	4	9	4	Atwater
07	07024	888	うめ　梅びしお	196	200	-4	4	9	4	Atwater
07	07025	889	うめ　果実飲料　20%果汁入り飲料	49	49	0	4	9	4	Atwater
07	07037	890	オリーブ　塩漬　グリーンオリーブ	148	145	3	3.36	8.37	3.6	FAO
07	07038	891	オリーブ　塩漬　ブラックオリーブ	121	118	3	3.36	8.37	3.6	FAO
07	07039	892	オリーブ　塩漬　スタッフドオリーブ	141	137	4	3.36	8.37	3.6	FAO

食品群	食品番号	索引番号	食品名	エネルギー（kcal／100 g）			2015年版で適用した食品別エネルギー換算係数			
				2020年版(a)	2015年版(b)	差(a−b)	たんぱく質	脂質	炭水化物	参照文献等*
07	07049	893	かき　甘がき　生	63	60	3	3.36	8.37	3.6	FAO
07	07050	894	かき　渋抜きがき　生	59	63	-4	3.36	8.37	3.6	FAO
07	07051	895	かき　干しがき	274	276	-2	3.36	8.37	3.6	FAO
07	07053	896	かりん　生	58	68	-10	3.36	8.37	3.6	FAO
07	07018	897	（かんきつ類）　いよかん　砂じょう　生	50	46	4	3.36	8.37	3.6	FAO
07	07026	898	（かんきつ類）　うんしゅうみかん　じょうのう　早生　生	49	45	4	3.36	8.37	3.6	FAO
07	07027	899	（かんきつ類）　うんしゅうみかん　じょうのう　普通　生	49	46	3	3.36	8.37	3.6	FAO
07	07028	900	（かんきつ類）　うんしゅうみかん　砂じょう　早生　生	47	43	4	3.36	8.37	3.6	FAO
07	07029	901	（かんきつ類）　うんしゅうみかん　砂じょう　普通　生	49	45	4	3.36	8.37	3.6	FAO
07	07030	902	（かんきつ類）　うんしゅうみかん　果実飲料　ストレートジュース	45	41	4	3.36	8.37	3.6	FAO
07	07031	903	（かんきつ類）　うんしゅうみかん　果実飲料　濃縮還元ジュース	42	38	4	3.36	8.37	3.6	FAO
07	07032	904	（かんきつ類）　うんしゅうみかん　果実飲料　果粒入りジュース	53	48	5	3.36	8.37	3.6	FAO
07	07033	905	（かんきつ類）　うんしゅうみかん　果実飲料　50%果汁入り飲料	59	60	-1	4	9	4	Atwater
07	07034	906	（かんきつ類）　うんしゅうみかん　果実飲料　20%果汁入り飲料	50	50	0	4	9	4	Atwater
07	07035	907	（かんきつ類）　うんしゅうみかん　缶詰　果肉	63	64	-1	4	9	4	Atwater
07	07036	908	（かんきつ類）　うんしゅうみかん　缶詰　液汁	63	63	0	4	9	4	Atwater
07	07040	909	（かんきつ類）　オレンジ　ネーブル　砂じょう　生	48	46	2	3.36	8.37	3.6	FAO
07	07041	910	（かんきつ類）　オレンジ　バレンシア　米国産　砂じょう　生	42	39	3	3.36	8.37	3.6	FAO
07	07042	911	（かんきつ類）　オレンジ　バレンシア　果実飲料　ストレートジュース	45	42	3	3.36	8.37	3.6	FAO
07	07043	912	（かんきつ類）　オレンジ　バレンシア　果実飲料　濃縮還元ジュース	46	42	4	3.36	8.37	3.6	FAO
07	07044	913	（かんきつ類）　オレンジ　バレンシア　果実飲料　50%果汁入り飲料	46	47	-1	4	9	4	Atwater
07	07045	914	（かんきつ類）　オレンジ　バレンシア　果実飲料　30%果汁入り飲料	41	41	0	4	9	4	Atwater
07	07046	915	（かんきつ類）　オレンジ　バレンシア　マーマレード　高糖度	233	255	-22	4	9	4	Atwater
07	07047	916	（かんきつ類）　オレンジ　バレンシア　マーマレード　低糖度	190	193	-3	4	9	4	Atwater
07	07161	917	（かんきつ類）　オレンジ　福原オレンジ　砂じょう　生	43	39	4	3.36	8.37	3.6	FAO
07	07048	918	（かんきつ類）　オロブランコ　砂じょう　生	43	40	3	3.36	8.37	3.6	FAO
07	07052	919	（かんきつ類）　かぼす　果汁　生	36	25	11	3.36	8.37	2.7	FAO
07	07162	920	（かんきつ類）　かわちばんかん　砂じょう　生	38	35	3	3.36	8.37	3.6	FAO
07	07163	921	（かんきつ類）　きよみ　砂じょう　生	45	41	4	3.36	8.37	3.6	FAO

食品群	食品番号	索引番号	食品名	エネルギー(kcal／100 g)			2015年版で適用した食品別エネルギー換算係数			
				2020年版 (a)	2015年版 (b)	差 (a−b)	たんぱく質	脂質	炭水化物	参照文献等*
07	07056	922	（かんきつ類）　きんかん　全果　生	67	71	-4	3.36	8.37	3.6	FAO
07	07062	923	（かんきつ類）　グレープフルーツ　白肉種　砂じょう　生	40	38	2	3.36	8.37	3.6	FAO
07	07164	924	（かんきつ類）　グレープフルーツ　紅肉種　砂じょう　生	40	38	2	3.36	8.37	3.6	FAO
07	07063	925	（かんきつ類）　グレープフルーツ　果実飲料　ストレートジュース	44	40	4	3.36	8.37	3.6	FAO
07	07064	926	（かんきつ類）　グレープフルーツ　果実飲料　濃縮還元ジュース	38	35	3	3.36	8.37	3.6	FAO
07	07065	927	（かんきつ類）　グレープフルーツ　果実飲料　50%果汁入り飲料	45	46	-1	4	9	4	Atwater
07	07066	928	（かんきつ類）　グレープフルーツ　果実飲料　20%果汁入り飲料	39	39	0	4	9	4	Atwater
07	07067	929	（かんきつ類）　グレープフルーツ　缶詰	60	70	-10	4	9	4	Atwater
07	07074	930	（かんきつ類）　さんぼうかん　砂じょう　生	47	44	3	3.36	8.37	3.6	FAO
07	07075	931	（かんきつ類）　シークヮーサー　果汁　生	35	25	10	3.36	8.37	2.7	FAO
07	07076	932	（かんきつ類）　シークヮーサー　果実飲料　10%果汁入り飲料	48	48	0	4	9	4	Atwater
07	07165	933	（かんきつ類）　しらぬい　砂じょう　生	56	51	5	3.36	8.37	3.6	FAO
07	07078	934	（かんきつ類）　すだち　果皮　生	55	68	-13	3.36	8.37	3.6	FAO
07	07079	935	（かんきつ類）　すだち　果汁　生	29	20	9	3.36	8.37	2.7	FAO
07	07166	936	（かんきつ類）　せとか　砂じょう　生	50	47	3	3.36	8.37	3.6	FAO
07	07085	937	（かんきつ類）　セミノール　砂じょう　生	53	49	4	3.36	8.37	3.6	FAO
07	07083	938	（かんきつ類）　だいだい　果汁　生	35	24	11	3.36	8.37	2.7	FAO
07	07093	939	（かんきつ類）　なつみかん　砂じょう　生	42	40	2	3.36	8.37	3.6	FAO
07	07094	940	（かんきつ類）　なつみかん　缶詰	80	81	-1	4	9	4	Atwater
07	07105	941	（かんきつ類）　はっさく　砂じょう　生	47	45	2	3.36	8.37	3.6	FAO
07	07167	942	（かんきつ類）　はるみ　砂じょう　生	52	48	4	3.36	8.37	3.6	FAO
07	07112	943	（かんきつ類）　ひゅうがなつ　じょうのう及びアルベド　生	46	45	1	3.36	8.37	3.6	FAO
07	07113	944	（かんきつ類）　ひゅうがなつ　砂じょう　生	35	33	2	3.36	8.37	3.6	FAO
07	07126	945	（かんきつ類）　ぶんたん　砂じょう　生	41	38	3	3.36	8.37	3.6	FAO
07	07127	946	（かんきつ類）　ぶんたん　ざぼん漬	338	344	-6	4	9	4	Atwater
07	07129	947	（かんきつ類）　ぽんかん　砂じょう　生	42	40	2	3.36	8.37	3.6	FAO
07	07142	948	（かんきつ類）　ゆず　果皮　生	50	59	-9	3.36	8.37	3.6	FAO
07	07143	949	（かんきつ類）　ゆず　果汁　生	30	21	9	3.36	8.37	2.7	FAO
07	07145	950	（かんきつ類）　ライム　果汁　生	39	27	12	3.36	8.37	2.7	FAO
07	07155	951	（かんきつ類）　レモン　全果　生	43	54	-11	3.36	8.37	3.6	FAO
07	07156	952	（かんきつ類）　レモン　果汁　生	24	26	-2	3.36	8.37	2.7	FAO
07	07054	953	キウイフルーツ　緑肉種　生	51	53	-2	3.36	8.37	3.6	FAO
07	07168	954	キウイフルーツ　黄肉種　生	63	59	4	3.36	8.37	3.6	FAO
07	07183	955	きはだ　実　乾	378	341	37	3.36	8.37	3.6	FAO

食品群	食品番号	索引番号	食品名	エネルギー(kcal / 100 g)			2015年版で適用した食品別エネルギー換算係数			
				2020年版(a)	2015年版(b)	差(a−b)	たんぱく質	脂質	炭水化物	参照文献等*
07	07055	956	キワノ 生	41	41	0	3.36	8.37	3.6	FAO
07	07057	957	グァバ 赤肉種 生	33	38	-5	3.36	8.37	3.6	FAO
07	07169	958	グァバ 白肉種 生	33	38	-5	3.36	8.37	3.6	FAO
07	07058	959	グァバ 果実飲料 20%果汁入り飲料 （ネクター）	49	51	-2	4	9	4	Atwater
07	07059	960	グァバ 果実飲料 10%果汁入り飲料	50	51	-1	4	9	4	Atwater
07	07185	961	くこ 実 乾	387	346	41	3.36	8.37	3.6	FAO
07	07061	962	ぐみ 生	72	68	4	3.36	8.37	3.6	FAO
07	07157	963	ココナッツ ココナッツウォーター	22	20	2	3.36	8.37	3.6	FAO
07	07158	964	ココナッツ ココナッツミルク	157	150	7	3.36	8.37	3.6	FAO
07	07170	965	ココナッツ ナタデココ	80	73	7	3.36	8.37	3.6	FAO
07	07070	966	さくらんぼ 国産 生	64	60	4	3.36	8.37	3.6	FAO
07	07071	967	さくらんぼ 米国産 生	64	66	-2	3.36	8.37	3.6	FAO
07	07072	968	さくらんぼ 米国産 缶詰	70	74	-4	4	9	4	Atwater
07	07073	969	ざくろ 生	63	56	7	3.36	8.37	3.6	FAO
07	07077	970	すいか 赤肉種 生	41	37	4	3.36	8.37	3.6	FAO
07	07171	971	すいか 黄肉種 生	41	37	4	3.36	8.37	3.6	FAO
07	07182	972	（すぐり類） カシス 冷凍	62	67	-5	3.36	8.37	3.6	FAO
07	07060	973	（すぐり類） グーズベリー 生	51	52	-1	3.36	8.37	3.6	FAO
07	07069	974	スターフルーツ 生	30	30	0	3.36	8.37	3.6	FAO
07	07080	975	（すもも類） にほんすもも 生	46	44	2	3.36	8.37	3.6	FAO
07	07081	976	（すもも類） プルーン 生	49	49	0	3.36	8.37	3.6	FAO
07	07082	977	（すもも類） プルーン 乾	211	234	-23	3.36	8.37	3.6	FAO
07	07086	978	チェリモヤ 生	82	78	4	3.36	8.37	3.6	FAO
07	07111	979	ドラゴンフルーツ 生	52	50	2	3.36	8.37	3.6	FAO
07	07087	980	ドリアン 生	140	133	7	3.36	8.37	3.6	FAO
07	07088	981	（なし類） 日本なし 生	38	43	-5	3.36	8.37	3.6	FAO
07	07089	982	（なし類） 日本なし 缶詰	76	78	-2	4	9	4	Atwater
07	07090	983	（なし類） 中国なし 生	49	47	2	3.36	8.37	3.6	FAO
07	07091	984	（なし類） 西洋なし 生	48	54	-6	3.36	8.37	3.6	FAO
07	07092	985	（なし類） 西洋なし 缶詰	79	85	-6	4	9	4	Atwater
07	07095	986	なつめ 乾	294	287	7	3.36	8.37	3.6	FAO
07	07096	987	なつめやし 乾	281	266	15	3.36	8.37	3.6	FAO
07	07097	988	パインアップル 生	54	53	1	3.36	8.37	3.6	FAO
07	07177	989	パインアップル 焼き	75	77	-2	3.36	8.37	3.60	FAO
07	07098	990	パインアップル 果実飲料 ストレートジュース	46	41	5	3.36	8.37	3.6	FAO
07	07099	991	パインアップル 果実飲料 濃縮還元ジュース	45	41	4	3.36	8.37	3.6	FAO
07	07100	992	パインアップル 果実飲料 50%果汁入り飲料	50	51	-1	4	9	4	Atwater

食品群	食品番号	索引番号	食品名	エネルギー(kcal / 100 g)			2015年版で適用した食品別エネルギー換算係数			
				2020年版(a)	2015年版(b)	差(a−b)	たんぱく質	脂質	炭水化物	参照文献等*
07	07101	993	パインアップル　果実飲料　10%果汁入り飲料	50	50	0	4	9	4	Atwater
07	07102	994	パインアップル　缶詰	76	84	-8	4	9	4	Atwater
07	07103	995	パインアップル　砂糖漬	349	351	-2	4	9	4	Atwater
07	07104	996	ハスカップ　生	55	53	2	3.36	8.37	3.6	FAO
07	07106	997	パッションフルーツ　果汁　生	67	64	3	3.36	8.37	3.6	FAO
07	07107	998	バナナ　生	93	86	7	3.36	8.37	3.6	FAO
07	07108	999	バナナ　乾	314	299	15	3.36	8.37	3.6	FAO
07	07109	1000	パパイア　完熟　生	33	38	-5	3.36	8.37	3.6	FAO
07	07110	1001	パパイア　未熟　生	35	39	-4	3.36	8.37	3.6	FAO
07	07114	1002	びわ　生	41	40	1	3.36	8.37	3.6	FAO
07	07115	1003	びわ　缶詰	80	81	-1	4	9	4	Atwater
07	07116	1004	ぶどう　皮なし　生	58	59	-1	3.36	8.37	3.6	FAO
07	07178	1005	ぶどう　皮つき　生	69	64	5	3.36	8.37	3.60	FAO
07	07117	1006	ぶどう　干しぶどう	324	300	24	3.36	8.37	3.6	FAO
07	07118	1007	ぶどう　果実飲料　ストレートジュース	54	54	0	3.36	8.37	3.6	FAO
07	07119	1008	ぶどう　果実飲料　濃縮還元ジュース	46	47	-1	3.36	8.37	3.6	FAO
07	07120	1009	ぶどう　果実飲料　70%果汁入り飲料	52	53	-1	4	9	4	Atwater
07	07121	1010	ぶどう　果実飲料　10%果汁入り飲料	52	53	-1	4	9	4	Atwater
07	07122	1011	ぶどう　缶詰	83	84	-1	4	9	4	Atwater
07	07123	1012	ぶどう　ジャム	189	193	-4	4	9	4	Atwater
07	07124	1013	ブルーベリー　生	48	49	-1	3.36	8.37	3.6	FAO
07	07125	1014	ブルーベリー　ジャム	174	181	-7	4	9	4	Atwater
07	07172	1015	ブルーベリー　乾	280	286	-6	3.36	8.37	3.6	FAO
07	07128	1016	ホワイトサポテ　生	73	74	-1	3.36	8.37	3.6	FAO
07	07130	1017	まくわうり　黄肉種　生	34	32	2	3.36	8.37	3.6	FAO
07	07173	1018	まくわうり　白肉種　生	34	32	2	3.36	8.37	3.6	FAO
07	07131	1019	マルメロ　生	48	56	-8	3.36	8.37	3.6	FAO
07	07132	1020	マンゴー　生	68	64	4	3.36	8.37	3.6	FAO
07	07179	1021	マンゴー　ドライマンゴー	339	321	18	3.36	8.37	3.60	FAO
07	07133	1022	マンゴスチン　生	71	67	4	3.36	8.37	3.6	FAO
07	07134	1023	メロン　温室メロン　生	40	42	-2	3.36	8.37	3.6	FAO
07	07135	1024	メロン　露地メロン　緑肉種　生	45	42	3	3.36	8.37	3.6	FAO
07	07174	1025	メロン　露地メロン　赤肉種　生	45	42	3	3.36	8.37	3.6	FAO
07	07136	1026	（もも類）　もも　白肉種　生	38	40	-2	3.36	8.37	3.6	FAO
07	07184	1027	（もも類）　もも　黄肉種　生	48	51	-3	3.36	8.37	3.6	FAO
07	07137	1028	（もも類）　もも　果実飲料　30%果汁入り飲料（ネクター）	46	48	-2	4	9	4	Atwater
07	07138	1029	（もも類）　もも　缶詰　白肉種　果肉	82	85	-3	4	9	4	Atwater

食品群	食品番号	索引番号	食品名	エネルギー(kcal / 100 g)			2015年版で適用した食品別エネルギー換算係数			
				2020年版 (a)	2015年版 (b)	差 (a−b)	たんぱく質	脂質	炭水化物	参照文献等*
07	07175	1030	（もも類）　もも　缶詰　黄肉種　果肉	83	85	-2	4	9	4	Atwater
07	07139	1031	（もも類）　もも　缶詰　液汁	81	81	0	4	9	4	Atwater
07	07140	1032	（もも類）　ネクタリン　生	39	43	-4	3.36	8.37	3.6	FAO
07	07141	1033	やまもも　生	47	44	3	3.36	8.37	3.6	FAO
07	07144	1034	ライチー　生	61	63	-2	3.36	8.37	3.6	FAO
07	07146	1035	ラズベリー　生	36	41	-5	3.36	8.37	3.6	FAO
07	07147	1036	りゅうがん　乾	310	283	27	3.36	8.37	3.6	FAO
07	07148	1037	りんご　皮なし　生	53	57	-4	3.36	8.37	3.6	FAO
07	07176	1038	りんご　皮つき　生	56	61	-5	3.36	8.37	3.6	FAO
07	07180	1039	りんご　皮つき　焼き	86	83	3	3.36	8.37	3.60	FAO
07	07149	1040	りんご　果実飲料　ストレートジュース	43	44	-1	3.36	8.37	3.6	FAO
07	07150	1041	りんご　果実飲料　濃縮還元ジュース	47	43	4	3.36	8.37	3.6	FAO
07	07151	1042	りんご　果実飲料　50%果汁入り飲料	46	47	-1	4	9	4	Atwater
07	07152	1043	りんご　果実飲料　30%果汁入り飲料	46	46	0	4	9	4	Atwater
07	07153	1044	りんご　缶詰	81	83	-2	4	9	4	Atwater
07	07154	1045	りんご　ジャム	203	213	-10	4	9	4	Atwater
08	08001	1046	えのきたけ　生	34	22	12	2	4.5	2	暫定
08	08002	1047	えのきたけ　ゆで	34	22	12	2	4.5	2	暫定
08	08037	1048	えのきたけ　油いため	71	58	13	2	4.5	2	暫定/科学技術庁
08	08003	1049	えのきたけ　味付け瓶詰	76	85	-9	4	9	4	Atwater
08	08054	1050	（きくらげ類）　あらげきくらげ　生	14	13	1	2	4.5	2	暫定
08	08004	1051	（きくらげ類）　あらげきくらげ　乾	184	171	13	2	4.5	2	暫定
08	08005	1052	（きくらげ類）　あらげきくらげ　ゆで	38	35	3	2	4.5	2	暫定
08	08038	1053	（きくらげ類）　あらげきくらげ　油いため	110	107	3	2	4.5	2	暫定/科学技術庁
08	08006	1054	（きくらげ類）　きくらげ　乾	216	167	49	2	4.5	2	暫定
08	08007	1055	（きくらげ類）　きくらげ　ゆで	14	13	1	2	4.5	2	暫定
08	08008	1056	（きくらげ類）　しろきくらげ　乾	170	162	8	2	4.5	2	暫定
08	08009	1057	（きくらげ類）　しろきくらげ　ゆで	15	14	1	2	4.5	2	暫定
08	08010	1058	くろあわびたけ　生	28	19	9	2	4.5	2	暫定
08	08039	1059	しいたけ　生しいたけ　菌床栽培　生	25	20	5	2	4.5	2	暫定
08	08040	1060	しいたけ　生しいたけ　菌床栽培　ゆで	22	17	5	2	4.5	2	暫定
08	08041	1061	しいたけ　生しいたけ　菌床栽培　油いため	65	57	8	2	4.5	2	暫定/科学技術庁
08	08057	1062	しいたけ　生しいたけ　菌床栽培　天ぷら	201	211	-10	4	9	4	Atwater
08	08042	1063	しいたけ　生しいたけ　原木栽培　生	34	23	11	2	4.5	2	暫定
08	08043	1064	しいたけ　生しいたけ　原木栽培　ゆで	27	19	8	2	4.5	2	暫定
08	08044	1065	しいたけ　生しいたけ　原木栽培　油いため	84	73	11	2	4.5	2	暫定/科学技術庁
08	08013	1066	しいたけ　乾しいたけ　乾	258	180	78	2	4.5	2	暫定
08	08014	1067	しいたけ　乾しいたけ　ゆで	40	27	13	2	4.5	2	暫定

食品群	食品番号	索引番号	食品名	エネルギー(kcal / 100 g)			2015年版で適用した食品別エネルギー換算係数			
				2020年版 (a)	2015年版 (b)	差 (a−b)	たんぱく質	脂質	炭水化物	参照文献等*
08	08053	1068	しいたけ　乾しいたけ　甘煮	116	132	-16	4	9	4	Atwater
08	08015	1069	（しめじ類）　はたけしめじ　生	25	15	10	2	4.5	2	暫定
08	08045	1070	（しめじ類）　はたけしめじ　ゆで	25	17	8	2	4.5	2	暫定
08	08016	1071	（しめじ類）　ぶなしめじ　生	22	17	5	2	4.5	2	暫定
08	08017	1072	（しめじ類）　ぶなしめじ　ゆで	22	17	5	2	4.5	2	暫定
08	08046	1073	（しめじ類）　ぶなしめじ　油いため	66	63	3	2	4.5	2	暫定/科学技術庁
08	08055	1074	（しめじ類）　ぶなしめじ　素揚げ	168	155	13	2	4.5	2	暫定/科学技術庁
08	08056	1075	（しめじ類）　ぶなしめじ　天ぷら	248	261	-13	4	9	4	Atwater
08	08018	1076	（しめじ類）　ほんしめじ　生	21	12	9	2	4.5	2	暫定
08	08047	1077	（しめじ類）　ほんしめじ　ゆで	26	16	10	2	4.5	2	暫定
08	08019	1078	たもぎたけ　生	23	16	7	2	4.5	2	暫定
08	08020	1079	なめこ　株採り　生	21	15	6	2	4.5	2	暫定
08	08021	1080	なめこ　株採り　ゆで	22	14	8	2	4.5	2	暫定
08	08058	1081	なめこ　カットなめこ　生	14	10	4	2	4.5	2	暫定
08	08022	1082	なめこ　水煮缶詰	13	9	4	2	4.5	2	暫定
08	08023	1083	ぬめりすぎたけ　生	23	15	8	2	4.5	2	暫定
08	08024	1084	（ひらたけ類）　うすひらたけ　生	37	23	14	2	4.5	2	暫定
08	08025	1085	（ひらたけ類）　エリンギ　生	31	19	12	2	4.5	2	暫定
08	08048	1086	（ひらたけ類）　エリンギ　ゆで	32	21	11	2	4.5	2	暫定
08	08049	1087	（ひらたけ類）　エリンギ　焼き	41	29	12	2	4.5	2	暫定
08	08050	1088	（ひらたけ類）　エリンギ　油いため	69	55	14	2	4.5	2	暫定/科学技術庁
08	08026	1089	（ひらたけ類）　ひらたけ　生	34	20	14	2	4.5	2	暫定
08	08027	1090	（ひらたけ類）　ひらたけ　ゆで	33	21	12	2	4.5	2	暫定
08	08028	1091	まいたけ　生	22	15	7	2	4.5	2	暫定
08	08029	1092	まいたけ　ゆで	27	18	9	2	4.5	2	暫定
08	08051	1093	まいたけ　油いため	67	57	10	2	4.5	2	暫定/科学技術庁
08	08030	1094	まいたけ　乾	273	181	92	2	4.5	2	暫定
08	08031	1095	マッシュルーム　生	15	11	4	2	4.5	2	暫定
08	08032	1096	マッシュルーム　ゆで	20	16	4	2	4.5	2	暫定
08	08052	1097	マッシュルーム　油いため	57	56	1	2	4.5	2	暫定/科学技術庁
08	08033	1098	マッシュルーム　水煮缶詰	18	14	4	2	4.5	2	暫定
08	08034	1099	まつたけ　生	32	23	9	2	4.5	2	暫定
08	08036	1100	やなぎまつたけ　生	20	13	7	2	4.5	2	暫定
09	09001	1101	あおさ　素干し	201	130	71	2	4.5	2	暫定
09	09002	1102	あおのり　素干し	249	164	85	2	4.5	2	暫定
09	09003	1103	あまのり　ほしのり	276	173	103	2	4.5	2	暫定
09	09004	1104	あまのり　焼きのり	297	188	109	2	4.5	2	暫定
09	09005	1105	あまのり　味付けのり	301	359	-58	4	9	4	Atwater

食品群	食品番号	索引番号	食品名	エネルギー(kcal／100 g)			2015年版で適用した食品別エネルギー換算係数			
				2020年版(a)	2015年版(b)	差(a−b)	たんぱく質	脂質	炭水化物	参照文献等*
09	09006	1106	あらめ　蒸し干し	183	140	43	2	4.5	2	暫定
09	09007	1107	いわのり　素干し	228	151	77	2	4.5	2	暫定
09	09012	1108	うみぶどう　生	6	4	2	2	4.5	2	暫定
09	09008	1109	えごのり　素干し	179	143	36	2	4.5	2	暫定
09	09009	1110	えごのり　おきうと	7	6	1	2	4.5	2	暫定
09	09010	1111	おごのり　塩蔵　塩抜き	26	21	5	2	4.5	2	暫定
09	09011	1112	かわのり　素干し	246	167	79	2	4.5	2	暫定
09	09013	1113	（こんぶ類）　えながおにこんぶ　素干し	224	138	86	2	4.5	2	暫定
09	09014	1114	（こんぶ類）　がごめこんぶ　素干し	216	142	74	2	4.5	2	暫定
09	09015	1115	（こんぶ類）　ながこんぶ　素干し	205	140	65	2	4.5	2	暫定
09	09016	1116	（こんぶ類）　ほそめこんぶ　素干し	227	147	80	2	4.5	2	暫定
09	09017	1117	（こんぶ類）　まこんぶ　素干し　乾	170	146	24	2	4.5	2	暫定
09	09056	1118	（こんぶ類）　まこんぶ　素干し　水煮	28	27	1	2	4.5	2	暫定
09	09018	1119	（こんぶ類）　みついしこんぶ　素干し	235	153	82	2	4.5	2	暫定
09	09019	1120	（こんぶ類）　りしりこんぶ　素干し	211	138	73	2	4.5	2	暫定
09	09020	1121	（こんぶ類）　刻み昆布	119	105	14	2	4.5	2	暫定
09	09021	1122	（こんぶ類）　削り昆布	177	117	60	2	4.5	2	暫定
09	09022	1123	（こんぶ類）　塩昆布	193	110	83	2	4.5	2	暫定
09	09023	1124	（こんぶ類）　つくだ煮	152	168	-16	4	9	4	Atwater
09	09024	1125	すいぜんじのり　素干し　水戻し	10	7	3	2	4.5	2	暫定
09	09025	1126	てんぐさ　素干し	194	144	50	2	4.5	2	暫定
09	09026	1127	てんぐさ　ところてん	2	2	0	2	4.5	2	暫定
09	09027	1128	てんぐさ　角寒天	159	154	5	2	4.5	2	暫定
09	09028	1129	てんぐさ　寒天	3	3	0	2	4.5	2	暫定
09	09049	1130	てんぐさ　粉寒天	160	165	-5	2	4.5	2	暫定
09	09029	1131	とさかのり　赤とさか　塩蔵　塩抜き	19	14	5	2	4.5	2	暫定
09	09030	1132	とさかのり　青とさか　塩蔵　塩抜き	17	13	4	2	4.5	2	暫定
09	09050	1133	ひじき　ほしひじき　ステンレス釜　乾	180	149	31	2	4.5	2	暫定
09	09051	1134	ひじき　ほしひじき　ステンレス釜　ゆで	11	10	1	2	4.5	2	暫定
09	09052	1135	ひじき　ほしひじき　ステンレス釜　油いため	51	51	0	2	4.5	2	暫定/科学技術庁
09	09053	1136	ひじき　ほしひじき　鉄釜　乾	186	145	41	2	4.5	2	暫定
09	09054	1137	ひじき　ほしひじき　鉄釜　ゆで	13	10	3	2	4.5	2	暫定
09	09055	1138	ひじき　ほしひじき　鉄釜　油いため	54	51	3	2	4.5	2	暫定/科学技術庁
09	09032	1139	ひとえぐさ　素干し	172	130	42	2	4.5	2	暫定
09	09033	1140	ひとえぐさ　つくだ煮	148	154	-6	4	9	4	Atwater
09	09034	1141	ふのり　素干し	207	148	59	2	4.5	2	暫定
09	09035	1142	まつも　素干し	252	159	93	2	4.5	2	暫定
09	09036	1143	むかでのり　塩蔵　塩抜き	12	10	2	2	4.5	2	暫定

食品群	食品番号	索引番号	食品名	エネルギー(kcal／100 g)			2015年版で適用した食品別エネルギー換算係数			
				2020年版(a)	2015年版(b)	差(a−b)	たんぱく質	脂質	炭水化物	参照文献等*
09	09037	1144	（もずく類）　おきなわもずく　塩蔵　塩抜き	7	6	1	2	4.5	2	暫定
09	09038	1145	（もずく類）　もずく　塩蔵　塩抜き	4	4	0	2	4.5	2	暫定
09	09039	1146	わかめ　原藻　生	24	16	8	2	4.5	2	暫定
09	09040	1147	わかめ　乾燥わかめ　素干し	164	117	47	2	4.5	2	暫定
09	09041	1148	わかめ　乾燥わかめ　素干し　水戻し	22	17	5	2	4.5	2	暫定
09	09042	1149	わかめ　乾燥わかめ　板わかめ	200	134	66	2	4.5	2	暫定
09	09043	1150	わかめ　乾燥わかめ　灰干し　水戻し	9	7	2	2	4.5	2	暫定
09	09044	1151	わかめ　カットわかめ　乾	186	138	48	2	4.5	2	暫定
09	09058	1152	わかめ　カットわかめ　水煮　（沸騰水で短時間加熱したもの）	17	14	3	2	4.5	2	暫定
09	09059	1153	わかめ　カットわかめ　水煮の汁	0	0	0	2	4.5	2	暫定
09	09045	1154	わかめ　湯通し塩蔵わかめ　塩抜き　生	13	11	2	2	4.5	2	暫定
09	09057	1155	わかめ　湯通し塩蔵わかめ　塩抜き　ゆで	7	5	2	2	4.5	2	暫定
09	09048	1156	わかめ　湯通し塩蔵わかめ　塩蔵	189	8	181	2	4.5	2	暫定
09	09046	1157	わかめ　くきわかめ　湯通し塩蔵　塩抜き	18	15	3	2	4.5	2	暫定
09	09047	1158	わかめ　めかぶわかめ　生	14	11	3	2	4.5	2	暫定
10	10001	1159	＜魚類＞　あいなめ　生	105	113	-8	4.22	9.41	4.11	科学技術庁
10	10002	1160	＜魚類＞　あこうだい　生	86	93	-7	4.22	9.41	4.11	科学技術庁
10	10003	1161	＜魚類＞　（あじ類）　まあじ　皮つき　生	112	126	-14	4.22	9.41	4.11	科学技術庁
10	10389	1162	＜魚類＞　（あじ類）　まあじ　皮なし　生	108	123	-15	4.22	9.41	4.11	科学技術庁
10	10004	1163	＜魚類＞　（あじ類）　まあじ　皮つき　水煮	136	151	-15	4.22	9.41	4.11	科学技術庁
10	10005	1164	＜魚類＞　（あじ類）　まあじ　皮つき　焼き	157	170	-13	4.22	9.41	4.11	科学技術庁
10	10390	1165	＜魚類＞　（あじ類）　まあじ　皮つき　フライ	270	276	-6	4	9	4	Atwater
10	10006	1166	＜魚類＞　（あじ類）　まあじ　開き干し　生	150	168	-18	4.22	9.41	4.11	科学技術庁
10	10007	1167	＜魚類＞　（あじ類）　まあじ　開き干し　焼き	194	220	-26	4.22	9.41	4.11	科学技術庁
10	10391	1168	＜魚類＞　（あじ類）　まあじ　小型　骨付き　生	114	123	-9	4.22	9.41	4.11	科学技術庁
10	10392	1169	＜魚類＞　（あじ類）　まあじ　小型　骨付き　から揚げ	268	278	-10	4	9	4	Atwater
10	10393	1170	＜魚類＞　（あじ類）　まるあじ　生	133	147	-14	4.22	9.41	4.11	科学技術庁
10	10394	1171	＜魚類＞　（あじ類）　まるあじ　焼き	175	194	-19	4.22	9.41	4.11	科学技術庁
10	10008	1172	＜魚類＞　（あじ類）　にしまあじ　生	156	169	-13	4.22	9.41	4.11	科学技術庁
10	10009	1173	＜魚類＞　（あじ類）　にしまあじ　水煮	160	175	-15	4.22	9.41	4.11	科学技術庁
10	10010	1174	＜魚類＞　（あじ類）　にしまあじ　焼き	186	203	-17	4.22	9.41	4.11	科学技術庁
10	10011	1175	＜魚類＞　（あじ類）　むろあじ　生	147	166	-19	4.22	9.41	4.11	科学技術庁
10	10012	1176	＜魚類＞　（あじ類）　むろあじ　焼き	167	186	-19	4.22	9.41	4.11	科学技術庁
10	10013	1177	＜魚類＞　（あじ類）　むろあじ　開き干し	140	155	-15	4.22	9.41	4.11	科学技術庁
10	10014	1178	＜魚類＞　（あじ類）　むろあじ　くさや	219	240	-21	4.22	9.41	4.11	科学技術庁
10	10015	1179	＜魚類＞　あなご　生	146	161	-15	4.22	9.41	4.11	科学技術庁
10	10016	1180	＜魚類＞　あなご　蒸し	173	194	-21	4.22	9.41	4.11	科学技術庁

食品群	食品番号	索引番号	食品名	エネルギー(kcal／100 g)			2015年版で適用した食品別エネルギー換算係数			
				2020年版(a)	2015年版(b)	差(a-b)	たんぱく質	脂質	炭水化物	参照文献等*
10	10017	1181	＜魚類＞　あまご　養殖　生	99	112	-13	4.22	9.41	4.11	科学技術庁
10	10018	1182	＜魚類＞　あまだい　生	102	113	-11	4.22	9.41	4.11	科学技術庁
10	10019	1183	＜魚類＞　あまだい　水煮	113	125	-12	4.22	9.41	4.11	科学技術庁
10	10020	1184	＜魚類＞　あまだい　焼き	110	119	-9	4.22	9.41	4.11	科学技術庁
10	10021	1185	＜魚類＞　あゆ　天然　生	93	100	-7	4.22	9.41	4.11	科学技術庁
10	10022	1186	＜魚類＞　あゆ　天然　焼き	149	177	-28	4.22	9.41	4.11	科学技術庁
10	10023	1187	＜魚類＞　あゆ　天然　内臓　生	180	206	-26	4.22	9.41	3.87	科学技術庁
10	10024	1188	＜魚類＞　あゆ　天然　内臓　焼き	161	194	-33	4.22	9.41	3.87	科学技術庁
10	10025	1189	＜魚類＞　あゆ　養殖　生	138	152	-14	4.22	9.41	4.11	科学技術庁
10	10026	1190	＜魚類＞　あゆ　養殖　焼き	202	241	-39	4.22	9.41	4.11	科学技術庁
10	10027	1191	＜魚類＞　あゆ　養殖　内臓　生	485	550	-65	4.22	9.41	3.87	科学技術庁
10	10028	1192	＜魚類＞　あゆ　養殖　内臓　焼き	500	558	-58	4.22	9.41	3.87	科学技術庁
10	10029	1193	＜魚類＞　あゆ　うるか	157	171	-14	4	9	4	Atwater
10	10030	1194	＜魚類＞　アラスカめぬけ　生	96	105	-9	4.22	9.41	4.11	科学技術庁
10	10031	1195	＜魚類＞　あんこう　生	54	58	-4	4.22	9.41	4.11	科学技術庁
10	10032	1196	＜魚類＞　あんこう　きも　生	401	445	-44	4.22	9.41	3.87	科学技術庁
10	10033	1197	＜魚類＞　いかなご　生	111	125	-14	4.22	9.41	4.11	科学技術庁
10	10034	1198	＜魚類＞　いかなご　煮干し	218	245	-27	4.22	9.41	4.11	科学技術庁
10	10035	1199	＜魚類＞　いかなご　つくだ煮	271	282	-11	4	9	4	Atwater
10	10036	1200	＜魚類＞　いかなご　あめ煮	268	279	-11	4	9	4	Atwater
10	10037	1201	＜魚類＞　いさき　生	116	127	-11	4.22	9.41	4.11	科学技術庁
10	10038	1202	＜魚類＞　いしだい　生	138	156	-18	4.22	9.41	4.11	科学技術庁
10	10039	1203	＜魚類＞　いとよりだい　生	85	93	-8	4.22	9.41	4.11	科学技術庁
10	10040	1204	＜魚類＞　いとよりだい　すり身	88	91	-3	4	9	4	Atwater
10	10041	1205	＜魚類＞　いぼだい　生	132	149	-17	4.22	9.41	4.11	科学技術庁
10	10042	1206	＜魚類＞　（いわし類）　うるめいわし　生	124	136	-12	4.22	9.41	4.11	科学技術庁
10	10043	1207	＜魚類＞　（いわし類）　うるめいわし　丸干し	219	239	-20	4.22	9.41	4.11	科学技術庁
10	10044	1208	＜魚類＞　（いわし類）　かたくちいわし　生	171	192	-21	4.22	9.41	4.11	科学技術庁
10	10045	1209	＜魚類＞　（いわし類）　かたくちいわし　煮干し	298	332	-34	4.22	9.41	4.11	科学技術庁
10	10046	1210	＜魚類＞　（いわし類）　かたくちいわし　田作り	304	336	-32	4.22	9.41	4.11	科学技術庁
10	10047	1211	＜魚類＞　（いわし類）　まいわし　生	156	169	-13	4.22	9.41	4.11	科学技術庁
10	10048	1212	＜魚類＞　（いわし類）　まいわし　水煮	182	178	4	4.22	9.41	4.11	科学技術庁
10	10049	1213	＜魚類＞　（いわし類）　まいわし　焼き	199	196	3	4.22	9.41	4.11	科学技術庁
10	10395	1214	＜魚類＞　（いわし類）　まいわし　フライ	384	396	-12	4	9	4	Atwater
10	10050	1215	＜魚類＞　（いわし類）　まいわし　塩いわし	143	163	-20	4.22	9.41	4.11	科学技術庁
10	10051	1216	＜魚類＞　（いわし類）　まいわし　生干し	217	242	-25	4.22	9.41	4.11	科学技術庁
10	10052	1217	＜魚類＞　（いわし類）　まいわし　丸干し	177	193	-16	4.22	9.41	4.11	科学技術庁
10	10053	1218	＜魚類＞　（いわし類）　めざし　生	206	257	-51	4.22	9.41	4.11	科学技術庁

食品群	食品番号	索引番号	食品名	エネルギー(kcal／100 g) 2020年版 (a)	エネルギー(kcal／100 g) 2015年版 (b)	エネルギー(kcal／100 g) 差 (a−b)	2015年版で適用した食品別エネルギー換算係数 たんぱく質	2015年版で適用した食品別エネルギー換算係数 脂質	2015年版で適用した食品別エネルギー換算係数 炭水化物	2015年版で適用した食品別エネルギー換算係数 参照文献等*
10	10054	1219	＜魚類＞ （いわし類） めざし 焼き	200	244	-44	4.22	9.41	4.11	科学技術庁
10	10396	1220	＜魚類＞ （いわし類） しらす 生	67	76	-9	4.22	9.41	4.11	科学技術庁
10	10445	1221	＜魚類＞ （いわし類） しらす 釜揚げしらす	80	90	-10	4.22	9.41	4.11	科学技術庁
10	10055	1222	＜魚類＞ （いわし類） しらす干し 微乾燥品	113	124	-11	4.22	9.41	4.11	科学技術庁
10	10056	1223	＜魚類＞ （いわし類） しらす干し 半乾燥品	187	206	-19	4.22	9.41	4.11	科学技術庁
10	10057	1224	＜魚類＞ （いわし類） たたみいわし	348	372	-24	4.22	9.41	4.11	科学技術庁
10	10058	1225	＜魚類＞ （いわし類） みりん干し かたくちいわし	330	340	-10	4	9	4	Atwater
10	10059	1226	＜魚類＞ （いわし類） みりん干し まいわし	314	332	-18	4	9	4	Atwater
10	10060	1227	＜魚類＞ （いわし類） 缶詰 水煮	168	188	-20	4.22	9.41	4.11	科学技術庁
10	10061	1228	＜魚類＞ （いわし類） 缶詰 味付け	203	212	-9	4	9	4	Atwater
10	10062	1229	＜魚類＞ （いわし類） 缶詰 トマト漬	167	172	-5	4	9	4	Atwater
10	10063	1230	＜魚類＞ （いわし類） 缶詰 油漬	351	359	-8	4	9	4	Atwater
10	10064	1231	＜魚類＞ （いわし類） 缶詰 かば焼	234	242	-8	4	9	4	Atwater
10	10397	1232	＜魚類＞ （いわし類） 缶詰 アンチョビ	157	158	-1	4	9	4	Atwater
10	10065	1233	＜魚類＞ いわな 養殖 生	101	114	-13	4.22	9.41	4.11	科学技術庁
10	10066	1234	＜魚類＞ うぐい 生	93	100	-7	4.22	9.41	4.11	科学技術庁
10	10067	1235	＜魚類＞ うなぎ 養殖 生	228	255	-27	4.22	9.41	4.11	科学技術庁
10	10068	1236	＜魚類＞ うなぎ きも 生	102	118	-16	4.22	9.41	3.87	科学技術庁
10	10069	1237	＜魚類＞ うなぎ 白焼き	287	331	-44	4.22	9.41	4.11	科学技術庁
10	10070	1238	＜魚類＞ うなぎ かば焼	285	293	-8	4	9	4	Atwater
10	10071	1239	＜魚類＞ うまづらはぎ 生	75	80	-5	4.22	9.41	4.11	科学技術庁
10	10072	1240	＜魚類＞ うまづらはぎ 味付け開き干し	289	292	-3	4	9	4	Atwater
10	10073	1241	＜魚類＞ えい 生	78	84	-6	4.22	9.41	4.11	科学技術庁
10	10074	1242	＜魚類＞ えそ 生	87	93	-6	4.22	9.41	4.11	科学技術庁
10	10075	1243	＜魚類＞ おいかわ 生	124	136	-12	4.22	9.41	4.11	科学技術庁
10	10076	1244	＜魚類＞ おおさが 生	131	144	-13	4.22	9.41	4.11	科学技術庁
10	10077	1245	＜魚類＞ おこぜ 生	81	85	-4	4.22	9.41	4.11	科学技術庁
10	10078	1246	＜魚類＞ おひょう 生	91	100	-9	4.22	9.41	4.11	科学技術庁
10	10079	1247	＜魚類＞ かさご 生	83	93	-10	4.22	9.41	4.11	科学技術庁
10	10080	1248	＜魚類＞ かじか 生	98	111	-13	4.22	9.41	4.11	科学技術庁
10	10081	1249	＜魚類＞ かじか 水煮	108	122	-14	4.22	9.41	4.11	科学技術庁
10	10082	1250	＜魚類＞ かじか つくだ煮	293	302	-9	4	9	4	Atwater
10	10083	1251	＜魚類＞ （かじき類） くろかじき 生	93	99	-6	4.22	9.41	4.11	科学技術庁
10	10084	1252	＜魚類＞ （かじき類） まかじき 生	107	115	-8	4.22	9.41	4.11	科学技術庁
10	10085	1253	＜魚類＞ （かじき類） めかじき 生	139	153	-14	4.22	9.41	4.11	科学技術庁
10	10398	1254	＜魚類＞ （かじき類） めかじき 焼き	202	220	-18	4.22	9.41	4.11	科学技術庁
10	10086	1255	＜魚類＞ （かつお類） かつお 春獲り 生	108	114	-6	4.22	9.41	4.11	科学技術庁

食品群	食品番号	索引番号	食品名	エネルギー(kcal／100 g)			2015年版で適用した食品別エネルギー換算係数			
				2020年版 (a)	2015年版 (b)	差 (a−b)	たんぱく質	脂質	炭水化物	参照文献等*
10	10087	1256	＜魚類＞　（かつお類）　かつお　秋獲り　生	150	165	−15	4.22	9.41	4.11	科学技術庁
10	10088	1257	＜魚類＞　（かつお類）　そうだがつお　生	126	136	−10	4.22	9.41	4.11	科学技術庁
10	10089	1258	＜魚類＞　（かつお類）　加工品　なまり	126	134	−8	4.22	9.41	4.11	科学技術庁
10	10090	1259	＜魚類＞　（かつお類）　加工品　なまり節	162	173	−11	4.22	9.41	4.11	科学技術庁
10	10446	1260	＜魚類＞　（かつお類）　加工品　裸節	306	334	−28	4.22	9.41	4.11	科学技術庁
10	10091	1261	＜魚類＞　（かつお類）　加工品　かつお節	332	356	−24	4.22	9.41	4.11	科学技術庁
10	10092	1262	＜魚類＞　（かつお類）　加工品　削り節	327	351	−24	4.22	9.41	4.11	科学技術庁
10	10093	1263	＜魚類＞　（かつお類）　加工品　削り節つくだ煮	233	237	−4	4	9	4	Atwater
10	10094	1264	＜魚類＞　（かつお類）　加工品　角煮	221	224	−3	4	9	4	Atwater
10	10095	1265	＜魚類＞　（かつお類）　加工品　塩辛	55	62	−7	4	9	4	Atwater
10	10096	1266	＜魚類＞　（かつお類）　缶詰　味付け　フレーク	139	141	−2	4	9	4	Atwater
10	10097	1267	＜魚類＞　（かつお類）　缶詰　油漬　フレーク	289	293	−4	4	9	4	Atwater
10	10098	1268	＜魚類＞　かます　生	137	148	−11	4.22	9.41	4.11	科学技術庁
10	10099	1269	＜魚類＞　かます　焼き	134	145	−11	4.22	9.41	4.11	科学技術庁
10	10100	1270	＜魚類＞　（かれい類）　まがれい　生	89	95	−6	4.22	9.41	4.11	科学技術庁
10	10101	1271	＜魚類＞　（かれい類）　まがれい　水煮	97	101	−4	4.22	9.41	4.11	科学技術庁
10	10102	1272	＜魚類＞　（かれい類）　まがれい　焼き	104	112	−8	4.22	9.41	4.11	科学技術庁
10	10103	1273	＜魚類＞　（かれい類）　まこがれい　生	86	93	−7	4.22	9.41	4.11	科学技術庁
10	10399	1274	＜魚類＞　（かれい類）　まこがれい　焼き	138	147	−9	4.22	9.41	4.11	科学技術庁
10	10104	1275	＜魚類＞　（かれい類）　子持ちがれい　生	123	143	−20	4.22	9.41	4.11	科学技術庁
10	10105	1276	＜魚類＞　（かれい類）　子持ちがれい　水煮	137	162	−25	4.22	9.41	4.11	科学技術庁
10	10106	1277	＜魚類＞　（かれい類）　干しかれい	104	117	−13	4.22	9.41	4.11	科学技術庁
10	10107	1278	＜魚類＞　かわはぎ　生	77	83	−6	4.22	9.41	4.11	科学技術庁
10	10108	1279	＜魚類＞　かんぱち　三枚おろし　生	119	129	−10	4.22	9.41	4.11	科学技術庁
10	10424	1280	＜魚類＞　かんぱち　背側　生	95	106	−11	4.22	9.41	4.11	科学技術庁
10	10109	1281	＜魚類＞　きす　生	73	80	−7	4.22	9.41	4.11	科学技術庁
10	10400	1282	＜魚類＞　きす　天ぷら	234	241	−7	4	9	4	Atwater
10	10110	1283	＜魚類＞　きちじ　生	238	262	−24	4.22	9.41	4.11	科学技術庁
10	10111	1284	＜魚類＞　きびなご　生	85	93	−8	4.22	9.41	4.11	科学技術庁
10	10112	1285	＜魚類＞　きびなご　調味干し	226	274	−48	4.22	9.41	4.11	科学技術庁
10	10113	1286	＜魚類＞　キャビア　塩蔵品	242	263	−21	4	9	4	Atwater
10	10114	1287	＜魚類＞　キングクリップ　生	73	78	−5	4.22	9.41	4.11	科学技術庁
10	10115	1288	＜魚類＞　ぎんだら　生	210	232	−22	4.22	9.41	4.11	科学技術庁
10	10401	1289	＜魚類＞　ぎんだら　水煮	253	287	−34	4.22	9.41	4.11	科学技術庁
10	10116	1290	＜魚類＞　きんめだい　生	147	160	−13	4.22	9.41	4.11	科学技術庁
10	10117	1291	＜魚類＞　ぐち　生	78	83	−5	4.22	9.41	4.11	科学技術庁
10	10118	1292	＜魚類＞　ぐち　焼き	100	106	−6	4.22	9.41	4.11	科学技術庁
10	10119	1293	＜魚類＞　こい　養殖　生	157	171	−14	4.22	9.41	4.11	科学技術庁

食品群	食品番号	索引番号	食品名	エネルギー(kcal / 100 g)			2015年版で適用した食品別エネルギー換算係数			
				2020年版 (a)	2015年版 (b)	差 (a−b)	たんぱく質	脂質	炭水化物	参照文献等*
10	10120	1294	<魚類>　こい　養殖　水煮	190	208	-18	4.22	9.41	4.11	科学技術庁
10	10121	1295	<魚類>　こい　養殖　内臓　生	258	287	-29	4.22	9.41	3.87	科学技術庁
10	10122	1296	<魚類>　（こち類）　まごち　生	94	100	-6	4.22	9.41	4.11	科学技術庁
10	10123	1297	<魚類>　（こち類）　めごち　生	73	78	-5	4.22	9.41	4.11	科学技術庁
10	10124	1298	<魚類>　このしろ　生	146	160	-14	4.22	9.41	4.11	科学技術庁
10	10125	1299	<魚類>　このしろ　甘酢漬	184	193	-9	4	9	4	Atwater
10	10126	1300	<魚類>　（さけ・ます類）　からふとます　生	139	154	-15	4.22	9.41	4.11	科学技術庁
10	10127	1301	<魚類>　（さけ・ます類）　からふとます　焼き	175	191	-16	4.22	9.41	4.11	科学技術庁
10	10128	1302	<魚類>　（さけ・ます類）　からふとます　塩ます	146	160	-14	4.22	9.41	4.11	科学技術庁
10	10129	1303	<魚類>　（さけ・ます類）　からふとます　水煮缶詰	145	156	-11	4.22	9.41	4.11	科学技術庁
10	10130	1304	<魚類>　（さけ・ます類）　ぎんざけ　養殖　生	188	204	-16	4.22	9.41	4.11	科学技術庁
10	10131	1305	<魚類>　（さけ・ます類）　ぎんざけ　養殖　焼き	236	257	-21	4.22	9.41	4.11	科学技術庁
10	10132	1306	<魚類>　（さけ・ます類）　さくらます　生	146	161	-15	4.22	9.41	4.11	科学技術庁
10	10133	1307	<魚類>　（さけ・ます類）　さくらます　焼き	208	233	-25	4.22	9.41	4.11	科学技術庁
10	10134	1308	<魚類>　（さけ・ます類）　しろさけ　生	124	133	-9	4.22	9.41	4.11	科学技術庁
10	10135	1309	<魚類>　（さけ・ます類）　しろさけ　水煮	142	152	-10	4.22	9.41	4.11	科学技術庁
10	10136	1310	<魚類>　（さけ・ます類）　しろさけ　焼き	160	171	-11	4.22	9.41	4.11	科学技術庁
10	10137	1311	<魚類>　（さけ・ます類）　しろさけ　新巻き　生	138	154	-16	4.22	9.41	4.11	科学技術庁
10	10138	1312	<魚類>　（さけ・ます類）　しろさけ　新巻き　焼き	177	198	-21	4.22	9.41	4.11	科学技術庁
10	10139	1313	<魚類>　（さけ・ます類）　しろさけ　塩ざけ	183	199	-16	4.22	9.41	4.11	科学技術庁
10	10140	1314	<魚類>　（さけ・ます類）　しろさけ　イクラ	252	272	-20	4	9	4	Atwater
10	10141	1315	<魚類>　（さけ・ます類）　しろさけ　すじこ	263	282	-19	4	9	4	Atwater
10	10142	1316	<魚類>　（さけ・ます類）　しろさけ　めふん	74	77	-3	4	9	4	Atwater
10	10143	1317	<魚類>　（さけ・ます類）　しろさけ　水煮缶詰	156	170	-14	4.22	9.41	4.11	科学技術庁
10	10447	1318	<魚類>　（さけ・ます類）　しろさけ　サケ節　削り節	346	359	-13	4.22	9.41	4.11	科学技術庁
10	10144	1319	<魚類>　（さけ・ます類）　たいせいようさけ　養殖　皮つき　生	218	241	-23	4.22	9.41	4.11	科学技術庁
10	10433	1320	<魚類>　（さけ・ます類）　たいせいようさけ　養殖　皮つき　水煮	236	268	-32	4.22	9.41	4.11	科学技術庁
10	10434	1321	<魚類>　（さけ・ます類）　たいせいようさけ　養殖　皮つき　蒸し	230	250	-20	4.22	9.41	4.11	科学技術庁
10	10435	1322	<魚類>　（さけ・ます類）　たいせいようさけ　養殖　皮つき　電子レンジ調理	223	242	-19	4.22	9.41	4.11	科学技術庁
10	10145	1323	<魚類>　（さけ・ます類）　たいせいようさけ　養殖　皮つき　焼き	270	290	-20	4.22	9.41	4.11	科学技術庁
10	10436	1324	<魚類>　（さけ・ます類）　たいせいようさけ　養殖　皮つき　ソテー	266	285	-19	4	9	4	Atwater

食品群	食品番号	索引番号	食品名	エネルギー(kcal / 100 g)			2015年版で適用した食品別エネルギー換算係数			
				2020年版(a)	2015年版(b)	差(a−b)	たんぱく質	脂質	炭水化物	参照文献等*
10	10437	1325	＜魚類＞　（さけ・ます類）　たいせいようさけ　養殖　皮つき　天ぷら	282	285	-3	4	9	4	Atwater
10	10438	1326	＜魚類＞　（さけ・ます類）　たいせいようさけ　養殖　皮なし　生	223	243	-20	4.22	9.41	4.11	科学技術庁
10	10439	1327	＜魚類＞　（さけ・ます類）　たいせいようさけ　養殖　皮なし　水煮	244	265	-21	4.22	9.41	4.11	科学技術庁
10	10440	1328	＜魚類＞　（さけ・ます類）　たいせいようさけ　養殖　皮なし　蒸し	228	247	-19	4.22	9.41	4.11	科学技術庁
10	10441	1329	＜魚類＞　（さけ・ます類）　たいせいようさけ　養殖　皮なし　電子レンジ調理	231	252	-21	4.22	9.41	4.11	科学技術庁
10	10442	1330	＜魚類＞　（さけ・ます類）　たいせいようさけ　養殖　皮なし　焼き	229	249	-20	4.22	9.41	4.11	科学技術庁
10	10443	1331	＜魚類＞　（さけ・ます類）　たいせいようさけ　養殖　皮なし　ソテー	269	292	-23	4	9	4	Atwater
10	10444	1332	＜魚類＞　（さけ・ます類）　たいせいようさけ　養殖　皮なし　天ぷら	266	269	-3	4	9	4	Atwater
10	10146	1333	＜魚類＞　（さけ・ます類）　にじます　海面養殖　皮つき　生	201	224	-23	4.22	9.41	4.11	科学技術庁
10	10402	1334	＜魚類＞　（さけ・ます類）　にじます　海面養殖　皮なし　生	176	189	-13	4.22	9.41	4.11	科学技術庁
10	10147	1335	＜魚類＞　（さけ・ます類）　にじます　海面養殖　皮つき　焼き	238	266	-28	4.22	9.41	4.11	科学技術庁
10	10148	1336	＜魚類＞　（さけ・ます類）　にじます　淡水養殖　皮つき　生	116	127	-11	4.22	9.41	4.11	科学技術庁
10	10149	1337	＜魚類＞　（さけ・ます類）　べにざけ　生	127	138	-11	4.22	9.41	4.11	科学技術庁
10	10150	1338	＜魚類＞　（さけ・ます類）　べにざけ　焼き	163	177	-14	4.22	9.41	4.11	科学技術庁
10	10151	1339	＜魚類＞　（さけ・ます類）　べにざけ　くん製	143	161	-18	4.22	9.41	4.11	科学技術庁
10	10152	1340	＜魚類＞　（さけ・ます類）　ますのすけ　生	176	200	-24	4.22	9.41	4.11	科学技術庁
10	10153	1341	＜魚類＞　（さけ・ます類）　ますのすけ　焼き	238	269	-31	4.22	9.41	4.11	科学技術庁
10	10154	1342	＜魚類＞　（さば類）　まさば　生	211	247	-36	4.22	9.41	4.11	科学技術庁
10	10155	1343	＜魚類＞　（さば類）　まさば　水煮	253	309	-56	4.22	9.41	4.11	科学技術庁
10	10156	1344	＜魚類＞　（さば類）　まさば　焼き	264	318	-54	4.22	9.41	4.11	科学技術庁
10	10403	1345	＜魚類＞　（さば類）　まさば　フライ	316	332	-16	4	9	4	Atwater
10	10157	1346	＜魚類＞　（さば類）　まさば　さば節	330	360	-30	4.22	9.41	4.11	科学技術庁
10	10404	1347	＜魚類＞　（さば類）　ごまさば　生	131	146	-15	4.22	9.41	4.11	科学技術庁
10	10405	1348	＜魚類＞　（さば類）　ごまさば　水煮	139	155	-16	4.22	9.41	4.11	科学技術庁
10	10406	1349	＜魚類＞　（さば類）　ごまさば　焼き	174	195	-21	4.22	9.41	4.11	科学技術庁
10	10158	1350	＜魚類＞　（さば類）　たいせいようさば　生	295	326	-31	4.22	9.41	4.11	科学技術庁
10	10159	1351	＜魚類＞　（さば類）　たいせいようさば　水煮	310	348	-38	4.22	9.41	4.11	科学技術庁
10	10160	1352	＜魚類＞　（さば類）　たいせいようさば　焼き	326	370	-44	4.22	9.41	4.11	科学技術庁
10	10161	1353	＜魚類＞　（さば類）　加工品　塩さば	263	291	-28	4.22	9.41	4.11	科学技術庁
10	10162	1354	＜魚類＞　（さば類）　加工品　開き干し	303	348	-45	4.22	9.41	4.11	科学技術庁
10	10163	1355	＜魚類＞　（さば類）　加工品　しめさば	292	339	-47	4.22	9.41	4.11	科学技術庁
10	10164	1356	＜魚類＞　（さば類）　缶詰　水煮	174	190	-16	4.22	9.41	4.11	科学技術庁

食品群	食品番号	索引番号	食品名	エネルギー(kcal / 100 g)			2015年版で適用した食品別エネルギー換算係数			
				2020年版 (a)	2015年版 (b)	差 (a−b)	たんぱく質	脂質	炭水化物	参照文献等*
10	10165	1357	<魚類> （さば類） 缶詰 みそ煮	210	217	-7	4	9	4	Atwater
10	10166	1358	<魚類> （さば類） 缶詰 味付け	208	215	-7	4	9	4	Atwater
10	10167	1359	<魚類> （さめ類） あぶらつのざめ 生	138	159	-21	4.22	9.41	4.11	科学技術庁
10	10168	1360	<魚類> （さめ類） よしきりざめ 生	79	85	-6	4.22	9.41	4.11	科学技術庁
10	10169	1361	<魚類> （さめ類） ふかひれ	344	342	2	3.9	9.02	4.11	FAO
10	10170	1362	<魚類> さより 生	88	95	-7	4.22	9.41	4.11	科学技術庁
10	10171	1363	<魚類> さわら 生	161	177	-16	4.22	9.41	4.11	科学技術庁
10	10172	1364	<魚類> さわら 焼き	184	202	-18	4.22	9.41	4.11	科学技術庁
10	10173	1365	<魚類> さんま 皮つき 生	287	318	-31	4.22	9.41	4.11	科学技術庁
10	10407	1366	<魚類> さんま 皮なし 生	277	311	-34	4.22	9.41	4.11	科学技術庁
10	10174	1367	<魚類> さんま 皮つき 焼き	281	313	-32	4.22	9.41	4.11	科学技術庁
10	10175	1368	<魚類> さんま 開き干し	232	261	-29	4.22	9.41	4.11	科学技術庁
10	10176	1369	<魚類> さんま みりん干し	382	409	-27	4	9	4	Atwater
10	10177	1370	<魚類> さんま 缶詰 味付け	259	268	-9	4	9	4	Atwater
10	10178	1371	<魚類> さんま 缶詰 かば焼	219	225	-6	4	9	4	Atwater
10	10179	1372	<魚類> しいら 生	100	108	-8	4.22	9.41	4.11	科学技術庁
10	10180	1373	<魚類> （ししゃも類） ししゃも 生干し 生	152	166	-14	4.22	9.41	4.11	科学技術庁
10	10181	1374	<魚類> （ししゃも類） ししゃも 生干し 焼き	162	177	-15	4.22	9.41	4.11	科学技術庁
10	10182	1375	<魚類> （ししゃも類） からふとししゃも 生干し 生	160	177	-17	4.22	9.41	4.11	科学技術庁
10	10183	1376	<魚類> （ししゃも類） からふとししゃも 生干し 焼き	170	186	-16	4.22	9.41	4.11	科学技術庁
10	10184	1377	<魚類> したびらめ 生	87	96	-9	4.22	9.41	4.11	科学技術庁
10	10185	1378	<魚類> しまあじ 養殖 生	147	168	-21	4.22	9.41	4.11	科学技術庁
10	10186	1379	<魚類> しらうお 生	70	77	-7	4.22	9.41	4.11	科学技術庁
10	10187	1380	<魚類> シルバー 生	138	153	-15	4.22	9.41	4.11	科学技術庁
10	10188	1381	<魚類> すずき 生	113	123	-10	4.22	9.41	4.11	科学技術庁
10	10189	1382	<魚類> （たい類） きだい 生	100	108	-8	4.22	9.41	4.11	科学技術庁
10	10190	1383	<魚類> （たい類） くろだい 生	137	150	-13	4.22	9.41	4.11	科学技術庁
10	10191	1384	<魚類> （たい類） ちだい 生	97	105	-8	4.22	9.41	4.11	科学技術庁
10	10192	1385	<魚類> （たい類） まだい 天然 生	129	142	-13	4.22	9.41	4.11	科学技術庁
10	10193	1386	<魚類> （たい類） まだい 養殖 皮つき 生	160	177	-17	4.22	9.41	4.11	科学技術庁
10	10194	1387	<魚類> （たい類） まだい 養殖 皮つき 水煮	182	206	-24	4.22	9.41	4.11	科学技術庁
10	10195	1388	<魚類> （たい類） まだい 養殖 皮つき 焼き	186	210	-24	4.22	9.41	4.11	科学技術庁
10	10408	1389	<魚類> （たい類） まだい 養殖 皮なし 生	131	146	-15	4.22	9.41	4.11	科学技術庁
10	10196	1390	<魚類> たかさご 生	93	100	-7	4.22	9.41	4.11	科学技術庁
10	10197	1391	<魚類> たかべ 生	148	164	-16	4.22	9.41	4.11	科学技術庁

食品群	食品番号	索引番号	食品名	エネルギー(kcal／100 g) 2020年版 (a)	エネルギー(kcal／100 g) 2015年版 (b)	エネルギー(kcal／100 g) 差 (a−b)	2015年版で適用した食品別エネルギー換算係数 たんぱく質	2015年版で適用した食品別エネルギー換算係数 脂質	2015年版で適用した食品別エネルギー換算係数 炭水化物	2015年版で適用した食品別エネルギー換算係数 参照文献等*
10	10198	1392	<魚類> たちうお 生	238	266	-28	4.22	9.41	4.11	科学技術庁
10	10199	1393	<魚類> （たら類） すけとうだら 生	72	83	-11	4.22	9.41	4.11	科学技術庁
10	10409	1394	<魚類> （たら類） すけとうだら フライ	195	207	-12	4	9	4	Atwater
10	10200	1395	<魚類> （たら類） すけとうだら すり身	98	98	0	4	9	4	Atwater
10	10201	1396	<魚類> （たら類） すけとうだら すきみだら	165	174	-9	4.22	9.41	4.11	科学技術庁
10	10202	1397	<魚類> （たら類） すけとうだら たらこ 生	131	140	-9	4	9	4	Atwater
10	10203	1398	<魚類> （たら類） すけとうだら たらこ 焼き	158	170	-12	4	9	4	Atwater
10	10204	1399	<魚類> （たら類） すけとうだら からしめんたいこ	121	126	-5	4	9	4	Atwater
10	10205	1400	<魚類> （たら類） まだら 生	72	77	-5	4.22	9.41	4.11	科学技術庁
10	10206	1401	<魚類> （たら類） まだら 焼き	103	109	-6	4.22	9.41	4.11	科学技術庁
10	10207	1402	<魚類> （たら類） まだら しらこ 生	60	62	-2	4	9	4	Atwater
10	10208	1403	<魚類> （たら類） まだら 塩だら	61	65	-4	4.22	9.41	4.11	科学技術庁
10	10209	1404	<魚類> （たら類） まだら 干しだら	299	317	-18	4.22	9.41	4.11	科学技術庁
10	10210	1405	<魚類> （たら類） 加工品 でんぶ	276	278	-2	4	9	4	Atwater
10	10448	1406	<魚類> （たら類） 加工品 桜でんぶ	351	368	-17	4	9	4	Atwater
10	10211	1407	<魚類> ちか 生	82	88	-6	4.22	9.41	4.11	科学技術庁
10	10213	1408	<魚類> どじょう 生	72	79	-7	4.22	9.41	4.11	科学技術庁
10	10214	1409	<魚類> どじょう 水煮	76	83	-7	4.22	9.41	4.11	科学技術庁
10	10215	1410	<魚類> とびうお 生	89	96	-7	4.22	9.41	4.11	科学技術庁
10	10421	1411	<魚類> とびうお 煮干し	325	358	-33	4.22	9.41	4.11	科学技術庁
10	10422	1412	<魚類> とびうお 焼き干し	309	341	-32	4.22	9.41	4.11	科学技術庁
10	10212	1413	<魚類> ナイルティラピア 生	124	134	-10	4.22	9.41	4.11	科学技術庁
10	10216	1414	<魚類> なまず 生	139	159	-20	4.22	9.41	4.11	科学技術庁
10	10217	1415	<魚類> にぎす 生	84	91	-7	4.22	9.41	4.11	科学技術庁
10	10218	1416	<魚類> にしん 生	196	216	-20	4.22	9.41	4.11	科学技術庁
10	10219	1417	<魚類> にしん 身欠きにしん	224	246	-22	4.22	9.41	4.11	科学技術庁
10	10220	1418	<魚類> にしん 開き干し	239	264	-25	4.22	9.41	4.11	科学技術庁
10	10221	1419	<魚類> にしん くん製	280	305	-25	4.22	9.41	4.11	科学技術庁
10	10222	1420	<魚類> にしん かずのこ 生	139	162	-23	4	9	4	Atwater
10	10223	1421	<魚類> にしん かずのこ 乾	358	385	-27	4	9	4	Atwater
10	10224	1422	<魚類> にしん かずのこ 塩蔵 水戻し	80	89	-9	4	9	4	Atwater
10	10225	1423	<魚類> はぜ 生	78	83	-5	4.22	9.41	4.11	科学技術庁
10	10226	1424	<魚類> はぜ つくだ煮	277	284	-7	4	9	4	Atwater
10	10227	1425	<魚類> はぜ 甘露煮	260	265	-5	4	9	4	Atwater
10	10228	1426	<魚類> はたはた 生	101	113	-12	4.22	9.41	4.11	科学技術庁
10	10229	1427	<魚類> はたはた 生干し	154	167	-13	4.22	9.41	4.11	科学技術庁
10	10230	1428	<魚類> はまふえふき 生	85	90	-5	4.22	9.41	4.11	科学技術庁

食品群	食品番号	索引番号	食品名	エネルギー(kcal / 100 g)			2015年版で適用した食品別エネルギー換算係数			
				2020年版 (a)	2015年版 (b)	差 (a−b)	たんぱく質	脂質	炭水化物	参照文献等*
10	10231	1429	＜魚類＞　はも　生	132	144	-12	4.22	9.41	4.11	科学技術庁
10	10233	1430	＜魚類＞　ひらまさ　生	128	142	-14	4.22	9.41	4.11	科学技術庁
10	10234	1431	＜魚類＞　ひらめ　天然　生	94	103	-9	4.22	9.41	4.11	科学技術庁
10	10235	1432	＜魚類＞　ひらめ　養殖　皮つき　生	115	126	-11	4.22	9.41	4.11	科学技術庁
10	10410	1433	＜魚類＞　ひらめ　養殖　皮なし　生	100	113	-13	4.22	9.41	4.11	科学技術庁
10	10236	1434	＜魚類＞　（ふぐ類）　とらふぐ　養殖　生	80	85	-5	4.22	9.41	4.11	科学技術庁
10	10237	1435	＜魚類＞　（ふぐ類）　まふぐ　生	78	84	-6	4.22	9.41	4.11	科学技術庁
10	10238	1436	＜魚類＞　ふな　生	93	101	-8	4.22	9.41	4.11	科学技術庁
10	10239	1437	＜魚類＞　ふな　水煮	104	112	-8	4.22	9.41	4.11	科学技術庁
10	10240	1438	＜魚類＞　ふな　甘露煮	266	272	-6	4	9	4	Atwater
10	10449	1439	＜魚類＞　ふな　ふなずし	181	193	-12	4	9	4	Atwater
10	10241	1440	＜魚類＞　ぶり　成魚　生	222	257	-35	4.22	9.41	4.11	科学技術庁
10	10242	1441	＜魚類＞　ぶり　成魚　焼き	260	304	-44	4.22	9.41	4.11	科学技術庁
10	10243	1442	＜魚類＞　ぶり　はまち　養殖　皮つき　生	217	251	-34	4.22	9.41	4.11	科学技術庁
10	10411	1443	＜魚類＞　ぶり　はまち　養殖　皮なし　生	180	203	-23	4.22	9.41	4.11	科学技術庁
10	10244	1444	＜魚類＞　ほうぼう　生	110	122	-12	4.22	9.41	4.11	科学技術庁
10	10245	1445	＜魚類＞　ホキ　生	78	84	-6	4.22	9.41	4.11	科学技術庁
10	10246	1446	＜魚類＞　ほっけ　生	103	115	-12	4.22	9.41	4.11	科学技術庁
10	10247	1447	＜魚類＞　ほっけ　塩ほっけ	113	123	-10	4.22	9.41	4.11	科学技術庁
10	10248	1448	＜魚類＞　ほっけ　開き干し　生	161	176	-15	4.22	9.41	4.11	科学技術庁
10	10412	1449	＜魚類＞　ほっけ　開き干し　焼き	179	200	-21	4.22	9.41	4.11	科学技術庁
10	10249	1450	＜魚類＞　ぼら　生	119	128	-9	4.22	9.41	4.11	科学技術庁
10	10250	1451	＜魚類＞　ぼら　からすみ	353	423	-70	4	9	4	Atwater
10	10251	1452	＜魚類＞　ほんもろこ　生	100	113	-13	4.22	9.41	4.11	科学技術庁
10	10252	1453	＜魚類＞　（まぐろ類）　きはだ　生	102	112	-10	4.22	9.41	4.11	科学技術庁
10	10253	1454	＜魚類＞　（まぐろ類）　くろまぐろ　天然　赤身　生	115	125	-10	4.22	9.41	4.11	科学技術庁
10	10254	1455	＜魚類＞　（まぐろ類）　くろまぐろ　天然　脂身　生	308	344	-36	4.22	9.41	4.11	科学技術庁
10	10450	1456	＜魚類＞　（まぐろ類）　くろまぐろ　養殖　赤身　生	153	177	-24	4.22	9.41	4.11	科学技術庁
10	10451	1457	＜魚類＞　（まぐろ類）　くろまぐろ　養殖　赤身　水煮	173	194	-21	4.22	9.41	4.11	科学技術庁
10	10452	1458	＜魚類＞　（まぐろ類）　くろまぐろ　養殖　赤身　蒸し	187	212	-25	4.22	9.41	4.11	科学技術庁
10	10453	1459	＜魚類＞　（まぐろ類）　くろまぐろ　養殖　赤身　電子レンジ調理	191	211	-20	4.22	9.41	4.11	科学技術庁
10	10454	1460	＜魚類＞　（まぐろ類）　くろまぐろ　養殖　赤身　焼き	202	223	-21	4.22	9.41	4.11	科学技術庁
10	10455	1461	＜魚類＞　（まぐろ類）　くろまぐろ　養殖　赤身　ソテー	194	205	-11	4	9	4	Atwater

食品群	食品番号	索引番号	食品名	エネルギー(kcal / 100 g)			2015年版で適用した食品別エネルギー換算係数			
				2020年版(a)	2015年版(b)	差(a-b)	たんぱく質	脂質	炭水化物	参照文献等*
10	10456	1462	＜魚類＞ （まぐろ類） くろまぐろ 養殖 赤身 天ぷら	222	227	-5	4	9	4	Atwater
10	10255	1463	＜魚類＞ （まぐろ類） びんなが 生	111	117	-6	4.22	9.41	4.11	科学技術庁
10	10256	1464	＜魚類＞ （まぐろ類） みなみまぐろ 赤身 生	88	95	-7	4.22	9.41	4.11	科学技術庁
10	10257	1465	＜魚類＞ （まぐろ類） みなみまぐろ 脂身 生	322	352	-30	4.22	9.41	4.11	科学技術庁
10	10258	1466	＜魚類＞ （まぐろ類） めじまぐろ 生	139	152	-13	4.22	9.41	4.11	科学技術庁
10	10425	1467	＜魚類＞ （まぐろ類） めばち 赤身 生	115	130	-15	4.22	9.41	4.11	科学技術庁
10	10426	1468	＜魚類＞ （まぐろ類） めばち 脂身 生	158	173	-15	4.22	9.41	4.11	科学技術庁
10	10260	1469	＜魚類＞ （まぐろ類） 缶詰 水煮 フレーク ライト	70	71	-1	4	9	4	Atwater
10	10261	1470	＜魚類＞ （まぐろ類） 缶詰 水煮 フレーク ホワイト	96	97	-1	4	9	4	Atwater
10	10262	1471	＜魚類＞ （まぐろ類） 缶詰 味付け フレーク	134	136	-2	4	9	4	Atwater
10	10263	1472	＜魚類＞ （まぐろ類） 缶詰 油漬 フレーク ライト	265	267	-2	4	9	4	Atwater
10	10264	1473	＜魚類＞ （まぐろ類） 缶詰 油漬 フレーク ホワイト	279	288	-9	4	9	4	Atwater
10	10265	1474	＜魚類＞ マジェランあいなめ 生	243	272	-29	4.22	9.41	4.11	科学技術庁
10	10266	1475	＜魚類＞ まながつお 生	156	175	-19	4.22	9.41	4.11	科学技術庁
10	10232	1476	＜魚類＞ みなみくろたち 生	112	120	-8	4.22	9.41	4.11	科学技術庁
10	10267	1477	＜魚類＞ みなみだら 生	68	72	-4	4.22	9.41	4.11	科学技術庁
10	10268	1478	＜魚類＞ むつ 生	175	189	-14	4.22	9.41	4.11	科学技術庁
10	10269	1479	＜魚類＞ むつ 水煮	161	173	-12	4.22	9.41	4.11	科学技術庁
10	10270	1480	＜魚類＞ めじな 生	113	125	-12	4.22	9.41	4.11	科学技術庁
10	10271	1481	＜魚類＞ めばる 生	100	109	-9	4.22	9.41	4.11	科学技術庁
10	10272	1482	＜魚類＞ メルルーサ 生	73	77	-4	4.22	9.41	4.11	科学技術庁
10	10273	1483	＜魚類＞ やつめうなぎ 生	245	273	-28	4.22	9.41	4.11	科学技術庁
10	10274	1484	＜魚類＞ やつめうなぎ 干しやつめ	449	508	-59	4.22	9.41	4.11	科学技術庁
10	10275	1485	＜魚類＞ やまめ 養殖 生	108	119	-11	4.22	9.41	4.11	科学技術庁
10	10276	1486	＜魚類＞ わかさぎ 生	71	77	-6	4.22	9.41	4.11	科学技術庁
10	10277	1487	＜魚類＞ わかさぎ つくだ煮	308	317	-9	4	9	4	Atwater
10	10278	1488	＜魚類＞ わかさぎ あめ煮	301	313	-12	4	9	4	Atwater
10	10279	1489	＜貝類＞ あかがい 生	70	74	-4	4.22	9.41	4.11	科学技術庁
10	10280	1490	＜貝類＞ あげまき 生	44	48	-4	4.22	9.41	4.11	科学技術庁
10	10281	1491	＜貝類＞ あさり 生	27	30	-3	4.22	9.41	4.11	科学技術庁
10	10282	1492	＜貝類＞ あさり つくだ煮	218	225	-7	4	9	4	Atwater
10	10283	1493	＜貝類＞ あさり 缶詰 水煮	102	114	-12	4.22	9.41	4.11	科学技術庁
10	10284	1494	＜貝類＞ あさり 缶詰 味付け	124	130	-6	4	9	4	Atwater
10	10427	1495	＜貝類＞ あわび くろあわび 生	76	83	-7	4.22	9.41	4.11	科学技術庁
10	10428	1496	＜貝類＞ あわび まだかあわび 生	74	79	-5	4.22	9.41	4.11	科学技術庁

食品群	食品番号	索引番号	食品名	エネルギー(kcal / 100 g)			2015年版で適用した食品別エネルギー換算係数			
				2020年版 (a)	2015年版 (b)	差 (a−b)	たんぱく質	脂質	炭水化物	参照文献等*
10	10429	1497	＜貝類＞　あわび　めがいあわび　生	74	82	-8	4.22	9.41	4.11	科学技術庁
10	10286	1498	＜貝類＞　あわび　干し	257	273	-16	4.22	9.41	4.11	科学技術庁
10	10287	1499	＜貝類＞　あわび　塩辛	93	100	-7	4	9	4	Atwater
10	10288	1500	＜貝類＞　あわび　水煮缶詰	85	90	-5	4.22	9.41	4.11	科学技術庁
10	10289	1501	＜貝類＞　いがい　生	63	72	-9	4.22	9.41	4.11	科学技術庁
10	10290	1502	＜貝類＞　いたやがい　養殖　生	55	59	-4	4.22	9.41	4.11	科学技術庁
10	10291	1503	＜貝類＞　エスカルゴ　水煮缶詰	75	82	-7	4.22	9.41	4.11	科学技術庁
10	10292	1504	＜貝類＞　かき　養殖　生	58	70	-12	4.22	9.41	4.11	科学技術庁
10	10293	1505	＜貝類＞　かき　養殖　水煮	90	105	-15	4.22	9.41	4.11	科学技術庁
10	10430	1506	＜貝類＞　かき　養殖　フライ	256	262	-6	4	9	4	Atwater
10	10294	1507	＜貝類＞　かき　くん製油漬缶詰	288	298	-10	4	9	4	Atwater
10	10295	1508	＜貝類＞　さざえ　生	83	89	-6	4.22	9.41	4.11	科学技術庁
10	10296	1509	＜貝類＞　さざえ　焼き	91	97	-6	4.22	9.41	4.11	科学技術庁
10	10318	1510	＜貝類＞　さるぼう　味付け缶詰	124	135	-11	4	9	4	Atwater
10	10297	1511	＜貝類＞　しじみ　生	54	64	-10	4.22	9.41	4.11	科学技術庁
10	10413	1512	＜貝類＞　しじみ　水煮	95	113	-18	4.22	9.41	4.11	科学技術庁
10	10298	1513	＜貝類＞　たいらがい　貝柱　生	94	100	-6	4.22	9.41	4.11	科学技術庁
10	10299	1514	＜貝類＞　たにし　生	73	80	-7	4.22	9.41	4.11	科学技術庁
10	10300	1515	＜貝類＞　つぶ　生	82	86	-4	4.22	9.41	4.11	科学技術庁
10	10301	1516	＜貝類＞　とこぶし　生	78	84	-6	4.22	9.41	4.11	科学技術庁
10	10303	1517	＜貝類＞　とりがい　斧足　生	81	86	-5	4.22	9.41	4.11	科学技術庁
10	10304	1518	＜貝類＞　ばい　生	81	87	-6	4.22	9.41	4.11	科学技術庁
10	10305	1519	＜貝類＞　ばかがい　生	56	61	-5	4.22	9.41	4.11	科学技術庁
10	10306	1520	＜貝類＞　（はまぐり類）　はまぐり　生	35	39	-4	4.22	9.41	4.11	科学技術庁
10	10307	1521	＜貝類＞　（はまぐり類）　はまぐり　水煮	79	89	-10	4.22	9.41	4.11	科学技術庁
10	10308	1522	＜貝類＞　（はまぐり類）　はまぐり　焼き	70	77	-7	4.22	9.41	4.11	科学技術庁
10	10309	1523	＜貝類＞　（はまぐり類）　はまぐり　つくだ煮	211	219	-8	4	9	4	Atwater
10	10310	1524	＜貝類＞　（はまぐり類）　ちょうせんはまぐり　生	41	47	-6	4.22	9.41	4.11	科学技術庁
10	10311	1525	＜貝類＞　ほたてがい　生	66	72	-6	4.22	9.41	4.11	科学技術庁
10	10312	1526	＜貝類＞　ほたてがい　水煮	89	100	-11	4.22	9.41	4.11	科学技術庁
10	10313	1527	＜貝類＞　ほたてがい　貝柱　生	82	88	-6	4.22	9.41	4.11	科学技術庁
10	10414	1528	＜貝類＞　ほたてがい　貝柱　焼き	123	122	1	4.22	9.41	4.11	科学技術庁
10	10314	1529	＜貝類＞　ほたてがい　貝柱　煮干し	301	322	-21	4.22	9.41	4.11	科学技術庁
10	10315	1530	＜貝類＞　ほたてがい　貝柱　水煮缶詰	87	94	-7	4.22	9.41	4.11	科学技術庁
10	10316	1531	＜貝類＞　ほっきがい　生	66	73	-7	4.22	9.41	4.11	科学技術庁
10	10317	1532	＜貝類＞　みるがい　水管　生	77	82	-5	4.22	9.41	4.11	科学技術庁
10	10319	1533	＜えび・かに類＞　（えび類）　あまえび　生	85	98	-13	4.22	9.41	4.11	科学技術庁

食品群	食品番号	索引番号	食品名	エネルギー(kcal／100 g)			2015年版で適用した食品別エネルギー換算係数			
				2020年版(a)	2015年版(b)	差(a−b)	たんぱく質	脂質	炭水化物	参照文献等*
10	10320	1534	＜えび・かに類＞ （えび類） いせえび 生	86	92	-6	4.22	9.41	4.11	科学技術庁
10	10321	1535	＜えび・かに類＞ （えび類） くるまえび 養殖 生	90	97	-7	4.22	9.41	4.11	科学技術庁
10	10322	1536	＜えび・かに類＞ （えび類） くるまえび 養殖 ゆで	116	124	-8	4.22	9.41	4.11	科学技術庁
10	10323	1537	＜えび・かに類＞ （えび類） くるまえび 養殖 焼き	97	103	-6	4.22	9.41	4.11	科学技術庁
10	10431	1538	＜えび・かに類＞ （えび類） さくらえび 生	78	89	-11	4.22	9.41	4.11	科学技術庁
10	10324	1539	＜えび・かに類＞ （えび類） さくらえび ゆで	79	91	-12	4.22	9.41	4.11	科学技術庁
10	10325	1540	＜えび・かに類＞ （えび類） さくらえび 素干し	278	312	-34	4.22	9.41	4.11	科学技術庁
10	10326	1541	＜えび・かに類＞ （えび類） さくらえび 煮干し	247	273	-26	4.22	9.41	4.11	科学技術庁
10	10327	1542	＜えび・かに類＞ （えび類） 大正えび 生	89	95	-6	4.22	9.41	4.11	科学技術庁
10	10328	1543	＜えび・かに類＞ （えび類） しばえび 生	78	83	-5	4.22	9.41	4.11	科学技術庁
10	10415	1544	＜えび・かに類＞ （えび類） バナメイえび 養殖 生	82	91	-9	4.22	9.41	4.11	科学技術庁
10	10416	1545	＜えび・かに類＞ （えび類） バナメイえび 養殖 天ぷら	194	199	-5	4	9	4	Atwater
10	10329	1546	＜えび・かに類＞ （えび類） ブラックタイガー 養殖 生	77	82	-5	4.22	9.41	4.11	科学技術庁
10	10330	1547	＜えび・かに類＞ （えび類） 加工品 干しえび	207	233	-26	4.22	9.41	4.11	科学技術庁
10	10331	1548	＜えび・かに類＞ （えび類） 加工品 つくだ煮	239	244	-5	4	9	4	Atwater
10	10332	1549	＜えび・かに類＞ （かに類） がざみ 生	61	65	-4	4.22	9.41	4.11	科学技術庁
10	10333	1550	＜えび・かに類＞ （かに類） 毛がに 生	67	72	-5	4.22	9.41	4.11	科学技術庁
10	10334	1551	＜えび・かに類＞ （かに類） 毛がに ゆで	78	83	-5	4.22	9.41	4.11	科学技術庁
10	10335	1552	＜えび・かに類＞ （かに類） ずわいがに 生	59	63	-4	4.22	9.41	4.11	科学技術庁
10	10336	1553	＜えび・かに類＞ （かに類） ずわいがに ゆで	65	69	-4	4.22	9.41	4.11	科学技術庁
10	10337	1554	＜えび・かに類＞ （かに類） ずわいがに 水煮缶詰	69	73	-4	4.22	9.41	4.11	科学技術庁
10	10338	1555	＜えび・かに類＞ （かに類） たらばがに 生	56	64	-8	4.22	9.41	4.11	科学技術庁
10	10339	1556	＜えび・かに類＞ （かに類） たらばがに ゆで	77	89	-12	4.22	9.41	4.11	科学技術庁
10	10340	1557	＜えび・かに類＞ （かに類） たらばがに 水煮缶詰	85	90	-5	4.22	9.41	4.11	科学技術庁
10	10341	1558	＜えび・かに類＞ （かに類） 加工品 がん漬	58	59	-1	4	9	4	Atwater
10	10342	1559	＜いか・たこ類＞ （いか類） あかいか 生	81	90	-9	4.22	9.41	4.11	科学技術庁
10	10343	1560	＜いか・たこ類＞ （いか類） けんさきいか 生	77	84	-7	4.22	9.41	4.11	科学技術庁
10	10344	1561	＜いか・たこ類＞ （いか類） こういか 生	64	75	-11	4.22	9.41	4.11	科学技術庁
10	10345	1562	＜いか・たこ類＞ （いか類） するめいか 生	76	83	-7	4.22	9.41	4.11	科学技術庁
10	10346	1563	＜いか・たこ類＞ （いか類） するめいか 水煮	98	101	-3	4.22	9.41	4.11	科学技術庁
10	10347	1564	＜いか・たこ類＞ （いか類） するめいか 焼き	108	109	-1	4.22	9.41	4.11	科学技術庁
10	10417	1565	＜いか・たこ類＞ （いか類） するめいか 胴 皮つき 生	78	86	-8	4.22	9.41	4.11	科学技術庁

食品群	食品番号	索引番号	食品名	エネルギー(kcal / 100 g)			2015年版で適用した食品別エネルギー換算係数			
				2020年版 (a)	2015年版 (b)	差 (a−b)	たんぱく質	脂質	炭水化物	参照文献等*
10	10418	1566	<いか・たこ類> （いか類） するめいか 胴 皮なし 生	80	85	-5	4.22	9.41	4.11	科学技術庁
10	10419	1567	<いか・たこ類> （いか類） するめいか 胴 皮なし 天ぷら	175	189	-14	4	9	4	Atwater
10	10420	1568	<いか・たこ類> （いか類） するめいか 耳・足 生	75	80	-5	4.22	9.41	4.11	科学技術庁
10	10348	1569	<いか・たこ類> （いか類） ほたるいか 生	74	84	-10	4.22	9.41	4.11	科学技術庁
10	10349	1570	<いか・たこ類> （いか類） ほたるいか ゆで	91	104	-13	4.22	9.41	4.11	科学技術庁
10	10350	1571	<いか・たこ類> （いか類） ほたるいか くん製	305	325	-20	4	9	4	Atwater
10	10351	1572	<いか・たこ類> （いか類） ほたるいか つくだ煮	245	260	-15	4	9	4	Atwater
10	10352	1573	<いか・たこ類> （いか類） やりいか 生	79	85	-6	4.22	9.41	4.11	科学技術庁
10	10353	1574	<いか・たこ類> （いか類） 加工品 するめ	304	334	-30	4.22	9.41	4.11	科学技術庁
10	10354	1575	<いか・たこ類> （いか類） 加工品 さきいか	268	279	-11	4	9	4	Atwater
10	10355	1576	<いか・たこ類> （いか類） 加工品 くん製	202	206	-4	4	9	4	Atwater
10	10356	1577	<いか・たこ類> （いか類） 加工品 切りいかあめ煮	310	318	-8	4	9	4	Atwater
10	10357	1578	<いか・たこ類> （いか類） 加工品 いかあられ	289	293	-4	4	9	4	Atwater
10	10358	1579	<いか・たこ類> （いか類） 加工品 塩辛	114	117	-3	4	9	4	Atwater
10	10359	1580	<いか・たこ類> （いか類） 加工品 味付け缶詰	127	133	-6	4	9	4	Atwater
10	10360	1581	<いか・たこ類> （たこ類） いいだこ 生	64	70	-6	4.22	9.41	4.11	科学技術庁
10	10361	1582	<いか・たこ類> （たこ類） まだこ 生	70	76	-6	4.22	9.41	4.11	科学技術庁
10	10362	1583	<いか・たこ類> （たこ類） まだこ ゆで	91	99	-8	4.22	9.41	4.11	科学技術庁
10	10432	1584	<いか・たこ類> （たこ類） みずだこ 生	61	66	-5	4.22	9.41	4.11	科学技術庁
10	10363	1585	<その他> あみ つくだ煮	230	233	-3	4	9	4	Atwater
10	10364	1586	<その他> あみ 塩辛	62	65	-3	4	9	4	Atwater
10	10365	1587	<その他> うに 生うに	109	120	-11	4	9	4	Atwater
10	10366	1588	<その他> うに 粒うに	172	183	-11	4	9	4	Atwater
10	10367	1589	<その他> うに 練りうに	166	170	-4	4	9	4	Atwater
10	10368	1590	<その他> おきあみ 生	84	94	-10	4.22	9.41	4.11	科学技術庁
10	10369	1591	<その他> おきあみ ゆで	78	86	-8	4.22	9.41	4.11	科学技術庁
10	10370	1592	<その他> くらげ 塩蔵 塩抜き	21	22	-1	4	9	4	Atwater
10	10371	1593	<その他> しゃこ ゆで	89	98	-9	4.22	9.41	4.11	科学技術庁
10	10372	1594	<その他> なまこ 生	22	23	-1	4	9	4	Atwater
10	10373	1595	<その他> なまこ このわた	54	64	-10	4	9	4	Atwater
10	10374	1596	<その他> ほや 生	27	30	-3	4	9	4	Atwater
10	10375	1597	<その他> ほや 塩辛	69	72	-3	4	9	4	Atwater
10	10376	1598	<水産練り製品> かに風味かまぼこ	89	90	-1	4	9	4	Atwater
10	10423	1599	<水産練り製品> 黒はんぺん	119	125	-6	4	9	4	Atwater

食品群	食品番号	索引番号	食品名	エネルギー(kcal / 100 g)			2015年版で適用した食品別エネルギー換算係数			
				2020年版 (a)	2015年版 (b)	差 (a−b)	たんぱく質	脂質	炭水化物	参照文献等*
10	10377	1600	＜水産練り製品＞　昆布巻きかまぼこ	83	84	-1	4	9	4	Atwater
10	10378	1601	＜水産練り製品＞　す巻きかまぼこ	89	90	-1	4	9	4	Atwater
10	10379	1602	＜水産練り製品＞　蒸しかまぼこ	93	95	-2	4	9	4	Atwater
10	10380	1603	＜水産練り製品＞　焼き抜きかまぼこ	102	103	-1	4	9	4	Atwater
10	10381	1604	＜水産練り製品＞　焼き竹輪	119	121	-2	4	9	4	Atwater
10	10382	1605	＜水産練り製品＞　だて巻	190	196	-6	4	9	4	Atwater
10	10383	1606	＜水産練り製品＞　つみれ	104	113	-9	4	9	4	Atwater
10	10384	1607	＜水産練り製品＞　なると	80	80	0	4	9	4	Atwater
10	10385	1608	＜水産練り製品＞　はんぺん	93	94	-1	4	9	4	Atwater
10	10386	1609	＜水産練り製品＞　さつま揚げ	135	139	-4	4	9	4	Atwater
10	10387	1610	＜水産練り製品＞　魚肉ハム	155	158	-3	4	9	4	Atwater
10	10388	1611	＜水産練り製品＞　魚肉ソーセージ	158	161	-3	4	9	4	Atwater
11	11001	1612	＜畜肉類＞　いのしし　肉　脂身つき　生	244	268	-24	4.22	9.41	4.11	科学技術庁
11	11002	1613	＜畜肉類＞　いのぶた　肉　脂身つき　生	283	304	-21	4.22	9.41	4.11	科学技術庁
11	11003	1614	＜畜肉類＞　うさぎ　肉　赤肉　生	131	146	-15	4.22	9.41	4.11	科学技術庁
11	11004	1615	＜畜肉類＞　うし　［和牛肉］　かた　脂身つき　生	258	286	-28	4.22	9.41	4.11	科学技術庁
11	11005	1616	＜畜肉類＞　うし　［和牛肉］　かた　皮下脂肪なし　生	239	265	-26	4.22	9.41	4.11	科学技術庁
11	11006	1617	＜畜肉類＞　うし　［和牛肉］　かた　赤肉　生	183	201	-18	4.22	9.41	4.11	科学技術庁
11	11007	1618	＜畜肉類＞　うし　［和牛肉］　かた　脂身　生	692	751	-59	4.22	9.41	4.11	科学技術庁
11	11008	1619	＜畜肉類＞　うし　［和牛肉］　かたロース　脂身つき　生	380	411	-31	4.22	9.41	4.11	科学技術庁
11	11009	1620	＜畜肉類＞　うし　［和牛肉］　かたロース　皮下脂肪なし　生	373	403	-30	4.22	9.41	4.11	科学技術庁
11	11010	1621	＜畜肉類＞　うし　［和牛肉］　かたロース　赤肉　生	293	316	-23	4.22	9.41	4.11	科学技術庁
11	11011	1622	＜畜肉類＞　うし　［和牛肉］　リブロース　脂身つき　生	514	573	-59	4.22	9.41	4.11	科学技術庁
11	11249	1623	＜畜肉類＞　うし　［和牛肉］　リブロース　脂身つき　ゆで	539	601	-62	4.22	9.41	4.11	科学技術庁
11	11248	1624	＜畜肉類＞　うし　［和牛肉］　リブロース　脂身つき　焼き	541	597	-56	4.22	9.41	4.11	科学技術庁
11	11012	1625	＜畜肉類＞　うし　［和牛肉］　リブロース　皮下脂肪なし　生	502	556	-54	4.22	9.41	4.11	科学技術庁
11	11013	1626	＜畜肉類＞　うし　［和牛肉］　リブロース　赤肉　生	395	436	-41	4.22	9.41	4.11	科学技術庁
11	11014	1627	＜畜肉類＞　うし　［和牛肉］　リブロース　脂身　生	674	752	-78	4.22	9.41	4.11	科学技術庁
11	11015	1628	＜畜肉類＞　うし　［和牛肉］　サーロイン　脂身つき　生	460	498	-38	4.22	9.41	4.11	科学技術庁
11	11016	1629	＜畜肉類＞　うし　［和牛肉］　サーロイン　皮下脂肪なし　生	422	456	-34	4.22	9.41	4.11	科学技術庁
11	11017	1630	＜畜肉類＞　うし　［和牛肉］　サーロイン　赤肉　生	294	317	-23	4.22	9.41	4.11	科学技術庁

食品群	食品番号	索引番号	食品名	エネルギー(kcal / 100 g)			2015年版で適用した食品別エネルギー換算係数			
				2020年版 (a)	2015年版 (b)	差 (a−b)	たんぱく質	脂質	炭水化物	参照文献等*
11	11018	1631	＜畜肉類＞ うし ［和牛肉］ ばら 脂身つき 生	472	517	-45	4.22	9.41	4.11	科学技術庁
11	11019	1632	＜畜肉類＞ うし ［和牛肉］ もも 脂身つき 生	235	259	-24	4.22	9.41	4.11	科学技術庁
11	11020	1633	＜畜肉類＞ うし ［和牛肉］ もも 皮下脂肪なし 生	212	233	-21	4.22	9.41	4.11	科学技術庁
11	11251	1634	＜畜肉類＞ うし ［和牛肉］ もも 皮下脂肪なし ゆで	302	328	-26	4.22	9.41	4.11	科学技術庁
11	11250	1635	＜畜肉類＞ うし ［和牛肉］ もも 皮下脂肪なし 焼き	300	333	-33	4.22	9.41	4.11	科学技術庁
11	11021	1636	＜畜肉類＞ うし ［和牛肉］ もも 赤肉 生	176	193	-17	4.22	9.41	4.11	科学技術庁
11	11022	1637	＜畜肉類＞ うし ［和牛肉］ もも 脂身 生	664	728	-64	4.22	9.41	4.11	科学技術庁
11	11023	1638	＜畜肉類＞ うし ［和牛肉］ そともも 脂身つき 生	244	265	-21	4.22	9.41	4.11	科学技術庁
11	11024	1639	＜畜肉類＞ うし ［和牛肉］ そともも 皮下脂肪なし 生	219	237	-18	4.22	9.41	4.11	科学技術庁
11	11025	1640	＜畜肉類＞ うし ［和牛肉］ そともも 赤肉 生	159	172	-13	4.22	9.41	4.11	科学技術庁
11	11026	1641	＜畜肉類＞ うし ［和牛肉］ ランプ 脂身つき 生	319	347	-28	4.22	9.41	4.11	科学技術庁
11	11027	1642	＜畜肉類＞ うし ［和牛肉］ ランプ 皮下脂肪なし 生	293	318	-25	4.22	9.41	4.11	科学技術庁
11	11028	1643	＜畜肉類＞ うし ［和牛肉］ ランプ 赤肉 生	196	211	-15	4.22	9.41	4.11	科学技術庁
11	11029	1644	＜畜肉類＞ うし ［和牛肉］ ヒレ 赤肉 生	207	223	-16	4.22	9.41	4.11	科学技術庁
11	11030	1645	＜畜肉類＞ うし ［乳用肥育牛肉］ かた 脂身つき 生	231	260	-29	4.22	9.41	4.11	科学技術庁
11	11309	1646	＜畜肉類＞ うし ［乳用肥育牛肉］ かた 脂身つき ゆで	309	312	-3	4.22	9.41	4.11	科学技術庁
11	11310	1647	＜畜肉類＞ うし ［乳用肥育牛肉］ かた 脂身つき 焼き	298	338	-40	4.22	9.41	4.11	科学技術庁
11	11031	1648	＜畜肉類＞ うし ［乳用肥育牛肉］ かた 皮下脂肪なし 生	262	217	45	4.22	9.41	4.11	科学技術庁
11	11032	1649	＜畜肉類＞ うし ［乳用肥育牛肉］ かた 赤肉 生	138	150	-12	4.22	9.41	4.11	科学技術庁
11	11301	1650	＜畜肉類＞ うし ［乳用肥育牛肉］ かた 赤肉 ゆで	174	189	-15	4.22	9.41	4.11	科学技術庁
11	11302	1651	＜畜肉類＞ うし ［乳用肥育牛肉］ かた 赤肉 焼き	175	190	-15	4.22	9.41	4.11	科学技術庁
11	11033	1652	＜畜肉類＞ うし ［乳用肥育牛肉］ かた 脂身 生	650	709	-59	4.22	9.41	4.11	科学技術庁
11	11034	1653	＜畜肉類＞ うし ［乳用肥育牛肉］ かたロース 脂身つき 生	295	318	-23	4.22	9.41	4.11	科学技術庁
11	11035	1654	＜畜肉類＞ うし ［乳用肥育牛肉］ かたロース 皮下脂肪なし 生	285	308	-23	4.22	9.41	4.11	科学技術庁
11	11036	1655	＜畜肉類＞ うし ［乳用肥育牛肉］ かたロース 赤肉 生	196	212	-16	4.22	9.41	4.11	科学技術庁
11	11037	1656	＜畜肉類＞ うし ［乳用肥育牛肉］ リブロース 脂身つき 生	380	409	-29	4.22	9.41	4.11	科学技術庁

食品群	食品番号	索引番号	食品名	エネルギー(kcal／100 g)			2015年版で適用した食品別エネルギー換算係数			
				2020年版 (a)	2015年版 (b)	差 (a−b)	たんぱく質	脂質	炭水化物	参照文献等*
11	11039	1657	＜畜肉類＞　うし　［乳用肥育牛肉］　リブロース　脂身つき　ゆで	428	478	-50	4.22	9.41	4.11	科学技術庁
11	11038	1658	＜畜肉類＞　うし　［乳用肥育牛肉］　リブロース　脂身つき　焼き	457	511	-54	4.22	9.41	4.11	科学技術庁
11	11040	1659	＜畜肉類＞　うし　［乳用肥育牛肉］　リブロース　皮下脂肪なし　生	351	378	-27	4.22	9.41	4.11	科学技術庁
11	11041	1660	＜畜肉類＞　うし　［乳用肥育牛肉］　リブロース　赤肉　生	230	248	-18	4.22	9.41	4.11	科学技術庁
11	11042	1661	＜畜肉類＞　うし　［乳用肥育牛肉］　リブロース　脂身　生	703	773	-70	4.22	9.41	4.11	科学技術庁
11	11043	1662	＜畜肉類＞　うし　［乳用肥育牛肉］　サーロイン　脂身つき　生	313	334	-21	4.22	9.41	4.11	科学技術庁
11	11044	1663	＜畜肉類＞　うし　［乳用肥育牛肉］　サーロイン　皮下脂肪なし　生	253	270	-17	4.22	9.41	4.11	科学技術庁
11	11045	1664	＜畜肉類＞　うし　［乳用肥育牛肉］　サーロイン　赤肉　生	167	177	-10	4.22	9.41	4.11	科学技術庁
11	11046	1665	＜畜肉類＞　うし　［乳用肥育牛肉］　ばら　脂身つき　生	381	426	-45	4.22	9.41	4.11	科学技術庁
11	11252	1666	＜畜肉類＞　うし　［乳用肥育牛肉］　ばら　脂身つき　焼き	451	484	-33	4.22	9.41	4.11	科学技術庁
11	11047	1667	＜畜肉類＞　うし　［乳用肥育牛肉］　もも　脂身つき　生	196	209	-13	4.22	9.41	4.11	科学技術庁
11	11048	1668	＜畜肉類＞　うし　［乳用肥育牛肉］　もも　皮下脂肪なし　生	169	181	-12	4.22	9.41	4.11	科学技術庁
11	11050	1669	＜畜肉類＞　うし　［乳用肥育牛肉］　もも　皮下脂肪なし　ゆで	235	252	-17	4.22	9.41	4.11	科学技術庁
11	11049	1670	＜畜肉類＞　うし　［乳用肥育牛肉］　もも　皮下脂肪なし　焼き	227	245	-18	4.22	9.41	4.11	科学技術庁
11	11051	1671	＜畜肉類＞　うし　［乳用肥育牛肉］　もも　赤肉　生	130	140	-10	4.22	9.41	4.11	科学技術庁
11	11052	1672	＜畜肉類＞　うし　［乳用肥育牛肉］　もも　脂身　生	594	626	-32	4.22	9.41	4.11	科学技術庁
11	11053	1673	＜畜肉類＞　うし　［乳用肥育牛肉］　そともも　脂身つき　生	220	233	-13	4.22	9.41	4.11	科学技術庁
11	11054	1674	＜畜肉類＞　うし　［乳用肥育牛肉］　そともも　皮下脂肪なし　生	179	190	-11	4.22	9.41	4.11	科学技術庁
11	11055	1675	＜畜肉類＞　うし　［乳用肥育牛肉］　そともも　赤肉　生	131	140	-9	4.22	9.41	4.11	科学技術庁
11	11056	1676	＜畜肉類＞　うし　［乳用肥育牛肉］　ランプ　脂身つき　生	234	248	-14	4.22	9.41	4.11	科学技術庁
11	11057	1677	＜畜肉類＞　うし　［乳用肥育牛肉］　ランプ　皮下脂肪なし　生	203	216	-13	4.22	9.41	4.11	科学技術庁
11	11058	1678	＜畜肉類＞　うし　［乳用肥育牛肉］　ランプ　赤肉　生	142	153	-11	4.22	9.41	4.11	科学技術庁
11	11059	1679	＜畜肉類＞　うし　［乳用肥育牛肉］　ヒレ　赤肉　生	177	195	-18	4.22	9.41	4.11	科学技術庁
11	11253	1680	＜畜肉類＞　うし　［乳用肥育牛肉］　ヒレ　赤肉　焼き	238	259	-21	4.22	9.41	4.11	科学技術庁
11	11254	1681	＜畜肉類＞　うし　［交雑牛肉］　リブロース　脂身つき　生	489	539	-50	4.22	9.41	4.11	科学技術庁

食品群	食品番号	索引番号	食品名	エネルギー(kcal / 100 g)			2015年版で適用した食品別エネルギー換算係数			
				2020年版 (a)	2015年版 (b)	差 (a−b)	たんぱく質	脂質	炭水化物	参照文献等*
11	11256	1682	＜畜肉類＞ うし ［交雑牛肉］ リブロース 脂身つき ゆで	540	588	-48	4.22	9.41	4.11	科学技術庁
11	11255	1683	＜畜肉類＞ うし ［交雑牛肉］ リブロース 脂身つき 焼き	575	627	-52	4.22	9.41	4.11	科学技術庁
11	11257	1684	＜畜肉類＞ うし ［交雑牛肉］ リブロース 皮下脂肪なし 生	438	484	-46	4.22	9.41	4.11	科学技術庁
11	11258	1685	＜畜肉類＞ うし ［交雑牛肉］ リブロース 赤肉 生	338	376	-38	4.22	9.41	4.11	科学技術庁
11	11259	1686	＜畜肉類＞ うし ［交雑牛肉］ リブロース 脂身 生	759	831	-72	4.22	9.41	4.11	科学技術庁
11	11260	1687	＜畜肉類＞ うし ［交雑牛肉］ ばら 脂身つき 生	445	470	-25	4.22	9.41	4.11	科学技術庁
11	11261	1688	＜畜肉類＞ うし ［交雑牛肉］ もも 脂身つき 生	312	343	-31	4.22	9.41	4.11	科学技術庁
11	11262	1689	＜畜肉類＞ うし ［交雑牛肉］ もも 皮下脂肪なし 生	250	282	-32	4.22	9.41	4.11	科学技術庁
11	11264	1690	＜畜肉類＞ うし ［交雑牛肉］ もも 皮下脂肪なし ゆで	331	375	-44	4.22	9.41	4.11	科学技術庁
11	11263	1691	＜畜肉類＞ うし ［交雑牛肉］ もも 皮下脂肪なし 焼き	313	367	-54	4.22	9.41	4.11	科学技術庁
11	11265	1692	＜畜肉類＞ うし ［交雑牛肉］ もも 赤肉 生	222	248	-26	4.22	9.41	4.11	科学技術庁
11	11266	1693	＜畜肉類＞ うし ［交雑牛肉］ もも 脂身 生	682	734	-52	4.22	9.41	4.11	科学技術庁
11	11267	1694	＜畜肉類＞ うし ［交雑牛肉］ ヒレ 赤肉 生	229	251	-22	4.22	9.41	4.11	科学技術庁
11	11060	1695	＜畜肉類＞ うし ［輸入牛肉］ かた 脂身つき 生	160	180	-20	4.22	9.41	4.11	科学技術庁
11	11061	1696	＜畜肉類＞ うし ［輸入牛肉］ かた 皮下脂肪なし 生	138	157	-19	4.22	9.41	4.11	科学技術庁
11	11062	1697	＜畜肉類＞ うし ［輸入牛肉］ かた 赤肉 生	114	130	-16	4.22	9.41	4.11	科学技術庁
11	11063	1698	＜畜肉類＞ うし ［輸入牛肉］ かた 脂身 生	537	599	-62	4.22	9.41	4.11	科学技術庁
11	11064	1699	＜畜肉類＞ うし ［輸入牛肉］ かたロース 脂身つき 生	221	240	-19	4.22	9.41	4.11	科学技術庁
11	11065	1700	＜畜肉類＞ うし ［輸入牛肉］ かたロース 皮下脂肪なし 生	219	237	-18	4.22	9.41	4.11	科学技術庁
11	11066	1701	＜畜肉類＞ うし ［輸入牛肉］ かたロース 赤肉 生	160	173	-13	4.22	9.41	4.11	科学技術庁
11	11067	1702	＜畜肉類＞ うし ［輸入牛肉］ リブロース 脂身つき 生	212	231	-19	4.22	9.41	4.11	科学技術庁
11	11269	1703	＜畜肉類＞ うし ［輸入牛肉］ リブロース 脂身つき ゆで	307	335	-28	4.22	9.41	4.11	科学技術庁
11	11268	1704	＜畜肉類＞ うし ［輸入牛肉］ リブロース 脂身つき 焼き	306	332	-26	4.22	9.41	4.11	科学技術庁
11	11068	1705	＜畜肉類＞ うし ［輸入牛肉］ リブロース 皮下脂肪なし 生	203	223	-20	4.22	9.41	4.11	科学技術庁
11	11069	1706	＜畜肉類＞ うし ［輸入牛肉］ リブロース 赤肉 生	163	179	-16	4.22	9.41	4.11	科学技術庁
11	11070	1707	＜畜肉類＞ うし ［輸入牛肉］ リブロース 脂身 生	653	712	-59	4.22	9.41	4.11	科学技術庁
11	11071	1708	＜畜肉類＞ うし ［輸入牛肉］ サーロイン 脂身つき 生	273	298	-25	4.22	9.41	4.11	科学技術庁

食品群	食品番号	索引番号	食品名	エネルギー(kcal／100 g)			2015年版で適用した食品別エネルギー換算係数			
				2020年版 (a)	2015年版 (b)	差 (a-b)	たんぱく質	脂質	炭水化物	参照文献等*
11	11072	1709	＜畜肉類＞　うし　［輸入牛肉］　サーロイン　皮下脂肪なし　生	218	238	-20	4.22	9.41	4.11	科学技術庁
11	11073	1710	＜畜肉類＞　うし　［輸入牛肉］　サーロイン　赤肉　生	127	136	-9	4.22	9.41	4.11	科学技術庁
11	11074	1711	＜畜肉類＞　うし　［輸入牛肉］　ばら　脂身つき　生	338	371	-33	4.22	9.41	4.11	科学技術庁
11	11075	1712	＜畜肉類＞　うし　［輸入牛肉］　もも　脂身つき　生	148	165	-17	4.22	9.41	4.11	科学技術庁
11	11076	1713	＜畜肉類＞　うし　［輸入牛肉］　もも　皮下脂肪なし　生	133	149	-16	4.22	9.41	4.11	科学技術庁
11	11271	1714	＜畜肉類＞　うし　［輸入牛肉］　もも　皮下脂肪なし　ゆで	204	231	-27	4.22	9.41	4.11	科学技術庁
11	11270	1715	＜畜肉類＞　うし　［輸入牛肉］　もも　皮下脂肪なし　焼き	205	253	-48	4.22	9.41	4.11	科学技術庁
11	11077	1716	＜畜肉類＞　うし　［輸入牛肉］　もも　赤肉　生	117	132	-15	4.22	9.41	4.11	科学技術庁
11	11078	1717	＜畜肉類＞　うし　［輸入牛肉］　もも　脂身　生	580	633	-53	4.22	9.41	4.11	科学技術庁
11	11079	1718	＜畜肉類＞　うし　［輸入牛肉］　そともも　脂身つき　生	197	215	-18	4.22	9.41	4.11	科学技術庁
11	11080	1719	＜畜肉類＞　うし　［輸入牛肉］　そともも　皮下脂肪なし　生	178	195	-17	4.22	9.41	4.11	科学技術庁
11	11081	1720	＜畜肉類＞　うし　［輸入牛肉］　そともも　赤肉　生	117	127	-10	4.22	9.41	4.11	科学技術庁
11	11082	1721	＜畜肉類＞　うし　［輸入牛肉］　ランプ　脂身つき　生	214	234	-20	4.22	9.41	4.11	科学技術庁
11	11083	1722	＜畜肉類＞　うし　［輸入牛肉］　ランプ　皮下脂肪なし　生	174	190	-16	4.22	9.41	4.11	科学技術庁
11	11084	1723	＜畜肉類＞　うし　［輸入牛肉］　ランプ　赤肉　生	112	121	-9	4.22	9.41	4.11	科学技術庁
11	11085	1724	＜畜肉類＞　うし　［輸入牛肉］　ヒレ　赤肉　生	123	133	-10	4.22	9.41	4.11	科学技術庁
11	11086	1725	＜畜肉類＞　うし　［子牛肉］　リブロース　皮下脂肪なし　生	94	101	-7	4.22	9.41	4.11	科学技術庁
11	11087	1726	＜畜肉類＞　うし　［子牛肉］　ばら　皮下脂肪なし　生	113	122	-9	4.22	9.41	4.11	科学技術庁
11	11088	1727	＜畜肉類＞　うし　［子牛肉］　もも　皮下脂肪なし　生	107	116	-9	4.22	9.41	4.11	科学技術庁
11	11089	1728	＜畜肉類＞　うし　［ひき肉］　生	251	272	-21	4.22	9.41	4.11	科学技術庁
11	11272	1729	＜畜肉類＞　うし　［ひき肉］　焼き	280	311	-31	4.22	9.41	4.11	科学技術庁
11	11090	1730	＜畜肉類＞　うし　［副生物］　舌　生	318	356	-38	4.22	9.41	4.11	科学技術庁
11	11273	1731	＜畜肉類＞　うし　［副生物］　舌　焼き	401	435	-34	4.22	9.41	4.11	科学技術庁
11	11091	1732	＜畜肉類＞　うし　［副生物］　心臓　生	128	142	-14	4.22	9.41	3.87	科学技術庁
11	11092	1733	＜畜肉類＞　うし　［副生物］　肝臓　生	119	132	-13	4.22	9.41	3.87	科学技術庁
11	11093	1734	＜畜肉類＞　うし　［副生物］　じん臓　生	118	131	-13	4.22	9.41	3.87	科学技術庁
11	11094	1735	＜畜肉類＞　うし　［副生物］　第一胃　ゆで	166	182	-16	4.22	9.41	3.87	科学技術庁
11	11095	1736	＜畜肉類＞　うし　［副生物］　第二胃　ゆで	186	200	-14	4.22	9.41	3.87	科学技術庁
11	11096	1737	＜畜肉類＞　うし　［副生物］　第三胃　生	57	62	-5	4.22	9.41	3.87	科学技術庁
11	11097	1738	＜畜肉類＞　うし　［副生物］　第四胃　ゆで	308	329	-21	4.22	9.41	3.87	科学技術庁

食品群	食品番号	索引番号	食品名	エネルギー(kcal / 100 g)			2015年版で適用した食品別エネルギー換算係数			
				2020年版(a)	2015年版(b)	差(a−b)	たんぱく質	脂質	炭水化物	参照文献等*
11	11098	1739	<畜肉類> うし ［副生物］ 小腸 生	268	287	-19	4.22	9.41	3.87	科学技術庁
11	11099	1740	<畜肉類> うし ［副生物］ 大腸 生	150	162	-12	4.22	9.41	3.87	科学技術庁
11	11100	1741	<畜肉類> うし ［副生物］ 直腸 生	106	115	-9	4.22	9.41	3.87	科学技術庁
11	11101	1742	<畜肉類> うし ［副生物］ 腱 ゆで	152	155	-3	3.9	9.02	4.11	FAO
11	11102	1743	<畜肉類> うし ［副生物］ 子宮 ゆで	95	106	-11	4.22	9.41	3.87	科学技術庁
11	11103	1744	<畜肉類> うし ［副生物］ 尾 生	440	492	-52	4.22	9.41	4.11	科学技術庁
11	11274	1745	<畜肉類> うし ［副生物］ 横隔膜 生	288	321	-33	4.22	9.41	4.11	科学技術庁
11	11296	1746	<畜肉類> うし ［副生物］ 横隔膜 ゆで	414	436	-22	4.22	9.41	4.11	科学技術庁
11	11297	1747	<畜肉類> うし ［副生物］ 横隔膜 焼き	401	441	-40	4.22	9.41	4.11	科学技術庁
11	11104	1748	<畜肉類> うし ［加工品］ ローストビーフ	190	196	-6	4	9	4	Atwater
11	11105	1749	<畜肉類> うし ［加工品］ コンビーフ缶詰	191	203	-12	4	9	4	Atwater
11	11106	1750	<畜肉類> うし ［加工品］ 味付け缶詰	156	156	0	4	9	4	Atwater
11	11107	1751	<畜肉類> うし ［加工品］ ビーフジャーキー	304	315	-11	4	9	4	Atwater
11	11108	1752	<畜肉類> うし ［加工品］ スモークタン	273	283	-10	4	9	4	Atwater
11	11109	1753	<畜肉類> うま 肉 赤肉 生	102	110	-8	4.22	9.41	4.11	科学技術庁
11	11110	1754	<畜肉類> くじら 肉 赤肉 生	100	106	-6	4.22	9.41	4.11	科学技術庁
11	11111	1755	<畜肉類> くじら うねす 生	328	376	-48	4.22	9.41	4.11	科学技術庁
11	11112	1756	<畜肉類> くじら 本皮 生	577	689	-112	4.22	9.41	4.11	科学技術庁
11	11113	1757	<畜肉類> くじら さらしくじら	28	31	-3	4.22	9.41	4.11	科学技術庁
11	11114	1758	<畜肉類> しか あかしか 赤肉 生	102	110	-8	4.22	9.41	4.11	科学技術庁
11	11275	1759	<畜肉類> しか にほんじか 赤肉 生	119	140	-21	4.22	9.41	4.11	科学技術庁
11	11294	1760	<畜肉類> しか にほんじか えぞしか 赤肉 生	126	147	-21	4.22	9.41	4.11	科学技術庁
11	11295	1761	<畜肉類> しか にほんじか ほんしゅうじか・きゅうしゅうじか 赤肉 生	107	120	-13	4.22	9.41	4.11	科学技術庁
11	11115	1762	<畜肉類> ぶた ［大型種肉］ かた 脂身つき 生	201	216	-15	4.22	9.41	4.11	科学技術庁
11	11116	1763	<畜肉類> ぶた ［大型種肉］ かた 皮下脂肪なし 生	158	171	-13	4.22	9.41	4.11	科学技術庁
11	11117	1764	<畜肉類> ぶた ［大型種肉］ かた 赤肉 生	114	125	-11	4.22	9.41	4.11	科学技術庁
11	11118	1765	<畜肉類> ぶた ［大型種肉］ かた 脂身 生	663	704	-41	4.22	9.41	4.11	科学技術庁
11	11119	1766	<畜肉類> ぶた ［大型種肉］ かたロース 脂身つき 生	237	253	-16	4.22	9.41	4.11	科学技術庁
11	11120	1767	<畜肉類> ぶた ［大型種肉］ かたロース 皮下脂肪なし 生	212	226	-14	4.22	9.41	4.11	科学技術庁
11	11121	1768	<畜肉類> ぶた ［大型種肉］ かたロース 赤肉 生	146	157	-11	4.22	9.41	4.11	科学技術庁
11	11122	1769	<畜肉類> ぶた ［大型種肉］ かたロース 脂身 生	644	688	-44	4.22	9.41	4.11	科学技術庁
11	11123	1770	<畜肉類> ぶた ［大型種肉］ ロース 脂身つき 生	248	263	-15	4.22	9.41	4.11	科学技術庁
11	11125	1771	<畜肉類> ぶた ［大型種肉］ ロース 脂身つき ゆで	299	329	-30	4.22	9.41	4.11	科学技術庁

食品群	食品番号	索引番号	食品名	エネルギー(kcal／100 g)			2015年版で適用した食品別エネルギー換算係数			
				2020年版(a)	2015年版(b)	差(a−b)	たんぱく質	脂質	炭水化物	参照文献等*
11	11124	1772	＜畜肉類＞　ぶた　［大型種肉］　ロース　脂身つき　焼き	310	328	-18	4.22	9.41	4.11	科学技術庁
11	11276	1773	＜畜肉類＞　ぶた　［大型種肉］　ロース　脂身つき　とんかつ	429	450	-21	4	9	4	Atwater
11	11126	1774	＜畜肉類＞　ぶた　［大型種肉］　ロース　皮下脂肪なし　生	190	202	-12	4.22	9.41	4.11	科学技術庁
11	11127	1775	＜畜肉類＞　ぶた　［大型種肉］　ロース　赤肉　生	140	150	-10	4.22	9.41	4.11	科学技術庁
11	11128	1776	＜畜肉類＞　ぶた　［大型種肉］　ロース　脂身　生	695	740	-45	4.22	9.41	4.11	科学技術庁
11	11129	1777	＜畜肉類＞　ぶた　［大型種肉］　ばら　脂身つき　生	366	395	-29	4.22	9.41	4.11	科学技術庁
11	11277	1778	＜畜肉類＞　ぶた　［大型種肉］　ばら　脂身つき　焼き	444	496	-52	4.22	9.41	4.11	科学技術庁
11	11130	1779	＜畜肉類＞　ぶた　［大型種肉］　もも　脂身つき　生	171	183	-12	4.22	9.41	4.11	科学技術庁
11	11131	1780	＜畜肉類＞　ぶた　［大型種肉］　もも　皮下脂肪なし　生	138	148	-10	4.22	9.41	4.11	科学技術庁
11	11133	1781	＜畜肉類＞　ぶた　［大型種肉］　もも　皮下脂肪なし　ゆで	185	199	-14	4.22	9.41	4.11	科学技術庁
11	11132	1782	＜畜肉類＞　ぶた　［大型種肉］　もも　皮下脂肪なし　焼き	186	200	-14	4.22	9.41	4.11	科学技術庁
11	11134	1783	＜畜肉類＞　ぶた　［大型種肉］　もも　赤肉　生	119	128	-9	4.22	9.41	4.11	科学技術庁
11	11135	1784	＜畜肉類＞　ぶた　［大型種肉］　もも　脂身　生	611	664	-53	4.22	9.41	4.11	科学技術庁
11	11136	1785	＜畜肉類＞　ぶた　［大型種肉］　そともも　脂身つき　生	221	235	-14	4.22	9.41	4.11	科学技術庁
11	11137	1786	＜畜肉類＞　ぶた　［大型種肉］　そともも　皮下脂肪なし　生	175	187	-12	4.22	9.41	4.11	科学技術庁
11	11138	1787	＜畜肉類＞　ぶた　［大型種肉］　そともも　赤肉　生	133	143	-10	4.22	9.41	4.11	科学技術庁
11	11139	1788	＜畜肉類＞　ぶた　［大型種肉］　そともも　脂身　生	631	669	-38	4.22	9.41	4.11	科学技術庁
11	11140	1789	＜畜肉類＞　ぶた　［大型種肉］　ヒレ　赤肉　生	118	130	-12	4.22	9.41	4.11	科学技術庁
11	11278	1790	＜畜肉類＞　ぶた　［大型種肉］　ヒレ　赤肉　焼き	202	223	-21	4.22	9.41	4.11	科学技術庁
11	11279	1791	＜畜肉類＞　ぶた　［大型種肉］　ヒレ　赤肉　とんかつ	379	388	-9	4	9	4	Atwater
11	11141	1792	＜畜肉類＞　ぶた　［中型種肉］　かた　脂身つき　生	224	239	-15	4.22	9.41	4.11	科学技術庁
11	11142	1793	＜畜肉類＞　ぶた　［中型種肉］　かた　皮下脂肪なし　生	172	185	-13	4.22	9.41	4.11	科学技術庁
11	11143	1794	＜畜肉類＞　ぶた　［中型種肉］　かた　赤肉　生	113	123	-10	4.22	9.41	4.11	科学技術庁
11	11144	1795	＜畜肉類＞　ぶた　［中型種肉］　かた　脂身　生	698	733	-35	4.22	9.41	4.11	科学技術庁
11	11145	1796	＜畜肉類＞　ぶた　［中型種肉］　かたロース　脂身つき　生	241	256	-15	4.22	9.41	4.11	科学技術庁
11	11146	1797	＜畜肉類＞　ぶた　［中型種肉］　かたロース　皮下脂肪なし　生	212	226	-14	4.22	9.41	4.11	科学技術庁
11	11147	1798	＜畜肉類＞　ぶた　［中型種肉］　かたロース　赤肉　生	140	151	-11	4.22	9.41	4.11	科学技術庁

食品群	食品番号	索引番号	食品名	エネルギー(kcal／100 g)			2015年版で適用した食品別エネルギー換算係数			
				2020年版(a)	2015年版(b)	差(a−b)	たんぱく質	脂質	炭水化物	参照文献等*
11	11148	1799	＜畜肉類＞ ぶた ［中型種肉］ かたロース 脂身 生	663	699	-36	4.22	9.41	4.11	科学技術庁
11	11149	1800	＜畜肉類＞ ぶた ［中型種肉］ ロース 脂身つき 生	275	291	-16	4.22	9.41	4.11	科学技術庁
11	11150	1801	＜畜肉類＞ ぶた ［中型種肉］ ロース 皮下脂肪なし 生	203	216	-13	4.22	9.41	4.11	科学技術庁
11	11151	1802	＜畜肉類＞ ぶた ［中型種肉］ ロース 赤肉 生	131	141	-10	4.22	9.41	4.11	科学技術庁
11	11152	1803	＜畜肉類＞ ぶた ［中型種肉］ ロース 脂身 生	716	754	-38	4.22	9.41	4.11	科学技術庁
11	11153	1804	＜畜肉類＞ ぶた ［中型種肉］ ばら 脂身つき 生	398	434	-36	4.22	9.41	4.11	科学技術庁
11	11154	1805	＜畜肉類＞ ぶた ［中型種肉］ もも 脂身つき 生	211	225	-14	4.22	9.41	4.11	科学技術庁
11	11155	1806	＜畜肉類＞ ぶた ［中型種肉］ もも 皮下脂肪なし 生	153	164	-11	4.22	9.41	4.11	科学技術庁
11	11156	1807	＜畜肉類＞ ぶた ［中型種肉］ もも 赤肉 生	133	143	-10	4.22	9.41	4.11	科学技術庁
11	11157	1808	＜畜肉類＞ ぶた ［中型種肉］ もも 脂身 生	672	716	-44	4.22	9.41	4.11	科学技術庁
11	11158	1809	＜畜肉類＞ ぶた ［中型種肉］ そともも 脂身つき 生	252	268	-16	4.22	9.41	4.11	科学技術庁
11	11159	1810	＜畜肉類＞ ぶた ［中型種肉］ そともも 皮下脂肪なし 生	159	169	-10	4.22	9.41	4.11	科学技術庁
11	11160	1811	＜畜肉類＞ ぶた ［中型種肉］ そともも 赤肉 生	129	138	-9	4.22	9.41	4.11	科学技術庁
11	11161	1812	＜畜肉類＞ ぶた ［中型種肉］ そともも 脂身 生	660	703	-43	4.22	9.41	4.11	科学技術庁
11	11162	1813	＜畜肉類＞ ぶた ［中型種肉］ ヒレ 赤肉 生	105	112	-7	4.22	9.41	4.11	科学技術庁
11	11163	1814	＜畜肉類＞ ぶた ［ひき肉］ 生	209	236	-27	4.22	9.41	4.11	科学技術庁
11	11280	1815	＜畜肉類＞ ぶた ［ひき肉］ 焼き	289	311	-22	4.22	9.41	4.11	科学技術庁
11	11164	1816	＜畜肉類＞ ぶた ［副生物］ 舌 生	205	221	-16	4.22	9.41	4.11	科学技術庁
11	11165	1817	＜畜肉類＞ ぶた ［副生物］ 心臓 生	118	135	-17	4.22	9.41	3.87	科学技術庁
11	11166	1818	＜畜肉類＞ ぶた ［副生物］ 肝臓 生	114	128	-14	4.22	9.41	3.87	科学技術庁
11	11167	1819	＜畜肉類＞ ぶた ［副生物］ じん臓 生	96	114	-18	4.22	9.41	3.87	科学技術庁
11	11168	1820	＜畜肉類＞ ぶた ［副生物］ 胃 ゆで	111	121	-10	4.22	9.41	3.87	科学技術庁
11	11169	1821	＜畜肉類＞ ぶた ［副生物］ 小腸 ゆで	159	171	-12	4.22	9.41	3.87	科学技術庁
11	11170	1822	＜畜肉類＞ ぶた ［副生物］ 大腸 ゆで	166	179	-13	4.22	9.41	3.87	科学技術庁
11	11171	1823	＜畜肉類＞ ぶた ［副生物］ 子宮 生	64	70	-6	4.22	9.41	3.87	科学技術庁
11	11172	1824	＜畜肉類＞ ぶた ［副生物］ 豚足 ゆで	227	230	-3	3.9	9.02	4.11	FAO
11	11173	1825	＜畜肉類＞ ぶた ［副生物］ 軟骨 ゆで	229	231	-2	3.9	9.02	4.11	FAO
11	11174	1826	＜畜肉類＞ ぶた ［ハム類］ 骨付きハム	208	219	-11	4	9	4	Atwater
11	11175	1827	＜畜肉類＞ ぶた ［ハム類］ ボンレスハム	115	118	-3	4	9	4	Atwater
11	11176	1828	＜畜肉類＞ ぶた ［ハム類］ ロースハム ロースハム	211	212	-1	4	9	4	Atwater
11	11303	1829	＜畜肉類＞ ぶた ［ハム類］ ロースハム ゆで	233	235	-2	4	9	4	Atwater

食品群	食品番号	索引番号	食品名	エネルギー(kcal / 100 g)			2015年版で適用した食品別エネルギー換算係数			
				2020年版(a)	2015年版(b)	差(a−b)	たんぱく質	脂質	炭水化物	参照文献等*
11	11304	1830	＜畜肉類＞　ぶた　［ハム類］　ロースハム　焼き	240	240	0	4	9	4	Atwater
11	11305	1831	＜畜肉類＞　ぶた　［ハム類］　ロースハム　フライ	432	440	-8	4	9	4	Atwater
11	11177	1832	＜畜肉類＞　ぶた　［ハム類］　ショルダーハム	221	231	-10	4	9	4	Atwater
11	11181	1833	＜畜肉類＞　ぶた　［ハム類］　生ハム　促成	243	247	-4	4	9	4	Atwater
11	11182	1834	＜畜肉類＞　ぶた　［ハム類］　生ハム　長期熟成	253	268	-15	4	9	4	Atwater
11	11178	1835	＜畜肉類＞　ぶた　［プレスハム類］　プレスハム	113	118	-5	4	9	4	Atwater
11	11180	1836	＜畜肉類＞　ぶた　［プレスハム類］　チョップドハム	132	135	-3	4	9	4	Atwater
11	11183	1837	＜畜肉類＞　ぶた　［ベーコン類］　ばらベーコン	400	405	-5	4	9	4	Atwater
11	11184	1838	＜畜肉類＞　ぶた　［ベーコン類］　ロースベーコン	202	211	-9	4	9	4	Atwater
11	11185	1839	＜畜肉類＞　ぶた　［ベーコン類］　ショルダーベーコン	178	186	-8	4	9	4	Atwater
11	11186	1840	＜畜肉類＞　ぶた　［ソーセージ類］　ウインナーソーセージ　ウインナーソーセージ	319	334	-15	4	9	4	Atwater
11	11306	1841	＜畜肉類＞　ぶた　［ソーセージ類］　ウインナーソーセージ　ゆで	328	342	-14	4	9	4	Atwater
11	11307	1842	＜畜肉類＞　ぶた　［ソーセージ類］　ウインナーソーセージ　焼き	345	348	-3	4	9	4	Atwater
11	11308	1843	＜畜肉類＞　ぶた　［ソーセージ類］　ウインナーソーセージ　フライ	376	382	-6	4	9	4	Atwater
11	11187	1844	＜畜肉類＞　ぶた　［ソーセージ類］　セミドライソーセージ	335	347	-12	4	9	4	Atwater
11	11188	1845	＜畜肉類＞　ぶた　［ソーセージ類］　ドライソーセージ	467	495	-28	4	9	4	Atwater
11	11189	1846	＜畜肉類＞　ぶた　［ソーセージ類］　フランクフルトソーセージ	295	298	-3	4	9	4	Atwater
11	11190	1847	＜畜肉類＞　ぶた　［ソーセージ類］　ボロニアソーセージ	242	251	-9	4	9	4	Atwater
11	11191	1848	＜畜肉類＞　ぶた　［ソーセージ類］　リオナソーセージ	188	192	-4	4	9	4	Atwater
11	11192	1849	＜畜肉類＞　ぶた　［ソーセージ類］　レバーソーセージ	324	368	-44	4	9	4	Atwater
11	11193	1850	＜畜肉類＞　ぶた　［ソーセージ類］　混合ソーセージ	231	270	-39	4	9	4	Atwater
11	11194	1851	＜畜肉類＞　ぶた　［ソーセージ類］　生ソーセージ	269	279	-10	4	9	4	Atwater
11	11195	1852	＜畜肉類＞　ぶた　［その他］　焼き豚	166	172	-6	4	9	4	Atwater
11	11196	1853	＜畜肉類＞　ぶた　［その他］　レバーペースト	370	378	-8	4	9	4	Atwater
11	11197	1854	＜畜肉類＞　ぶた　［その他］　スモークレバー	182	198	-16	4	9	4	Atwater
11	11198	1855	＜畜肉類＞　ぶた　［その他］　ゼラチン	347	344	3	3.9	9.02	4.11	FAO
11	11199	1856	＜畜肉類＞　めんよう　［マトン］　ロース　脂身つき　生	192	223	-31	4.22	9.41	4.11	科学技術庁
11	11281	1857	＜畜肉類＞　めんよう　［マトン］　ロース　脂身つき　焼き	304	344	-40	4.22	9.41	4.11	科学技術庁

食品群	食品番号	索引番号	食品名	エネルギー(kcal / 100 g)			2015年版で適用した食品別エネルギー換算係数			
				2020年版 (a)	2015年版 (b)	差 (a-b)	たんぱく質	脂質	炭水化物	参照文献等*
11	11245	1858	＜畜肉類＞　めんよう　[マトン]　ロース　皮下脂肪なし　生	139	163	-24	4.22	9.41	4.11	科学技術庁
11	11200	1859	＜畜肉類＞　めんよう　[マトン]　もも　脂身つき　生	198	224	-26	4.22	9.41	4.11	科学技術庁
11	11201	1860	＜畜肉類＞　めんよう　[ラム]　かた　脂身つき　生	206	233	-27	4.22	9.41	4.11	科学技術庁
11	11202	1861	＜畜肉類＞　めんよう　[ラム]　ロース　脂身つき　生	287	310	-23	4.22	9.41	4.11	科学技術庁
11	11282	1862	＜畜肉類＞　めんよう　[ラム]　ロース　脂身つき　焼き	358	388	-30	4.22	9.41	4.11	科学技術庁
11	11246	1863	＜畜肉類＞　めんよう　[ラム]　ロース　皮下脂肪なし　生	128	143	-15	4.22	9.41	4.11	科学技術庁
11	11203	1864	＜畜肉類＞　めんよう　[ラム]　もも　脂身つき　生	164	198	-34	4.22	9.41	4.11	科学技術庁
11	11283	1865	＜畜肉類＞　めんよう　[ラム]　もも　脂身つき　焼き	267	312	-45	4.22	9.41	4.11	科学技術庁
11	11179	1866	＜畜肉類＞　めんよう　混合プレスハム	100	107	-7	4	9	4	Atwater
11	11204	1867	＜畜肉類＞　やぎ　肉　赤肉　生	99	107	-8	4.22	9.41	4.11	科学技術庁
11	11207	1868	＜鳥肉類＞　うずら　肉　皮つき　生	194	208	-14	4.22	9.41	4.11	科学技術庁
11	11239	1869	＜鳥肉類＞　がちょう　フォアグラ　ゆで	470	510	-40	4.22	9.41	3.87	科学技術庁
11	11208	1870	＜鳥肉類＞　かも　まがも　肉　皮なし　生	118	128	-10	4.22	9.41	4.11	科学技術庁
11	11205	1871	＜鳥肉類＞　かも　あいがも　肉　皮つき　生	304	333	-29	4.22	9.41	4.11	科学技術庁
11	11206	1872	＜鳥肉類＞　かも　あひる　肉　皮つき　生	237	250	-13	4.22	9.41	4.11	科学技術庁
11	11247	1873	＜鳥肉類＞　かも　あひる　肉　皮なし　生	94	106	-12	4.22	9.41	4.11	科学技術庁
11	11284	1874	＜鳥肉類＞　かも　あひる　皮　生	448	462	-14	4.22	9.41	4.11	科学技術庁
11	11209	1875	＜鳥肉類＞　きじ　肉　皮なし　生	101	108	-7	4.22	9.41	4.11	科学技術庁
11	11210	1876	＜鳥肉類＞　しちめんちょう　肉　皮なし　生	99	106	-7	4.22	9.41	4.11	科学技術庁
11	11211	1877	＜鳥肉類＞　すずめ　肉　骨・皮つき　生	114	132	-18	4.22	9.41	4.11	科学技術庁
11	11212	1878	＜鳥肉類＞　にわとり　[親・主品目]　手羽　皮つき　生	182	195	-13	4.22	9.41	4.11	科学技術庁
11	11213	1879	＜鳥肉類＞　にわとり　[親・主品目]　むね　皮つき　生	229	244	-15	4.22	9.41	4.11	科学技術庁
11	11214	1880	＜鳥肉類＞　にわとり　[親・主品目]　むね　皮なし　生	113	121	-8	4.22	9.41	4.11	科学技術庁
11	11215	1881	＜鳥肉類＞　にわとり　[親・主品目]　もも　皮つき　生	234	253	-19	4.22	9.41	4.11	科学技術庁
11	11216	1882	＜鳥肉類＞　にわとり　[親・主品目]　もも　皮なし　生	128	138	-10	4.22	9.41	4.11	科学技術庁
11	11217	1883	＜鳥肉類＞　にわとり　[親・副品目]　ささみ　生	105	114	-9	4.22	9.41	4.11	科学技術庁
11	11218	1884	＜鳥肉類＞　にわとり　[若どり・主品目]　手羽　皮つき　生	189	210	-21	4.22	9.41	4.11	科学技術庁
11	11285	1885	＜鳥肉類＞　にわとり　[若どり・主品目]　手羽さき　皮つき　生	207	226	-19	4.22	9.41	4.11	科学技術庁
11	11286	1886	＜鳥肉類＞　にわとり　[若どり・主品目]　手羽もと　皮つき　生	175	197	-22	4.22	9.41	4.11	科学技術庁

食品群	食品番号	索引番号	食品名	エネルギー(kcal／100 g)			2015年版で適用した食品別エネルギー換算係数			
				2020年版(a)	2015年版(b)	差(a−b)	たんぱく質	脂質	炭水化物	参照文献等*
11	11219	1887	＜鳥肉類＞　にわとり　［若どり・主品目］　むね　皮つき　生	133	145	-12	4.22	9.41	4.11	科学技術庁
11	11287	1888	＜鳥肉類＞　にわとり　［若どり・主品目］　むね　皮つき　焼き	215	233	-18	4.22	9.41	4.11	科学技術庁
11	11220	1889	＜鳥肉類＞　にわとり　［若どり・主品目］　むね　皮なし　生	105	116	-11	4.22	9.41	4.11	科学技術庁
11	11288	1890	＜鳥肉類＞　にわとり　［若どり・主品目］　むね　皮なし　焼き	177	195	-18	4.22	9.41	4.11	科学技術庁
11	11221	1891	＜鳥肉類＞　にわとり　［若どり・主品目］　もも　皮つき　生	190	204	-14	4.22	9.41	4.11	科学技術庁
11	11223	1892	＜鳥肉類＞　にわとり　［若どり・主品目］　もも　皮つき　ゆで	216	236	-20	4.22	9.41	4.11	科学技術庁
11	11222	1893	＜鳥肉類＞　にわとり　［若どり・主品目］　もも　皮つき　焼き	220	241	-21	4.22	9.41	4.11	科学技術庁
11	11289	1894	＜鳥肉類＞　にわとり　［若どり・主品目］　もも　皮つき　から揚げ	307	313	-6	4	9	4	Atwater
11	11224	1895	＜鳥肉類＞　にわとり　［若どり・主品目］　もも　皮なし　生	113	127	-14	4.22	9.41	4.11	科学技術庁
11	11226	1896	＜鳥肉類＞　にわとり　［若どり・主品目］　もも　皮なし　ゆで	141	155	-14	4.22	9.41	4.11	科学技術庁
11	11225	1897	＜鳥肉類＞　にわとり　［若どり・主品目］　もも　皮なし　焼き	145	161	-16	4.22	9.41	4.11	科学技術庁
11	11290	1898	＜鳥肉類＞　にわとり　［若どり・主品目］　もも　皮なし　から揚げ	249	255	-6	4	9	4	Atwater
11	11227	1899	＜鳥肉類＞　にわとり　［若どり・副品目］　ささみ　生	98	109	-11	4.22	9.41	4.11	科学技術庁
11	11229	1900	＜鳥肉類＞　にわとり　［若どり・副品目］　ささみ　ゆで	121	134	-13	4.22	9.41	4.11	科学技術庁
11	11228	1901	＜鳥肉類＞　にわとり　［若どり・副品目］　ささみ　焼き	132	147	-15	4.22	9.41	4.11	科学技術庁
11	11298	1902	＜鳥肉類＞　にわとり　［若どり・副品目］　ささみ　ソテー	186	195	-9	4	9	4	Atwater
11	11300	1903	＜鳥肉類＞　にわとり　［若どり・副品目］　ささみ　フライ	246	249	-3	4	9	4	Atwater
11	11299	1904	＜鳥肉類＞　にわとり　［若どり・副品目］　ささみ　天ぷら	192	195	-3	4	9	4	Atwater
11	11230	1905	＜鳥肉類＞　にわとり　［二次品目］　ひき肉　生	171	186	-15	4.22	9.41	4.11	科学技術庁
11	11291	1906	＜鳥肉類＞　にわとり　［二次品目］　ひき肉　焼き	235	255	-20	4.22	9.41	4.11	科学技術庁
11	11231	1907	＜鳥肉類＞　にわとり　［副品目］　心臓　生	186	207	-21	4.22	9.41	3.87	科学技術庁
11	11232	1908	＜鳥肉類＞　にわとり　［副品目］　肝臓　生	100	111	-11	4.22	9.41	3.87	科学技術庁
11	11233	1909	＜鳥肉類＞　にわとり　［副品目］　すなぎも　生	86	94	-8	4.22	9.41	3.87	科学技術庁
11	11234	1910	＜鳥肉類＞　にわとり　［副品目］　皮　むね　生	466	492	-26	4.22	9.41	4.11	科学技術庁
11	11235	1911	＜鳥肉類＞　にわとり　［副品目］　皮　もも　生	474	513	-39	4.22	9.41	4.11	科学技術庁
11	11236	1912	＜鳥肉類＞　にわとり　［副品目］　なんこつ　（胸肉）　生	54	54	0	3.9	9.02	4.11	FAO
11	11237	1913	＜鳥肉類＞　にわとり　［その他］　焼き鳥缶詰	173	177	-4	4	9	4	Atwater

食品群	食品番号	索引番号	食品名	エネルギー(kcal / 100 g)			2015年版で適用した食品別エネルギー換算係数			
				2020年版(a)	2015年版(b)	差(a−b)	たんぱく質	脂質	炭水化物	参照文献等*
11	11292	1914	＜鳥肉類＞　にわとり　[その他]　チキンナゲット	235	245	-10	4	9	4	Atwater
11	11293	1915	＜鳥肉類＞　にわとり　[その他]　つくね	235	235	0	4	9	4	Atwater
11	11238	1916	＜鳥肉類＞　はと　肉　皮なし　生	131	141	-10	4.22	9.41	4.11	科学技術庁
11	11240	1917	＜鳥肉類＞　ほろほろちょう　肉　皮なし　生	98	105	-7	4.22	9.41	4.11	科学技術庁
11	11241	1918	＜その他＞　いなご　つくだ煮	243	247	-4	4	9	4	Atwater
11	11242	1919	＜その他＞　かえる　肉　生	92	99	-7	4.22	9.41	4.11	科学技術庁
11	11243	1920	＜その他＞　すっぽん　肉　生	175	197	-22	4.22	9.41	4.11	科学技術庁
11	11244	1921	＜その他＞　はち　はちの子缶詰	239	250	-11	4	9	4	Atwater
12	12020	1922	あひる卵　ピータン	188	214	-26	4.32	9.41	3.68	科学技術庁
12	12001	1923	うこっけい卵　全卵　生	154	176	-22	4.32	9.41	3.68	科学技術庁
12	12002	1924	うずら卵　全卵　生	157	179	-22	4.32	9.41	3.68	科学技術庁
12	12003	1925	うずら卵　水煮缶詰	162	182	-20	4.32	9.41	3.68	科学技術庁
12	12004	1926	鶏卵　全卵　生	142	150	-8	4.32	9.41	3.68	科学技術庁
12	12005	1927	鶏卵　全卵　ゆで	134	153	-19	4.32	9.41	3.68	科学技術庁
12	12006	1928	鶏卵　全卵　ポーチドエッグ	145	164	-19	4.32	9.41	3.68	科学技術庁
12	12021	1929	鶏卵　全卵　目玉焼き	205	219	-14	4	9	4	Atwater
12	12022	1930	鶏卵　全卵　いり	190	205	-15	4	9	4	Atwater
12	12023	1931	鶏卵　全卵　素揚げ	321	345	-24	4	9	4	Atwater
12	12007	1932	鶏卵　全卵　水煮缶詰	131	146	-15	4.32	9.41	3.68	科学技術庁
12	12008	1933	鶏卵　全卵　加糖全卵	199	217	-18	4	9	4	Atwater
12	12009	1934	鶏卵　全卵　乾燥全卵	542	608	-66	4.32	9.41	3.68	科学技術庁
12	12010	1935	鶏卵　卵黄　生	336	394	-58	4.32	9.41	3.68	科学技術庁
12	12011	1936	鶏卵　卵黄　ゆで	331	391	-60	4.32	9.41	3.68	科学技術庁
12	12012	1937	鶏卵　卵黄　加糖卵黄	327	346	-19	4	9	4	Atwater
12	12013	1938	鶏卵　卵黄　乾燥卵黄	638	724	-86	4.32	9.41	3.68	科学技術庁
12	12014	1939	鶏卵　卵白　生	44	46	-2	4.32	9.41	3.68	科学技術庁
12	12015	1940	鶏卵　卵白　ゆで	46	47	-1	4.32	9.41	3.68	科学技術庁
12	12016	1941	鶏卵　卵白　乾燥卵白	350	378	-28	4.32	9.41	3.68	科学技術庁
12	12017	1942	鶏卵　たまご豆腐	76	82	-6	4	9	4	Atwater
12	12018	1943	鶏卵　たまご焼　厚焼きたまご	146	152	-6	4	9	4	Atwater
12	12019	1944	鶏卵　たまご焼　だし巻きたまご	123	129	-6	4	9	4	Atwater
13	13001	1945	＜牛乳及び乳製品＞　（液状乳類）　生乳　ジャージー種	77	82	-5	4.22	9.16	3.87	科学技術庁
13	13002	1946	＜牛乳及び乳製品＞　（液状乳類）　生乳　ホルスタイン種	63	66	-3	4.22	9.16	3.87	科学技術庁
13	13003	1947	＜牛乳及び乳製品＞　（液状乳類）　普通牛乳	61	67	-6	4.22	9.16	3.87	科学技術庁
13	13006	1948	＜牛乳及び乳製品＞　（液状乳類）　脱脂乳	31	34	-3	4.22	9.16	3.87	科学技術庁
13	13004	1949	＜牛乳及び乳製品＞　（液状乳類）　加工乳　濃厚	70	74	-4	4.22	9.16	3.87	科学技術庁

食品群	食品番号	索引番号	食品名	エネルギー(kcal / 100 g)			2015年版で適用した食品別エネルギー換算係数			
				2020年版 (a)	2015年版 (b)	差 (a−b)	たんぱく質	脂質	炭水化物	参照文献等*
13	13005	1950	＜牛乳及び乳製品＞　（液状乳類）　加工乳　低脂肪	42	46	-4	4.22	9.16	3.87	科学技術庁
13	13059	1951	＜牛乳及び乳製品＞　（液状乳類）　乳児用液体ミルク	66	66	0	4	9	4	Atwater
13	13007	1952	＜牛乳及び乳製品＞　（液状乳類）　乳飲料　コーヒー	56	56	0	4	9	4	Atwater
13	13008	1953	＜牛乳及び乳製品＞　（液状乳類）　乳飲料　フルーツ	46	46	0	4	9	4	Atwater
13	13009	1954	＜牛乳及び乳製品＞　（粉乳類）　全粉乳	490	500	-10	4.22	9.16	3.87	科学技術庁
13	13010	1955	＜牛乳及び乳製品＞　（粉乳類）　脱脂粉乳	354	359	-5	4.22	9.16	3.87	科学技術庁
13	13011	1956	＜牛乳及び乳製品＞　（粉乳類）　乳児用調製粉乳	510	514	-4	4	9	4	Atwater
13	13012	1957	＜牛乳及び乳製品＞　（練乳類）　無糖練乳	134	144	-10	4.22	9.16	3.87	科学技術庁
13	13013	1958	＜牛乳及び乳製品＞　（練乳類）　加糖練乳	314	332	-18	4	9	4	Atwater
13	13014	1959	＜牛乳及び乳製品＞　（クリーム類）　クリーム　乳脂肪	404	427	-23	4.22	9.16	3.87	科学技術庁
13	13015	1960	＜牛乳及び乳製品＞　（クリーム類）　クリーム　乳脂肪・植物性脂肪	388	409	-21	4	9	4	Atwater
13	13016	1961	＜牛乳及び乳製品＞　（クリーム類）　クリーム　植物性脂肪	353	374	-21	4	9	4	Atwater
13	13017	1962	＜牛乳及び乳製品＞　（クリーム類）　ホイップクリーム　乳脂肪	409	425	-16	4	9	4	Atwater
13	13018	1963	＜牛乳及び乳製品＞　（クリーム類）　ホイップクリーム　乳脂肪・植物性脂肪	394	413	-19	4	9	4	Atwater
13	13019	1964	＜牛乳及び乳製品＞　（クリーム類）　ホイップクリーム　植物性脂肪	399	402	-3	4	9	4	Atwater
13	13020	1965	＜牛乳及び乳製品＞　（クリーム類）　コーヒーホワイトナー　液状　乳脂肪	205	211	-6	4.22	9.16	3.87	科学技術庁
13	13021	1966	＜牛乳及び乳製品＞　（クリーム類）　コーヒーホワイトナー　液状　乳脂肪・植物性脂肪	227	228	-1	4	9	4	Atwater
13	13022	1967	＜牛乳及び乳製品＞　（クリーム類）　コーヒーホワイトナー　液状　植物性脂肪	244	248	-4	4	9	4	Atwater
13	13023	1968	＜牛乳及び乳製品＞　（クリーム類）　コーヒーホワイトナー　粉末状　乳脂肪	504	516	-12	4.22	9.16	3.87	科学技術庁
13	13024	1969	＜牛乳及び乳製品＞　（クリーム類）　コーヒーホワイトナー　粉末状　植物性脂肪	542	560	-18	4	9	4	Atwater
13	13025	1970	＜牛乳及び乳製品＞　（発酵乳・乳酸菌飲料）　ヨーグルト　全脂無糖	56	62	-6	4.22	9.16	3.87	科学技術庁
13	13053	1971	＜牛乳及び乳製品＞　（発酵乳・乳酸菌飲料）　ヨーグルト　低脂肪無糖	40	45	-5	4.22	9.16	3.87	科学技術庁
13	13054	1972	＜牛乳及び乳製品＞　（発酵乳・乳酸菌飲料）　ヨーグルト　無脂肪無糖	37	42	-5	4.22	9.16	3.87	科学技術庁
13	13026	1973	＜牛乳及び乳製品＞　（発酵乳・乳酸菌飲料）　ヨーグルト　脱脂加糖	65	67	-2	4	9	4	Atwater
13	13027	1974	＜牛乳及び乳製品＞　（発酵乳・乳酸菌飲料）　ヨーグルト　ドリンクタイプ　加糖	64	65	-1	4	9	4	Atwater
13	13028	1975	＜牛乳及び乳製品＞　（発酵乳・乳酸菌飲料）　乳酸菌飲料　乳製品	64	71	-7	4	9	4	Atwater
13	13029	1976	＜牛乳及び乳製品＞　（発酵乳・乳酸菌飲料）　乳酸菌飲料　殺菌乳製品	217	217	0	4	9	4	Atwater

586

食品群	食品番号	索引番号	食品名	エネルギー(kcal／100 g)			2015年版で適用した食品別エネルギー換算係数			
				2020年版(a)	2015年版(b)	差(a−b)	たんぱく質	脂質	炭水化物	参照文献等*
13	13030	1977	＜牛乳及び乳製品＞　（発酵乳・乳酸菌飲料）乳酸菌飲料　非乳製品	39	43	-4	4	9	4	Atwater
13	13031	1978	＜牛乳及び乳製品＞　（チーズ類）　ナチュラルチーズ　エダム	321	356	-35	4.22	9.16	3.87	科学技術庁
13	13032	1979	＜牛乳及び乳製品＞　（チーズ類）　ナチュラルチーズ　エメンタール	398	429	-31	4.22	9.16	3.87	科学技術庁
13	13033	1980	＜牛乳及び乳製品＞　（チーズ類）　ナチュラルチーズ　カテージ	99	105	-6	4.22	9.16	3.87	科学技術庁
13	13034	1981	＜牛乳及び乳製品＞　（チーズ類）　ナチュラルチーズ　カマンベール	291	310	-19	4.22	9.16	3.87	科学技術庁
13	13035	1982	＜牛乳及び乳製品＞　（チーズ類）　ナチュラルチーズ　クリーム	313	346	-33	4.22	9.16	3.87	科学技術庁
13	13036	1983	＜牛乳及び乳製品＞　（チーズ類）　ナチュラルチーズ　ゴーダ	356	380	-24	4.22	9.16	3.87	科学技術庁
13	13037	1984	＜牛乳及び乳製品＞　（チーズ類）　ナチュラルチーズ　チェダー	390	423	-33	4.22	9.16	3.87	科学技術庁
13	13038	1985	＜牛乳及び乳製品＞　（チーズ類）　ナチュラルチーズ　パルメザン	445	475	-30	4.22	9.16	3.87	科学技術庁
13	13039	1986	＜牛乳及び乳製品＞　（チーズ類）　ナチュラルチーズ　ブルー	326	349	-23	4.22	9.16	3.87	科学技術庁
13	13055	1987	＜牛乳及び乳製品＞　（チーズ類）　ナチュラルチーズ　マスカルポーネ	273	293	-20	4.22	9.16	3.87	科学技術庁
13	13056	1988	＜牛乳及び乳製品＞　（チーズ類）　ナチュラルチーズ　モッツァレラ	269	276	-7	4.22	9.16	3.87	科学技術庁
13	13057	1989	＜牛乳及び乳製品＞　（チーズ類）　ナチュラルチーズ　やぎ	280	296	-16	4.22	9.16	3.87	科学技術庁
13	13058	1990	＜牛乳及び乳製品＞　（チーズ類）　ナチュラルチーズ　リコッタ	159	162	-3	4.22	9.16	3.87	科学技術庁
13	13040	1991	＜牛乳及び乳製品＞　（チーズ類）　プロセスチーズ	313	339	-26	4.22	9.16	3.87	科学技術庁
13	13041	1992	＜牛乳及び乳製品＞（チーズ類）チーズスプレッド	284	305	-21	4.22	9.16	3.87	科学技術庁
13	13042	1993	＜牛乳及び乳製品＞　（アイスクリーム類）　アイスクリーム　高脂肪	205	212	-7	4	9	4	Atwater
13	13043	1994	＜牛乳及び乳製品＞　（アイスクリーム類）　アイスクリーム　普通脂肪	178	180	-2	4	9	4	Atwater
13	13044	1995	＜牛乳及び乳製品＞　（アイスクリーム類）　アイスミルク	167	167	0	4	9	4	Atwater
13	13045	1996	＜牛乳及び乳製品＞　（アイスクリーム類）　ラクトアイス　普通脂肪	217	224	-7	4	9	4	Atwater
13	13046	1997	＜牛乳及び乳製品＞　（アイスクリーム類）　ラクトアイス　低脂肪	108	108	0	4	9	4	Atwater
13	13047	1998	＜牛乳及び乳製品＞　（アイスクリーム類）　ソフトクリーム	146	146	0	4	9	4	Atwater
13	13048	1999	＜牛乳及び乳製品＞　（その他）　カゼイン	358	378	-20	4.22	9.16	3.87	科学技術庁
13	13049	2000	＜牛乳及び乳製品＞　（その他）　シャーベット	128	127	1	4	9	4	Atwater
13	13050	2001	＜牛乳及び乳製品＞　（その他）　チーズホエーパウダー	339	362	-23	4.22	9.16	3.87	科学技術庁
13	13051	2002	＜その他＞　人乳	61	65	-4	4.22	9.16	3.87	科学技術庁
13	13052	2003	＜その他＞　やぎ乳	57	63	-6	4.22	9.16	3.87	科学技術庁

食品群	食品番号	索引番号	食品名	エネルギー(kcal / 100 g)			2015年版で適用した食品別エネルギー換算係数			
				2020年版 (a)	2015年版 (b)	差 (a-b)	たんぱく質	脂質	炭水化物	参照文献等*
14	14023	2004	（植物油脂類）　あまに油	897	921	-24	-	9.21	-	科学技術庁
14	14024	2005	（植物油脂類）　えごま油	897	921	-24	-	9.21	-	科学技術庁
14	14001	2006	（植物油脂類）　オリーブ油	894	921	-27	-	9.21	-	科学技術庁
14	14002	2007	（植物油脂類）　ごま油	890	921	-31	-	9.21	-	科学技術庁
14	14003	2008	（植物油脂類）　米ぬか油	880	921	-41	-	9.21	-	科学技術庁
14	14004	2009	（植物油脂類）　サフラワー油　ハイオレイック	892	921	-29	-	9.21	-	科学技術庁
14	14025	2010	（植物油脂類）　サフラワー油　ハイリノール	883	921	-38	-	9.21	-	科学技術庁
14	14005	2011	（植物油脂類）　大豆油	885	921	-36	-	9.21	-	科学技術庁
14	14006	2012	（植物油脂類）　調合油	886	921	-35	-	9.21	-	科学技術庁
14	14007	2013	（植物油脂類）　とうもろこし油	884	921	-37	-	9.21	-	科学技術庁
14	14008	2014	（植物油脂類）　なたね油	887	921	-34	-	9.21	-	科学技術庁
14	14009	2015	（植物油脂類）　パーム油	887	921	-34	-	9.21	-	科学技術庁
14	14010	2016	（植物油脂類）　パーム核油	893	921	-28	-	9.21	-	科学技術庁
14	14011	2017	（植物油脂類）　ひまわり油　ハイリノール	899	921	-22	-	9.21	-	科学技術庁
14	14026	2018	（植物油脂類）　ひまわり油　ミッドオレイック	892	921	-29	-	9.21	-	科学技術庁
14	14027	2019	（植物油脂類）　ひまわり油　ハイオレイック	899	921	-22	-	9.21	-	科学技術庁
14	14028	2020	（植物油脂類）　ぶどう油	882	921	-39	-	9.21	-	科学技術庁
14	14012	2021	（植物油脂類）　綿実油	883	921	-38	-	9.21	-	科学技術庁
14	14013	2022	（植物油脂類）　やし油	889	921	-32	-	9.21	-	科学技術庁
14	14014	2023	（植物油脂類）　落花生油	882	921	-39	-	9.21	-	科学技術庁
14	14015	2024	（動物油脂類）　牛脂	869	940	-71	4.22	9.41	-	科学技術庁
14	14016	2025	（動物油脂類）　ラード	885	941	-56	4.22	9.41	-	科学技術庁
14	14032	2026	（動物油脂類）　たらのあぶら	853	940	-87	4.22	9.41	-	科学技術庁
14	14017	2027	（バター類）　無発酵バター　有塩バター	700	745	-45	4.22	9.16	3.87	科学技術庁
14	14018	2028	（バター類）　無発酵バター　食塩不使用バター	720	763	-43	4.22	9.16	3.87	科学技術庁
14	14019	2029	（バター類）　発酵バター　有塩バター	713	752	-39	4.22	9.16	3.87	科学技術庁
14	14020	2030	（マーガリン類）　マーガリン　家庭用　有塩	715	769	-54	4.22	9.21	3.87	科学技術庁
14	14033	2031	（マーガリン類）　マーガリン　家庭用　無塩	715	752	-37	4	9	4	Atwater
14	14029	2032	（マーガリン類）　マーガリン　業務用　有塩	740	778	-38	4.22	9.21	3.87	科学技術庁
14	14034	2033	（マーガリン類）　マーガリン　業務用　無塩	740	761	-21	4	9	4	Atwater
14	14021	2034	（マーガリン類）　ファットスプレッド	579	637	-58	4.22	9.21	3.87	科学技術庁
14	14022	2035	（その他）　ショートニング　家庭用	889	920	-31	-	9.21	-	科学技術庁
14	14030	2036	（その他）　ショートニング　業務用　製菓	881	921	-40	-	9.21	-	科学技術庁
14	14031	2037	（その他）　ショートニング　業務用　フライ	886	920	-34	-	9.21	-	科学技術庁
15	15001	2038	＜和生菓子・和半生菓子類＞　甘納豆　あずき	284	295	-11	4	9	4	Atwater
15	15002	2039	＜和生菓子・和半生菓子類＞　甘納豆　いんげんまめ	287	299	-12	4	9	4	Atwater
15	15003	2040	＜和生菓子・和半生菓子類＞　甘納豆　えんどう	293	308	-15	4	9	4	Atwater

食品群	食品番号	索引番号	食品名	エネルギー(kcal / 100 g)			2015年版で適用した食品別エネルギー換算係数			
				2020年版(a)	2015年版(b)	差(a−b)	たんぱく質	脂質	炭水化物	参照文献等*
15	15005	2041	＜和生菓子・和半生菓子類＞　今川焼　こしあん入り	217	221	-4	4	9	4	Atwater
15	15145	2042	＜和生菓子・和半生菓子類＞　今川焼　つぶしあん入り	220	223	-3	4	9	4	Atwater
15	15146	2043	＜和生菓子・和半生菓子類＞　今川焼　カスタードクリーム入り	224	229	-5	4	9	4	Atwater
15	15006	2044	＜和生菓子・和半生菓子類＞　ういろう　白	181	182	-1	4	9	4	Atwater
15	15147	2045	＜和生菓子・和半生菓子類＞　ういろう　黒	174	178	-4	4	9	4	Atwater
15	15007	2046	＜和生菓子・和半生菓子類＞　うぐいすもち　こしあん入り	236	241	-5	4	9	4	Atwater
15	15148	2047	＜和生菓子・和半生菓子類＞　うぐいすもち　つぶしあん入り	237	241	-4	4	9	4	Atwater
15	15008	2048	＜和生菓子・和半生菓子類＞　かしわもち　こしあん入り	203	207	-4	4	9	4	Atwater
15	15149	2049	＜和生菓子・和半生菓子類＞　かしわもち　つぶしあん入り	204	207	-3	4	9	4	Atwater
15	15009	2050	＜和生菓子・和半生菓子類＞　カステラ	310	320	-10	4	9	4	Atwater
15	15010	2051	＜和生菓子・和半生菓子類＞　かのこ	260	265	-5	4	9	4	Atwater
15	15011	2052	＜和生菓子・和半生菓子類＞　かるかん	226	230	-4	4	9	4	Atwater
15	15012	2053	＜和生菓子・和半生菓子類＞　きび団子	298	303	-5	4	9	4	Atwater
15	15013	2054	＜和生菓子・和半生菓子類＞　ぎゅうひ	253	257	-4	4	9	4	Atwater
15	15014	2055	＜和生菓子・和半生菓子類＞　きりざんしょ	245	248	-3	4	9	4	Atwater
15	15015	2056	＜和生菓子・和半生菓子類＞　きんぎょく糖	282	288	-6	4	9	4	Atwater
15	15016	2057	＜和生菓子・和半生菓子類＞　きんつば	260	265	-5	4	9	4	Atwater
15	15017	2058	＜和生菓子・和半生菓子類＞　草もち　こしあん入り	224	229	-5	4	9	4	Atwater
15	15150	2059	＜和生菓子・和半生菓子類＞　草もち　つぶしあん入り	227	230	-3	4	9	4	Atwater
15	15018	2060	＜和生菓子・和半生菓子類＞　くし団子　あん　こしあん入り	198	201	-3	4	9	4	Atwater
15	15151	2061	＜和生菓子・和半生菓子類＞　くし団子　あん　つぶしあん入り	199	201	-2	4	9	4	Atwater
15	15019	2062	＜和生菓子・和半生菓子類＞　くし団子　みたらし	194	197	-3	4	9	4	Atwater
15	15121	2063	＜和生菓子・和半生菓子類＞　くずもち　関西風　くずでん粉製品	93	91	2	2.78	8.37	4.03	FAO
15	15122	2064	＜和生菓子・和半生菓子類＞　くずもち　関東風　小麦でん粉製品	94	91	3	2.78	8.37	4.03	FAO
15	15020	2065	＜和生菓子・和半生菓子類＞　げっぺい	347	357	-10	4	9	4	Atwater
15	15123	2066	＜和生菓子・和半生菓子類＞　五平もち	178	181	-3	4	9	4	Atwater
15	15022	2067	＜和生菓子・和半生菓子類＞　桜もち　関西風　こしあん入り	196	200	-4	4	9	4	Atwater
15	15153	2068	＜和生菓子・和半生菓子類＞　桜もち　関西風　つぶしあん入り	197	201	-4	4	9	4	Atwater
15	15021	2069	＜和生菓子・和半生菓子類＞　桜もち　関東風　こしあん入り	235	239	-4	4	9	4	Atwater

食品群	食品番号	索引番号	食品名	エネルギー(kcal / 100 g)			2015年版で適用した食品別エネルギー換算係数			
				2020年版(a)	2015年版(b)	差(a−b)	たんぱく質	脂質	炭水化物	参照文献等*
15	15152	2070	<和生菓子・和半生菓子類> 桜もち 関東風 つぶしあん入り	237	240	-3	4	9	4	Atwater
15	15124	2071	<和生菓子・和半生菓子類> 笹だんご こしあん入り	227	239	-12	4	9	4	Atwater
15	15154	2072	<和生菓子・和半生菓子類> 笹だんご つぶしあん入り	228	240	-12	4	9	4	Atwater
15	15143	2073	<和生菓子・和半生菓子類> ずんだ	190	202	-12	4	9	4	Atwater
15	15144	2074	<和生菓子・和半生菓子類> ずんだもち	212	216	-4	4	9	4	Atwater
15	15023	2075	<和生菓子・和半生菓子類> 大福もち こしあん入り	223	235	-12	4	9	4	Atwater
15	15155	2076	<和生菓子・和半生菓子類> 大福もち つぶしあん入り	223	236	-13	4	9	4	Atwater
15	15024	2077	<和生菓子・和半生菓子類> タルト （和菓子）	287	293	-6	4	9	4	Atwater
15	15025	2078	<和生菓子・和半生菓子類> ちまき	150	153	-3	4	9	4	Atwater
15	15026	2079	<和生菓子・和半生菓子類> ちゃつう	320	329	-9	4	9	4	Atwater
15	15156	2080	<和生菓子・和半生菓子類> どら焼 こしあん入り	282	288	-6	4	9	4	Atwater
15	15027	2081	<和生菓子・和半生菓子類> どら焼 つぶしあん入り	292	289	3	4	9	4	Atwater
15	15157	2082	<和生菓子・和半生菓子類> 生八つ橋 あん入り こしあん入り	274	279	-5	4	9	4	Atwater
15	15004	2083	<和生菓子・和半生菓子類> 生八つ橋 あん入り こしあん・つぶしあん混合	274	279	-5	4	9	4	Atwater
15	15158	2084	<和生菓子・和半生菓子類> 生八つ橋 あん入り つぶしあん入り	275	279	-4	4	9	4	Atwater
15	15028	2085	<和生菓子・和半生菓子類> ねりきり	259	265	-6	4	9	4	Atwater
15	15029	2086	<和生菓子・和半生菓子類> まんじゅう カステラまんじゅう こしあん入り	292	297	-5	4	9	4	Atwater
15	15159	2087	<和生菓子・和半生菓子類> まんじゅう カステラまんじゅう つぶしあん入り	292	297	-5	4	9	4	Atwater
15	15160	2088	<和生菓子・和半生菓子類> まんじゅう かるかんまんじゅう こしあん入り	226	230	-4	4	9	4	Atwater
15	15161	2089	<和生菓子・和半生菓子類> まんじゅう かるかんまんじゅう つぶしあん入り	226	230	-4	4	9	4	Atwater
15	15030	2090	<和生菓子・和半生菓子類> まんじゅう くずまんじゅう こしあん入り	216	220	-4	4	9	4	Atwater
15	15162	2091	<和生菓子・和半生菓子類> まんじゅう くずまんじゅう つぶしあん入り	218	220	-2	4	9	4	Atwater
15	15031	2092	<和生菓子・和半生菓子類> まんじゅう くりまんじゅう こしあん入り	296	311	-15	4	9	4	Atwater
15	15163	2093	<和生菓子・和半生菓子類> まんじゅう くりまんじゅう つぶしあん入り	295	310	-15	4	9	4	Atwater
15	15032	2094	<和生菓子・和半生菓子類> まんじゅう とうまんじゅう こしあん入り	296	302	-6	4	9	4	Atwater
15	15164	2095	<和生菓子・和半生菓子類> まんじゅう とうまんじゅう つぶしあん入り	294	302	-8	4	9	4	Atwater
15	15033	2096	<和生菓子・和半生菓子類> まんじゅう 蒸しまんじゅう こしあん入り	257	261	-4	4	9	4	Atwater

食品群	食品番号	索引番号	食品名	エネルギー(kcal / 100 g) 2020年版(a)	2015年版(b)	差(a-b)	たんぱく質	脂質	炭水化物	参照文献等*
15	15165	2097	<和生菓子・和半生菓子類> まんじゅう 蒸しまんじゅう つぶしあん入り	257	261	-4	4	9	4	Atwater
15	15034	2098	<和生菓子・和半生菓子類> まんじゅう 中華まんじゅう あんまん こしあん入り	273	280	-7	4	9	4	Atwater
15	15166	2099	<和生菓子・和半生菓子類> まんじゅう 中華まんじゅう あんまん つぶしあん入り	279	284	-5	4	9	4	Atwater
15	15035	2100	<和生菓子・和半生菓子類> まんじゅう 中華まんじゅう 肉まん	242	260	-18	4	9	4	Atwater
15	15036	2101	<和生菓子・和半生菓子類> もなか こしあん入り	277	285	-8	4	9	4	Atwater
15	15167	2102	<和生菓子・和半生菓子類> もなか つぶしあん入り	278	285	-7	4	9	4	Atwater
15	15037	2103	<和生菓子・和半生菓子類> ゆべし	321	327	-6	4	9	4	Atwater
15	15038	2104	<和生菓子・和半生菓子類> ようかん 練りようかん	289	296	-7	4	9	4	Atwater
15	15039	2105	<和生菓子・和半生菓子類> ようかん 水ようかん	168	172	-4	4	9	4	Atwater
15	15040	2106	<和生菓子・和半生菓子類> ようかん 蒸しようかん	237	242	-5	4	9	4	Atwater
15	15041	2107	<和干菓子類> あめ玉	385	390	-5	4	9	4	Atwater
15	15042	2108	<和干菓子類> 芋かりんとう	465	476	-11	4	9	4	Atwater
15	15043	2109	<和干菓子類> おこし	376	382	-6	4	9	4	Atwater
15	15044	2110	<和干菓子類> おのろけ豆	438	448	-10	4	9	4	Atwater
15	15045	2111	<和干菓子類> かりんとう 黒	420	439	-19	4	9	4	Atwater
15	15046	2112	<和干菓子類> かりんとう 白	424	444	-20	4	9	4	Atwater
15	15047	2113	<和干菓子類> ごかぼう	367	387	-20	4	9	4	Atwater
15	15048	2114	<和干菓子類> 小麦粉せんべい 磯部せんべい	377	381	-4	4	9	4	Atwater
15	15049	2115	<和干菓子類> 小麦粉せんべい かわらせんべい	388	396	-8	4	9	4	Atwater
15	15050	2116	<和干菓子類> 小麦粉せんべい 巻きせんべい	386	391	-5	4	9	4	Atwater
15	15051	2117	<和干菓子類> 小麦粉せんべい 南部せんべい ごま入り	423	433	-10	4	9	4	Atwater
15	15052	2118	<和干菓子類> 小麦粉せんべい 南部せんべい 落花生入り	421	428	-7	4	9	4	Atwater
15	15053	2119	<和干菓子類> しおがま	347	355	-8	4	9	4	Atwater
15	15056	2120	<和干菓子類> ひなあられ 関西風	384	388	-4	4	9	4	Atwater
15	15055	2121	<和干菓子類> ひなあられ 関東風	380	387	-7	4	9	4	Atwater
15	15057	2122	<和干菓子類> 米菓 揚げせんべい	458	465	-7	4	9	4	Atwater
15	15058	2123	<和干菓子類> 米菓 甘辛せんべい	374	380	-6	4	9	4	Atwater
15	15059	2124	<和干菓子類> 米菓 あられ	378	380	-2	4	9	4	Atwater
15	15060	2125	<和干菓子類> 米菓 しょうゆせんべい	368	375	-7	4	9	4	Atwater
15	15061	2126	<和干菓子類> ボーロ 小粒	391	391	0	4	9	4	Atwater
15	15062	2127	<和干菓子類> ボーロ そばボーロ	398	406	-8	4	9	4	Atwater
15	15063	2128	<和干菓子類> 松風	378	381	-3	4	9	4	Atwater

食品群	食品番号	索引番号	食品名	エネルギー(kcal / 100 g)			2015年版で適用した食品別エネルギー換算係数			
				2020年版(a)	2015年版(b)	差(a−b)	たんぱく質	脂質	炭水化物	参照文献等*
15	15064	2129	＜和干菓子類＞　みしま豆	402	430	-28	4	9	4	Atwater
15	15065	2130	＜和干菓子類＞　八つ橋	390	394	-4	4	9	4	Atwater
15	15066	2131	＜和干菓子類＞　らくがん　らくがん	384	389	-5	4	9	4	Atwater
15	15067	2132	＜和干菓子類＞　らくがん　麦らくがん	396	397	-1	4	9	4	Atwater
15	15068	2133	＜和干菓子類＞　らくがん　もろこしらくがん	374	389	-15	4	9	4	Atwater
15	15125	2134	＜菓子パン類＞　揚げパン	369	377	-8	4	9	4	Atwater
15	15069	2135	＜菓子パン類＞　あんパン　こしあん入り	253	273	-20	4	9	4	Atwater
15	15168	2136	＜菓子パン類＞　あんパン　つぶしあん入り	266	274	-8	4	9	4	Atwater
15	15126	2137	＜菓子パン類＞　あんパン　薄皮タイプ　こしあん入り	257	265	-8	4	9	4	Atwater
15	15169	2138	＜菓子パン類＞　あんパン　薄皮タイプ　つぶしあん入り	258	266	-8	4	9	4	Atwater
15	15127	2139	＜菓子パン類＞　カレーパン　皮及び具	302	321	-19	4	9	4	Atwater
15	15128	2140	＜菓子パン類＞　カレーパン　皮のみ	363	384	-21	4	9	4	Atwater
15	15129	2141	＜菓子パン類＞　カレーパン　具のみ	168	180	-12	4	9	4	Atwater
15	15070	2142	＜菓子パン類＞　クリームパン	286	291	-5	4	9	4	Atwater
15	15130	2143	＜菓子パン類＞　クリームパン　薄皮タイプ	218	224	-6	4	9	4	Atwater
15	15071	2144	＜菓子パン類＞　ジャムパン	285	289	-4	4	9	4	Atwater
15	15072	2145	＜菓子パン類＞　チョココロネ	321	339	-18	4	9	4	Atwater
15	15131	2146	＜菓子パン類＞　チョコパン　薄皮タイプ	340	353	-13	4	9	4	Atwater
15	15132	2147	＜菓子パン類＞　メロンパン	349	366	-17	4	9	4	Atwater
15	15181	2148	＜菓子パン類＞　菓子パン　あんなし	294	304	-10	4	9	4	Atwater
15	15073	2149	＜ケーキ・ペストリー類＞　シュークリーム	223	228	-5	4	9	4	Atwater
15	15074	2150	＜ケーキ・ペストリー類＞　スポンジケーキ	283	307	-24	4	9	4	Atwater
15	15075	2151	＜ケーキ・ペストリー類＞　ショートケーキ　果実なし	318	334	-15	4	9	4	Atwater
15	15170	2152	＜ケーキ・ペストリー類＞　ショートケーキ　いちご	314	330	-16	4	9	4	Atwater
15	15133	2153	＜ケーキ・ペストリー類＞　タルト　（洋菓子）	248	262	-14	4	9	4	Atwater
15	15134	2154	＜ケーキ・ペストリー類＞　チーズケーキ　ベイクドチーズケーキ	299	318	-19	4	9	4	Atwater
15	15135	2155	＜ケーキ・ペストリー類＞　チーズケーキ　レアチーズケーキ	348	363	-15	4	9	4	Atwater
15	15182	2156	＜ケーキ・ペストリー類＞　デニッシュペストリー　アメリカンタイプ　プレーン	382	279	103	4	9	4	Atwater
15	15076	2157	＜ケーキ・ペストリー類＞　デニッシュペストリー　デンマークタイプ　プレーン	457	415	42	4	9	4	Atwater
15	15183	2158	＜ケーキ・ペストリー類＞　デニッシュペストリー　アメリカンタイプ　あん入り　こしあん	330	271	59	4	9	4	Atwater
15	15184	2159	＜ケーキ・ペストリー類＞　デニッシュペストリー　アメリカンタイプ　あん入り　つぶしあん	323	264	59	4	9	4	Atwater
15	15171	2160	＜ケーキ・ペストリー類＞　デニッシュペストリー　デンマークタイプ　あん入り　こしあん	384	322	62	4	9	4	Atwater

食品群	食品番号	索引番号	食品名	エネルギー(kcal / 100 g)			2015年版で適用した食品別エネルギー換算係数			
				2020年版(a)	2015年版(b)	差(a−b)	たんぱく質	脂質	炭水化物	参照文献等*
15	15172	2161	＜ケーキ・ペストリー類＞ デニッシュペストリー デンマークタイプ あん入り つぶしあん	387	322	65	4	9	4	Atwater
15	15185	2162	＜ケーキ・ペストリー類＞ デニッシュペストリー アメリカンタイプ あん入り クリーム	304	243	61	4	9	4	Atwater
15	15173	2163	＜ケーキ・ペストリー類＞ デニッシュペストリー デンマークタイプ あん入り クリーム	419	343	76	4	9	4	Atwater
15	15077	2164	＜ケーキ・ペストリー類＞ ドーナッツ イーストドーナッツ プレーン	379	386	-7	4	9	4	Atwater
15	15174	2165	＜ケーキ・ペストリー類＞ ドーナッツ イーストドーナッツ あん入り こしあん	341	349	-8	4	9	4	Atwater
15	15175	2166	＜ケーキ・ペストリー類＞ ドーナッツ イーストドーナッツ あん入り つぶしあん	341	351	-10	4	9	4	Atwater
15	15176	2167	＜ケーキ・ペストリー類＞ ドーナッツ イーストドーナッツ あん入り クリーム	371	379	-8	4	9	4	Atwater
15	15078	2168	＜ケーキ・ペストリー類＞ ドーナッツ ケーキドーナッツ プレーン	368	375	-7	4	9	4	Atwater
15	15177	2169	＜ケーキ・ペストリー類＞ ドーナッツ ケーキドーナッツ あん入り こしあん	351	345	6	4	9	4	Atwater
15	15178	2170	＜ケーキ・ペストリー類＞ ドーナッツ ケーキドーナッツ あん入り つぶしあん	352	346	6	4	9	4	Atwater
15	15179	2171	＜ケーキ・ペストリー類＞ ドーナッツ ケーキドーナッツ あん入り カスタードクリーム	371	369	2	4	9	4	Atwater
15	15079	2172	＜ケーキ・ペストリー類＞ パイ パイ皮	386	394	-8	4	9	4	Atwater
15	15080	2173	＜ケーキ・ペストリー類＞ パイ アップルパイ	294	304	-10	4	9	4	Atwater
15	15081	2174	＜ケーキ・ペストリー類＞ パイ ミートパイ	381	397	-16	4	9	4	Atwater
15	15082	2175	＜ケーキ・ペストリー類＞ バターケーキ	422	443	-21	4	9	4	Atwater
15	15083	2176	＜ケーキ・ペストリー類＞ ホットケーキ	253	260	-7	4	9	4	Atwater
15	15084	2177	＜ケーキ・ペストリー類＞ ワッフル カスタードクリーム入り	241	252	-11	4	9	4	Atwater
15	15085	2178	＜ケーキ・ペストリー類＞ ワッフル ジャム入り	279	286	-7	4	9	4	Atwater
15	15086	2179	＜デザート菓子類＞ カスタードプリン	116	128	-12	4	9	4	Atwater
15	15136	2180	＜デザート菓子類＞ 牛乳寒天	61	65	-4	4	9	4	Atwater
15	15142	2181	＜デザート菓子類＞ こんにゃくゼリー	65	66	-1	4	9	4	Atwater
15	15087	2182	＜デザート菓子類＞ ゼリー オレンジ	79	89	-10	4	9	4	Atwater
15	15088	2183	＜デザート菓子類＞ ゼリー コーヒー	44	48	-4	4	9	4	Atwater
15	15089	2184	＜デザート菓子類＞ ゼリー ミルク	103	108	-5	4	9	4	Atwater
15	15090	2185	＜デザート菓子類＞ ゼリー ワイン	65	66	-1	4	9	4	FAO
15	15091	2186	＜デザート菓子類＞ ババロア	204	218	-14	4	9	4	Atwater
15	15092	2187	＜ビスケット類＞ ウエハース	438	454	-16	4	9	4	Atwater
15	15141	2188	＜ビスケット類＞ ウエハース クリーム入り	495	489	6	4	9	4	Atwater
15	15093	2189	＜ビスケット類＞ クラッカー オイルスプレークラッカー	481	492	-11	4	9	4	Atwater
15	15094	2190	＜ビスケット類＞ クラッカー ソーダクラッカー	421	427	-6	4	9	4	Atwater
15	15095	2191	＜ビスケット類＞ サブレ	459	468	-11	4	9	4	Atwater

食品群	食品番号	索引番号	食品名	エネルギー(kcal／100 g)			2015年版で適用した食品別エネルギー換算係数			
				2020年版 (a)	2015年版 (b)	差 (a−b)	たんぱく質	脂質	炭水化物	参照文献等*
15	15054	2192	＜ビスケット類＞　中華風クッキー	514	533	-19	4	9	4	Atwater
15	15097	2193	＜ビスケット類＞　ビスケット　ハードビスケット	422	432	-10	4	9	4	Atwater
15	15098	2194	＜ビスケット類＞　ビスケット　ソフトビスケット	511	522	-11	4	9	4	Atwater
15	15099	2195	＜ビスケット類＞　プレッツェル	465	480	-15	4	9	4	Atwater
15	15096	2196	＜ビスケット類＞　リーフパイ	558	566	-8	4	9	4	Atwater
15	15100	2197	＜ビスケット類＞　ロシアケーキ	486	497	-11	4	9	4	Atwater
15	15101	2198	＜スナック類＞　小麦粉あられ	476	481	-5	4	9	4	Atwater
15	15102	2199	＜スナック類＞　コーンスナック	516	526	-10	4	9	4	Atwater
15	15103	2200	＜スナック類＞　ポテトチップス　ポテトチップス	541	554	-13	4	9	4	Atwater
15	15104	2201	＜スナック類＞　ポテトチップス　成形ポテトチップス	515	540	-25	4	9	4	Atwater
15	15109	2202	＜キャンデー類＞　かわり玉	392	385	7	-	-	3.87	FAO
15	15105	2203	＜キャンデー類＞　キャラメル	426	433	-7	4	9	4	Atwater
15	15107	2204	＜キャンデー類＞　ゼリーキャンデー	334	336	-2	4	9	4	Atwater
15	15108	2205	＜キャンデー類＞　ゼリービーンズ	358	362	-4	4	9	4	Atwater
15	15110	2206	＜キャンデー類＞　ドロップ	389	392	-3	4	9	4	Atwater
15	15111	2207	＜キャンデー類＞　バタースコッチ	414	423	-9	4	9	4	Atwater
15	15112	2208	＜キャンデー類＞　ブリットル	506	521	-15	4	9	4	Atwater
15	15113	2209	＜キャンデー類＞　マシュマロ	324	326	-2	4	9	4	Atwater
15	15106	2210	＜キャンデー類＞　ラムネ	373	373	0	4	9	4	Atwater
15	15137	2211	＜チョコレート類＞　アーモンドチョコレート	562	583	-21	4	9	4	Atwater
15	15114	2212	＜チョコレート類＞　カバーリングチョコレート	488	504	-16	4	9	4	Atwater
15	15115	2213	＜チョコレート類＞　ホワイトチョコレート	588	588	0	4	9	4	Atwater
15	15116	2214	＜チョコレート類＞　ミルクチョコレート	551	558	-7	4	9	4	Atwater
15	15117	2215	＜果実菓子類＞　マロングラッセ	303	317	-14	4	9	4	Atwater
15	15118	2216	＜チューインガム類＞　板ガム	388	388	0	4	9	4	Atwater
15	15119	2217	＜チューインガム類＞　糖衣ガム	390	390	0	4	9	4	Atwater
15	15120	2218	＜チューインガム類＞　風船ガム	387	387	0	4	9	4	Atwater
15	15138	2219	＜その他＞　カスタードクリーム	174	188	-14	4	9	4	Atwater
15	15139	2220	＜その他＞　しるこ　こしあん	211	216	-5	4	9	4	Atwater
15	15140	2221	＜その他＞　しるこ　つぶしあん	179	183	-4	4	9	4	Atwater
15	15180	2222	＜その他＞　チョコレートクリーム	481	496	-15	4	9	4	Atwater
16	16001	2223	＜アルコール飲料類＞　（醸造酒類）　清酒　普通酒	107	109	-2	4	9	4	FAO
16	16002	2224	＜アルコール飲料類＞　（醸造酒類）　清酒　純米酒	102	103	-1	4	9	4	FAO
16	16003	2225	＜アルコール飲料類＞　（醸造酒類）　清酒　本醸造酒	106	107	-1	4	9	4	FAO
16	16004	2226	＜アルコール飲料類＞　（醸造酒類）　清酒　吟醸酒	103	104	-1	4	9	4	FAO

食品群	食品番号	索引番号	食品名	エネルギー(kcal / 100 g)			2015年版で適用した食品別エネルギー換算係数			
				2020年版 (a)	2015年版 (b)	差 (a−b)	たんぱく質	脂質	炭水化物	参照文献等*
16	16005	2227	＜アルコール飲料類＞　（醸造酒類）　清酒　純米吟醸酒	102	103	−1	4	9	4	FAO
16	16006	2228	＜アルコール飲料類＞　（醸造酒類）　ビール　淡色	39	40	−1	4	9	4	FAO
16	16007	2229	＜アルコール飲料類＞　（醸造酒類）　ビール　黒	45	46	−1	4	9	4	FAO
16	16008	2230	＜アルコール飲料類＞　（醸造酒類）　ビール　スタウト	62	64	−2	4	9	4	FAO
16	16009	2231	＜アルコール飲料類＞　（醸造酒類）　発泡酒	44	45	−1	4	9	4	FAO
16	16010	2232	＜アルコール飲料類＞　（醸造酒類）　ぶどう酒　白	75	73	2	4	9	4	FAO
16	16011	2233	＜アルコール飲料類＞　（醸造酒類）　ぶどう酒　赤	68	73	−5	4	9	4	FAO
16	16012	2234	＜アルコール飲料類＞　（醸造酒類）　ぶどう酒　ロゼ	71	77	−6	4	9	4	FAO
16	16013	2235	＜アルコール飲料類＞　（醸造酒類）　紹興酒	126	127	−1	4	9	4	FAO
16	16014	2236	＜アルコール飲料類＞　（蒸留酒類）　しょうちゅう　連続式蒸留しょうちゅう	203	206	−3	4	9	4	FAO
16	16015	2237	＜アルコール飲料類＞　（蒸留酒類）　しょうちゅう　単式蒸留しょうちゅう	144	146	−2	4	9	4	FAO
16	16060	2238	＜アルコール飲料類＞　（蒸留酒類）　しょうちゅう　泡盛	206	209	−3	4	9	4	Atwater
16	16016	2239	＜アルコール飲料類＞　（蒸留酒類）　ウイスキー	234	237	−3	4	9	4	FAO
16	16017	2240	＜アルコール飲料類＞　（蒸留酒類）　ブランデー	234	237	−3	4	9	4	FAO
16	16018	2241	＜アルコール飲料類＞　（蒸留酒類）　ウオッカ	237	240	−3	4	9	4	FAO
16	16019	2242	＜アルコール飲料類＞　（蒸留酒類）　ジン	280	284	−4	4	9	4	FAO
16	16020	2243	＜アルコール飲料類＞　（蒸留酒類）　ラム	237	240	−3	4	9	4	FAO
16	16021	2244	＜アルコール飲料類＞　（蒸留酒類）　マオタイ酒	317	322	−5	4	9	4	FAO
16	16022	2245	＜アルコール飲料類＞　（混成酒類）　梅酒	155	156	−1	4	9	4	FAO
16	16023	2246	＜アルコール飲料類＞　（混成酒類）　合成清酒	108	109	−1	4	9	4	FAO
16	16024	2247	＜アルコール飲料類＞　（混成酒類）　白酒	236	235	1	4	9	4	FAO
16	16025	2248	＜アルコール飲料類＞　（混成酒類）　みりん　本みりん	241	241	0	4	9	4	FAO
16	16026	2249	＜アルコール飲料類＞　（混成酒類）　みりん　本直し	179	181	−2	4	9	4	FAO
16	16059	2250	＜アルコール飲料類＞　（混成酒類）　缶チューハイ　レモン風味	51	52	−1	4	9	4	FAO/Atwater
16	16027	2251	＜アルコール飲料類＞　（混成酒類）　薬味酒	181	182	−1	4	9	4	FAO
16	16028	2252	＜アルコール飲料類＞　（混成酒類）　キュラソー	319	322	−3	4	9	4	FAO
16	16029	2253	＜アルコール飲料類＞　（混成酒類）　スイートワイン	125	133	−8	4	9	4	FAO
16	16030	2254	＜アルコール飲料類＞　（混成酒類）　ペパーミント	300	302	−2	4	9	4	FAO
16	16031	2255	＜アルコール飲料類＞　（混成酒類）　ベルモット　甘口タイプ	151	152	−1	4	9	4	FAO
16	16032	2256	＜アルコール飲料類＞　（混成酒類）　ベルモット　辛口タイプ	113	117	−4	4	9	4	FAO

食品群	食品番号	索引番号	食品名	エネルギー(kcal／100 g)			2015年版で適用した食品別エネルギー換算係数			
				2020年版(a)	2015年版(b)	差(a−b)	たんぱく質	脂質	炭水化物	参照文献等*
16	16033	2257	＜茶類＞　（緑茶類）　玉露　茶	241	329	-88	4	9	4	Atwater
16	16034	2258	＜茶類＞　（緑茶類）　玉露　浸出液	5	5	0	4	9	4	Atwater
16	16035	2259	＜茶類＞　（緑茶類）　抹茶　茶	237	324	-87	4	9	4	Atwater
16	16036	2260	＜茶類＞　（緑茶類）　せん茶　茶	229	331	-102	4	9	4	Atwater
16	16037	2261	＜茶類＞　（緑茶類）　せん茶　浸出液	2	2	0	4	9	4	Atwater
16	16038	2262	＜茶類＞　（緑茶類）　かまいり茶　浸出液	1	0	1	4	9	4	Atwater
16	16039	2263	＜茶類＞　（緑茶類）　番茶　浸出液	0	0	0	4	9	4	Atwater
16	16040	2264	＜茶類＞　（緑茶類）　ほうじ茶　浸出液	0	0	0	4	9	4	Atwater
16	16041	2265	＜茶類＞　（緑茶類）　玄米茶　浸出液	0	0	0	4	9	4	Atwater
16	16042	2266	＜茶類＞　（発酵茶類）　ウーロン茶　浸出液	0	0	0	4	9	4	Atwater
16	16043	2267	＜茶類＞　（発酵茶類）　紅茶　茶	234	311	-77	4	9	4	Atwater
16	16044	2268	＜茶類＞　（発酵茶類）　紅茶　浸出液	1	1	0	4	9	4	Atwater
16	16045	2269	＜コーヒー・ココア類＞　コーヒー　浸出液	4	4	0	4	9	4	Atwater
16	16046	2270	＜コーヒー・ココア類＞　コーヒー　インスタントコーヒー	287	288	-1	4	9	4	Atwater
16	16047	2271	＜コーヒー・ココア類＞　コーヒー　コーヒー飲料　乳成分入り　加糖	38	38	0	4	9	4	Atwater
16	16048	2272	＜コーヒー・ココア類＞　ココア　ピュアココア	386	271	115	1.83	8.37	1.33	FAO
16	16049	2273	＜コーヒー・ココア類＞　ココア　ミルクココア	400	412	-12	4	9	4	Atwater
16	16056	2274	＜その他＞　青汁　ケール	312	375	-63	4	9	4	Atwater
16	16050	2275	＜その他＞　甘酒	76	81	-5	4	9	4	Atwater
16	16051	2276	＜その他＞　昆布茶	173	95	78	2	4.5	2	暫定
16	16057	2277	＜その他＞　スポーツドリンク	21	21	0	4	9	4	Atwater
16	16052	2278	＜その他＞　（炭酸飲料類）　果実色飲料	51	51	0	4	9	4	Atwater
16	16053	2279	＜その他＞　（炭酸飲料類）　コーラ	46	46	0	4	9	4	Atwater
16	16054	2280	＜その他＞　（炭酸飲料類）　サイダー	41	41	0	4	9	4	Atwater
16	16058	2281	＜その他＞　（炭酸飲料類）　ビール風味炭酸飲料	5	5	0	4	9	4	Atwater
16	16055	2282	＜その他＞　麦茶　浸出液	1	1	0	4	9	4	Atwater
16	16061	2283	＜その他＞　なぎなたこうじゅ　浸出液	0	0	0	4	9	4	Atwater
17	17001	2284	＜調味料類＞　（ウスターソース類）　ウスターソース	122	119	3	4	9	4	Atwater
17	17002	2285	＜調味料類＞　（ウスターソース類）　中濃ソース	132	131	1	4	9	4	Atwater
17	17003	2286	＜調味料類＞　（ウスターソース類）　濃厚ソース	133	132	1	4	9	4	Atwater
17	17085	2287	＜調味料類＞　（ウスターソース類）　お好み焼きソース	146	145	1	4	9	4	Atwater
17	17004	2288	＜調味料類＞　（辛味調味料類）　トウバンジャン	49	60	-11	4	9	4	Atwater
17	17005	2289	＜調味料類＞　（辛味調味料類）　チリペッパーソース	58	59	-1	4	9	4	Atwater
17	17006	2290	＜調味料類＞　（辛味調味料類）　ラー油	887	919	-32	2.44	9.21	-	科学技術庁
17	17007	2291	＜調味料類＞　（しょうゆ類）　こいくちしょうゆ	77	77	0	4	9	4	Atwater

食品群	食品番号	索引番号	食品名	エネルギー(kcal / 100 g)			2015年版で適用した食品別エネルギー換算係数			
				2020年版(a)	2015年版(b)	差(a−b)	たんぱく質	脂質	炭水化物	参照文献等*
17	17086	2292	＜調味料類＞　（しょうゆ類）　こいくちしょうゆ　減塩	68	69	-1	4	9	4	Atwater
17	17008	2293	＜調味料類＞　（しょうゆ類）　うすくちしょうゆ	60	60	0	4	9	4	Atwater
17	17139	2294	＜調味料類＞　（しょうゆ類）　うすくちしょうゆ　低塩	77	77	0	4	9	4	Atwater
17	17009	2295	＜調味料類＞　（しょうゆ類）　たまりしょうゆ	111	111	0	4	9	4	Atwater
17	17010	2296	＜調味料類＞　（しょうゆ類）　さいしこみしょうゆ	102	103	-1	4	9	4	Atwater
17	17011	2297	＜調味料類＞　（しょうゆ類）　しろしょうゆ	87	87	0	4	9	4	Atwater
17	17087	2298	＜調味料類＞　（しょうゆ類）　だししょうゆ	40	40	0	4	9	4	Atwater
17	17088	2299	＜調味料類＞　（しょうゆ類）　照りしょうゆ	172	172	0	4	9	4	Atwater
17	17012	2300	＜調味料類＞　（食塩類）　食塩	0	0	0	-	-	-	-
17	17013	2301	＜調味料類＞　（食塩類）　並塩	0	0	0	-	-	-	-
17	17146	2302	＜調味料類＞　（食塩類）　減塩タイプ食塩　調味料含む	50	0	50	4	9	4	Atwater
17	17147	2303	＜調味料類＞　（食塩類）　減塩タイプ食塩　調味料不使用	0	0	0	-	-	-	-
17	17014	2304	＜調味料類＞　（食塩類）　精製塩　家庭用	0	0	0	-	-	-	-
17	17089	2305	＜調味料類＞　（食塩類）　精製塩　業務用	0	0	0	-	-	-	-
17	17090	2306	＜調味料類＞　（食酢類）　黒酢	66	54	12	4	9	4	Atwater
17	17015	2307	＜調味料類＞　（食酢類）　穀物酢	37	25	12	4	9	4	Atwater
17	17016	2308	＜調味料類＞　（食酢類）　米酢	59	46	13	4	9	4	Atwater
17	17091	2309	＜調味料類＞　（食酢類）　果実酢　バルサミコ酢	116	99	17	4	9	4	Atwater
17	17017	2310	＜調味料類＞　（食酢類）　果実酢　ぶどう酢	36	22	14	4	9	4	Atwater
17	17018	2311	＜調味料類＞　（食酢類）　果実酢　りんご酢	41	26	15	4	9	4	Atwater
17	17130	2312	＜調味料類＞　（だし類）　あごだし	0	1	-1	4.22	9.41	4.11	科学技術庁
17	17019	2313	＜調味料類＞　（だし類）　かつおだし　荒節	2	2	0	4.22	9.41	4.11	科学技術庁
17	17131	2314	＜調味料類＞　（だし類）　かつおだし　本枯れ節	2	2	0	4.22	9.41	4.11	科学技術庁
17	17020	2315	＜調味料類＞　（だし類）　昆布だし　水出し	4	4	0	4	9	4	Atwater
17	17132	2316	＜調味料類＞　（だし類）　昆布だし　煮出し	5	6	-1	4	9	4	Atwater
17	17021	2317	＜調味料類＞　（だし類）　かつお・昆布だし　荒節・昆布だし	2	2	0	4	9	4	Atwater
17	17148	2318	＜調味料類＞　（だし類）　かつお・昆布だし　本枯れ節・昆布だし	2	3	-1	4	9	4	Atwater
17	17022	2319	＜調味料類＞　（だし類）　しいたけだし	4	4	0	4	9	4	Atwater
17	17023	2320	＜調味料類＞　（だし類）　煮干しだし	1	1	0	4.22	9.41	4.11	科学技術庁
17	17024	2321	＜調味料類＞　（だし類）　鶏がらだし	7	8	-1	4.22	9.41	4.11	科学技術庁
17	17025	2322	＜調味料類＞　（だし類）　中華だし	3	3	0	4	9	4	Atwater
17	17026	2323	＜調味料類＞　（だし類）　洋風だし	6	6	0	4	9	4	Atwater
17	17027	2324	＜調味料類＞　（だし類）　固形ブイヨン	233	235	-2	4	9	4	Atwater
17	17092	2325	＜調味料類＞　（だし類）　顆粒おでん用	166	166	0	4	9	4	Atwater

食品群	食品番号	索引番号	食品名	エネルギー(kcal／100 g)			2015年版で適用した食品別エネルギー換算係数			
				2020年版(a)	2015年版(b)	差(a−b)	たんぱく質	脂質	炭水化物	参照文献等*
17	17093	2326	＜調味料類＞　（だし類）　顆粒中華だし	210	211	-1	4	9	4	Atwater
17	17028	2327	＜調味料類＞　（だし類）　顆粒和風だし	223	224	-1	4	9	4	Atwater
17	17140	2328	＜調味料類＞　（だし類）　なべつゆ　ストレート　しょうゆ味	20	20	0	4	9	4	Atwater
17	17029	2329	＜調味料類＞　（だし類）　めんつゆ　ストレート	44	44	0	4	9	4	Atwater
17	17141	2330	＜調味料類＞　（だし類）　めんつゆ　二倍濃縮	71	71	0	4	9	4	Atwater
17	17030	2331	＜調味料類＞　（だし類）　めんつゆ　三倍濃縮	98	98	0	4	9	4	Atwater
17	17142	2332	＜調味料類＞　（だし類）　ラーメンスープ　濃縮　しょうゆ味　ストレートしょうゆ味	157	159	-2	4	9	4	Atwater
17	17143	2333	＜調味料類＞　（だし類）　ラーメンスープ　濃縮　みそ味　ストレートみそ味	187	192	-5	4	9	4	Atwater
17	17094	2334	＜調味料類＞　（調味ソース類）　甘酢	125	125	0	4	9	4	Atwater
17	17095	2335	＜調味料類＞　（調味ソース類）　エビチリの素	54	56	-2	4	9	4	Atwater
17	17031	2336	＜調味料類＞　（調味ソース類）　オイスターソース	105	107	-2	4	9	4	Atwater
17	17096	2337	＜調味料類＞　（調味ソース類）　黄身酢	222	292	-70	4	9	4	Atwater
17	17133	2338	＜調味料類＞　（調味ソース類）　魚醤油　いかなごしょうゆ	64	65	-1	4	9	4	Atwater
17	17134	2339	＜調味料類＞　（調味ソース類）　魚醤油　いしる（いしり）	67	68	-1	4	9	4	Atwater
17	17135	2340	＜調味料類＞　（調味ソース類）　魚醤油　しょっつる	29	29	0	4	9	4	Atwater
17	17107	2341	＜調味料類＞　（調味ソース類）　魚醤油　ナンプラー	47	48	-1	4	9	4	Atwater
17	17097	2342	＜調味料類＞　（調味ソース類）　ごま酢	217	218	-1	4	9	4	Atwater
17	17098	2343	＜調味料類＞　（調味ソース類）　ごまだれ	285	293	-8	4	9	4	Atwater
17	17099	2344	＜調味料類＞　（調味ソース類）　三杯酢	94	85	9	4	9	4	Atwater
17	17100	2345	＜調味料類＞　（調味ソース類）　二杯酢	67	60	7	4	9	4	Atwater
17	17101	2346	＜調味料類＞　（調味ソース類）　すし酢　ちらし・稲荷用	159	150	9	4	9	4	Atwater
17	17102	2347	＜調味料類＞　（調味ソース類）　すし酢　にぎり用	81	70	11	4	9	4	Atwater
17	17103	2348	＜調味料類＞　（調味ソース類）　すし酢　巻き寿司・箱寿司用	117	107	10	4	9	4	Atwater
17	17104	2349	＜調味料類＞　（調味ソース類）　中華風合わせ酢	158	153	5	4	9	4	Atwater
17	17105	2350	＜調味料類＞　（調味ソース類）　デミグラスソース	82	82	0	4	9	4	Atwater
17	17106	2351	＜調味料類＞　（調味ソース類）　テンメンジャン	249	256	-7	4	9	4	Atwater
17	17108	2352	＜調味料類＞　（調味ソース類）　冷やし中華のたれ	117	114	3	4	9	4	Atwater
17	17109	2353	＜調味料類＞　（調味ソース類）　ホワイトソース	99	99	0	4	9	4	Atwater
17	17110	2354	＜調味料類＞　（調味ソース類）　ぽん酢しょうゆ	49	49	0	4	9	4	Atwater
17	17137	2355	＜調味料類＞　（調味ソース類）　ぽん酢しょうゆ　市販品	62	61	1	4	9	4	Atwater

食品群	食品番号	索引番号	食品名	エネルギー(kcal / 100 g)			2015年版で適用した食品別エネルギー換算係数			
				2020年版 (a)	2015年版 (b)	差 (a-b)	たんぱく質	脂質	炭水化物	参照文献等*
17	17032	2356	＜調味料類＞　（調味ソース類）　マーボー豆腐の素	115	115	0	4	9	4	Atwater
17	17111	2357	＜調味料類＞　（調味ソース類）　マリネ液	70	68	2	4	9	4	Atwater
17	17033	2358	＜調味料類＞　（調味ソース類）　ミートソース	96	101	-5	4	9	4	Atwater
17	17144	2359	＜調味料類＞　（調味ソース類）　焼きそば粉末ソース	251	282	-31	4	9	4	Atwater
17	17112	2360	＜調味料類＞　（調味ソース類）　焼き鳥のたれ	132	132	0	4	9	4	Atwater
17	17113	2361	＜調味料類＞　（調味ソース類）　焼き肉のたれ	165	166	-1	4	9	4	Atwater
17	17114	2362	＜調味料類＞　（調味ソース類）　みたらしのたれ	127	127	0	4	9	4	Atwater
17	17115	2363	＜調味料類＞　（調味ソース類）　ゆずこしょう	37	49	-12	4	9	4	Atwater
17	17034	2364	＜調味料類＞　（トマト加工品類）　トマトピューレー	44	41	3	2.44	8.37	3.57	FAO
17	17035	2365	＜調味料類＞　（トマト加工品類）　トマトペースト	94	89	5	2.44	8.37	3.57	FAO
17	17036	2366	＜調味料類＞　（トマト加工品類）　トマトケチャップ	106	121	-15	4	9	4	Atwater
17	17037	2367	＜調味料類＞　（トマト加工品類）　トマトソース	41	44	-3	4	9	4	Atwater
17	17038	2368	＜調味料類＞　（トマト加工品類）　チリソース	112	113	-1	4	9	4	Atwater
17	17042	2369	＜調味料類＞　（ドレッシング類）　半固形状ドレッシング　マヨネーズ　全卵型	669	706	-37	4	9	4	Atwater
17	17043	2370	＜調味料類＞　（ドレッシング類）　半固形状ドレッシング　マヨネーズ　卵黄型	669	686	-17	4	9	4	Atwater
17	17118	2371	＜調味料類＞　（ドレッシング類）　半固形状ドレッシング　マヨネーズタイプ調味料　低カロリータイプ	264	282	-18	4	9	4	Atwater
17	17040	2372	＜調味料類＞　（ドレッシング類）　分離液状ドレッシング　フレンチドレッシング　分離液状	331	340	-9	4	9	4	Atwater
17	17116	2373	＜調味料類＞　（ドレッシング類）　分離液状ドレッシング　和風ドレッシング　分離液状	181	182	-1	4	9	4	Atwater
17	17039	2374	＜調味料類＞　（ドレッシング類）　分離液状ドレッシング　和風ドレッシングタイプ調味料　ノンオイルタイプ	83	78	5	4	9	4	Atwater
17	17117	2375	＜調味料類＞　（ドレッシング類）　乳化液状ドレッシング　ごまドレッシング	401	420	-19	4	9	4	Atwater
17	17041	2376	＜調味料類＞　（ドレッシング類）　乳化液状ドレッシング　サウザンアイランドドレッシング	393	407	-14	4	9	4	Atwater
17	17149	2377	＜調味料類＞　（ドレッシング類）　乳化液状ドレッシング　フレンチドレッシング　乳化液状	376	391	-15	4	9	4	Atwater
17	17044	2378	＜調味料類＞　（みそ類）　米みそ　甘みそ	206	217	-11	4	9	4	Atwater
17	17045	2379	＜調味料類＞　（みそ類）　米みそ　淡色辛みそ	182	192	-10	4	9	4	Atwater
17	17046	2380	＜調味料類＞　（みそ類）　米みそ　赤色辛みそ	178	186	-8	4	9	4	Atwater
17	17120	2381	＜調味料類＞　（みそ類）　米みそ　だし入りみそ	169	177	-8	4	9	4	Atwater
17	17145	2382	＜調味料類＞　（みそ類）　米みそ　だし入りみそ　減塩	164	176	-12	4	9	4	Atwater
17	17047	2383	＜調味料類＞　（みそ類）　麦みそ	184	198	-14	4	9	4	Atwater
17	17048	2384	＜調味料類＞　（みそ類）　豆みそ	207	217	-10	4	8.46	4.07	科学技術庁

食品群	食品番号	索引番号	食品名	エネルギー(kcal / 100 g)			2015年版で適用した食品別エネルギー換算係数			
				2020年版(a)	2015年版(b)	差(a-b)	たんぱく質	脂質	炭水化物	参照文献等*
17	17119	2385	＜調味料類＞　（みそ類）　減塩みそ	190	200	-10	4	9	4	Atwater
17	17049	2386	＜調味料類＞　（みそ類）　即席みそ　粉末タイプ	321	343	-22	4	9	4	Atwater
17	17050	2387	＜調味料類＞　（みそ類）　即席みそ　ペーストタイプ	122	131	-9	4	9	4	Atwater
17	17121	2388	＜調味料類＞　（みそ類）　辛子酢みそ	219	221	-2	4	9	4	Atwater
17	17122	2389	＜調味料類＞　（みそ類）　ごまみそ	245	258	-13	4	9	4	Atwater
17	17123	2390	＜調味料類＞　（みそ類）　酢みそ	214	216	-2	4	9	4	Atwater
17	17124	2391	＜調味料類＞　（みそ類）　練りみそ	267	273	-6	4	9	4	Atwater
17	17051	2392	＜調味料類＞　（ルウ類）　カレールウ	474	511	-37	4	9	4	Atwater
17	17052	2393	＜調味料類＞　（ルウ類）　ハヤシルウ	501	512	-11	4	9	4	Atwater
17	17125	2394	＜調味料類＞　（その他）　お茶漬けの素　さけ	251	263	-12	4	9	4	Atwater
17	17136	2395	＜調味料類＞　（その他）　キムチの素	126	135	-9	4	9	4	Atwater
17	17053	2396	＜調味料類＞　（その他）　酒かす	215	227	-12	4	9	4	FAO
17	17126	2397	＜調味料類＞　（その他）　即席すまし汁	194	202	-8	4	9	4	Atwater
17	17127	2398	＜調味料類＞　（その他）　ふりかけ　たまご	426	449	-23	4	9	4	Atwater
17	17054	2399	＜調味料類＞　（その他）　みりん風調味料	226	225	1	4	9	4	FAO
17	17138	2400	＜調味料類＞　（その他）　料理酒	88	95	-7	4	9	4	Atwater
17	17055	2401	＜香辛料類＞　オールスパイス　粉	364	374	-10	4	9	4	Atwater
17	17056	2402	＜香辛料類＞　オニオンパウダー	363	364	-1	4	9	4	Atwater
17	17057	2403	＜香辛料類＞　からし　粉	435	436	-1	4	9	4	Atwater
17	17058	2404	＜香辛料類＞　からし　練り	314	315	-1	4	9	4	Atwater
17	17059	2405	＜香辛料類＞　からし　練りマスタード	175	174	1	4	9	4	Atwater
17	17060	2406	＜香辛料類＞　からし　粒入りマスタード	229	229	0	4	9	4	Atwater
17	17061	2407	＜香辛料類＞　カレー粉	338	415	-77	4	9	4	Atwater
17	17062	2408	＜香辛料類＞　クローブ　粉	398	417	-19	4	9	4	Atwater
17	17063	2409	＜香辛料類＞　こしょう　黒　粉	362	364	-2	4	9	4	Atwater
17	17064	2410	＜香辛料類＞　こしょう　白　粉	376	378	-2	4	9	4	Atwater
17	17065	2411	＜香辛料類＞　こしょう　混合　粉	369	371	-2	4	9	4	Atwater
17	17066	2412	＜香辛料類＞　さんしょう　粉	375	375	0	4	9	4	Atwater
17	17067	2413	＜香辛料類＞　シナモン　粉	356	364	-8	4	9	4	Atwater
17	17068	2414	＜香辛料類＞　しょうが　粉	365	365	0	4	9	4	Atwater
17	17069	2415	＜香辛料類＞　しょうが　おろし	41	43	-2	4	9	4	Atwater
17	17070	2416	＜香辛料類＞　セージ　粉	377	384	-7	4	9	4	Atwater
17	17071	2417	＜香辛料類＞　タイム　粉	342	352	-10	4	9	4	Atwater
17	17072	2418	＜香辛料類＞　チリパウダー	374	374	0	4	9	4	Atwater
17	17073	2419	＜香辛料類＞　とうがらし　粉	412	419	-7	4	9	4	Atwater
17	17074	2420	＜香辛料類＞　ナツメグ　粉	520	559	-39	4	9	4	Atwater
17	17075	2421	＜香辛料類＞　にんにく　ガーリックパウダー　食塩無添加	380	382	-2	4	9	4	Atwater

食品群	食品番号	索引番号	食品名	エネルギー(kcal／100 g)			2015年版で適用した食品別エネルギー換算係数			
				2020年版(a)	2015年版(b)	差(a-b)	たんぱく質	脂質	炭水化物	参照文献等*
17	17128	2422	＜香辛料類＞　にんにく　ガーリックパウダー　食塩添加	382	382	0	4	9	4	Atwater
17	17076	2423	＜香辛料類＞　にんにく　おろし	170	171	-1	4	9	4	Atwater
17	17077	2424	＜香辛料類＞　バジル　粉	307	307	0	4	9	4	Atwater
17	17078	2425	＜香辛料類＞　パセリ　乾	341	341	0	4	9	4	Atwater
17	17079	2426	＜香辛料類＞　パプリカ　粉	385	389	-4	4	9	4	Atwater
17	17080	2427	＜香辛料類＞　わさび　粉　からし粉入り	384	384	0	4	9	4	Atwater
17	17081	2428	＜香辛料類＞　わさび　練り	265	265	0	4	9	4	Atwater
17	17082	2429	＜その他＞　酵母　パン酵母　圧搾	105	103	2	3	8.37	3.35	FAO
17	17083	2430	＜その他＞　酵母　パン酵母　乾燥	307	313	-6	3	8.37	3.35	FAO
17	17084	2431	＜その他＞　ベーキングパウダー	150	127	23	4	9	4	Atwater
18	18024	2432	和風料理　和え物類　青菜の白和え	81	90	-9	4	9	4	Atwater
18	18025	2433	和風料理　和え物類　いんげんのごま和え	77	83	-6	4	9	4	Atwater
18	18026	2434	和風料理　和え物類　わかめとねぎの酢みそ和え	85	89	-4	4	9	4	Atwater
18	18028	2435	和風料理　汁物類　とん汁	26	27	-1	4	9	4	Atwater
18	18027	2436	和風料理　酢の物類　紅白なます	34	37	-3	4	9	4	Atwater
18	18029	2437	和風料理　煮物類　卯の花いり	84	97	-13	4	9	4	Atwater
18	18030	2438	和風料理　煮物類　親子丼の具	101	103	-2	4	9	4	Atwater
18	18031	2439	和風料理　煮物類　牛飯の具	122	126	-4	4	9	4	Atwater
18	18032	2440	和風料理　煮物類　切り干し大根の煮物	48	55	-7	4	9	4	Atwater
18	18033	2441	和風料理　煮物類　きんぴらごぼう	84	91	-7	4	9	4	Atwater
18	18034	2442	和風料理　煮物類　ぜんまいのいため煮	80	86	-6	4	9	4	Atwater
18	18035	2443	和風料理　煮物類　筑前煮	85	90	-5	4	9	4	Atwater
18	18036	2444	和風料理　煮物類　肉じゃが	78	81	-3	4	9	4	Atwater
18	18037	2445	和風料理　煮物類　ひじきのいため煮	75	88	-13	4	9	4	Atwater
18	18038	2446	和風料理　その他　アジの南蛮漬け	109	113	-4	4	9	4	Atwater
18	18023	2447	和風料理　その他　松前漬け　しょうゆ漬	166	179	-13	4	9	4	Atwater
18	18040	2448	洋風料理　カレー類　チキンカレー	131	136	-5	4	9	4	Atwater
18	18001	2449	洋風料理　カレー類　ビーフカレー	119	123	-4	4	9	4	Atwater
18	18041	2450	洋風料理　カレー類　ポークカレー	116	119	-3	4	9	4	Atwater
18	18043	2451	洋風料理　コロッケ類　カニクリームコロッケ	255	263	-8	4	9	4	Atwater
18	18044	2452	洋風料理　コロッケ類　コーンクリームコロッケ	245	258	-13	4	9	4	Atwater
18	18018	2453	洋風料理　コロッケ類　ポテトコロッケ	226	236	-10	4	9	4	Atwater
18	18045	2454	洋風料理　シチュー類　チキンシチュー	124	128	-4	4	9	4	Atwater
18	18011	2455	洋風料理　シチュー類　ビーフシチュー	153	158	-5	4	9	4	Atwater
18	18015	2456	洋風料理　素揚げ類　ミートボール	201	207	-6	4	9	4	Atwater
18	18042	2457	洋風料理　スープ類　かぼちゃのクリームスープ	73	81	-8	4	9	4	Atwater
18	18005	2458	洋風料理　スープ類　コーンクリームスープ　コーンクリームスープ	62	64	-2	4	9	4	Atwater

食品群	食品番号	索引番号	食品名	エネルギー(kcal / 100 g)			2015年版で適用した食品別エネルギー換算係数			
				2020年版(a)	2015年版(b)	差(a−b)	たんぱく質	脂質	炭水化物	参照文献等*
18	18007	2459	洋風料理　フライ用冷凍食品　ポテトコロッケ　冷凍	157	164	-7	4	9	4	Atwater
18	18004	2460	洋風料理　スープ類　コーンクリームスープ　粉末タイプ	425	425	0	4	9	4	Atwater
18	18014	2461	洋風料理　その他　えびピラフ	146	154	-8	4	9	4	Atwater
18	18003	2462	洋風料理　その他　えびグラタン	128	132	-4	4	9	4	Atwater
18	18050	2463	洋風料理　ハンバーグステーキ類　合いびきハンバーグ	197	204	-7	4	9	4	Atwater
18	18051	2464	洋風料理　ハンバーグステーキ類　チキンハンバーグ	171	176	-5	4	9	4	Atwater
18	18052	2465	洋風料理　ハンバーグステーキ類　豆腐ハンバーグ	142	156	-14	4	9	4	Atwater
18	18008	2466	洋風料理　フライ用冷凍食品　いかフライ　冷凍	146	146	0	4	9	4	Atwater
18	18009	2467	洋風料理　フライ用冷凍食品　えびフライ　冷凍	139	139	0	4	9	4	Atwater
18	18006	2468	洋風料理　フライ用冷凍食品　クリームコロッケ　冷凍	159	159	0	4	9	4	Atwater
18	18010	2469	洋風料理　フライ用冷凍食品　白身フライ　冷凍	148	148	0	4	9	4	Atwater
18	18016	2470	洋風料理　フライ用冷凍食品　メンチカツ　冷凍	196	196	0	4	9	4	Atwater
18	18019	2471	洋風料理　フライ類　いかフライ	227	234	-7	4	9	4	Atwater
18	18020	2472	洋風料理　フライ類　えびフライ	236	250	-14	4	9	4	Atwater
18	18021	2473	洋風料理　フライ類　白身フライ	299	300	-1	4	9	4	Atwater
18	18022	2474	洋風料理　フライ類　メンチカツ	273	286	-13	4	9	4	Atwater
18	18002	2475	中国料理　点心類　ぎょうざ	209	218	-9	4	9	4	Atwater
18	18012	2476	中国料理　点心類　しゅうまい	191	197	-6	4	9	4	Atwater
18	18046	2477	中国料理　点心類　中華ちまき	174	184	-10	4	9	4	Atwater
18	18047	2478	中国料理　菜類　酢豚	77	79	-2	4	9	4	Atwater
18	18048	2479	中国料理　菜類　八宝菜	64	67	-3	4	9	4	Atwater
18	18049	2480	中国料理　菜類　麻婆豆腐	104	108	-4	4	9	4	Atwater
18	18039	2481	韓国料理　和え物類　もやしのナムル	70	77	-7	4	9	4	Atwater
18	18049	2198	中国料理　菜類　麻婆豆腐	104	108	-4	4	9	4	Atwater
18	18039	2199	韓国料理　和え物類　もやしのナムル	70	77	-7	4	9	4	Atwater

3 調理による成分変化率区分別一覧表

　「調理による成分変化率の区分別一覧」を次ページの表に示した。調理による成分変化率は、調理前の食品（調理前食品）に含まれているエネルギー及び栄養素が、調理後食品にどれだけ残存もしくは増加しているかを、調理前食品の含有量に対する割合（%）で示したものである。

　本表の作成にあたっては、まず、2019年までに追加・改訂された食品成分表2015年版に収載されている調理後食品及び調理による成分変化率に関する検証調査[5]において調理前後の分析を実施した食品について、文献[1][4]の手法に基づき「調理による成分変化率」を算出した（下記の式参照）。さらに、文献[2]-[5]の手法に基づき、成分変化率を食品の種類や食品群の調理方法等で区分した。各区分について、中央値（%）及び食品数を示した。

　本表により、食品群別の調理方法区分別等の各成分の調理後の残存あるいは増加の程度がわかる。

　　　調理による成分変化率 (%)
　　　　　　　= 調理後食品の可食部100 g 当たりの成分値 × 重量変化率
　　　　　　　÷ 調理前食品の可食部100 g 当たりの成分値

　調理による成分変化率が 100 %超となった成分については、100 %超となる理由が説明できる場合にはそのままの数値を用い、説明ができない場合には100 %とした。

　以下の場合は、変化率の計算ができない、あるいは計算結果の真度（正確さ）に問題があると考えられるため、成分変化率を「-」で示した。
①成分表の調理前又は調理後あるいは両者の収載値が「-」である場合
②成分表の調理前の収載値が「0」の場合
③成分表の調理前又は調理後あるいは両者の収載値が「Tr」の場合

　なお、アミノ酸によるたんぱく質、トリアシルグリセロール当量、脂肪酸及び単糖当量は、調理後食品の成分計算方法が異なることから収載しなかった。

参考文献
1）渡邊智子・鈴木亜夕帆・熊谷昌士・見目明継・竹内晶昭・西牟田守・荻原清和：五訂成分表収載食品の調理による成分変化率表. 栄養学雑誌. vol. 61, No. 4, p. 251-262（2003）
2）渡邊智子・鈴木亜夕帆・熊谷昌士・見目明継・竹内晶昭・西牟田守・荻原清和：植物性食品に含まれる栄養素の調理による変化率の算定と適用. 栄養学雑誌. vol. 62, No. 3, p. 171-182（2004）
3）渡邊智子・鈴木亜夕帆・山口美穂子・熊谷昌士・見目明継・竹内昌昭・萩原清和：動物性食品に含まれる栄養素の調理による変化率の算定と適用. 日本調理科学会誌. vol. 38, p. 6-20（2005）
4）渡邊智子・鈴木亜夕帆：日本食品標準成分表2010収載食品の調理変化率の算定と適用－ミネラル－. 日本食生活雑誌. vol. 26, No. 2, p. 59-69（2015）

5) 財団法人日本食品分析センター：令和元年度日本食品標準成分表における調理による成分変化率の検証調査 成果報告書. p. 8-16（2020）

5) 財団法人日本食品分析センター：令和元年度日本食品標準成分表における調理による成分変化率の検証調査 成果報告書. p. 8-16（2020）

表 調理による成分変化率区分別一覧

食品群	調理	食品	項目	水分	たんぱく質	脂質	コレステロール	炭水化物	食物繊維総量	灰分	(参考)エネルギー※	ナトリウム	カリウム	カルシウム	マグネシウム	リン	鉄
01穀類	ゆで	めし	中央値(%)	850	87	76	-	99	98	78	98	62	69	86	72	80	46
			食品数	13	9	12	0	2	2	11	8	6	11	4	11	11	10
		乾めん	中央値(%)	1300	97	81	-	94	84	29	95	16	13	95	74	82	90
			食品数	7	6	5	0	6	2	7	6	7	7	3	7	7	5
		生めん	中央値(%)	400	96	100	-	100	0	48	92	36	40	95	95	89	97
			食品数	4	3	3	-	4	0	4	3	3	4	2	3	4	1
	焼き*1		-	79	-	100	-	100	-	-	100	100	99	-	-	-	99
	揚げ		中央値(%)	22	-	-	-	100	-	98	-	96	99	100	-	-	100
			食品数	2	0	0	0	1	0	1	0	1	1	1	0	0	1
02いも及びでん粉類	ゆで	でん粉製品	中央値(%)	2800	36	77	-	95	-	73	95	38	25	59	63	82	82
			食品数	5	2	3	0	3	0	5	3	4	5	3	5	4	3
	蒸し	いも	中央値(%)	98	99	70	-	98	100	94	99	96	97	99	97	98	98
			食品数	4	3	2	0	3	1	2	4	3	2	2	3	3	2
	水煮*2		中央値(%)	98	95	91	-	95	97	83	95	81	81	92	85	82	93
			食品数	11	11	8	0	9	3	10	9	4	11	6	9	10	8
	電子レンジ調理		中央値(%)	92	99	81	-	-	-	90	-	53	97	95	98	92	89
			食品数	2	1	1	0	0	0	2	0	2	1	1	1	1	2
	フライドポテト		中央値(%)	57	-	-	-	-	-	77	-	61	98	98	-	-	85
			食品数	2	0	0	0	0	0	2	0	2	2	2	0	0	1
04 豆類	ゆで	豆	中央値(%)	1000	96	96	-	92	90	70	93	23	64	95	72	81	77
			食品数	15	14	7	0	14	6	15	14	7	15	14	13	14	13
	ゆで	油揚げ*1	-	390	-	86	-	-	97	-	92	16	29	97	84	-	-
	焼き	油揚げ*1	-	99	-	92	99	-	94	-	96	88	85	-	99	-	-
	油抜き	油揚げ*1	-	190	-	92	-	16	95	-	95	80	81	-	100	-	-
	水煮	凍り豆腐*1	-	4800	91	91	-	-	94	-	92	-	41	99	92	94	96
	湯戻し	湯葉*1	-	3300	99	-	-	4	-	83	97	43	53	99	87	91	-
05 種実類	ゆで	生鮮	中央値(%)	96	93	83	-	91	-	81	93	90	80	97	87	81	79
			食品数	3	2	2	0	2	0	3	2	2	2	3	2	3	2
	ゆで	乾燥*1	-	1400	92	77	-	90	-	54	90	45	42	89	76	65	89
	いり	アーモンド*1	-	96	92	93	-	-	-	92	95	0	93	-	-	94	-
06 野菜類 葉茎菜類	水さらし*1		-	101	75	0	-	79	-	75	78	100	91	86	89	92	50
	ゆで(水絞りあり)		中央値(%)	80	85	84	63	85	90	60	86	59	49	79	70	72	61
			食品数	33	28	25	1	27	24	33	28	31	33	26	30	29	31
	ゆで(水絞りなし)		中央値(%)	99	83	83	96	85	94	74	85	76	75	83	80	83	82
			食品数	19	16	13	1	15	11	17	15	17	19	17	16	17	17
	電子レンジ調理*1		-	90	97	-	-	97	-	95	98	-	100	99	100	-	99
	焼き*1		-	50	99	-	-	69	-	95	84	-	97	98	100	100	98
	油いため		中央値(%)	75	96	-	83	92	98	98	-	46	99	96	96	99	96
			食品数	10	5	0	1	6	5	7	0	5	7	7	6	7	7
りん茎類	水さらし*1		-	103	61	-	0	72	-	49	72	-	58	-	77	64	68
	ゆで		中央値(%)	92	71	89	0	73	-	64	73	-	62	92	68	71	60
			食品数	2	2	2	1	2	0	2	2	0	2	1	1	1	1
	油いため		中央値(%)	40	96	-	23	99	-	96	-	-	96	90	91	97	76
			食品数	2	1	0	1	1	0	2	0	0	2	2	2	1	2
根菜類	おろし		中央値(%)	19	28	28	-	35	73	19	34	29	15	50	41	20	23
			食品数	3	3	3	0	3	3	3	3	3	3	3	3	3	3
	おろし汁		中央値(%)	81	50	43	-	47	8	61	47	38	66	32	62	67	30
			食品数	2	2	2	0	2	2	2	2	1	2	2	2	2	2
	ゆで		中央値(%)	90	86	90	-	88	97	76	87	68	80	95	80	90	89
			食品数	16	15	11	0	14	4	16	14	12	16	11	11	14	13
	油いため		中央値(%)	72	96	-	-	99	90	95	-	94	90	94	96	93	100
			食品数	2	2	0	0	2	1	1	0	2	1	2	2	1	1
	素揚げ*1		-	64	91	-	-	-	32	100	-	81	99	97	97	98	93
果菜類	ゆで		中央値(%)	97	95	94	94	91	93	82	93	94	82	95	92	91	95
			食品数	17	10	14	3	9	5	15	9	10	13	5	14	13	12
	電子レンジ*1		-	84	-	-	-	-	100	-	-	0	-	85	-	-	96

亜鉛	銅	マンガン	ヨウ素	セレン	クロム	モリブデン	レチノール	β-カロテン	レチノール当量	ビタミンD	α-トコフェロール	ビタミンK	ビタミンB$_1$	ビタミンB$_2$	ナイアシン	ナイアシン当量	ビタミンB$_6$	ビタミンB$_{12}$	葉酸	パントテン酸	ビオチン	ビタミンC
91	95	92	0	75	50	91	-	57	56	-	54	-	59	70	68	80	60	-	70	79	70	-
9	10	10	2	3	5	3	0	3	3	0	12	0	12	10	11	10	12	0	12	10	8	0
69	78	78	-	-	-	58	-	-	-	-	55	-	58	74	53	81	29	-	58	81	83	-
5	3	7	0	0	0	1	0	0	0	0	6	0	6	4	7	7	7	0	7	6	1	0
95	94	98	9	98	90	84	0	0	0	0	95	0	95	95	63	98	60	-	80	86	95	0
4	3	4	3	3	2	3	0	0	0	0	3	0	4	4	4	4	4	0	4	4	3	0
99	-	-	96	-	-	-	-	-	-	-	98	-	95	94	-	-	93	-	93	99	88	46
98	90	-	46	80	-	-	-	27	27	-	>10e4	-	69	77	-	-	82	69	99	96	-	-
1	1	0	2	1	0	0	0	2	2	0	0	0	1	1	0	0	1	1	1	1	0	0
0	0	44	0	0	77	0	-	-	-	-	-	-	-	-	-	36	-	-	-	-	-	-
4	4	5	1	1	2	2	0	0	0	0	0	0	0	0	0	2	0	0	0	0	0	0
99	97	88	79	-	23	98	-	100	100	-	99	0	89	94	79	82	98	-	99	96	99	80
1	3	3	3	0	3	3	0	2	1	0	1	1	2	3	2	2	3	0	1	2	3	4
94	81	82	38	10	0	84	-	87	89	-	86	0	81	80	76	84	76	-	85	76	86	62
7	8	7	6	5	5	7	0	3	5	0	4	1	9	9	9	9	10	0	9	8	7	10
99	100	100	93	93	41	87	-	74	74	-	60	-	88	56	84	87	92	-	76	76	90	60
1	1	1	1	1	2	2	0	1	1	0	1	0	2	1	1	1	2	0	2	2	1	2
-	-	93	-	47	5	84	-	-	-	-	2100	-	78	54	-	-	81	-	90	68	-	41
0	0	2	0	2	1	2	0	0	0	0	0	0	2	2	0	0	2	0	2	2	0	2
79	77	95	0	78	38	51	-	95	95	-	0	96	71	66	55	82	48	-	43	49	80	15
11	13	7	5	9	7	9	0	3	3	-	6	9	14	12	14	14	14	-	15	14	11	6
-	67	-	0	-	-	48	-	-	-	-	80	84	32	37	0	-	28	-	39	63	-	-
-	-	-	74	100	-	94	-	-	-	-	89	97	74	93	71	-	77	-	77	56	94	-
-	98	-	76	-	-	95	-	-	-	-	99	97	84	95	72	-	83	-	91	84	93	-
-	70	-	92	-	-	22	-	85	79	-	76	90	0	0	0	92	0	0	0	89	62	-
-	56	-	16	95	-	16	-	-	-	-	96	90	45	24	25	88	27	-	26	67	90	-
83	80	68	48	89	-	44	-	86	97	-	71	0	78	83	87	86	56	-	83	90	60	76
2	2	3	2	1	0	2	0	2	3	0	2	1	3	2	3	2	3	0	3	3	2	3
17	62	82	-	-	-	-	-	-	-	-	97	0	42	53	38	66	46	-	42	29	-	0
-	-	-	-	-	-	-	-	-	-	-	-	0	55	94	86	92	74	-	94	51	-	-
100	80	75	-	-	-	-	-	-	-	-	50	100	50	-	100	95	75	-	100	67	-	75.0
64	75	77	23	70	35	56	-	90	90	-	86	94	42	41	38	60	42	-	49	49	77	36
29	29	27	4	4	4	4	0	24	22	0	22	19	30	31	31	31	30	0	33	31	4	31
88	89	80	-	71	0	53	-	90	86	-	96	87	77	70	74	76	61	-	80	76	63	64
17	15	14	0	2	2	2	0	13	13	0	15	10	18	19	17	16	18	0	18	16	2	18
-	99	100	-	94	-	-	-	-	-	-	-	97	96	100	-	-	-	-	67	84	99	90
97	93	99	-	92	82	100	-	-	-	-	-	-	87	97	95	97	-	-	-	76	94	58
94	90	92	0	96	89	70	-	89	91	-	160	90	88	97	95	96	88	-	95	88	99	75
8	7	8	1	1	1	1	0	5	5	0	0	1	6	6	6	6	6	0	5	7	1	9
64	87	67	-	-	-	-	-	78	94	-	24	93	84	86	88	75	65	-	75	81	-	68
57	97	72	0	0	-	73	-	69	83	-	0	82	74	77	78	79	70	-	73	77	76	61
1	1	1	1	1	0	1	0	1	1	0	1	1	1	1	1	1	1	0	2	1	1	1
100	91	89	-	25	40	-	-	93	93	-	2400	22	83	92	90	99	100	-	84	-	-	43
1	1	2	-	0	1	1	0	1	1	0	0	0	1	2	1	1	1	0	2	0	0	2
48	16	29	7	7	25	17	-	75	-	-	74	38	19	25	15	18	14	-	12	9	23	12
3	3	3	2	3	1	3	0	1	0	0	1	2	3	3	3	3	3	0	3	3	3	3
86	51	36	74	12	23	65	-	81	-	-	61	0	54	41	62	58	61	-	56	33	68	55
1	2	2	1	2	1	2	0	1	0	0	1	1	2	2	2	2	2	0	2	2	2	2
89	84	79	54	86	14	86	-	92	90	-	91	88	75	83	74	77	76	-	82	75	79	65
13	15	8	3	3	2	3	0	8	7	0	9	9	15	14	15	15	15	1	14	13	3	15
98	-	96	-	-	60	96	-	-	-	-	210	84	91	95	90	90	93	-	96	94	94	49
1	0	1	0	0	1	1	0	0	0	0	0	1	1	1	1	1	2	1	1	1	1	2
95	84	99	-	0	0	-	-	35	34	-	240	-	-	91	88	89	-	-	88	-	95	75
89	84	94	0	99	58	74	-	91	93	-	93	80	82	83	80	83	77	-	88	85	90.0	67
15	16	13	1	1	2	2	0	10	10	0	14	9	14	13	14	14	16	1	17	17	2	16
98	92	89	-	-	-	-	-	92	-	-	-	0	92	100	94	96	86	-	90	-	-	64

分類	調理	区分	統計	水分	たんぱく質	脂質	コレステロール	炭水化物	食物繊維総量	灰分	（参考）エネルギー※	ナトリウム	カリウム	カルシウム	マグネシウム	リン	鉄
	焼き*1		-	71	-	96	-	-	-	96	-	0	-	100	100	-	96
	油いため		中央値(%)	89	96	-	9	93	96	96	-	93	97	96	97	99	98
			食品数	10	5	0	1	2	5	7	0	7	3	8	8	5	3
発芽野菜類	素揚げ*1		-	75	85	-	-	-	70	93	-	93	93	93	93	93	93
	ゆで		中央値(%)	84	64	55	85	78	91	56	73	51	28	89	70	64	78
			食品数	4	4	4	1	4	3	4	4	4	4	3	4	4	4
	油いため		中央値(%)	77	96	-	-	97	97	98	-	-	95	77	89	96	93
			食品数	2	2	0	0	1	1	2	0	0	1	1	1	2	2
山菜類	ゆで	生鮮	中央値(%)	100	76	91	-	77	87	42	77	96	28	99	60	65	72
			食品数	4	4	2	0	4	4	4	4	3	4	2	4	4	4
乾燥野菜	ゆで（水絞り）	乾燥野菜*1	-	6800	73	-	-	61	94	23	62	50	5	84	41	50	33
	ゆで（水絞り）	切削後乾燥野菜	中央値(%)	6300	58	0	-	41	93	25	40	11	12	72	49	25	59
			食品数	3	3	3	0	3	3	3	3	1	3	3	3	3	3
	油いため（水絞り）	乾燥野菜*1	-	3500	54	-	-	37	91	17	-	13	11	63	49	28	73
09 果実類	焼き		中央値(%)	64	-	-	-	91	94	-	91	-	92	95	96	93	87
			食品数	2	0	0	0	1	2	0	1	0	2	1	2	1	2
08 きのこ類	ゆで	生鮮	中央値(%)	86	89	60	-	89	93	67	91	66	65	82	74	81	69
			食品数	11	11	8	0	9	2	11	9	9	11	8	11	11	11
		乾燥	中央値(%)	5500	85	75	-	73	91	68	78	-	59	81	67	56	68
			食品数	4	3	4	0	1	1	4	3	0	4	1	1	1	1
	焼き	生鮮*1	-	62	99	90	-	99	-	86	98	-	94	62	94	98	95
	油いため	生鮮	中央値(%)	83	98	-	0	93	98	94	-	-	98	88	97	98	92
			食品数	7	5	0	1	2	3	6	0	0	4	4	5	5	4
		乾燥*1	-	1400	94	-	-	-	-	71	-	67	60	-	96	48	
	素揚げ	生鮮*1	-	49	93	-	-	-	-	86	-	63	96	69	92	86	
09 藻類	水戻し*1		-	4200	87	-	-	84	-	31	86	26	30	98	70	79	
	ゆで		中央値(%)	>10e4	70	-	0	59	70	34	65	28	25	91	58	25	44
			食品数	3	3	0	2	2	2	3	2	3	3	3	3	3	2
	水煮		中央値(%)	6700	35	39	-	63	-	50	64	44	46	90	85	66	73
			食品数	2	2	2	0	1	0	2	1	2	2	1	2	2	1
	油いため		中央値(%)	>10e4	74	-	0	62	75	38	-	30	27	93	60	29	43
			食品数	2	2	0	2	2	2	2	0	2	2	2	2	2	2
10 魚介類	ゆで	えび	中央値(%)	75	86	78	-	79	-	70	85	63	60	-	-	-	-
			食品数	2	1	2	0	2	0	1	1	1	1	0	0	0	0
		かに	中央値(%)	73	95	82	92	78	-	83	88	67	61	89	92	64	74
			食品数	3	3	1	1	2	0	3	2	3	3	3	3	3	2
		いか*1	-	43	69	38	73	92	-	28	57	41	38	72	38	54	63
		たこ*1	-	76	-	81	81	81	-	62	-	67	67	96	77	61	27
	水煮	生鮮魚	中央値(%)	80	95	90	94	83	-	83	94	79	79	108	86	88	92
			食品数	20	19	15	10	19	0	19	17	17	19	20	17	20	13
		貝	中央値(%)	64	92	-	-	94	-	53	96	46	67	73	67	91	90
			食品数	4	1	0	0	2	0	3	1	4	4	4	4	2	1
		いか	中央値(%)	75	93	73	94	71	-	84	95	82	77	97	86	85	-
			食品数	2	1	2	1	2	0	2	2	2	2	1	1	1	0
	蒸し	生鮮魚	中央値(%)	79	93	77	92	57	-	84	83	83	77	88	87	82	97
			食品数	4	4	2	3	3	0	4	2	4	4	4	4	4	4
	電子レンジ調理	生鮮魚	中央値(%)	80	96	85	91	82	-	88	92	91	87	89	92	90	98
			食品数	3	2	3	3	2	0	2	3	2	3	3	3	3	3
	焼き	生鮮魚	中央値(%)	67	96	86	91	78	-	93	94	94	94	119	91	97	90
			食品数	33	28	24	11	25	0	24	28	22	30	33	27	33	18
		塩蔵魚	中央値(%)	77	96	78	-	81	-	95	86	96	88	91	96	100	91
			食品数	4	4	2	0	3	0	4	2	4	4	4	3	4	4
		魚類内臓	中央値(%)	64	-	57	87	97	-	65	73	-	-	210	62	160	-
			食品数	2	0	2	2	1	0	1	2	0	0	2	1	2	0
		魚卵*1	-	77	-	-	-	-	-	98	-	-	97	97	99	-	-

亜鉛	銅	マンガン	ヨウ素	セレン	クロム	モリブデン	レチノール	β-カロテン	レチノール当量	ビタミンD	α-トコフェロール	ビタミンK	ビタミンB₁	ビタミンB₂	ナイアシン	ナイアシン当量	ビタミンB₆	ビタミンB₁₂	葉酸	パントテン酸	ビオチン	ビタミンC
100	90	-									0	98				79				98		82
96	96	99	67	94	91	96	-	98	97	-	105	96	96	96	96	96	98	-	99	99	91	79
8	8	5	4	3	5	4	0	6	2	0	3	5	8	7	7	6	5	1	7	6	3	8
93	-	93						41	47	-	780			93	93	91	78	-	59	93	-	31
60	59	84						85	66	-	84	79	39	38	25	48	36	-	53	44	-	19
4	4	4	0	0	0	0	0	1	1	0	1	4	4	4	4	4	4	0	4	4	0	4
94	93	92	-	97	0	94	-	-	-	-	1100	-	94	90	99	98	82	-	-	-	89	57
2	2	1	0	1	1	1	0	0	0	0	0	0	2	2	1	2	2	0	0	0	1	2
82	65	67						84	88	-	82	96	25	54	50	56	24	-	39	30	-	24
4	4	4	0	0	0	0	0	3	4	0	4	4	4	4	4	4	4	0	4	4	-	4
41	74	38						14	11	-	90	-	0	15	0	17	0	-	6	0	-	-
54	69	61						48	48	-	0	0	9	8	10	20	0	-	25	20	-	3
3	3	3	0	0	0	0	0	2	2	-	1	2	2	3	3	3	3	0	3	3	-	3
56	82	65	-	-	-	-	-	-	-	-	>10e4	-	24	33	15	24	18	-	19	20	0	1
96	90	92	-	-	93	-	91	92	-	-	-	-	90	-	98	94	90	-	83	65	87	77
1	2	2	0	0	0	2	0	2	2	0	0	0	2	0	1	1	1	0	2	1	2	2
90	69	79	9	64	0	61	-	-	-	87	0	-	58	55	61	63	56	-	37	64	79	0
8	10	10	2	2	3	4	0	0	0	2	1	0	11	11	11	11	11	3	10	9	4	1
95	97	79	0	57	32	60	-	-	-	72	-	26	78	18	55	81	-	23	0	48		0
3	1	4	3	3	2	3	0	0	0	2	0	0	4	3	4	4	2	0	3	4	3	0
96	96	-										-	93	97	97	82	-		53	93		
95	95	98								94	>10e4	-	93	95	96	96	81	-	57	94		
4	6	5	0	0	0	0	0	0	0	3	0	0	3	5	6	6	7	2	7	5	0	0
95	97	81								84	-	-	0	74	25	63	64	-	67	26		
94	82	96	0	76						56	>10e4	-	82	97	72	76	77	11	65	92	82	
66	-	-						92	91				76	57	17	36	-	30	62	64	-	66
79	83	70	21	56	51	42	-	75	75	-	81	68	43	0	0	40	0	-	13	0	39	
3	2	3	3	3	2	3	0	3	3	0	3	3	2	2	3	3	1	0	3	3	3	
96	87	92	57	75	49	17	-	88	88	-	79	-	31	15	21	32	11	64	39	20	63	7
1	2	2	2	2	2	2	0	2	2	0	2	2	2	2	2	2	2	1	2	2	1	1
79	86	83	26	22	58	56	-	78	78	-	220	64	52	3	0	39	-	-	21	0	45	-
2	2	2	2	2	2	2	0	2	2	0	0	2	2	1	2	0	0	2	2	2	0	
-	-	-	-	-	-	-	-	96	-	-	-	-	78	79	-	-	63	100	70	92	-	95
0	0	0	0	0	0	0	0	1	0	0	0	0	1	1	0	0	1	1	2	1	0	1
94	75	74	-	-	-	-	78	85	82	-	92	-	73	70	63	87	67	-	53	80	81	74
3	2	3	0	0	0	0	2	1	3	0	1	0	2	3	3	3	3	0	3	3	1	3
67	40	74	-	-	-	-	58	-	58	-	48	-	48	51	41	53	28	46	39	27	-	1
91	-	-	-	-	-	-	81	-	81	-	81	0	81	45	70	88	81	75	41	57	-	81
90	87	83	88	91	0	0	90	41	90	77	77	85	80	79	76	83	74	78	72	77	91	16
14	10	15	9	7	3	2	17	4	17	14	13	6	16	20	20	20	19	15	17	19	8	18
94	88	71	68	85	79	87	-	-	97	-	-		66	75	85	90	52	67	74	65	99	59
3	1	2	1	1	1	1	0	0	0	1	0	0	3	2	4	2	4	3	3	4	1	4
90	-	-	-	78	39	38	93	-	93	0	92	-	53	97	92	92	81	81	78	92	84	34
1	0	0	0	1	1	1	1	0	1	1	1	0	1	1	1	1	1	1	1	1	1	1
77	87	93	96	97	-	-	97	-	97	79	74	87	84	83	76	82	89	95	58	75	98	73
4	3	3	1	0	0	0	3	-	3	3	2	3	4	4	4	4	4	3	3	4	3	4
68	85	97	97	93	-	-	90	-	90	72	71	94	90	77	92	94	71	-	71	73	95	76
3	1	2	1	1	0	0	1	0	1	3	3	2	1	1	3	3	2	0	3	3	3	3
89	89	78	90	98	45	-	81	61	81	76	86	72	79	84	86	89	66	78	88	90	94	71
18	26	18	8	5	4	0	22	3	22	23	19	5	28	25	29	31	33	21	26	26	4	28
96	92	87	-	96	89	-	61	80	62	80	-	81	96	95	43	87	81	94	79	80	-	81
2	4	2	0	1	1	0	3	1	3	4	0	2	1	4	3	4	4	3	3	4	0	3
99	88	-	-	-	-	-	86	75	86	70	-	-	-	-	-	-	78	61	82	74	-	56
1	2	0	0	0	0	0	1	2	1	2	0	0	0	0	0	0	1	2	2	2	0	2
-	-	-	-	-	-	-	-	-	-	82	98	86	93	-	99	99	93	-	83	86	-	55

				水分	たんぱく質	脂質	コレステロール	炭水化物	食物繊維総量	灰分	（参考）エネルギー※	ナトリウム	カリウム	カルシウム	マグネシウム	リン	鉄
10 魚介類	焼き	貝	中央値(%)	58	95	74	99	94	-	78	94	73	85	70	81	90	99
			食品数	3	2	2	1	2	0	2	2	2	3	1	2	3	2
		えび*1	-		71	79	49	86	73	-	73	78	77	68	98	78	78	-
		いか*1	-		63	93	89	99	74	-	86	93	-	82	92	87	86	-
	ソテー	生鮮魚	中央値(%)	69	97	91	86	49	-	94	88	89	93	89	97	96	95
			食品数	3	3	2	3	2	-	3	2	2	3	3	3	3	3
11 肉類	ゆで	うし	中央値(%)	59	87	86	92	29	-	36	91	30	27	65	51	48	83
			食品数	10	9	9	10	8	0	10	10	10	10	10	10	10	10
		ぶた	中央値(%)	64	95	96	97	46	-	58	95	42	40	92	67	62	91
			食品数	3	3	3	2	1	0	3	3	2	3	2	2	2	1
		にわとり	中央値(%)	66	94	74	93	27	-	67	83	56	60	98	78	68	91
			食品数	4	4	4	2	2	0	4	4	3	4	1	3	3	3
		うし[副生物]*1	-		45	93	87	94	41	-	44	88	34	31	70	55	58	85
		ぶた[ハム類]*1	-		83	91	99	98	69	-	68	94	69	66	86	89	76	92
		ぶた[ソーセージ類]*1	-		98	-	-	-	43	-	92	-	93	91	94	-	98	-
	焼き	うし	中央値(%)	58	95	91	91	65	-	82	93	88	79	85	86	85	94
			食品数	12	8	10	12	8	0	11	9	11	11	11	11	11	7
		ぶた	中央値(%)	55	100	90	90	83	-	96	91	87	93	89	94	94	96
			食品数	5	3	5	3	2	0	5	4	4	5	2	4	4	3
		めんよう	中央値(%)	51	96	88	98	57	-	75	91	74	74	82	80	81	86
			食品数	3	2	1	2	3	0	3	1	3	3	3	3	3	2
		にわとり	中央値(%)	58	97	80	94	76	-	92	91	96	93	91	95	95	97
			食品数	6	3	4	4	4	0	6	4	5	5	5	5	5	4
		うし[ひき肉]*1	-		56	99	66	86	73	-	98	75	93	97	93	97	99	95
		うし[副生物]	中央値(%)	51	99	88	86	68	-	88	90	81	85	91	80	91	87
			食品数	2	1	2	1	2	0	2	2	2	2	2	1	2	1
		ぶた[ハム類]*1	-		71	-	83	-	94	-	96	89	95	100	89	96	95	90
		ぶた[ひき肉]*1	-		55	-	86	88	99	-	-	91	95	-	84	99	100	
		にわとり[ひき肉]*1	-		51	97	77	92	-	-	100	85	96	97	-	95	97	
		ぶた[ソーセージ類]*1	-		89	-	96	99	68	-	100	96	-	-	93	-	99	
	ソテー	にわとり*1	-		49	97	-	100	92	-	97	-	96	98	85	89	91	88
12 卵類	ゆで 全卵		中央値(%)	99	98	97	-	88	-	100	-	97	98	-	-	-	-
			食品数	2	1	1	0	2	0	1	0	2	2	0	0	0	0
	ポーチドエッグ*1		-		92	94	-	-	51	-	87	-	65	65	-	93	-	
	目玉焼き*1		-		75	-	-	-	71	-	87	-	96	87	-	-	-	
	いり*1		-		86	-	-	-	85	-	85	-	92	90	-	-	-	
	素揚げ*1		-		63	-	-	-	62	-	82	-	98	96	99	-	-	

　本資料の成分変化率は、本項に示す方法によって2019年までに公表した調理前後の成分値及び個別の追加分析データに基づき作成した。エネルギーの値は七訂の方法に基づき算出されている。

　油いため、素揚げ、ソテー等の成分変化率は、他の調理と同様に素材の成分値からの変化率とした。油に由来する成分としてα-トコフェロールが増加する場合はそのまま収載した。

　成分変化率が100倍(10000 %)を超える場合は、「>10e4」と表記した。

*1 調べた食品が1種類であることに留意する

*2 アメリカほどいもゆでを水煮に加えた

亜鉛	銅	マンガン	ヨウ素	セレン	クロム	モリブデン	レチノール	β-カロテン	レチノール当量	ビタミンD	α-トコフェロール	ビタミンK	ビタミンB₁	ビタミンB₂	ナイアシン	ナイアシン当量	ビタミンB₆	ビタミンB₁₂	葉酸	パントテン酸	ビオチン	ビタミンC
94	95	-	-	-	-	-	87	34	86	-	94	62	88	93	84	92	90	76	66	82	-	66
3	1	0	0	0	0	0	2	1	1	0	1	2	1	2	2	2	2	3	2	1	0	2
83	-	73	-	-	-	-	-	79	73	-	-	-	73	61	69	74	49	88	48	70	-	730
89	-	87	-	78	28	51	-	-	-	0	85	-	88	-	-	98	86	78	92	91	91	51
55	82	94	92	95	-	-	94	-	94	66	112	-	91	82	94	96	71	77	68	82	92	74
3	1	3	2	3	0	0	1	0	1	3	0	0	2	1	3	3	3	2	3	3	2	3
94	83	0	55	88	52	49	12	69	14	78	90	85	46	62	44	66	56	74	58	46	86	0
8	10	7	10	7	7	10	8	7	8	3	7	5	10	10	10	10	10	10	10	10	10	10
-	92	74	8	95	77	71	31	-	31	74	2	77	61	78	57	74	81	95	74	56	90	39
0	1	2	1	1	1	2	2	0	2	2	2	1	2	2	2	2	2	1	2	2	2	2
91	92	75	4	13	-	2	59	-	60	16	20	65	68	91	68	79	78	73	52	65	3	46
3	2	2	1	1	0	1	4	0	3	2	3	2	3	3	3	3	3	3	3	3	1	3
97	94	56	-	92	0	64	74	48	73	-	90	82	36	64	43	68	48	66	82	43	-	24
95	97	-	0	96	78	79	81	-	81	-	90	70	79	81	71	80	84	-	93	87	89	66
-	92	99	92	94	95	98	-	65	-	90	89	82	99	97	91	96	96	94	-	78	-	91
96	87	53	83	87	57	73	51	73	50	70	91	83	89	91	81	85	79	82	79	80	91	46
5	8	6	7	7	4	9	11	9	11	3	7	4	11	11	7	7	12	6	6	11	6	12
97	94	72	42	97	36	92	31	-	31	72	44	84	91	90	91	94	86	-	49	87	94	56
3	2	3	1	3	2	2	4	0	4	4	4	2	4	3	1	1	4	0	4	4	1	4
95	97	0	77	59	91	77	91	-	91	33	95	97	69	83	71	83	78	77	53	78	87	38
2	1	3	3	3	3	2	3	0	3	2	3	3	3	3	3	3	3	2	2	3	3	3
96	90	45	38	100	76	98	75	-	62	74	21	72	82	92	90	93	70	92	67	89	98	67
3	2	4	2	1	2	2	6	0	5	4	3	3	5	2	4	4	5	5	5	5	1	5
96	-	-	-	93	91	82	26	78	30	58	95	62	85	87	97	99	88	68	95	92	-	33
97	98	93	89	91	0	83	69	87	70	-	95	88	74	91	91	96	80	100	87	84	-	55
1	1	1	1	1	1	1	2	2	2	0	2	2	2	1	2	2	2	1	2	1	0	2
91	-	-	0	-	77	79	82	-	0	87	89	55	98	-	-	-	89	-	85	-	88	85
91	95	-	44	98	87	92	79	-	79	74	76	69	94	93	-	-	81	95	37	91	-	49
99	96	-	-	100	-	-	79	-	79	72	87	97	95	93	97	97	73	89	83	89	-	66
-	-	-	-	97	93	-	95	62	94	94	100	92	99	99	-	-	97	95	96	-	-	92
96	76	89	-	97	-	-	-	-	-	-	150	-	74	-	97	97	68	65	80	91	-	-
-	-	87	93	-	-	-	87	-	87	86	99	90	100	93	92	-	-	-	-	96	97	-
0	0	1	1	0	0	0	2	0	1	1	1	1	1	1	1	0	0	0	0	1	1	0
-	-	81	-	-	-	-	74	-	73	16	19	89	82	98	-	90	81	-	94	-	-	-
100	-	90	-	96	0	-	83	-	83	64	36	-	93	91	-	98	100	-	-	-	93	-
-	-	87	-	93	0	-	82	-	81	85	45	-	90	-	88	99	-	-	98	-	100	-
-	-	94	-	-	0	97	85	-	84	76	99	-	96	97	81	96	79	-	-	95	93	-

610

4 水道水中の無機質

　水は人の生命維持並びに健康維持に不可欠である。健康なヒトでは、体内の総水分量は一定に保たれている。成人が1日に摂取する量は、気温、湿度、活動強度等により変動するものの飲料水として約1.2 L、食品中の水分として約1 L、栄養素の代謝で生じる水（代謝水）が約0.3 Lである[1]。

　我が国の飲料水は、水道法で水質が定められている水道水が主に利用されている。水道水は微量の無機質を含み、その量は地域及び原水により相違がある[2]。そのため、食品成分表の調理した食品では、水道水に含まれる無機質量に相違の影響を調理後の食品の成分値から排除するためイオン交換水を用いて調理している。

　そこで、日常摂取する水に含まれる無機質の組成を明らかにし、それを栄養計算に加えれば、より正確な無機質の摂取量を把握できる。

　ここでは、平成29年度水道統計水質編[3]に基づき、水道水中の無機質量について、浄水場別のデータを収集し、地域別及び原水別に区分し、中央値、最大値及び最小値を求めた。代表値として中央値を用いたのは、各浄水場の各無機質の量が正規分布ではなく、高い値を示す浄水場の数が少ない非対称な分布をしていると推定されたためである。成分表に収載されている無機質について、水道水100 g当たりの値を、地方区分別は表26、原水別は表27に示した。

　集計上の留意点は以下のとおりである。
① 水道水中のナトリウム、鉄、亜鉛、銅、マンガン、セレン及び硬度の7項目を検査している水道事業体等の平均値のデータを集計した（水道水1 L=1000 g として、水道水100 g当たりの値を算出した）。
② 平均値のデータが、定量下限未満を示す表示の場合は「0」として集計した。
③ カルシウム及びマグネシウムは、公表されている硬度[*1]から計算した推定値[*2]であり、検査値（分析値）とは異なる。
*1 硬度は、水に溶解しているカルシウムとマグネシウムの量を炭酸カルシウム（$CaCO_3$）の量に換算した値である。カルシウムとマグネシウムを測定した場合には、厚生労働省の告示[4]で、硬度<mg/L> = カルシウム濃度 <mg/L> × 2.497+ マグネシウム濃度 <mg/L> × 4.118で算出すると定められている。
*2 ここでは、水道水100 g当たりのカルシウム量及びマグネシウム量を、それぞれ

カルシウム量<mg/100 g> = 硬度<mg/100 g> ÷ 2.497 × 0.72

マグネシウム量<mg/100 g> = 硬度<mg/100 g> ÷ 4.118 × 0.28

として推定した。硬度に占めるカルシウム硬度とマグネシウム硬度の割合（カルシウム：0.72、マグネシウム：0.28）は、全国12地域についての総硬度、カルシウムおよびマグネシウムの実測値から計算した値の平均値である。なお、これらの割合は、流域の地質と浄水場までの経路（河川と地下水等の別、到達時間）によって異なり、広い地域や水源を一括しての推定は難しいことに留意が必要である。
④ 各成分は、成分表分析マニュアルに準ずる方法で測定されている（誘導結合プラズマ─質量分析法等）。硬度は、カルシウム及びマグネシウムの分析値又は滴定法による分析値から算出されている。
⑤ 表27（原水区分別）の集計にあたっては、複数の原水を利用する施設で、異なる原水区分

の原水を使用している施設および原水の種類が不明な施設は除いた。

なお、ナトリウムおよび硬度（カルシウムおよびマグネシウムを含む）の最小値については、水道事業体等の定量下限値の差が大きいため掲示していない。また、水道水の無機質量は浄水場により異なっていることから、より詳細なデータが必要な場合は、水道水を供給している水道事業体に問い合わせ、データを入手されたい。

表26　地方区分別の水道水中の無機質

地方区分		ナトリウム	*カルシウム	*マグネシウム	鉄	亜鉛	銅	マンガン	セレン	硬度
		mg/100g							μg/100g	
全国	中央値	0.79	1.13	0.27	0	0	0	0	0	39
（施設数	最大値	10.40	6.66	1.57	0.030	0.030	0.063	0.0167	0.3	231
7142）	最小値	—	—	—	0	0	0	0	0	—
北海道	中央値	0.90	0.84	0.20	0	0	0	0	0	29
（施設数 195）	最大値	4.36	4.76	1.12	0.021	0.012	0.003	0.0030	0.1	165
	最小値	—	—	—	0	0	0	0	0	—
東北	中央値	0.83	0.81	0.19	0	0	0	0	0	28
（施設数 914）	最大値	6.98	5.71	1.35	0.023	0.009	0.021	0.0167	0.1	198
	最小値	—	—	—	0	0	0	0	0	—
関東	中央値	0.88	1.77	0.42	0	0	0	0	0	61
（施設数 909）	最大値	9.60	5.54	1.31	0.008	0.024	0.063	0.0021	0.1	192
	最小値	—	—	—	0	0	0	0	0	—
中部	中央値	0.59	1.04	0.25	0	0	0	0	0	36
（施設数 1916）	最大値	9.95	6.66	1.57	0.019	0.014	0.029	0.0050	0.3	231
	最小値	—	—	—	0	0	0	0	0	—
近畿	中央値	0.83	1.10	0.26	0	0	0	0	0	38
（施設数 924）	最大値	5.05	3.81	0.90	0.019	0.010	0.022	0.0030	0.1	132
	最小値	—	—	—	0	0	0	0	0	—
中国	中央値	0.86	0.98	0.23	0	0	0	0	0	34
（施設数 746）	最大値	7.21	4.90	1.16	0.011	0.024	0.032	0.0013	0.2	170
	最小値	—	—	—	0	0	0	0	0	—
四国	中央値	0.61	1.27	0.30	0	0	0	0	0	44
（施設数 424）	最大値	6.11	4.27	1.01	0.030	0.020	0.025	0.0015	0.1	148
	最小値	—	—	—	0	0	0	0	0	—
九州	中央値	0.98	1.27	0.30	0	0	0	0	0	44
（施設数 1068）	最大値	10.40	6.49	1.53	0.016	0.030	0.012	0.0047	0.2	225
	最小値	—	—	—	0	0	0	0	0	—
沖縄	中央値	1.80	1.18	0.28	0	0	0	0	0	41
（施設数 46）	最大値	7.34	6.11	1.44	0.004	0.002	0.003	0.0002	0.0	212
	最小値	—	—	—	0	0	0	0	0	—

*硬度から計算した推計値

表27　原水区分別の水道水中の無機質

地方区分		ナトリウム	＊カルシウム	＊マグネシウム	鉄	亜鉛	銅	マンガン	セレン	硬度
		mg/100g							μg/100g	
表流水	中央値	**0.62**	**0.78**	**0.18**	**0**	**0**	**0**	**0**	**0**	**27**
（施設数 1452）	最大値	5.58	5.71	1.35	0.019	0.012	0.012	0.0167	0.1	198
	最小値	—	—	—	0	0	0	0	0	—
ダム・湖沼水	中央値	**0.88**	**0.87**	**0.20**	**0**	**0**	**0**	**0**	**0**	**30**
（施設数 241）	最大値	5.75	5.57	1.31	0.017	0.024	0.010	0.0015	0.2	193
	最小値	—	—	—	0	0	0	0	0	—
地下水	中央値	**0.89**	**1.36**	**0.32**	**0**	**0**	**0**	**0**	**0**	**47**
（施設数 3795）	最大値	10.40	6.49	1.53	0.030	0.030	0.063	0.0042	0.2	225
	最小値	—	—	—	0	0	0	0	0	—
受水・湧水等	中央値	**0.67**	**0.95**	**0.22**	**0**	**0**	**0**	**0**	**0**	**33**
（施設数 1654）	最大値	9.73	6.66	1.57	0.023	0.014	0.029	0.0050	0.3	231
	最小値	—	—	—	0	0	0	0	0	—

＊硬度から計算した推計値

参考文献

1)　社団法人日本栄養食糧学会編：栄養・食糧学データハンドブック、同文書院（2006）
2)　Ayuho Suzuki, Tomoko Watanabe: The mineral content of tap water in Japan. Abstract book, 12th Asian Congress of Nutrition. p.198（2015）
3)　公益社団法人日本水道協会：平成25年度水道統計水質編
4)　水質基準に関する省令の規定に基づき厚生労働大臣が定める方法（平成15年7月22日厚生労働省告示第261号、最終改正平成27年3月12日厚生労働省告示第56号）

付　記　1

○　科学技術・学術審議会　資源調査分科会　委員名簿（肩書は任命当時）

第 8 期（平成 27 年 2 月〜平成 28 年 4 月）
分 科 会 長	羽入 佐和子	国立研究開発法人理化学研究所理事
分科会長代理	宮浦 千里	東京農工大学副学長
臨 時 委 員	安井 明美	国立研究開発法人農業・食品産業技術総合研究機構食品総合研究所アドバイザー
〃	渡邊 智子	千葉県立保健医療大学健康科学部栄養学科教授

第 8 期（平成 28 年 4 月〜平成 29 年 2 月）
分 科 会 長	宮浦 千里	東京農工大学副学長
分科会長代理	小長谷 有紀	大学共同利用機関法人人間文化研究機構理事
臨 時 委 員	安井 明美	国立研究開発法人農業・食品産業技術総合研究機構食品総合研究所アドバイザー
〃	渡邊 智子	千葉県立保健医療大学健康科学部栄養学科教授

第 9 期（平成 29 年 2 月〜平成 31 年 2 月）
分 科 会 長	宮浦 千里	東京農工大学副学長
分科会長代理	小長谷 有紀	大学共同利用機関法人人間文化研究機構理事
委　　　　員	白波瀬 佐和子	東京大学副学長・同大学院人文社会系研究科文学部社会学研究室教授
臨 時 委 員	石見 佳子	国立研究開発法人医薬基盤・健康・栄養研究所国立健康・栄養研究所シニアアドバイザー
〃	安井 明美	国立研究開発法人農業・食品産業技術総合研究機構食品研究部門アドバイザー
〃	渡邊 智子	千葉県立保健医療大学健康科学部栄養学科教授

第 10 期（平成 31 年 4 月〜）
分 科 会 長	宮浦 千里	東京農工大学副学長
分科会長代理	小長谷 有紀	国立民族学博物館超域・フィールド科学研究部教授
委　　　　員	白波瀬 佐和子	東京大学大学院人文社会系研究科教授・副学長
臨 時 委 員	石見 佳子	東京農業大学総合研究所教授
〃	安井 明美	国立研究開発法人農業・食品産業技術総合研究機構食品研究部門アドバイザー
〃	渡邊 智子	淑徳大学看護栄養学部栄養学科教授

○　科学技術・学術審議会　資源調査分科会　審議の過程（食品成分表関連）

第 37 回　資源調査分科会　平成 27 年 3 月 18 日
・食品成分委員会の設置について

第 39 回　資源調査分科会　平成 28 年 12 月 13 日
・平成 28 年度公表（日本食品標準成分表 2015 年版（七訂）追補 2016 年）について

第 40 回　資源調査分科会　平成 29 年 3 月 22 日
・食品成分委員会の設置について

第 41 回　資源調査分科会　平成 29 年 11 月 24 日
・平成 29 年度公表（日本食品標準成分表 2015 年版（七訂）追補 2017 年）について

第 42 回　資源調査分科会　平成 30 年 11 月 29 日
・平成 30 年度公表（日本食品標準成分表 2015 年版（七訂）追補 2018 年）について

第 43 回　資源調査分科会　平成 31 年 4 月 18 日
・食品成分委員会の設置について

第 44 回　資源調査分科会　令和元年 12 月 3 日
・「日本食品標準成分表 2020 年版（八訂）」（仮称）に向けた主要論点について

第 45 回　資源調査分科会　令和 2 年 12 月 22 日
・日本食品標準成分表の改訂について

○　食品成分委員会について（第 45 回資源調査分科会（平成 31 年 4 月 18 日）改訂）

1　目的

　日本食品標準成分表（以下「成分表」という。）は、昭和 25 年に取りまとめられて以降、60余年にわたって改訂・拡充が重ねられ、現在では、一般家庭や各種の給食・調理現場等での栄養管理・指導面、国民健康・栄養調査や食料需給表策定等の行政面、更に栄養学や医学等の教育・研究面において、幅広く活用されている。

　特に近年、食生活の改善を通した生活習慣病の予防の重要性が一層高まるとともに、単身世帯や共働き世帯の増加に伴い、加工食品や中食・外食ニーズが増大し、こうした現代型食生活に対応した食品成分の情報取得の要請が高まる中、食品成分に関する唯一の公的データである成分表の重要性は、一層高まってきているところである。

　こうした食品成分に対するニーズに迅速に応える観点から、2015 年版（七訂）策定以降は、2016 年からの各年において、その時点で成分表への収載を決定した食品成分を公表する追補を公表してきたところである。

　成分表の更なる充実に向け、第 10 期においては、これまでの追補等による蓄積を踏まえた全面改訂を行う。具体的には、

　①　2015 年版（七訂）策定時の 2,191 食品に係る新規取得データに基づく見直しに加え、

各年に追補又は検討を了した新規食品（2019 年度末までに約 200 食品を見込む。）を新たに収載し、収載食品全体の整序を図る。

② 2015 年版（七訂）策定以降において取扱いを変更した成分（ナイアシン当量及び低分子量の食物繊維等の成分の追加、アミノ酸成分値に係る補正係数の導入）を改訂版に反映させるとともに、食物繊維の変更等に伴う炭水化物組成の取扱いについて検討し成案を得る。

③ 成分変化率、成分値に係るデータ来歴等の関係資料の充実、冊子版及びデータ版に関するユーザビリティの向上を図る。

これらの課題の検討を進めるため、資源調査分科会は、食品成分委員会を設置し、成分表に関する諸課題に取り組むこととする。

2 調査審議事項
・「日本食品標準成分表 2020 年版（八訂）」（仮称）の策定について
・アミノ酸、脂肪酸及び炭水化物に関する成分表の策定について
・その他成分表の改訂に関連する事項について

3 調査審議方法
資源調査分科会の下に、分科会長が指名する委員、臨時委員及び専門委員をもって構成される食品成分委員会を設置する。

食品成分委員会は、2 の事項に関して調査審議を行い、資源調査分科会に報告を行うものとする。

○ 科学技術・学術審議会 資源調査分科会 食品成分委員会 委員名簿
（五十音順、肩書は任命当時）

臨 時 委 員 齋藤 洋昭 石川県立大学生物資源環境学部食品科学科教授（第 6,7,8,9,期専門委員、第 10 期臨時委員）

〃 佐々木 敏 東京大学大学院医学系研究科教授（第 6,7,8,9 期専門委員、第 10 期臨時委員）

〃 ◎安井 明美 国立研究開発法人農業・食品産業技術総合研究機構食品研究部門アドバイザー（第 6 期専門委員、第 7,8,9,10 期臨時委員、第 6,7,8,9,10 期主査）

〃 安井 健 （元）独立行政法人農業・食品産業技術総合研究機構近畿中国四国農業研究センター上席研究員（第 6,7,8,9 期専門委員、第 10 期臨時委員）

〃 ○渡邊 智子 千葉県立保健医療大学健康科学部栄養学科教授（第 6,7 期専門委員、第 8,9,10 期臨時委員、第 7,8,9,10 期主査代理）

専 門 委 員 東 敬子 独立行政法人農業・食品産業技術総合研究機構野菜茶業研究所野菜病害虫・品質研究領域 野菜品質・機能性研究グループ主任研究員（第 6,7,8 期）

〃	生駒　吉識	国立研究開発法人農業・食品産業技術総合研究機構果樹研究所企画管理部業務推進室長（第 6,7,8 期）
〃	石原　賢司	国立研究開発法人水産研究・教育機構中央水産研究所水産物応用開発研究センター主任研究員（第 10 期）
〃	石見　佳子	独立行政法人国立健康・栄養研究所食品保健機能研究部長（第 6,7,8 期）
〃	上田　浩史	国立研究開発法人農業・食品産業技術総合研究機構野菜花き研究部門野菜病害虫・機能解析研究領域品質機能ユニット長（第 9,10 期）
〃	大坪　研一	新潟大学大学院自然科学研究科教授（第 6,7,8 期）
〃	小河原 雅子	一般財団法人日本食品分析センター多摩研究所栄養科学部ビタミン分析一課課長（第 6,7,8 期）
〃	久保田 紀久枝	東京農業大学総合研究所教授（第 6,7,8,9 期）
〃	小竹　英一	国立研究開発法人農業・食品産業技術総合研究機構食品研究部門食品分析研究領域成分特性解析ユニット上級研究員（第 9,10 期）
〃	小林　美穂	国立研究開発法人農業・食品産業技術総合研究機構畜産研究部門畜産物研究領域上級研究員（第 8,9,10 期）
〃	佐々木 啓介	国立研究開発法人農業・食品産業技術総合研究機構畜産研究部門畜産物研究領域食肉品質ユニット長（第 7,8,9,10 期）
〃	鈴木　亜夕帆	株式会社レオック安全・衛生管理本部栄養・衛生マネージャー（第 9,10 期）
〃	関谷　　敦	国立研究開発法人森林研究・整備機構森林総合研究所九州支所チーム長（特用林産担当）（第 6,7,8,9 期）
〃	髙橋　文人	一般財団法人日本食品分析センター多摩研究所栄養科学部ビタミン分析一課課長（第 8,9,10 期）
〃	瀧本　秀美	国立研究開発法人医薬基盤・健康・栄養研究所国立健康・栄養研究所栄養疫学・食育研究部長（第 8,9,10 期）
〃	竹林　　純	国立研究開発法人医薬基盤・健康・栄養研究所国立健康・栄養研究所食品保健機能研究部食品分析研究室長（第 9,10 期）
〃	立木　美保	国立研究開発法人農業・食品産業技術総合研究機構果樹茶業研究部門上級研究員（第 10 期）
〃	内藤　成弘	国立研究開発法人農業・食品産業技術総合研究機構食品研究部門食品分析研究領域長（第 9,10 期）
〃	長尾　昭彦	独立行政法人農業・食品産業技術総合研究機構食品総合研究所食品素材科学研究領域上席研究員（第 6,7,8 期）
〃	中村　ゆり	国立研究開発法人農業・食品産業技術総合研究機構果樹茶業研究部門生産・流通研究領域長（第 8,9 期）
〃	野村　　将	国立研究開発法人農業・食品産業技術総合研究機構畜産草地研

究所畜産物研究領域上席研究員（第 6,7,8 期）

〃　　　　平出　政和　　国立研究開発法人森林研究・整備機構森林総合研究所きのこ・
　　　　　　　　　　　　森林微生物研究領域領域チーム長（第 10 期）

〃　　　　本田　佳子　　女子栄養大学大学院医療栄養学研究室教授（第 8,9,10 期）

〃　　　　村田　昌一　　長崎大学大学院 水産・環境科学総合研究科教授（第 6,7,8,9 期）

〃　　　　門間 美千子　　国立研究開発法人農業・食品産業技術総合研究機構食品研究部
　　　　　　　　　　　　門加工流通研究領域長（第 8,9,10 期）

（◎は主査、○は主査代理）

○ 科学技術・学術審議会　資源調査分科会　食品成分委員会　調査審議の過程

　第 11 回　食品成分委員会　平成 28 年 2 月 12 日

　　・今後の課題と対応方向について

　　・平成 28 年度分析食品について

　　・有機酸の分析について

　第 12 回　食品成分委員会　平成 28 年 11 月 25 日

　　・平成 28 年度公表（日本食品標準成分表 2015 年版（七訂）追補 2016 年）について

　　・平成 29 年度食品分析について

　　・今後の課題と対応の進捗について

　第 13 回　食品成分委員会　平成 29 年 4 月 28 日

　　・平成 29 年スケジュール等について

　　・今後の課題と対応の進捗について

　第 14 回　食品成分委員会　平成 29 年 11 月 7 日

　　・平成 29 年度公表（日本食品標準成分表 2015 年版（七訂）追補 2017 年）について）

　　・平成 30 年度食品分析について

　　・今後の課題と対応の進捗について

　第 15 回　食品成分委員会　平成 30 年 3 月 1 日

　　・平成 30 年の検討食品について

　　・平成 30 年度作業スケジュール等について

　　・追補 2018 年 構成イメージ

　　・今後の課題と対応方向について

　　・収載依頼食品の受け入れについて

　第 16 回　食品成分委員会　平成 30 年 10 月 30 日

　　・日本食品標準成分表 2015 年版（七訂）追補 2018 年）について

　　・平成 31 年度食品分析について

　　・今後の課題と対応の進捗について

　　・（七訂）分析マニュアルの補遺の公表について

　　・収載値の根拠データの取扱いと収載値を計算する方法について

　　・食物繊維の収載方針について

　第 17 回　食品成分委員会　令和元年 5 月 27 日

・運営規則の確認等について

・第 10 期食品成分委員会の課題について

・令和元年度の作業計画について

第 18 回　食品成分委員会　令和元年 11 月 26 日

　(1)　令和元年度の検討結果について

　　　・本年度検討食品の成分値（案）等について

　　　・本年度検討結果の報告・公表について

　(2)　「日本食品標準成分表 2020 年版（八訂）」（仮称）に向けた論点について

　　　・エネルギー値の算出方法の変更と成分表頭項目について

　　　・調理済み食品の取扱いについて

　(3)　令和 2 年度分析食品について

第 19 回　食品成分委員会　令和 2 年 11 月 26 日

　(1)　「日本食品標準成分表 2020 年版（八訂）」（案）について

　　　・本年度検討食品の成分値（案）等について

　　　・「日本食品標準成分表 2020 年版（八訂）」（案）について

　　　・「日本食品標準成分表 2020 年版（八訂）」（案）の報告・公表について

　(2)　今後の課題と対応の進捗について

　　　・令和 3 年度分析食品について

○　文部科学省　科学技術・学術政策局政策課資源室（事務局）

松本	万里	資源室長	太田	孝弘	前 資源室長
松本	信二	資源室室長補佐	伊藤	香里	前 資源室室長補佐
佐藤	正也	資源室係長	猪股	英史	前 資源室室長補佐
古川	絶不	資源室専門職	宮原	有香	前 資源室専門官
犬塚	華代	資源室	中村	俊吾	前 資源室専門官
			榎本	洋子	前 資源室専門職
			滑川	美朝	前 資源室
			山口	弘子	前 資源室

　　日本食品標準成分表 2020 年版（八訂）の作成に当たって多くの関係者に御協力頂いた。ここに、深く謝意を表する次第である。

付　記　2

○　成分表の電子版について

　　本成分表の電子ファイルは、文部科学省のホームページで公表する。収載している各表の項目は次頁以降のとおり。

［電子版で公開する各表］
　日本食品標準成分表 2020 年版（八訂）
　　本表

　日本食品標準成分表 2020 年版（八訂）　アミノ酸成分表　編
　　第 1 表　可食部 100 g 当たりのアミノ酸成分表
　　第 2 表　基準窒素 1 g 当たりのアミノ酸成分表
　　第 3 表　アミノ酸組成によるたんぱく質 1 g 当たりのアミノ酸成分表（ホームページで公開）
　　第 4 表　（基準窒素による）たんぱく質 1 g 当たりのアミノ酸成分表（ホームページで公開）

　日本食品標準成分表 2020 年版（八訂）　脂肪酸成分表　編
　　第 1 表　可食部 100 g 当たりの脂肪酸成分表
　　第 2 表　脂肪酸総量 100 g 当たりの脂肪酸成分表
　　第 3 表　脂質 1 g 当たりの脂肪酸成分表（ホームページで公開）

　日本食品標準成分表 2020 年版（八訂）　炭水化物成分表　編
　　本表　可食部 100 g 当たりの炭水化物成分表（利用可能炭水化物及び糖アルコール）
　　別表 1　可食部 100 g 当たりの食物繊維成分表
　　別表 2　可食部 100 g 当たりの有機酸成分表

○　文部科学省ホームページ（日本食品標準成分表・資源に関する取組）
　　（https://www.mext.go.jp/a_menu/syokuhinseibun/）

　　【文部科学省のホームページの QR コード】

　　なお、各成分を食品ごとに検索可能なデータベースを以下で公表している。

○　食品成分データベース
　　（https://fooddb.mext.go.jp/）

　　【食品成分データベースの QR コード】

食品名別索引

*別名。成分表では備考欄に記載。

食品名	食品番号	索引番号
ステンレス釜	09050	1133
	09051	1134
	09052	1135
ストレート	17140	2328
	17029	2329
ストレートジュース	07030	902
	07042	911
	07063	925
	07098	990
	07118	1007
	07149	1040
ストレートしょうゆ味	17142	2332
ストレートみそ味	17143	2333
すなぎも	11233	1909
砂ぎも *	11233	1909
スナックえんどう *	06022	489
スナッククラッカー *	15093	2189
スナック類	15101	2198
	15102	2199
	15103	2200
	15104	2201
スナップえんどう	06022	489
酢の物類	18027	2436
ずぼし *	06188	682
酢豚	18047	2478
スポーツドリンク	16057	2277
素干し	09001	1101
	09002	1102
	09007	1107
	09008	1109
	09011	1112
	09013	1113
	09014	1114
	09015	1115
	09016	1116
	09017	1117
	09056	1118
	09018	1119
	09019	1120
	09024	1125
	09025	1126
	09032	1139
	09034	1141
	09035	1142
	09040	1147
	09041	1148
	10325	1540
スポンジケーキ	15074	2150
す巻きかまぼこ	10378	1601
すみいか *	10344	1561
酢みそ	17123	2390
スモークタン	11108	1752
スモークレバー	11197	1854
すもも *	07080	975
すもも類	07080	975
	07081	976
	07082	977
すり身	10040	1204
	10200	1395
するめ	10353	1574
するめいか	10345	1562
	10346	1563
	10347	1564
	10417	1565
	10418	1566
	10419	1567
	10420	1568
ずわいがに	10335	1552
	10336	1553
	10337	1554
ずんだあん	15143	2073
	15143	2073
ずんだもち	15144	2074
【 せ 】		
製菓	14030	2036
成魚	10241	1440
	10242	1441
成形ポテトチップス	15104	2201
精粉	02002	210
精粉こんにゃく	02003	211
清酒	16001	2223
	16002	2224
	16003	2225
	16004	2226
	16005	2227
成熟	05024	441
	05043	442
精製塩	17014	2304
精製塩	17089	2305
生乳	13001	1945
	13002	1946
精白米	01083	120
	01151	121
	01152	122
	01168	130
	01088	131
	01154	132
	01185	137
	01093	141
	01097	145
	01101	149
	01105	153
	01109	157
精白粒	01002	2
	01011	13
	01138	200
	01139	201
	01141	203
西洋かぼちゃ	06048	517
	06049	518
	06332	519
	06050	520
西洋きいちご *	07146	1035
西洋すぐり *	07060	973
西洋なし	07091	984
	07092	985
西洋ねぎ *	06308	836
	06309	837
西洋はしばみ *	05029	450
せいようわさび *	06270	792
セージ	17070	2416
背側	10424	1280
赤色辛みそ	17046	2380
せぐろ *	10045	1209
	10046	1210
せぐろ *	10044	1208
切断麦 *	01007	8
せとか	07166	936
ぜにごち *	10122	1296
セミドライソーセージ	11187	1844
セミノール	07085	937
ゼラチン	11198	1855
せり	06117	591
	06118	592
ゼリー	15087	2182
	15088	2183
	15089	2184
	15090	2185
ゼリーキャンデー	15107	2204
ゼリービーンズ	15108	2205
セルリー *	06119	593
セレベス	02050	229
	02051	230
セロリ	06119	593
セロリー *	06119	593
繊維状大豆たんぱく	04058	393
全果	07056	922
	07155	951
せんごくまめ *	06260	771
ぜんざい *	15140	2221
全脂無糖	13025	1970
せんすじきょうな *	06072	796
	06073	797
	06074	798
全層粉	01122	179
せん茶	16036	2260
	16037	2261
全糖	03017	296
せんなりうり *	06241	749
	06242	750
	06353	751
全粉乳	13009	1954
せんまい *	11096	1737
ぜんまい	06120	594
	06121	595
	06122	596
	06123	597
ぜんまいのいため煮	18034	2442
全卵	12001	1923
	12004	1926
	12005	1927
	12006	1928
	12021	1929
	12022	1930
	12023	1931
全卵	12007	1932
	12008	1933
	12009	1934
全卵型	17042	2369
全粒	04001	306
	04002	307
	04007	315
	04008	316
	04012	320
	04013	321
	04074	322
	04075	323
	04017	327
	04018	328
	04019	329
	04104	334
	04105	335
	04023	336
	04024	337
	04025	338
	04026	339
	04027	340
	04077	341
	04106	342
	04064	400
	04092	401
	04065	402
	04066	403
	04067	404
	04068	405
	04069	406
	04070	408
	04093	409
	04071	410
	04072	411
	04073	412
	04094	413
全粒・全粒製品	04104	334
	04105	335
	04023	336
	04024	337
	04025	338
	04026	339
	04027	340
	04077	341
	04106	342
	04080	343
	04079	344
	04028	346
	04081	347
	04082	348
	04096	349
	04029	350
	04030	351
	04109	352
	04110	353
	04083	354
	04031	355
全粒大豆	04082	348
	04029	350
全粒粉	01023	23
	01142	204
全粒粉パン	01208	41
【 そ 】		
そうだがつお	10088	1257
そうめん・ひやむぎ	01043	55
	01044	56
そうめんうり *	06051	521
そうめんかぼちゃ	06051	521
ソーセージ類	11186	1840
	11306	1841
	11307	1842
	11308	1843
	11187	1844
	11188	1845
	11189	1846
	11190	1847
	11191	1848
	11192	1849
	11193	1850
	11194	1851
ソーダクラッカー	15094	2190
促成	11181	1833
即席すまし汁	17126	2397
即席中華めん	01056	70
	01057	71
	01144	72
即席中華めん	01198	73
	01189	74
	01145	75
	01058	76
	01199	77
	01190	78
即席みそ	17049	2386
	17050	2387
即席めん類	01056	70
	01057	71
	01198	72
	01189	73
	01144	74
	01058	75
	01199	76
	01190	77
	01145	78
	01193	79
	01201	80
	01194	81
	01191	82
	01200	83
	01192	84
	01060	85
	01202	86
	01061	87
	01203	88
	01195	89
	01062	90
	01204	91
	01196	92
ソテー	01188	63
	01173	95
	10436	1324
	10443	1331
	10455	1461
	11298	1902
そともも	11023	1638
	11024	1639
	11025	1640
	11053	1673
	11054	1674
	11055	1675
	11079	1718
	11080	1719
	11081	1720
	11136	1785
	11137	1786
	11138	1787
	11139	1788
	11158	1809
	11159	1810
	11160	1811
	11161	1812
その他	01070	102
	01071	103
	01072	104
	01073	105
	01178	106
	01074	107
	01075	108
	01179	109
	01180	110
	01076	111
	01069	112
	01077	113
	01078	114
	01079	115
	01150	116
	01161	178
	03029	303
	03022	304
	03023	305
	04051	384
	04089	385
	04052	386
	04053	387
	04054	388
	04055	389
	04056	390
	04057	391
	04090	392
	04058	393
	04059	394
	04060	395
	04091	396
	04061	397
	04062	398

食品名		食品番号	索引番号
焼き		11263	1691
		11268	1704
		11270	1715
		11272	1729
		11273	1731
		11297	1747
		11124	1772
		11277	1778
		11132	1782
		11278	1790
		11280	1815
		11304	1830
		11307	1842
		11281	1857
		11282	1862
		11283	1865
		11287	1888
		11288	1890
		11222	1893
		11225	1897
		11228	1901
		11291	1906
やぎ		11204	1867
		13057	1989
焼きあご *		10422	1412
焼きおにぎり		01112	161
焼きそば		01060	85
		01202	86
焼きそば粉末ソース		17144	2359
焼き竹輪		10381	1604
焼き豆腐		04038	366
焼き鳥缶詰		11237	1913
焼き鳥のたれ		17112	2360
焼き肉のたれ		17113	2361
焼き抜きかまぼこ		10380	1603
焼きのり		09004	1104
焼きふ		01066	98
		01067	99
		01068	100
焼き豚		11195	1852
焼き干し		10422	1412
やぎ乳		13052	2003
薬味酒		16027	2250
やげん *		11236	1912
野菜ミックスジュース		06399	861
		06400	862
やし油		14013	2022
やつがしら		02015	235
		02016	236
八つ橋		15065	2130
やつめうなぎ		10273	1483
		10274	1484
やなぎかげ *		16026	2249
やなぎまつたけ		08036	1100
やぶまめ		04108	407
		06401	822
やまいも *		02022	249
		02023	250
		02024	251
		02025	252
		02026	253
		02027	254
やまうど		06014	478
山形食パン		01205	36
やまごぼう		06295	823
やまといも		02025	252
やまのいも類		02022	249
		02023	250
		02024	251
		02025	252
		02026	253
		02027	254
やまびる *		06071	543
やまべ *		10075	1243
		10275	1485
やまめ		10275	1485
やまもも		07141	1033
やりいか		10352	1573
やわらかめし *		01185	137
ヤングコーン		06181	671
【 ゆ 】			
油揚げ		01057	71
		01198	72
		01189	73
		01144	74
		01193	79
		01201	80
		01194	81

食品名		食品番号	索引番号
油揚げ		01191	82
		01200	83
		01192	84
		01060	85
		01202	86
		01204	91
		01196	92
		04040	368
		04084	369
		04086	370
		04085	371
		04095	372
		01059	9999
油揚げ味付け		01056	70
有塩		14020	2030
		14029	2032
有塩バター		14017	2027
		14019	2029
ゆきな *		06126	600
		06127	601
ゆし豆腐		04037	365
ゆず		07142	948
		07143	949
ゆずこしょう		17115	2363
油漬		10063	1230
		10097	1267
		10263	1472
		10264	1473
ゆで	穀類	01009	10
		01039	51
		01042	54
		01044	56
		01046	58
		01048	60
		01051	65
		01053	67
		01055	69
		01189	73
		01190	77
		01064	94
		01128	185
		01130	188
	いも類	02069	207
		02044	215
	でん粉類	02037	265
		02057	268
		02060	271
		02061	273
		02062	275
	豆類	04002	307
		04008	316
		04013	321
		04075	323
		04018	328
		04105	335
		04024	337
		04106	342
		04086	370
		04092	401
		04066	403
		04069	406
		04093	409
		04072	411
		04094	413
	種実類	05009	424
		05011	426
		05043	442
		05048	445
	野菜類	06002	463
		06004	465
		06006	467
		06008	469
		06011	474
		06016	480
		06330	485
		06021	488
		06024	491
		06374	493
		06028	497
		06031	500
		06033	502
		06035	504
		06037	506
		06039	508
		06047	516
		06049	518
		06055	525

食品名		食品番号	索引番号
ゆで	野菜類	06057	527
		06059	530
		06062	533
		06076	545
		06079	548
		06082	551
		06085	554
		06087	556
		06090	560
		06098	568
		06100	570
		06110	583
		06112	585
		06118	592
		06121	595
		06123	597
		06125	599
		06127	601
		06131	605
		06133	607
		06135	612
		06334	614
		06150	630
		06155	635
		06158	641
		06377	644
		06161	646
		06163	649
		06166	653
		06168	655
		06174	661
		06176	663
		06378	667
		06188	682
		06190	684
		06192	686
		06202	698
		06204	700
		06208	704
		06213	710
		06215	712
		06380	717
		06219	722
		06221	724
		06225	729
		06350	731
		06234	741
		06244	753
		06257	768
		06259	770
		06262	773
		06264	775
		06266	781
		06268	783
		06357	786
		06358	788
		06372	790
		06073	797
		06275	800
		06277	802
		06279	804
		06284	810
		06288	814
		06290	816
		06292	819
		06294	821
		06297	825
		06299	827
		06302	830
		06304	832
		06309	837
		06311	840
		06318	849
		06321	852
		06325	856
		06383	859
	きのこ類	08002	1047
		08005	1052
		08007	1055
		08009	1057
		08040	1060
		08043	1064
		08014	1067
		08045	1070
		08017	1072
		08047	1077
		08021	1080
		08048	1086

食品名		食品番号	索引番号
ゆで	きのこ類	08027	1090
		08029	1092
		08032	1096
	藻類	09051	1134
		09054	1137
		09057	1155
	魚介類	10322	1536
		10324	1539
		10334	1551
		10336	1553
		10339	1556
		10349	1570
		10362	1583
		10369	1591
		10371	1593
	肉類	11249	1623
		11251	1634
		11309	1646
		11301	1650
		11039	1657
		11050	1669
		11256	1682
		11264	1690
		11269	1703
		11271	1714
		11094	1735
		11095	1736
		11097	1738
		11101	1742
		11102	1743
		11296	1746
		11125	1771
		11133	1781
		11168	1820
		11169	1821
		11170	1822
		11172	1824
		11173	1825
		11303	1829
		11306	1841
		11239	1869
		11223	1892
		11226	1896
		11229	1900
	卵類	12005	1927
		12011	1936
		12015	1940
ゆで小豆缶詰		04003	308
湯通し塩蔵		09046	1157
湯通し塩蔵わかめ		09045	1154
		09057	1155
		09048	1156
輸入		01013	15
		01014	16
輸入牛肉		11060	1695
		11061	1696
		11062	1697
		11063	1698
		11064	1699
		11065	1700
		11066	1701
		11067	1702
		11269	1703
		11268	1704
		11068	1705
		11069	1706
		11070	1707
		11071	1708
		11072	1709
		11073	1710
		11074	1711
		11075	1712
		11076	1713
		11271	1714
		11270	1715
		11077	1716
		11078	1717
		11079	1718
		11080	1719
		11081	1720
		11082	1721
		11083	1722
		11084	1723
		11085	1724
油抜き		04084	369
		04086	370
		04085	371
湯葉		04059	394

本書は、文部科学省ウェブサイト（https://www.mext.go.jp/a_menu/syokuhinseibun/）から「日本食品標準成分表2020年版（八訂）」（令和2年12月、文部科学省科学技術・学術審議会資源調査分科会報告）の引用又は出典によるものです

日本食品標準成分表2020年版（八訂）

令和3年2月1日　第1刷発行　　　　定価は表紙に表示してあります。

編　集　　文部科学省　科学技術・学術審議会
　　　　　資源調査分科会

発　行　　蔦　友　印　刷　株　式　会　社
印　刷　　〒381-8511
　　　　　長野県長野市平林1－34－43
　　　　　お問い合わせ先
　　　　　電　話　03（3811）5343
　　　　　http://www.tsutatomo.co.jp/

発　売　　全　国　官　報　販　売　協　同　組　合
　　　　　〒114-0012
　　　　　東京都北区田端新町1－1－14
　　　　　販売部
　　　　　電　話　03（6737）1500

ISBN978-4-904225-28-8

政府刊行物販売所一覧

政府刊行物のお求めは、下記の政府刊行物サービス・ステーション（官報販売所）
または、政府刊行物センターをご利用ください。

◎政府刊行物サービス・ステーション（官報販売所）

	〈名　称〉	〈電話番号〉	〈FAX番号〉		〈名　称〉	〈電話番号〉	〈FAX番号〉
札　幌	北海道官報販売所（北海道官書普及）	011-231-0975	271-0904	名古屋駅前	愛知県第二官報販売所（共同新聞販売）	052-561-3578	571-7450
青　森	青森県官報販売所（成田本店）	017-723-2431	723-2438	津	三重県官報販売所（別所書店）	059-226-0200	253-4478
盛　岡	岩手県官報販売所	019-622-2984	622-2990	大　津	滋賀県官報販売所（澤五車堂）	077-524-2683	525-3789
仙　台	宮城県官報販売所（仙台政府刊行物センター内）	022-261-8320	261-8321	京　都	京都府官報販売所（大垣書店）	075-746-2211	746-2288
秋　田	秋田県官報販売所（石川書店）	018-862-2129	862-2178	大　阪	大阪府官報販売所（かんぽう）	06-6443-2171	6443-2175
山　形	山形県官報販売所（八文字屋）	023-642-8887	624-2719	神　戸	兵庫県官報販売所	078-341-0637	382-1275
福　島	福島県官報販売所（西沢書店）	024-522-0161	522-4139	奈　良	奈良県官報販売所（啓林堂書店）	0742-20-8001	20-8002
水　戸	茨城県官報販売所	029-291-5676	302-3885	和歌山	和歌山県官報販売所（宮井平安堂内）	073-431-1331	431-7938
宇都宮	栃木県官報販売所（亀田書店）	028-651-0050	651-0051	鳥　取	鳥取県官報販売所（鳥取今井書店）	0857-23-1213	53-4395
前　橋	群馬県官報販売所（煥乎堂）	027-235-8111	235-9119	松　江	島根県官報販売所（今井書店）	0852-24-2230	27-8191
さいたま	埼玉県官報販売所（須原屋）	048-822-5321	822-5328	岡　山	岡山県官報販売所（有文堂）	086-222-2646	225-7704
千　葉	千葉県官報販売所	043-222-7635	222-6045	広　島	広島県官報販売所	082-962-3590	511-1590
横　浜	神奈川県官報販売所（横浜日経社）	045-681-2661	664-6736	山　口	山口県官報販売所（文栄堂）	083-922-5611	922-5658
東　京	東京都官報販売所（東京官書普及）	03-3292-3701	3292-1604	徳　島	徳島県官報販売所（小山助学館）	088-654-2135	623-3744
新　潟	新潟県官報販売所（北越書館）	025-271-2188	271-1990	高　松	香川県官報販売所	087-851-6055	851-6059
富　山	富山県官報販売所（Booksなかだ本店）	076-492-1192	492-1195	松　山	愛媛県官報販売所	089-941-7879	941-3969
金　沢	石川県官報販売所（うつのみや）	076-234-8111	234-8131	高　知	高知県官報販売所	088-872-5866	872-6813
福　井	福井県官報販売所（勝木書店）	0776-27-4678	27-3133	福　岡	福岡県官報販売所	092-721-4846	751-0385
甲　府	山梨県官報販売所（柳正堂書店）	055-268-2213	268-2214		・福岡県庁内	092-641-7838	641-7838
長　野	長野県官報販売所（長野西沢書店）	026-233-3187	233-3186		・福岡市役所内	092-722-4861	722-4861
岐　阜	岐阜県官報販売所（郁文堂書店）	058-262-9897	262-9895	佐　賀	佐賀県官報販売所	0952-23-3722	23-3733
静　岡	静岡県官報販売所	054-253-2661	255-6311	長　崎	長崎県官報販売所	095-822-1413	822-1749
名古屋	愛知県第一官報販売所	052-961-9011	961-9022	熊　本	熊本県官報販売所（金龍堂内）	096-354-5963	352-5665
豊　橋	・豊川堂内	0532-54-6688	54-6691	大　分	大分県官報販売所	097-532-4308	536-3416
				宮　崎	宮崎県官報販売所（田中書店）	0985-24-0386	22-9056
				鹿児島	鹿児島県官報販売所	099-285-0015	285-0017
				那　覇	沖縄県官報販売所（リウボウ）	098-867-1726	869-4831

◎政府刊行物センター（全国官報販売協同組合）

	〈電話番号〉	〈FAX番号〉
霞が関	03-3504-3885	3504-3889
仙　台	022-261-8320	261-8321

各販売所の所在地は、コチラから→ https://www.gov-book.or.jp/portal/shop/